U0292020

加速康复外科
Enhanced Recovery After Surgery (ERAS®)

改善治疗效果的完整路径
A Complete Guide to Optimizing Outcomes

主　　编　Olle Ljungqvist　Nader K. Francis　Richard D. Urman

主　　审　赵玉沛　姜洪池

主　　译　张太平　杨尹默　李非

副 主 译　吴文铭　孙备

译者名单（按姓氏笔画排序）

卫积书	王 刚	王 磊	王伟林	王丽梅	王春友	王理伟
王维斌	王惠珍	王槐志	仇建国	勾善淼	申 乐	田孝东
付晨薇	向 阳	刘正才	刘玮楠	刘淑芬	刘颖斌	孙 备
孙 强	牟一平	纪志刚	杜奕奇	李 力	李 非	李升平
李单青	杨尹默	杨志英	吴文川	吴文铭	吴河水	余 枭
沈柏用	张 韬	张太平	张圣洁	陈 伟	陈汝福	邵成浩
苗 齐	苗 毅	林国乐	易 杰	金 钢	郑月宏	赵 刚
郝纯毅	胡振华	洪德飞	秦仁义	原春辉	徐建威	殷晓煜
翁习生	郭俊超	黄宇光	黄鹤光	曹利平	梁廷波	蒋奎荣
楼文晖	裴丽坚	谭 广	戴梦华			

人民卫生出版社

·北京·

版权所有，侵权必究！

Translation from the English language edition:
Enhanced Recovery After Surgery (ERAS®): A Complete Guide to Optimizing Outcomes by Olle Ljungqvist, Nader K. Francis and Richard D. Urman
Copyright © Springer Nature Switzerland AG 2020
Springer Nature Switzerland AG is a part of Springer Science+Business Media
All Rights Reserved
加速康复外科：改善治疗效果的完整路径
张太平　杨尹默　李　非　主译
中文版权归人民卫生出版社所有

图书在版编目（CIP）数据

加速康复外科：改善治疗效果的完整路径 /（瑞典）
欧莱·永奎斯特（Olle Ljungqvist）主编；张太平，杨
尹默，李非主译. —北京：人民卫生出版社，2022.11
　　ISBN 978-7-117-33059-6

Ⅰ.①加…　Ⅱ.①欧…②张…③杨…④李…　Ⅲ.
①外科手术 —康复　Ⅳ.①R609

中国版本图书馆 CIP 数据核字（2022）第 079571 号

| 人卫智网 | www.ipmph.com | 医学教育、学术、考试、健康，购书智慧智能综合服务平台 |
| 人卫官网 | www.pmph.com | 人卫官方资讯发布平台 |

图字：01-2020-6642 号

加速康复外科：改善治疗效果的完整路径
Jiasu Kangfu Waike：Gaishan Zhiliao Xiaoguo de Wanzheng Lujing

主　　译：张太平　杨尹默　李　非
出版发行：人民卫生出版社（中继线 010-59780011）
地　　址：北京市朝阳区潘家园南里 19 号
邮　　编：100021
E - mail：pmph @ pmph.com
购书热线：010-59787592　010-59787584　010-65264830
印　　刷：北京盛通印刷股份有限公司
经　　销：新华书店
开　　本：889×1194　1/16　印张：35　插页：12
字　　数：1084 千字
版　　次：2022 年 11 月第 1 版
印　　次：2022 年 11 月第 1 次印刷
标准书号：ISBN 978-7-117-33059-6
定　　价：278.00 元
打击盗版举报电话：010-59787491　E-mail：WQ @ pmph.com
质量问题联系电话：010-59787234　E-mail：zhiliang @ pmph.com
数字融合服务电话：4001118166　E-mail：zengzhi @ pmph.com

主审简介

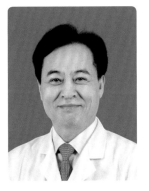

赵玉沛，中国科学院院士，外科学教授，主任医师，博士生导师。北京协和医院名誉院长，中国科协副主席，中华医学会常务副会长、外科学分会主任委员、全国胰腺外科学组组长。《中华外科杂志》总编辑、*ANNALS OF SURGERY*（中文版）主编及十余种外科杂志的名誉总编；国际外科学院、北美外科学院、英格兰皇家外科学院、香港外科学院"Honorary Fellowship"，国际肝胆胰外科协会副主席，第16届亚洲外科学会主席。

从事医学教育教学工作40年余年，培养硕士、博士及博士后100余名。组织"中华外科青年医师学术研究社"，规范化系统性培养杰出外科人才。曾两次荣获国家科技进步二等奖、北京市科技进步一等奖、中华医学科技进步一等奖等。主编的《胰腺病学》被列入国家新闻出版总署"三个一百"原创图书出版工程；被授予首届"周光召基金会临床医师奖"、何梁何利基金科学与技术奖、中国医师奖、卫生部有突出贡献中青年专家、北京市医德标兵、北京市师德先进个人、全国五一劳动奖章等荣誉。

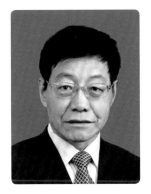

姜洪池，教授，主任医师，博士生导师，博士后指导教师，国务院政府特殊津贴获得者。国家重点（培育）学科、国家临床重点专科建设项目、黑龙江省级领军人才梯队外科学（普外）学科带头人，哈尔滨医科大学附属第一医院终身教授。任中华医学会外科学分会第十五届、第十六届、第十七届常务委员、脾功能与脾脏外科学组组长，中国医师协会外科医师分会第二届委员会副会长，国务院学位委员会学科评议组第四届、第五届、第六届委员，中国成人教育协会医学继续教育专业委员会副理事长，美国外科学院会员（FACS），国际肝胆胰协会会员。《中华外科杂志》第十一届、十二届编委会副总编辑，《中华消化外科杂志》《中华普通外科杂志》《中华肝胆外科杂志》副总编辑，《中国实用外科杂志》副主编，国家科技进步奖、国家自然科学基金评审委员。

曾先后获得国家级有突出贡献中青年专家、全国先进工作者、国家优秀留学归国人员、吴阶平 - 保罗·杨森优秀论文奖、卫生部有突出贡献中青年专家、第五届全国高校教学名师奖等荣誉和奖励。

主译简介

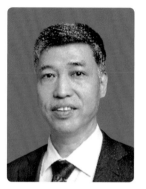

张太平，北京协和医院基本外科主任，教授，主任医师，博士生导师。1995 年获中国协和医科大学外科学博士学位，2002 年 4 月在美国匹兹堡大学 Starzl 器官移植研究所做访问学者，2002 年 5 月至 2004 年 12 月在美国北卡罗来纳大学基因治疗中心做博士后研究。目前担任中华医学会外科学分会常务委员兼副秘书长，外科手术学组副组长；中国研究型医院学会胰腺疾病专业委员会主任委员，加速康复外科医学专业委员会副主任委员；中国医师协会胰腺疾病专业委员会副主任委员；美国外科学院会员（FACS）；国际外科学会会员。长期从事胰腺外科的临床与基础研究，获得国家十二五科技支撑项目、973 计划、国家自然科学基金、教育部博士点基金等多项基金资助。发表论文 200 余篇，参加专著和教材编写 30 余部，获得国家级、省部级奖 10 项。

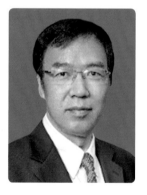

杨尹默，北京大学第一医院外科主任医师，教授，博士生导师，美国外科学院会员（FACS）。中华医学会外科学分会胰腺学组副组长，中华医学会外科学分会第十八届委员会委员，中华医学会肿瘤学分会第十一届委员会委员，北京医师学会普通外科专家委员会副主任委员，中华医学会北京分会外科学分会常委，北京医学会肿瘤学分会常委，北京大学肝癌诊疗研究中心副主任。《中华肝胆外科杂志》副主编，《国际外科学杂志》副主编。《中华外科杂志》《中华医学杂志》《中国实用外科杂志》《英国医学杂志》（中文版）以及 *Langenbeck's Archives of Surgery* 等杂志编委。

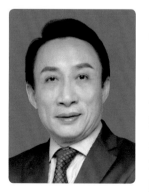

李　非，教授，博士生导师，任首都医科大学宣武医院普通外科主任，胰腺疾病中心主任，外科研究室主任，首都医科大学急性胰腺炎临床诊疗与研究中心主任，中华医学会外科学分会常务委员，中华预防医学会肝胆胰疾病预防与控制专业委员会副主任委员，中国研究型医院学会胰腺疾病专业委员会副主任委员，中华医学会外科学分会胰腺外科学组委员，北京医师协会常务理事，《中华肝胆外科杂志》副主编，《中华外科杂志》《中华普通外科杂志》《中华胰腺病杂志》《中国实用外科杂志》等杂志编委等。

副主译简介

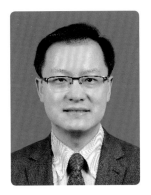

吴文铭，现任北京协和医院副院长，党委委员。北京协和医院基本外科主任医师，外科学教授。中华医学会外科学分会全国委员兼副秘书长，中华医学会外科学分会胰腺外科学组委员兼秘书，北京医师协会肥胖和 2 型糖尿病综合诊治专科医师分会副主任委员，中国研究型医院学会胰腺病专业委员会常委兼秘书长，中国医师协会外科医师分会肥胖和糖尿病外科医师委员会常务委员，中国研究型医院学会普通外科专业委员会常务委员。担任 *Journal of Pancreatology* 编辑部主任、*Surgery in Practice and Science* 副主编、*Surgery, Gastroenterology and Oncology Journal* 编委、《中华普通外科杂志》编委、《中国医院杂志》编委、《中华肝胆外科杂志》编委、《中华消化外科杂志》编委、《中华医学杂志英文版》通讯编委。从事临床医疗、教学及科研工作 20 年，研究领域包括胰腺外科、胃肠外科、内分泌外科及机器人外科。在 *Gut*、*Cell Research* 等国际高影响力期刊发表 SCI 及核心期刊文章 60 余篇，参编书籍 5 部，主持国自然、北自然重点研发基金等基金 8 项，参与科技部多项国家重点研发项目并担任课题负责人。

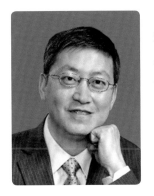

孙　备，二级教授，主任医师，博士生导师。哈尔滨医科大学附属第一医院外科学教研室主任，普外科主任，肝脾外科教育部重点实验室主任。任中华医学会外科学分会常务委员，中国研究型医院学会胰腺疾病专业委员会副主任委员等。孙备教授主持国家自然科学基金课题 6 项、其他国家 863 项目子课题、国家十一五科技支撑课题、教育部新世纪优秀人才支持计划、卫生部公益性行业科研专项、黑龙江省杰出青年基金等课题 20 余项，累计经费达 1 000 余万元。现任《中华外科杂志》《中华消化外科杂志》《中国实用外科杂志》等十余家杂志编委。发表胰腺领域相关学术论文（近十年）300 余篇，其中 SCI 收录 60 余篇，最高影响因子 14.789，累计影响因子 257.189。科研成果获得国家科技进步二等奖、教育部科技进步二等奖、卫生部科技进步二等奖、黑龙江省自然科学二等奖等共计 10 余项。主编或参编领域内专著 22 部。目前，已培养博士、硕士研究生 100 余名。

序

　　加速康复外科（enhanced recovery after surgery，ERAS）理念提出至今已有数十年，为广大患者和医务工作者带来了巨大获益，是现代外科学的重要发展之一。本书由 Olle Ljungqvist 等多位 ERAS 领域专家撰写整理，内容兼容并包，为医务人员提供了全面而完善的参考，是一本具有指导意义的工具和教材用书。

　　加速康复外科的实践与循证医学的发展密不可分。在本书中，对各种围手术期诊治措施的论述，不仅有理论支持，更有丰富的实践基础与循证医学证据，在每个章节中均能溯源作者所采用的证据。同时，加速康复外科模式不仅可以使病人在生物学水平上产生获益，还能充分调动关系患者康复的所有环节，促进医疗卫生资源合理配置，推动社会的医疗水平的全面提升。在本书中，探讨了对不同社会背景下医疗资源管理模式的选择，可以为医疗政策制定者提供决策支持。

　　在组织本书翻译的过程中，所有译者均热情、认真地参与，为本书的顺利、高效完成做出了巨大的贡献，张太平、杨尹默及李非教授团队为本书的校对工作做出了重要贡献，在此致以诚挚感谢。我们很荣幸能在所有译者的共同努力下为国内读者呈现这样一本 ERAS 领域的优秀著作，相信这将对进一步推广加速康复外科理念、指导规范医务人员临床操作提供帮助。

2022 年 2 月 18 日

原著前言

自从 1995 年"术后加速康复计划（enhanced postoperative recovery programs，ERPs）"在结肠手术中被初次提出开始，ERPs 的内涵就不断延伸。它不仅包括了术后加速康复，而且还包括了减少住院时间与并发症，从而产生可观的经济效益。在此前提下，ERAS® 协会为此类康复项目在全世界范围内的推广做出了巨大的贡献。如今 ERP 的结果已经推动了全球多个类似 ERAS 协会的团体成立以及相关加速康复外科指南的发布。

然而，本书是迄今为止囊括 ERPs 内容最多的文献，从术后康复基本的病理生理机制到影响 ERPs 实施的术前、术中、术后因素，本书均有详尽的记录。尽管本书有几章的内容是十分经典而成熟的，如术前风险评估、避免术中低温等，但更多其他章节则十分前沿，如贫血和血液管理、康复训练，以及出院后的 ERAS——未来 ERAS 的主要挑战之一。尤其是本书最后的篇章特别关注了 ERPs 的实行程序及 ERAS 在全球范围内的推广与管理。最后，本书包括了重要的关于护理工作的内容。在未来，护理工作将在我们繁忙的卫生系统中承担更加重大的责任，与医生所负责的围手术期管理共同实现最大的获益。

总体来说，本书是目前 ERAS 内容最丰富的书籍，能够帮助临床医生获取最新的 ERAS 的病理生理基础，并改善 ERAS 的实施过程，满足了其理念传播的巨大需求。然而，尽管本书已包含了最新的内容，但是我们不应忘记 ERAS 在未来仍然面对着许多挑战。这是一个通过加深对围手术期病理生理过程的理解、进行疼痛管理和提升手术技术来改善手术结果的动态过程。通过微创手术方法以及全面护理管理层面的改善，将有望最终实现"无痛苦无风险手术"的终极目标。

Henrik Kehlet，MD，PhD 丹麦　哥本哈根

原著序

加速康复外科（ERAS）之所以能如野火燎原般推广到世界上几乎所有外科和麻醉领域，是有着充分理由的。它在每一个相关层面都会产生受益者。首先便是那些遭受并发症更少、康复更快、更早恢复正常功能并回归日常生活的患者；此外，当患者体验更好、恢复更快且治疗效果不断改善时，医护人员和医疗保健者也能够享受到作为参与者的满足感；管理者也将发现他们的单位能以更低的成本提供更好的医疗，而公众则最终能以更低的成本获得更高水平的医疗服务。

许多专业与学科均会参与到外科病人的护理过程中。由于 ERAS 受到患者治疗过程中所有环节的影响，所以不言而喻，每位参与者和利益相关者都对结果起着重要的作用。对此，ERAS® 协会已为实施 ERAS 建立了培训项目，代表所有相关医疗环节的团队均参与其中。这本优秀的书籍同样可以作为不同专业的医学生、护士和医生助理在各个教育阶段的参考。我们希望它能被应用于不同专业的实践，因为它描述了照顾外科病人的现代化方式。

本书由九个部分组成：第一部分描述了加速康复的原则，其后的三个部分则分别探讨了影响 ERAS 的术前、术中、术后因素；此外还有一个部分关于手术并发症的预防，一个部分关于 ERAS 出院后的管理，一个部分关于 ERAS 的安全与质量改进。第八部分内容十分丰富，囊括了已成功实施 ERAS 的一系列专业领域。最后一个部分则探讨了 ERAS 在管理方面的多项内容，包括如何减少经济负担，以及在世界各个区域中 ERAS 实践的最新动态。

本书由 ERAS® 协会（www.erassociety.org）出品。ERAS® 协会是成立于 2010 年的非营利性组织，迄今为止已为各外科学科发表了一系列专业指南和专家共识。编委很荣幸能请到许多以上指南的作者，以及全世界多位在外科、麻醉、护理、营养、理疗和围手术期医学领域推动发展和改进的专家。我们感谢每位为此书做出卓越贡献的人士。

谨以此书献给苏格兰爱丁堡大学的 Kenneth Fearon 教授，他是 ERAS 概念及 ERAS® 协会的奠基人之一。悲痛的是，Ken 在 2016 年离开了我们，但早在数年之前，他就已经提出要为 ERAS 协会编写这样一本教科书。我们很荣幸能为其实现这一愿望。

我们衷心希望这本书的内容能为您的临床工作提供帮助。

Olle Ljungqvist, MD, PhD 瑞典　厄勒布鲁

Nader K. Francis, MBChB, FRCS, PhD 英国　萨默塞特郡耶奥威尔

Richard D. Urman, MD, MBA, FASA 美国　马萨诸塞州波士顿

原著致谢

本书编委借此机会向所有为本书编纂工作做出贡献及提供帮助的人们致以诚挚的谢意。没有他们的无私奉献和卓越专业知识，本书将不可能完成。

我们同样十分感谢各篇的编辑——Francesco Carli、Hans D. de Boer、William Fawcett、Martin Hübner、Dileep Lobo、Gregg Nelson、Arthur Revhaug、Colin Royse 及 Michael Scott 做出的贡献与领导工作。

我们在此特别感谢 Henrik Kehlet 对我们的鼓励及为本书所作的序言。

感谢 Springer 出版社对此项目的信任及在出版全过程中不断的支持——尤其感谢 Gregory Sutorius、Maureen Pierce、Jeffrey Taub、Rekha Udaiyar 和 ArulRonika Pathinathan。

最后，我们想将这本书献给我们的朋友与同事 Ken Fearon，他于 2016 年 9 月 3 日逝世。Fearon 教授启发并影响了全世界围手术期的临床实践，他对加速康复外科的贡献和信念也启发了本书中许多最为精华的部分。令人欣慰的是，我们能够通过这样一本海纳百川的教科书向他致敬。本书涵盖了他所希望的、能够帮助患者和多学科围手术期管理团队的各个方面的内容。

Olle Ljungqvist

Nader K. Francis

Richard D. Urman

编者名录

Editors

Olle Ljungqvist, MD, PhD Department of Surgery, Örebro University Hospital Department of Surgery, Örebro, Sweden

Nader K. Francis, MBChB, FRCS, PhD Department of Surgery, Yeovil District Hospital NHS Foundation Trust, Higher Kingston, Yeovil, Somerset, UK

Richard D. Urman, MD, MBA, FASA Department of Anesthesiology, Perioperative and Pain Medicine, Brigham and Women's Hospital, Harvard Medical School, Boston, MA, USA

Section Editors

Francesco Carli, MD, MPhil, FRCA, FRCPC Department of Anesthesia, McGill University, Montreal, QC, Canada

Hans D. de Boer, MD, PhD Department of Anesthesiology Pain Medicine and Procedural Sedation and Analgesia, Martini General Hospital Groningen, Groningen, The Netherlands

William J. Fawcett, MBBS, FRCA, FFPMRCA Department of Anaesthesia, Royal Surrey County Hospital NHS Foundation Trust, Guildford, Surrey, UK

GAS Office, Guildford Nuffield Hospital, Guildford, UK

Martin Hübner, MD Department of Visceral Surgery, Lausanne University Hospital (CHUV), University of Lausanne (UNIL), Lausanne, Vaud, Switzerland

Dileep N. Lobo, MS, DM, FRCS, FRCAS, FRCPE Gastrointestinal Surgery, Nottingham Digestive Diseases Centre, National Institute for Health Research (NIHR) Nottingham Biomedical Research Centre, Nottingham University Hospitals and University of Nottingham, Queen's Medical Centre, & MRC Versus Arthritis Centre for Musculoskeletal Ageing Research, School of Life Sciences, University of Nottingham, Queen's Medical Centre, Nottingham, UK

Gregg Nelson, MD, PhD, FRCSC Division of Gynecologic Oncology, Departments of Obstetrics & Gynecology and Oncology, Tom Baker Cancer Centre, University of Calgary, Calgary, AB, Canada

Arthur Revhaug, MD, PhD Institute of Clinical Medicine/Division of Surgery, Oncology and Womens Health, UiT – The Arctic University of Norway/UNN – University Hospital of North Norway, Tromsø, Norway

Colin F. Royse, MBBS, MD, FANZCA Department of Surgery, Dentistry and Health Sciences, The University of Melbourne, Parkville, VIC, Australia

Department of Anaesthesia and Pain Management, The Royal Melbourne Hospital, Parkville, VIC, Australia

PostopQRS Scientific Committee, The Outcomes Research Consortium, The Cleveland Clinic, Parkville, OH, USA

Michael J. Scott, MB, ChB, FRCP, FRCA, FFICM Department of Anesthesiology, Virginia Commonwealth University Health System, Richmond, VA, USA

Contributors

Valérie Addor, BScN Department of Visceral Surgery, Lausanne University Hospital (CHUV), Lausanne, Vaud, Switzerland

Mustapha Adham, MD, PhD Department of Digestive Surgery, Hôpital Edouard Herriot, Lyon, France

Alfred Adiamah, MB ChB Bsc(Hons) MRCS Gastrointestinal Surgery, Nottingham Digestive Diseases Centre and National Institute for Health Research (NIHR) Biomedical Research Centre, Nottingham University Hospitals NHS Trust, Queens Medical Centre, Nottingham, Nottinghamshire, UK

Thomas A. Aloia, MD Department of Surgical Oncology, The University of Texas MD Anderson Cancer Center, Houston, TX, USA

Alon D. Altman, MD, BSc, FRCSC Department of Obstetrics, Gynecology and Reproductive Sciences, University of Manitoba, Women's Hospital, Winnipeg, MB, Canada

Adrian Alvarez, MD Department of Anesthesia, Hospital Italiano de Buenos Aires, Buenos Aires, Ciudad Autonoma de Buenos Aires, Argentina

Rakesh C. Arora, MD, PhD Cardiac Surgery and Cardiac Critical Care, Department of Surgery, University of Manitoba, I. H. Asper Institute, St. Boniface Hospital, Winnipeg, MB, Canada

Cesar Aviles, DNP, MSN, RN Surgical Oncology Division, Division of Hepato-Biliary Surgery, Department of Surgery, Atrium Health, Charlotte, NC, USA

Jamie Bakkum-Gamez, MD Division of Gynecologic Oncology, Department of Obstetrics/Gynecology, Mayo Clinic College of Medicine, Rochester, MN, USA

Gabriele Baldini, MD, MSc Department of Anesthesia, Montreal General Hospital, McGill University, Montreal, QC, Canada

Angie Balfour, MSc, RGN Department of Surgical Services – Colorectal Unit, Western General Hospital, NHS Lothian, Edinburgh, Scotland, UK

Paul Randall Barach, BSc, MD, MPH Wayne State University School of Medicine, Children's Hospital of Michigan, Chicago, IL, USA

Ahmed Waleed Habib Barazanchi, MBChB Department of Surgery, The University of Auckland, South Auckland Clinical Campus, Middlemore Hospital, Otahuhu, Auckland, New Zealand

Tim J. P. Batchelor, MBChB, BSc(Hons), MSc, FRCS(CTh) Department of Thoracic Surgery, University Hospitals Bristol NHS Foundation Trust, Bristol, UK

Piers R. Boshier, MRCS, PhD Department of Thoracic Surgery and Thoracic Oncology, Virginia Mason Medical Center, Seattle, WA, USA

Caroline Boulind, BSc (Hons), MBChB, MD Deparment of Emergency, Research and Development, Yeovil District Hospital NHS Foundation Trust, Yeovil, Somerset, UK

Andrea Bowyer, MBBS, FANZCA, PG-CU Department of Surgery, The University of Melbourne, Parkville, VIC, Australia

Department of Anaesthesia and Pain Management, The Royal Melbourne Hospital, Parkville, VIC, Australia

Edward M. Boyle Jr., MD Department of Cardiothoracic Surgery, St. Charles Medical Center, Bend, OR, USA

Mary E. Brindle, MD, MPH Department of Surgery, Alberta Children's Hospital, Cumming School of Medicine, University of Calgary, Calgary, AB, Canada

G. Damian Brusko, BS Department of Neurological Surgery, University of Miami Miller School of Medicine, Miami, FL, USA

Jennie Burch, MSc, BSc, RN Gastrointestinal Nurse Education, Department of Surgery, St. Mark's Hospital, Harrow, Middlesex, UK

Louise Burgess, BSc(Hons) Orthopaedic Research Institute, Bournemouth University, Bournemouth, Dorset, UK

Cathy Cao, MD, FASA Department of Anesthesia, Medstar Washington Hospital Center, Washington, DC, USA

Francesco Carli, MD, MPhil, FRCA, FRCPC Department of Anesthesia, McGill University, Montreal, QC, Canada

Yannick Cerantola, MD Urolife, Lausanne, Vaud, Switzerland

Anderson Chuck, MPH, PhD Department of Finance, Alberta Health Services, Calgary, AB, Canada

Allyson R. Cochran, MSPH Carolinas Center for Surgical Outcomes Science, Carolinas Medical Center, Atrium Health, Charlotte, NC, USA

Emma L. Court, FIBMS, MBBS, MRCS, MRCS, PhD Department of General Surgery, Yeovil District Hospital, Yeovil, Somerset, UK

Ryan C. Craner, MD Department of Anesthesiology and Perioperative Medicine, Division of CV and Thoracic Anesthesia, Mayo Clinic College of Medicine, Mayo Clinic Hospital, Phoenix, AZ, USA

François Crettenand, MD Department of Urology, Centre Hospitalier Universitaire Vaudois (CHUV), Lausanne, Vaud, Switzerland

Prita Daliya, MBChB, MRCS, PGDip(Hons), MedEd Gastrointestinal Surgery, Nottingham Digestive Diseases Centre and National Institute for Health Research (NIHR) Nottingham Biomedical Research Centre, Nottingham University Hospitals and University of Nottingham, Queen's Medical Centre, Nottingham, Nottinghamshire, UK

Siamak Daneshmand, MD USC Institute of Urology, University of Southern California, Los Angeles, CA, USA

Hans D. de Boer, MD, PhD Department of Anesthesiology Pain Medicine and Procedural Sedation and Analgesia, Martini General Hospital Groningen, Groningen, The Netherlands

Joseph C. Dort, BSc, MSc, MD Section of Otolaryngology - Head & Neck Surgery, Department of Surgery, Cumming School of Medicine, University of Calgary, Foothills Medical Centre, Calgary, AB, Canada

Sean C. Dowdy, MD Division of Gynecologic Oncology, Department of Obstetrics/ Gynecology, Mayo Clinic College of Medicine, Rochester, MN, USA

Leopold Eberhart, MD Department of Anaesthesiology and Intensive Care Medicine, Philipps-University Marburg, University Hospital Marburg, Marburg, Germany

Linda Edgar, RN, PhD Brock University, St. Catharines, ON, Canada

McGill University School of Nursing, Peri-Operative Program, Montreal General Hospital, Montreal, QC, Canada

Jens Eldrup-Jorgensen, MD Department of Surgery, Maine Medical Center, Tufts University School of Medicine, Portland, ME, USA

Kevin M. Elias, MD Division of Gynecologic Oncology, Department of Obstetrics, Gynecology, and Reproductive Biology, Brigham and Women's Hospital, Harvard Medical School, Boston, MA, USA

Misty Eller, MSN, ANP-C Division of HPB Surgery, Department of Surgery, Atrium Healthcare Main, Charlotte, NC, USA

Daniel T. Engelman, MD ERAS® Cardiac Surgery, Heart, Vascular & Critical Care Services, Baystate Health System, Springfield, MA, USA

William J. Fawcett, MBBS, FRCA, FFPMRCA Department of Anaesthesia, Royal Surrey County Hospital NHS Foundation Trust, Guildford, Surrey, UK

Nader K. Francis, MBChB, FRCS, PhD Consultant Colorectal Surgeon, Department of Surgery, Yeovil District Hospital NHS Foundation Trust, Higher Kingston, Yeovil, Somerset, UK

Andrew D. Franklin, MD, MBA Department of Anesthesiology, Vanderbilt University Medical Center, Nashville, TN, USA

Chelsia Gillis, RD, MSc, PhD Peri-Operative Program, Montreal General Hospital, McGill University, Montreal, QC, Canada

Ismail Gögenur, MD, DMSc Department of Clinical Medicine, University of Copenhagen, Copenhagen, Denmark

Department of Surgery, Zealand University Hospital, Koege, Denmark

Fabian Grass, MD, PD Division of Colon and Rectal Surgery, Mayo Clinic, Rochester, MN, USA

Department of Visceral Surgery, Lausanne University Hospital (CHUV), University of Lausanne (UNIL), Lausanne, Vaud, Switzerland

Alexander J. Gregory, MD, FRCPC Department of Anesthesiology, Perioperative and Pain Medicine, Cumming School of Medicine & Libin Cardiovascular Institute, University of Calgary, Foothills Medical Centre, Calgary, AB, Canada

Ulf O. Gustafsson, MD, PhD Department of Clinical Sciences, Department of Surgery, Danderyd Hospital, Karolinska Institutet, Danderyd, Stockholm, Sweden

Ho-Seong Han, MD, PhD Department of Surgery, Seoul National University Bundang Hospital, Seoul National University College of Medicine, Seoul, South Korea

Kurt F. Heiss, MD Emory University School of Medicine, Department of Pediatric Surgery, Children's Health Care of Atlanta, Atlanta, GA, USA

C. D. Anthony Herndon, MD Pediatric Urologic Surgery, Children's Hospital of Richmond, Department of Surgery, Division of Urology, Virginia Commonwealth University, Richmond, VA, USA

Andrew Graham Hill, MBChB, MD, EdD, FACS, FRACS Department of Surgery, The University of Auckland, South Auckland Clinical Campus, Middlemore Hospital, Otahuhu, Auckland, New Zealand

Stefan D. Holubar, MD, MS, FACS, FASCRS Department of Colon and Rectal Surgery, Cleveland Clinic Foundation, Cleveland, OH, USA

Kwang Yeong How, MBBS, FRCS, MMED Department of General Surgery, Colorectal Service, Tan Tock Seng Hospital, Singapore, Singapore

Jeffrey Huang, MD, FASA Department of Anesthesiology Residency, HCA West Florida GME Consortium/Oak Hill Hospital, Brooksville, FL, USA

Martin Hübner, MD Department of Visceral Surgery, Lausanne University Hospital (CHUV), University of Lausanne (UNIL), Lausanne, Vaud, Switzerland

David A. Iannitti, MD, FACS Division of HPB Surgery, Department of Surgery, Atrium Health, Charlotte, NC, USA

Tikki Immins, BSc(Hons), MSc Orthopaedic Research Institute, Bournemouth University, Bournemouth, Dorset, UK

Chris Jones, MBBS, FRCA, MD(Res) Department of Anaesthesia, Royal Surrey NHS Foundation Trust, Guildford, Surrey, UK

Alan David Kaye, MD, PhD, DABA, DABIPP, DABPM Department of Anesthesiology, Louisiana State University School of Medicine, Ochsner LSU Shreveport Hospital, Shreveport, LA, USA

Henrik Kehlet, MD, PhD Section for Surgical Pathophysiology, Rigshospitalet, Copenhagen, Denmark

Leigh Kelliher, MBBS, BSc (Hons), FRCA, MD Department of Anaesthesia, Royal Surrey NHS Foundation Trust, Guildford, Surrey, UK

Fredrik Klevebro, MD, PhD Department of Upper Abdominal Cancer, Karolinska University Hospital/Karolinska Institutet, Stockholm, Sweden

Cody M. Koress, BS Department of Anesthesiology, Louisiana State University Health Sciences Center, New Orleans, Louisiana, USA

Martin A. Koyle, MD, MSc, FAAP, FACS, FRCS(Eng.) Department of Pediatric Urology, Hospital for Sick Children and University of Toronto, Toronto, ON, Canada

Peter Kranke, MD, MBA Department of Anaesthesia and Critical Care, University Hospitals of Wuerzburg, Wuerzburg, Germany

Ismail Labgaa, MD Department of Visceral Surgery, University Hospital Lausanne, CHUV, Lausanne, Vaud, Switzerland

Javier Lasala, MD Department of Anesthesiology, The University of Texas MD Anderson Cancer Center, Houston, TX, USA

Kristoffer Lassen, MD, PhD Department of Gastrointestinal Surgery, University Hospital of North Norway, Institute of Clinical Medicine, The Arctic University of Norway, Tromsø, Norway

Department of Hepatobiliary and Pancreatic Surgery, Oslo University Hospital, Oslo, Norway

Ralph Lattermann, MD, PhD Department of Anaesthesia, Royal Victoria Hospital, Montreal, QC, Canada

Garry Laxdal Volunteer Services, Alberta Health Services, Calgary, AB, Canada

Olle Ljungqvist, MD, PhD Department of Surgery, Örebro University Hospital Department of Surgery, Örebro, Sweden

Dileep N. Lobo, MS, DM, FRCS, FRCAS, FRCPE Gastrointestinal Surgery, Nottingham Digestive Diseases Centre, National Institute for Health Research (NIHR) Nottingham Biomedical Research Centre, Nottingham University Hospitals and University of Nottingham, Queen's Medical Centre, & MRC Versus Arthritis Centre for Musculoskeletal Ageing Research, School of Life Sciences, University of Nottingham, Queen's Medical Centre, Nottingham, UK

Santiago Mc Loughlin, MD Department of Anesthesia, Hospital Italiano de Buenos Aires, Buenos Aires, Ciudad Autonoma de Buenos Aires, Argentina

Donald E. Low, MD, FACS, FRCS(C) Thoracic Surgery and Thoracic Oncology, Department of General, Thoracic & Vascular Surgery, Virginia Mason Medical Center, Seattle, WA, USA

Ilaria Lucca, MD Department of Urology, Centre Hospitalier Universitaire Vaudois (CHUV), Lausanne, Vaud, Switzerland

William B. Lyman, MD Department of General Surgery, Carolinas Medical Center, Charlotte, NC, USA

Paul Martel, MD Department of Urology, Centre Hospitalier Universitaire Vaudois (CHUV), Lausanne, Vaud, Switzerland

Brent D. Matthews, MD Department of Surgery, Surgery Care Division, Atrium Health Medical Group, Charlotte, NC, USA

Katharine L. McGinigle, MD, MPH Department of Surgery, University of North Carolina School of Medicine, Chapel Hill, NC, USA

Kelly McQueen, MD, MPH, FASA Department of Anesthesiology, University of Wisconsin School of Medicine and Public Health, Madison, WI, USA

Emmanuel Melloul, MD Department of Visceral Surgery, University Hospital Lausanne CHUV, Lausanne, Vaud, Switzerland

Gabriel Mena, MD Department of Anesthesiology, The University of Texas MD Anderson Cancer Center, Houston, TX, USA

Larissa Meyer, MD, MPH Department of Gynecologic Oncology and Reproductive Medicine, The University of Texas MD Anderson Cancer Center, Houston, TX, USA

Enrico M. Minnella, MD, PhD Peri-Operative Program, Montreal General Hospital, McGill University, Montreal, QC, Canada

Ben Morrison, MBBS, BSc, FRCA Department of Anaesthesia, Royal Surrey NHS Foundation Trust, Guildford, Surrey, UK

Kim Erlend Mortensen, MD, PhD Department of Gastrointestinal Surgery, University Hospital North Norway, Tromsø, Norway

Wallis T. Muhly, MD Department of Anesthesiology and Critical Care Medicine, Children's Hospital of Philadelphia, Perelman School of Medicine at the University of Pennsylvania, Philadelphia, PA, USA

Keith Murphy, MSPH Carolinas Center for Surgical Outcomes Science, Carolinas Medical Center, Atrium Health, Charlotte, NC, USA

Gregg Nelson, MD, PhD, FRCSC Division of Gynecologic Oncology, Departments of Obstetrics & Gynecology and Oncology, Tom Baker Cancer Centre, University of Calgary, Calgary, AB, Canada

Matthew B. Novitch, MD Department of Anesthesiology, University of Washington Medical Center, Seattle, WA, USA

Jonas Nygren, MD, PhD Department of Surgery, Ersta Hospital, Stockholm, Sweden

Linn S. Nymo, MD Department of Gastrointestinal Surgery, University Hospital of North Norway, Institute of Clinical Medicine, The Arctic University of Norway, Tromsø, Norway

Ravi Oodit, MBChB, FCS(SA) Department of Surgery, University of Cape Town, Groote Schuur Hospital, Cape Town, Western Cape, South Africa

Kevin Osiowy, B. Admin., CPA (CA, CMA) Innovation and Research Management (IRM) Department, System Innovations & Programs (SIP) Portfolio, Alberta Health Services, Calgary, AB, Canada

Basile Pache, MD Department of Gynaecology and Obstetrics, Department of Visceral Surgery, Lausanne University Hospital (CHUV), Lausanne, Vaud, Switzerland

Do Joong Park, MD, PhD Division of Gastrointestinal Surgery, Department of Surgery and Cancer Research Institute, Seoul National University Hospital, Seoul National University College of Medicine, Seoul, South Korea

Michael Passeri, MD Division of HPB Surgery, Department of Surgery, Carolinas Medical Center, Charlotte, NC, USA

Carol Peden, MB ChB, MD, MPH, FRCA, FFICM Department of Anesthesiology, Keck Medicine of the University of Southern California, Los Angeles, CA, USA

Julie Perinel, MD Department of Digestive Surgery, Hôpital Edouard Herriot, Lyon, France

Claudiane Poisson, MSN Department of Nursing, McGill University Health Centre, Montreal, QC, Canada

Rohit Ramaswamy, PhD, MPH, Grad Dipl (Bios) Public Health Leadership Program and Department of Maternal and Child Health, Gillings School of Global Public Health, University of North Carolina, Chapel Hill, Chapel Hill, NC, USA

Pedro T. Ramirez, MD Department of Gynecologic Oncology and Reproductive Medicine, The University of Texas MD Anderson Cancer Center, Houston, TX, USA

Mehul V. Raval, MD, MS Department of Surgery, Ann & Robert H. Lurie Children's Hospital of Chicago, Northwestern University Feinberg School of Medicine, Chicago, IL, USA

Jordan S. Renschler, BS Department of Anesthesiology, Louisiana State University Health Sciences Center, New Orleans, Louisiana, USA

Timothy A. Rockall, MB BS, FRCS, MD Department of Surgery, Minimal Access Therapy Training Unit (MATTU), Royal Surrey County Hospital NHS Trust, Guildford, Surrey, UK

Department of Colorectal Surgery, Royal Surrey County Hospital NHS Trust, Guildford, Surrey, UK

Katie E. Rollins, BMedSci, BM BS, MRCS, PhD Gastrointestinal Surgery, Nottingham Digestive Diseases Centre, National Institute for Health Research (NIHR) Nottingham Biomedical Research Centre, Nottingham University Hospitals and University of Nottingham, Queen's Medical Centre, Nottingham, Nottinghamshire, UK

Kyle O. Rove, MD Department of Pediatric Urology, Children's Hospital Colorado, University of Colorado School of Medicine, Aurora, CO, USA

Manuel Francisco T. Roxas, MD, MSc ERAS® Society Philippines, Department of Surgery, The Medical City, Pasig, National Capital Region, Philippines

Colin F. Royse, MBBS, MD, FANZCA Department of Anaesthesia and Pain Management, The Royal Melbourne Hospital, Parkville, VIC, Australia

Department of Surgery & Faculty of Medicine, Dentistry and Health Sciences, The University of Melbourne, Parkville, VIC, Australia

Mobile Learning Unit and Ultrasound Education Group, Department of Surgery, The University of Melbourne, Parkville, VIC, Australia

PostopQRS Scientific Committee, The Outcomes Research Consortium, The Cleveland Clinic, Parkville, VIC, Australia

Gloria Salvo, MD Department of Gynecologic Oncology and Reproductive Medicine, The University of Texas MD Anderson Cancer Center, Houston, TX, USA

Thomas Schricker, MD, PhD Department of Anesthesia, McGill University Health Centre, Montreal, QC, Canada

Michael J. Scott, MB, ChB, FRCP, FRCA, FFICM Department of Anesthesiology, Virginia Commonwealth University Health System, Richmond, VA, USA

Eve Simoneau, MD, PhD Département of Surgery, Division of Hepatobiliary Surgery and Liver Transplantation, Université de Montréal, Montreal, Canada

Rishabh Singh, MBBS, MRCS Department of Colorectal Surgery, Royal Surrey County Hospital NHS Trust, Guildford, Surrey, UK

Mattias Soop, MD, PhD Department of Surgery, Ersta Hospital, Karolinska Institutet at Danderyd Hospital, Stockholm, Sweden

Catherine L. Spencer, BSc (Hons) Department of General Surgery, Yeovil District Hospital, Yeovil, Sumerset, UK

Erik Stenberg, MD, PhD Department of Surgery, Faculty of Medicine and Health, Örebro University, Lindesberg Hospital and Örebro University Hospital, Örebro, Sweden

Matthias Stopfkuchen-Evans, MD Department of Anesthesiology, Perioperative and Pain Medicine, Brigham and Women's Hospital, Boston, MA, USA

Jael Tall, MD Department of Surgery, Ersta Hospital, Stockholm, Sweden

Jonathan Jit Ern Tan, MB BCh, MMed Anaesthesiology Department of Anesthesiology, Intensive Care and Pain Medicine, Tan Tock Seng Hospital, Singapore, Singapore

Claire Temple-Oberle, MD, FRCSC, MSc Department of Surgery and Oncology, University of Calgary, Calgary, AB, Canada

Kendra Tezber, MSN, CNL Division of Hepatopancreatobiliary Surgery, Department of Surgery, Atrium Health, Charlotte, NC, USA

Anders Thorell, MD, PhD Department of Clinical Sciences, Danderyds Hospital, Karolinska Institutet & Department of Surgery, Ersta Hospital, Stockholm, Sweden

Richard D. Urman, MD, MBA Department of Anesthesiology, Perioperative and Pain Medicine, Brigham and Women's Hospital, Harvard Medical School, Boston, MA, USA

Rasmus Peuliche Vogelsang, MD Department of Surgery, Center for Surgical Science, Zealand University Hospital, Koege, Denmark

Dionisios Vrochides, MD, PhD, FACS, FRCSC Division of HPB Surgery, Department of Surgery, Carolinas Medical Center, Charlotte, NC, USA

Thomas W. Wainwright, PT, PgDip, PgCert, BSc, MCSP Orthopaedic Research Institute, Bournemouth University, Bournemouth, Dorset, UK

Michael Y. Wang, MD Department of Neurological Surgery, University of Miami Miller School of Medicine, Miami, FL, USA

Tracy Wasylak, BN, MSc, CHE Strategic Clinical Networks, Alberta Health Services, Calgary, AB, Canada

Faculty of Nursing, University of Calgary, Alberta, Canada

Deborah J. Watson, RN, MN Department of Nursing, McGill University Health Centre, Montreal, QC, Canada

Carmen Webb, BA, MA Department of Surgery, University of Calgary, Airdrie, AB, Canada

Daniel White, MB BS Department of Colorectal Surgery, Royal Surrey County Hospital NHS Trust, Guildford, Surrey, UK

Wolfram Wilhelm, MD Department of Anaesthesiology and Intensive Care Medicine, Katholisches Klinikum Luenen-Werne, Lünen, Germany

Judson B. Williams, MD, MHS Department of Cardiovascular and Thoracic Surgery, Wake Med Health and Hospitals, Raleigh, NC, USA

R. Douglas Wilson, MD, MSc (Genetics) Department of Obstetrics and Gynecology, Cumming School of Medicine University of Calgary, Foothills Medical Centre, Calgary, AB, Canada

Weisi Xia, MBChB Department of Surgery, The University of Auckland, South Auckland Clinical Campus, Middlemore Hospital, Otahuhu, Auckland, New Zealand

Avital Yohann, MD Department of Surgery, University of North Carolina School of Medicine, Chapel Hill, NC, USA

Tonia M. Young-Fadok, MD, MS, FACS, FASCRS Department of Surgery, Division of Colon and Rectal Surgery, Mayo Clinic College of Medicine, Mayo Clinic, Phoenix, AZ, USA

目　录

第五部分　预防术后并发症

第六部分　出院后的加速康复外科

第七部分　加速康复外科安全性和质量的提升

第八部分　加速康复计划在特定领域中的应用

第九部分　相关管理

第一部分

引　言

第 1 章
加速康复外科：围术期处理模式的转型

Olle Ljungqvist

引言

手术总会导致躯体创伤，其主要目的是去除肿瘤或炎性病灶（如克罗恩病）、修复缺损（如疝修补术）及创伤急救。手术是应用最为广泛的治疗手段之一，全世界每年实施大型手术约三亿台[1]。对某些病患而言，外科手术存在风险，25% 的手术患者存在术后并发症，甚至术后并发症可能导致其部分患者死亡。

随着时代的发展，基于技术的进步及计算机和高端可视化设备的结合，外科手术的复杂性不断提高，精准程度日益改善。仅仅数十年前，外科医生还只能依靠直视或手术放大镜显露手术部位。而现在，能够高分辨率放大改善手术视野的设备已被广泛应用。微创和机器人等精准外科技术已在全世界很多医院中常规开展。与此同时，麻醉学也已凭借先进的监测系统调控所有生命体征，更好地管理疼痛、麻醉深度、肌松、重要脏器功能及体液平衡。新型麻醉药物可使患者在停药后即刻苏醒，没有相关副作用的术后镇痛有助于术后早期运动和功能恢复。前述药物及技术的发展极大改变了外科患者的术后状态，使之得以快速康复。同理，随着整体医疗水平尤其是肿瘤医学的进步，肿瘤患者的术后并发症不断减少，改善了近期及远期预后。

随着技术进步及其在手术室的实践，术后患者的需求有了改变，护理也受到了影响。在此过程中，护理已发展成为一门学科，对外科及麻醉学的传统理念正在起到更新及互补作用。护士被赋予新的职责和使命，在术后康复的多个方面起到引领作用。营养管理亦是如此。营养师对于外科治疗的参与度越来越高。手术及创伤所致的应激反应（例如代谢反应）是术后并发症和康复延迟的关键因素，需予以高度关注[2]。营养是应激管理中的重要环节。就在不久之前，患者术后数日内还被要求禁食水并严格卧床，而目前术后患者的营养和躯体活动情况已受到关注。基于预康复理念，患者的躯体锻炼情况、蛋白质营养补充情况和心理准备情况对其术前体能状态有明显影响，且上述情况良好对患者的术后康复有促进作用。物理治疗师的重要作用也由此得到提升。

现代科技和社会的进步正以不同形式影响着外科学发展。信息获取和交流的便捷有利于全球共享外科手术和麻醉实践中的知识积累，激励世界各国追求开展更高质量的手术。在全球范围内，尽管国家和地区之间存在差异，外科医疗服务总体面临的压力仍在不断增加。外科手术需求存在巨大缺口，并且分布极度不均。全社会医疗保健支出普遍上涨，人口老龄化是原因之一，而新药和新疗法的出现、护理质量和治愈率的提高也是重要原因。医疗进步往往伴随更高的医疗支出，因此，我们应该不断努力以更低（至少不能让患者难以负担）的收费提供更多更好的医疗服务。

以上部分简要概述了近年来外科治疗方面的一些重要进展，总体而言，新的诊疗策略较传统方法更为行之有效，但临床应用仍然滞后。基于互联网技术的发展和通讯成本的降低，知识信息以前所未有的速度传播，许多专业日新月异，而外科学和麻醉学乃至整个医学科学，对外科新医疗模式的采纳进程却十分缓慢。医生、护士和相关医务人员在几分钟或几天内就能更新手机操作系统，但却固守外科医疗传统习惯 15 年甚至更久。加速康复外科的理念最早由 Engelman 在 1994 年提出[3]。此后不久，Kehlet 在 1995 年和 1999 年发表的论文证实，此理念可显著缩短患者的术后恢复时间[4,5]。加速康复外科（enhanced recovery after surgery，ERAS）策略于 2000 年启动以来发展迅速[6]，仅 2018 年在 PubMed 可检索到的发表文章数量就超过 600 篇（图 1.1）。ERAS 理念虽已建立将近 20 年，临床实践日趋成熟，但仍限于在该理念的主要倡导者和早期应用者所在的医疗中心开展，而尚未在全球日常医疗中常规应用。基于不同国家住院时间的统计数据，ERAS的优势显而易见，应用ERAS策略的医疗中心术后住院时间远低于全国平均水平（通常缩短2~3天或更久）。结直肠手术开展ERAS可使患者迅速恢复到最佳身体状态，术后住院时间仅2~4天，而同类手术全国平均住院时间为6~10天（情况严重的病例会延长到12~14天）。为什么ERAS策略的推广会遇到瓶颈？其原因众多，本文将重点阐述。

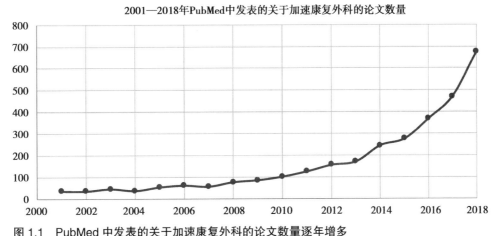

图1.1　PubMed中发表的关于加速康复外科的论文数量逐年增多

专科化效应

高质量手术的完成有赖于外科医师和麻醉医师手术过程中的密切合作。随着外科学和麻醉学的专科化发展，医生成长过程中，学科间知识的隔阂有扩大趋势。然而医学的发展决定了这两门学科无法单独开展工作，必须融入整个临床治疗路径，保持密切协作、同步发展。浏览外科学和麻醉学领域发表的大多数研究，我们不难发现，麻醉学相关论文会描述麻醉细节，但对手术过程笼统称为"经过手术治疗"。而多数外科学论文会详述手术操作细节，但是将麻醉过程笼统称为"在麻醉支持下"。两学科对对方领域缺乏了解，忽视对方对治疗结局的影响。事实上外科手术（操作、技术应用和术中失血等）和麻醉（麻醉类型、麻醉深度、体液管理和体温控制等）均直接影响到康复以及彼此的结局，因此需要在沟通和协作的前提下共同发展。临床研究如此，对于日常医疗实践更是如此。为了解决这些问题，ERAS® Society已发布ERAS相关指南及规范，阐释ERAS及其新模式是如何发挥关键作用的[7]。

医疗资源

第二个限制ERAS推广的因素是世界各地可利用的医疗资源有限。The Lancet Commission On Global Surgery报道，全球大部分地区手术资源处于不饱和状态。事实上不仅在不同国家之间[8]，在同一国家内部的医疗资源分布也并不均衡[9]。全世界仅有少数国家能提供精确的术后死亡率数据，最基本的医疗数据在大多数国家都无法获取，以至外界缺乏对他们外科状况的认知[10]。尽管存在上述医疗条件的客观差异，ERAS大部分原则仍能适用于任何医疗中心，围绕于医疗实践中的交流、团队合作、临床护理路径协调以及基本监督评价等工作在任何单位都具备可操作性。

医生的个体化差异

医生治疗过程的个体化差异是影响ERAS开展的另一主要因素。既往文献报道，麻醉医生在麻醉过程中针对关键环节的处理存在巨大差异，如液体管理方面，对于非复杂性腹部手术，部分医生可能维持补液速度为$2mL/(kg \cdot h)$，而有的医生可高达$40mL/(kg \cdot h)$[11]。维持液体平衡对康复结局至关重要，仅通过此案例即可体现出关乎全局的治疗的个体化差异[12,13]。外科医生对术后康复结果的报道同样差异显著，但更具复杂性，影响结局的个体化因素不仅限于术者本人，还包括诊治过程中各个阶段的不同医生。此外，对医生而言，仅仅通过追踪本专业领域内最新文献和进展以保持与临床所有方面新进展同步非常困难。多数医生忙于日常工作,缺乏文献阅读时间,加之许多进展均由行业推动,医生往往能关注到较大的技术突破,而容易忽略较小的改进。因此,专家指南或共识性文献在帮助忙碌的医生复习和汇总文献及更新知识方面具有重要意义。

ERAS® 的实施基础

ERAS® 是一种全新的临床工作模式,表 1.1 中所列措施是 ERAS 的基本要素(表 1.1)。ERAS® 所有措施均经过充分标准化,涵盖了从患者与外科医生初次会面至患者术后 1 个月随访的全过程。方案中每个实施要素均具有经本领域专家审核的循证医学证据。每个医疗中心都应建立由涉及患者诊治所有学科的相关专家组成的 ERAS 团队,根据指南的推荐建立及完善各个阶段 ERAS 规范。为更好地引领该工作模式,ERAS 团队需获取医院管理层及科室领导、同事的全力支持。ERAS 团队应对每位 ERAS 患者建立基于信息技术(information technology,IT)的交互式评价(基于 ERAS® 指南)体系,以对 ERAS 流程进行持续性质量控制。值得一提的是,这种模式还可促使患者参与到自身的治疗及恢复的过程中。最后,ERAS 并非一成不变——而是一种全新的临床工作方式,应做好随时迎接改变的充分准备。外科及麻醉管理在不断发展,ERAS 流程应随之保持更新,以制订并实施最新且最佳的康复方案。

表 1.1 ERAS® 的基石

基于循证医学证据的围术期管理
多学科及多专业措施
团队合作
持续的执行评价及报告
数据驱动创新
准备做出进一步改变

基于循证医学的实践流程

ERAS® 方案的制订应基于医学文献,充分利用可改善手术患者结局的数据信息。ERAS 的关注重点在于减少术后并发症发生率并最终减少死亡率,维护正常功能,促进健康状态恢复,同时兼顾医疗支出。各领域的专家学者通过对文献的系统性回顾,量化证据等级,建立以循证医学为基础的 ERAS 围术期管理指南。依据不同手术种类,各个指南通常包含 15~25 项相关治疗措施(可登录 www.erassociety.org 免费获得外科手术相关指南)。

以循证医学对所有证据评估及分析,使读者获知当前可用的最佳证据的循证级别。但并不保证最佳证据均为高级别证据,也不保证所推荐的实施方案具有最高证据等级,只说明所有证据均已接受评估并标明证据等级——无可用证据、低级别证据、中等级别证据、高级别证据。该分级同时将接受再次评估,旨在明确依照该方案实施后的潜在风险。专家将权衡上述两方面因素,并最终确定每项措施的推荐级别。

制订上述举措的目的在于明确所有可能影响患者康复及结局的诊治要素,从初次接诊患者开始,到术后 1 个月内接受随访及评估后结束,涵盖了整个诊治过程(图 1.2)。每项措施,如术前贫血或营养不良及后续处理、外科术式或麻醉方式的选择、早期进食等,只要有文献证实其可改善结局,均被纳入(图 1.2)。

ERAS 流程中一些措施是否更具重要性?回顾患者的康复过程及其影响因素,显然涉及所有相关专业及其治疗措施。部分中心认为仅需纳入部分措施作为标准治疗方案,甚至认为 ERAS® 指南中所列出的全部措施仅少数真正发挥作用。对于这部分中心而言或许确实如此,但其他中心在标准方案方面很可能持不同意见,可能会应用到其他选项。当在不同国家或地区进行此类比较时,争议将更加明显。事实上有明确证据表明,不同医生治疗方案的个体化差异是 ERAS 差异的主要来源[11]。ERAS 方案的实施差异也可能是医院、国家或区域之间患者结局差异的首要原因。

研究反复表明,越多地采用 ERAS® 协会指南推荐的治疗措施,患者结局改善越显著。在结直肠外科领域,当依从度从 50% 上升至超过 70% 时,源于不同医疗中心的报道表明并发症发生率降至 25%~30%,住院时间可降低数天(30%~40%)[14-16]。基于不同中心的临床实践,发现其中一些举措最具重要性。难以评价其中哪一两项措施发挥了最重要的作用,因为在纳入所有 ERAS 措施的背景下,难以确定当地的执行情况。

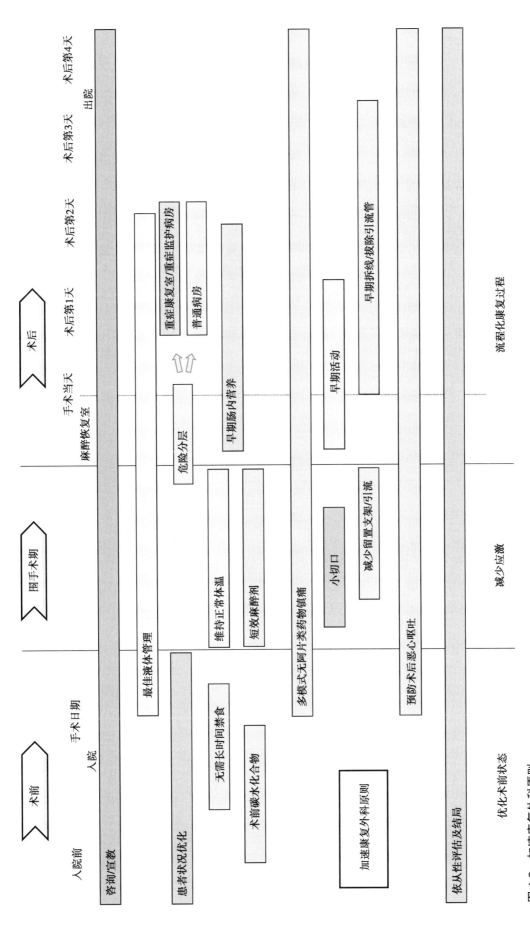

图 1.2 加速康复外科原则

ERAS 团队

成功实施 ERAS 的核心是 ERAS 团队。运行 ERAS 这样一种不同以往的全新诊疗模式必须得到医院管理层 / 行政部门、各科室负责人以及其他决策者的全力支持。

为确保 ERAS 的成功实施，ERAS 团队成员应包括流程涉及的所有学科，并至少有一名成员对所有诊疗步骤进行全程统筹。团队组成至少包括一名外科医生、麻醉医生、疼痛和康复医生、护士、物理治疗师和营养师。以上人员是 ERAS 团队的核心，在麻醉和术后康复过程中通力协作。团队应收集每位患者的关键数据，并定期（每一周或每两周）召开讨论会。团队应参考指南并结合当地诊疗常规制订适宜的医疗策略。护士、医生助理、营养师和理疗师在此基础上提出参考意见，确保治疗流程具备可操作性。该团队是 ERAS 发展、改善医疗质量并保持可持续发展的核心。该团队的任务是引领 ERAS 流程，应对患者康复过程中的变化。通过质控及效果评估实现上述目的。

执行评价

在北欧和北美的一些国家，医院须向（至少是鼓励）国家或该地区手术质量登记中心提交手术相关数据。该中心每年定期发布手术质量报告，对所有注册的医院或单位的手术数据进行汇总和比较，内容包括死亡率、并发症、手术类别、患者人口学统计和其他基本信息，其中很多数据可用于临床研究。手术质量登记制度是国家医疗质量改进项目的一个重要步骤，已经展现出许多改进临床实践的成果。但是该系统存在如下缺陷：数据报告滞后，至少是 1 年以前的数据；过度聚焦于外科视角，可能遗漏影响结果的其他因素（见上文手术和麻醉专业的讨论）；数据分析均为回顾性，但数据却可能是以前瞻性或回顾性的方式进行收集。尽管存在不足，但该数据库在外科手术和麻醉的发展中起到了重要作用，并将继续发挥作用。

ERAS® 协会始终致力于通过交互式评价系统（EIAS）进一步发展对 ERAS® 的效果评价[17]。ERAS 团队可以每周使用该系统直接获得实时 ERAS 治疗结果反馈。该系统还能够确保与结果相关的所有过程都被收集并纳入分析中，协助 ERAS 团队充分了解当前 ERAS 的实践结果，尽快改善未能发挥作用的 ERAS 流程。该系统以 ERAS® 协会指南为基础建立，并包含了其他国际协会对临床转归的定义，使用 Clavien 系统进行并发症严重程度分级[18]。该系统的使用非常便捷，能够以交互式半实时方式访问所有数据。

交互式评价系统收集到的数据包括手术质量登记所需的所有要素，因此在没有质量登记制度的国家，ERAS 交互式评价系统可成为国家手术质量控制的一个起点。此外，收集的数据还包括纳入 ERAS 研究的所有要素[19]，因此该系统也被用于临床研究。

ERAS 团队可以利用上述系统中的执行评价功能了解每一举措的治疗结果、治疗过程及治疗依从性。这有助于团队了解每个人在全局中的角色。多数并发症的发生不仅仅源自一次错误或失败的治疗，更多是由治疗流程中存在的一系列缺失或执行不当所致。这就要求多环节协同以最大限度地减少特定并发症的发生。执行评价需要涵盖影响治疗结果的所有治疗决策，并且实时监测每个患者，这样才能更好采取针对性措施，跟进相关工作人员，及时发现执行中的问题，并研究如何做出有效的改变。

报告

复杂事务中提高管理质量的关键要素是将相关人员尽可能多地纳入进来，使所有成员在一个目标下共同努力，给医院带来实质性的改善。

虽然定期向手术或麻醉科成员报告过程及结果看起来是微不足道的，但却是一个全新的起点。当许多部门因为要满足经济需求或因床位不足等问题而争论时，实际医疗效果常被忽视。许多实施 ERAS 的单位的经验表明，ERAS 能够在改善医疗质量的同时降低医疗成本[20-23]。

此外，世界各地区实施 ERAS 的经验揭示了一个共性问题：ERAS 团队中多数被培训的医生和护士，并不了解所在单位应用 ERAS 的实际效果。当被要求评价所在中心 ERAS 执行效果时，多数成员过于乐观。ERAS 团队成员开始培训时，经常会将并发症发生率和住院时间低估 30% 以上。当被问及 ERAS 执行情况时，对指南的遵从性也大大低于对患者进行执行评价后的实际结果。大多数单位开展 ERAS 时对指南的依从率仅为 40%~45%。严格且可持续的监督机制有助于发现核心问题以及未被执行的举措，并有待于评价。

上述事例对于正在开展 ERAS 日常工作的人员更为重要。及时反馈信息有助于 ERAS 工作的日常开展。数据的反馈对于改善流程和获得员工参与度非常重要。有志向的领导者应该向每一位员工定期报告 ERAS 开展的结果，让他们了解如何改善患者的治疗和康复过程，这样的通报将广受成员欢迎。ERAS 团队还应定期向管理层报告 ERAS 成效，证明其花费宝贵的时间去开展 ERAS 工作物有所值。从传统治疗模式向 ERAS 模式转变的亲历者将体会到其中的进步。对所有基层员工来说，工作效果的进步是最好的回报。

迎接改变

ERAS 团队是引领 ERAS 流程持续变革的核心。在手术和麻醉不断发展的基础上，ERAS 任何一环节的流程改变都会引发级联式的一系列变化。例如从开放手术到微创手术的发展过程，不仅大大改变了麻醉过程，还改变了疼痛管理、术后活动等既往一系列 ERAS 流程。ERAS 绝非一成不变的规章，而是一种借鉴新知识和新流程持续完善的最佳治疗实践的康复策略。保持迎接变革的心态、阅读指南了解最新的医疗进展、使用智能信息系统评价实践效果，有助于外科团队始终保持最佳的医疗水平。

ERAS 展望

近年来外科与麻醉学取得了长足发展，很多体现在监护和技术层面。ERAS 利用"沟通"与"团队"两个"软件"将各学科融合。但它同时存在一个长久以来无法改善的缺陷：即用以改善医疗体系的基本信息需要对日常医疗活动的有效监管。目前尚无改善趋势。

由于经济压力，医疗费用的增长难以持续，迫切需要找到能提升医疗质量同时能控制医疗成本的新模式。截至目前，鲜有外科领域的创新能与 ERAS 模式节约的成本相媲美。已有大量报道表明，即使算上在人事、IT 等所有辅助科室的投入，实施 ERAS 仍可节省大量经费，这很可能是 ERAS 在全世界能够持续推广的重要因素。

另一个契机是执行 ERAS 的大型医院开展的多中心临床研究呈增多态势。利用公共信息技术，研究者可以在全球性的平台上实时开展各种临床研究合作。利用该系统，大量研究结果已经产生，而更多项目仍在进行当中。

（杨尹默 马永蔌 陈 凯 赵旭东 曲 畅 译）

参考文献

1. Weiser TG, Haynes AB, Molina G, Lipsitz SR, Esquivel MM, Uribe-Leitz T, et al. Estimate of the global volume of surgery in 2012: an assessment supporting improved health outcomes. Lancet. 2015;27(385 Suppl 2):S11.
2. Ljungqvist O. Jonathan E. Rhoads lecture 2011: insulin resistance and enhanced recovery after surgery. J Parenter Enter Nutr. 2012;36(4):389–98.
3. Engelman RM, Rousou JA, Flack JE 3rd, Deaton DW, Humphrey CB, Ellison LH, et al. Fast-track recovery of the coronary bypass patient. Ann Thorac Surg. 1994;58(6):1742–6.
4. Bardram L, Funch-Jensen P, Jensen P, Crawford ME, Kehlet H. Recovery after laparoscopic colonic surgery with epidural analgesia, and early oral nutrition and mobilisation. Lancet. 1995;345(8952):763–4.
5. Kehlet H, Mogensen T. Hospital stay of 2 days after open sigmoidectomy with a multimodal rehabilitation programme. Br J Surg. 1999;86(2):227–30.
6. Ljungqvist O, Scott M, Fearon KC. Enhanced recovery after surgery: a review. JAMA Surg. 2017;152(3):292–8.
7. Elias KM, Stone AB, McGinigle K, Tankou JI, Scott MJ, Fawcett WJ, et al. The Reporting on ERAS Compliance, Outcomes, and Elements Research (RECOvER) Checklist: A Joint Statement by the ERAS® and ERAS® USA Societies. ERAS® Society and ERAS® USA. World J Surg. 2019;43(1):1–8. doi: 10.1007/s00268-018-4753-0.
8. Pearse RM, Moreno RP, Bauer P, Pelosi P, Metnitz P, Spies C, et al. Mortality after surgery in Europe: a 7 day cohort study. Lancet. 2012;380(9847):1059–65.
9. Healy M, Regenbogen S, Kanters A, Suwanabol P, Varban O, Campbell DJ, et al. Surgeon variation in complications with minimally invasive and open colectomy: results from the michigan surgical quality collaborative. JAMA Surg. 2017;159(9):860–7.
10. Meara JG, Leather AJ, Hagander L et al. Global surgery 2030: evidence and solutions for achieving health, welfare, and economic development. https://www.lancetglobalsurgery.org: The Lancet Commission on Global Surgery; 2019 [cited 2019 February 6].
11. Lilot M, Ehrenfeld J, Lee C, Harrington B, Cannesson M, Rinehart J. Variability in practice and factors predictive of total crystalloid administration during abdominal surgery: retrospective two-centre analysis. Br J Anaesth. 2015;114(5):767–76.
12. Brandstrup B, Tonnesen H, Beier-Holgersen R, Hjortso E, Ording H, Lindorff-Larsen K, et al. Effects of intravenous fluid restriction on postoperative complications: comparison of two perioperative fluid regimens: a randomized assessor-blinded multicenter trial. Ann Surg. 2003;238(5):641–8.
13. Varadhan KK, Lobo DN. A meta-analysis of randomised controlled trials of intravenous fluid therapy in major elective open abdominal surgery: getting the balance right. Proc Nutr Soc. 2010;69(4):488–98.
14. Gustafsson UO, Hausel J, Thorell A, Ljungqvist O, Soop M, Nygren J. Adherence to the enhanced recovery after surgery protocol and outcomes after colorectal cancer surgery. Arch Surg. 2011;146(5):571–7.
15. Nelson G, Kiyang LN, Crumley ET, Chuck A, Nguyen T, Faris P, et al. Implementation of Enhanced Recovery After Surgery (ERAS)

across a provincial healthcare system: the ERAS Alberta colorectal surgery experience. World J Surg. 2016;40(5):1092–103.

16. ERAS Compliance Group. The impact of enhanced recovery protocol compliance on elective colorectal cancer resection: results from an international registry. Ann Surg. 2015;261(6):1153–9.

17. Currie A, Soop M, Demartines N, Fearon K, Kennedy R, Ljungqvist O. Enhanced recovery after surgery interactive audit system: 10 years' experience with an international web-based clinical and research perioperative care database. Clin Colon Rectal Surg. 2019;32:75–81.

18. Dindo D, Demartines N, Clavien PA. Classification of surgical complications: a new proposal with evaluation in a cohort of 6336 patients and results of a survey. Ann Surg. 2004;240(2):205–13.

19. Elias K, Stone A, McGinigle K, Tankou JI, Scott M, Fawcett W, et al. The Reporting on ERAS Compliance, Outcomes, and Elements Research (RECOvER) checklist: a joint statement by the ERAS and ERAS USA societies. World J Surg. 2019;43:1–8.

20. Joliat GR, Labgaa I, Hubner M, Blanc C, Griesser AC, Schafer M, et al. Cost-benefit analysis of the implementation of an enhanced recovery program in liver surgery. World J Surg. 2016;40(10):2441–50.

21. Joliat GR, Labgaa I, Petermann D, Hubner M, Griesser AC, Demartines N, et al. Cost-benefit analysis of an enhanced recovery protocol for pancreaticoduodenectomy. Br J Surg. 2015;102(13):1676–83.

22. Thanh NX, Chuck AW, Wasylak T, Lawrence J, Faris P, Ljungqvist O, et al. An economic evaluation of the Enhanced Recovery After Surgery (ERAS) multisite implementation program for colorectal surgery in Alberta. Can J Surg. 2016;59(6):6716.

23. Visioni A, Shah R, Gabriel E, Attwood K, Kukar M, Nurkin S. Enhanced recovery after surgery for noncolorectal surgery? A systematic review and meta-analysis of major abdominal surgery. Ann Surg. 2018;267(1):57–65.

第 2 章
加速康复外科的生理与病理生理

Thomas Schricker, Ralph Lattermann, Francesco Carli

2

引言

在开展与实施加速康复外科（ERAS）项目的过程中,我们需要理解 ERAS 的运行机制以及各种影响康复进程的因素。大部分由 ERAS® 协会所认定的对康复进程有影响的要素都具有生理学的基础,他们之间的相互作用表征了机体在应激反应时的调节过程。例如,手术切口、疼痛、出血过程、躯体的制动与饥饿等在康复中所体现的协同作用。外科的应激反应以交感神经系统的激活和手术相关的炎症反应为特征（图 2.1）,随后导致了细胞胰岛素的低敏感状态,这是围术期重要致病因素的代表。

胰岛素能够调节糖类、脂肪和蛋白质的代谢,而细胞的胰岛素低敏感状态的特征则是对正常浓度的胰岛素呈现异常的生物学反应。因此,由于手术而导致的胰岛素敏感性的变化会影响整个机体代谢。这将会导致肝内葡萄糖合成增多,外周组织对葡萄糖利用减少,全身蛋白质的分解等,这些都是术后应激反

手术是一种应激源

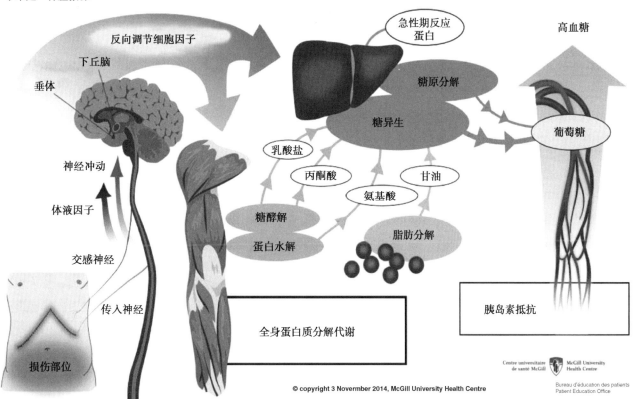

图 2.1　下丘脑 - 垂体 - 肾上腺轴和交感神经系统的激活会使循环中的糖皮质激素、儿茶酚胺和胰高血糖素（即逆调节激素）升高。该过程由神经传导以及损伤部位产生的细胞因子等体液因子共同介导,以动员能量储备,升高血糖。高血糖是胰岛素抵抗和肝脏异常生成葡萄糖的结果。蛋白质和脂肪的加速分解为糖异生提供原料,部分氨基酸参与急性期反应蛋白的合成（见文末彩插）

应的主要特征。

内源性葡萄糖产生量的增加与蛋白质分解增多相关,更确切地说,肝脏内源性葡萄糖合成增多的直接原因是蛋白质被分解为了氨基酸。由于上述变化与术后并发症关系密切,因此将细胞的胰岛素低敏感性作为主要致病机制的代表是具有理论依据的。

本章将阐述康复过程中糖类、蛋白质和胰岛素代谢的病理生理变化,以及通过 ERAS 途径的各种要素应对外科手术所致的应激反应。

葡萄糖的代谢

病理生理学

人的空腹血糖水平通常保持在 3.3~6.4mmol/L 之间,正常的血糖水平源于肝脏葡萄糖产生与组织葡萄糖摄取的平衡。手术的应激致使诸如儿茶酚胺、胰高血糖素、皮质醇和生长激素等激素以及 TNF-α、IL-1、IL-6 等炎症因子的释放,这会导致机体发生胰岛素抵抗,出现体内葡萄糖的合成增加而利用降低,进而血糖水平上升的结果(图 2.2a-c)。

手术所致的高血糖反应取决于组织创伤的类型、范围以及严重程度,通常小型手术不会导致血糖升高[1]。经禁食的接受择期腹腔手术的患者,血糖水平通常会升高至 7~10mmol/L。而接受心脏手术的患者,体外循环所致较重的机体炎症反应会严重干扰葡萄糖水平的稳定,非糖尿病患者的血糖值经常超过 15mmol/L,而糖尿病患者的血糖值常超过 20mmol/L。

虽然目前尚未开展手术技术对糖代谢影响的研究,但腹腔镜手术可能较开腹手术对血糖影响更小。接受腹腔镜结肠切除术的患者较接受开腹手术的患者有着更高的(组织)葡萄糖利用率,这可能是由于前者引起的损伤及炎症反应程度更低[2]。

麻醉药物的选择尤为重要。吸入性的麻醉药能够抑制胰岛素分泌,而静脉用药(如,丙泊酚)则不会有这样的效果。而阿片类药物(特别是大剂量使用时)及硬膜外麻醉技术均可以减轻手术所带来的高血糖反应。

即使用于不患有糖尿病的患者,围术期用以预防恶心呕吐的小剂量糖皮质激素、儿茶酚胺类药物、5%葡萄糖溶液[1]、血液制品以及肠外营养制品,都会加剧患者的高血糖反应[3]。

有证据表明,大量患者在手术前就出现葡萄糖代谢异常。在一项涵盖 500 例进行择期手术的患者的前瞻性研究中,有 26% 先前未被诊断糖尿病的患者的血糖水平处于空腹血糖受损或糖尿病范围之内[4],只有 10% 的糖尿病患者在手术前表现出正常的血糖水平。

葡萄糖代谢的评价

精准、及时地评价血糖是围术期管理的重要环节。循环中血液的血糖浓度可以在实验室由血清和血浆测得,也可使用血气分析仪和血糖仪测量全血及毛细血管中的血液获得。作为金标准的实验室测量法[6],因不够快捷,而无法迅速有效地判别手术中出现低血糖或高血糖的情况。因此,围手术期血糖水平通常需通过床旁检测(POC)设备进行评估,例如血糖仪和血气分析仪。在急诊抢救过程中或重症监护室中,由老式床旁检测设备获得的血糖检测结果需要谨慎解读,因为它们不能校正红细胞比容或其他混杂因素的影响,如体温、pH 值、氧分压、组织灌注、低血糖和各种药物[6-8]。尽管新技术(文意指 POC)为重症患者的检测提供了更可靠的数据[9],但在手术所致的重度血糖水平波动时,这些技术的局限性和准确性并未经过研究的评价与认定。正因如此,FDA 并未明确建议在围术期静脉应用胰岛素的患者使用何种血糖仪测定血糖以保证安全性。

2017 年,使用 Nova StatStrip® Glucose Meter 系统测定的接受不同类型手术患者的毛细血管及动脉血中的血糖浓度的准确性均 100% 符合(ISO)15197：2013 标准,但两种血样的检测结果均未达到(CLSI)POCT12-A3 指南制订的标准(这是一种加强血糖控制的强化胰岛素治疗方案所必需的标准)[10]。

一项最新研究的结果表明,在开始体外循环(CPB)之前,使用 StatStrip® 在心脏外科手术中进行的动脉血糖测量出的结果是准确的,但在 CPB 期间和之后,血糖值均缺乏准确性,这很可能是由肝素化和贫血的干扰所致。

[1：请注意：每 100mL 葡萄糖溶液(5%)会使体重 70kg 的非糖尿病患者的循环葡萄糖含量翻倍(假设血糖水平为 5mmol/L=0.9g/L,血量为 77mL/kg)][5]。

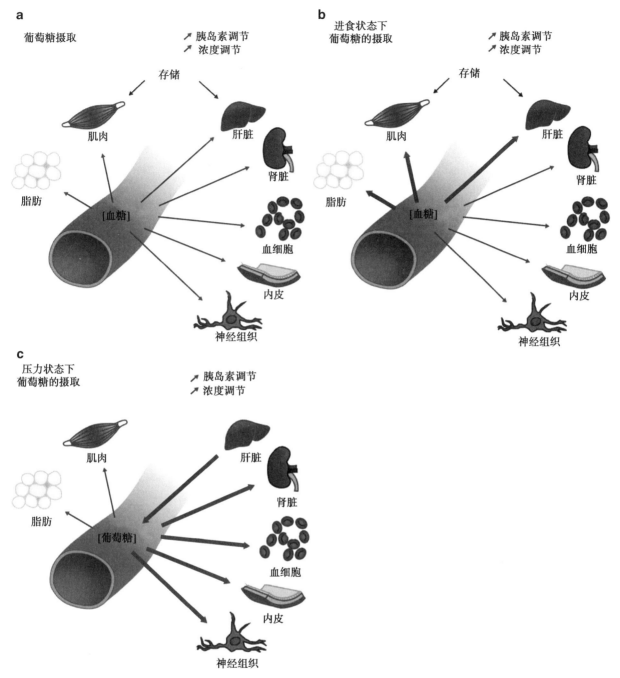

图 2.2　(a)葡萄糖摄取;(b)进食状态下葡萄糖的摄取;(c)压力状态下葡萄糖的摄取(见文末彩插)

葡萄糖代谢与临床的关系

　　传统上认为手术所致的高血糖是一种有益处的、适应性的反应,因为它可以保证诸如脑、红细胞及免疫细胞等葡萄糖依赖组织或细胞对葡萄糖的连续摄取。

　　但是,手术应激会导致一些因子的释放,此过程一方面抑制了主要位于心肌和骨骼肌的胰岛素依赖性膜葡萄糖转运蛋白 4(GLUT4)的表达,另一方面则分别促进了位于血细胞、内皮和脑中的非胰岛素依

赖性膜葡萄糖转运蛋白 1、2 和 3(GLUT1、GLUT2、GLUT3)的表达(图 2.3)。

　　由于胰岛素依赖性细胞受到胰岛素抵抗的保护,血液中大部分葡萄糖将进入非胰岛素依赖性细胞,从而导致细胞内葡萄糖“超载”。葡萄糖进入细胞后会使蛋白质(如免疫球蛋白)发生非酶促糖基化反应,以致其功能失调或发生糖酵解,该途径可产生过量的超氧化物自由基,其通过与一氧化氮结合而促进过氧硝酸盐的形成,最终导致线粒体功能障碍和细胞凋亡。

胰岛素在葡萄糖摄取过程中的作用

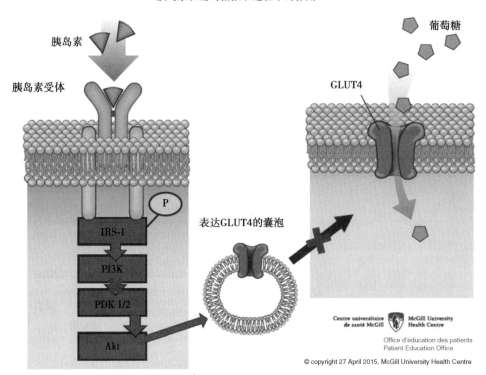

图 2.3 健康人在进餐后血液中的葡萄糖浓度升高,随后循环中胰岛素浓度升高,进而激活细胞内信号传导级联反应,最终导致葡萄糖转运蛋白(GLUT4)由囊泡转运至细胞膜。在择期手术后,由手术应激反应所致产生的激素和炎症介质造成了机体的胰岛素抵抗状态。此时胰岛素介导的葡萄糖减少,其原因主要有:(1)胰岛素信号传导途径的缺陷,特别是磷脂酰肌醇 3- 激酶(PI3K)的异常;(2)细胞膜 GLUT4 易位过程的缺失 Akt 丝氨酸 / 苏氨酸蛋白激酶 IRS-1 胰岛素受体底物 1 P 磷酸化 PDK1/2 3- 磷酸肌醇依赖性蛋白激酶(经 Gillis 和 Carli 许可转载[1])(见文末彩插)

因此,越来越多的证据表明,即便是轻度的血糖升高也与手术后的不良后果相关[11],这一点对于患有心血管疾病、感染性疾病和神经系统疾病的患者更明显。

在普外专业的病房中,相较于血糖正常的患者,空腹血糖浓度高于 7mmol/L 或随机血糖水平大于 11.1mmol/L 的患者感染风险更高,住院时间更长,且院内死亡率升高了 18 倍[12]。急性高血糖更是与心脏手术[13]及全关节置换术[11]手术部位的感染、同种异体肾移植术术后排斥反应[14]以及脑卒中后后遗症[15]的发生相关。

高血糖可能导致心肌梗死[16]、脑卒中[17]、接受开放性心脏手术[18]或普外科手术[19]的患者死亡率增加。急性高血糖可控制一氧化氮合酶活性和血管紧张素 II 途径,导致免疫球蛋白的失活,同时抑制中性粒细胞的趋化性和吞噬作用,最终限制血管的反应性并抑制免疫系统的活动。

葡萄糖水平的快速升高会使创伤后的慢性疼痛加重。例如,在一个缺血后疼痛的动物模型中,当创伤发生时出现了高血糖,而创伤后严格控制血糖,则可减轻机械性疼痛程度及低温带来的反应[20]。

最近有观察性研究报道,围术期有高血糖的成年患者术后谵妄和认知功能障碍的发生率较高[21]。对于术后出现高血糖的先天性心脏病患儿,并未在随后 4 年的随访过程中发现神经系统发育异常[22]。

血糖数值波动的水平是独立于血糖绝对值的有害因素[23]。择期行冠状动脉搭桥手术的患者在围手术期出现的血糖波动幅度增加,会增加房颤的发生风险,并延长患者在 ICU 的住院时间[24]。

然而迄今尚未有统一的参数描述血糖的变化。目前在一些严重的疾病中使用血糖变异系数、血糖不稳定指数等描述血糖变化。目前尚不明确局限在正常血糖范围内以及极高或极低血糖范围内的血糖波动是否对机体造成影响。

有证据表明,术前血糖控制具有重要的临床价值,糖化血红蛋白水平可用于预测腹部和心脏手术术后并发症[25,26]。在非心血管疾病的患者群中,血糖水平高于 11.1mmol/L 的患者在来诊 30 天内的全因死亡率升高 2.1 倍,而因心血管事件的死亡率升高 4 倍[27]。一项涵盖 61 536 人的非心脏手术患者的队列研究亦证实,术前血糖水平控制不良与院内不良结局的发生及 1 年内死亡率相关[28]。另有针对接受心脏直视手术患者的研究显示,HbA1c>6.5% 的糖尿病患者与代谢正常的患者相比,前者发生重大并发症的概率更高,接受的血液制品更多,并且在 ICU 和医院花费的时间更长[29]。

胰岛素的代谢

病理生理学

胰岛素是调控机体代谢的主要激素之一。胰岛素以其调节体内葡萄糖水平的稳定,促进蛋白质合成,抑制蛋白质分解等作用被人们熟知。但其还具有调控代谢之外的作用,如调节血管舒张,抗炎症反应,抗氧化作用,抗纤溶作用以及正性肌力作用[30,31]。

胰岛素抵抗可定义为正常浓度的胰岛素无法产生应有的生物学效应。该概括性的术语包含了机体对胰岛素敏感性降低、对胰岛素无反应以及二者同时存在的状态。胰岛素敏感性、胰岛素反应性这两个术语经常混用,但从胰岛素经典的量效关系曲线中能够区别二者的差异[32]。胰岛素敏感性指的是获得半量最大生物学反应效能时所需的胰岛素浓度,而胰岛素反应性则由其能达到的最大生物学反应效能所定义,因此胰岛素敏感性受损时,胰岛素量效关系曲线向右移动,而当反应性降低时,曲线的最大高度将会下降。

正确使用上述这些术语很重要,因为它们反映了不同的胰岛素作用缺陷:胰岛素敏感性降低与受体前缺陷和受体缺陷有关,而响应性降低与受体后缺陷有关[32]。

接受手术的患者应属于对胰岛素不敏感,因为通过给予足量的胰岛素能够使他们的血糖达到正常水平,但这样的作用关系是否在胰岛素对免疫系统及心血管系统的作用中仍然存在,尚需进一步研究。

患者术后出现的胰岛素功能障碍源于手术应激带来的反向调节激素(译者注:指前文所述的糖皮质激素、儿茶酚胺等)的释放,这些激素通过抑制胰岛素分泌或抑制胰岛素的作用,或直接或间接地发挥了促进分解代谢的作用。此外,围手术期的血浆 IL-6 浓度与胰岛素抵抗之间存在相关性,亦证实此过程还有炎症反应参与其中[33]。

骨骼肌是术后发生胰岛素抵抗的最主要的组织,因为它的胰岛素依赖性葡萄糖摄取量最大。在术后第 2 天,机体出现胰岛素抵抗最为明显(此时胰岛素响应程度最多可减少 70%)。这一变化即使在简单的择期腹部手术后也要持续约 3 周,其原因主要源于手术的侵入性[34]。其他与胰岛素抵抗发生相关的因素包括创伤的持续时间[35]、卧床休息和固定情况[36]、麻醉和镇痛的方式与类型[37]、患者的营养状态和术前禁食情况[37,38]、患者的身体素质、围手术期的失血与术后康复情况[39]。

胰岛素代谢的评价

评价人体胰岛素抵抗的金标准是高胰岛素 - 正常葡萄糖钳夹技术。该技术以恒定的速率注入胰岛素,以使受试者获得稳定的高于禁食水平的胰岛素浓度[40],通过调节静脉滴注葡萄糖的速率来维持正常的血糖水平。在肝脏与肾脏产生的内源性葡萄糖被完全抑制的情况下,用于维持稳定、正常的血糖水平所需要的葡萄糖的输注速率反映了体内葡萄糖的利用情况,以此可作为机体胰岛素抵抗的衡量指标,即,葡萄糖输注速率越大,机体单位时间消耗葡萄糖越多,胰岛素利用效能就越高,胰岛素抵抗程度就低,反之亦然。

而传统上用于衡量胰岛素抵抗用的方式,如基于血清胰岛素水平和葡萄糖水平的胰岛素抵抗指数(HOMA)和胰岛素敏感性检测指数(QUICKI),以及葡萄糖耐量试验,均是较差的观测指标。

近期的研究显示体重指数(BMI)和术前血糖控制质量(以糖化血红蛋白的数值表示)可能成为大型手术的围术期中胰岛素敏感性的简单检测指标[29,41]。

胰岛素代谢与临床的关系

一项 20 世纪 90 年代初期在瑞典开展的为期 6 年的研究表明,患者术后第一天的胰岛素敏感程度与住院时间之间存在显著相关性[33]。近期亦有报道称心脏手术中胰岛素抵抗的程度与患者预后之间存在明显关联[29]。在开放式的心脏手术中,无论患者是否患有糖尿病,术中胰岛素敏感性每下降 20%,严重并发症(脑卒中、严重心衰、需要机械通气的呼吸衰竭、需要血液透析、胸骨后伤口深部感染、肺炎、脓毒症等)的发生率都会增加一倍以上[29]。

上述研究表明,围术期机体葡萄糖稳态的改变比患者明确患有或疑似患有糖尿病更能预示不良临床事件的发生。胰岛素抵抗所导致的结局还表现在它所带来的代谢后遗症上,即高血糖和蛋白质的消耗,我们可称之为"损伤所致糖尿病"。

蛋白质的代谢

病理生理学

机体正常的蛋白质代谢过程中,合成代谢与分解代谢相互平衡。手术应激通过刺激自主神经系统、激活下丘脑 - 垂体轴等方式扰乱了内环境稳态[42](图 2.4)。

此时,蛋白质的分解代谢活跃,合成代谢被抑制[43]。骨骼肌蛋白质被分解为氨基酸,这些氨基酸一方面在机体高代谢时可以于肝脏被转化为葡萄糖,另一方面可以作为用于伤口及肝脏处合成蛋白的原料。

应激时机体蛋白质分解的典型特征是全身蛋白质分解和氨基酸氧化的速度加快以及急性期反应蛋白的合成增多。此时的蛋白质分解过程与正常生理情况下不同,它会导致结构性蛋白和功能性蛋白的缺失[44-47]。代谢功能正常的患者在接受择期腹部手术之后将丢失 40~80g 氮,相当于 1.2~2.4kg(鲜重)骨骼肌[48],而烧伤或患有脓毒症的患者每日的蛋白损耗相当于丢失 800g 肌肉。出现胰岛素抵抗的结直肠癌术后患者较胰岛素反应正常的患者,蛋白的丢失量提高了 50%[49],而对于接受了开放式心脏手术的予以肠外营养的患者,其胰岛素敏感性和蛋白质平衡之间存在线性关系[50]。

在重症患者中,肌组织的消耗往往在起病第一周内迅速发生,而患有多器官功能衰竭的患者这一点尤为严重[45],严重的肌无力及躯体残疾可在术后或重大疾病后的 5 年持续存在[51,52]。

虽然没有证据表明老年患者的分解代谢变化幅度与年轻成年患者不同,但随着年龄的增长,肌肉质量和营养利用能力均有所下降。因此,老年患者可能更容易发生蛋白质的分解代谢[53]。

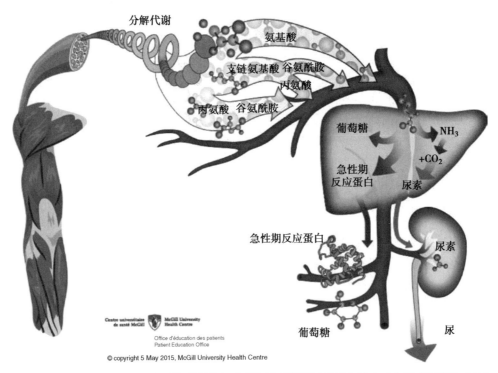

图 2.4　手术应激状态时蛋白质代谢的特征在于蛋白质更新(即蛋白质合成和降解)活跃,氨基酸释放进入血液循环,尿素氮流失和骨骼肌组织中氨基酸吸收障碍。在缺乏脂肪的组织中蛋白被分解,将氨基酸释放到循环系统中(包括谷氨酰胺、丙氨酸和支链氨基酸),而肝脏对氨基酸的吸收增强。这促使机体有限合成急性期反应所需的蛋白,并进行糖异生。此时外周循环的氨基酸中丙氨酸和谷氨酰胺的比例很高,易于获取这两种氨基酸。而多余的氮元素在肝脏转化为尿素,继而经肾脏随尿液排出。支链氨基酸在骨骼肌组织中被不可逆地降解,部分被用于谷氨酰胺和丙氨酸的合成,这一过程减少了这些必需氨基酸在蛋白质合成中的再利用。这些代谢变化共同促进了全身蛋白质的分解代谢(经 Gillis 和 Carli 许可转载[1])(见文末彩插)

不同组织器官的血管床对于氨基酸的吸收与释放速率是不同的。在损伤发生的急性期，由于蛋白分解作用的加速，大量氨基酸从骨骼肌中释放出来。这些氨基酸在内脏血管床的血流中被提取出来，用以肝脏合成结构蛋白、血浆蛋白和急性期蛋白。

丙氨酸和谷氨酰胺在骨骼肌中占蛋白总储量的6%，但在蛋白分解过程中，其释放量达骨骼肌释放氨基酸氮总量的 50%~75%[54]。丙氨酸是合成葡萄糖的前体物质，它对于一些关键组织是不可或缺的。而谷氨酰胺是糖异生的原料，也是免疫细胞和肠细胞所必需的，还能参与酸碱稳态，并且是重要的细胞内抗氧化剂 - 谷胱甘肽的前体物质。应激状态下，机体对谷氨酰胺的需求量可能超过组织（特别是骨骼肌）的产生能力，血浆和组织区室中谷氨酰胺浓度的下降也提示了体内该种氨基酸处于相对缺乏的状态[55]。

手术应激会导致体内白蛋白水平降低。通过测定它的合成速率可以发现其中的变化机制。通过测量，研究者观察到手术中白蛋白的合成速率是降低的，但是在术后早期其合成速率就开始恢复，并在数周内达到正常水平[56]。术后患者白蛋白合成的生理学变化及其调控还需进一步研究。在正常情况下，氨基酸利用率的增加调控蛋白质的合成，而似乎在术后患者中，其他因素（如炎症、内分泌应激和肝功能）也发挥着重要的作用[57,58]。

卧床休息和疲劳

长时间卧床会诱发一系列异常代谢反应，如果不及时纠正，可能对躯体产生不良影响。有研究发现仅卧床 1 天，患者就开始出现肌肉无力和萎缩，这一点在老年患者中更加明显[59]。

营养不良患者的蛋白质代谢

在患有恶性肿瘤的病人中，同时患有营养不良的人更易出现术后应激，死亡率更高，住院天数及康复时间更长[60,61]。临床研究证实，肌少症患者能够从短期的静脉营养治疗中获得更多收益，这在术前开始使用该种治疗时会更加明显[62-64]。对于因消化道肿瘤、严重创伤或脓毒症而出现代谢障碍、处于消耗状态的患者，予以全肠外营养能够显著减少蛋白质的分解代谢[65,66]。

为了评估营养支持治疗的功效，在术前医师需要了解患者的基础代谢状态，因为患有肌少症的患者，术后出现应激代谢及术后死亡的风险均升高[61,67]。患者在接受手术前机体的分解代谢程度与合成代谢的效应之间存在明显联系，在围术期即对营养不良的患者予以营养支持治疗能够使在术前就处于分解代谢旺盛状态的患者获得较大的收益[64,68]。

蛋白质代谢的评价

目前，许多临床和生化指标已用于评价手术患者的营养状况，但这些技术均存在一定的局限性[69-71]。对于脱水、水肿或有腹水的患者，医师应更加谨慎地对其进行身体状态的评估[69]。血清蛋白除了取决于患者营养状态和代谢水平，还会被诸如炎症、血浆稀释以及蛋白的再分布等过程所影响[69,72]。

外科患者的蛋白质代谢，通常以氮平衡状态来评估，如计算氮的摄入量与排出量的差异。机体主要以尿素的形式排出氮，约占尿排氮量的 85%。由于蛋白质和氮元素之间存在一定的换算关系（6.25g 蛋白质含有 1g 氮元素），尿液中氮的排泄通常被认为是全身蛋白质损失的替代指标，但此方法对于评估蛋白质的代谢具有缺陷。尿液中排氮量的测定无法解释患者肌肉萎缩（译者注：指肌组织被消耗）的原因是源于蛋白水解的加强，还是蛋白质合成功能受损。此外，通过尿液氮排泄、体内氮元素的残留以及经其他途径（粪便、皮肤、伤口分泌物）排泄的氮元素会使氮流失量的值被低估[73,74]。

目前公认的方法是，使用被同位素（^{2}H, ^{15}N, ^{13}C）标记的氨基酸示踪剂，来评估机体蛋白质的合成分解代谢以及能量摄入的关系[75]。此方法能够描述全身葡萄糖和氨基酸动力学变化（蛋白质分解、物质的氧化和合成、葡萄糖的产生和利用）以及营养素在器官组织分布水平的动态变化过程[76-78]。

蛋白质代谢与临床的关系

结构蛋白和功能蛋白在体内具有重要作用，因此缺乏蛋白质会导致伤口延迟愈合，免疫功能受损以及肌肉力量与强度下降[79,80]，术后蛋白缺乏。随之而来是的肌肉无力，从而使患者咳嗽咳痰减弱，机械通气时间延长，并抑制机体应激反应的动员，使疾病复杂化，并发症也随之发生[81,82]。有研究显示，患者出院后恢复到正常生理状态的时间与住院期间体重减轻程度（译者注：主要指肌肉消耗所致的体重减轻）相关[82]。

重症患者经 ICU 治疗出院后，发生死亡的人数较多[51]。这些患者的死亡有许多是由肌肉质量下降，体力活动不足，肌肉无力和机体缺乏应激动员反应引起的。

手术应激反应与代谢衰减

手术应激反应的病理生理过程牵涉因素众多,治疗干预措施应围绕在围手术期全程的重要代谢成分。理论上讲,术后针对胰岛素低敏感性的治疗将使得机体胰岛素作用与机体新陈代谢趋于正常化,通过综合性的手段能够纠正术后发生的胰岛素抵抗。

围手术期的营养

随着进食的恢复,体内胰岛素水平会有所提高,并且机体内摄入的营养物质可以作为代谢反应的底物,机体应对潜在应激风险的胰岛素敏感性也会提高。因此,术前予以患者摄入碳水化合物饮料可以增加患者手术前对于胰岛素的敏感性,并减弱术后出现的胰岛素抵抗状态[83]。复杂的碳水化合物似乎具有更大的促胰岛素分泌效应,这将对阻断糖异生过程产生显著影响。

在机体处于分解代谢应激时,进食的生理优势是能够刺激胰岛素生成,抑制蛋白质分解,并使食物提供的氨基酸参与到蛋白质合成过程中[84]。

良好的合成代谢状态是机体术后恢复所必需的,而接受大型手术的患者在术后第一天,就会由于蛋白分解代谢的增加而处于负氮平衡状态[85,86]。因此,围手术期营养支持的主要目标是提供蛋白质,来减弱机体的分解代谢,维持正常血糖水平,适当补充水分和避免不必要的禁食[87]。合成代谢的状态不仅取决于包括 ERAS 在内的围手术期管理,还取决于营养支持时机、方式和组成方案。

胰岛素治疗

在手术过程中,胰岛素敏感性会降低,这可能是由于炎性反应影响了胰岛素的靶细胞。因此为了维持血糖的正常以及蛋白质代谢平衡,我们建议对病人使用胰岛素,在围手术期将血糖控制在 6~8mmol/L 之间,这样便于克服胰岛素抵抗,改善预后[88]。

微创手术

手术中通过限制手术切口大小、手术的入路等方式减弱炎症反应的程度,从而促进恢复。如内镜技术,通过分离肌肉替代切断肌肉纤维从而来限制切口的大小和对手术的创伤。再比如,将纵行切口改为水平行切口会因为减少了皮神经的损伤而减轻术后疼痛。此外,尽可能减少内脏操作、腹膜损伤及失血量均可减弱炎症反应[89]。

神经阻滞

术前给予患者硬膜外麻醉和蛛网膜下腔区域麻醉,并于术后 48h 内持续予以硬膜外麻醉药物,能够削弱围术期机体的胰岛素抵抗,减轻肌肉蛋白合成减少及血糖上升水平,并促进氨基酸在 2 型糖尿病患者的蛋白合成作用[90,91]。神经阻滞时,营养的补充能够促进蛋白质合成并改善患者术后的蛋白质代谢状态。

手术中维持正常体温

研究表明,在手术过程中保持患者正常的体温可以减轻儿茶酚胺的释放并减少机体氮的流失[92]。尽管目前尚未有体温对胰岛素敏感性作用的研究数据,但就目前观测到的结果来看,可以维持正常体温改善胰岛素抵抗,从而减轻蛋白质流失。

体力活动与能量动员

长期卧床休息、缺乏体力活动会使葡萄糖和蛋白质代谢发生明显变化[93,94]。有研究显示,将肢体制动 2 周会使股四头肌干重减少近 5%,力量减少 25%,并使患者胰岛素敏感性下降[95]。

儿童和老年人更容易因肌肉损耗而出现肌肉力量不足、肌肉功能下降[96]。目前有足够多的证据可以证实,运动训练能够改善胰岛素的敏感性,改善葡萄糖代谢。特别是对于患有糖尿病的患者,体力活动训练的同时摄入适量的氨基酸能够提高蛋白合成的效果。因此,患者术后的体力活动对于改善应激后能量动员与合成代谢十分重要。如有必要,可以配合术后镇痛药物的使用来促进患者尽早开展体力活动。

结论

尽管目前我们证实了胰岛素低敏感性与围手术期机体代谢的改变关系密切,但生理学研究结论并不总会在临床工作中得到验证。

为了更好地获得治疗策略,我们需要更深入地研究不同情况下,致使术后胰岛素抵抗发生率增加的原因及病理机制,这需要在今后临床工作中开展更多的工作。而最终,患者将会从这些研究成果中获益。

（李　非　译）

参考文献

1. Polderman JA, Van Velzen L, Wasmoeth LG, et al. Hyperglycemia and ambulatory surgery. Minerva Anestesiol. 2015;81(9):951–9.
2. Carli F, Galeone M, Gzodzic B, et al. Effect of laparoscopic colon resection on postoperative glucose utilization and protein sparing: an integrated analysis of glucose and protein metabolism during the fasted and fed States using stable isotopes. Arch Surg (Chicago, IL: 1960). 2005;140(6):593–7.
3. Eberhart LH, Graf J, Morin AM, et al. Randomised controlled trial of the effect of oral premedication with dexamethasone on hyperglycaemic response to abdominal hysterectomy. Eur J Anaesthesiol. 2011;28(3):195–201.
4. Hatzakorzian R, Bui H, Carvalho G, Shan WL, Sidhu S, Schricker T. Fasting blood glucose levels in patients presenting for elective surgery. Nutrition (Burbank, Los Angeles County, CA). 2011;27(3):298–301.
5. Schricker T, Lattermann R, Wykes L, Carli F. Effect of i.v. dextrose administration on glucose metabolism during surgery. JPEN J Parenter Enteral Nutr. 2004;28(3):149–53.
6. Rice MJ, Pitkin AD, Coursin DB. Review article: glucose measurement in the operating room: more complicated than it seems. Anesth Analg. 2010;110(4):1056–65.
7. Ghys T, Goedhuys W, Spincemaille K, Gorus F, Gerlo E. Plasma-equivalent glucose at the point-of-care: evaluation of Roche Accu-Chek Inform and Abbott Precision PCx glucose meters. Clin Chim Acta. 2007;386(1–2):63–8.
8. Karon BS, Griesmann L, Scott R, et al. Evaluation of the impact of hematocrit and other interference on the accuracy of hospital-based glucose meters. Diabetes Technol Ther. 2008;10(2):111–20.
9. Mitsios JV, Ashby LA, Haverstick DM, Bruns DE, Scott MG. Analytic evaluation of a new glucose meter system in 15 different critical care settings. J Diabetes Sci Technol. 2013;7(5):1282–7.
10. Karon BS, Donato LJ, Larsen CM, et al. Accuracy of capillary and arterial whole blood glucose measurements using a glucose meter in patients under general anesthesia in the operating room. Anesthesiology. 2017;127(3):466–74.
11. Shohat N, Muhsen K, Gilat R, Rondon AJ, Chen AF, Parvizi J. Inadequate glycemic control is associated with increased surgical site infection in total joint arthroplasty: a systematic review and meta-analysis. J Arthroplasty. 2018;33(7):2312–2321.e2313.
12. Umpierrez GE, Isaacs SD, Bazargan N, You X, Thaler LM, Kitabchi AE. Hyperglycemia: an independent marker of in-hospital mortality in patients with undiagnosed diabetes. J Clin Endocrinol Metab. 2002;87(3):978–82.
13. Furnary AP, Zerr KJ, Grunkemeier GL, Starr A. Continuous intravenous insulin infusion reduces the incidence of deep sternal wound infection in diabetic patients after cardiac surgical procedures. Ann Thorac Surg. 1999;67(2):352–60; discussion 360–352.
14. Thomas MC, Mathew TH, Russ GR, Rao MM, Moran J. Early perioperative glycaemic control and allograft rejection in patients with diabetes mellitus: a pilot study. Transplantation. 2001;72(7):1321–4.
15. Baird TA, Parsons MW, Phan T, et al. Persistent poststroke hyperglycemia is independently associated with infarct expansion and worse clinical outcome. Stroke. 2003;34(9):2208–14.
16. Stranders I, Diamant M, van Gelder RE, et al. Admission blood glucose level as risk indicator of death after myocardial infarction in patients with and without diabetes mellitus. Arch Intern Med. 2004;164(9):982–8.
17. Szczudlik A, Slowik A, Turaj W, et al. Transient hyperglycemia in ischemic stroke patients. J Neurol Sci. 2001;189(1-2):105–11.
18. Furnary AP, Gao G, Grunkemeier GL, et al. Continuous insulin infusion reduces mortality in patients with diabetes undergoing coronary artery bypass grafting. J Thorac Cardiovasc Surg. 2003;125(5):1007–21.
19. Kwon S, Thompson R, Dellinger P, Yanez D, Farrokhi E, Flum D. Importance of perioperative glycemic control in general surgery: a report from the Surgical Care and Outcomes Assessment Program. Ann Surg. 2013;257(1):8–14.
20. Ross-Huot MC, Laferriere A, Gi CM, Khorashadi M, Schricker T, Coderre TJ. Effects of glycemic regulation on chronic postischemia pain. Anesthesiology. 2011;115(3):614–25.
21. Hermanides J, Qeva E, Preckel B, Bilotta F. Perioperative hyperglycemia and neurocognitive outcome after surgery: a systematic review. Minerva Anestesiol. 2018;84(10):1178–88.
22. Krueger JJ, Brotschi B, Balmer C, Bernet V, Latal B. Postoperative hyperglycemia and 4-year neurodevelopmental outcome in children operated for congenital heart disease. J Pediatr. 2015;167(6):1253–1258.e1251.
23. Deane AM, Horowitz M. Dysglycaemia in the critically ill – significance and management. Diabetes Obes Metab. 2013;15(9):792–801.
24. Sim MA, Liu W, Chew STH, Ti LK. Wider perioperative glycemic fluctuations increase risk of postoperative atrial fibrillation and ICU length of stay. PLoS One. 2018;13(6):e0198533.
25. Halkos ME, Puskas JD, Lattouf OM, et al. Elevated preoperative hemoglobin A1c level is predictive of adverse events after coronary artery bypass surgery. J Thorac Cardiovasc Surg. 2008;136(3):631–40.
26. Gustafsson UO, Thorell A, Soop M, Ljungqvist O, Nygren J. Haemoglobin A1c as a predictor of postoperative hyperglycaemia and complications after major colorectal surgery. Br J Surg. 2009;96(11):1358–64.
27. Noordzij PG, Boersma E, Schreiner F, et al. Increased preoperative glucose levels are associated with perioperative mortality in patients undergoing noncardiac, nonvascular surgery. Eur J Endocrinol. 2007;156(1):137–42.
28. Abdelmalak BB, Knittel J, Abdelmalak JB, et al. Preoperative blood glucose concentrations and postoperative outcomes after elective non-cardiac surgery: an observational study. Br J Anaesth. 2014;112(1):79–88.
29. Sato H, Carvalho G, Sato T, Lattermann R, Matsukawa T, Schricker T. The association of preoperative glycemic control, intraoperative insulin sensitivity, and outcomes after cardiac surgery. J Clin Endocrinol Metab. 2010;95(9):4338–44.
30. Yki-Jarvinen H, Utriainen T. Insulin-induced vasodilatation: physiology or pharmacology? Diabetologia. 1998;41(4):369–79.
31. Das UN. Is insulin an anti-inflammatory molecule? Nutrition (Burbank, Los Angeles County, CA). 2001;17(5):409–13.
32. Kahn CR. Insulin resistance, insulin insensitivity, and insulin unresponsiveness: a necessary distinction. Metabolism. 1978;27(12 Suppl 2):1893–902.
33. Thorell A, Nygren J, Ljungqvist O. Insulin resistance: a marker of surgical stress. Curr Opin Clin Nutr Metab Care. 1999;2(1):69–78.
34. Thorell A, Loftenius A, Andersson B, Ljungqvist O. Postoperative insulin resistance and circulating concentrations of stress hormones and cytokines. Clin Nutr (Edinburgh, Scotland). 1996;15(2):75–9.
35. Tsubo T, Kudo T, Matsuki A, Oyama T. Decreased glucose utilization during prolonged anaesthesia and surgery. Can J Anaesth/Journal canadien d'anesthesie. 1990;37(6):645–9.
36. Nygren J, Thorell A, Efendic S, Nair KS, Ljungqvist O. Site of insulin resistance after surgery: the contribution of hypocaloric nutrition and bed rest. Clin Sci (London, England: 1979). 1997;93(2):137–46.
37. Uchida I, Asoh T, Shirasaka C, Tsuji H. Effect of epidural analgesia on postoperative insulin resistance as evaluated by insulin clamp technique. Br J Surg. 1988;75(6):557–62.
38. Wang ZG, Wang Q, Wang WJ, Qin HL. Randomized clinical trial to compare the effects of preoperative oral carbohydrate versus placebo on insulin resistance after colorectal surgery. Br J Surg. 2010;97(3):317–27.
39. Bagry HS, Raghavendran S, Carli F. Metabolic syndrome and insulin resistance: perioperative considerations. Anesthesiology. 2008;108(3):506–23.
40. DeFronzo RA, Tobin JD, Andres R. Glucose clamp technique: a method for quantifying insulin secretion and resistance. Am J Physiol. 1979;237(3):E214–23.

41. Nakadate Y, Sato H, Sato T, Codere-Maruyama T, Matsukawa T, Schricker T. Body mass index predicts insulin sensitivity during cardiac surgery: a prospective observational study. Can J Anaesth/ Journal canadien d'anesthesie. 2018;65(5):551–9.

42. Desborough JP. The stress response to trauma and surgery. Br J Anaesth. 2000;85(1):109–17.

43. Giannoudis PV, Dinopoulos H, Chalidis B, Hall GM. Surgical stress response. Injury. 2006;37 Suppl 5:S3–9.

44. Cuthbertson DP, Angeles Valero Zanuy MA, Leon Sanz ML. Post-shock metabolic response. 1942. Nutr Hosp. 2001;16(5):176–82; discussion 175–176.

45. Puthucheary ZA, Rawal J, McPhail M, et al. Acute skeletal muscle wasting in critical illness. JAMA. 2013;310(15):1591–600.

46. Biolo G, Fleming RY, Maggi SP, Nguyen TT, Herndon DN, Wolfe RR. Inverse regulation of protein turnover and amino acid transport in skeletal muscle of hypercatabolic patients. J Clin Endocrinol Metab. 2002;87(7):3378–84.

47. Schricker T, Meterissian S, Lattermann R, et al. Anticatabolic effects of avoiding preoperative fasting by intravenous hypocaloric nutrition: a randomized clinical trial. Ann Surg. 2008;248(6):1051–9.

48. Kinney JM, Elwyn DH. Protein metabolism and injury. Annu Rev Nutr. 1983;3:433–66.

49. Schricker T, Gougeon R, Eberhart L, et al. Type 2 diabetes mellitus and the catabolic response to surgery. Anesthesiology. 2005;102(2):320–6.

50. Donatelli F, Corbella D, Di Nicola M, et al. Preoperative insulin resistance and the impact of feeding on postoperative protein balance: a stable isotope study. J Clin Endocrinol Metab. 2011;96(11):E1789–97.

51. Herridge MS, Cheung AM, Tansey CM, et al. One-year outcomes in survivors of the acute respiratory distress syndrome. N Engl J Med. 2003;348(8):683–93.

52. Iwashyna TJ, Ely EW, Smith DM, Langa KM. Long-term cognitive impairment and functional disability among survivors of severe sepsis. JAMA. 2010;304(16):1787–94.

53. Morais JA, Chevalier S, Gougeon R. Protein turnover and requirements in the healthy and frail elderly. J Nutr Health Aging. 2006;10(4):272–83.

54. Muhlbacher F, Kapadia CR, Colpoys MF, Smith RJ, Wilmore DW. Effects of glucocorticoids on glutamine metabolism in skeletal muscle. Am J Physiol. 1984;247(1 Pt 1):E75–83.

55. Lacey JM, Wilmore DW. Is glutamine a conditionally essential amino acid? Nutr Rev. 1990;48(8):297–309.

56. Hulshoff A, Schricker T, Elgendy H, Hatzakorzian R, Lattermann R. Albumin synthesis in surgical patients. Nutrition (Burbank, Los Angeles County, CA). 2013;29(5):703–7.

57. Gabay C, Kushner I. Acute-phase proteins and other systemic responses to inflammation. N Engl J Med. 1999;340(6):448–54.

58. Lang CH, Frost RA, Vary TC. Regulation of muscle protein synthesis during sepsis and inflammation. Am J Physiol Endocrinol Metab. 2007;293(2):E453–9.

59. Brower RG. Consequences of bed rest. Crit Care Med. 2009;37(10 Suppl):S422–8.

60. Meguid MM, Debonis D, Meguid V, Hill LR, Terz JJ. Complications of abdominal operations for malignant disease. Am J Surg. 1988;156(5):341–5.

61. Jagoe RT, Goodship TH, Gibson GJ. The influence of nutritional status on complications after operations for lung cancer. Ann Thorac Surg. 2001;71(3):936–43.

62. Von Meyenfeldt MF, Meijerink WJ, Rouflart MM, Builmaassen MT, Soeters PB. Perioperative nutritional support: a randomised clinical trial. Clin Nutr (Edinburgh, Scotland). 1992;11(4):180–6.

63. Bozzetti F, Gavazzi C, Miceli R, et al. Perioperative total parenteral nutrition in malnourished, gastrointestinal cancer patients: a randomized, clinical trial. JPEN J Parenter Enteral Nutr. 2000;24(1):7–14.

64. Veterans Affairs Total Parenteral Nutrition Cooperative Study Group. Perioperative total parenteral nutrition in surgical patients. N Engl J Med. 1991;325(8):525–32.

65. Shaw JH, Wolfe RR. Glucose and urea kinetics in patients with early and advanced gastrointestinal cancer: the response to glucose infusion, parenteral feeding, and surgical resection. Surgery. 1987;101(2):181–91.

66. Shaw JH. Influence of stress, depletion, and/or malignant disease on the responsiveness of surgical patients to total parenteral nutrition. Am J Clin Nutr. 1988;48(1):144–7.

67. Hasselager R, Gogenur I. Core muscle size assessed by perioperative abdominal CT scan is related to mortality, postoperative complications, and hospitalization after major abdominal surgery: a systematic review. Langenbecks Arch Surg. 2014;399(3):287–95.

68. Schricker T, Wykes L, Meterissian S, et al. The anabolic effect of perioperative nutrition depends on the patient's catabolic state before surgery. Ann Surg. 2013;257(1):155–9.

69. Downs JH, Haffejee A. Nutritional assessment in the critically ill. Curr Opin Clin Nutr Metab Care. 1998;1(3):275–9.

70. Hoffer LJ, Bistrian BR. Appropriate protein provision in critical illness: a systematic and narrative review. Am J Clin Nutr. 2012;96(3):591–600.

71. Allison SP. Malnutrition, disease, and outcome. Nutrition (Burbank, Los Angeles County, CA). 2000;16(7–8):590–3.

72. Allison SP, Lobo DN, Stanga Z. The treatment of hypoalbuminaemia. Clin Nutr (Edinburgh, Scotland). 2001;20(3):275–9.

73. Matthews DE, Motil KJ, Rohrbaugh DK, Burke JF, Young VR, Bier DM. Measurement of leucine metabolism in man from a primed, continuous infusion of L-[1-3C]leucine. Am J Physiol. 1980;238(5):E473–9.

74. Prelack K, Dwyer J, Yu YM, Sheridan RL, Tompkins RG. Urinary urea nitrogen is imprecise as a predictor of protein balance in burned children. J Am Diet Assoc. 1997;97(5):489–95.

75. Berg A, Rooyackers O, Bellander BM, Wernerman J. Whole body protein kinetics during hypocaloric and normocaloric feeding in critically ill patients. Crit Care (London, England). 2013;17(4):R158.

76. Lattermann R, Carli F, Wykes L, Schricker T. Perioperative glucose infusion and the catabolic response to surgery: the effect of epidural block. Anesth Analg. 2003;96(2):555–62, table of contents.

77. Lattermann R, Carli F, Wykes L, Schricker T. Epidural blockade modifies perioperative glucose production without affecting protein catabolism. Anesthesiology. 2002;97(2):374–81.

78. Schricker T, Wykes L, Carli F. Epidural blockade improves substrate utilization after surgery. Am J Physiol Endocrinol Metab. 2000;279(3):E646–53.

79. Chandra RK. Nutrition, immunity, and infection: present knowledge and future directions. Lancet (London, England). 1983;1(8326 Pt 1):688–91.

80. Windsor JA, Hill GL. Weight loss with physiologic impairment. A basic indicator of surgical risk. Ann Surg. 1988;207(3):290–6.

81. Watters JM, Clancey SM, Moulton SB, Briere KM, Zhu JM. Impaired recovery of strength in older patients after major abdominal surgery. Ann Surg. 1993;218(3):380–90; discussion 390–383.

82. Christensen T, Bendix T, Kehlet H. Fatigue and cardiorespiratory function following abdominal surgery. Br J Surg. 1982;69(7):417–9.

83. Ljungqvist O. Modulating postoperative insulin resistance by preoperative carbohydrate loading. Best Pract Res Clin Anaesthesiol. 2009;23(4):401–9.

84. Hill GL, Douglas RG, Schroeder D. Metabolic basis for the management of patients undergoing major surgery. World J Surg. 1993;17(2):146–53.

85. Lopez-Hellin J, Baena-Fustegueras JA, Vidal M, Riera SS, Garcia-Arumi E. Perioperative nutrition prevents the early protein losses in patients submitted to gastrointestinal surgery. Clin Nutr (Edinburgh, Scotland). 2004;23(5):1001–8.

86. Andersen HK, Lewis SJ, Thomas S. Early enteral nutrition within 24h of colorectal surgery versus later commencement of feeding for postoperative complications. Cochrane Database Syst Rev. 2006;(4):Cd004080.

87. Martindale RG, McClave SA, Taylor B, Lawson CM. Perioperative nutrition: what is the current landscape? JPEN J Parenter Enteral Nutr. 2013;37(5 Suppl):5s–20s.

88. Blixt C, Ahlstedt C, Ljungqvist O, Isaksson B, Kalman S, Rooyackers O. The effect of perioperative glucose control on

postoperative insulin resistance. Clin Nutr (Edinburgh, Scotland). 2012;31(5):676–81.

89. Kim TK, Yoon JR. Comparison of the neuroendocrine and inflammatory responses after laparoscopic and abdominal hysterectomy. Korean J Anesthesiol. 2010;59(4):265–9.

90. Carli F, Halliday D. Continuous epidural blockade arrests the postoperative decrease in muscle protein fractional synthetic rate in surgical patients. Anesthesiology. 1997;86(5):1033–40.

91. Lugli AK, Donatelli F, Schricker T, Wykes L, Carli F. Epidural analgesia enhances the postoperative anabolic effect of amino acids in diabetes mellitus type 2 patients undergoing colon surgery. Anesthesiology. 2008;108(6):1093–9.

92. Carli F, Webster J, Nandi P, MacDonald IA, Pearson J, Mehta R. Thermogenesis after surgery: effect of perioperative heat conservation and epidural anesthesia. Am J Physiol. 1992;263(3 Pt 1):E441–7.

93. Glover EI, Phillips SM, Oates BR, et al. Immobilization induces anabolic resistance in human myofibrillar protein synthesis with low and high dose amino acid infusion. J Physiol. 2008;586(24):6049–61.

94. Wall BT, Snijders T, Senden JM, et al. Disuse impairs the muscle protein synthetic response to protein ingestion in healthy men. J Clin Endocrinol Metab. 2013;98(12):4872–81.

95. Krogh-Madsen R, Thyfault JP, Broholm C, et al. A 2-wk reduction of ambulatory activity attenuates peripheral insulin sensitivity. J Appl Physiol (Bethesda, MD: 1985). 2010;108(5):1034–40.

96. Kortebein P, Symons TB, Ferrando A, et al. Functional impact of 10 days of bed rest in healthy older adults. J Gerontol A Biol Sci Med Sci. 2008;63(10):1076–81.

3

第3章
指　南

Prita Daliya，Olle Ljungqvist，Mary E. Brindle，Dileep N. Lobo

指南是什么？

临床指南是可帮助医生更好地做出医疗决策的文件[1,2]。

它应由专科医生、患者和其他专家系统回顾相关文献后，经公开透明的同行评议，用便于临床医生和患者理解的行文表达，由国家委员会、专家组织或政府利益相关方批准后发布[1-3]。

基于循证医学的指南是对某一临床问题的研究证据及强度的系统评价，可用于解决疾病评估、诊断和治疗等临床问题[4]。一些亟待进一步研究的问题也应在指南中给予评价。

为什么需要指南？

医生在为特定患者做出临床评估、诊断和治疗决策时，往往需要在多种方案中做出选择[5-8]。虽然医生很容易获取文献，但想要迅速浏览大量文献并从中提取出适用于特定患者的最佳医疗方案是非常困难的[9]。指南是基于证据的系统评价和专家共识，可帮助临床医生做出选择[6,8]。

指南可帮助医生和患者共享治疗决策，改善医疗服务。除了提供风险、获益、诊断和治疗方式的信息以外，指南还可以为信托公司和利益相关方提供成本效益和资源管理等有价值的信息。这些信息可以用来保证医疗标准的一致性，并在适当的时候提供指导依据[1]。

谁是专家？

专家是在某一领域拥有专业知识的人，能够在权衡现有证据、了解如何实施后，给出专业建议。他们的专业知识来自教育经历、学术研究或临床经验。

指南的制订需要来自不同机构的专家共同参与。护理人员、患者和非专业人士也会定期参加，提供他们的观点，评估指南的推荐内容能否被患者接受[10]。

制订指南的专家小组成员包括：

- 医疗专家代表（如外科医生、肿瘤学家、癌症护理专家、胃肠病学家、放射科医生）
- 专业机构，包括国家组织
- 医疗服务受众，即患者和护理人员
- 研究人员，如系统评价员、流行病学家、统计学家
- 卫生经济学家
- 患者和临床医生的利益相关者

指南编写

确定指南范围

确定指南范围是指南制订过程中最重要的步骤之一。它将明确指南的适用领域和目标群体，最终决定指南的适用范围和重要性。指南范围应由指导小组起草，由指南编写团队（guideline development group，GDG）完成[6-8]。

确定指南范围,首先需进行文件预检索以确定相关信息,包括现有指南和系统评价等,列出关键问题和优先主题[9]。随后由 GDG 根据已界定的范围进行目标文献检索,设置关键纳入和排除标准,确定目标结果。

指南编写团队

指导小组界定了指南总范围、目标人群和关键问题以后,接下来的编写工作由 GDG 完成。GDG 由专家小组组成,其任务是复习文献,针对前期列出的问题制订推荐意见。

GDG 的组成人数没有限制,每个成员都需具备各自的专业知识。GDG 内部有不同的角色,包括主席、临床专家、技术专家、非专业成员(患者和/或护理人员)和项目经理。卫生行政机构人员通常不作为 GDG 常规成员,但需偶尔参与讨论。

GDG 成员需要全程参与指南的制订,通常被列为指南制订参与人员。GDG 成员大部分由管理机构经面试选定,少数通过其他方法选拔而来。管理结构例如国家合作中心(National Collaborating Centre,NCC)或国家健康和保健医学研究所(National Institute for Health and Care Excellence,NICE)等。GDG 成员均需申报编写指南相关的潜在利益冲突[11]。

GDG 的成员来自不同领域,各有分工,并非所有成员都直接参与证据筛查或指南撰写,但他们均为指南的共同作者,承担共同责任。此外,所有共同作者均应符合出版伦理委员会(COPE)指南中所述的作者资格标准(https://publicationethics.org/authorship)。

GDG 中的患者和公众代表需确保指南考虑到了公平性、性别、人权等问题,并兼顾患者需求、可行性、经济花费,还需确保指南的行文通俗易懂。

证据检索

GDG 需使用确定指南范围时建立的证据检索标准,搭建 PICO 框架(人群、干预、比较对象和结果)并进行检索。对于指导治疗的指南,应采用 PICO 框架[12-14]对证据进行系统评估(表 3.1)。

表 3.1　PICO 框架:一种帮助制订研究问题和系统回顾的方法

人群	研究对象是哪些患者?
干预	推荐何种治疗或干预措施?
比较对象	有哪些替代方案可用?
结果	需要研究的结局事件是什么?

尽可能对每个问题单独进行系统评价。先依照指南范围简单检索,再为特定问题制订单独的检索策略。文献检索、纳入标准、数据提取、质量评估等方面都应使用 PRISMA 报告指南(preferred reporting items for systematic reviews and meta analyses)[15]。在制订包含多个推荐的指南时,可使用重点内容的系统性全文检索辅以部分引文检索。

证据的质量评价

应使用确定指南范围时确定的纳入和排除标准筛选文献检索结果,以尽量减少偏倚。

编写时需先对证据进行质量评估,为结论的推荐强度提供依据[16]。

证据的质量评估的方法很多,指南制订中应用最为广泛的是 GRADE 评估方法(grading of recommendations,assessment,development,and evaluation,GRADE)[9,17-19]。GRADE 质量评估方法将证据分为 4 级(表 3.2)。与其他的评分系统相比,GRADE 质量分级适用于评估某个关键问题的结局的证据质量(即证据群的质量),而非对单个研究的评估[8]。

表 3.2　GRADE 中的证据质量

证据等级	GRADE 质量	描述
1	高	效应估计值非常接近真实效果值
2	中	效果估计值有一定的可信度:真实效果值很可能与效果估计值相近,但也有可能有本质上的不同
3	低	效果估计值的可信度有限:真实效果值可能与效果估计值有本质上的不同
4	很低	效果估计值的可信度很低

尽管通常随机对照试验(RCT)比非 RCT 研究证据等级更高,但 GRADE 质量评估方法还兼顾了其他因素对效果估计值与真实情况的接近程度的影响。这些因素包括偏倚风险、不一致性、间接性、不精确性、发表偏倚等,同时还包括了其他通常不用于质量评估的因素,包括剂量反应关系、负偏倚的方向和效应量等。这也表明,设计良好的非 RCT 研究可能比不太相关或执行不佳的 RCT 的证据质量更高[17]。

推荐强度

GDG 对证据进行 GRADE 质量评估后,综合考量各方影响因素,决定最终推荐意见的方向和强度

(表 3.3)[17-19]。这些影响因素除了证据质量外,还包括成本效益和患者的治疗负担[16,17]。

表 3.3　GRADE:干预的推荐强度

强度	定义
强	干预的有利结局明显高出不利结局,或明显未达到预期结局
弱	干预的结局难以判断,这可能因为证据质量低,也可能因为有利结局和不利结局相当

Delphi 法的作用

多年来人们曾尝试通过多种方法获得共识。Delphi 法由 Helmer 首次描述,在美国陆军项目 "RAND 项目" 中应用(https://www.rand.org/about/glance.html)[20]。此后,它广泛应用于指南和政策的制订。

什么是 Delphi 法?

Delphi 法是一种被广泛认可的用于达成专家共识的方法。它的做法是向专家小组发放结构性问卷,专家们匿名回答问卷后,汇总专家的意见进行汇总分析,作为参考资料再发给专家,供专家分析判读。这个过程通常需要多次反复,减少每轮一致选项的数量,鼓励专家达成共识。这一方法在决定将哪些推荐列入指南以及确定这些推荐的强度时非常有用。

保证指南质量

指南发布前应使用 AGREE Ⅱ 评估工具(appraisal of guidelines research and evaluation Ⅱ)[21]核查其是否符合国际质量标准。此外,最终使用者还需要考虑指南在人群、结局和利益相关者权益方面的局限性[2]。

指南需要更新

为与当前最佳证据保持一致,需对指南进行定期复核和更新。不定期复核可能导致推荐意见失效。

ERAS® 协会指南和推荐

ERAS® 协会遵循上述原则制订了一系列围手术期管理指南。ERAS® 协会在外科多个领域成立了多学科专家组,评估现有证据,确定哪些干预措施可以纳入最佳实践,以加强患者护理并改善预后。

ERAS 研究组(ERAS® 协会的前身)在 2005 年发布了第一个《结直肠加速康复外科专家共识与指南》[22]。该共识将整个围术期的护理要素融合在一起,为外科患者的术后康复提供了一个全新的视角。它涵盖了麻醉、外科、营养等不同领域,第一次将围术期影响预后的所有因素整合到同一个指南中。这是一种全新的指南,它的受众包括参与治疗和护理的所有医疗专业人员。

事实证明这个理念非常成功。加速康复外科(ERAS® 协会)指南在临床实践中表现良好。随着所需考虑要素的增加,患者的预后更好。Gustafsson 等人首先证明了这一点[23],随后来自 7 个不同国家的 13 家医院也证明了这一点[24]。各国都报道遵循 ERAS 指南可改善患者预后,尤其是最近一项来自西班牙的 80 所医院的结论[25]。所有的研究都报道了相同的结论——依从指南可降低主要和次要并发症,加速康复,减少住院时间。不同研究间的差异主要来自要素的改善幅度的差异,这与研究机构治疗要素的初始水平有关。Gustafsson 等人连续分析了 900 名结直肠癌术后患者,发现其 5 年生存率与对指南的依从性相关[26]。

这些指南有助于 ERAS 理念有组织地执行(详情见第 59 章和第 60 章)。英国国家健康体系(National Health Service,NHS)是第一个在全国范围内使用该指南的机构,他们在国内多处宣传,介绍经验[27]。荷兰的 30 多家医院正在实施新举措以推动医疗机构的变革,包括对团队的积极指导、构建一个结构化的系统等[28]。

近年来,越来越多的外科专业采纳了 ERAS® 协会指南。截至目前,ERAS® 协会已发布了 24 部指南(包括更新,见表 3.4),涵盖了多数外科专业或亚专业[22,29-50]。最近发表的一篇论文显示,对改良的 ERAS 指南依从性好的妇科手术患者预后更好[51]。对于另一些专业而言,ERAS 仍是一个较新的概念,尚缺乏相关的研究和文献报道。对于 ERAS 概念尚未普及的专业,ERAS 指南或共识的目标之一是对该专业现有的知识进行完整概述,指出其可改进之处,这将有助于指导未来的研究工作。总体而言,越来越多的研究表明外科围术期遵循 ERAS 原则可使患者预后更好。ERAS® 协会可为编写专业指南、组建研究团队提供平台,还可帮助这些新团队测试和验证他们的指南,并在水平领先的医疗中心内优先推广。

表 3.4　ERAS® 协会在同行评议期刊上发表的指南

	手术 / 专业	第一作者	参考文献	引用次数 [a]（2019 年 11 月 18 日）
1	结肠手术	Fearon KC	Clin Nutr 2005；24：466-77 [22]	673
2	结直肠外科	Lassen K	Arch Surg 2009；144：961-9 [29]	598
3[b]	胰十二指肠切除术	Lassen K	Clin Nutr 2012；31：817-30 [30]	227
4[b]	胰十二指肠切除术	Lassen K	World J Surg 2013；37：240-58 [31]	171
5[b]	结肠手术	Gustafsson UO	Clin Nutr 2012；31：783-800 [32]	361
6[b]	结肠手术	Gustafsson UO	World J Surg 2013；37：259-84 [33]	549
7[b]	直肠 / 盆腔手术	Nygren J	Clin Nutr 2012；31：801-16 [34]	205
8[b]	直肠 / 盆腔手术	Nygren J	World J Surg 2013；37：285-305 [35]	222
9	根治性膀胱切除术	Cerantola Y	Clin Nutr 2013；32：879-87 [36]	216
10	胃切除术	Mortensen K	Br J Surg 2014；101：1209-29 [37]	209
11	胃肠外科（第一部分）	Scott MJ	Acta Anaesthesiol Scand 2015；59：1212-31 [38]	86
12	胃肠外科（第二部分）	Feldheiser A	Acta Anaesthesiol Scand 2016；60：289-334 [39]	154
13	妇科肿瘤学（第一部分）	Nelson G	Gynecol Oncol 2016；140：313-22 [40]	128
14	妇科肿瘤学（第二部分）	Nelson G	Gynecol Oncol 2016；140：323-32 [41]	115
15	减重外科	Thorell A	World J Surg 2016；40：2065-83 [42]	85
16	肝脏外科	Melloul E	World J Surg 2016；40：2425-40 [43]	114
17	乳房再造术	Temple-Oberle C	Plast Reconstr Surg 2017；139：1056e-1071e [44]	46
18	报告结果	Elias KM	World J Surg 2019；43：1-8 [45]	6
19	食管手术	Low DE	World J Surg 2019；43：299-330 [46]	14
20	肺部手术	Batchelor TJ	Eur J Cardiothorac Surg 2019；55：91-115 [47]	25
21	结直肠外科	Gustafsson UO	World J Surg 2019；43：659-95 [48]	29
22	妇科肿瘤学	Nelson G	Int J Gynecol Cancer 2019；29：651-68 [49]	8
23	心脏外科	Engelman DT	JAMA Surg 2019；154：755-66 [50]	3
24	髋膝关节置换术	Wainwright T	Acta Orthoped Scand 2020；91（1）:3-19 [52]	3

[a] 来自 Web of Science™

[b] 同时在 Clin Nutr 和 World J Surg 上发表

（张太平　译）

参考文献

1. Woolf SH, Grol R, Hutchinson A, Eccles M, Grimshaw J. Potential benefits, limitations, and harms of clinical guidelines. BMJ. 1999;318:527–30.
2. AGREE Collaboration. Development and validation of an international appraisal instrument for assessing the quality of clinical practice guidelines: the AGREE project. Qual Saf Health Care. 2003;12:18–23.
3. Harris WR. Guidelines for writing guidelines. Can Med Assoc J. 1994;151:507.
4. Burgers JS, Grol R, Klazinga NS, Makela M, Zaat J, AGREE Collaboration. Towards evidence-based clinical practice: an international survey of 18 clinical guideline programs. Int J Qual Health Care. 2003;15:31–45.
5. The guidelines manual: process and methods guides no. 6. London: National Institute for Health and Care Excellence (NICE); 2012.
6. Developing NICE guidelines: the manual. London: National Institute for Health and Care Excellence; 2015.
7. SIGN 50: a guideline developer's handbook. Edinburgh: Scottish Intercollegiate Guidelines Network (SIGN); 2015.
8. WHO handbook for guideline development. Geneva: World Health Organization; 2012.
9. Atkins D, Best D, Briss PA, Eccles M, Falck-Ytter Y, Flottorp S, et al. Grading quality of evidence and strength of recommendations. BMJ. 2004;328:1490–4.
10. Armstrong MJ, Mullins CD, Gronseth GS, Gagliardi AR. Impact of patient involvement on clinical practice guideline development: a parallel group study. Implement Sci. 2018;13:55.
11. Lo B, Field MJ, editors. Conflict of interest in medical research, education, and practice. Washington, DC: National Academies Press; 2009.
12. Huang X, Lin J, Demner-Fushman D. Evaluation of PICO as a knowledge representation for clinical questions. AMIA Annu Symp Proc. 2006;2006:359–63.
13. Richardson WS, Wilson MC, Nishikawa J, Hayward RS. The well-built clinical question: a key to evidence-based decisions. ACP J Club. 1995;123:A12–3.
14. Sackett DL, Rosenberg WM, Gray JA, Haynes RB, Richardson WS. Evidence based medicine: what it is and what it isn't. BMJ. 1996;312:71–2.
15. Moher D, Liberati A, Tetzlaff J, Altman DG, PRISMA Group. Preferred reporting items for systematic reviews and meta-analyses: the PRISMA statement. Ann Intern Med. 2009;151:264–9, W64.
16. Dobler CC, Harb N, Maguire CA, Armour CL, Coleman C, Murad MH. Treatment burden should be included in clinical practice guidelines. BMJ. 2018;363:k4065.
17. Guyatt G, Vist G, Falck-Ytter Y, Kunz R, Magrini N, Schunemann H. An emerging consensus on grading recommendations? ACP J Club. 2006;144:A8–9.
18. Guyatt GH, Oxman AD, Vist GE, Kunz R, Falck-Ytter Y, Alonso-Coello P, et al. GRADE: an emerging consensus on rating quality of evidence and strength of recommendations. BMJ. 2008;336:924–6.
19. Jaeschke R, Guyatt GH, Dellinger P, Schunemann H, Levy MM, Kunz R, et al. Use of GRADE grid to reach decisions on clinical practice guidelines when consensus is elusive. BMJ. 2008;337:a744.
20. Helmer O. Analysis of the future: the Delphi method. Santa Monica: The RAND Corporation; 1967.
21. Brouwers MC, Kho ME, Browman GP, Burgers JS, Cluzeau F, Feder G, et al. AGREE II: advancing guideline development, reporting and evaluation in health care. CMAJ. 2010;182:E839–42.
22. Fearon KC, Ljungqvist O, Von Meyenfeldt M, Revhaug A, Dejong CH, Lassen K, et al. Enhanced recovery after surgery: a consensus review of clinical care for patients undergoing colonic resection. Clin Nutr. 2005;24:466–77.
23. Gustafsson UO, Hausel J, Thorell A, Ljungqvist O, Soop M, Nygren J, et al. Adherence to the enhanced recovery after surgery protocol and outcomes after colorectal cancer surgery. Arch Surg. 2011;146:571–7.
24. ERAS Compliance Group. The impact of enhanced recovery protocol compliance on elective colorectal cancer resection: results from an international registry. Ann Surg. 2015;261:1153–9.
25. Ripolles-Melchor J, Ramirez-Rodriguez JM, Casans-Frances R, Aldecoa C, Abad-Motos A, Logrono-Egea M, et al. Association between use of enhanced recovery after surgery protocol and postoperative complications in colorectal surgery: the postoperative outcomes within enhanced recovery after surgery protocol (POWER) study. JAMA Surg. 2019;154:725-36.
26. Gustafsson UO, Oppelstrup H, Thorell A, Nygren J, Ljungqvist O. Adherence to the ERAS protocol is associated with 5-year survival after colorectal cancer surgery: a retrospective cohort study. World J Surg. 2016;40:1741–7.
27. Simpson JC, Moonesinghe SR, Grocott MP, Kuper M, McMeeking A, Oliver CM, et al. Enhanced recovery from surgery in the UK: an audit of the enhanced recovery partnership programme 2009–2012. Br J Anaesth. 2015;115:560–8.
28. Gillissen F, Hoff C, Maessen JM, Winkens B, Teeuwen JH, von Meyenfeldt MF, et al. Structured synchronous implementation of an enhanced recovery program in elective colonic surgery in 33 hospitals in The Netherlands. World J Surg. 2013;37:1082–93.
29. Lassen K, Soop M, Nygren J, Cox PB, Hendry PO, Spies C, et al. Consensus review of optimal perioperative care in colorectal surgery: Enhanced Recovery After Surgery (ERAS) Group recommendations. Arch Surg. 2009;144:961–9.
30. Lassen K, Coolsen MM, Slim K, Carli F, de Aguilar-Nascimento JE, Schafer M, et al. Guidelines for perioperative care for pancreaticoduodenectomy: Enhanced Recovery After Surgery (ERAS(R)) Society recommendations. Clin Nutr. 2012;31:817–30.
31. Lassen K, Coolsen MM, Slim K, Carli F, de Aguilar-Nascimento JE, Schafer M, et al. Guidelines for perioperative care for pancreaticoduodenectomy: Enhanced Recovery After Surgery (ERAS(R)) Society recommendations. World J Surg. 2013;37:240–58.
32. Gustafsson UO, Scott MJ, Schwenk W, Demartines N, Roulin D, Francis N, et al. Guidelines for perioperative care in elective colonic surgery: Enhanced Recovery After Surgery (ERAS(R)) Society recommendations. Clin Nutr. 2012;31:783–800.
33. Gustafsson UO, Scott MJ, Schwenk W, Demartines N, Roulin D, Francis N, et al. Guidelines for perioperative care in elective colonic surgery: Enhanced Recovery After Surgery (ERAS((R))) Society recommendations. World J Surg. 2013;37:259–84.
34. Nygren J, Thacker J, Carli F, Fearon KC, Norderval S, Lobo DN, et al. Guidelines for perioperative care in elective rectal/pelvic surgery: Enhanced Recovery After Surgery (ERAS(R)) Society recommendations. Clin Nutr. 2012;31:801–16.
35. Nygren J, Thacker J, Carli F, Fearon KC, Norderval S, Lobo DN, et al. Guidelines for perioperative care in elective rectal/pelvic surgery: Enhanced Recovery After Surgery (ERAS((R))) Society recommendations. World J Surg. 2013;37:285–305.
36. Cerantola Y, Valerio M, Persson B, Jichlinski P, Ljungqvist O, Hubner M, et al. Guidelines for perioperative care after radical cystectomy for bladder cancer: Enhanced Recovery After Surgery (ERAS((R))) society recommendations. Clin Nutr. 2013;32:879–87.
37. Mortensen K, Nilsson M, Slim K, Schafer M, Mariette C, Braga M, et al. Consensus guidelines for enhanced recovery after gastrectomy: Enhanced Recovery After Surgery (ERAS(R)) Society recommendations. Br J Surg. 2014;101:1209–29.
38. Scott MJ, Baldini G, Fearon KC, Feldheiser A, Feldman LS, Gan TJ, et al. Enhanced Recovery After Surgery (ERAS) for gastrointestinal surgery, part 1: pathophysiological considerations. Acta Anaesthesiol Scand. 2015;59:1212–31.
39. Feldheiser A, Aziz O, Baldini G, Cox BP, Fearon KC, Feldman LS, et al. Enhanced Recovery After Surgery (ERAS) for gastrointestinal surgery, part 2: consensus statement for anaesthesia practice. Acta Anaesthesiol Scand. 2016;60:289–334.
40. Nelson G, Altman AD, Nick A, Meyer LA, Ramirez PT, Achtari C, et al. Guidelines for pre- and intra-operative care in gynecologic/oncology surgery: Enhanced Recovery After Surgery

(ERAS(R)) Society recommendations–part I. Gynecol Oncol. 2016;140:313–22.

41. Nelson G, Altman AD, Nick A, Meyer LA, Ramirez PT, Achtari C, et al. Guidelines for postoperative care in gynecologic/oncology surgery: Enhanced Recovery After Surgery (ERAS(R)) Society recommendations–Part II. Gynecol Oncol. 2016;140:323–32.

42. Thorell A, MacCormick AD, Awad S, Reynolds N, Roulin D, Demartines N, et al. Guidelines for perioperative care in bariatric surgery: Enhanced Recovery After Surgery (ERAS) Society recommendations. World J Surg. 2016;40:2065–83.

43. Melloul E, Hubner M, Scott M, Snowden C, Prentis J, Dejong CH, et al. Guidelines for perioperative care for liver surgery: Enhanced Recovery After Surgery (ERAS) Society recommendations. World J Surg. 2016;40:2425–40.

44. Temple-Oberle C, Shea-Budgell MA, Tan M, Semple JL, Schrag C, Barreto M, et al. Consensus review of optimal perioperative care in breast reconstruction: Enhanced Recovery after Surgery (ERAS) Society recommendations. Plast Reconstr Surg. 2017;139:1056e–71e.

45. Elias KM, Stone AB, McGinigle K, Tankou JI, Scott MJ, Fawcett WJ, et al. The Reporting on ERAS Compliance, Outcomes, and Elements Research (RECOvER) checklist: a joint statement by the ERAS((R)) and ERAS((R)) USA societies. World J Surg. 2019;43:1–8.

46. Low DE, Allum W, De Manzoni G, Ferri L, Immanuel A, Kuppusamy M, et al. Guidelines for perioperative care in esophagectomy: Enhanced Recovery After Surgery (ERAS((R))) Society recommendations. World J Surg. 2019;43:299–330.

47. Batchelor TJP, Rasburn NJ, Abdelnour-Berchtold E, Brunelli A, Cerfolio RJ, Gonzalez M, et al. Guidelines for enhanced recovery after lung surgery: recommendations of the Enhanced Recovery After Surgery (ERAS(R)) Society and the European Society of Thoracic Surgeons (ESTS). Eur J Cardiothorac Surg. 2019;55:91–115.

48. Gustafsson UO, Scott MJ, Hubner M, Nygren J, Demartines N, Francis N, et al. Guidelines for perioperative care in elective colorectal surgery: Enhanced Recovery After Surgery (ERAS((R))) Society recommendations: 2018. World J Surg. 2019;43:659–95.

49. Nelson G, Bakkum-Gamez J, Kalogera E, Glaser G, Altman A, Meyer LA, et al. Guidelines for perioperative care in gynecologic/oncology: Enhanced Recovery After Surgery (ERAS) Society recommendations-2019 update. Int J Gynecol Cancer. 2019;29:651-68.

50. Engelman DT, Ben Ali W, Williams JB, Perrault LP, Reddy VS, Arora RC, et al. Guidelines for perioperative care in cardiac surgery: Enhanced Recovery After Surgery Society recommendations. JAMA Surg. 2019;154:755–66.

51. Wijk L, Udumyan R, Pache B, Altman AD, Williams LL, Elias KM, et al. International validation of Enhanced Recovery After Surgery Society guidelines on enhanced recovery for gynecologic surgery. Am J Obstet Gynecol. 2019;221:237.e1-237.e11.

52. Wainwright TW, Gill M, McDonald DA, Middleton RG, Reed M, Sahota O, Yates P, Ljungqvist O. Consensus statement for perioperative care in total hip replacement and total knee replacement surgery: Enhanced Recovery After Surgery (ERAS®) Society recommendations. Acta Orthop. 2020;91(1):3–19.

第二部分

术前准备

4

第 4 章
术前禁食与碳水化合物治疗

Jael Tall，Jonas Nygren

背景

尽管医学领域研究已取得长足进步,但大手术后并发症发生率仍居高不下。大手术后并发症的发生风险不仅受手术技术和麻醉因素影响,新陈代谢变化对术后并发症的影响也至关重要。此种机体代谢变化会导致分解代谢作用增强,致使术后并发症的发生风险显著增加,并对患者的远期疗效产生不利影响。为避免术前禁食,术前给予患者碳水化合物饮料已被证实可有效改善机体新陈代谢。因此,本文对术前口服碳水化合物(preoperative oral carbohydrates,POC)的有效证据进行分析,并对其如何降低手术应激反应及改善患者临床预后进行探讨。

围手术期机体代谢状况与胰岛素抵抗的作用

择期手术以及其他类型的组织创伤常会促进促炎细胞因子以及分解代谢激素(应激激素)释放(见第 2 章)[1]。这种分解代谢反应常导致氨基酸从蛋白质中降解释放、游离脂肪酸水平升高以及糖原储备能力下降。由于胰岛素的合成代谢作用减弱,胰岛素抵抗是此种新陈代谢转变的一个重要特征[1]。术后胰岛素抵抗常会影响葡萄糖的代谢以致患者术后高血糖,对蛋白质和脂肪的代谢也会随之产生严重不利影响。如前文所述,当胰岛素抵抗现象发生时,只有摄入外源性胰岛素才有利于将葡萄糖、蛋白质和脂肪的代谢正常化[2]。

择期手术后,不仅糖尿病患者会发生胰岛素抵抗现象,在非糖尿病患者中也会出现。同时,术后胰岛

素抵抗的程度随手术创伤的严重程度成比例增加[1,3]。因此,择期手术后胰岛素抵抗的程度同样与术后住院时间息息相关[1,3]。一项外科重症监护室进行的大型随机试验证实了胰岛素抵抗的临床作用,相较于常规治疗方案(通过输注胰岛素使血糖控制在 11.9mmol/L以下),通过进行强化胰岛素治疗维持血糖在正常水平(4.4~6.1mmol/L)可以使患者住院期间的病死率降低 34%,脓毒症的发生率降低 46%[4]。

除手术本身外,其他与外科治疗相关的干预措施同样被评估。低热量营养 24 小时[5% 葡萄糖溶液2L(400kcal/24h)]可降低健康人群胰岛素敏感性的40%~50%,而对于卧床休息人群则不会产生影响[5]。

术前禁食

手术前夜禁食是传统的常规处理方法,其目的是保证麻醉前胃排空以避免反流误吸。自 20 世纪 80 年代以来,基于多组对照试验的结果表明,已有多国指南建议对择期手术患者围手术期处理的临床路径予以优化,即提倡禁饮时间延后至麻醉前 2 小时,之前可口服清液体,如:水、茶、咖啡及无渣果汁等[6]。

此外,动物实验证实在严重应激开始前进行代谢调控可改善预后,即与非禁食组相比,禁食组的实验动物易出现严重的不良预后[7]。鉴于上述研究结果,术前禁食是否有利于外科手术的实施也备受争议。

避免术前禁食概念最初于多项外科手术相关的临床研究中被提出,目的是使者的代谢状态由禁食状态转为进食状态,其方式为术前静脉输注一定量的 20% 高渗糖。一项开腹胆囊切除术的随机试验表明,相较于术前禁食,静脉滴注葡萄糖溶液[5mg/(kg·min),12 小时]代替饮食可使患者术后胰岛素抵

抗减轻 50%[8]（图 4.1）。这与先前腹部大手术的研究结果一致,胰岛素治疗可改善蛋白质代谢的负平衡[9]。在髋关节置换术中,围术期输注葡萄糖溶液同样可以显著提升术后胰岛素敏感性[10]。在该研究中,输注葡萄糖和胰岛素能提高底物利用率,并使皮质醇水平升高减慢,因此,这进一步证实了其对应激反应的缓解作用。近年来,心脏手术前单独输注葡萄糖或与胰岛素联合应用已多次被证实可有效改善心律失常,增强心肌收缩力,同时有利于患者的临床康复[7]。

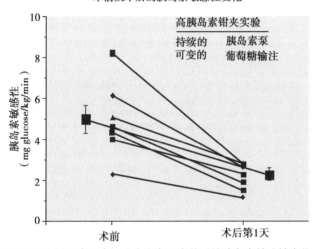

图 4.1　7 例开腹胆囊切除术患者手术前后的胰岛素敏感性变化

术前口服碳水化合物

在不增加误吸风险的情况下,改善胰岛素抵抗并促使机体代谢反应由禁食状态转为非禁食状态尤为关键,一种有利于胃排空的低渗性碳水化合物溶液(麦芽糊精制剂)应运而生[400mL(200kcal),240mOsm/L,12.6% 碳水化合物]。术前口服碳水化合物的作用类似于餐后吸收状态,能够改善胰岛素抵抗并增加胰岛素敏感性。一项核素闪烁扫描固体胃排空试验证实,择期手术患者术前口服碳水化合物溶液后达到安全胃内残留量的时间和健康个体一样,约需 90min[11]。POC 的安全性已在数千名患者的研究中及数百万名患者的临床实践中得到证实,POC 并未导致严重不良事件的发生。可见,术前口服碳水化合物是安全可行的。尽管 POC 有诸多好处,但需注意的是,对于已发生或高度怀疑胃排空障碍的患者应审慎应用,如急重症患者、肠梗阻患者或糖尿病患者。一些研究数据表明,症状控制良好的 2 型糖尿病

患者也可施行 POC[12],ERAS® 协会[13]及美国加速康复学会也对这一方案的安全性和可行性进行了讨论[14]。此外,糖尿病患者施行 POC 的风险和获益应综合考量、统筹兼顾,而 POC 联合降糖药物或胰岛素的使用方法还有待于进一步探究,以期为糖尿病患者取得临床获益。

术前口服碳水化合物如何发挥作用?

术前口服碳水化合物对代谢的影响

在既往临床研究中,POC 的常用服用方法为手术前夜服用 800mL(400kcal)联合麻醉前 2 小时服用 400mL(200kcal)。判断 POC 对术后胰岛素抵抗的影响主要通过评估择期手术患者的高胰岛素血糖 - 葡萄糖钳夹实验。因此,所有患者在手术前后均测定钳夹实验,并将自身作为对照,以评估对手术的反馈。结肠手术和髋关节置换术的临床研究表明[11,15],POC 可使患者的胰岛素敏感性降低幅度减少近 50%。虽然一项 Cochrane 综述明确证实 POC 显著改善了术后胰岛素抵抗[16],但仍有部分研究与之相悖。一项针对骨科手术患者术后 2 天的钳夹实验表明,POC 对胰岛素抵抗无缓解作用[17]。基于先前研究结果,与应激反应更为严重和持久的腹部大手术相比,POC 更易通过影响代谢反应改善中小型手术后的早期胰岛素抵抗,但这种作用的持续时间有限[15]。在另一项骨科手术患者的安慰剂对照 RCT 中,胰岛素抵抗在术后 3 天进行测定,结果发现 POC 虽然对机体的糖代谢无明显改变(图 4.2),但能缓解术后内源性葡萄糖释放的增加(图 4.3),并改善机体的负氮平衡,这证实了 POC 对胰岛素敏感性改善有持续且显著的影响[18]。

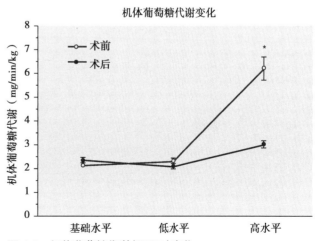

图 4.2　机体葡萄糖代谢(WGD)变化

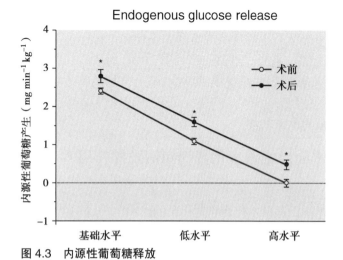

图 4.3 内源性葡萄糖释放

一项应用蛋白质和葡萄糖同位素联合胰岛素钳夹实验表明，POC 可改善结直肠手术患者的蛋白质代谢[19]。该研究同样证实机体糖代谢获得改善是通过胰岛素的维持效应来抑制肝脏的糖异生[19]。另有几项 RCT 证实 POC 可改善机体的术后代谢反应，这其中包括改善机体氮平衡，增加肌肉强度和质量，同时影响机体免疫功能[1,20]。

为研究 POC 时间安排对于提升术后胰岛素敏感性的效果，即比较手术前夜和手术日晨时服用的效果，该研究对健康受试者进行了调查。研究证实口服碳水化合物后 3 小时（其效果相当于手术日晨时）胰岛素敏感性提高 50%，然而在钳夹实验前夜口服碳水化合物并未改善次日的胰岛素敏感性[21]。这一结果在此后的实验动物模型中同样得到证实[22]，术前 2 小时施行 POC 可实现改善胰岛素敏感性的预期效果，进而缓解术后胰岛素抵抗（图 4.4）。若患者手术前夜需禁食禁饮，如术前需要进行机械肠道准备，那么手术前夜施行 POC 或许更有利于避免术前禁食时间的延长。

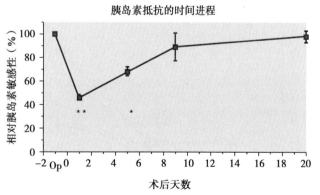

图 4.4 开腹胆囊切除术后胰岛素抵抗的时间进程（ANOVA 分析）

口服碳水化合物对代谢影响的机制

POC 如何缓解术后胰岛素抵抗尚需更详尽的研究。手术应激可激活骨骼肌和脂肪组织中的炎症通路[23,24]，同时白介素 -6（IL-6）与术后胰岛素抵抗也存在一定相关性[25]。因此，POC 有可能缓解手术介导的炎症反应。此外，外科手术可导致胰岛素抵抗，进而降低糖原合成酶的活性，并抑制葡萄糖转运蛋白（GLUT4）的转位[26]。与术前禁食组和安慰剂组相比[20]，POC 能改善术后免疫反应及炎症反应，其中炎症反应的降低体现在术后较低水平的 IL-6 和 C- 反应蛋白（CRP）[27-29]。另有结肠手术的临床研究表明，POC 后胰岛素敏感性的提升往往与胰岛素样生长因子（IGF-1）（其被证实有胰岛素样作用）水平升高相关，这与 IGF-1 主要载体蛋白的水解增加有关（IGFBP-3）[30-32]。

在动物实验中，POC 降低了术后游离脂肪酸的浓度并有助于葡萄糖进行氧化代谢，而葡萄糖非氧化代谢和肝脏胰岛素敏感性未获得改善[22]。在此后的动物模型中，研究者发现 POC 能通过增加机体线粒体对碳水化合物生成丙酮酸的利用，进而提升术后胰岛素敏感性，其机制与增强术后胰岛素对由 FOXO1 介导 PKD4 的 mRNA 和蛋白质表达的抑制有关[33]。一项结肠手术的 RCT 证实，与术前禁食组和安慰剂组相比，POC 组术后胰岛素敏感性降低程度更小，这与术后胰岛素作用信号转导通路上关键酶（PTK、PI3K 和 PKB）的表达和活性增强有关[34]。同样，腹腔镜胆囊切除术患者的研究也得到了相近的结果[35]。此外，一项胃癌根治术的 RCT 表明[36]，POC 与线粒体功能改善相关且线粒体结构无明显改变。

术前口服碳水化合物对临床结果的影响

一项 Cochrane 系统综述对 POC 的临床疗效进行了评估[16]。研究者对 1 976 名患者的 27 项临床研究进行了分析，结果证实 POC 不仅能缓解术后胰岛素抵抗程度，同时缩短了患者的住院时间 [MD: -0.30, 95% CI (-0.56, -0.04)]。因研究中纳入了部分住院时间较短的小手术，为更好地评估 POC 对于住院时间和并发症的影响，Cochrane 综述对预计住院时间超过 2 日的手术患者单独进行分析，如腹部大手术的患者（图 4.5 和图 4.6）。在这些患者中，POC 与住院时间存在临床相关性，并有显著差异，平均差为 1.66 天 [MD: -1.66, 95% CI (-2.97, -0.34)]，但对术后并发症无明显影响。更重要的是，在已发表的 POC 临床试验中尚未报道任何一例误吸事件。

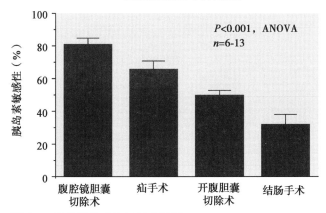

图 4.5　胰岛素敏感性与手术级别

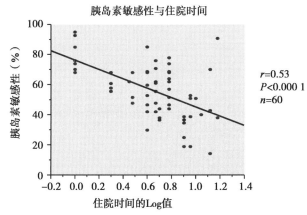

图 4.6　胰岛素敏感性与住院时间

在 2 项共计 86 名受试者的研究中,旨对术后肠道功能恢复进行评估,POC 更早恢复了患者术后排气排便的时间[16],这与先前研究结果一致[37]。部分研究表明,POC 对于缓解术后恶心、呕吐及减少患者术后不适无明显作用[38]。然而,近期的两项 RCT 证实,POC 能够缓解腹腔镜胆囊切除术患者术后恶心呕吐、疼痛及不适感[39,40]。

应用于 ERAS 模式中的术前口服碳水化合物

ERAS 以循证医学证据为基础,指在围手术期采用多种模式措施缓解手术患者的创伤应激反应并改善临床预后。近年来,ERAS 已经在多个临床领域取得广泛应用,并在多项指南中得到推广[41]。以 Henrik Kehlet 教授提出的围手术期多模式的整体管理方案为基础,第一项 ERAS 临床路径(2005)被首次提出[42]。一项结直肠外科手术患者的随机试验证实,ERAS 路径下的 POC 可在术后立即改善胰岛素

抵抗,通过缓解术后高血糖及显著改善蛋白质代谢平衡来维持机体的营养供应[43]。此外,一项包含 953 例结肠切除术患者的单中心研究表明,POC 可减少术前静脉补液的需要(图 4.7),同时改善患者的临床预后[44]。此外,在多因素分析中,POC 和避免液体超负荷是 ERAS 路径下仅有的两项可预测患者临床预后的因素。

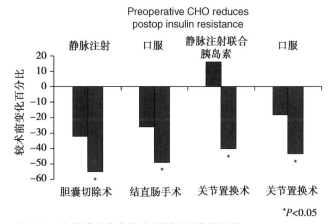

图 4.7　术前碳水化合物治疗缓解胰岛素抵抗

另一项基于 ERAS® 协会数据库的多中心研究同样证实,POC 可改善患者的临床预后(作为缩短住院时间的重要预测因素)[45]。

尽管 POC 的临床有效性证据尚不充分,但大量研究表明 POC 对于减轻术后应激反应具有重要作用。队列研究同样证实 POC 有助于改善 ERAS 路径下手术患者的预后。因此,ERAS® 协会指南[46-48]及几项由麻醉科专家组成制订的指南[49]均推荐施行 ERAS 路径下的 POC。

结论

不再提倡术前禁食不仅可以改善患者的术后代谢反应,还能提高患者的临床预后,如促进肠道功能恢复和缩短住院时间。队列研究已证实,POC 作为 ERAS 模式中一项重要的代谢调控方法可显著提高外科手术患者的临床预后。展望未来,尚需更多研究证实 POC 带来的临床获益。为进一步优化围术期相关处置并减轻患者的应激反应,相关实验和临床同样至关重要。

参考文献

1. Nygren J. The metabolic effects of fasting and surgery. Best Pract Res Clin Anaesthesiol. 2006;20(3):429–38.

2. Brandi LS, Frediani M, Oleggini M, Mosca F, Cerri M, Boni C, et al. Insulin resistance after surgery: normalization by insulin treatment. Clin Sci (Colch). 1990;79(5):443–50.

3. Thorell A, Nygren J, Ljungqvist O. Insulin resistance: a marker of surgical stress. Curr Opin Clin Nutr Metab Care. 1999;2(1):69–78.

4. van den Berghe G, Wouters P, Weekers F, Verwaest C, Bruyninckx F, Schetz M, et al. Intensive insulin therapy in the critically ill patients. N Engl J Med. 2001;345(19):1359–67.

5. Nygren J, Thorell A, Brismar K, Karpe F, Ljungqvist O. Short-term hypocaloric nutrition but not bed rest decrease insulin sensitivity and IGF-I bioavailability in healthy subjects: the importance of glucagon. Nutrition. 1997;13(11–12):945–51.

6. Brady M, Kinn S, Stuart P. Preoperative fasting for adults to prevent perioperative complications. Cochrane Database Syst Rev. 2003;4:CD004423.

7. Ljungqvist O. Modulating postoperative insulin resistance by preoperative carbohydrate loading. Best Pract Res Clin Anaesthesiol. 2009;23(4):401–9.

8. Ljungqvist O, Thorell A, Gutniak M, Haggmark T, Efendic S. Glucose infusion instead of preoperative fasting reduces postoperative insulin resistance. J Am Coll Surg. 1994;178(4):329–36.

9. Crowe PJ, Dennison A, Royle GT. The effect of pre-operative glucose loading on postoperative nitrogen metabolism. Br J Surg. 1984;71(8):635–7.

10. Nygren JO, Thorell A, Soop M, Efendic S, Brismar K, Karpe F, et al. Perioperative insulin and glucose infusion maintains normal insulin sensitivity after surgery. Am J Phys. 1998;275(1 Pt 1):E140–8.

11. Nygren J, Thorell A, Jacobsson H, Larsson S, Schnell PO, Hylen L, et al. Preoperative gastric emptying. Effects of anxiety and oral carbohydrate administration. Ann Surg. 1995;222(6):728–34.

12. Gustafsson UO, Nygren J, Thorell A, Soop M, Hellstrom PM, Ljungqvist O, et al. Pre-operative carbohydrate loading may be used in type 2 diabetes patients. Acta Anaesthesiol Scand. 2008;52(7):946–51.

13. Gustafsson UO, Scott MJ, Schwenk W, Demartines N, Roulin D, Francis N, et al. Guidelines for perioperative care in elective colonic surgery: Enhanced Recovery After Surgery (ERAS((R))) Society recommendations. World J Surg. 2013;37(2):259–84.

14. Wischmeyer PE, Carli F, Evans DC, Guilbert S, Kozar R, Pryor A, et al. American Society for Enhanced Recovery and Perioperative Quality Initiative Joint Consensus Statement on nutrition screening and therapy within a surgical enhanced recovery pathway. Anesth Analg. 2018;126(6):1883–95.

15. Soop M, Nygren J, Myrenfors P, Thorell A, Ljungqvist O. Preoperative oral carbohydrate treatment attenuates immediate postoperative insulin resistance. Am J Physiol Endocrinol Metab. 2001;280(4):E576–83.

16. Smith MD, McCall J, Plank L, Herbison GP, Soop M, Nygren J. Preoperative carbohydrate treatment for enhancing recovery after elective surgery. Cochrane Database Syst Rev. 2014;8:CD009161.

17. Ljunggren S, Hahn RG, Nystrom T. Insulin sensitivity and beta-cell function after carbohydrate oral loading in hip replacement surgery: a double-blind, randomised controlled clinical trial. Clin Nutr. 2014;33(3):392–8.

18. Soop M, Nygren J, Thorell A, Weidenhielm L, Lundberg M, Hammarqvist F, et al. Preoperative oral carbohydrate treatment attenuates endogenous glucose release 3 days after surgery. Clin Nutr. 2004;23(4):733–41.

19. Svanfeldt M, Thorell A, Hausel J, Soop M, Rooyackers O, Nygren J, et al. Randomized clinical trial of the effect of preoperative oral carbohydrate treatment on postoperative whole-body protein and glucose kinetics. Br J Surg. 2007;94(11):1342–50.

20. Melis GC, van Leeuwen PA, von Blomberg-van der Flier BM, Goedhart-Hiddinga AC, Uitdehaag BM, Strack van Schijndel RJ, et al. A carbohydrate-rich beverage prior to surgery prevents surgery-induced immunodepression: a randomized, controlled, clinical trial. JPEN J Parenter Enteral Nutr. 2006;30(1):21–6.

21. Svanfeldt M, Thorell A, Hausel J, Soop M, Nygren J, Ljungqvist O. Effect of "preoperative" oral carbohydrate treatment on insulin action–a randomised cross-over unblinded study in healthy subjects. Clin Nutr. 2005;24(5):815–21.

22. Gjessing PF, Hagve M, Fuskevag OM, Revhaug A, Irtun O. Single-dose carbohydrate treatment in the immediate preoperative phase diminishes development of postoperative peripheral insulin resistance. Clin Nutr. 2015;34(1):156–64.

23. Witasp A, Nordfors L, Schalling M, Nygren J, Ljungqvist O, Thorell A. Increased expression of inflammatory pathway genes in skeletal muscle during surgery. Clin Nutr. 2009;28(3):291–8.

24. Witasp A, Nordfors L, Schalling M, Nygren J, Ljungqvist O, Thorell A. Expression of inflammatory and insulin signaling genes in adipose tissue in response to elective surgery. J Clin Endocrinol Metab. 2010;95(7):3460–9.

25. Thorell A, Loftenius A, Andersson B, Ljungqvist O. Postoperative insulin resistance and circulating concentrations of stress hormones and cytokines. Clin Nutr. 1996;15:75–9.

26. Thorell A, Hirshman MF, Nygren J, Jorfeldt L, Wojtaszewski JF, Dufresne SD, et al. Exercise and insulin cause GLUT-4 translocation in human skeletal muscle. Am J Phys. 1999;277(4 Pt 1):E733–41.

27. Vigano J, Cereda E, Caccialanza R, Carini R, Cameletti B, Spampinato M, et al. Effects of preoperative oral carbohydrate supplementation on postoperative metabolic stress response of patients undergoing elective abdominal surgery. World J Surg. 2012;36(8):1738–43.

28. Perrone F, da-Silva-Filho AC, Adorno IF, Anabuki NT, Leal FS, Colombo T, et al. Effects of preoperative feeding with a whey protein plus carbohydrate drink on the acute phase response and insulin resistance. A randomized trial. Nutr J. 2011;10:66.

29. Pexe-Machado PA, de Oliveira BD, Dock-Nascimento DB, de Aguilar-Nascimento JE. Shrinking preoperative fast time with maltodextrin and protein hydrolysate in gastrointestinal resections due to cancer. Nutrition. 2013;29(7–8):1054–9.

30. Bang P, Nygren J, Carlsson-Skwirut C, Thorell A, Ljungqvist O. Postoperative induction of insulin-like growth factor binding protein-3 proteolytic activity: relation to insulin and insulin sensitivity. J Clin Endocrinol Metab. 1998;83(7):2509–15.

31. Bang P, Thorell A, Carlsson-Skwirut C, Ljungqvist O, Brismar K, Nygren J. Free dissociable IGF-I: association with changes in IGFBP-3 proteolysis and insulin sensitivity after surgery. Clin Nutr. 2016;35(2):408–13.

32. Nygren J, Carlsson-Skwirut C, Brismar K, Thorell A, Ljungqvist O, Bang P. Insulin infusion increases levels of free IGF-I and IGFBP-3 proteolytic activity in patients after surgery. Am J Physiol Endocrinol Metab. 2001;281(4):E736–41.

33. Gjessing PF, Constantin-Teodosiu D, Hagve M, Lobo DN, Revhaug A, Irtun O. Preoperative carbohydrate supplementation attenuates post-surgery insulin resistance via reduced inflammatory inhibition of the insulin-mediated restraint on muscle pyruvate dehydrogenase kinase 4 expression. Clin Nutr. 2014;34(6):1177–83.

34. Wang ZG, Wang Q, Wang WJ, Qin HL. Randomized clinical trial to compare the effects of preoperative oral carbohydrate versus placebo on insulin resistance after colorectal surgery. Br J Surg. 2010;97(3):317–27.

35. Awad S, Constantin-Teodosiu D, Constantin D, Rowlands BJ, Fearon KC, Macdonald IA, et al. Cellular mechanisms underlying the protective effects of preoperative feeding: a randomized study investigating muscle and liver glycogen content, mitochondrial function, gene and protein expression. Ann Surg. 2010;252(2):247–53.

36. Yu Y, Zhou YB, Liu HC, Cao SG, Zahng J, Wang ZH. Effects of preoperative oral carbohydrate on postoperative insulin resistance in radical gastrectomy patients. Zhonghua Wai Ke Za Zhi. 2013;51(8):696–700.

37. Luttikhold J, Oosting A, van den Braak CC, van Norren K, Rijna H, van Leeuwen PA, et al. Preservation of the gut by preoperative carbohydrate loading improves postoperative food intake. Clin Nutr. 2013;32(4):556–61.

38. Hausel J, Nygren J, Thorell A, Lagerkranser M, Ljungqvist O. Randomized clinical trial of the effects of oral preoperative carbohydrates on postoperative nausea and vomiting after laparoscopic cholecystectomy. Br J Surg. 2005;92(4):415–21.

39. Sada F, Krasniqi A, Hamza A, Gecaj-Gashi A, Bicaj B, Kavaja F. A randomized trial of preoperative oral carbohydrates in abdominal surgery. BMC Anesthesiol. 2014;14:93.

40. Singh BN, Dahiya D, Bagaria D, Saini V, Kaman L, Kaje V, et al. Effects of preoperative carbohydrates drinks on immediate postoperative outcome after day care laparoscopic cholecystectomy. Surg Endosc. 2015;29(11):3267–72.

41. Fearon KC, Ljungqvist O, Von Meyenfeldt M, Revhaug A, Dejong CH, Lassen K, et al. Enhanced recovery after surgery: a consensus review of clinical care for patients undergoing colonic resection. Clin Nutr. 2005;24(3):466–77.

42. Kehlet H. Multimodal approach to control postoperative pathophysiology and rehabilitation. Br J Anaesth. 1997;78(5):606–17.

43. Soop M, Carlson GL, Hopkinson J, Clarke S, Thorell A, Nygren J, et al. Randomized clinical trial of the effects of immediate enteral nutrition on metabolic responses to major colorectal surgery in an enhanced recovery protocol. Br J Surg. 2004;91(9):1138–45.

44. Gustafsson UO, Hausel J, Thorell A, Ljungqvist O, Soop M, Nygren J, et al. Adherence to the enhanced recovery after surgery protocol and outcomes after colorectal cancer surgery. Arch Surg. 2011;146(5):571–7.

45. ERAS Compliance Group. The impact of enhanced recovery protocol compliance on elective colorectal cancer resection. Ann Surg. 2015;261(6):1153–9.

46. Veterans Affairs Total Parenteral Nutrition Cooperative Study Group. Perioperative total parenteral nutrition in surgical patients. N Engl J Med. 1991;325(8):525–32.

47. Gustafsson UO, Scott MJ, Schwenk W, Demartines N, Roulin D, Francis N, et al. Guidelines for perioperative care in elective colonic surgery: Enhanced Recovery After Surgery (ERAS(R)) Society recommendations. Clin Nutr. 2012;31(6):783–800.

48. Nygren J, Thacker J, Carli F, Fearon KC, Norderval S, Lobo DN, et al. Guidelines for perioperative care in elective rectal/pelvic surgery: Enhanced Recovery After Surgery (ERAS((R))) Society recommendations. World J Surg. 2013;37(2):285–305.

49. Smith I, Kranke P, Murat I, Smith A, O'Sullivan G, Soreide E, et al. Perioperative fasting in adults and children: guidelines from the European Society of Anaesthesiology. Eur J Anaesthesiol. 2011;28(8):556–69.

5

第 5 章
患者术前宣教

Jennie Burch，Angie Balfour

术前宣教：基本原理

术前对患者进行宣教的理由很充分，我们将一一阐述这些原因。术前准备是加速康复外科项目必不可少的组成部分[1]，其中包括优化患者生理状态、提供心理支持及告知康复过程[2]，使患者适应手术过程、进行预先康复、熟知康复目标，并鼓励患者主动参与康复过程。术前宣教的主要获益有：

- 减轻　焦虑[3,4]
- 减少　疼痛[5]
- 增加　依从性以降低术后并发症[6]
- 提高　患者满意度[7]
- 提升　预后[8]

通过详细告知患者其手术过程及预期康复情况，患者自觉知情度提高，随之能与临床团队一起制订恢复目标，其康复过程参与度也得到提升。因此，术前宣教可促使患者更加依从 ERAS 项目，从而减少术后并发症、提升预后，同时也可缩短住院时间[9-12]。

患者及其家属必须从多学科团队的不同成员处（包括外科医生、护士和其他工作人员等）获得一致的信息，尤其在每日恢复目标、期望的术后恢复效果以及后续出院计划方面。患者和家属的常见投诉内容之一，是从医疗团队的不同成员处得到了相互矛盾的信息，这很可能令患者深感沮丧，甚至令恢复结果与加速康复背道而驰[13]。

术前宣教的另一个重要目的在于消除患者对术后恢复的错误认知。许多患者由于自己或朋友经历过手术，从而会对术后恢复产生不符合实际的期望。

术前宣教的基本原理是向患者提供关键的、一致的医疗信息，这些均因不同患者的恢复需求、手术认知和意志能力而异。虽然已有文献表明，实施

ERAS 项目后，患者延迟出院的概率可减少 50%[15]，但实际上患者出院时间仍比其达到出院标准时要延迟 2 天[14]。患者常见的延迟出院原因在框 5.1 中列出。

框 5.1　患者延迟出院的常见原因

- 疼痛
- 时逢周末
- 医护人员缺乏信心
- 亲属担忧
- 患者独居
- 缺乏转运方式
- 缺少社会支持
- 不具备独立护理造口的能力

因此，术前宣教需要制订合适、完善的康复计划，以减少患者延迟出院的情况。例如，在社会环境方面，如果患者达到了出院标准，但家中却没有亲属照护，此时可能不适合让患者出院。另外，面对医护工作人员、患者或家属缺乏出院信心的情况，也可以通过术前宣教来解决，可以确保患者在达出院标准后做好出院的心理准备。

另一点需记住的是，回顾分析是所有不同学科 ERAS 项目的关键组成部分，需收集包括术前宣教在内的临床数据，现在尚无足够的证据支持 ERAS 项目的这一关键因素。

术前宣教：由谁实施，如何实施？

为达到最优效果，手术团队应在第一次医患沟通时对病人进行 ERAS 宣教，并延续至术后阶段。手术团队在临床中并无充足的时间扩展宣教内容，但即便

是对 ERAS 的简要介绍,也会向患者传达医疗团队工作的团结一致性,这对于 ERAS 的实施至关重要[16]。因此,术前宣教的主要实施者往往是护士,如院前护士或 ERAS 专科护士[17]。

当患者被问及术前宣教的相关内容时,医疗人员要确保其知晓合理的手术期待[18]。由此可见,术前宣教可确保患者知晓自己和医疗团队的期望。

Billyard 和 Boyne 在十余年前提出,ERAS 项目的一个重要组成部分是提供术前信息和优化信息[19],包括书面信息和详细的出院计划。这可以在院前门诊实现,以便患者能够参与到自己的康复过程中,并在一定程度上增加其主动性。然而,在当时由谁来提供术前宣教并不是很明确。

Burch 等对门诊预评估中 ERAS 术前信息的提供者进行了研究[20],这一研究通过特别设计的在线调查进行,该调查发送给了英国 ERAS 研究组的所有护士成员,37%(33/89)的护士回复了调查。其中,三分之一的 ERAS 专科护士(39%;13/33)表明对患者宣教是他们工作的关键部分之一;四分之一的 ERAS 专科护士(27%;9/33)会对患者进行预评估宣教并解释 ERAS 原则。因此,预评估是由包括 ERAS 专科护士在内的医疗专业人员来实施的。在部分医院里,既有的预评估小组经过初步培训后,可以进行宣教工作。其他大部分医院中,ERAS 是预评估中的一个标准流程。在 ERAS 项目中,通常是由 ERAS 专科护士对预评估团队的术前宣教进行培训,并制作患者的宣教资料等[21]。

术前宣教:实施方式

需重点关注的另一方面是术前应怎样实施宣教。依传统方式来说,患者到门诊就诊后即得到有关他们的手术和预期康复计划的信息,但这可能不符合目的。

患者的术前宣教可以以多种形式实施,以适应不同患者、医疗人员和外科学科的需求(图 5.1a-c)。在传统照护方式中,入院流程信息会以书面形式告知患者,但如何做好手术准备的信息却几乎没有。此外,其他的书面信息内容也通常是针对入院流程的,包括停车费、探视时间、出院后普通的饮食建议及各种合适或不合适做的事情的建议。然而,这些建议仍需要进一步确定是否有循证依据支持、是否适合向患者推荐。这些建议和信息最好规律性地进行回顾分析

和调整,确保其符合 ERAS 目标,并以简洁、一致的方式来向患者提供。回顾分析有利于所有的医疗专业人员,特别是实施宣教的护士,了解有关 ERAS 的循证依据。同样,患者信息也需定期回顾、更新,并在 ERAS 小组内分享,确保 ERAS 团队向患者提供的信息一致。从回顾分析中获得的信息还应具有灵活性,而不是标准化却具有误导性的信息。

按传统方式来说,术前宣教是在门诊预评估时进行的。但这种环境较为繁忙,医疗人员可能并没有接受过 ERAS 或宣教方法的具体培训。有文献表明,宣教实施者经验水平具有差异,不同护士实施的质量也不尽相同[22]。参与术前宣教的护士应接受专门培训,以确保患者为手术做好充分的准备。此外,为了提高护理水平,应对注册护士及其他医疗专业人员开展 ERAS 专科培训[23]。因此,术前评估通常由护士在医院进行,这是 ERAS 的一个要素。无论以何种形式进行宣教,都可能会导致本已负担甚重的医疗中心花费额外的时间和资源。在部分情形下,面对面的术前宣教可以被更高效、更经济的方式取代,但也可能较难实施,因为患者更习惯于面对面交流的方式,不热衷于改变。

此外,另一个在讨论"电子健康方案"时不得不考虑的问题是"数码代沟":

"……绝大多数英国人从未听说过'远程医疗'或'远程照护'。更重要的是,55 岁及以上的老年人中有高达 93% 的人从未听说过远程医疗或远程照护(统计数据显示,这些人很可能是英国 1 500 万患有长期疾病的人群中的一员)。"(远程医疗论坛,2018 年 7 月 22 日)

面对面术前宣教

根据病人的反馈,相比于其他方式,他们更喜欢面对面的宣教。然而,这种形式并不实用,且会消耗较多资源,维持的成本较高。Taylor 和 Burch 在研究中强调了一个患者的意见[18],其与护士签订了一份"合同",内容包括了详细的宣教信息,并促进了患者的主动参与,从而有助于患者产生贴合实际的恢复期待。如果这种宣教方式在现有医疗环境中不再实用,就需要考虑减少面对面方式宣教,更多地依靠技术来实施新的替代方法,对患者来说,这使得他们在出院后也可以继续了解自己的康复情况。并且,可以确保患者术前宣教更加个体化,他们可以在更加舒适的环境阅读宣教材料,但也存在患者无法较好理解材料的可能。

a

为您的手术做好准备

术前

□ 锻炼将有助确保您的身体尽早适应手术。如果您已经开始锻炼了，请继续；如果您还没有，请开始每天逐渐加强锻炼。

· 锻炼不需要特别费力就能够有助于术后恢复，步行15分钟就远胜于不锻炼。
· 请参阅练习部分指导内容（本手册的第17至第18页），了解手术之后您需要做哪些锻炼，并可以在家中开始这些练习。

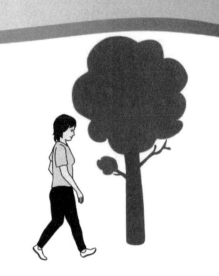

□ 我们强烈建议您在术前彻底戒烟，这样可以降低出现术后肺部并发症的风险。如果您感到困难，可以咨询医生开一些药物来帮助您戒烟。
□ 请您手术前24小时不要喝酒。

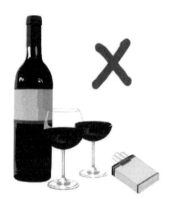

□ 请您提前做好后续计划，确保出院回家时一切准备就绪。出院后您可能立即需要家人或朋友的帮助，如做饭、洗衣、洗澡、打扫卫生等。
□ 您的出院日预计在2～3天之后。如果您对出院回家有任何疑虑，请告知护士，并请预先安排好回家的交通方式。

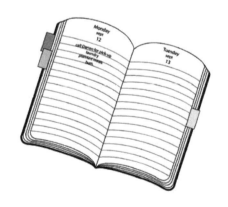

b

术前

指导建议：术前一天

请您在睡觉前洗澡，并换上干净的衣物。

请您不要在2:00之后进食固体食物、抽烟或咀嚼口香糖，您可以在距手术2小时前饮用清流质液体。

我能在术前吃饭或饮水吗？

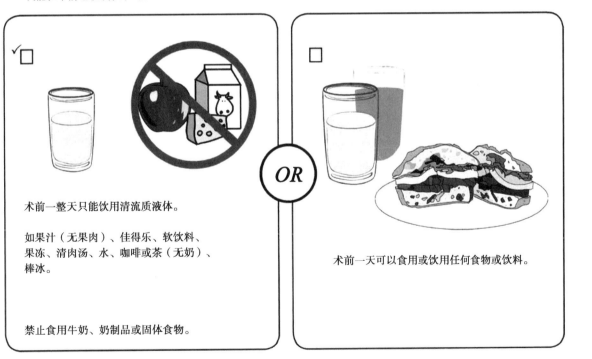

术前一整天只能饮用清流质液体。

如果汁（无果肉）、佳得乐、软饮料、
果冻、清肉汤、水、咖啡或茶（无奶）、
棒冰。

禁止食用牛奶、奶制品或固体食物。

术前一天可以食用或饮用任何食物或饮料。

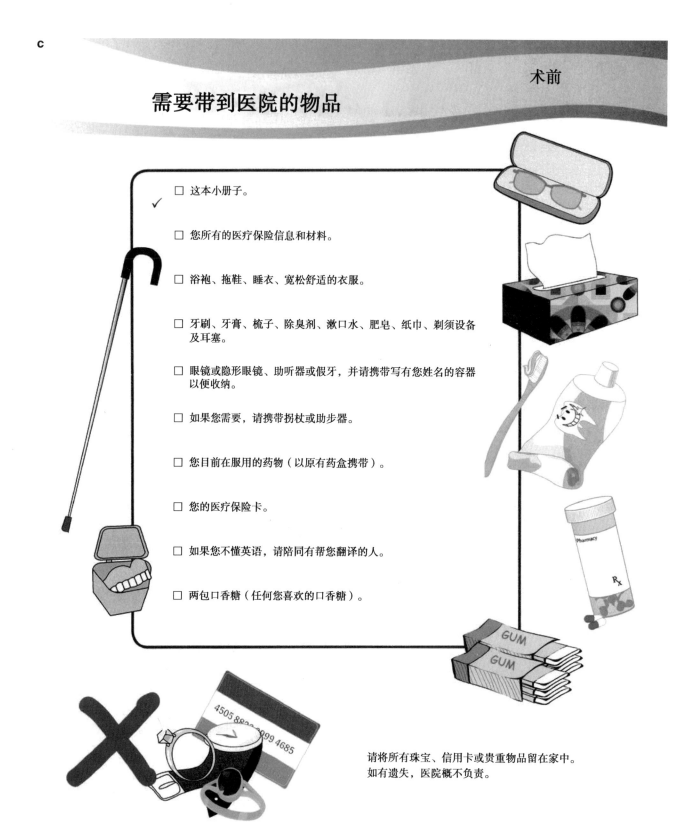

c

术前

需要带到医院的物品

- ☐ 这本小册子。 ✓

- ☐ 您所有的医疗保险信息和材料。

- ☐ 浴袍、拖鞋、睡衣、宽松舒适的衣服。

- ☐ 牙刷、牙膏、梳子、除臭剂、漱口水、肥皂、纸巾、剃须设备及耳塞。

- ☐ 眼镜或隐形眼镜、助听器或假牙，并请携带写有您姓名的容器以便收纳。

- ☐ 如果您需要，请携带拐杖或助步器。

- ☐ 您目前在服用的药物（以原有药盒携带）。

- ☐ 您的医疗保险卡。

- ☐ 如果您不懂英语，请陪同有帮您翻译的人。

- ☐ 两包口香糖（任何您喜欢的口香糖）。

请将所有珠宝、信用卡或贵重物品留在家中。
如有遗失，医院概不负责。

图 5.1　（a-c）患者宣教手册示例（见文末彩插）
该手册将文字说明与插图结合，以帮助患者做好手术准备（http://erassociety. org/patient-information/）（经麦吉尔大学健康中心病人教育办公室许可，摘自《肠道手术指南》，该办公室设计了插图、设计和布局）。

书面信息

一般来说,医生会给患者一些书面材料使其做好手术准备,但患者往往表示,虽然医生给了他们很多宣教材料,但自己没有阅读。同时,患者对医疗知识的阅读理解能力也需要纳入考虑,不是所有的病人都能阅读并理解宣教材料[24]。Debbie Watson 在他发表的几篇关于医疗知识阅读理解能力的调查研究中提出,宣教材料中需要更多地采用图像信息而不是文字信息[21,25,26],以使所有患者更好地理解信息和相关宣教内容,如服用药物或禁食指导[27]。Smith 等人在研究中指出,大多数患者认为他们经历的宣教方式是"足够的",但并不能满足他们的所有需求。

Cavallaro 等人最近发表了一篇研究,对使用脚本化的宣教材料和采用术前护士电话宣教进行了调查[28],他们认为,术前准备信息过多,需要更有针对性的宣教方式。研究表明,有效术前宣教减少了住院时间和术后并发症,并很有可能降低了医疗费用。这是由于患者在得到了简要明确的宣教信息后,理解了恢复措施和采取措施的原因,并主动参与到了 ERAS 的恢复过程中。

手术教育

一些医疗机构已经建立了手术教育课程,以便让患者在入院前与多学科团队会面,这种方式在骨科中已经得到了较好的应用[29]。但是,目前对于手术教育课程可能给其他学科带来的获益却知之甚少。手术教育课程的其中一项优点是,可以使多个患者在同一时间与医疗人员会面并获得其他患者同伴的支持。

数字化信息

有些医疗中心制作了 DVD 或网络视频来向患者介绍 ERAS,这一方式十分有效,但这要求患者可以使用 DVD 播放器或互联网。除此之外,电脑或手机应用程序也可以用来传递宣教信息,令患者能够自由选择宣教时间和接收的信息数量。例如,可以将短视频发布到 YouTube 等网站平台上,将视频链接添加在医院的互联网页面中,使更多的患者能够获取资料。同时,使患者及其家属在任何方便的时间里以可接受的速度获取更多的宣教信息,还可以避免短时间内给患者提供过多的宣教材料而不便于患者理解。

ERAS 护士

ERAS 护士从一开始就是 ERAS 的基本组成人员,他们从 ERAS 开始到结束为患者提供了持续的照护。理想情况下,每位患者都应该与一位 ERAS 专科或预评估护士会面,以保证面对面进行 20~30min 的 ERAS 宣教。但这种劳动密集型方式有时在临床并不实用,因此,另一种方法是由 ERAS 专科护士制作宣传材料,将其上传到网站或应用程序中,以便患者自由选择浏览时间,并向患者提供一个咨询电话,以便他们可以联系 ERAS 专科护士。

总之,无论以何种方式来实施术前宣教,给患者及其家属提供反馈或相互讨论的途径都至关重要。同样,在出院后也需要向患者提供联系方式,通常出院后的恢复过程会使患者及其家属感到焦虑。

提供充分的术前宣教面临许多潜在的挑战,比如缺乏足够的医疗资源等,但同时可以采用如上所述的多种方式途径,来解决这些问题。为了充分发挥 ERAS 的作用,医疗人员和患者双方都需要耐心参与,并及时根据循证医学证据改进实施项目。

术前宣教内容

在对患者及其家属的术前宣教中,重点内容是所有外科专业共通的,并可以通过口头、书面或电子等形式提供[30-32]。术前教育应包括[33]:

- 术前和术后的目标设定
- 加强患者自我管理,有助于后续康复,并避免术后并发症
- 手术和麻醉过程的信息[34]
- 探讨出院标准和建议

宣教内容应该包含对手术和术后每日恢复的预期目标,鼓励患者在自己的康复过程中发挥积极作用。在 Krzych 和 Kucewicz-Czech 针对心脏外科手术的研究中提出,在术前准备阶段中对患者宣教并使其适应手术是十分必要的,能够减少术后并发症和住院时间,促进术后恢复[35]。一些与术前宣教相关的手术专业将会被检验。此外,对预康复理念简要介绍也是术前宣教的重要组成部分。

结直肠外科

与其他外科专业相比,结直肠外科有更多的 ERAS 循证依据支持,因为这一学科是 ERAS 的起源。Koh 和 Horgan 认为造口宣教对患者的心理、生理准备以及缩短术后住院日有重要意义[34]。研究提出,术前造口宣教可以确保病人出院后能够独立地护

理自己的造口。以往来说，患者住院时间一般长达两周，造口专科护士能够在术后对患者进行培训，但随着 ERAS 的开展，患者住院时间缩短，住院期间难以完成造口护理培训。因此，其中一个理想方法是在术前阶段由专科护士实施培训[36]。英国的 Chaudhri 等人对行择期造口手术的患者进行了一项小型随机研究，队列中一半的患者接受了额外的术前宣教，内容包括与造口护士术前的两次会面和使用多媒体方式进行自我培训，这一干预措施使得患者熟练操作造口设施的时间从 9 天显著缩短到 5.5 天。重要的是，术前宣教没有副作用，并使每个患者节省了 1 119 英镑（约 10 075 人民币）的医疗费用。更有意义的是，接受相关术前宣教的患者出院后，与造口有关的额外护理措施也较少，减轻了社区医院造口专科医生的工作量。随后，Bryan 和 Dukes 在他们的小型回顾性分析中展示了如何改进临床实践能使患者在 5 天内独立护理造口[37]，改进内容包括术前及术后完整合理的宣教计划，其中术前部分是在门诊提供个体化腹部实践培训和后续的培训计划，术后部分是从术后第一天开始的每日造口护理培训。该项目将患者独立护理造口时间从 12 天缩短到 5 天，60% 的患者在术后第 5 天或更早就可以出院。Younis 等人的一项较大规模的研究表明，在术前实施造口护理宣教后，因无法独立护理造口而导致的延迟出院显著减少[38]。这些研究均表明，术前造口护理宣教有助于确保患者在出院前达到独立护理造口水平，不仅可以令患者更早、更安全地出院回家，而且可以减少出院后造口护理的相关问题。

妇产科

ERAS® 协会颁布的指南中支持进行术前妇科宣教，尽管相关研究数量有限，但术前宣教仍有潜在的获益并且没有损害[39]。Ituk 等人对剖宫产女性进行了术前宣教的研究[31]，他们提出，术前宣教应包括疼痛管理的详细信息及早期进食、早期活动的具体目标。

骨科

Wainwright 和 Middleton 对骨科手术的术前宣教进行了研究，以消除意外因素并增加病人的信心[29]。患者及其家属的术前宣教应由理疗医师、专业医师和护士进行，目的是减少其焦虑、讲解 ERAS 的恢复流程，并提供反馈交流的机会。具体来说，宣教内容包含了术前锻炼、出院后拐杖或护具的使用方法。此外，疼痛缓解和麻醉用药也需进行宣教。Place 和 Scott 研究了术前联合培训的作用，认为这能够很好地调节患者的期待值[40]，他们认为联合培训是互动的、多学科的宣教部分，注重术前评估、患者期望值和术后恢复。虽然，研究者认为术前宣教对患者住院时间、术后疼痛或功能恢复的影响有限，但是，考虑到术前宣教能够降低焦虑患者的焦虑程度，术前宣教极有可能改善患者术后恢复过程。此外，令人感兴趣的是，Chen 等人对医疗费用进行了研究，结果表明，在普通全膝关节置换术的总成本中（5 422 英镑，约合 48 816 人民币），预评估和联合培训所占的部分为 163 英镑（约 1 468 人民币），是骨科手术中必不可少的经济组成部分[41]。Galbraith 等人对关节置换术的术前宣教进行了回顾研究，认为其应该包括联合培训和门诊咨询，以及预设的期望值与出院计划，并获得社工及专业治疗师的支持[42]。此外，还需要康复理疗科和预评估门诊参与，以评估手术并优化合并症，所有这些都是一个成功的 ERAS 项目的必要组成部分[43]。Brennan 和 Parsons 进一步研究指出，护士主导的联合培训在由四名患者组成的小团体中效果最好，方式包括书面信息、带回家的 DVD 光碟及同采用过 ERAS 照护方案的另一患者进行会面。因此，建议骨科手术的术前宣教由医疗专业人员来实施，并在小团体中进行，其内容应该包括关于 ERAS 康复的口头和补充信息，如锻炼活动指导等。

胸外科

在胸外科方面，Ardò 等人探讨了术前教育中护士角色作用、术前身体准备和预康复的重要性。研究者认为通过控制吸烟、饮酒、改善贫血和锻炼活动等措施，可以最大限度地提高患者手术耐受力并降低术后并发症发生率[32]。物理治疗师可以加强术前活动宣教，并通过呼吸测定和爬楼梯的能力来评估其活动能力。

上消化道手术

Thorell 等人最近制订了减肥手术的 ERAS 指南，包括了旨在改善功能恢复的预康复措施[44]。尽管证据有限，研究者依然建议戒烟至少 4 周；对于有酗酒史的人，建议强制性禁酒 2 年。术前减重也同样建议实施，可以通过术前 2~4 周的低热量饮食来实现，实施术前减重的原因有很多，包括术后体重减轻效果更好、肝体积减小、术后并发症减少、手术过程更为简便等等。

澳大利亚的 Blay 和 Donoghue 针对腹腔镜胆囊切除术探究了由护士主导的术前宣教的效果[45]，这是一项纳入了 93 名患者的随机对照试验，研究对比了标准化和个性化的术前宣教。个性化组接受了约 30min 关于伤口护理、饮食、活动、肠道管理和并发症处理的口头宣教及反馈交流，同时得到了宣教相关书面材料及联系号码，以便获得进一步的帮助。研究者认为，虽然接受标准化宣教的患者总体上对他们所收到的宣教信息感到满意，但相较于个性化组，他们明显更希望接受相关症状处理的额外信息。研究结论表明，口头和书面材料提高了患者在胆囊切除术后自我照顾的能力。

肝脏手术方面，并没有针对性的患者术前宣教。其中，Melloul 等人提倡使用患者决策辅助工具，如印发宣传单和其他在线资源[46]。研究者认为需对患者进行术前优化，如口服营养支持制剂等，严重营养不良的病人应该增加体重并推迟手术。对肝脏手术的患者，其术前优化措施还应包括术前锻炼和心肺理疗等。

预康复

术前宣教的另一个重要内容是预康复。Levett 等人在研究中探讨了预康复的概念，这将在后续章节中进行更深入的阐述与讨论[47]。预康复可以被看作是改善患者心理和生理状况的术前干预措施，而传统上，康复是指患者在手术后恢复健康的过程。预康复的基本原理是：

- 令患者专注于即将进行的手术
- 督促患者行为改进
- 激励患者实现预先设定的个性化目标
- 提高术前机体功能
- 预防或减少潜在的术后并发症
- 在患者等待手术的过程中为其提供一个关注点
- 识别和实施可改进的措施

预康复从决定手术开始到实施手术为止，内容应包含建立生理和心理功能状态的基线。预康复计划是多模式和多学科的，包括行为改进、锻炼活动、营养支持和心理支持等。一些医院会通过设计精美的网站来帮助病人（比如 https://www.erasplus.co.uk/）。

因此，尽管术前宣教的具体内容信息有限，但总的来说，对于所有外科专业，术前宣教都是为了提高患者对该手术的认知，让他们能够参与到自己的康复过程中，并设定合理的期望值。理想的术前宣教应该探讨诸如戒烟和戒酒等问题，以及优化身体机能，以

减少术后并发症，使患者手术体验更好。

病人的意见

术前宣教的目的是使患者为手术做准备。术前宣教应该经医疗专业人员和患者的评估符合这一目的。团队应定期评估患者的反馈意见，以确保 ERAS 项目的良好运行——不仅要有定量的预后效果评估，如住院时间的缩短等，还要有定性的评价来调查患者的意见。关于 ERAS 术前宣教的定性调查的内容主要与疼痛、活动能力和住院时间的体验和期望设定有关。一般来说，患者反馈的与喜欢或欣赏相关的体验有：

- "讨论我的恢复目标和计划很有帮助"
- "感觉他们确保你了解合理的期待"[18]
- "他解释的方式比较直截了当"[48]
- "被告知了很多关于手术的事情"

94%（31/34）的患者回报说，术前宣教信息"与预期一样"或"好于预期"[49]，而部分患者则认为术前宣教内容太多，如：

- "宣传单和小册子太多了——我没有阅读！"
- "我不确定我是否专注于其中，但我不记得那天受到了面对面宣教，我不记得专门阅读过那些我带走的宣教信息"

讨论有效宣教方式的多种表达：

- "手术前与 ERAS 专科护士见面很有帮助"
- "我想术前培训可能对部分人有用"
- "我想我可能更喜欢面对面的交流"
- "我认为应用程序可能很有用"

设定住院时间的期望值对病人有益：

- "我很高兴，参与 ERAS 项目意味着我可以尽快出院"[18]
- "我更愿意在家里而不是医院里，因为我可以做自己想做的事情，而不是依惯例被安排恢复"[50]

对疼痛有一个合理的了解也很重要。总体来说，93%（28/30）的患者在被问及疼痛时表示，尽管不是总能达到良好控制，但结直肠手术后疼痛缓解程度依然达到或优于预期[49]：

- "在吗啡药物被停用后，很难忍受，疼痛真的很强烈"[18]

在术后活动方面，92%（24/26）的患者认为达到或优于预期[49]：

- "事实上，走路感觉不算太糟糕"[18]

由此可见，在术前宣教中，设定实际且合理的期望是有益的。这些期望可以通过患者的每日记录（如图5.2）来加强，以在术后对患者起到提醒作用。同时，多数患者认为术前宣教有意义，但从他们的反馈意见中可以看出，他们并不喜欢单一的宣教方式。

第一天

饮水

今天的目标：尝试喝大约2L水或饮料（包括三种补充饮料）。我们的目标是除去您手臂上的静脉点滴。

请列出您今天喝了什么：

饮料类型	容量
水	mL
果汁	mL
茶/咖啡	mL
补充饮料	mL
其他	mL
总容量	mL
一杯水　　　约200mL 茶/咖啡　　约150mL 补充饮料　约200mL	

补充：如果您今天没有喝够2L，是因为：

□ 感觉不舒服　　　　　　　　　□ 感到恶心

□ 不喜欢补充饮料　　　　　　　□ 其他_____

饮食

今天的目标：尝试吃普通食物，小份的食物通常更容易耐受。试着细嚼慢咽，好好咀嚼食物。

请选出您今天吃了多少食物：

早餐：	全部	大部分	少于一半	没有
午餐：	全部	大部分	少于一半	没有
晚餐：	全部	大部分	少于一半	没有
夜餐：	全部	大部分	少于一半	没有

补充：如果您今天没能吃东西是因为：

□ 感觉不舒服　　　　　　　　　□ 感到恶心

□ 没有提供食物　　　　　　　　□ 其他_____

请列出您今天吃过的零食：

_____

胃肠功能

今天的目标：没有目标，您的胃肠功能在手术后需要逐渐恢复。

请回答以下问题：

我已经放屁了　　　　　　　□ 是　□ 否

我大便了　　　　　　　　　□ 是　□ 否

起床&走路

今天的目标：尝试每顿饭都下床活动，进行2~4次短距离步行。如果需要的话，可以寻求帮助。

请圈出您今天走了几次？

1　　　　2　　　　3　　　　4

请圈出您今天一共下床活动了多久？

<1h　　　1~2h　　　2~3h　　　3~4h　　　>4h

补充：如果您不能下床/走路是因为：

□ 感觉不好　　　　　　　　　　□ 感觉不舒服

□ 没有护士要求　　　　　　　　□ 其他_____

锻炼和深呼吸

今天的目标：尝试按照建议做腿部锻炼和深呼吸锻炼。

请回答下面的问题：

我已经按照建议做了腿部练习　　□ 是　□ 否

我已经按照建议做了呼吸练习　　□ 是　□ 否

补充：如果您没有按照建议做腿部锻炼，是因为

□ 感觉不好　　　　　　　　　　□ 感觉不舒服

□ 其他_____

如果您没有按照建议做呼吸练习，是因为：

□ 感觉不好　　　　　　　　　　□ 感觉不舒服

□ 其他_____

疼痛和恶心

您感觉舒服吗？（疼痛得到良好控制）　　□ 是　□ 否

您觉得恶心吗？　　　　　　　　　　　　□ 是　□ 否

呕吐过吗？　　　　　　　　　　　　　　□ 是　□ 否

任何其他想法或感觉

_____

图 5.2　患者每日记录手册示例

结论

在文献中,对外科患者进行术前宣教的循证依据有限,因此,信息往往是描述性的,需要进一步研究患者术后恢复和预后可测量的改善指标。尽管证据薄弱,但 ERAS® 协会在已颁布的指南中对术前宣教依然强烈推荐。实施术前宣教的方式多种多样,可因不同的外科专业而异,但终需包含各种必要因素,如设定康复期望、提供全面的手术相关信息、优化患者的身体机能。对患者的身体优化包括各种改善健康的措施,如运动锻炼和营养支持等。术前宣教需要结合多种不同方式,以便满足患者的不同需求,包括有效的口头交流和书面信息。同时,宣教也可以以小组形式进行,例如联合培训或与护士一对一的方式进行。

总而言之,虽然术前宣教看上去是一个高劳动强度的医疗过程,且存在一定挑战,但这是 ERAS 项目的重要部分,很有可能节约医疗费用并增加患者获益。因此,患者术前宣教是 ERAS 项目的术前准备的重要组成部分,包括手术过程信息、术前和术后康复目标等几个主要内容。框 5.2 总结了患者术前宣教需要考虑的几点。

框 5.2　患者术前宣教总结

- 术前宣教能够增加患者知情度,提高患者满意度,并督促患者参与到 ERAS 项目中
- 宣教信息可以通过多种方式实施,但必须以患者为中心
- 医疗专业人员在将数字医疗策略引入临床实践时必须考虑数字代沟

（梁廷波　译）

参考文献

1. Swart M, Houghton K. Preoperative preparation: essential elements for delivering enhanced recovery pathways. Curr Anaesth Crit Care. 2010;21:142–7.
2. Fecher-Jones I, Grocott M, Levett D, Edwards M, Jack S, Forrester J. Evaluation of a perioperative Fit 4 Surgery School. Br J Surg. 2017;104(Suppl S3):63.
3. Guo P, East L, Arthur A. A preoperative education intervention to reduce anxiety and improve recovery among Chinese cardiac patients: a randomized controlled trial. Int J Nurs Stud. 2012;9:129–37.
4. McDonald S, Page MJ, Beringer K, Wasiak J, Sprowson A. Preoperative education for hip or knee replacement. Cochrane Database Syst Rev. 2014;(5):CD003526.
5. Sjoling M, Nordahlc G, Olofsson N, Asplunda K. The impact of preoperative information on state anxiety, postoperative pain and satisfaction with pain management. Patient Educ Couns. 2003;51:169–76.
6. Forsmo HM, Erichsen C, Rasdal A, Tvinnereim JM, Korner H, Pfeffer F. Randomized controlled trial of extended perioperative counselling in enhanced recovery after colorectal surgery. Dis Colon Rectum. 2018;61(6):724–32.
7. Gardner FT, Nnadozie MU, Davis AB, Kirk S. Patient anxiety and patient satisfaction in hospital-based and freestanding ambulatory surgery centers. J Nurs Care Qual. 2005;20(3):238–43.
8. Schmidt M, Eckardt R, Scholtz K, Neuner B, Von Dossow-Hanfstingl V, Sehouli J, Stief CG, Wernecke KD, Spies CD. Patient empowerment improved perioperative quality of care in cancer patients aged [greater than or equal to] 65 years – a randomised controlled trial. PLoS One. 2015;10(9):e0137824.
9. Fearon KCH, Ljungqvist O, Von Meyenfeldt M, Revhaug A, Dejong CHC, Lassen K, Nygren J, Hausel J, Soop M, Andersen J, Kehlet H. Enhanced recovery after surgery: a consensus review of clinical care for patients undergoing colonic resection. Clin Nutr. 2005;24(3):466–77.
10. Lassen K, Soop M, Nygren J, Cox BW, Hendry PO, Spies C, Von Meyenfeldt MF, Fearon KCH, Revhaug A, Norderval S, Ljungqvist O, Lobo DN, Dejong CHC. Consensus review of optimal perioperative care in colorectal surgery: enhanced recovery after surgery (ERAS) group recommendations. Arch Surg. 2009;144(10):961–9.
11. Ljungqvist O. Sustainability after structured implementation of ERAS protocols. World J Surg. 2015;39(2):534–5.
12. Ljungqvist O, Scott M, Fearon KCH. Enhanced recovery after surgery – a review. JAMA Surg. 2017;152(3):292–8.
13. Aasa A, Hovbäck M, Berterö C. The importance of preoperative information for patient participation in colorectal surgery care. J Clin Nurs. 2013;22(11–12):1604–12.
14. Maessen J, Dejong CHC, Hausel J, Nygren J, Lassen K, Andersen J, Kessels AGH, Revhaug A, Kehlet H, Ljungqvist O, Fearon KCH, von Meyenfeldt MF. A protocol is not enough to implement an enhanced recovery programme for colorectal resection. Br J Surg. 2007;94:224–31.
15. Griffith D, Eltayeb O, Gilbert J, Cota A, Clarke M, Finlay I. Why can't they go home? Reasons for delayed discharge despite an enhanced recovery programme following Laparoscopic Roux en Y Gastric Bypass (RYGB). Br J Surg. 2015;102(Suppl 4):101–3.
16. Francis NK. The Enhanced Recovery Programme and laparoscopic surgery: a new era for colorectal cancer management. Gastrointest Nurs. 2008;6(5):24–8.
17. Mitchell M. The future of surgical nursing and enhanced recovery programmes. Br J Nurs. 2011;20(16):978–84.
18. Taylor C, Burch J. Feedback on an enhanced recovery programme for colorectal surgery. Br J Nurs. 2011;20(5):286–90.
19. Billyard J, Boyne S, Watson J. Implementing an enhanced recovery programme in a district general hospital. Gastrointest Nurs. 2007;5(9):32–9.
20. Burch J, Fecher-Jones I, Balfour A, Fitt I, Carter F. What is an enhanced recovery nurse: a literature review and audit. Gastrointest Nurs. 2017;15(6):43–50.
21. Watson DJ. The role of the nurse coordinator in the enhanced recovery after surgery program. Nursing. 2017;47(9):13–7.
22. Fitzpatrick E, Hyde A. Nurse-related factors in the delivery of preoperative patient education. J Clin Nurs. 2006;15(6):671–7.
23. Foss M. Enhanced recovery after surgery and implications for nurse education. Nurs Stand. 2011;25(45):35–9.
24. Cooper K. Getting the measure of the patient experience. Nurs Times. 2013;109(23):12–4.
25. Watson D. The nurse's perspective on improving patient care through an ERAS initiative. March 5, 2014. https://prezi.com/dwrjeu_yg8wj/the-nurses-role-in-implementing-eras-care-path-

ways/. Accessed 6 Aug 2018.

26. Watson DJ. Nurse coordinators and ERAS programs. Nurs Manag. 2018;49(1):42–9.

27. Smith F, Carlsson E, Kokkinakis D, Forsberg M, Kodeda K, Sawatzky R, Friberg F, Öhlén J. Readability, suitability and comprehensibility in patient education materials for Swedish patients with colorectal cancer undergoing elective surgery: a mixed-method design. Patient Educ Couns. 2014;94(2):202–9.

28. Cavallaro P, Milch H, Savitt L, Hodin RA, Rattner DW, Berger DL, Kunitake H, Bordeianou LG. Addition of a scripted pre-operative patient education module to an existing ERAS pathway further reduces length of stay. Am J Surg. 2018;216(4):652–7.

29. Wainwright T, Middleton R. An orthopaedic enhanced recovery pathway. Curr Anaesth Crit Care. 2010;21:114–20.

30. Cerantola Y, Valerio M, Persson B, Jichlinski P, Ljungqvist O, Hubner M, Kassouf W, Muller S, Baldini G, Carli F, Naesheimh T, Ytrebo L, Revhaug A, Lassen K, Knutsen T, Aarsether E, Wiklund P, Patel HRH. Guidelines for perioperative care after radical cystectomy for bladder cancer: Enhanced Recovery After Surgery (ERAS) society recommendations. Clin Nutr. 2013;32:879–87.

31. Ituk U, Habib AS. Enhanced recovery after cesarean delivery. F1000Res. 2018;7:513

32. Pecorelli N, Nobile S, Partelli S, Cardinali L, Crippa S, Balzano G, Beretta L, Falconi M. Enhanced recovery pathways in pancreatic surgery: state of the art. World J Gastroenterol. 2016;22(28):6456–68.

33. Ardò NP, Loizzi D, Panariti S, Piccinin I, Sollitto F. Enhanced recovery pathways in thoracic surgery from Italian VATS group: nursing care program. J Thorac Dis. 2018;10(Suppl 4):S529–34.

34. Koh HC, Horgan AF. Enhanced recovery in intestinal surgery. Surgery (Oxford). 2017;35(3):140–4.

35. Krzych ŁJ, Kucewicz-Czech E. It is time for enhanced recovery after surgery in cardiac surgery. Kardiol Pol. 2017;75(5):415–20.

36. Chaudhri S, Brown L, Hassan I, Horgan AF. Preoperative intensive, community-based vs. traditional stoma education: a randomized, controlled trial. Dis Colon Rectum. 2005;48:504–9.

37. Bryan S, Dukes S. The Enhanced Recovery Programme for stoma patients: an audit. Br J Nurs. 2010;19(13):831–4.

38. Younis J, Salerno G, Fanto D, Hadjipavlou M, Chellar D, Trickett JP. Focused preoperative patient stoma education, prior to ileostomy formation after anterior resection, contributes to a reduction in delayed discharge within the enhanced recovery programme. Int J Color Dis. 2012;27(1):43–7.

39. Nelson G, Altman AD, Nick A, Meyer LA, Ramirez PT, Achtari C, Antrobus J, Huang J, Scott M, Wijk L, Acheson N, Ljungqvist O, Dowdy SC. Guidelines for pre- and intra-operative care in gynecologic/oncology surgery: Enhanced Recovery After Surgery (ERAS®) Society recommendations — Part I. Gynecol Oncol. 2016;140(2):313–22.

40. Place K, Scott NB. Enhanced recovery for lower limb arthroplasty. Contin Educ Anaesth Crit Care Pain. 2014;14(3):95–9.

41. Chen A, Sabharwal S, Akhtar K, Makaram N, Gupte CM. Time-driven activity based costing of total knee replacement surgery at a London teaching hospital. Knee. 2015;22:640–5.

42. Galbraith AS, McGloughlin E, Cashman J. Enhanced recovery protocols in total joint arthroplasty: a review of the literature and their implementation. Ir J Med Sci. 2018;187:97–109.

43. Brennan C, Parsons G. Enhanced recovery in orthopaedics: a prospective audit of enhanced recovery protocol for patients undergoing hip or knee arthroplasty. Medsurg Nurs. 2017;26(2):99–104.

44. Thorell A, MacCormick AD, Awad S, Reynolds N, Roulin D, Demartine N, Vignaud M, Alvarez A, Singh PM Lobo DN. Guidelines for perioperative care in bariatric surgery: Enhanced Recovery After Surgery (ERAS) Society recommendations. World J Surg. 2016;40:2065–83.

45. Blay N, Donoghue J. The effect of pre-admission education on domiciliary recovery following laparoscopic cholecystectomy. Aust J Adv Nurs. 2005;22(4):14–9.

46. Melloul E, Hübner M, Scott M, Snowden C, Prentis J, Dejong CHC, Garden OJ, Farges O, Kokudo N, Vauthey J-N, Clavien P-A, Demartines N. Guidelines for perioperative care for liver surgery: Enhanced Recovery After Surgery (ERAS) Society recommendations. World J Surg. 2016;40:2425–40.

47. Levett DZH, Edwards M, Grocott M, Mythen M. Preparing the patient for surgery to improve outcomes. Best Pract Res Clin Anaesthesiol. 2016;30:145e157.

48. Fecher-Jones I, Taylor C. Lived experience, enhanced recovery and laparoscopic colonic resection. Br J Nurs. 2494;2015:223–8.

49. Burch J. Using patient feedback to improve a colorectal enhanced recovery service. Gastrointest Nurs. 2015;13(8):43–9.

50. Blazeby JM, Soulsby M, Winstone K, King PM, Bulley S, Kennedy RH. A qualitative evaluation of patients' experiences of an enhanced recovery programme for colorectal cancer. Color Dis. 2010;12:e236–42.

6

第6章
改善围手术期患者的营养状况

Stefan D.Holubar，Mattias Soop

依据及范围

自1936年Hiram Studley医生报告了一项具有里程碑意义的研究——胃手术前体重明显减轻的患者，死亡率有所增加[1]，外科医生们已经意识到严重营养不良患者具有额外的手术风险。Studley医生还极富预见性地指出，无论病情如何，应为体重明显减轻的患者做好营养准备，这是改善其预后的关键[1]。

目前，大部分接受胃肠手术的患者仍患有营养不良[2,3]。尽管1936年Studley就提出了这个问题，但多项调查发现，大多数外科病人至今仍未接受营养筛查，许多具有营养不良风险的病人亦未获得围手术期的营养支持[4]。由于获得最佳手术效果和减少围手术期应激是加速康复外科的两项关键原则，识别和治疗术前的营养不良在理论上应纳入所有的加速康复项目[5,6]。

定义

虽然早期的术前营养调查主要集中在营养不良方面，但目前人们已经认识到，外科疾病可能与几种明显的营养性疾病有关。欧洲临床营养和代谢学会（ESPEN）将营养性疾病划分为五个主要类别：营养不良、肌少症、肥胖、微量营养素异常和再喂养综合征[7]。其中，营养不良和肌少症在术前患者中很常见，并且可以通过肠内和肠外营养支持进行干预，这将是本章的重点。超重和肥胖在许多外科患者中普遍存在，但大多数人在手术前不易发生体重改变，因此超出了本章讨论的范围，微营养素异常和再喂养综合征也是如此。

营养不良可进一步分类为:(1)与饥饿相关的营养不良(例如，精神性摄食障碍，不过该问题本章暂不讨论);(2)与慢性疾病有关的营养不良,常存在慢性的轻度至中度的炎症反应,例如生长缓慢的消化道恶性肿瘤或炎性肠病(inflammatory bowel disease,IBD);(3)急性疾病或与创伤有关的营养不良,常存在急性的严重的炎症反应,如严重的腹腔感染[7,8]。

营养不良

营养不良（或营养不足）是一种由于摄入不足或吸收不良，导致的相对营养需求不足（通常是蛋白质热量），而后出现身体成分和体细胞质量改变的状态。它会导致精神和身体功能的下降，最终导致不良的临床结局[7]。

在外科病理生理学的背景下，疾病主要通过两种机制引起营养不良。多数疾病或因占位效应引起空腔脏器的机械性狭窄，或因扰乱消化过程，或因消化道黏膜炎症反应及其他可能机制直接损害了消化道功能。另外，尽管有些患者营养摄入和吸收未发生改变，但慢性全身性炎症反应（例如癌症恶病质）引起的组织分解代谢增加，也会导致营养不良。

在外科临床实践中，上述两种导致营养不良的机制往往同时存在。因此在ERAS的准备过程中，要同时兼顾营养摄入和全身炎症反应病因这两个方面，才能达到最大程度的优化。例如，在重症克罗恩病中，脓肿治疗和营养支持应该同时进行，否则腹腔的脓毒血症会影响机体的正能量和正氮平衡[9]。

肌少症

肌少症定义为骨骼肌质量、力量和功能的进行性和全面性丧失，并增加临床不良结局的发生风险[7]。正常衰老、由于活动受限而导致的肌肉退化和萎缩、膳食蛋白质缺乏都是肌肉减少的病因，但总能量（碳水化合物和脂肪)的摄入不一定降低。常规的营养不良风险筛查发现不了这种情况,肌少症的诊断需要采用功能测试和特定肌群的 CT 或磁共振等技术来检测。

因为与大手术后的不良预后独立相关,肌少症已成为外科患者的一种重要的营养性疾病[10,11]。重要的是,肌少症可能存在于非营养不良的患者中。事实上,肌少症经常出现在肥胖的人群中(骨骼肌减少性肥胖,骨骼肌质量低而脂肪过多),这种情况可能是大手术预后不良的特殊风险[12]。

营养性疾病的通用评估

营养不良风险筛查

临床指南建议,所有患者在入院时都要进行营养不良筛查[13]。现行的筛选工具为基于身体质量指数(body mass index,BMI)、近期体重减轻程度、近期食物摄入量、疾病严重程度和年龄的简单评分系统。其他在临床人群中已被验证并显示可预测结局的常用筛查工具包括:营养不良通用筛查工具(malnutrition universal screening tool,MUST)(www.bapen.org.uk)、营养风险筛查 2002(nutrition risk screening-2002,NRS-2002)[7]、营养评价问卷简表(short nutritional assessment questionnaire,SNAQ)[14]和主观整体评估(subjective global assessment,SGA)[15]。

对择期手术病人进行营养筛查的时机主要有以下几个:术前等待时、术前麻醉评估时或入院时。在患者的护理路径中越早进行营养不良筛查,越可以进行更有效的干预。在理想情况下,初诊医生或护士就应该可以确认营养状况异常并开始相应的治疗。

MUST 评分是一种经典的营养不良风险筛选工具。需卫生保健专业人员评估三个简单变量:BMI、体重减轻的程度以及急性疾病是否会影响进食能力(图 6.1)。评分范围为 0 到 6 分。MUST 可以用于甄别病人,让有营养风险的病人接受更完整的营养评估和适当的干预。

围手术期营养评分(perioperative nutritional score,PONS)是 MUST 的升级版(图 6.2),它将 MUST 评分的变量作为二元变量,并增加低白蛋白血症(血清白蛋白<30g/L)作为参数之一。目前,这种评估方式已经在美国广泛应用。因此,对于 BMI 较低、体重减轻 10%、食物摄入量减少 50% 或白蛋白较低的患者,需要进行正式的营养评估和干预。

血清标志物不应该单独用于营养不良风险筛查或营养评估。在炎症状态下,急性期蛋白合成优先于转运蛋白,因此血清中转运蛋白(如白蛋白)的浓度会迅速下降。败血症或恶病质外科病人经常出现这种情况。因此,外科病人中的低白蛋白血症不一定是营养不良,也有可能是全身炎症反应的表现。重要的是,有证据表明即便严重的单纯蛋白质 - 能量营养不良的患者,其血清白蛋白浓度也可能正常[16]。

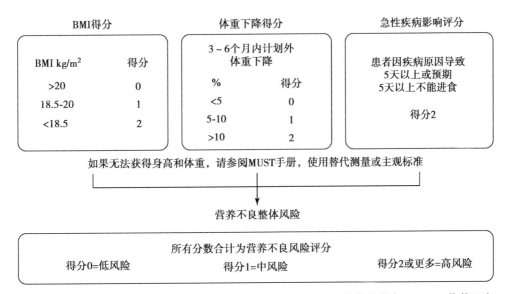

图 6.1　营养不良通用筛查工具(MUST)(BAPEN:英国肠外肠内营养学会;MUST:营养不良通用筛查工具。MUST 是经过 BAPEN 许可在此复制应用的。更多信息请参见 www.bapen.org.uk,Copyright BAPEN 2012。)

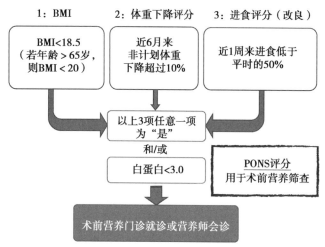

图 6.2　围手术期营养评分（PONS）［经围手术期质量倡议（POQI）许可］

肌少症筛查

在老年人群中，肌少症是不良预后的危险因素，但是常规的营养不良风险筛查工具并不包括肌肉衰减的评估，因而需要另外进行肌肉体积和功能两方面的更为复杂的评估。欧洲老年人肌少症工作组（European Working Group on Sarcopenia in Older Persons, EWGSOP）建议对所有 65 岁以上的患者进行肌少症筛查，首先要测量他们的步速和握力[17]。如果两项检测结果均提示肌肉功能受损，则相应人员应接受进一步的肌肉质量评估，即体成分分析（双能 X 射线吸收法或生物电阻抗法）。如果肌肉质量明显低于相应年龄性别匹配对照组预期值，即可诊断为肌少症[17]。

目前，前沿研究发现，利用评估原发病时进行的术前计算机断层扫描（CT），进行瘦体组织体积计算，可以进行肌肉衰减的评估[10,11,18]。虽然 EWGSOP 推荐的这种方法不能评估肌肉功能，但是用这种方法诊断的肌少症与临床结果独立相关。因此在外科患者中，可以考虑用 CT 检查作为肌少症筛查的替代方法，但仍需深入研究验证。

外科病人营养性疾病的流行病学特点

对计划接受手术的患者进行营养不良风险筛查的研究不断强调，一些外科专科中营养不良的发生率非常高。其中同期开展的调查发现食管胃手术患者（20%~26%）[2,19]和结直肠手术患者（20%~27%）[3,20]的营养不良患病率相似。但是在择期的骨科手术患

者中，营养不良患病率则稍低（15%）[21]。

直到近期才有外科病人中肌少症的患病率调查。几乎所有此类研究都将肌少症定义为：术前 CT 成像中第三腰椎水平的躯干部肌肉容量低于特定界值。应用该方法，发现不低于 39%~48% 的结直肠手术患者合并有肌少症[10,18]。有趣的是，研究还发现肌少症患者的平均 BMI 为 26.1kg/m²，这进一步说明肌少症是一种独立于营养不良之外的营养性疾病[10]。

少量研究应用 EWGSOP 指南提出的同时存在肌肉减少和肌肉功能下降作为肌少症的诊断标准，仅有较低比例（12%~21%）的外科病人可以被诊断[22-24]。

外科患者营养性疾病的临床意义

营养不良

1936 年，Studley 等人进行了一项具有里程碑意义的研究，首次将营养不良与术后不良临床结局联系起来。该研究报告了术前体重下降幅度与胃溃疡术后死亡风险之间的直接联系。应用多变量回归方法的现代研究也已证实，术前营养不良是增加死亡率、住院时间和经济花费的独立预测因素[25]，同时术前营养不良还会增加感染性并发症和吻合口漏的发生风险[26]。

肌少症

很多已发表的基于断层影像学技术的研究已经发现肌少症和不良术后临床结局之间的联系。在结直肠外科手术中，肌少症与术后感染、住院时间和死亡风险的增加独立相关[10,18]。这种关联主要见于 65 岁以上老年人[10]。近期对上、下消化道恶性肿瘤手术的 meta 分析发现，存在肌少症的患者的主要并发症发生率增加了 30%，总体并发症发生率增加了 40%。更为重要的是，pooled 分析发现，在多因素分析中，肌少症经常是术后并发症强有力的独立危险因素[27]。

与肌少症相似，肥胖型肌少症表现为低肌肉量和脂肪组织过多，近期也引起了广泛关注[28]。这种情况有时被称为"沉默的肌肉衰减"，因为较低的骨骼肌量隐藏在过剩的脂肪组织之下。肥胖型肌少症与术后不良结局的相关性已在多种腹盆腔疾病状态（主要是胃肠道恶性肿瘤）中进行了研究。通过断层 CT 影像技术准确计算腹内主要肌群（腰大肌）和内脏脂

肪的比例可以诊断肥胖型肌少症。尽管其可作为不良结局标志之一,尤其于癌症病人中更具临床意义,然而因诊断困难,在术前短时间内很难进行有效干预。目前推荐意见集中于增加体力活动(物理治疗)和蛋白质摄入,同时限制饮食中脂肪和碳水化合物的摄入。

术前患者的营养干预

如果手术是可以推迟几周的择期手术,可以考虑由营养师参与进行规范的营养评估、营养干预和监测指标变化。对于没有应激负荷的成年外科病人,每天蛋白质需要量为 1.2~2g/kg 体重,换算成 70kg 体重的成人就是每天需要摄入 84~140g 蛋白质。

然而,当手术不能推迟时,对筛查发现存在营养不良风险的患者,外科医师必须立即启动营养支持。因此,预先制订外科常见情况下的营养支持干预策略是非常重要的(表 6.1)。策略制订时,应兼顾手术时间安排和不同疾病状态下口服或肠内营养支持的安全性及有效性。

表 6.1　关键信息概要

定义	营养不良:一种由于摄入或吸收营养物质(常见于蛋白质、能量)相对缺乏而导致的身体成分和体细胞质量发生改变,进而导致人体生理和心理功能的下降,最终导致疾病相关不良结局的状态
	肌少症:一种进行性的,骨骼肌的质量、力量和功能普遍下降的状态,由此导致疾病不良结局的增加
	肥胖型肌少症:同时出现低肌肉质量和异常的高 BMI 的隐性营养不良状态
营养不良筛选	营养不良通用筛查工具(MUST,图 6.1)围手术期营养评分(PONS,图 6.2)
外科手术病人的流行病学	营养性疾病是非常常见的。至少有 25% 胃肠外科术前病人在手术期间存在营养性疾病,识别营养性疾病是营养干预的第一步
营养干预	尽管平衡膳食是获得良好健康状态所必需的,但是围手术期营养干预应建议给予高蛋白质饮食,推荐蛋白质摄入量为 1.2~2.0g·(kg·d)$^{-1}$,首选肠内营养支持。如果肠内营养无法满足患者需求,可以考虑予以肠外营养支持。干预目标并不是完全恢复到病前状态或理想体重,而通过适度体重增加阻止患者体重的进行性下降

续表

免疫营养	目前的数据和临床指南不支持常规使用术前免疫营养
维生素补充剂	干预目的是促进胶原蛋白的合成,尤其是长期使用类固醇药物治疗的病人
全肠内营养	是指在克罗恩病患者中使用单一的标准调整肠内蛋白营养制剂,可以起到短期抗炎作用,并且可以预防因术前停用缓解疾病的相关药物所致的疾病突然进展

对营养不良患者进行术前营养干预最有力的证据来自 1997 年的一项 meta 分析,该研究通过对一系列在大手术前 5~23 天给予肠外营养支持的 RCT 进行 pooled 分析,发现相对短暂的营养支持可以减低 25% 的术后总体并发症的发生率[29]。但由于该研究术前营养支持的时间过短,很难恢复或显著增加瘦体组织。因此,这些研究数据提示围手术期营养支持的实际目标在于扭转体重的持续下降,实现体重适度增加而不是全面恢复病前体重或理想体重。

肠外营养通常需要病房管理(至少是日间的),并且存在输注路径的相关风险(如导管相关败血症、深静脉血栓等)和代谢性风险(如肝功能异常、胰岛素抵抗)。由此,术前肠外营养支持应仅适用于存在经口进食或肠内营养支持禁忌的患者。这种情况常见于胃肠道和结直肠外科疾病,比如机械性消化道梗阻、幽门梗阻、胃肠道恶性肿瘤的占位梗阻、梗阻性肠憩室或者克罗恩病。另一种情况是存在透壁性溃疡而非狭窄梗阻性的克罗恩病,经口膳食可能会加剧炎症和产生脓肿。

对于大多数术前营养不良的患者,有效的经口饮食和营养支持是可行的。然而,术前口服营养支持改善外科营养不良患者预后的证据有限。最近的一项采用测评员盲法设计的 RCT 试验证明,在已经发生体重减低的结直肠癌患者中,给予中位时间为 8 天的口服营养补充,可以有效避免围手术期体重减轻,减少感染性并发症的发生率[30]。

关于通过营养干预改善术前肌少症的研究很少。从运动生理学的角度来说,无论是年轻人还是老年人,将耐力和抗阻力训练与营养支持相结合应该有助于肌肉的增长[31]。然而,这样的干预计划通常需要几个月的时间。对多数合并肌少症的外科患者而言,该干预时间需缩短,但目前尚不清楚缩短干预时间后的获益情况。

最近提出了术前预康复的概念——即在术前的较短时间内集中给予营养支持、耐力训练和抗阻训练。有研究发现,与对照组相比,术前给予中位时间为 24 天的预康复,可以改善患者 6min 步行距离[32]。这项随机试验采用连续入组的方法,而不考虑受试者目前的营养状态。在另一项 RCT 研究中,只针对高营养风险的患者进行为期 4 周的预康复干预,发现可以提高患者的运动耐力并减少术后并发症[33]。

肥胖

众所周知,BMI 与术后不良结局直接相关。许多学者的争论在于术前减肥很难实现。然而,新的证据表明,择期手术患者通过术前饮食干预肥胖会对术后结局产生积极影响。需特别指出,一些研究表明,术前一周低热量、低脂肪饮食能改善肝脏脂肪变性,并减少术中和术后的出血[34,35]。最近还有研究表明,短期限制热量和蛋白质的饮食对肾移植手术的供体和受体都是有利的[36]。

从临床实际出发,可以建议等待择期手术期间的肥胖患者改变生活方式,比如增加水的摄入量,限制碳水化合物的摄入量,避免进食富含精制碳水化合物但缺乏营养价值的食物(糖、玉米糖浆饮料、酒精饮料、蛋糕和糖果)。值得注意的是,减肥是切口疝修补术的前提条件,关于减重的认知行为治疗及减肥手术前的相关干预措施已被证实有效,接受疝修补术的此类患者亦可能从中获益[37]。

免疫营养

大手术会引起许多维持免疫功能所需的微量营养素代谢紊乱。这些微量营养素包括特定的氨基酸(例如谷氨酰胺和精氨酸)、多不饱和脂肪酸(ω-3 脂肪酸)、核苷酸和 RNA。因此产生了免疫营养的概念,即大手术患者除了需要补充常见的常量营养素外,还需要一些微量营养素。

无论在营养良好还是营养不良的手术患者中,许多研究都已经评估了手术前口服补充免疫营养的意义。最近的 meta 分析表明,大多数有关免疫营养制剂的研究尽管发现了有希望的结果,但存在明显的偏倚[38,39]。具体来说,大多数研究是由厂家资助的,而且常常未给予充分披露[38,39]。关键是,厂家对外科临床研究的资助极大地影响了研究结果。在免疫营养方面,厂家资助的试验出现干预有效结果的可能性要高出其他研究许多倍(优势比 7.8)[38]。当 meta 分析只纳入偏倚风险较低的研究时,发现免疫营养对病死率、总体并发症或感染性并发症的发生率没有任何有益的影响[39]。

目前 ESPEN 和 ERAS 协会的临床指南都没有普遍建议常规使用免疫营养素[40,41]。但是,最近的一些研究通过探索免疫营养在胃肠手术中的作用试图改变指南中的推荐内容[42-44]。

总体来说,对于存在营养不良的术前病人完全有理由尽可能经口或肠内营养的方式提供能量、蛋白质和一些微量营养素。但目前的研究还没有明确术前补充免疫营养素的作用。

补充维生素

虽然维生素补充是肠外营养支持的一项常规内容,但对围手术期患者的胃肠道维生素补充,目前仍受到一定程度的忽视。这种短期干预通常成本低,而且安全(如果不超量服用)。

虽然均衡的健康饮食可以满足大多数人的每日推荐摄入量,但外科病人往往处于异常的健康状态,因此其对维生素的需求量应该会高于日常需求量。虽然暂无证据证明长期每日补充维生素有益,但从风险 - 效率 - 收益比的角度来看,在围手术期经验性地短期口服补充维生素,是一种无风险 - 低收益 - 易实施的措施。对于贫血患者可以特异性地补充足量的叶酸、维生素 C 和铁。为了促进胶原合成可以补充维生素 C 和硫酸锌,而类固醇治疗的患者常需要大剂量维生素 A,这种补充的有效性已经在动物模型中证明[45-47]。

最后,某些患者容易出现严重的慢性维生素缺乏症。例如减肥手术后患者的维生素 D 缺乏,末端回肠切除术后患者的维生素 B_{12} 缺乏等。

特定疾病的临床案例

克罗恩病

克罗恩病患者是营养风险患者中的一个特殊亚群,他们通常合并肠道严重受损,严重者需要完全的肠外营养。这些重症患者常常合并严重的营养不良,反复加重的腹痛也会限制肠内营养的摄入。

然而,数据(主要来自儿科文献)表明全肠内营养(EEN),即采用一种单一高蛋白质含量的整蛋白固定全营养配方,可能对克罗恩病患者缓解有益。具体而言,EEN 可以减少普通食物与肠道微生物和肠道生理负担之间的复杂相互作用,因此全肠内营养是克罗恩病的疾病调节治疗方法(disease-modifying therapy）。临床也发现，全肠内营养有减轻腹痛和抗炎的作用，因此病人可以把 EEN 作为停用类固醇到外科手术期间的过度治疗。

克罗恩病患者特别容易发生营养不良，这多源于多因素的综合性影响，包括经口摄入的减少，黏膜病变导致的吸收障碍以及全身炎症导致的分解代谢增加。需要手术的很大一部分病人已经存在营养不良。克罗恩病患者发生营养不良不仅会引起术后不良临床结局，还会增加吻合口并发症的发生风险。一些研究已经明确，术前体重减轻 5%~10% 为发生腹内感染性并发症的独立危险因素[48-50]。因此，治疗营养不良对这部分患者来说尤为重要。目前已有针对克罗恩病的术前优化营养支持方案，即术前持续一段时间的整蛋白全肠内营养或肠外营养支持，初步数据表明，经过这样处理的患者临床结局有所改善[50-53]。一项 meta 分析结果指出，对于术前存在营养不良的克罗恩病患者，推荐给予经口补充或肠内营养支持[53]。还有一些证据表明围手术期进行管饲全肠内营养可以降低克罗恩病的 5 年复发率[54]。

结论及未来方向

在加速康复外科的理念下，大手术患者应该术前常规进行营养筛查，并且尽可能选用成熟的床旁筛查工具。如果手术病理情况和时间允许，存在营养异常的患者应该由营养师评估并进行相应的干预。由于胃肠道疾病和肿瘤与营养性疾病发生直接相关，需接受手术的此类病人是营养不良的高发人群。在二十一世纪的今天，古老的格言"如果肠道有功能，就要使用它"仍然是正确的。全肠内营养无论在短期还是长期的应用均可影响围手术期的临床结局，类似于 ERAS 可改善恶性肿瘤的远期临床结局。在不远的未来，随着食品和营养科学领域的进步，有望通过对营养性疾病的干预改善患者的临床结局。

（陈　伟　译）

参考文献

1. Studley HO. Percentage of weight loss. JAMA. 1936;106(6):458–60.
2. Fukuda Y, Yamamoto K, Hirao M, Nishikawa K, Maeda S, Haraguchi N, et al. Prevalence of malnutrition among gastric cancer patients undergoing gastrectomy and optimal preoperative nutritional support for preventing surgical site infections. Ann Surg
3. Oncol. Springer US; 2015;22(3):S778–85.
4. Burden ST, Hill J, Shaffer JL, Todd C. Nutritional status of preoperative colorectal cancer patients. J Hum Nutr Diet. 2010;23(4):402–7.
5. Williams JD, Wischmeyer PE. Assessment of perioperative nutrition practices and attitudes-A national survey of colorectal and GI surgical oncology programs. Am J Surg. 2017;213(6):1010–8.
6. Ljungqvist O, Scott M, Fearon KC. Enhanced recovery after surgery: a review. JAMA Surg. American Medical Association; 2017;152(3):292–8.
7. Wischmeyer PE, Carli F, Evans DC, Guilbert S, Kozar R, Pryor A, et al. American Society for Enhanced Recovery and Perioperative Quality Initiative Joint Consensus Statement on nutrition screening and therapy within a surgical enhanced recovery pathway. Anesth Analg. 2018;126(6):1883–95.
8. Cederholm T, Barazzoni R, Austin P, Ballmer P, Biolo G, Bischoff SC, et al. ESPEN guidelines on definitions and terminology of clinical nutrition. Clin Nutr. 2017;36:49–64.
9. Jensen GL, Mirtallo J, Compher C, Dhaliwal R, Forbes A, Grijalba RF, et al. Adult starvation and disease-related malnutrition: a proposal for etiology-based diagnosis in the clinical practice setting from the International Consensus Guideline Committee. JPEN J Parenter Enteral Nutr. 2010;34(2):156–9.
10. Streat S, Beddoe A, Hill G. Aggressive nutritional support does not prevent protein loss despite fat gain in septic intensive care patients. J Trauma. 1987;27(3):262–6.
11. Lieffers JR, Bathe OF, Fassbender K, Winget M, Baracos VE. Sarcopenia is associated with postoperative infection and delayed recovery from colorectal cancer resection surgery. Br J Cancer. Nature Publishing Group; 2012;107(6):931–6.
12. Martin L, Hopkins J, Malietzis G, Jenkins JT, Sawyer MB, Brisebois R, et al. Assessment of computed tomography (CT)-defined muscle and adipose tissue features in relation to short-term outcomes after elective surgery for colorectal cancer: a multicenter approach. Ann Surg Oncol. Springer International Publishing; 2018;25(9):2669–80.
13. Pecorelli N, Capretti G, Sandini M, Damascelli A, Cristel G, De Cobelli F, et al. Impact of sarcopenic obesity on failure to rescue from major complications following pancreaticoduodenectomy for cancer: results from a multicenter study. Ann Surg Oncol. Springer International Publishing; 2018;25(1):308–17.
14. Nutrition support in adults: oral nutrition support, enteral tube feeding and parenteral nutrition. Vol. 32, NICE clinical guidelines no. 32. 2006 [cited 2014 Nov 19]. pp. 1–49. Available from: https://www.nice.org.uk/guidance/cg32.
15. Kruizenga HM, Seidell JC, de Vet HCW, Wierdsma NJ, Van Bokhorst-de van der Schueren MAE. Development and validation of a hospital screening tool for malnutrition: the short nutritional assessment questionnaire (SNAQ). Clin Nutr. 2005;24(1):75–82.
16. Baker JP, Detsky AS, Wesson DE, Wolman SL, Stewart S, Whitewell J, et al. Nutritional assessment: a comparison of clinical judgement and objective measurements. N Engl J Med. 1982;306(16):969–72.
17. Smith G, Robinson PH, Fleck A. Serum albumin distribution in early treated anorexia nervosa. Nutrition. 1996;12(10):677–84.
18. Cruz-Jentoft AJ, Baeyens JP, Bauer JM, Boirie Y, Cederholm T, Landi F, et al. Sarcopenia: European consensus on definition and diagnosis: report of the European Working Group on Sarcopenia in Older People. Age Ageing. 2010;39(4):412–23.
19. Reisinger KW, van Vugt JLA, Tegels JJW, Snijders C, Hulsewé KWE, Hoofwijk AGM, et al. Functional compromise reflected by sarcopenia, frailty, and nutritional depletion predicts adverse postoperative outcome after colorectal cancer surgery. Ann Surg. 2015;261(2):345–52.
20. Han-Geurts IJM, Hop WC, Tran TCK, Tilanus HW. Nutritional status as a risk factor in esophageal surgery. Dig Surg. Karger Publishers; 2006;23(3):159–63.
21. McWhirter JP, Pennington CR. Incidence and recognition of malnutrition in hospital. BMJ. 1994;308(6934):945–8.
22. Ihle C, Freude T, Bahrs C, Zehendner E, Braunsberger J, Biesalski HK, et al. Malnutrition – an underestimated factor in the inpatient treatment of traumatology and orthopedic patients: a prospective

evaluation of 1055 patients. Injury. 2017;48(3):628–36.

22. Huang D-D, Wang S-L, Zhuang C-L, Zheng B-S, Lu J-X, Chen F-F, et al. Sarcopenia, as defined by low muscle mass, strength and physical performance, predicts complications after surgery for colorectal cancer. Color Dis. John Wiley & Sons, Ltd; 2015;17(11):O256–64.

23. Fukuda Y, Yamamoto K, Hirao M, Nishikawa K, Nagatsuma Y, Nakayama T, et al. Sarcopenia is associated with severe postoperative complications in elderly gastric cancer patients undergoing gastrectomy. Gastric Cancer. Springer Japan; 2016;19(3):986–93.

24. Huang D-D, Zhou C-J, Wang S-L, Mao S-T, Zhou X-Y, Lou N, et al. Impact of different sarcopenia stages on the postoperative outcomes after radical gastrectomy for gastric cancer. Surgery. 2017;161(3):680–93.

25. Correia MI, Caiaffa WT, da Silva AL, Waitzberg DL. Risk factors for malnutrition in patients undergoing gastroenterological and hernia surgery: an analysis of 374 patients. Nutr Hosp. 2001;16(2):59–64.

26. Kang CY, Halabi WJ, Chaudhry OO, Nguyen V, Pigazzi A, Carmichael JC, et al. Risk factors for anastomotic leakage after anterior resection for rectal cancer. JAMA Surg. American Medical Association; 2013;148(1):65–71.

27. Simonsen C, de Heer P, Bjerre ED, Suetta C, Hojman P, Pedersen BK, et al. Sarcopenia and postoperative complication risk in gastrointestinal surgical oncology: a meta-analysis. Ann Surg. 2018;268(1):58–69.

28. Mei KL, Batsis JA, Mills JB, Holubar SD. Sarcopenia and sarcopenic obesity: do they predict inferior oncologic outcomes after gastrointestinal cancer surgery? Perioper Med (Lond). BioMed Central; 2016;5(1):30.

29. Klein S, Kinney J, Jeejeebhoy K, Alpers D, Hellerstein M, Murray M, et al. Nutrition support in clinical practice: review of published data and recommendations for future research directions. J Parenter Enter Nutr. 1997;21(3):133–56.

30. Burden ST, Gibson DJ, Lal S, Hill J, Pilling M, Soop M, et al. Pre-operative oral nutritional supplementation with dietary advice versus dietary advice alone in weight-losing patients with colorectal cancer: single-blind randomized controlled trial. J Cachexia Sarcopenia Muscle. 2017;23(3):393–446.

31. Irving BA, Lanza IR, Henderson GC, Rao RR, Spiegelman BM, Nair KS. Combined training enhances skeletal muscle mitochondrial oxidative capacity independent of age. J Clin Endocrinol Metab. 2015;100(4):1654–63.

32. Gillis C, Li C, Lee L, Awasthi R, Augustin B, Gamsa A, et al. Prehabilitation versus rehabilitation: a randomized control trial in patients undergoing colorectal resection for cancer. Anesthesiology. 2014;121(5):937–47.

33. Barberan-Garcia A, Ubré M, Roca J, Lacy AM, Burgos F, Risco R, et al. Personalised prehabilitation in high-risk patients undergoing elective major abdominal surgery: a randomized blinded controlled trial. Ann Surg. 2018;267(1):50–6.

34. Reeves JG, Suriawinata AA, Ng DP, Holubar SD, Mills JB, Barth RJ. Short-term preoperative diet modification reduces steatosis and blood loss in patients undergoing liver resection. Surgery. 2013;154(5):1031–7.

35. Barth RJ, Mills JB, Suriawinata AA, Putra J, Tosteson TD, Axelrod D, et al. Short-term preoperative diet decreases bleeding after partial hepatectomy: results from a multi-institutional randomized controlled trial. Ann Surg. 2019;269(1):48–52.

36. Jongbloed F, de Bruin RWF, Klaassen RA, Beekhof P, van Steeg H, Dor FJMF, et al. Short-term preoperative calorie and protein restriction is feasible in healthy kidney donors and morbidly obese patients scheduled for surgery. Nutrients. 2016;8(5):306.

37. Gade H, Friborg O, Rosenvinge JH, Småstuen MC, Hjelmesæth J. The impact of a preoperative cognitive behavioural therapy (CBT) on dysfunctional eating behaviours, affective symptoms and body weight 1 year after bariatric surgery: a randomised controlled trial. Obes Surg. Springer US; 2015;25(11):2112–9.

38. Probst P, Knebel P, Grummich K, Tenckhoff S, Ulrich A, Büchler MW, et al. Industry bias in randomized controlled trials in general and abdominal surgery: an empirical study. Ann Surg. 2016;264(1):87–92.

39. Probst P, Ohmann S, Klaiber U, Hüttner FJ, Billeter AT, Ulrich A, et al. Meta-analysis of immunonutrition in major abdominal surgery. Br J Surg. Wiley-Blackwell; 2017;104(12):1594–608.

40. Weimann A, Braga M, Carli F, Higashiguchi T, Hübner M, Klek S, et al. ESPEN guideline: clinical nutrition in surgery. Clin Nutr. Elsevier Ltd; 2017;36(3):623–50.

41. Sandrucci S, Beets G, Braga M, Dejong K, Demartines N. Perioperative nutrition and enhanced recovery after surgery in gastrointestinal cancer patients. A position paper by the ESSO task force in collaboration with the ERAS society (ERAS coalition). Eur J Surg Oncol. 2018;44(4):509–14.

42. Moya P, Miranda E, Soriano-Irigaray L, Arroyo A, Aguilar MD, Bellón M, Muñoz JL, Candela F, Calpena R. Perioperative immunonutrition in normo-nourished patients undergoing laparoscopic colorectal resection. Surg Endosc. 2016;30(11):4946–53.

43. Moya P, Soriano-Irigaray L, Ramirez JM, Garcea A, Blasco O, Blanco FJ, Brugiotti C, Miranda E, Arroyo A. Perioperative Standard Oral Nutrition Supplements Versus Immunonutrition in Patients Undergoing Colorectal Resection in an Enhanced Recovery (ERAS) Protocol: A Multicenter Randomized Clinical Trial (SONVI Study). Medicine (Baltimore). 2016;95(21).

44. Adiamah A, Skořepa P, Weimann A, Lobo DN. The Impact of Preoperative Immune Modulating Nutrition on Outcomes in Patients Undergoing Surgery for Gastrointestinal Cancer: A Systematic Review and Meta-analysis. Ann Surg. 2019;270(2):247–56.

45. Phillips JD, Kim CS, Fonkalsrud EW, Zeng H, Dindar H. Effects of chronic corticosteroids and vitamin A on the healing of intestinal anastomoses. Am J Surg. 1992;163(1):71–7.

46. Kim CS, Buchmiller TL, Fonkalsrud EW, Phillips JD. The effect of anabolic steroids on ameliorating the adverse effects of chronic corticosteroids on intestinal anastomotic healing in rabbits. Surg Gynecol Obstet. 1993;176(1):73–9.

47. Talas DU, Nayci A, Atis S, Comelekoglu U, Polat A, Bagdatoglu C, et al. The effects of corticosteroids and vitamin A on the healing of tracheal anastomoses. Int J Pediatr Otorhinolaryngol. 2003;67(2):109–16.

48. Fasth S, Hellberg R, Hultén L, Magnusson O. Early complications after surgical treatment for Crohn's disease with particular reference to factors affecting their development. Acta Chir Scand. 1980;146(7):519–26.

49. Alves A, Panis Y, Bouhnik Y, Pocard M, Vicaut E, Valleur P. Risk factors for intra-abdominal septic complications after a first ileocecal resection for Crohn's disease: a multivariate analysis in 161 consecutive patients. Dis Colon Rectum. 2007;50(3):331–6.

50. Jacobson S. Early postoperative complications in patients with Crohn's disease given and not given preoperative total parenteral nutrition. Scand J Gastroenterol. 2012;47(2):170–7.

51. Li Y, Zuo L, Zhu W, Gong J, Zhang W, Gu L, et al. Role of exclusive enteral nutrition in the preoperative optimization of patients with Crohn's disease following immunosuppressive therapy. Medicine. 2015;94(5):e478.

52. Heerasing N, Thompson B, Hendy P, Heap GA, Walker G, Bethune R, et al. Exclusive enteral nutrition provides an effective bridge to safer interval elective surgery for adults with Crohn's disease. Aliment Pharmacol Ther. 2017;45(5):660–9.

53. Brennan GT, Ha I, Hogan C, Nguyen E, Jamal MM, Bechtold ML, et al. Does preoperative enteral or parenteral nutrition reduce postoperative complications in Crohn's disease patients: a meta-analysis. Eur J Gastroenterol Hepatol. 2018;30(9):997–1002.

54. Yamamoto T. Nutrition and diet in inflammatory bowel disease. Curr Opin Gastroenterol. 2013;29(2):216–21.

第 7 章
贫血和血液管理

Michael J. Scott

引言

本章节主要讨论如何维持最佳血红蛋白水平,以避免围手术期器官功能障碍或输血风险的术后加速康复(ERAS)原则。本章节并非单纯综述血液管理,而是结合外科病例特点进行探讨。术前治疗贫血和尽量减少输血是减少术后并发症的两个关键策略。

贫血:发生率和病因

贫血是手术中最常见的可预防危险因素之一。世界卫生组织(WHO)对贫血的定义:男性的血红蛋白(hemoglobin,Hb)水平<13.0g/dL,女性<12.0g/dL。这个定义是根据大样本量正常人群数据得出的。但是一部分女性因月经期间失血而出现缺铁,一项研究表明,Hb 达到 12g/dL 的女性中约有 25% 可能伴有缺铁[1]。因此部分女性在接受手术时处于低血红蛋白水平或缺铁的状态。这意味着这部分女性对失血的耐受能力较差。此外,女性的循环血容量和红细胞量原本也相对较低,因而可能出现术后倦怠以及恢复延迟等情况。尽管患者之间体型有差异,但是像髋关节置换之类的标准手术,术中的出血绝对量趋于一致[2],女性在手术中可能会丢失与男性相近的血液量,但是由于她们的起始红细胞量和循环血量较低,因此手术对女性的血红蛋白的下降影响更大。心脏外科也存在类似情况,由于心脏旁路回路的必要灌注量,女性在心脏外科手术中比男性更可能需要输血。

围手术期贫血管理的共识指南认为,应在大型手术之前对所有患者进行贫血筛查,筛查时优化实验室检查对于节约医疗成本非常重要。无创血氧仪,其尺寸与脉搏血氧仪相同,可以用作快速无创 Hb 初筛,并可以协助判断是否需要后续检查。如果血氧仪显示出贫血,则需进一步完善检查并对贫血进行分型。铁相关血液检查可以在第一次血常规检查时同时进行。

手术可能有较多导致贫血的因素:急性或慢性失血、维生素 B_{12} 或叶酸缺乏、慢性疾病性贫血。这些因素也可能同时出现并且与手术原发病相关联[3]。化疗可因骨髓毒性而引起贫血。贫血在纠正之前应进行相关检查,尤其是在贫血与手术原发病的表现不相符时。大型手术的贫血主要原因是由于病理失血引起缺铁性贫血(例如结肠癌)或慢性疾病引发的贫血。贫血的病因不明确时,术前门诊接诊时应有标准化的处理流程,可转诊至医院内科,如血液科或消化科。此外,慢性肾功能衰竭常导致 Hb 降低,可转诊到肾脏科接受促红细胞生成素和铁剂的输注治疗。

图 7.1 展示了贫血的筛查和分类方法[2]。铁蛋白检测是一种有效的铁缺乏症检测方法,但其在慢性炎症中也会升高。因此,进行铁代谢相关检查很重要,以便计算出转铁蛋白饱和度(TSAT)。TSAT 低于 20% 可诊断为铁缺乏症。

慢性疾病性贫血

在炎症性关节炎或炎性肠病之类的慢性疾病所致贫血中,铁调节蛋白,铁调素因炎症而被激活。因而对铁代谢产生一系列影响,包括抑制红细胞分解后的铁循环利用,铁动员至骨髓进行造血作用以及胃肠道的铁吸收,导致用于合成红细胞的储备铁减少。因此,在这些情况下,口服补铁效果欠佳,静脉补铁则可以解决上述问题[3]。

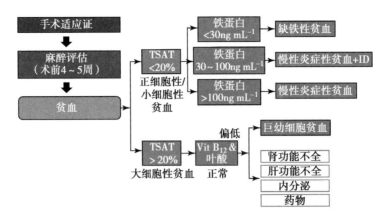

图 7.1　适当的血液检查筛查贫血（经 Muñoz 等[2]许可）

贫血——并发症和死亡的危险因素

贫血是大型手术总体并发症和手术死亡的危险因素之一[4,5]。术前贫血的发生率极高，欧洲外科手术结局研究（European surgical outcomes study，EuSOS）报道的欧洲所有外科专科的大宗数据显示：男性贫血发生率为 31.1%，女性为 26.5%[4]。Hb 低于 10.5g/dL 会导致手术死亡率和并发症上升，住院时间延长，以及重症监护需求增加（图 7.2）[4]。

术前和围手术期给予血液制品以纠正贫血也是引起并发症并影响癌症患者长期生存的原因。因此，输血不是治疗贫血的最佳方法，在手术中应采取限制性输血策略。

在最近一项共识性文件中，作者回顾 35 项队列研究[6]，meta 分析结果显示，在心脏和非心脏手术中，术前贫血与以下不良事件相关：

1. 院内死亡率[合并 OR:2.09,95% CI(1.48,2.95)]；
2. 30 天死亡率[合并 OR:2.20,95% CI(1.68,2.88)]；
3. 急性心肌梗死（AMI）[合并 OR:1.39,95% CI(0.99,1.96)]；
4. 急性缺血性脑卒中或中枢神经系统并发症[合并 OR:1.19,95% CI(1.02,1.39)]；
5. 急性肾损伤、肾衰竭 / 功能障碍或泌尿系统并发症[合并 OR:1.78,95% CI(1.35,2.34)]。

一项纳入 23 388 例接受结直肠手术患者的回顾性分析表明，有 7.9% 的患者在入院期间接受了输血，这部分患者手术部位感染（SSI）（OR 2.93）和感染性休克（OR 9.23）风险增加。另一项择期髋关节和膝关节置换手术的回顾性研究显示，输注血制品术后 4 年死亡率增加了 10%[5]。输血与术后短期、远期预后不佳有关这一结论，在肝脏转移性肿瘤切除术的研究

中也有报道[7,8]。

因此，在手术前优化血红蛋白水平至关重要。调整血红蛋白的时间窗将依据手术病因、紧急程度以及发生失血的速度不同而有所不同。

围手术期最佳目标血红蛋白值

美国麻醉医师学会（ASA）和欧洲麻醉学会（ESA）建议在围手术期维持最低 Hb 于 7.0~10.0g/dL。ASA 建议根据手术类型和患者的合并症情况将 Hb 的最低目标维持在 6.0~10.0g/dL[9]。

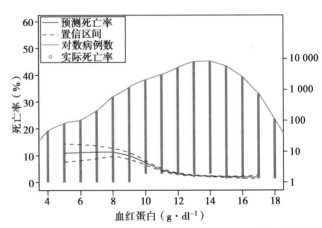

图 7.2　图示为术前血红蛋白水平与死亡风险的相关性（经 Baron 等[4]许可）

但是这样的血红蛋白水平不等同于理想水平。并非所有的手术出血量均可预测，术前血红蛋白应调整到在术中平均出血量的情况下，不会降至最低血细胞比容的水平。当低于最低血细胞比容时，将出现器官供氧不足，进而导致并发症的出现。Loor 等为心脏手术建立了一个综合风险预测模型（图 7.3）[10]。该模型表明对于全身状况不同的患者，最低血红蛋白水平也不相同，当血红蛋白低于此水平时，手术死亡

率增加。

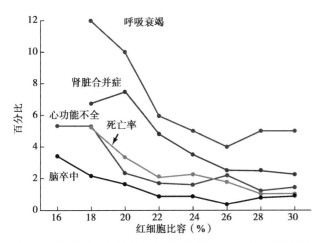

图 7.3　该图显示心脏手术中不同合并症的患者出现死亡和器官功能障碍的风险（经 Loor 等[10]许可）

因此，对于择期手术的患者，应将其目标血红蛋白设置为大于 12~13g/dL 的水平。对于急诊手术的患者，应在手术前尽可能优化血红蛋白（表 7.1）。

表 7.1　失血量可能 >500mL 或 >血容量 10% 的常见术式

髋关节和膝关节置换术
脊柱手术——融合 >1 水平
心脏手术
胸外科手术
肝大部切除术 / 肝切除术
结直肠癌肠切除术
食管及胃切除术
胰腺癌手术
胆囊切除术
移植手术——肝脏、肺、心脏

缺铁性贫血的术前干预

口服铁剂疗法

口服铁剂是纠正缺铁性贫血的一种简单且价廉的方法，但由于胃肠道副反应明显，耐受性较差。当胃食管反流患者服用质子泵抑制剂时，由于胃酸分泌减少，铁被酸转化为可吸收形式的过程被抑制，铁吸收会降低。通过口服比标准 200mg 低的剂量（例如每天 40~60mg）或交替使用 80~100mg 较高剂量，铁

吸收效果更佳[3]。但是，口服铁剂对贫血的纠正速度可能较慢，尤其是在患者持续失血的情况下。对于口服铁剂无改善的患者，可以考虑静脉补铁（表 7.2）。

表 7.2　贫血的处理要点

所有接受大手术的患者都应进行贫血筛查
贫血是术后死亡和并发症的可变危险因素，手术前应对贫血进行诊断并给予适当治疗
术前纠正贫血的程度应取决于手术的紧迫性，以及持续失血是否快于患者造血代偿速度
铁缺乏很常见，尤其是在女性中，尽管她们的 Hb 水平正常
一旦发现贫血，应立即检测铁水平，包括铁蛋白、Fe、TIBC 和 TSAT 叶酸以及维生素 B_{12} 水平等，以便有充足的时间在手术前进行纠正
无创 Hb 测量是一种实用的筛查手段，可更快开始检测铁水平，使术前有更多的时间进行纠正
输血本身存在相关风险，并不适合在手术时治疗慢性疾病
所有的医院都应建立一个患者血液管理系统
除非已明确贫血原因，否则手术前均应进行病因检查（如，上、下消化道内镜检查）
质子泵抑制剂是铁缺乏的常见原因
可以尝试口服补铁，但通常反应缓慢且耐受性差
慢性病贫血是一种功能性缺铁状态，静脉补铁可能有效果
四价铁配入糖溶液中有较低的过敏率，但即时的纳米粒子反应较常见。此时可以用类固醇和抗组胺药治疗，并暂停输注
即使没有明显贫血，也应考虑在以下人群中补充铁：预期失血的妇女、慢性心力衰竭的患者
在有新的证据支持前，应谨慎使用短效 ESA，但 ESA 可能使耐药性贫血患者获益

静脉补铁

早期的静脉补铁有很多严重的不良反应，目前临床中主要使用几种新型糖基铁剂，其严重不良反应发生率很低，在 7~38/100 万[11]。急性不良反应包括瘙痒、血管舒张和短暂性低血压，通常是由纳米颗粒通过激活补体介导的过敏反应，而不是经典的免疫球蛋白 E（IgE）介导的过敏反应[12]。可以通过暂停输液、静脉注射激素和抗组胺药以及减缓输液速度来缓解。输液的时间和次数取决于手术的紧急程度。在线计算器可以根据患者和当前 Hb 计算出铁缺乏量，但是这些计算方式没有考虑活动性失血的情况。通常静脉使用 1~1.5g 铁剂可使铁水平恢复正常，应分次完成，例如每 1~2 周使用 300mg 蔗糖铁，羧甲基纤维素

铁剂可以单次使用 1g。网织红细胞通常在静脉补铁后 3~5 天开始升高。一项研究提示单次使用 1g 静脉铁剂可在 8 天内使 Hb 升高 0.8g/dL[13]。

最近一项关于围手术期使用静脉铁剂的 meta 分析显示，静脉补铁可以提高血红蛋白水平，减少红细胞使用，并改善患者全身状况[14]。在慢性心力衰竭患者中，贫血的发生率很高，静脉补铁也可用于纠正贫血，改善慢性心衰的心脏功能[15]，是降低慢性心力衰竭患者围手术期并发症风险的重要干预措施。

红细胞生成刺激因子的使用

术前贫血通常不需要使用红细胞生成刺激因子（ESA）。但是某些顽固性贫血病例使用 ESA 可能会有所帮助。最近一项纳入 32 项研究的 meta 分析结果显示，如果剂量适当，术前使用短效 ESA 可以安全有效地提高 Hb 水平[16]，使围手术期红细胞输注明显减少。既往报道使用 ESA 的主要风险是静脉血栓形成（VTE）和可能的致癌风险。但是，在这项 meta 分析中，使用 ESA 未显示出增加 VTE 的风险。在 ESA 治疗期间，血红蛋白可增加到避免输血所需的最低水平。ESA 在不同手术人群中的使用时机和有效性仍需通过大规模研究来进一步确定。对于接受 ESA 治疗的患者，无论有无铁缺乏，补充铁剂均可提高血红蛋白水平并减少红细胞（RBC）输注需求。

Mueller 等编写的最新国际共识指南中，为了减少对 RBC 输血的需求，可以为患有化疗相关性贫血的患者提供以下针对 ESA 的建议[6]：

推荐 1.1——根据化疗相关性贫血的临床特点，如果是姑息治疗并且血红蛋白降至 <10g/dL，推荐使用 ESA。根据贫血的严重程度或临床情况，RBC 输注也是一种选择（类型：基于临床证据；证据质量：高；推荐强度：强）；

推荐 1.2——以治愈癌症为目的（非姑息性）的化疗相关性贫血，不推荐使用 ESA（类型：基于临床证据；证据质量：中等；推荐强度：强）。

围手术期血液管理

血液具有几种成分，主要包括红细胞、白细胞、血小板以及含有凝血因子和纤维蛋白原的血浆。本章节重点介绍如何减少围手术期红细胞输注。

所有患者均应制订限制性的输血计划。如前文所述，当前的指导原则是根据手术类型和患者的全身状况将 Hb 维持在 7.0~10.0g/dL。

减少术中和术后的失血量

通过改善手术和麻醉技术减少失血

失血是由于组织直接损伤或血液从静脉或动脉漏出所致。外科医生、手术类型和手术技术是影响失血的关键因素。高超的解剖技术以及使用现代高能器械（如超声刀）可以减少解剖过程中的出血。快速控制出血源也很重要，在某些出血高风险手术中，例如肝脏手术，可使用 Pringle 阻断法减少出血。使用药物降低静脉压力，控制动脉压和心脏每搏输出量也可用于减少术中出血。在这些手术中，必须进行适当的血流动力学监测。

红细胞回输

在预期会有大量失血的情况下，红细胞回输有一定应用价值。在术中收集失血，洗涤后再注入循环。这些仪器的安装成本较高，但是通过协调成本 - 效益比，在术中失血相对较少的情况下也可应用红细胞回输。由于这一过程有可能将癌细胞重新引入循环系统，因此在肿瘤手术中使用红细胞回输存在很大争议。肿瘤细胞确实存在于回输血液中，避免红细胞回输对于肿瘤学结局很重要。

抗纤溶药物

抗纤溶药物（如氨甲环酸和氨基己酸）在外科专业领域中的使用日益广泛。抗纤溶药物的作用方式是抑制纤溶酶原和纤溶酶的形成，进而增加血凝块的稳定性。抗纤溶药物可以全身或局部使用，通常在手术开始前给药并可以术后多次给药。1g 氨甲环酸效果最佳，必要时每 6h 重新给药一次，高剂量会增加癫痫发作的风险。meta 分析结果表明，抗纤溶药物的使用可以在较多外科亚专科中有效减少术中出血[17]。尽管外科医生有所顾虑，但是使用抗纤溶药物后静脉血栓栓塞的风险并未明显高于对照组。创伤领域的 CRASH2 研究表明，在创伤过程的早期使用氨甲环酸有重要意义[18]。

减少血液检查的频率和数量

减少手术后的血液检查数量，并使用较小的收集管，可以显著减少从患者身上抽取的血液量。

结论

贫血在接受大型手术的患者中很常见,可增加总体并发症发生率,应该对所有患者进行贫血筛查并查明原因。目前,静脉铁剂可以安全使用并且可以在门诊使用。大部分患者,尤其是铁缺乏症患者,都可以在手术前矫正贫血。红细胞生成刺激因子应谨慎使用。根据手术紧急程度的不同,其矫正贫血的能力可能有限。输血具有长期影响,术前应尽可能避免使用。

所有医院都应提供血液管理策略,以尽量减少输血。

术中和术后的血液管理策略可减少失血量。手术技术以及手术方法(开放或腹腔镜/机器人)是关键。氨甲环酸和术中红细胞回输是已证实的可减少输血的方法。在术后,减少血液检查的频率和数量也可以减少失血量。

(卫积书　苗　毅　译)

参考文献

1. Butcher A, Richards T, Stanworth SJ, Klein AA. Diagnostic criteria for pre-operative anaemia-time to end sex discrimination. Anaesthesia. 2017;72(7):811–4.
2. Muñoz M, Gómez-Ramírez S, Kozek-Langeneker S, Shander A, Richards T, Pavía J, et al. 'Fit to fly': overcoming barriers to preoperative haemoglobin optimization in surgical patients. Br J Anaesth. 2015;115(1):15–24.
3. Muñoz M, Acheson AG, Auerbach M, Besser M, Habler O, Kehlet H, et al. International consensus statement on the peri-operative management of anaemia and iron deficiency. Anaesthesia. 2017;72(2):233–47.
4. Baron DM, Hochrieser H, Posch M, Metnitz B, Rhodes A, Moreno RP, European Surgical Outcomes Study (EuSOS) group for Trials Groups of European Society of Intensive Care Medicine, European Society of Anaesthesiology, et al. Preoperative anaemia is associated with poor clinical outcome in non-cardiac surgery patients. Br J Anaesth. 2014;113(3):416–23.
5. Smilowitz NR, Oberweis BS, Nukala S, Rosenberg A, Zhao S, Xu J, et al. Association between anemia, bleeding, and transfusion with long-term mortality following noncardiac surgery. Am J Med. 2016;129(3):315–23.e2.
6. Mueller MM, Van Remoortel H, Meybohm P, Aranko K, Aubron C, Burger R, ICC PBM Frankfurt 2018 Group, et al. Patient blood management: recommendations from the 2018 Frankfurt Consensus Conference. JAMA. 2019;321(10):983–97.
7. Schiergens TS, Rentsch M, Kasparek MS, Frenes K, Jauch K-W, Thasler WE. Impact of perioperative allogeneic red blood cell transfusion on recurrence and overall survival after resection of colorectal liver metastases. Dis Colon Rectum. 2015;58(1):74–82.
8. Bennett SA, Baker LK, Martel G, Shorr R, Pawlik TM, Fergusson DA. Impact of perioperative red blood cell transfusions in patients undergoing liver resection: a systematic review. J Am Coll Surg. 2016;223(4):e147.
9. American Society of Anesthesiologists Task Force on Perioperative Blood Management. Practice guidelines for perioperative blood management: an updated report by the American Society of Anesthesiologists Task Force on Perioperative Blood Management*. Anesthesiology. 2015;122(2):241–75.
10. Loor G, Koch CG, Sabik JF, Li L, Blackstone EH. Implications and management of anemia in cardiac surgery: current state of knowledge. J Thorac Cardiovasc Surg. 2012;144(3):538–46.
11. Chertow GM, Mason PD, Vaage-Nilsen O, Ahlmén J. Update on adverse drug events associated with parenteral iron. Nephrol Dial Transplant. 2006;21(2):378–82.
12. Rampton D, Folkersen J, Fishbane S, Hedenus M, Howaldt S, Locatelli F, et al. Hypersensitivity reactions to intravenous iron: guidance for risk minimization and management. Haematologica. 2014;99(11):1671–6.
13. Froessler B, Palm P, Weber I, Hodyl NA, Singh R, Murphy EM. The important role for intravenous iron in perioperative patient blood management in major abdominal surgery: a randomized controlled trial. Ann Surg. 2016;264(1):41–6.
14. Peters F, Ellermann I, Steinbicker AU. Intravenous iron for treatment of anemia in the 3 perisurgical phases: a review and analysis of the current literature. Anesth Analg. 2018;126(4):1268–82.
15. Mordi IR, Tee A, Lang CC. Iron therapy in heart failure: ready for primetime? Card Fail Rev. 2018;4(1):28–32.
16. Cho BC, Serini J, Zorrilla-Vaca A, Scott MJ, Gehrie EA, Frank SM, et al. Impact of preoperative erythropoietin on allogeneic blood transfusions in surgical patients: results from a systematic review and meta-analysis. Anesth Analg. 2019;128(5):981–92.
17. Ker K, Edwards P, Perel P, Shakur H, Roberts I. Effect of tranexamic acid on surgical bleeding: systematic review and cumulative meta-analysis. BMJ. 2012;344:e3054.
18. CRASH-2 trial collaborators, Shakur H, Roberts I, Bautista R, Caballero J, Coats T, Dewan Y, et al. Effects of tranexamic acid on death, vascular occlusive events, and blood transfusion in trauma patients with significant haemorrhage (CRASH-2): a randomised, placebo-controlled trial. Lancet. 2010;376(9734):23–32.

第 8 章
围手术期戒烟和戒酒

Gabriele Baldini

戒烟

在发达国家,成年人吸烟的比例正在下降(约五分之一成年人吸烟)[1]。根据美国疾病控制与预防中心(CDC)的数据,美国成年人吸烟的比例从 2000 年的 23.3%(4 650 万)下降到 2016 年的 15.5%(3 780 万)[2]。

通常,术前干预旨在控制患者的合并症,如果不尽力地改变某些生活方式,则会增加术后并发症发生率。尽管已经充分证明术前戒烟是高度可行、容易实施且成本效益优异的干预措施,但在围手术期管理中很少将帮助手术患者戒烟作为常规干预措施。

有趣的是,进行围手术期管理的医生会系统地询问患者是否存在诸如吸烟等生活方式,但该信息主要用于围手术期风险分层,而这些信息往往并不触发医生对这些生活方式的干预。

当前证据表明,术前吸烟与术后并发症发生率和死亡率增加相关[3]。考虑到吸烟是可以消除的术前潜在危险因素,旨在帮助患者在手术前戒烟的干预措施应更广泛地实施。进行围手术期管理的医护人员应充分利用围手术期的时间鼓励和支持患者进行短期和长期戒烟。

为什么戒烟,何时戒烟,谁应该负责戒烟以及如何实施?

吸烟:围手术期病理生理变化
气道和呼吸系统

吸烟已被证明会诱发炎症并损害呼吸系统的免疫功能。这些效应在接受全身麻醉的患者中尤为重要,吸烟对某些保护呼吸系统的生理机制(如支气管黏液运输、巨噬细胞功能和细胞的抗微生物活性)产生负面影响[4]。

吸烟改变气道上皮功能和黏液的产生(体积和某些组分的增加)并降低黏膜纤毛清除率[4,5]。在临床上,这些病理生理变化可以确定增加气道应激性并与术中咳嗽、喉痉挛和屏气有关[4]。与不吸烟者相比,吸烟引起肌肉纤维增生和纤维化,从而显著降低第 1 秒用力呼气容积(FEV1)[4]。

心血管系统

众所周知,吸烟是动脉粥样硬化、冠状动脉疾病、心力衰竭和周围血管疾病的危险因素。这主要由尼古丁所致,但烟草的许多其他成分也起到一定的作用。尼古丁通过刺激交感神经系统直接或间接地通过增加心率、血压和收缩力来增加心肌做功。吸烟会导致冠心病患者的冠状动脉血管收缩,并诱发高凝和慢性炎症状态[4]。

吸烟释放的一氧化碳减少了与血红蛋白结合的氧量,并减少了向组织的氧释放。这些作用易诱发心绞痛和室性心律失常。此外,香烟中释放的一氧化碳和氰化物还通过抑制细胞色素 C 氧化酶等线粒体酶损害线粒体呼吸功能。

考虑到尼古丁和羧基血红蛋白的半衰期非常短(分别为 1h 和 4h),因此可以预期即使短暂戒烟也能观察到对心血管系统的益处。有证据表明已麻醉手术患者的一氧化碳水平与心电图上的缺血性特征改变相关。而戒烟后,吸烟相关疾病的改善可能较慢,例如动脉粥样硬化、冠状动脉疾病和周围血管疾病[4]。

伤口和骨愈合

许多研究显示,吸烟者发生切口裂开和感染等术后伤口愈合相关并发症的风险更高。由尼古丁引起的血管收缩和羧基血红蛋白和许多其他危险因素共同作用,降低了组织氧合,从而导致了这些并发症。然而,使用高浓度烟碱(远高于活跃吸烟者所测水平)

的实验研究表明,吸烟也会损害组织,影响对损伤的免疫反应,从而影响伤口的愈合。矛盾的是,在伤口局部应用尼古丁显示,其具有促进血管生成和促进伤口愈合的能力[6]。这些发现表明,香烟烟雾所产生的尼古丁以外的其他物质也可能影响伤口愈合。尼古丁对伤口愈合的影响可能取决于许多其他因素,例如剂量、接触途径、急性或慢性接触以及组织损伤反应的神经炎性机制的调节等[4]。此外,经常出现在吸烟等微血管疾病患者中的一氧化氮释放受损可能进一步延迟伤口愈合[4]。

类似地,吸烟已显示出会损害骨愈合,增加骨不愈合的风险,尤其是在进行大型脊柱手术后。如果术后继续吸烟,这些风险会更高。目前已提出了几种机制解释这种现象[4]。实验研究表明,较高剂量的尼古丁可通过抑制几种细胞途径对骨愈合产生负面影响。特别是通过激活胆碱能抗炎途径来抑制肿瘤坏死因子 -α (TNF-α)的分泌,而且这一途径似乎起主要作用[7]。

神经系统功能

尼古丁与中枢神经系统和周围神经系统中广泛分布的离子通道烟碱受体(nAChR)结合。烟碱受体也位于植物神经节、肾上腺和神经肌肉接头处。根据 nAChR 的亚基,已经鉴定出几种亚型。尼古丁主要起受体激动剂的作用,但是当它结合某些 nAChR 亚基时,会抑制乙酰胆碱的作用。由于 nAChR 的普遍存在,这些受体的激活产生不同的作用,具体取决于解剖位置和激活的亚型。在中枢神经系统(CNS)中,nAChR 的激活调节了多种影响若干 CNS 功能的神经递质的释放。由于上述调控的复杂性,尼古丁对 CNS 功能的作用还没有被完全阐明。尼古丁可以通过激活多巴胺能系统产生精神效应,例如奖赏和愉悦,但也会引起不愉快的效应,例如焦虑和躁动,尤其是对于未使用尼古丁的患者更是如此。

实验和临床研究还表明,尼古丁会影响伤害感受,但作用复杂且结果并不一致。动物研究表明,全身性使用尼古丁时,其刺激位于中枢神经系统中的 nAChR 会产生轻微的镇痛作用,而刺激周围神经的 nAChR 会增加疼痛感。临床上,大多数研究表明吸烟会增加疼痛阈值和耐受性,但是在接受冠状动脉搭桥术、口腔手术和骨盆手术的吸烟者中进行的研究显示,他们术后阿片类药物的需求量增加了[4]。尽管吸烟者的基线和术后疼痛阈值可能比不吸烟者低,但术后疼痛评分的增加没有差异[8]。尼古丁影响围手术期痛觉的证据也来自禁酒和尼古丁替代疗法对非手术和手术患者疼痛阈值影响的报道。尼古丁替代疗

法(NRT)对疼痛阈值的影响因性别而异。实际上,尽管 NRT 已显示在吸烟和不吸烟个体中均能增加疼痛阈值,但这种作用仅在男性中被观察到[9]。此外,研究显示在接受妇科手术的非吸烟患者中,鼻内注射尼古丁可以在术后 24 小时内降低疼痛强度和阿片类药物的消耗[10]。但是,随后进行的针对接受妇科手术并接受 3 天 NRT 贴片(手术前 1h 和手术后 2d)患者的随机对照试验(RCT)不能证实这些结果[11]。流行病学研究报告显示,吸烟是慢性疼痛的危险因素[12]。

研究还表明,麻醉剂可抑制位于中枢神经系统中的 nAChR,但仍不确定吸烟状态是否会影响麻醉剂需求[4]。

由于 nAChR 脱敏效应和中枢神经系统的塑性变化,长期暴露于尼古丁会引起对其的耐受。这些变化也导致了身体和精神上的尼古丁戒断症状。由于这些持久的中枢神经系统作用,这些症状可在禁烟后数小时内显现,并持续数周[4,13](图 8.1)。

吸烟和戒烟:围手术期干预对临床结果是否有影响

总并发症和死亡率

吸烟与更高的术后死亡率和发病率相关[3,14]。吸烟对术后结果的影响似乎与特定的手术类型相关,吸烟者在接受心血管和肿瘤外科手术后,其并发症发生率、再次手术率和再入院率更高[15]。与非吸烟者相比,活跃吸烟者和曾经吸烟者的这一风险都更高(活跃吸烟者的风险高于曾经吸烟者)[14,16-18]。这种风险也与吸烟者的年吸烟量成比例增加[3,17]。总体而言,术前戒烟干预措施可将术后并发症减少 60%[19]。一项包括 21 项 RCT 和 15 项观察性研究的荟萃分析表明,发生并发症的风险随戒烟时间增加逐周下降,并且戒烟 4 周后这种效应更为显著[20]。

心血管并发症

术前吸烟是否是严重心血管并发症的独立危险因素仍然存在争议。这可能可以解释为什么许多用于预测围手术期心血管疾病风险的心血管评分系统[美国外科医师学会国家外科手术质量改善计划(ACS NSQIP)计算器除外]中并不包括吸烟状况。但是,ACS NSQIP 的数据中 82 304 名活跃吸烟者进行了大型非心脏手术,其他 82 304 例非吸烟者与其进行匹配,吸烟者心脏骤停[OR 1.57,95% CI (1.10,2.25)]、心肌梗死[OR 1.73,95% CI(1.18,2.53)]和脑卒中的风险更高[OR 1.80,95% CI(1.11,2.92)][3]。已注册的另一

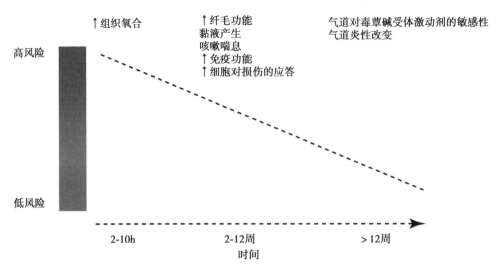

图 8.1 吸烟的临床风险,恢复吸烟所致的生理功能改变,改善吸烟有关的症状所需的时间
(↑ = 改善,改编自参考文献[13])

类似队列研究也证实吸烟者比在手术日期前至少戒烟一年的曾经吸烟者更容易发生心血管及动脉相关并发症[14]。尚缺乏证明术前戒烟可降低心血管并发症发生率的 RCT。一项对接受整形外科手术的患者进行的 RCT 表明,术前戒烟患者的心血管并发症发生率有所降低,但这种差异并不显著[21]。

呼吸系统并发症

数项研究报告表明,吸烟是术后肺部并发症(PPC)的危险因素。特别是其增加了呼吸衰竭、计划外的 ICU 病房使用、肺炎的发生率、喉痉挛和支气管痉挛的发生率、麻醉后监护病房(PACU)氧减饱和风险。另外,术后呼吸治疗的需求也相应增加[17]。吸烟被认为是降低 PPC 的最可预防的术前危险因素。一些旨在评估 PPC 的独立预测因素的前瞻性研究并未将术前吸烟确定为 PPC 的独立危险因素,这表明低风险吸烟患者可能没有增加 PPC 的风险[22]。

必须考虑到很难确定呼吸系统并发症的增加是由于吸烟本身所致还是由于吸烟引起的严重呼吸系统疾病所致。然而,曾暴露于环境中烟草烟雾的没有呼吸道疾病的儿童在接受全身麻醉手术时也有较高的 PPC 的风险[23,24],这表明烟雾本身会增加 PPC 的风险。

慢性烟雾暴露对呼吸系统作用的可逆性主要取决于患者是否罹患慢性阻塞性肺疾病。数项观察性研究表明,术前戒烟超过 4~12 周与 PPC 降低有关[25]。过去,几项信效度不足的研究显示,在进行心脏手术的患者中,如果在手术前少于 8 周戒烟,则发生 PPC 的风险要比直至术前 24 小时仍继续吸烟的患者更高。但是,这些结果从未在后续的研究中得到

再现。目前的证据表明,术前戒烟是有益的,并且在戒烟较长时效果更明显[4,20,26,27]。英国国家健康和保健医学研究所(NICE)戒烟指南无条件推荐术前戒烟[27]。最近一项对根治性切除的肺癌患者进行的观察性研究表明,在术前仍吸烟的患者具有较高的 PPC(22% 比 2%;P=0.004)、重症监护病房入住率(14% 比 0%;P=0.001)和更长的中位住院时间(6d 比 5d; P=0.001)。与戒烟少于 6 周的患者相比,术前戒烟 6 周或更长时间的患者的 PPC 没有显著差异。此外,非吸烟患者术后长期生存结果似乎更优[28]。目前尚无有关戒烟具体干预措施的报道。尽管尚未专门对旨在降低高危患者的 PPC 的术前戒烟的干预措施进行研究,但对大部肺切除患者实施的术后康复计划已显示出促进戒烟的倾向,且结果显示,戒烟能够降低 PPC [在调整了慢性阻塞性肺疾病(COPD)和吸烟效应后]。尽管上述结果在统计学上无显著差异,但采取戒烟干预措施已显示出其具有降低发生 PPC 的风险的趋势[29]。

伤口和骨愈合

Sørensen 等通过分析 140 项共纳入 479 150 名外科手术患者的队列研究,证明吸烟增加了伤口愈合相关并发症的风险。与非吸烟患者相比,吸烟患者组织和伤口坏死的风险[调整后的 $OR(OR_{ad})$ 3.60,95% CI(2.62,4.93)]、伤口愈合延迟和裂开风险[OR_{ad} 2.07,95% CI(1.53,2.81)]、手术部位感染风险[OR_{ad} 1.79,95% CI(1.57,2.04)]、伤口并发症风险[OR_{ad} 2.27,95% CI(1.82,2.84)]、疝气风险[OR_{ad} 2.07,95% CI(1.23,3.47)]和愈合不良(瘘管和骨骼愈合)风险[OR_{ad} 2.44,95% CI(1.66,3.58)]均更

高[18]。此外,曾经吸烟者的伤口愈合相关并发症风险高于非吸烟者[OR_{ad} 1.31,95% CI (1.10,1.56)],但曾经吸烟者比从未戒烟患者更低[OR_{ad} 0.28,95% CI (0.12~0.72)][18]。这些结果与先前发表的荟萃分析的结果一致[20]。扭转尼古丁和羧基血红蛋白对伤口愈合的负面影响可能需要几个小时,而扭转尼古丁对组织的影响和对损伤的免疫反应的影响则可能需要更长的时间(数月)。Sørensen 等人的荟萃分析还评估了戒烟干预措施对术后伤口愈合相关并发症的影响。该荟萃分析纳入了 4 个 RCT,共 416 名患者接受腹部和整形外科手术并采用从低强度、中强度到高强度的不同戒烟干预措施。荟萃分析表明,戒烟患者的手术部位感染显著减少[OR 0.40,95% CI (0.20,0.83)],伤口愈合相关并发症没有显著减少[OR 0.48,95% CI (0.19,1.25)][18]。有趣的是,在这四项试验中,只有一项采用了长期高强度的戒烟干预措施(手术前 6~8 周开始个体咨询,进行 NRT 并每周随访,一直持续至术后 10d),结果显示上述措施减少了髋关节和膝关节置换术后的伤口愈合相关并发症发生率和手术部位感染率[21]。该研究还指出,干预组的术前戒烟率(完全戒断)高于对照组(分别为 60% 和 6%)[21]。其他荟萃分析也报道了类似的结果[30]。

围手术期戒烟干预措施:短期和长期戒烟率

围手术期尼古丁戒断应被认为是“可教导的时刻”(即促使个人采取健康的行为以降低风险事件[31]),可以帮助患者实现短期和长期戒烟。尽管具有挑战性,但仍有相当一部分外科手术患者实现了围手术期吸烟[19]。Lee 等人在纳入 168 例接受非心脏手术的患者的 RCT 中证明,在进行严格的戒烟程序后(至少在手术前 3 周开始,包括术前护士的简短咨询、戒烟手册、推荐电话戒烟热线以及免费的 6 周经皮尼古丁替代疗法),与未接受干预的患者相比,接受干预的患者术前戒烟比例更高[14.3% 比 3%,相对风险(RR)4.0,95% CI (1.2,13.7)][32],30 天戒烟率也更高[28.6% 比 11%, RR 2.6,95% CI (1.2,5.5)][32]。对该试验的长期随访[32]还表明,大约 25% 的手术患者可以实现 1 年的长期戒烟[RR 3.0,95% CI (1.2,7.8), P =0.018][33]。烟碱依赖性基线低和干预措施的随机性(戒烟)都是长期戒烟成功的独立预测因子。根据尼古丁依赖性对数据进行调整后,结果没有改变[33]。组合策略比单一干预更为成功。此外,围手术期戒烟的成功取决于干预的强度和持续时间。随后将进行详细讨论。

何时何人负责?

临床数据表明,围手术期尼古丁戒断有助于降低术后并发症发生率。无论何时进行手术干预,都应在手术前尽早建议戒烟[27]。尽管目前尚不清楚逆转吸烟的不良影响并改善术后结果的最佳戒烟持续时间,但长期强力的术前戒烟干预措施(3~4 周或更长时间) 与更好的围手术期结果相关,尤其体现在肺部并发症、伤口愈合相关并发症和感染性并发症的发生率方面[17,19,20]。

这些数据突显了在术前过程中尽早提倡戒烟的重要性,尤其是在安排手术或转诊手术时。涉及患者围手术期管理的医护人员(外科医生、麻醉师、内科医生、全科医生和护士)都应在每次手术前建议患者戒烟。专业戒烟护士也是促进患者术前戒烟的有效途径,尤其在术前门诊时就介入更为有效。尽管术前门诊就诊是启动戒烟干预措施的理想时机,但通常仅在手术前几天 / 几周才可以看到患者,从而限制了宝贵的戒烟资源的使用。另外,了解患者病史和一般人群戒烟效果的全科医生在进行手术准备时可能在促进患者戒烟方面发挥重要作用。全科医生有机会更好地利用术前期,在诊断时(即手术前)开始戒烟干预措施,对患者强调术前尼古丁戒断的重要性[34]。

然而,也存在一些因素阻碍患者术前戒烟。比如认为术前戒烟无效的认知、缺乏实施干预措施的临床时间、技能和专业培训的缺乏、患者对吸烟敏感、患者对戒烟缺乏动力等。有时术前特别是围手术期无法使用有效的策略来消除上述障碍[34]。如果术前戒烟不可行,则术后尼古丁戒断也被证明对戒烟和改善术后结局有益[4]。

如何实施?

通常,即使在非手术患者和健康人群中,戒烟都很困难,很少有人成功[35]。从手术患者的角度来看,术前时期并不是戒烟的最简单最理想的时机。一个简单的术前建议可能对一些依从性好的患者有效,但在大多数情况下不会成功。被诊断出患有某种疾病的感受以及等待即将到来的手术的感受会产生焦虑感,并且自相矛盾地增加了吸烟的数量,尤其是在手术前几天或几小时。这突出了利用专业资源和人员成功地帮助患者在手术前戒烟的重要性[36]。“5A”法干预的框架可以提供一种系统的方法来识别、协助和跟踪等待手术的吸烟者[37](表 8.1)。

监测患者对戒烟的尝试很重要。监测可以通过使用相对便宜的手持式呼出空气 CO 监测器轻松完成。一氧化碳浓度超过 10% 时应立即引起注意。

围手术期戒烟的干预措施可以分为咨询或药物治疗。

表 8.1　"5A" 法吸烟干预的主要步骤

1. 询问（Ask）	询问并记录每次患者就诊时的吸烟状况
2. 建议（Advise）	建议以明确、强力和个体化的方式,敦促每位吸烟者戒烟
3. 评估（Assess）	评估吸烟者此时是否愿意戒烟
4. 帮助（Assist）	使用咨询和药物疗法帮助愿意尝试戒烟的患者戒烟
5. 安排（Arrange）	现场或电话安排后续的随访时间表,最好安排在戒烟开始后的第一周内

转载自 "5A" 法吸烟干预的主要步骤。上述内容更新于 2012 年 12 月,马里兰州罗克维尔医学研究与质量管理局发布。网址:https://www.ahrq.gov/prevention/guidelines/tobacco/5steps.html

咨询

在围手术期,可以使用多种方法来与患者讨论戒烟的重要性,并促进戒烟这一目标的实现。咨询人员应首先建议患者戒烟以准备手术,然后帮助患者制订个性化的戒烟计划,提供实用的解决问题的技能,帮助患者获得社会支持(例如,从配偶那里获得帮助)并提供补充教育资料(例如胸针)。这些干预措施可以由不同的人来实施,并且效果相近。咨询的有效性不受性别、种族、年龄和不同社会背景的影响[38]。建议患者在手术前戒烟是第一步。在非手术患者中,简单的咨询对戒烟的影响很小,仅能使患者戒烟率增加 1%~3%[39]。识字率低的患者可能很难理解戒烟的重要性。与患者就戒烟的重要性进行简单而简短的讨论对患者戒烟也很有帮助,即使讨论不足 3 分钟,也可增加戒烟率[38]。与外科医生一起工作或在术前诊所工作的临床护士应强化这一干预措施。干预的持续时间和强度与疗效之间存在剂量反应关系。行为支持可使戒烟率提高 10%~25%[40]。通过组合不同的咨询格式也可提高戒烟效率[38]。这些包括面对面的个人、团体或电话咨询。目前还可以应用基于 Web 的免费戒烟短信以及手机应用程序帮助戒烟。电话咨询可以是主动的(咨询员发起一个或多个呼叫以支持试图戒烟或避免复吸的患者),也可

以是反应性的(患者拨打特定服务、电话戒烟热线或帮助热线)[38]。

电话戒烟热线在全国广大地区均可使用。患者在社区即可使用,而无需大量增加资源。电话戒烟热线的疗效已得到充分证明,初步数据显示,即使对戒烟更具挑战性的严重精神疾病患者,也能从电话戒烟热线中获益[41]。回叫咨询可增强电话戒烟热线的有效性。与接受被动咨询的患者相比,接受主动咨询的患者的戒烟率更高(大多数研究表明至少患者使用两次咨询电话才能获益)[42]。

这些以社区为基础的干预措施在外科手术患者中可能特别有价值,因为它们最终可能减轻全科医生和围手术期医生负担,而这些医生通常时间和资源都很有限。尽早转诊对于最大化戒烟效果至关重要。

药物治疗

根据干预的时机、患者的合并症、吸烟史(每年吸烟量)以及患者的心理特征和偏好,可以使用几种药物进行戒烟。一线药物治疗包括 NRT、伐尼克兰和安非他酮(图 8.2)。

尼古丁替代疗法（NRT）

每支香烟含有 10~15mg 尼古丁,吸烟者每吸一支烟平均吸收 1mg 尼古丁[43]。吸烟过程中血浆尼古丁的最高浓度为 10~50ng/mL,其中约 5% 的尼古丁与蛋白质结合。尼古丁的半衰期平均为 2h。尼古丁代谢存在遗传变异,黑人吸烟者的尼古丁代谢物的浓度要高于白人吸烟者[43]。接受任何形式的 NRT 的患者血浆尼古丁浓度都低于活跃吸烟者,即使患者并未完全戒烟[4]。

在非手术人群中进行的各种研究已充分证实了 NRT 的有效性。NRT 可以以尼古丁贴剂(长效作用)和/或通过尼古丁胶、吸入剂、口腔喷雾剂、锭剂、舌下微片剂和鼻腔喷雾剂(速效和短效作用)等方式提供给戒烟者[43,44]。在普通人群中,所有形式的 NRT 均可有效地将戒烟率提高 50%~70%,并且与治疗的背景、治疗时间以及为个人提供的额外支持无关[45]。在外科手术患者中,大多数研究表明,NRT 能够提高戒烟率[19]。而且,包括 NRT 在内的戒烟干预对术后并发症的影响似乎取决于干预的强度和持续时间[18-20,30]。NRT 的初始剂量取决于戒烟者每天吸烟的数量(图 8.3),并且 NRT 产品可在患者仍在吸烟时使用。在 NRT 过程中应用的尼古丁剂量应逐渐减少,建议 NRT 持续至戒烟后 2~3 个月。

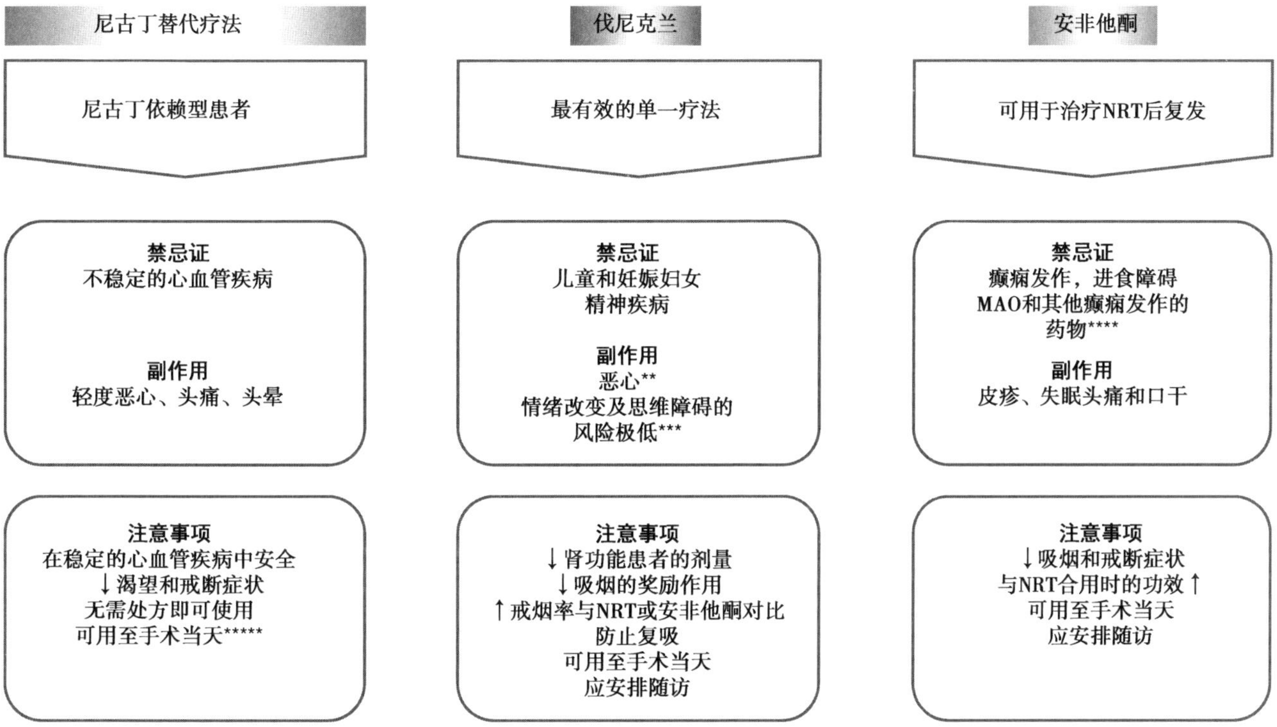

尼古丁替代疗法	伐尼克兰	安非他酮
尼古丁依赖型患者	最有效的单一疗法	可用于治疗NRT后复发
禁忌证 不稳定的心血管疾病 **副作用** 轻度恶心、头痛、头晕	**禁忌证** 儿童和妊娠妇女 精神疾病 **副作用** 恶心** 情绪改变及思维障碍的 风险极低***	**禁忌证** 癫痫发作，进食障碍 MAO和其他癫痫发作的 药物**** **副作用** 皮疹、失眠头痛和口干
注意事项 在稳定的心血管疾病中安全 ↓渴望和戒断症状 无需处方即可使用 可用至手术当天*****	**注意事项** ↓肾功能患者的剂量 ↓吸烟的奖励作用 ↑戒烟率与NRT或安非他酮对比 防止复吸 可用至手术当天 应安排随访	**注意事项** ↓吸烟和戒断症状 与NRT合用时的功效↑ 可用至手术当天 应安排随访

图 8.2 一线药物疗法包括尼古丁替代疗法、伐尼克兰和安非他酮。MAO，单胺氧化酶抑制剂；NRT，尼古丁替代疗法（** 效应随剂量上升而下降；*** 低于预期，停止吸烟的受益超过了使用伐尼克兰的风险；**** 口服降糖药，抗抑郁药；***** 需要血管移植的患者需停药。↓减少；↑增加。改编自参考文献[44]）

NRT 快速释放贴剂特别适用于尼古丁依赖性患者（早上起床 30min 内吸烟或每天吸 10 支烟以上[44]），控制其戒断和渴望症状[44]。而且，组合不同的 NRT 配方（短效和长效 NRT）比单一 NRT 干预更有效[45]。也有证据表明，在戒烟前 2 周开始使用 NRT 贴剂比在戒烟日开始进行 NRT 更为有效[44,45]。组合不同的 NRT 产品并不会显著增加尼古丁的血浆浓度，该浓度始终低于每天吸烟一包患者的尼古丁血浆浓度[44,45]。

NRT 的副作用轻微，且通常会随着时间的推移而改善。这些副作用包括胃肠道症状（恶心、呕吐、腹痛、腹泻）、头痛和头晕，并取决于 NRT 的使用途径[43]。NRT 贴剂可能会引起皮肤刺激和睡眠障碍，而口服制剂可能会导致口腔疼痛、胃灼热或呃逆[43,44]。如若发生副作用，可以降低 NRT 剂量或将其更改为另一种剂型或药物。NRT 依赖性很罕见[43]。

术前戒烟所带来的好处远远超过了继续吸烟对心血管风险以及手术前使用 NRT 本身存在的风险[3,21,46,47]。NRT 对稳定的心血管疾病患者的安全性已得到公认[43]。这可能是基于以下事实：由吸烟引起的不良事件也归因于香烟烟雾中存在的其他成分，并且香烟所致的血浆尼古丁峰值浓度高于在 NRT 期间的峰值[4]。即使在手术前没有完全戒烟的 NRT 干预患者中，其血浆尼古丁峰值浓度也会降低[4]。Moller 等报道，接受 NRT 的手术患者的心血管并发症无明显减少（0% 比 10%，P=0.07）。与接受安慰剂的患者相比，接受 NRT 贴剂的外科患者气管插管后的心率更高[48]。

在评估伤口愈合的研究中也观察到了 NRT 的有益作用[4,49]。一些研究表明，NRT 促进血管生成，因此 NRT 不会对伤口愈合产生负面影响[4]。同时，Moller 等人的研究结果表明，包括 NRT 在内的术前戒烟干预措施在减少伤口相关并发症方面特别有益[21]。许多骨科医生因为担心其会阻碍骨骼的愈合而避免使用 NRT。然而，尚缺乏临床试验证明围手术期 NRT 与吸烟相比对骨愈合的影响更为负面[43]。

应该在手术前 24h 停用 NRT 贴剂还是在整个围手术期持续使用目前存在争议。大多数证实术前戒烟干预措施（包括 NRT 贴剂）降低术后并发症风险的研究并未在手术前中断 NRT[18-21,30]。NICE 指南建议在手术前 24h，特别是对于接受微血管重建手术的患者，停用 NRT[27]。

伐尼克兰

伐尼克兰是尼古丁受体部分激动剂，已成功用于缓解渴望和戒断症状以及减少吸烟的奖励作用[43,44,50]。

网络荟萃分析结果表明,伐尼克兰较单独使用 NRT 更为有效(在干预后 6 个月或之后开始评估)[*OR* 1.57,95% *CI*(1.29,1.91)],也较安非他酮更为有效[*OR* 1.59,95% *CI*(1.29,1.96)],但与联合 NRT 干预措施相比并无优势[*OR* 1.06,95% *CI*(0.75,1.48)][51]。与 NRT 或安非他酮相比,伐尼克兰作为单一疗法实现戒烟(在干预后 9~12 周评估)的优势也被大型多中心 RCT 证实[52]。伐尼克兰比 NRT 和安非他酮更有效地实现短期戒烟(目标戒烟日期后 4 周)[53]。伐尼克兰治疗应从每天一次、口服 0.5mg 开始,持续 3 天,并随时间逐渐增加剂量(图 8.3)。肾功能减退的患者应降低使用剂量[44]。伐尼克兰最常见的副作用是恶心(轻度至中度),发生率约 30%。但是,它很少引起停药,仅 3% 的患者因恶心停药[44]。增加剂量以及和食物一起食用可减少恶心的发生[44]。失眠或梦境异常等睡眠障碍也很常见。上市后报告描述了使用伐尼克兰引起的抑郁、躁动、行为改变和自杀观念等。然而,纳入了 17 个 RCT 的荟萃分析结果并未证实患有或不患有精神疾病的患者存在上述现象[54]。此外,新近大型多中心 RCT 的结果进一步证实了伐尼克兰的安全性[52]。目前的证据并未表明其具有心血管毒性[43]。

两项 RCT 研究了伐尼克兰在围手术期对非心脏手术患者的作用。与安慰剂[55]或简短的非药物性戒烟干预措施[55,56]相比,伐尼克兰可有效实现长期戒烟。但是,其不影响手术预后[19]。

安非他酮

安非他酮是一种抗抑郁药,可用于尼古丁成瘾和情绪低落的患者。其能降低吸烟欲望和戒断症状。与 NRT 一起使用时,效果会更好。安非他酮的应用剂量为开始每天口服一次共 150mg,持续 3 天;然后每天两次,每次 150mg,持续 12 周。通常在患者开始戒烟前 1~2 周开始服用[4]。对癫痫发作、进食障碍或服用单胺氧化酶的患者禁用。服用降低癫痫发作阈值的药物(例如降糖药和抗抑郁药)的患者应谨慎使用[44]。

安非他酮导致神经精神系统和心血管系统毒性的风险不高于安慰剂[51]。一项对外科患者使用安非他酮单药治疗以实现术前戒烟的小型 RCT 研究表明,安非他酮能够减少术前吸烟量,降低终末 CO 水平,增加术前动脉血氧饱和度(使用脉搏血氧仪测量),并提高术后 3 周戒烟率,但术后 6 周戒烟率并未提高[57]。

其他药物与方法

还有多种其他药物和方法已用于戒烟,但尚未在手术患者中证明其功效。需要特别指出的是,与接受安慰剂的吸烟者相比,电子烟实现戒烟的功效微不足道,并且并不优于戒烟药物[58]。但是,它们不像常规香烟那样产生致癌物和毒素。目前缺乏围手术期电子烟戒烟能力的研究。由于缺乏安全性数据,因此不推荐将电子烟用于手术患者术前戒烟,并且应鼓励已经使用电子烟的患者在手术前用 NRT 产品替代尼古丁摄入[58,59]。

术前戒烟干预的持续时间和强度、戒烟率和并发症

术前戒烟的最佳策略尚不清楚,个体干预措施更可能有效。在一般人群中,咨询与药物治疗相结合可提高戒烟率[*RR* 1.82,95% *CI*(1.66,2.00)][42,44,60]。这些数据也在手术患者中得到证实。总体而言,与未接受任何干预的患者相比,延长术前干预时间(4 周或更长)和增加干预强度(药物治疗与术前咨询相结合)对于提高术前戒烟率[*RR* 10.76,95% *CI*(5.55,25.46)]和长期戒烟率[*RR* 2.96,95% *CI*(1.57,5.55)]都非常有效[19,59]。简短的术前吸烟干预措施(无随访)也会增加术前戒烟率[*RR* 1.30,95% *CI*(1.14,1.46)]和长期戒烟率[*RR* 2.29,95% *CI*(1.14,1.61)],但其增加的幅度远低于长时间高强度干预[19,59]。通过术前较强的戒烟干预措施,术后并发症可减少近 60%[*RR* 0.42,95% *CI*(0.27,0.65)][19,59]。

最后,在某些手术人群中,术前戒烟干预可能比对其他人群更有利,因为吸烟对术后结果的影响似乎与手术类型相关[15]。目前术前戒烟干预的受益主要在接受骨科和腹部手术的患者中得到了证明,而仍然缺乏评估术前戒烟干预措施对胸腔或心脏手术的患者(吸烟率高和肺部并发症风险高)的疗效的研究。

戒断综合征

尼古丁戒断综合征的神经生物学机制十分复杂,因为尼古丁调节多种神经递质的释放[61]。戒断综合征的症状在手术后很少见,戒断综合征往往出现在被迫戒烟期间而非出现在患者精神紧张的围手术期中[4]。因此,并非对每位接受手术的吸烟者都采用常规的 NRT[4]。但是,一旦患者出院,NRT 可以大大减少每天吸烟的数量[4]。

Centre universitaire de santé McGill   **McGill University Health Centre**

☐ HME MCH　☒ HGM MGH　☒ HRV RVH
☒ HNM MNH　☒ ITM MCI　☒ CL LC

‖‖‖‖‖‖‖‖‖ * F M U - 8 5 7 5 *

Ordonnance externe pour l'abandon du tabac
Smoking cessation external prescription

Date: __ _____　　**Service:** _____
　　(AAYY/MM/JD)

Téléphone/Telephone:
☐ Hôpital Royal Victoria　(514) 934-1934 poste _____
☐ Institut thoracique de Montréal　(514) 934-1934 poste _____
☐ Hôpital de Montréal pour enfants　(514) 412-4400 poste _____
☐ Hôpital de Lachine　(514) 637-2351 poste _____
☐ Hôpital Général de Montréal　(514) 934-1934　poste _____
☐ Institut Neurologique de Montréal　(514) 398-6644　poste _____
☐ Hôpital Queen Elizabeth　(514) ____-_____　poste _____
No. du télécopieur du service / Service's fax number (514) _____-_____

Poids/Weight_____ et/and Allergies: _____　　BSA: _____

☐ Smoking **less than 10 cigarettes per day** Nicotine Patch 14 mg daily x 6 weeks then Nicotine Patch 7 mg daily x 6 weeks	**OR**	☐ Nicotine (Thrive®) **Lozenge** 1 mg **OR**
☑ Smoking **10 to 20 cigarettes per day** Nicotine Patch 21 mg daily x 6 weeks, then Nicotine Patch 14 mg daily x 4 weeks then Nicotine Patch 7 mg daily x 2 weeks		☐ Nicotine (Nicorette®) **Gum** 2 mg **OR**
☐ Smoking **21 to 30 cigarettes per day** Nicotine Patch 28 mg daily x 4 weeks, then Nicotine Patch 21 mg daily x 4 weeks, then Nicotine Patch 14 mg daily x 2 weeks then Nicotine Patch 7 mg daily x 2 weeks	**AND**	☐ Nicotine (Thrive®) **Lozenge** 2 mg **OR**
☐ Smoking **more than 30 cigarettes per day** Nicotine Patch 35 mg daily x 4 weeks, then Nicotine Patch 28 mg daily x 2 weeks, then Nicotine Patch 21 mg daily x 2 weeks, then Nicotine Patch 14 mg daily x 2 weeks then Nicotine Patch 7 mg daily x 2 weeks		☐ Nicotine (Nicorette®) **Gum** 4 mg **Every 1 - 2 h PRN X 12 weeks (maximum 16 pieces daily)**

☐ Bupropion SR (Zyban®) 150 mg po QAM x 3 days, then Bupropion SR (Zyban®)150 mg po BID x12 weeks
OR
☐ Varenicline (Champix®) 0.5 mg po QAM x 3 days, then Varenicline (Champix®) 0.5 mg po BID x 4 days, then Varenicline (Champix®) 1 mg po BID x12 weeks

_____　　_____　　_____
Signature du médecin / Physician's signature　　**Nom en lettres moulées** /Name in print　　**N° permis**/ License No

Commentaires/Comments_____

À COMPLÉTER LORSQUE LA PRESCRIPTION DOIT ÊTRE TÉLÉCOPIÉE / TO BE COMPLETED IF PRESCRIPTION IS FAXED.

Le médecin doit compléter cette section pour se conformer aux règles émises par le Collège des médecins lors de prescription transmise par télécopieur. / To comply with the regulations of the Collège des médecins, this section must be completed by the physician if this prescription is to be faxed.

Nom du propriétaire de la pharmacie
Name of the pharmacy's owner_____

Le médecin ci-haut mentionné certifie que:
1) Cette ordonnance est originale
2) Le pharmacien identifié précité est le seul destinataire
3) L'original de cette ordonnance ne sera pas réutilisé

Date et heure de la télécopie
Fax date and time_____
No. télécopieur　　AAYY/MM/JD　00:00
Fax number (____)_____
The above mentioned physician certifies that:
1) This is the original prescription
2) The aforementioned pharmacist is the only recipient
3) The original prescription will not be re-used

TRANSMISSION CONFIDENTIELLE PAR TÉLÉCOPIEUR / CONFIDENTIAL FAX TRANSMISSION

Ce message contient de l'information privilégiée, confidentielle et ne pouvant être divulguée. Si vous n'êtes pas le destinataire envisagé de ce message ou une personne autorisée à le recevoir, veuillez communiquer avec le soussigné et ensuite détruire ce message ainsi que toutes les copies pouvant exister. / This message contains privileged and confidential information, which is not to be disclosed. If you are not the intended recipient of this message, please contact the undersigned and destroy this message as well as all existing copies.

Annexer la confirmation par télécopieur à la copie jaune / Attach fax confirmation to Yellow copy

DM- 5900 (REV 2018/03/05) Approbation P&T (2018/02/28) CUSM Repro MUHC

Original - Pharmacie / Original – Pharmacy　　**Copie jaune – Dossier médical** /Yellow copy - Medical Record

图 8.3　McGill 戒烟方案（由 McGill 戒烟计划主任 Dr. Sean Gilman 及其团队开发；本图已获得使用许可）

戒酒

众所周知,酗酒是某些慢性疾病的危险因素,饮酒会增加术后并发症风险。虽然戒酒可以部分逆转非手术患者机体的机能障碍,但是围手术期戒酒策略尚未得到研究,戒酒策略也因此很少作为常规手术护理内容。

根据性别和诊断的不同,外科手术患者中酒精滥用者(通过自我报告的酒精摄入量调查表确定是否为酒精滥用,鉴定标准为每天至少喝五杯酒)的比例约7%~49%[62]。十分之一的住院外科手术患者存在酒精依赖,其中25%的创伤患者存在酒精依赖,某些癌症患者中酒精依赖者的比例高达50%[63]。此外,在术前进行评估时,酒精依赖往往被低估,特别是在女性和年轻患者中更是如此[64]。术前筛查工具的使用,例如 CAGE("cut down","annoyance","guilt"and "eye-opener")和 AUDIT(酒精使用异常识别测试)问卷,以及某些特定的实验室检查,有助于更好地识别酒精依赖的手术患者[63]。最近的一项 Cochrane 荟萃分析包括了接受择期和急诊手术的外科手术患者,并对"大量饮酒患者"进行了定义,即酒精消耗量相当于每天3个以上酒精单位(AU)或21AU/周(其中1AU 含12g乙醇),同时伴有或不伴有酒精依赖症状。在大多数临床研究中,上述剂量的酒精摄入与术后并发症发生率增加相关[65]。如果使用更高的界定值(每天摄入多于60g乙醇,或者5杯酒,或者1.5L啤酒),则大量饮酒并发症发生率和死亡率至少增高两倍[63]。

酗酒和围手术期戒酒:病理生理学变化及其对临床结果的影响

中高质量的研究表明,饮酒过量会增加术后并发症发病率,尤其是感染、心肺并发症、出血和谵妄,同时增加戒断综合征的发生率并延长重症监护病房停留时间[63,66]。这可能与在接受手术的酗酒患者中酒精引起的器官功能障碍并诱发更强的应激反应相关。实际上,持续饮酒直至手术的患者对手术的应激反应幅度要比手术前4周戒酒的患者更大。这些患者先前存在的亚临床器官功能障碍可能会进一步加重[13,67,68]。有趣的是,对接受胃肠外科手术的酗酒手术患者低剂量连续输注吗啡(15μg/h)减少了患者术后血浆皮质醇水平,并保护了细胞免疫功能。这种干预还与降低肺炎发生率和缩短重症监护病房住院时间有关[69]。

酒精会影响细胞介导的免疫反应,特别是迟发型超敏反应(DTH)。研究表明,酗酒的外科手术患者DTH 已经受损[62,69],并且 DTH 增加手术部位感染的风险[62]。一项小型的 RCT 发现,酗酒患者在结肠手术前戒酒4周改善术前 DTH。与术后持续饮酒直至手术的患者相比,其术后并发症的发生率更低(31%比74%,P=0.02)[67]。但是,在这项研究中感染并发症没有减少。最近的一项荟萃分析包括13项观察性研究和5项 RCT。该研究证实,手术患者饮用50mL酒精含量40%的烈酒,或150mL酒精含量13%的烈酒,或500mL酒精含量4%的啤酒或酒精饮料(预混合饮料,含有酒精),术后发生手术部位感染的风险更高[65]。术前禁酒4周可降低此类风险[13,70](图8.4)。

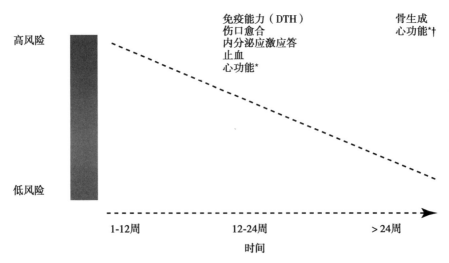

图8.4 酗酒的临床风险,恢复酗酒所致的生理功能改变,改善酗酒有关的症状所需的时间(* 没有症状;†影响严重。改编自参考文献[13])

也有研究报道,准备进行手术的酗酒患者存在无症状的心脏功能障碍[66]。在一个小型的非随机对照的前瞻性临床研究中,准备进行结直肠外科手术且每天饮酒至少 60g 的无心脏功能障碍症状的患者的左心室射血分数(尽管在正常范围内)比与其匹配的每天饮酒低于 25g 的患者更低,前者的术后心律失常的发生率也更高[66]。术前戒酒 4 周可减少术后心肌缺血[67]。

凝血功能也受到酒精的影响,如酗酒外科手术患者的出血时间延长[66-68]。同时,长期饮酒也会对凝血和纤维蛋白溶解产生负面影响,这可能进一步导致围手术期出血的发生[66]。

最新的 Cochrane 系统评价评估了围手术期戒酒干预的效果,结果表明围手术期戒酒是可行、安全和有效的。这项系统回顾和荟萃分析包括三个小型 RCT:一个研究纳入结直肠手术患者,另外两个研究纳入骨科手术患者。两项研究在术前启动和终止干预措施,另一项研究干预至术后 6 周。所有研究都实施了严格干预措施,包括药理治疗、患者教育和预防复发。荟萃分析表明,术前戒酒可降低术后并发症风险[RR 0.62,95% CI(0.40,0.96)]。三项研究的目的都是围手术期戒酒。总体而言,接受围手术期戒酒干预的患者能将戒酒成功率提高 8 倍左右[RR 8.22,95% CI(1.67,40.44),P=0.01],并能减少患者饮酒量。戒酒干预措施对患者住院时间和死亡率没有影响[65]。

围手术期戒酒策略

咨询

在初级保健机构中,短暂的干预措施(从 1min 到 30min 不等),尤其对男性,可减少 38g/ 周的酒精摄入[平均差,95% CI(−54,−23)g/ 周][71]。这些措施包括基于人工的咨询和基于计算机的咨询,咨询内容包括饮酒动机、饮酒行为的矛盾性以及非对抗性谈话等[63]。围手术期咨询应讨论术前继续饮酒的风险和术前戒酒的重要性,记录基线饮酒量,尽量记录每周饮酒量,并提供处理戒断症状的信息[13]。大约 80% 被告知饮酒有更高的并发症风险的患者能积极地减少饮酒量并寻求医院的支持[13]。电话服务热线也可为戒酒提供帮助。咨询精神科医生或药物滥用专家可能对围手术期的戒酒有所帮助[63]。

药物治疗

苯二氮䓬类药物主要用于治疗酒精戒断症状。α2 受体激动剂和抗精神病药也已用于住院患者的酒精戒断症状[63]。戒断症状很常见,严重者可能危及生命,甚至在患者麻醉完全清醒之前就可能出现。手术后,早期识别戒断症状必不可少,因为根据报道,滥用酒精的患者手术死亡率更高[72]。可以根据患者的喜好开具戒酒药物,例如双硫仑(每周两次,每次 800mg 直至术前 1 周[67])和 / 或 B 族维生素。在血液或呼气中酒精浓度为零时或存在禁忌证时禁止使用双硫仑[13]。双硫仑的安全性已得到证明,并且不影响渴望或戒断症状[13]。

结论和要点

- 过量吸烟和饮酒会诱发多种器官功能障碍,从而增加术后并发症的发生风险。
- 术前戒烟的时间越长,结果越好。
- 涉及患者围手术期管理的医护人员(外科医生、麻醉师、内科医生、全科医生和护士)在有机会时均应建议患者戒烟和戒酒,并在可能的情况下提供协助。
- 长期(4 周或更长时间)和高强度(咨询与药物治疗相结合)的术前戒烟计划显著提高术前和术后长期戒烟率,并减少了术后并发症,尤其是 PPC、感染和伤口愈合相关并发症,的发生风险(中高质量证据)。
- 围手术期长时间且严格的戒酒计划可提高戒酒率并减少并发症(基于三个小型 RCT,低质量证据)。
- 临床实践中很少进行术前戒烟和戒酒干预。
- 术前应尽早开始戒烟和戒酒干预,最好是在手术转诊或安排手术时间时即开始干预。
- 缺乏相应培训、技能、时间和资源是限制临床实施术前戒烟和戒酒干预的主要因素。

（勾善森　王春友　译）

参考文献

1. Lumb AB. Pre-operative respiratory optimisation: an expert review. Anaesthesia. 2019;74(Suppl 1):43–8.
2. Jamal A, Phillips E, Gentzke AS, Homa DM, Babb SD, King BA, et al. Current cigarette smoking among adults – United States, 2016. MMWR Morb Mortal Wkly Rep. 2018;67(2):53–9.
3. Turan A, Mascha EJ, Roberman D, Turner PL, You J, Kurz A, et al. Smoking and perioperative outcomes. Anesthesiology. 2011;114(4):837–46.
4. Warner DO. Perioperative abstinence from cigarettes: physiologic and clinical consequences. Anesthesiology. 2006;104(2):356–67.
5. Erskine RJ, Murphy PJ, Langton JA. Sensitivity of upper airway reflexes in cigarette smokers: effect of abstinence. Br J Anaesth. 1994;73(3):298–302.
6. Cooke JP, Bitterman H. Nicotine and angiogenesis: a new paradigm for tobacco-related diseases. Ann Med. 2004;36(1):33–40.
7. Chen Y, Guo Q, Pan X, Qin L, Zhang P. Smoking and impaired bone healing: will activation of cholinergic anti-inflammatory pathway be the bridge? Int Orthop. 2011;35(9):1267–70.
8. Warner DO, Patten CA, Ames SC, Offord K, Schroeder D. Smoking behavior and perceived stress in cigarette smokers undergoing elective surgery. Anesthesiology. 2004;100(5):1125–37.
9. Jamner LD, Girdler SS, Shapiro D, Jarvik ME. Pain inhibition, nicotine, and gender. Exp Clin Psychopharmacol. 1998;6(1):96–106.
10. Flood P, Daniel D. Intranasal nicotine for postoperative pain treatment. Anesthesiology. 2004;101(6):1417–21.
11. Turan A, White PF, Koyuncu O, Karamanliodlu B, Kaya G, Apfel CC. Transdermal nicotine patch failed to improve postoperative pain management. Anesth Analg. 2008;107(3):1011–7.
12. Shi Y, Weingarten TN, Mantilla CB, Hooten WM, Warner DO. Smoking and pain: pathophysiology and clinical implications. Anesthesiology. 2010;113(4):977–92.
13. Tønnesen H, Nielsen PR, Lauritzen JB, Møller AM. Smoking and alcohol intervention before surgery: evidence for best practice. Br J Anaesth. 2009;102(3):297–306.
14. Musallam KM, Rosendaal FR, Zaatari G, Soweid A, Hoballah JJ, Sfeir PM, et al. Smoking and the risk of mortality and vascular and respiratory events in patients undergoing major surgery. JAMA Surg. 2013;148(8):755–62.
15. Schmid M, Sood A, Campbell L, Kapoor V, Dalela D, Klett DE, et al. Impact of smoking on perioperative outcomes after major surgery. Am J Surg. 2015;210(2):221–9.e6.
16. Hawn MT, Houston TK, Campagna EJ, Graham LA, Singh J, Bishop M, et al. The attributable risk of smoking on surgical complications. Ann Surg. 2011;254(6):914–20.
17. Miskovic A, Lumb AB. Postoperative pulmonary complications. Br J Anaesth. 2017;118(3):317–34.
18. Sørensen LT. Wound healing and infection in surgery. The clinical impact of smoking and smoking cessation: a systematic review and meta-analysis. Arch Surg. 2012;147(4):373–83.
19. Thomsen T, Villebro N, Moller AM. Interventions for preoperative smoking cessation. Cochrane Database Syst Rev. 2014;3:CD002294.
20. Mills E, Eyawo O, Lockhart I, Kelly S, Wu P, Ebbert JO. Smoking cessation reduces postoperative complications: a systematic review and meta-analysis. Am J Med. 2011;124(2):144–54 e8.
21. Moller AM, Villebro N, Pedersen T, Tønnesen H. Effect of preoperative smoking intervention on postoperative complications: a randomised clinical trial. Lancet. 2002;359(9301):114–7.
22. Mazo V, Sabate S, Canet J, Gallart L, de Abreu MG, Belda J, et al. Prospective external validation of a predictive score for postoperative pulmonary complications. Anesthesiology. 2014;121(2):219–31.
23. Lyons B, Frizelle H, Kirby F, Casey W. The effect of passive smoking on the incidence of airway complications in children undergoing general anaesthesia. Anaesthesia. 1996;51(4):324–6.
24. Skolnick ET, Vomvolakis MA, Buck KA, Mannino SF, Sun LS. Exposure to environmental tobacco smoke and the risk of adverse respiratory events in children receiving general anesthesia. Anesthesiology. 1998;88(5):1144–53.
25. Wong J, Lam DP, Abrishami A, Chan MT, Chung F. Short-term preoperative smoking cessation and postoperative complications: a systematic review and meta-analysis. Can J Anaesth. 2012;59(3):268–79.
26. Myers K, Hajek P, Hinds C, McRobbie H. Stopping smoking shortly before surgery and postoperative complications: a systematic review and meta-analysis. Arch Intern Med. 2011;171(11):983–9.
27. Smoking: acute, maternity and mental health services. Public health guideline [PH48], published date: November 2013; https://www.nice.org.uk/guidance/ph48.
28. Lugg ST, Tikka T, Agostini PJ, Kerr A, Adams K, Kalkat MS, et al. Smoking and timing of cessation on postoperative pulmonary complications after curative-intent lung cancer surgery. J Cardiothorac Surg. 2017;12(1):52.
29. Bradley A, Marshall A, Stonehewer L, Reaper L, Parker K, Bevan-Smith E, et al. Pulmonary rehabilitation programme for patients undergoing curative lung cancer surgery. Eur J Cardiothorac Surg. 2013;44(4):e266–71.
30. Thomsen T, Tønnesen H, Moller AM. Effect of preoperative smoking cessation interventions on postoperative complications and smoking cessation. Br J Surg. 2009;96(5):451–61.
31. McBride CM, Emmons KM, Lipkus IM. Understanding the potential of teachable moments: the case of smoking cessation. Health Educ Res. 2003;18(2):156–70.
32. Lee SM, Landry J, Jones PM, Buhrmann O, Morley-Forster P. The effectiveness of a perioperative smoking cessation program: a randomized clinical trial. Anesth Analg. 2013;117(3):605–13.
33. Lee SM, Landry J, Jones PM, Buhrmann O, Morley-Forster P. Long-term quit rates after a perioperative smoking cessation randomized controlled trial. Anesth Analg. 2015;120(3):582–7.
34. Zwar NA, Richmond RL. Role of the general practitioner in smoking cessation. Drug Alcohol Rev. 2006;25(1):21–6.
35. The Tobacco Use and Dependence Clinical Practice Guideline Panel, Staff, and Consortium Representatives. A clinical practice guideline for treating tobacco use and dependence: a US public health service report. The Tobacco Use and Dependence Clinical Practice Guideline Panel, Staff, and Consortium Representatives. JAMA. 2000;283(24):3244–54.
36. Shi Y, Warner DO. Surgery as a teachable moment for smoking cessation. Anesthesiology. 2010;112(1):102–7.
37. Agency for Healthcare Research and Quality, US Department of Health and Human Services. Five major steps to intervention (The "5 A's"). 2012. Accessed 1 Apr 2019. Available from: http://www.ahrq.gov/professionals/clinicians-providers/guidelines-recommendations/tobacco/5steps.html.
38. Warner DO. Helping surgical patients quit smoking: why, when, and how. Anesth Analg. 2005;101(2):481–7, table of contents.
39. Stead LF, Buitrago D, Preciado N, Sanchez G, Hartmann-Boyce J, Lancaster T. Physician advice for smoking cessation. Cochrane Database Syst Rev. 2013;31(5):CD000165.
40. Stead LF, Koilpillai P, Lancaster T. Additional behavioural support as an adjunct to pharmacotherapy for smoking cessation. Cochrane Database Syst Rev. 2015;12(10):CD009670.
41. Baker AL, Turner A, Beck A, Berry K, Haddock G, Kelly PJ, et al. Telephone-delivered psychosocial interventions targeting key health priorities in adults with a psychotic disorder: systematic review. Psychol Med. 2018;48(16):2637–57.
42. Hartmann-Boyce J, Stead LF, Cahill K, Lancaster T. Efficacy of interventions to combat tobacco addiction: Cochrane update of 2012 reviews. Addiction. 2013;108(10):1711–21.
43. Uptodate-Pharmacotherapy for smoking cessation in adults. [cited April 1, 2019]. Available from: https://www.uptodate.com/contents/pharmacotherapy-for-smoking-cessation-in-adults?search=Preoperative%20smokers&source=search_result&selectedTitle=4~150&usage_type=default&display_rank=4#H2271656238.
44. Zwar NA, Mendelsohn CP, Richmond RL. Supporting smoking

cessation. BMJ. 2014;348:f7535.

45. Stead LF, Perera R, Bullen C, Mant D, Hartmann-Boyce J, Cahill K, et al. Nicotine replacement therapy for smoking cessation. Cochrane Database Syst Rev. 2012;11:CD000146.

46. Benowitz NL, Burbank AD. Cardiovascular toxicity of nicotine: implications for electronic cigarette use. Trends Cardiovasc Med. 2016;26(6):515–23.

47. Benowitz NL, Gourlay SG. Cardiovascular toxicity of nicotine: implications for nicotine replacement therapy. J Am Coll Cardiol. 1997;29(7):1422–31.

48. Puura A. Transdermal nicotine increases heart rate after endotracheal intubation. Methods Find Exp Clin Pharmacol. 2003;25(5):383–5.

49. Sørensen LT, Karlsmark T, Gottrup F. Abstinence from smoking reduces incisional wound infection: a randomized controlled trial. Ann Surg. 2003;238(1):1–5.

50. Hays JT, Ebbert JO. Varenicline for tobacco dependence. N Engl J Med. 2008;359(19):2018–24.

51. Cahill K, Stevens S, Perera R, Lancaster T. Pharmacological interventions for smoking cessation: an overview and network meta-analysis. Cochrane Database Syst Rev. 2013;31(5):CD009329.

52. Anthenelli RM, Benowitz NL, West R, St Aubin L, McRae T, Lawrence D, et al. Neuropsychiatric safety and efficacy of varenicline, bupropion, and nicotine patch in smokers with and without psychiatric disorders (EAGLES): a double-blind, randomised, placebo-controlled clinical trial. Lancet. 2016;387(10037):2507–20.

53. Mills EJ, Wu P, Spurden D, Ebbert JO, Wilson K. Efficacy of pharmacotherapies for short-term smoking abstinence: a systematic review and meta-analysis. Harm Reduct J. 2009;6:25.

54. Gibbons RD, Mann JJ. Varenicline, smoking cessation, and neuropsychiatric adverse events. Am J Psychiatry. 2013;170(12):1460–7.

55. Wong J, Abrishami A, Yang Y, Zaki A, Friedman Z, Selby P, et al. A perioperative smoking cessation intervention with varenicline: a double-blind, randomized, placebo-controlled trial. Anesthesiology. 2012;117(4):755–64.

56. Wong J, Abrishami A, Riazi S, Siddiqui N, You-Ten E, Korman J, et al. A perioperative smoking cessation intervention with varenicline, counseling, and fax referral to a telephone quitline versus a brief intervention: a randomized controlled trial. Anesth Analg. 2017;125(2):571–9.

57. Myles PS, Leslie K, Angliss M, Mezzavia P, Lee L. Effectiveness of bupropion as an aid to stopping smoking before elective surgery: a randomised controlled trial. Anaesthesia. 2004;59(11):1053–8.

58. Steliga MA. Smoking cessation in clinical practice: how to get patients to stop. Semin Thorac Cardiovasc Surg.

2018;30(1):87–91.

59. Pierre S, Rivera C, Le Maitre B, Ruppert AM, Bouaziz H, Wirth N, et al. Guidelines on smoking management during the perioperative period. Anaesth Crit Care Pain Med. 2017;36(3):195–200.

60. Stead LF, Lancaster T. Combined pharmacotherapy and behavioural interventions for smoking cessation. Cochrane Database Syst Rev. 2012;10:CD008286.

61. Kenny PJ, Markou A. Neurobiology of the nicotine withdrawal syndrome. Pharmacol Biochem Behav. 2001;70(4):531–49.

62. Tønnesen H. Alcohol abuse and postoperative morbidity. Dan Med Bull. 2003;50(2):139–60.

63. Kork F, Neumann T, Spies C. Perioperative management of patients with alcohol, tobacco and drug dependency. Curr Opin Anaesthesiol. 2010;23(3):384–90.

64. Kip MJ, Neumann T, Jugel C, Kleinwaechter R, Weiss-Gerlach E, Guill MM, et al. New strategies to detect alcohol use disorders in the preoperative assessment clinic of a German university hospital. Anesthesiology. 2008;109(2):171–9.

65. Egholm JW, Pedersen B, Moller AM, Adami J, Juhl CB, Tønnesen H. Perioperative alcohol cessation intervention for postoperative complications. Cochrane Database Syst Rev. 2018;11:CD008343.

66. Tønnesen H, Kehlet H. Preoperative alcoholism and postoperative morbidity. Br J Surg. 1999;86(7):869–74.

67. Tønnesen H, Rosenberg J, Nielsen HJ, Rasmussen V, Hauge C, Pedersen IK, et al. Effect of preoperative abstinence on poor postoperative outcome in alcohol misusers: randomised controlled trial. BMJ. 1999;318(7194):1311–6.

68. Tønnesen H, Petersen KR, Hojgaard L, Stokholm KH, Nielsen HJ, Knigge U, et al. Postoperative morbidity among symptom-free alcohol misusers. Lancet. 1992;340(8815):334–7.

69. Spies C, Eggers V, Szabo G, Lau A, von Dossow V, Schoenfeld H, et al. Intervention at the level of the neuroendocrine-immune axis and postoperative pneumonia rate in long-term alcoholics. Am J Respir Crit Care Med. 2006;174(4):408–14.

70. Shabanzadeh DM, Sørensen LT. Alcohol consumption increases post-operative infection but not mortality: a systematic review and meta-analysis. Surg Infect. 2015;16(6):657–68.

71. Kaner EF, Dickinson HO, Beyer F, Pienaar E, Schlesinger C, Campbell F, et al. The effectiveness of brief alcohol interventions in primary care settings: a systematic review. Drug Alcohol Rev. 2009;28(3):301–23.

72. Spies CD, Rommelspacher H. Alcohol withdrawal in the surgical patient: prevention and treatment. Anesth Analg. 1999;88(4):946–54.

9

第 9 章
术前医疗优化

Matthias Stopfkuchen-Evans

引言

在过去的十年里,术前检查中心已经成为择期手术患者术前评估的基石,目的是能够及时向外科医生和麻醉医师提供患者的合并症相关信息,从而避免因缺少相关检查报告或未做进一步检查而导致手术临时取消。但术前检查中心常仅局限于收集患者资料,却没能做到分析和优化患者。随着加速康复外科(enhanced recovery after surgery, ERAS)理念的扩展,前期实践表明,针对合并症的术前优化,以及通过改善患者的心肺储备功能、营养状况以及心理承受能力来提高患者对手术和围手术期应激的适应力能够明显提升患者接受有创及高风险手术的适应性。因此本章旨在总结择期手术围手术期风险评估以及针对可缓解合并症的术前优化的实用性证据。

评估对象

在一个理想社会中,人民的健康应该得到管理,使每个患有心血管、呼吸、代谢或内分泌等系统的无症状慢性疾病患者的健康状况得到优化,从而使疾病处于稳定且可控状态。患者的血压应得到妥善管理;糖化血红蛋白(HbA1C)水平应控制在可接受范围内;哮喘、慢性阻塞性肺疾病(COPD)和肺气肿应得到良好的控制;阻塞性睡眠呼吸暂停(obstructive sleep apnea, OSA)应接受治疗;患者应规律锻炼,健康饮食,并避免心理应激如焦虑和抑郁。如果需要手术,应评估患者的就诊记录,并将患者纳入循证围手术期路径中。在大多数情况下,对于只需有限或不需干预的患者,评估可以远程完成,患者仅需听取有关围手术期管理的说明。只有那些所患慢性疾病已处于失代偿期或者平时管理不善的高风险患者,才需要

进行面对面评估,并针对相应情况进行干预优化。表9.1 列出了一些可优化的情况。

表 9.1 可干预的危险因素

贫血
糖尿病
营养状况
心脏疾病
慢性阻塞性肺疾病(COPD)/肺气肿
凝血功能
阻塞性睡眠呼吸暂停(OSA)
成瘾物使用,如酒精、烟草
活动能力
心理健康
慢性疼痛

评估时机

一旦考虑手术,即应对患者进行医学评估,这一点非常重要。这其中包括两个原因。首先,它可以客观地将早已存在的临床情况纳入总体风险评估体系中,评估治疗过程以及预期结果,并将其与替代方案(如非手术治疗甚至姑息治疗)进行比较。患者对治疗预期风险及结果的深入了解是合作决策(共同决策)的关键和重要影响因素[1]。第二,早期评估患者的健康状况可以提前优化可改善的合并症,比如早已存在的贫血、营养不良以及控制不佳的高血压、心律失常或糖尿病等情况。早期评估也有利于更有效地劝导患者改变生活方式,如戒烟,减少酒精摄入,有针对性地进行体力活动以增强心肺功能和抵抗力,以

及通过有效的放松减少压力和焦虑（见第 10 章）。另外，越来越多的卫生监管机构要求将手术预期结果及其发生概率的相关数据纳入至手术知情同意书中，即对手术未达预期效果的可能性进行量化。患者因素对手术并发症和不良结局有显著影响，这同样要求我们在择期手术前对患者身心状况进行优化和改善，并尽可能准确地预测患者发生相应并发症的可能性，进而推动共同决策。

患者风险评估

患者存在可改变和不可改变的术前危险因素（图 9.1）[2]，这些都会影响围手术期并发症、康复延迟或死亡的发生风险。不可改变的因素如年龄、性别或者遗传因素会影响风险评分体系，进而影响患者手术的个体风险。因此，应该使用有效的风险指数对其进行评估（表 9.2）。在评估心肺储备时，最新的一篇文章质疑了代谢当量（metabolic equivalents，MET）量表的准确性，因其缺乏与并发症发生倾向的相关性[3]，这可能是由于判断患者是否满足 4 个 MET 的要求本身具有不可避免的主观性。另外，设定了这一人为规定的标准，便无需再使用更多客观工具如运动心肺功能试验（cardiopulmonary exercise testing，CPET）进一步评估功能储备，这也极有可能鼓励了术前检查中心对 MET 量表的应用。无论是只进行风险评估，还是风险评估与医疗状况优化相结合，其是否真实改善临床结局仍有待证实。但考虑到许多术前危险因素与术后并发症具有很强的相关性，术前医疗优化应当可以改善手术预期结果。

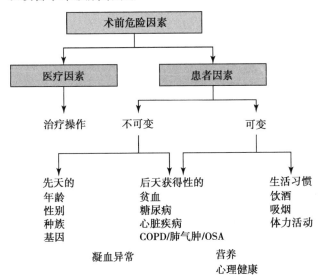

图 9.1　术前危险因素（改良自 Aronson[2]）

"不可改变"因素的优化：基因、年龄、性别和种族

基因

Fragiadakis 等人最近的研究表明，手术前测量固有免疫细胞网络的信号活动可以预测手术恢复情况，判断患者是否能从诸如髋关节置换术等重大手术中快速康复，或者因持续性的活动障碍、疲劳和疼痛而延长康复[4]。虽然这一研究目前仅涉及"不可改变"因素，且仍处于早期、临床前阶段，但仍可能有助于制订更佳的手术方案，且能帮助医务人员更准确地设定期望值。随着对这一技术的进一步理解和改进，预期在未来某个时刻，我们不仅可以预测患者的康复情况，还能通过在分子层面对促康复因素进行合理干预来修正和优化患者的康复路径。同样的，围手术期常用药物如阿片类和非阿片类镇痛药、抗凝药、止吐药或 β 受体阻滞剂的代谢存在显著的个体差异。因此提供个体化的、患者特异性的药物基因组学信息将有助于提供更具针对性的治疗，同时减少患者因个体药理学特征差异而引起的药物不良反应[5]（另见第 13 章）。

年龄

年龄本身是不可变的，但不同年龄组的患者又会承受不同的特定风险。尤其高龄患者，由于身体虚弱，常会导致并发症发生率增加、住院时间延长、出院后需机构长期护理等问题[6]，而且急诊手术可进一步增加这些风险。因此在 2014 年，甚至有人提议不应将手术作为虚弱老年患者这一高风险群体的治疗选择[7]。Mrdutt 和他同事的报告也指出，无论是针对住院患者还是门诊患者，无论是急诊手术还是择期手术，虚弱与并发症发生率、死亡率以及医疗费用增加均息息相关[6]。然而，研究既未考虑也未报告加速康复方案对这一高危人群的影响。随着加速康复外科（ERAS）理论的应用，即使是虚弱的老年患者也可以在可接受的风险范围内接受大手术[8]。对虚弱和年龄相关风险的评估可为手术治疗决策提供相关信息，并将其纳入多方面的专业围手术期路径，以优化手术结果并将风险最小化。这表明让学科专家，如老年医学专家参与围手术期路径的开发和持续改进，可以改善患者的恢复情况和预后，降低风险，并促使患者恢

表 9.2 手术评分系统

测试	预测对象	评分对象	证据等级	推荐程度
改良的生理学和手术严重度评分系统（P-POSSUM）	死亡率和发病率	12 个生理变量和 6 个手术变量	高	强烈推荐
美国外科医师学会国家外科质量改进计划（ACS NSQIP）	死亡率和发病率	18 个生理变量和 3 个手术变量	高	强烈推荐
Lee 指数（Lee index）	围手术期心脏并发症	6 个术前危险因素	中等	强烈推荐
心血管风险计算器（cardiovascular risk calculator）	心肌梗死或心脏骤停	4 个术前临床因素和 1 个手术变量	中等	强烈推荐
运动心肺功能测试（cardiopulmonary exercise testing,CPET）	围手术期并发症	有氧运动：无氧阈值和最大摄氧量	中等	强烈推荐
运动心肺功能测试（cardiopulmonary exercise testing,CPET）	筛选患者是否适合手术	有氧运动：无氧阈值和最大摄氧量	中等	中等推荐
普外科急性肾损伤危险指数（general surgery acute kidney injury risk index）	急性肾损伤	11 个术前临床因素	中等	中等推荐

复到术前的功能状态和生活状态。然而，能降低虚弱所致风险的具体干预措施还没有完全确定。加速康复外科（ERAS）路径不仅旨在减少围手术期应激（虚弱老年患者尤难耐受），而且还支持恢复重要的身体功能，如在尽早经口营养和活动的同时防止造成损伤，这非常适合该类高危外科患者[9]。

性别与种族

由于不同性别和种族的患者在护理过程和护理结果中存在的巨大差异，性别和种族也是围手术期评估和护理时需要重点考虑的因素[10]。尽管这也是所谓的"不可改变的"因素，但认识到护理差异和隐性偏见应该是减少并最终消除这种基于种族或性别的医疗服务不平等的第一步[11]。我们需尽量更好地界定性别和种族的差异，并采取措施缩小与此息息相关的围手术期治疗和预期结果的差异。

可改变因素的优化

许多的合并症已被确认会对患者的围手术期过程和康复过程产生负面影响，但理想状态下通过3~4 周的时间，花费相对较少的成本和精力就可以使这些疾病得到改善。而如贫血以及营养不良性合并症甚至有可能在 2 周内得到改善。还有一些合并症包括糖尿病、高血压、心血管疾病、慢性阻塞性肺疾病（COPD）和肺气肿、焦虑和缺乏体力活动等也应得到相应优化。尽管慢性疼痛和阻塞性睡眠呼吸暂停

（OSA）不太可能在如此短的时间内得到改善，但重要的是需要让护理团队意识到这些问题，因为这些患者在手术计划时以及术后处置、监测和治疗时都需要特别关注。

贫血

术前贫血情况可以预测围手术期的死亡率和并发症的发生率。它与心脏事件、呼吸衰竭、急性肾损伤、感染和深静脉血栓形成（deep vein thromboses，DVT）的发生风险增加相关[12]。绝大多数的贫血是由于缺铁造成的，然而口服铁剂通常不足以改善铁缺乏，尤其是在那些由癌症、化疗和外伤导致慢性炎症的情况下。静脉补铁则是一种更有效的补铁方法，它可以在 2~3 周内提高体内的血红蛋白水平。尽管使术前血红蛋白水平恢复正常究竟能否改善预后仍不确定，但这的确可以减少异体输血的需求。传统认为，异体输血与并发症和不良结局的发生率增加是相关的，且可导致肿瘤术后的不良预后，当然后者还需要进行重新评估[13]。我们在第 7 章中详细地讨论过这个主题。

营养

围手术期营养不良是导致术后预后差的独立影响因素[14]。但是，术前营养不良可以很容易地被识别和纠正[15]，详见第 6 章。

糖尿病

慢性糖尿病会导致血管内皮细胞功能障碍，自主

神经功能失调,大血管和微血管病变,因此,患者围手术期发生手术切口感染、血栓栓塞事件、心血管并发症、肾功能不全和住院时间延长的风险会增加。糖化血红蛋白(HbA1c)的升高程度即使在加速康复外科(ERAS)方案下也可以预测术后高血糖和并发症的发生情况[16],因此,术前应该检测血糖。如果血糖升高,应在术前改善和控制血糖。目前,建议糖化血红蛋白阈值控制在HbA1c<8%。在一项系统回顾和荟萃分析中,Biancari和Giordano建议对于心脏外科手术,术前糖化血红蛋白需低至6%~7%方可接受[17]。因而也衍生出了另一个问题:术前优化策略是否存在手术特异性?手术是否应推迟到HbA1C达到可接受目标之后,必须通过严格的前瞻性研究确认。且这可能并不适用于癌症手术或紧急血运重建手术。这就强调了一旦考虑手术,即需尽早评估患者,并制订严格的围手术期血糖控制计划,必要时可将患者转诊至糖尿病专家处,这有助于更好地控制术中和术后血糖。这样不仅可以降低高血糖事件发生概率,更重要的是能降低术后低血糖的发生率[18]。术中,应在控制血糖水平低于180mg/dL的同时避免出现低血糖,术后血糖则应维持在80mg/dL到150mg/dL之间。根据现行指南[美国麻醉医师学会/欧洲麻醉学会(ASA/ESA)],术后应尽早恢复经口进食,没有理由认为糖尿病患者术后都会出现胃轻瘫,因此在禁食时间上也不应与非糖尿病患者区别对待。目前尚不清

楚糖原填充法是否能减少糖尿病患者术后恶心呕吐(postoperative nausea and vomiting,PONV)或焦虑等并发症的发生率,或提高患者的舒适度,减少围手术期压力,改善预后。在指导患者调整降糖方案时,应考虑额外的碳水化合物负荷。如果医嘱没有开出额外的碳水化合物负荷,则应在手术当天停止口服降糖药物。中效和长效注射胰岛素应从手术前一晚开始调整至常规剂量的75%。如果在手术当天早晨注射,则剂量应减少50%(图9.2)。Jorgensen等人已经证明,采用包括局麻、阿片类药物多模式镇痛、早期经口进食和活动在内的加快康复方案,2型糖尿病患者全关节置换术后的恢复结果与非糖尿病对照组相比没有显著差异[19]。

高血压

高血压是一种常见病,并与一些危及生命的合并症有关,比如缺血性心脏病、舒张和收缩性心力衰竭、肾功能损害和脑血管疾病。但在随机高血压人群队列中,很难实现可靠的血压控制。据估计,在英国,近30%的成年人患有高血压,但根据目前的指南,只有大约10%的人得到了很好的控制。围手术期高血压的风险是持续性的,较高的血压代表更高的并发症风险,轻度到中度的术前高血压可能不是并发症的主要危险因素[20]。然而,在一项大型观察性研究中,定义为舒张压>90mmHg的舒张性高血压与所有分组的

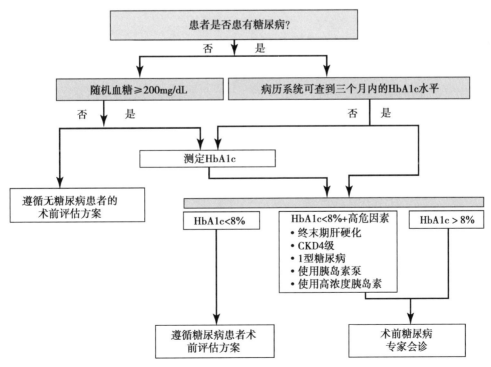

图 9.2　糖尿病的术前治疗步骤

患者的死亡率增加均相关[21]。在同一项研究中,术前低血压,特别是舒张性低血压,与术后死亡率增加有统计学意义。当收缩压低于 119mmHg 或舒张压低于 63mmHg 时,风险开始增加,且血压越低,风险越大。需注意的是,这一结果仅限于老年患者组(年龄>65 岁)。高血压的定义取决于年龄以及是否存在缺血性心脏病或慢性肾损伤等并发症。在美国,JNC 8 指南[22]建议对 60 岁及以上的无糖尿病或慢性肾脏疾病的患者进行干预,使血压保持在 150/90mmHg 以下。使用正确方法测量血压同样十分重要[23],在可活动的情况下,患者应取坐位或仰卧位,血压计与患者右心房水平平齐。袖带宽度应为患者臂围的 37%~50%,并放于裸露的皮肤处,但不能卷起袖子,因为这可能产生类似止血带的作用。示波法测量应优先于听诊法。

围手术期护理团队关注患者基础血压非常重要,考虑到心肌损伤和急性肾损的风险,非心脏手术术中及术后血压可较基础血压下降 20%[24]。一般情况下,患者应继续使用抗高血压药物,如 β 受体阻滞剂和钙通道阻滞剂。考虑到围手术期低血压的风险,血管紧张素转换酶抑制剂(angiotensin converting enzyme inhibitors,ACEI)或血管紧张素受体阻滞剂(angiotensin receptor blockers,ARB)应在手术当天停用,但术后应尽快恢复使用[25]。除非患者同时合并心衰,否则也应于手术当天停用利尿剂。

心血管疾病

合并心血管疾病的患者的术前优化应类似于非心脏手术患者的术前风险评估。最新的美国心脏病学会 / 美国心脏协会(ACC/AHA)指南[20]讨论了评估和降低非心脏手术患者心血管风险的详细策略,本文在此不再对此进行深入讨论。图 9.3 给出了一种评估非心脏手术患者心血管风险的步骤。修订版的 Lee 心脏风险指数经常用于评估围手术期心脏事件的风险(表 9.3)。尽管传统上人们关注的是缺血性心脏病,但其他心脏疾病如心力衰竭患者在接受非心脏手术时,围手术期发生主要不良心脏事件(major adverse cardiac events,MACE)的风险也显著增加[26]。缺血性心脏病是收缩性心力衰竭的主要原因,而高血压是舒张性心力衰竭的主要原因。心力衰竭使 30 天内围手术期死亡率增加 3~5 倍,约 10%。而心衰并发症风险也同样增加,尤其是处于失代偿期的患者。同样需要注意的是,建议通过纠正贫血和营养不良,以及改善肝肾功能和血容量等方法,降低手术患者心力衰竭风险。这些也都是目前加速康复外科(ERAS)方案中的常见项目[27]。C 反应蛋白(CRP)和脑钠肽(BNP)水平升高是不良结局强有力的独立预测因子,因此建议推迟择期手术,直到 BNP 恢复正常。

缺血性心脏病应通过详细采集病史,审核相关检查结果,如超声心动图、心电图(ECG)、心脏导管检查报告和临床体格检查来进行综合评估。常规心电

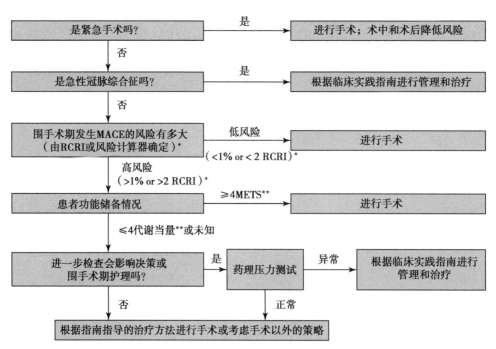

图 9.3　评估非心脏手术患者心血管疾病风险的步骤

图检查并不实用。相比于通过术前心电图检查发现异常,临床危险因素能更好地预测MACE。同样,肌钙蛋白水平相比心电图能更可靠地检测心肌缺血,这是由于MACE的临床表现与ST段抬高型心肌梗死(STEMI)差异很大。前者如胸痛和ST段抬高这些标志性现象经常缺失,MACE更频发,更隐蔽且更致命。在VISION研究中,一项针对45岁及以上接受非心脏手术的患者的前瞻性多国队列研究对患者手术后6~12小时高敏肌钙蛋白T(hs-TnT)水平进行了测量,此后3天每天检测一次。研究发现术后hs-TnT>20ng/L且增加至少5ng/L或术后hs-TnT>65ng/L与30天内死亡率增加有关。鉴于hs-TnT绝对值变化对患者的影响,VISION研究的作者建议,对于计划在术后监测肌钙蛋白的患者,术前应测定hs-TnT的基线[28]。拥有心脏植入电子设备的患者在今后将更常见,且预计未来将会有更多需要接受各类手术的患者因心脏疾病需植入如起搏器、植入式除颤器和再同步装置等设备。这些患者大多可能是高危患者,在最后一次审查该装置时应进行彻底的病史采集和体格检查,明确患者是否依赖其功能以避免严重的心律失常,特别是缓慢性心律失常或心脏停搏,并确认术中该装置是否会发生故障,同时应注意手术过程中可预见的电磁干扰,并制订全面的围手术期计划。建议审查装置的时间分别是,起搏器在预计手术日期前12个月内,植入式除颤器在预计手术日期前6个月内,再同步装置在预计手术日期前3~6个月内[29]。

表9.3 修订版心脏风险指数

危险因素	分数
脑血管疾病	1
充血性心力衰竭	1
肌酐水平>2mg·dL^{-1}	1
糖尿病需要使用胰岛素	1
缺血性心脏病	1
腹股沟上血管手术,胸内手术,腹腔内手术	1
重大心脏事件的风险	
风险百分比(95% *CI*)	**总分**
0.4(0.05~1.5)%	0
0.9(0.3~2.1)%	1
6.6(3.9~10.3)%	2
≥11(5.8~18.4)%	≥3

心房颤动

心房颤动(房颤)是最常见的心律失常,它可以使心衰以及血栓栓塞的发病率和死亡率显著增加[30]。随着患者年龄的增长,其患病率从55岁以下时的0.1%增加到79岁以上时的9%,男性在任何年龄段的患病风险都高于女性。高血压、冠心病、瓣膜性心脏病、心力衰竭、肥厚型心肌病和先天性心脏病都是房颤的危险因素。甲亢(包括亚临床甲亢和由甲状腺激素替代疗法引起的医源性甲亢)已被确定为危险因素。另外,房颤还存在单基因和多基因的遗传模式,后者更为常见。术前新发的房颤应予以评估,进行超声心动图检查以及专家会诊[31]。美国心脏病学会制订的2014年房颤患者管理指南[32]及其2019年的重点更新[33]有助于接受非心脏手术的心房颤动患者的围手术期管理,尤其是抗凝治疗的围手术期处理。

肺部疾病与阻塞性睡眠呼吸暂停

大型非心脏手术术后的呼吸系统的并发症是非常常见的。这些并发症会增加住院时间、费用以及死亡率[34]。先前存在的呼吸道疾病或相关危险因素,如吸烟史、哮喘、COPD或OSA,都被认为与肺部并发症有关。不过相较于术前低血氧饱和度或近期肺炎病史,上述因素的预测性较差。这也突出说明了通过慢性肺疾病的优化可以将合并COPD、哮喘或肺气肿患者的风险降低至与没有此类问题的患者相当的水平[35]。对于疑似OSA的患者,应使用有效的筛查工具(如STOP-Bang问卷)来识别OSA高危患者,并提醒围手术期护理团队采取相应策略以降低术后并发症的发生风险。应鼓励OSA患者携带并使用他们的治疗装置。只要其他疾病(特别是心肺疾病)得到治疗和优化,现无证据支持需进行进一步检查(如正式睡眠研究)而推迟OSA患者择期手术的进行[36]。

肾脏疾病

慢性肾病是一种非常普遍但可能未被诊断的疾病,且对围手术期计划有重大影响。患有慢性肾病的患者存在发生急性肾损伤的可能,这会导致肾功能恶化并进展为慢性肾衰竭、心血管事件、败血症和死亡。因此,在进行大手术之前,应确定患者是否患有慢性肾病,并尽可能优化。在最近的一篇综述中,作者建议60岁以上患有糖尿病、高血压、心血管疾病、肥胖、自身免疫性疾病,或既往有急性肾损伤(AKI)病史或慢性肾病家族史的患者通过测定血清肌酐进行筛查。为了在围手术期保护肾功能并防止发生 AKI,建议采取以下措施:通过优化血容量和灌注压来保持血流动力学稳定,同时采用高级血流动力学监测来优化每搏输出量并保持足够的血管内容量。平均动脉压(mean arterial pressure,MAP)波动应保持在患者基础血压 20% 的范围以内,且至少 ≥65mmHg。中心静脉压(central venous pressure,CVP)应控制在 8mmHg 至 12mmHg 之间,SvO_2 应保持正常(>70%),腹内压应保持在 14mmHg 或更低水平。肾毒性药物则应停用[37]。由于缺乏可靠的临床试验数据,目前这些符合病理生理学理论的措施尚停留在专家共识层面[38]。

凝血障碍和抗凝药的使用

对出血风险是否增加的评估应通过详细的病史采集和体格检查进行,而不建议常规开展凝血检查。血小板计数下降确实与围手术期出血并发症发生风险相关,也可纳入考虑。欧洲麻醉学会(The European Society of Anaesthesiology)最近公布了他们对成人择期非心脏手术术前评估的最新建议[39],关于如何在围手术期使用抗血小板药物和抗凝治疗策略的详细建议可以参考该材料。

心理因素、慢性疼痛与阿片类药物耐受

心理因素,如焦虑、抑郁或灾难化思维会影响手术后生理和心理恢复[40],因此应在术前进行评估和处理。心情、态度、性格特征领域内的因素和术后的短期结局息息相关,无论是积极的还是消极的。具体而言,焦虑、抑郁、人际敌意、愤怒、心理压力与不良结局有关;而自我效能、低痛苦期望、乐观、宗教信仰、愤怒控制和外部控制则是保护性的[41]。患有慢性疼痛和阿片类药物耐受的患者在围手术期需面对独特而复杂的挑战,这不仅是因为此类患者依赖阿片类药物,而且还因为其缺乏抗逆能力及自我效能,导致心理压力增加和情绪不稳定。在阿片类药物危象中,医护人员要在监管机构、政府和执法部门的高度监督下为这些患者群体提供强有力的围手术期循证方案,以优化疼痛管理,尽量减少阿片类药物处方的不良后果,并尽可能确保患者的功能恢复。有慢性疼痛、阿片类药物耐受和阿片类药物依赖的手术患者需要由经验丰富的团队进行评估。术前减少或停止阿片类药物治疗应与提高患者应对技能和心理恢复力的措施相结合。这需要组织完善的方案,包括劝导和紧密随访[42]。

青霉素过敏

只有十分之一的青霉素过敏患者在健康档案中有记录[43]。然而,这些患者中绝大多数并没有真正的青霉素过敏,同时考虑到使用替代药物的潜在后果,并没有必要避免使用这类药物。而滥用广谱抗生素会增加抗生素耐药以及艰难梭菌感染发生的风险[44]。因此,在进行择期手术前,建议这些患者进行正规的青霉素皮试[45]。

急诊手术患者

由于急诊手术时间限制,致使患者术前医疗优化无法达成时,应将患者纳入全面的围手术期路径,以降低并发症和死亡的风险,改善结局。尽管只有几个小时的时间,一些有意义的医疗优化同样可以实现,比如对于脓毒症患者,及时给予抗生素,合理地补液,恢复电解质的平衡,早期使用血管活性药物,并评估重要的实验室检查数据,例如乳酸、肾功能、血常规和凝血功能。出血或凝血功能障碍引起的急性贫血也应尽早治疗[46]。

结论

术前医疗优化是对边际收益集合概念的补充,是加速外科患者康复的重要组成部分。目前,术前检查中心面临着一个成本与效益冲突的两难境地,但通过注重患者特异的个体化优化方案,而不是仅仅收集资料以减少因缺少相关数据而造成的手术取消事件,能很容易地克服这一困境。外科医生和患者的密切合作对于评估和优化患者至关重要,这有助于提高患者对于手术应激的恢复能力、加速康复以及提高生活质量。尤其对于合并慢性病的患者,如充血性心力衰竭(congestive heart failure,CHF)、慢性阻塞性肺疾病(COPD)、慢性疼痛以及癌症或血栓栓塞等复杂疾病,术前医疗优化有望提高医疗质量和降低医疗成本。至关重要的是,这是以一种协作关系和多学科模式的方式进行的。

(王伟林 译)

参考文献

1. Paruch JL, Ko CY, Bilimoria KY. An opportunity to improve informed consent and shared decision making: the role of the ACS NSQIP surgical risk calculator in oncology. Ann Surg Oncol. 2014;21(1):5–7.
2. Aronson S, Westover J, Guinn N, Setji T, Wischmeyer P, Gulur P, et al. A perioperative medicine model for population health: an integrated approach for an evolving clinical science. Anesth Analg. 2018;126(2):682–90.
3. Wijeysundera DN, Pearse RM, Shulman MA, Abbott TEF, Torres E, Ambosta A, et al. Assessment of functional capacity before major non-cardiac surgery: an international, prospective cohort study. Lancet. 2018;391(10140):2631–40.
4. Fragiadakis GK, Gaudilliere B, Ganio EA, Aghaeepour N, Tingle M, Nolan GP, et al. Patient-specific immune states before surgery are strong correlates of surgical recovery. Anesthesiology. 2015;123(6):1241–55.
5. Gabriel RA, Burton BN, Urman RD, Waterman RS. Genomics testing and personalized medicine in the preoperative setting. Anesthesiol Clin. 2018;36(4):639–52.
6. Mrdutt MM, Papaconstantinou HT, Robinson BD, Bird ET, Isbell CL. Preoperative frailty and surgical outcomes across diverse surgical subspecialties in a large health care system. J Am Coll Surg. 2019;228(4):482–90.
7. Glance LG, Osler TM, Neuman MD. Redesigning surgical decision making for high-risk patients. N Engl J Med. 2014;370(15):1379–81.
8. Partridge JS, Harari D, Martin FC, Dhesi JK. The impact of pre-operative comprehensive geriatric assessment on postoperative outcomes in older patients undergoing scheduled surgery: a systematic review. Anaesthesia. 2014;69(Suppl 1):8–16.
9. Hendry PO, Hausel J, Nygren J, Lassen K, Dejong CH, Ljungqvist O, et al. Determinants of outcome after colorectal resection within an enhanced recovery programme. Br J Surg. 2009;96(2):197–205.
10. Hall WJ, Chapman MV, Lee KM, Merino YM, Thomas TW, Payne BK, et al. Implicit racial/ethnic bias among health care professionals and its influence on health care outcomes: a systematic review. Am J Public Health. 2015;105(12):e60–76.
11. Cohan D. Racist like me – a call to self-reflection and action for white physicians. N Engl J Med. 2019;380(9):805–7.
12. Munting KE, Klein AA. Optimisation of pre-operative anaemia in patients before elective major surgery – why, who, when and how? Anaesthesia. 2019;74(Suppl 1):49–57.
13. Hunsicker O. Association of perioperative allogeneic red blood cell transfusion with cancer recurrence in patients undergoing abdominal surgery for cancer: a systematic review, meta-analysis, and meta-regression. 31st Annual Congress of the European Society of Intensive Care Medicine; 20–24 October 2018; Paris, France 2018.
14. Williams DGA, Molinger J, Wischmeyer PE. The malnourished surgery patient: a silent epidemic in perioperative outcomes? Curr Opin Anaesthesiol. 2019;32:405.
15. Wischmeyer PE, Carli F, Evans DC, Guilbert S, Kozar R, Pryor A, et al. American society for enhanced recovery and perioperative quality Initiative joint consensus statement on nutrition screening and therapy within a surgical enhanced recovery pathway. Anesth Analg. 2018;126(6):1883–95.
16. Gustafsson UO, Thorell A, Soop M, Ljungqvist O, Nygren J. Haemoglobin A1c as a predictor of postoperative hyperglycaemia and complications after major colorectal surgery. Br J Surg. 2009;96(11):1358–64.
17. Biancari F, Giordano S. Glycated hemoglobin and the risk of sternal wound infection after adult cardiac surgery: a systematic review and meta-analysis. Semin Thorac Cardiovasc Surg. 2019;31(3):465–7.
18. Palermo NE, Garg R. Perioperative management of diabetes mellitus: novel approaches. Curr Diab Rep. 2019;19(4):14.
19. Jorgensen CC, Madsbad S, Kehlet H. Postoperative morbidity and mortality in type-2 diabetics after fast-track primary total hip and knee arthroplasty. Anesth Analg. 2015;120(1):230–8.
20. Fleisher LA, Fleischmann KE, Auerbach AD, Barnason SA, Beckman JA, Bozkurt B, et al. 2014 ACC/AHA guideline on perioperative cardiovascular evaluation and management of patients undergoing noncardiac surgery: a report of the American College of Cardiology/American Heart Association Task Force on practice guidelines. J Am Coll Cardiol. 2014;64(22):e77–137.
21. Venkatesan S, Myles PR, Manning HJ, Mozid AM, Andersson C, Jorgensen ME, et al. Cohort study of preoperative blood pressure and risk of 30-day mortality after elective non-cardiac surgery. Br J Anaesth. 2017;119(1):65–77.
22. James PA, Oparil S, Carter BL, Cushman WC, Dennison-Himmelfarb C, Handler J, et al. 2014 evidence-based guideline for the management of high blood pressure in adults: report from the panel members appointed to the Eighth Joint National Committee (JNC 8). JAMA. 2014;311(5):507–20.
23. Muntner P, Shimbo D, Carey RM, Charleston JB, Gaillard T, Misra S, et al. Measurement of blood pressure in humans: a scientific statement from the American Heart Association. Hypertension. 2019;73(5):e35–66.
24. Salmasi V, Maheshwari K, Yang D, Mascha EJ, Singh A, Sessler DI, et al. Relationship between intraoperative hypotension, defined by either reduction from baseline or absolute thresholds, and acute kidney and myocardial injury after noncardiac surgery: a retrospective cohort analysis. Anesthesiology. 2017;126(1):47–65.
25. Roshanov PS, Rochwerg B, Patel A, Salehian O, Duceppe E, Belley-Cote EP, et al. Withholding versus continuing angiotensin-converting enzyme inhibitors or angiotensin II receptor blockers before noncardiac surgery: an analysis of the vascular events in noncardiac surgery patIents cOhort evaluatioN prospective cohort. Anesthesiology. 2017;126(1):16–27.
26. Sweitzer B. Perioperative evaluation and optimization of patients at risk of cardiac complications for non-cardiac surgery. Mo Med. 2016;113(4):320–4.
27. Pichette M, Liszkowski M, Ducharme A. Preoperative optimization of the heart failure patient undergoing cardiac surgery. Can J Cardiol. 2017;33(1):72–9.
28. Devereaux PJ, Biccard BM, Sigamani A, Xavier D, Chan MTV, Srinathan SK, et al. Association of postoperative high-sensitivity troponin levels with myocardial injury and 30-day mortality among patients undergoing noncardiac surgery. JAMA. 2017;317(16):1642–51.
29. Lee LKK, Tsai PNW, Ip KY, Irwin MG. Pre-operative cardiac optimisation: a directed review. Anaesthesia. 2019;74(Suppl 1):67–79.
30. NICE. Atrial fibrillation. National institute for health and care excellence. Quality standards advisory committee and NICE project team; 2015.; Available from: https://www.nice.org.uk/guidance/qs93/resources/atrial-fibrillation-pdf-2098967360965.
31. Spragg D, Prutkin JM. Atrial fibrillation in patients undergoing noncardiac surgery. UpToDate; 2019;[Available from: https://www.uptodate.com/contents/atrial-fibrillation-in-patients-undergoing-noncardiac-surgery.
32. January CT, Wann LS, Alpert JS, Calkins H, Cigarroa JE, Cleveland JC Jr, et al. 2014 AHA/ACC/HRS guideline for the management of patients with atrial fibrillation: a report of the American College of Cardiology/American Heart Association Task Force on practice guidelines and the Heart Rhythm Society. J Am Coll Cardiol. 2014;64(21):e1–76.
33. January CT, Wann LS, Calkins H, Chen LY, Cigarroa JE, Cleveland JC Jr, et al. 2019 AHA/ACC/HRS focused update of the 2014 AHA/ACC/HRS guideline for the management of patients with atrial fibrillation: a report of the American College of Cardiology/American Heart Association Task Force on Clinical Practice Guidelines and the Heart Rhythm Society. J Am Coll Cardiol. 2019;74(1):104–32.
34. LAS VEGAS Investigators. Epidemiology, practice of ventilation and outcome for patients at increased risk of postoperative pulmonary complications: LAS VEGAS – an observational study in 29 countries. Eur J Anaesthesiol. 2017;34(8):492–507.
35. Mazo V, Sabate S, Canet J, Gallart L, de Abreu MG, Belda J, et al. Prospective external validation of a predictive score for postoperative pulmonary complications. Anesthesiology. 2014;121(2):219–31.
36. Chung F, Memtsoudis SG, Ramachandran SK, Nagappa M,

Opperer M, Cozowicz C, et al. Society of anesthesia and sleep medicine guidelines on preoperative screening and assessment of adult patients with obstructive sleep apnea. Anesth Analg. 2016;123(2):452–73.

37. Meersch M, Schmidt C, Zarbock A. Patient with chronic renal failure undergoing surgery. Curr Opin Anaesthesiol. 2016;29(3):413–20.

38. Hoeft A, Baumgarten G, Boehm O. Optimizing patients undergoing surgery: a matter of 'eminence-based medicine'? Curr Opin Anaesthesiol. 2016;29(3):372–5.

39. De Hert S, Staender S, Fritsch G, Hinkelbein J, Afshari A, Bettelli G, et al. Pre-operative evaluation of adults undergoing elective noncardiac surgery: updated guideline from the European Society of Anaesthesiology. Eur J Anaesthesiol. 2018;35(6):407–65.

40. Dunn LK, Durieux ME, Fernandez LG, Tsang S, Smith-Straesser EE, Jhaveri HF, et al. Influence of catastrophizing, anxiety, and depression on in-hospital opioid consumption, pain, and quality of recovery after adult spine surgery. J Neurosurg Spine. 2018;28(1):119–26.

41. Levett DZH, Grimmett C. Psychological factors, prehabilitation and surgical outcomes: evidence and future directions. Anaesthesia. 2019;74(Suppl 1):36–42.

42. McAnally H. Rationale for and approach to preoperative opioid weaning: a preoperative optimization protocol. Perioper Med (Lond). 2017;6:19.

43. Blumenthal KG, Shenoy ES. Am I allergic to penicillin? JAMA. 2019;321(2):216.

44. Shenoy ES, Macy E, Rowe T, Blumenthal KG. Evaluation and management of penicillin allergy: a review. JAMA. 2019;321(2):188–99.

45. Savic LC, Volcheck GW, Khan DA, Kopac P, Hopkins PM, Cooke PJ, et al. Management of a surgical patient with a label of penicillin allergy: narrative review and consensus recommendations. Br J Anaesth. 2019;123(1):e82–94.

46. Poulton T, Murray D. Pre-optimization of patients undergoing emergency laparotomy: a review of best practice. Anaesthesia. 2019;74(Suppl. 1):100–7.

第 10 章
预 康 复

10

Enrico M. Minnella, Chelsia Gillis, Linda Edgar, Francesco Carli

引言

加速康复外科(enhanced recovery after surgery, ERAS)的目的是结合大量循证围手术期干预措施形成协调的协同方案。单独采用这些措施的效果很小。ERAS 的很多部分都旨在减轻代谢应激反应,如患者宣教、服用碳水化合物饮品、术后早期进食、腹腔镜检查及运动等。结合所有这些干预措施所形成的协同作用对临床结果有显著影响[1]。

虽然 ERAS 方案有所普及,手术和麻醉技术有所提升,但术后并发症依然高发,特别是内科并发症。许多术后并发症很可能与患者因素相关。现有的患者术前准备是否可能减少临床影响?

虽然我们已经努力强调术中和术后即刻阶段的 ERAS 要素,却少有人重视手术诊断后到手术的阶段。这一期间可以优化患者健康,并为患者术后康复做准备。患者一旦术后回家,将会经历身体疲劳、营养缺失、睡眠障碍、精神注意力减退,所以利用术前时间加强生理及心理准备是合理的。

因此,预康复可定义为增强患者功能容量以承受随后的压力的过程(图 10.1)[2,3]。其目的在于采取策略,最大程度地降低手术压力和代谢失调的影响,并加速功能容量回到基准线水平。术后阶段病人疲惫、沮丧、不愿意参与任何康复过程,因此不是采取这些策略最恰当的时期。与"预康复"相反,传统的康复方式中,病人在术后接受干预。术后阶段是各种康复计划的一部分,而通常康复策略集中于这一阶段,比如乳腺癌术后的上肢锻炼、四肢关节成形术后的力量锻炼及心脏手术后的有氧运动。

随着高龄体弱人群的增加,需要注意功能恢复并加强生理准备。这一患者群体更易受手术压力影响,

需要进行适当评估,因为该群体出现术后并发症的概率更高,可能出现住院时间延长、残疾、死亡风险增加等情况[4]。因此,对于久坐不动者、高龄体弱者、患有可治疗的合并症患者,以及有营养风险、健康失调的患者来说,预康复是有效策略。

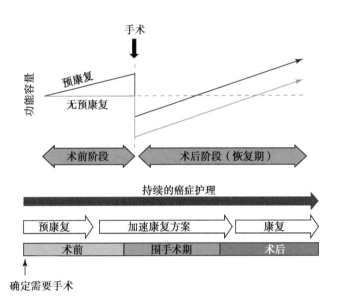

图 10.1　围手术期功能容量轨迹

为了在术前准备期优化器官功能,首先需要评估患者的功能储备及各器官系统中确诊的特定疾病进程。功能储备包括身体、营养、代谢、心理状态。随后的章节将会阐述生理活动的评估、风险评估以及分层法、预康复的不同组成部分。

筛查及评估

为提高手术护理质量,预康复门诊的范围不仅包括降低和手术干预有关的并发症发生率,还包括促进患者机能水平恢复。不幸的是,虽然我们希望提供基

于指南的临床路径以优化患者的术前功能状态,但并没有标准化的方法和建议。预康复过程的第一步包括筛查和功能容量评估。单个变量无法准确可靠地间接体现功能状态。我们参照开胸术前的呼吸功能评估[5],提出了三联功能容量管理模型,主要关注身体、营养和心理状态(图10.2)。这一模型旨在掌握功能容量的复杂性,并使临床医生能选择性地干预体现出的各个风险因素,进行个性化治疗。该方法基于循证实践,在此背景下,我们承认该方法缺乏大量的、结论性的随机试验验证[6]。在等待新的临床研究时,我们的循证实践依据国际指南[7-11],并基于坚实的理性基础,即训练、营养和心理健康三者的协同作用。本章我们将讨论可应用于择期重大腹部肿瘤手术的模型。该路径应该完全整合进入标准、综合性的患者管理中。这种患者管理包括诸如药学管理、围手术期用血管理及戒烟(在本书中其他部分提及)等方面的常见术前护理。

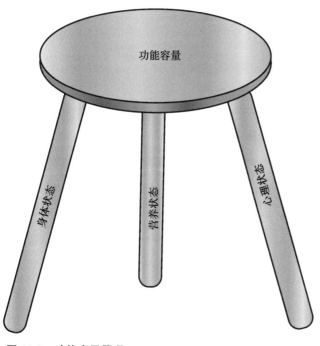

图10.2 功能容量管理

功能容量

身体状态

营养状态

心理状态

考虑到功能失调的高发和严重影响[4,12],所有患者都应进行筛查。图10.3显示了筛查中如何识别与可能导致患者功能水平特定缺陷的风险上升有关的因素[13-17]。该过程在设计上安全、快捷、易于执行且经济有效。因此,完整的病史、体格检查以及患者自述判定是首要方法。病史中的几个因素非常重要,比如慢性病(例如分别用于身体管理和膳食管理的心肺疾病及糖尿病)、感染、近期住院及做过的腹部手术。应该避免采用预测值较低,缺乏特定检查或治疗的随机实验室测试及仪器测试。一旦识别出高危患者,可通过有选择的检查进一步进入评估。该过程花费大量时间和资源,需要有经验的医务人员并仅限于高危患者人群。经评估和诊断后,运动不耐受、营养不良及心理不适是后续选择性、个性化的干预指标。

手术患者的营养状态通常是受损的[18]。在发现营养不良或营养过剩这两种形式的营养失衡方面,临床表现、人体测量学数据及查体都是非常重要的[19]。体重减轻是其中最有效的验证因素之一,它能反映出发炎程度和潜在疾病情况。前6个月中体重减轻10%或3个月内减轻5%以上是重要风险因素。相关因素包括肌群重量减轻、皮下脂肪减少的迹象,局部或大范围积液也可能掩盖了体重减轻。握力易于检测,并且是反映功能和营养状态的可靠指标[20]。为了更符合标准且更准确,我们建议使用包含病史和查体两项的有效临床工具,比如营养风险筛查(nutritional risk screening,NRS 2002)[21]和患者参与的主观全面评定(patient-generated subjective global assessment,PG-SGA)[22]。解读实验室数据时应谨慎,因为诸如白蛋白、前白蛋白及转铁蛋白等分解代谢状态指标反映的是炎症的严重程度,而非营养状态。在指导筛查和干预时,电解质、葡萄糖、肌酐指标很有用。一旦确认患者存在营养不良或营养过剩的风险,应由营养学家给出进一步评估。3日内工作日志中可记录当前营养及热量摄入,可以观察用药、特定症状、食物过敏和不耐受、饮食限制,并可评估体成分。在决定能量需求、确定饮食摄入不足及提供正确营养干预时,上述因素都是需要考虑的。我们认为间接测热法是确定能量消耗的金标准。然而,门诊时,常用的预测公式也可作为有效替代,比如用与手术及癌症相关的代谢应激修正后的Harris-Benedict公式。

对经受手术的患者来说,运动能力低下的情况普遍存在,并有重大影响[23,24]。6分钟步行试验(6-min walk test,6MWT)是低成本的次级量运动试验,也是经充分验证的功能状态指标,反映大量不同患者群体中的医疗干预和手术干预。该试验测量患者6分钟内能在平滑坚实的平面快走的距离[25]。尽管6MWT本身不是全面的功能容量试验,但它仍然是评估身体素质的灵敏替代方法。而且从实际来说,我们认为该试验是有效的筛查工具。患者6分钟内步行总距离小于400m,即可被认为有身体素质差的迹象[15]。被

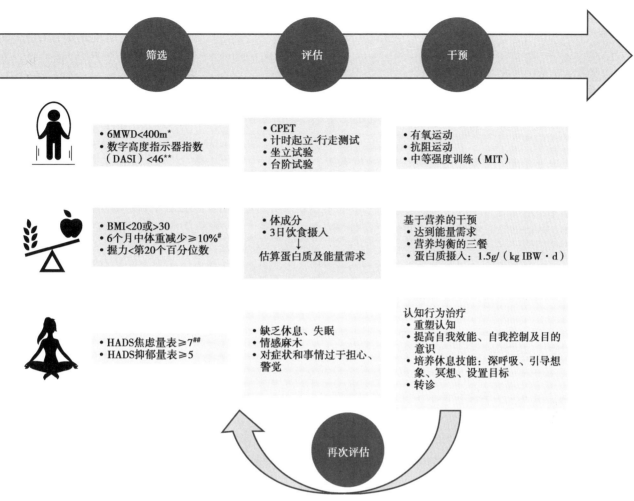

图 10.3　为优化重大腹部癌症手术患者的术前功能制订的临床路径（由 Minnella 和 Carli 研究[13]改编）
6MWD：6 分钟步行测试距离；BMI：身体质量指数；CPET：心肺功能运动试验；HADS：医院焦虑抑郁量表问卷；IBW：理想体重。
*Brunelli[14]，Minnella[15]；**Struthers[16]；# 或 3 个月内 ≥5%；##Singer[17]。

确认为高风险人群的患者应由在癌症护理方面有丰富经验、训练有素的专家进行全面身体状态评估。评估包括有氧运动及力量训练两方面。运动心肺功能测试（cardiopulmonary exercise test，CPET）是评估功能容量的金标准[26]。该测试全面、客观、动态，包括对呼吸流量和气体交换的分析，这两项分析测量了递增运动负荷压力下的耗氧量。除了评估运动能力，CPET 在术前还有一些临床应用，比如确定运动不耐受的原因、评估手术风险及预后结果、检测运动诱发的有害事件、开具运动处方，同时，它也是对预康复或术前运动的反应。因此，再次说明，筛查和评估的作用不仅是提供患者的静态画像，也旨在引导安全、有目的性、个性化、以缺陷为驱动的干预。下一段我们将探索构成多模型预康复的主要领域：运动、营养治疗及应对焦虑的技巧。

围手术期医学往往忽视社会心理不适，很少常规筛查焦虑和抑郁[27]。所有癌症患者都应接受心理健康评估，也因此，所有癌症护理的医务人员都应知悉筛查和转诊的基本要素。医院焦虑抑郁量表（hospital anxiety and depression scale，HADS）问卷是一项用以筛查的简单、经验证的工具[28]。文献中，已有人提出一些界限值，但仍缺乏共识。有风险的患者一经确认，应接受心理干预，有中等或严重程度的抑郁或焦虑患者应该转诊接受精神治疗。

干预要素

基线评估的目的是测定体质状态，预测手术及术后康复有关的风险。更综合性的方法包括给患者评估治疗方案、提出建议以及阐明益处及风险。在预康复中，基线评估可以指导临床医师如何最大程度地以降低并发症发生率、加速康复进程为目的参与手术，优化患者体质。

应该综合运用体现预康复计划特点的不同要素提高患者身体和代谢储备,如营养补充、耐力和肌肉强化、休息及通过宣教增强能力等。预康复方案显然不是一码通吃地适用于所有患者的,反之,它包括广义的健康概念,也包括特定的个性化评估和干预,其中安全性占据重要地位。虽然许多早期的癌症预康复文献将运动训练作为单一的干预方式研究[29],但近期报道中,人们强烈意识到诸如营养和心理干预等的其他方式,无论单独使用还是与身体活动相结合都对功能结果有重要作用[30]。预康复的范围扩大可能是因为人们认识到虽然非运动干预可能也有益处,但为了取得更好的治疗效果,必须与其他要素相结合。不得不说,对一些缺乏生理储备的患者来讲,单独采取高强度的运动训练实际上可能是有害的。脆弱的高龄患者就是如此,他们通常肌群质量下降、蛋白质储备低[31]。这些患者没有以足够的能量和蛋白质补充为基础的充足合成代谢基质,可能无法承受术前运动量增加。

如果能与 ERAS 方案的术前部分结合,预康复方案中的个人要素将会更加有效。例如,如果在使用降血糖药物时结合运动训练及适当的营养干预,往往能够更好地控制血糖。同样,如果贫血得到有效治疗,运动训练也能更好地起效。

由此可见,在一开始外科医生与患者商定手术需要时就提供住院预康复方案是有意义的。该方案之后可与术前临床治疗相结合。定期评估干预措施对患者功能容量的影响,可以提供必要信息,这些信息对制订后续治疗策略依然是必不可少的。预康复单元的多学科团队包括麻醉师、内科医师、外科医师、护士、物理治疗师、人体运动学家、营养学家和心理学家,他们通过以患者为中心的护理提供模型进行合作,低耗高效利用各水平资源。运行良好的预康复单位与术前临床治疗合作紧密,在减少术前测试及非必要会诊、减少手术取消的发生频次、提高护理协调性及形成以患者为中心的护理路径方面很有效。这符合 ERAS 范围,并能促进医疗机构和患者取得更好的治疗成果。

运动的作用

身体运动不足是全球发病率和死亡率的主要决定性因素[32]。近来,运动及身体活动已经成为一项关键策略,不仅用于预防癌症,也用于消除癌症及其治疗带来的副作用[33,34]。在重大肿瘤手术的围手术期,患者急需进行锻炼。一些指南及声明已经推荐综合运用运动作为癌症护理的标准做法[7,35,36]。身体活动指任何增加能量消耗的持续性身体动作,而运动是有计划、有目的的重复性活动,旨在促进或保持健康[37]。

运动训练应由接受过适当癌症护理培训的有资质的专家制订方案、告知患者并进行监测,例如生理运动学家、物理治疗师、临床运动生理学家或内科医师。任何不稳定或急性心肺呼吸疾病都应视为有运动禁忌[38]。预康复方案的主要关注内容(表 10.1)是:(1)有氧能力;(2)肌肉强度及耐力;(3)每日身体活动。有氧运动是促进心肺健康的基础干预措施,涉及需要使用氧气供给能量的大肌群[39]。锻炼持续时间依据活动强度决定,但每节最少都应持续 10 分钟。跑步、快走、单车及游泳是常见且有效的方式。针对有氧运动处方,CPET 能提供最准确的功能容量量化数据。它整合了呼吸系统、心血管及肌肉对锻炼的反馈并做出综合性评估。此外,CPET 能发现活动性症状或不良反应,如诱发性贫血,有利于开具安全的运动处方。力量训练指肌肉克服、对抗阻力或施加的重量,它是预康复方案的另一个关键部分。肌肉疲劳指收缩运动反馈中产生的力或力量减退,是常见的手术不良反应[40]。术后发生的肌肉功能及结构受损与应激反应、活动受限、饮食摄入不良及有氧能力障碍有关。即使没有会导致活动受限的疾病或缺陷,高龄患者的关节活动性依然可能变差。每个运动小节中都应该包括伸展及力量锻炼、热身及缓和运动。另外,行动不便的患者每周应有 3 天及以上进行身体活动,以提高平衡,防止跌倒[39]。

癌症特定部位训练、残疾患者的锻炼、行为改变诱因、运动/活动选择、训练安全以及运动处方的特定要素,如模块、持续时间、强度、模式、频率及进程等都是重要部分,但是本章的目的不包括对其进行详细描述。术前训练可遵循美国心脏协会(the American Heart Association,AHA)、美国运动医学会(the American College of Sports Medicine,ACSM)提供的指南,以及世界卫生组织(the World Health Organization,WHO)关于身体活动的建议[32,41,42]。因此,我们建议 65 岁及以上患者:

- 每周至少做 150 分钟中等强度有氧运动或 75 分钟高强度有氧运动
- 每周至少有 2 天做能活动主肌群的抗阻运动
- 尽量避免久坐不动

表 10.1　预康复情境下不同运动训练的例子

	频次	运动	持续时长	强度
热身	每次训练前	深呼吸,做好姿势,活动关节 专门的心血管热身运动	10min	HR:40%~59% RPE:12~13 VO_2AT:80%~85%
有氧训练	3 次 / 周	高强度间隔训练 　步行(中速 / 中等程度) 　骑单车 　跑步 　游泳	20~25min	HRR:80%~89% RPE:16~17 VO_2 峰值:80%~85%
抗阻训练	2~3 次 / 周	每组重复 8~10 次动作,每组动作间休息 1min,3 组为 一次运动 　下肢:压腿、弯曲腘绳肌、箭步蹲 　胸部及躯干:仰卧起坐(卷腹)、卧推、俯卧撑或俯卧 　撑动作变形 　上肢:二头肌弯举、三头肌屈伸、三角肌前束、军姿 　推举、笔直坐姿划船	30min	50%~69% 1-RM RPE:12~13
灵活性运动	每次训练后	每次动作重复 15~30s 伸展和增力运动	5~10min	
缓和运动	每次训练后	专门缓和心血管	5min	

HRR:heart rate reserve,心率储备;RPE:rating of perceived exertion(6~20 Borg scale),运动自觉量表(Borg 量表 6-20);1RM:one repetition maximum,一次重复最大力量;VO_2:oxygen uptake,摄氧量(通过心肺功能运动试验测量)。

营养的作用

制订多模式的预康复干预时,营养干预要满足个体营养需求与生活方式,同时要与运动干预相辅相成,提高术前及术后的瘦体重。对手术患者来说,他们有几次"机会"调节营养状态[43]。发病及疾病治疗,如抗癌治疗,可能导致包括发炎在内的代谢紊乱,从而改变营养需求[44]。举例来说,有炎症时几种氨基酸可能"在某些条件下"是必要的[45,46]。体内合成炎症相关的急性期反应蛋白会产生对氨基酸及含硫氨基酸的新需求[45]。稳定同位素检查推测显示,如果不通过食物摄取,有炎症反应的胰腺癌患者合成 1g 急性期阳性反应纤维蛋白需分解 2.6g 肌肉蛋白[46]。饮食摄入必须要弥补代谢需求,否则就会分解包括骨骼肌群在内的瘦组织。

然而,由于机械性梗阻(如肿瘤相关梗阻)、吸收障碍等导致的胃肠失调(如腹泻)以及一些疾病及治疗导致的对营养有影响的症状(如没有食欲),患者可能难以通过食物摄取满足营养需求。患者相关因素包括社交隔离、社会经济状况等,也会影响饮食摄

入[47]。而在术前和术后,营养不良风险和营养不良(指导致体成分改变、功能减弱的营养不均衡状态[48])通常难以诊断。因此,患者面对手术应激反应时营养状态欠佳,以匮乏的生理储备[49,50]应对迫在眉睫的手术应激需求[51]。营养不良的住院及手术患者的临床效果明显较差,包括较高的死亡率[52-55]、较高的并发症发生率[52,56-59]、较高的再次入院频率[52,54,60,61]、更长的住院时间[52,54,56,59,60]以及较高的医疗费用增加率[52,62]。此外,通过术前体层摄影估算直肠癌患者体成分,两项大型多变量分析指出,低肌肉质量(如肌少症)可独立预测总生存期[63],而出现肌脂肪沉积症(即肌肉脂肪浸润,可用于显示肌肉质量)与住院时间延长有关[63,64]。内脏肥胖的患者,特别是肌肉质量低的患者(如肌少症肥胖患者)[64],更可能在 30 天内发病,包括再次入院等[63]。术后,患者可能受其他营养障碍影响,包括手术应激反应、医院机构层面障碍(如因为临床检查错过进餐时间)。举例来说,胰岛素抵抗是典型的术后应激反应后果。即使是简单手术后,该问题依然可能存在数周[51,65]。胰岛素抵抗干扰正常代谢,胰岛素促进细胞吸收葡萄糖效率减退(即胰岛素抵抗)会加剧分解代谢(生成葡萄糖的氨基酸直接被消耗而非用于代谢)[51]。再次强调,为

了减少去脂体重的流失,食物摄取必须弥补术后损伤产生的分解代谢。然而患者往往在医院摄入不足。加拿大营养不良工作组(Canadian Malnutrition Task Force,CMTF)在加拿大 18 家急性护理医院进行的一项预期研究表明,近 50% 的住院患者曾感到"过于虚弱"无法进食,1/3 患者难以打开食品包装,2/3 患者曾错过进食时间而医院不再提供食物,近一半患者在需要时没有得到帮助[66]。即使患者接受标准 ERAS 护理,也没有满足最少的充足蛋白质需求[67,68],而且他们有些有碍于在医院摄取足够营养的错误观念需要通过营养教育纠正[69]。最终,患者通常在缺少营养状况随访的情况下出院,在康复期间始终只能依靠自己对食物和营养的认识来恢复。他们因疼痛药物或需要额外治疗而产生更严重的影响营养的症状[70-73]。在仔细研究患者手术护理轨迹后会发现,如果要取得最佳治疗效果,为了优化营养状态,准备好应对手术期间难以解决的营养问题,必须在术前开展营养管理[11,51]。

正常健康成年人的体蛋白会持续合成并分解,以维持中性的全身蛋白平衡[74]。体蛋白分解再利用的程度非常大,然而这种再利用并不是 100% 有效的,而且必要的氨基酸不能二次合成,因此每天摄取食物中的蛋白是必要的[74]。当从食物中摄取的蛋白质不能满足代谢需求时,身体组织就会被分解。很大程度上通过食物摄取满足代谢需求并维持体内平衡可以避免严重的蛋白分解代谢和体蛋白及力量的损失。当全身蛋白合成超过蛋白分解,就会发生合成代谢[74]。

预康复患者在术前通过充足的食物摄取、补充蛋白质、进行规律的抗阻运动,能够实现合成代谢,并因此维持或提高瘦体重[75]。食物蛋白的摄取和抗阻运动训练能发挥独立及附加的合成代谢作用[74]。摄取蛋白后不运动,血液循环中的氨基酸会短暂增多,促进肌肉蛋白合成[76]。对健康个体来说,该合成代谢效果与日常阶段的分解代谢相抵消(如两餐间或睡觉时空腹),使全身中性蛋白整体平衡,维持瘦体重[74]。没有食物摄取,抗阻运动同样促进肌肉蛋白合成[74,77]。然而它同时也会导致肌肉蛋白分解的增加[77]。其净效应是运动后肌肉蛋白的平衡增强(比如减小负作用并减轻空腹状态的损失),但空腹状态下不会产生正平衡[74]。而蛋白平衡没有净增加,在蛋白合成超过蛋白分解状态下,瘦体重也不会提高。直观来讲这是说得通的:构建瘦体重需要合成新的蛋白质,而膳食中的氨基酸被称作"构成蛋白质的砖",

是其基础[74]。稳定同位素研究已证实,只有在可获取氨基酸时,运动后的净肌肉蛋白平衡才为正[74,77,78]。因此饮食和运动作用相结合时,才会促进肌肉蛋白的正向平衡。反复进行抗阻运动并摄入蛋白质能促使瘦体重增加[74,75]。

心理的作用

强有力的证据表明,心理压力会影响功能容量及情绪能力,术前施行心理干预能最大限度减少心理压力[79]。术前准备是缓解压力的好机会,可以强化并提升三种对健康、身体活动及幸福感有重要作用的心理概念:自我效能、目的意识及自我控制。

自我效能

自我效能是人类行为的主要决定因素吗? 医务人员能够提高患者的自我效能吗? 成功的运动方案依赖于自我效能吗?

对上述问题的回答是肯定的。

Albert Bandura 首先使用并阐述了这一名词。他将其定义为"个人相信自己有能力计划并实施所需行动方案以取得特定成果"[80]。个人对自己完成某事的能力的信念会显著影响其成功与否。能力不是固定的属性,在个人完成任务的方式、如何在不同时段成功及能力如何随任务变化方面存在很多变量。我们童年时对自我效能有了大体认识,并在一生中不断完善这一认识,特别是当它在不同情况下随之改变时。自我效能与其他有关人类心理的社会心理概念不同,如自尊、自信等。自我效能着重关注"行动"而不是"状态"[80]。

人们对自我效能在运动中的积极作用做了大量研究[81]。研究表明,自我效能是健康成人采取并坚持运动的有效预测工具[82]。此外,可靠研究证明也显示自我效能独立于其他个性心理特征,能够缓和经客观衡量的运动的干预效果。即使运动时可能受到限制或有挑战性,如果患者相信更高的健康水平有助于术后康复,也会促进个人功能能力提高。

目的意识

目的意识是指驱动个人通过完成任务或目标以获得满足的动机。它是一种意图引导有计划的行为的预期结果。积极心理学是关于什么使人生更有意义的科学研究,随着积极心理学的发展,目的性的重要性得到人们的关注[83]。

生命的目的意识是可变更的因素,因此,在术前干预中,它是一个恰当的焦点。理论上来说,预康复的参与者自发具有目的意识,因为他们选择为即将到来的手术做准备。我们认为认可并强化目的意识有助于优化手术效果。负面心理风险因素与不良健康结果有密切联系。相对来说,在积极心理因素和积极的身体及心理功能之间也是一样[84]。特别对老年人来说,目的意识在保持身体功能方面可能有更加重要的作用[85]。

自我控制

自我控制指人们意识到要控制其周围环境而非感到绝望。在生活中,它是基础心理资源,对整个生活的健康幸福有重要影响。准备手术时,人们必须认识到他们应负责完成一些术前、术后活动,如深呼吸、放松、身体活动及摄入营养。大量研究表明自我控制、健康行为和良好社会心理功能是有联系的[86]。

整合上述概念的方法及预康复平台指南

即使近一半患者自述少有或没有感到焦虑或抑郁,大部分人仍乐于交谈并在术前讨论有效心理策略。大部分患者愿意接受手术数周前1或2小时一次的预康复方案。需要更多帮助的患者可更加频繁地参与,如有需要,也可转诊给精神健康医生。

培养自我效能意识、目的意识及自我控制已经内嵌于干预目标之中。考虑到社会心理干预时间有限,我们只介绍有效应对策略,依据患者表现出的需求和价值理念调整策略,并强调预康复实践能带来显著成效。首先我们询问患者希望从方案中得到什么,请他们自述来自自己及家庭成员的支持,并讨论他们的兴趣及价值理念。通过开始谈论即将到来的手术中他们关注什么以及他们的目标,我们询问患者是否对当前情况感到焦虑、忧心或有压力。我们可以认可患者的力量,强调过去及目前的积极经验,以突出并支持他们的目标。我们应明显地将运动、健康和自我效能、个人控制及目的意识的提高联系起来。

我们强调以某些形式放松的重要性。放松是供患者个人使用的一种有效工具,有助于身体健康和养成自我控制意识。休息的方式包括深呼吸、渐进性肌肉放松、引导想象、冥想、全身扫描及将注意力集中于眼前。我们模拟了一种患者可接受的放松训练形式,其中包括了解个人的呼吸。同时我们为患者演示深

呼吸,让患者模仿模型中的技巧,并鼓励他们用以实践。我们为所有参与者提供放松用的 CD。

为解释自我控制的概念,我们讨论了大脑的工作原理,从面对的现实(很难或无法控制)到产生的想法(我们可以完全掌控),以及随之产生的显而易见的情绪反应。这一解释患者能够理解,并有助于强化他们应对随后的手术的自我效能和自我控制意识。我们提供简单图表将现实、想法和情感联系起来,作为视觉提示。

有系统性报告指出了一些将自我效能与身体活动增强联系起来的行为改变技巧[87]。这些技巧也贯穿了我们的课程,我们会指出患者曾使用技巧成功完成任务并获得自我掌控感的经历。

我们鼓励患者使用社交模型,借助面对面交流、网络及其他社交媒体或是文字等方式观察他人在相同情境下如何通过持续努力取得成功。积极心理学干预阐明了能培养目的意识的不同领域。而我们选择基于长处的方式,通过讨论并认可患者过去与现在的内外价值理念及资源,帮助他们认识到自己的长处。

总之,自我效能、目的意识及自我控制意识对健康和有效运动有巨大、独立的贡献作用。它们是人类的基本特征,医务人员有简单、直接的技巧培养这些特征。预康复课程结束后,参加人员可以学会使用以下方法培养自我效能、目的意识及自我控制意识:熟悉放松和深呼吸,了解自己思想的力量,认识到自己的目的意识。我们的结论是,最重要的是使用这些方法,并增加手术治疗效果成功的可能性,协助患者做好准备来应对将来可能发生的术后障碍。

有效预康复

如前所述,在详细评估患者生理储备后,应考虑手术类型、患者当前健康状况、疾病进程等制订结构化、个性化的预康复方案。这一方案需要伴随治疗后的监测。在癌症预康复概念模型中,预测将来可能发生的损伤是决定干预有效性的必要步骤。这类监测对于有多重并发症且功能容量有限的患者来说是非常有价值的。

临床医生及管理人员常常询问预康复方案的成本-收益。如果想要以合理的医疗花费获得更好的功能容量及治疗效果,应该将能通过任意单模型或多模型干预获益最多的患者作为目标人群[15]。术前门

诊时,可以确诊出有多种并发症或功能容量低下的患者,将他们转至预康复单位进行筛查、评估并给出最终治疗方案。这需要多学科紧密合作,干预路径应在诊断确定时立即制订,贯穿整个围手术期轨迹,并在患者出院后伴随其后续护理阶段。多学科团队可定时开会,回顾并讨论高危案例。该团队可合作制订治疗方案,平衡手术及非手术方法的利弊,这些方法基于患者价值理念和目标,用于疾病管理。

回顾关于预康复文献中的数据,可以确定预康复在术前、术后对功能容量的潜在影响。此外,术前多模型预处理效果的初步研究表明,就手术治疗结果来说,接受合理预处理的患者并发症减少,住院时长缩短[88,89]。

有人提出,对于经受手术的患者,与医药之家类似的手术之家可能是未来提供多模型护理的方式。在高风险患者进入手术之家接受治疗前,多学科团队会商议出全面管理方案,就如现在肿瘤学上通常采用的肿瘤委员会会诊一样。

总结

外科预康复是一种新的理念,它完善了随着快速康复和 ERAS 方案普及而产生的围手术期护理及技术的创新。人们强烈意识到,术后治疗结果依赖于围手术期的相关因素,而其中患者健康、功能状态是最终可改变的因素。随着高龄患者增加,手术死亡率降低,患者更关心他们的生活质量、认知健康及重新融入社区的情况。基于此背景,与围手术期护理相结合的预康复方案是有意义的,并应得到更多关注。

(刘颖斌 译)

参考文献

1. Ljungqvist O, Scott M, Fearon KC. Enhanced recovery after surgery: a review. JAMA Surg. 2017;152(3):292–8.
2. Carli F, Zavorsky GS. Optimizing functional exercise capacity in the elderly surgical population. Curr Opin Clin Nutr Metab Care. 2005;8(1):23–32.
3. Minnella EM, Bousquet-Dion G, Awasthi R, Scheede-Bergdahl C, Carli F. Multimodal prehabilitation improves functional capacity before and after colorectal surgery for cancer: a five-year research experience. Acta Oncol. 2017;56(2):295–300.
4. Shah R, Attwood K, Arya S, Hall DE, Johanning JM, Gabriel E, et al. Association of frailty with failure to rescue after low-risk and high-risk inpatient surgery. JAMA Surg. 2018;153(5):e180214.
5. Slinger P. Principles and practice of anesthesia for thoracic surgery. New York: Springer; 2011.
6. Grocott MPW, Plumb JOM, Edwards M, Fecher-Jones I, Levett DZH. Re-designing the pathway to surgery: better care and added value. Perioper Med (Lond, Engl). 2017;6:9.
7. Schmitz KH, Courneya KS, Matthews C, Demark-Wahnefried W, Galvao DA, Pinto BM, et al. American College of Sports Medicine roundtable on exercise guidelines for cancer survivors. Med Sci Sports Exerc. 2010;42(7):1409–26.
8. Courneya KS, Friedenreich CM. Physical activity and cancer: an introduction. Recent results in cancer research Fortschritte der Krebsforschung Progres dans les recherches sur le. Cancer. 2011;186:1–10.
9. Tew GA, Ayyash R, Durrand J, Danjoux GR. Clinical guideline and recommendations on pre-operative exercise training in patients awaiting major non-cardiac surgery. Anaesthesia. 2018;73(6):750–68.
10. Arends J, Bachmann P, Baracos V, Barthelemy N, Bertz H, Bozzetti F, et al. ESPEN guidelines on nutrition in cancer patients. Clin Nutr (Edinb, Scotl). 2017;36(1):11–48.
11. Weimann A, Braga M, Carli F, Higashiguchi T, Hubner M, Klek S, et al. ESPEN guideline: clinical nutrition in surgery. Clin Nutr (Edinb, Scotl). 2017;36(3):623–50.
12. West MA, Lythgoe D, Barben CP, Noble L, Kemp GJ, Jack S, et al. Cardiopulmonary exercise variables are associated with postoperative morbidity after major colonic surgery: a prospective blinded observational study. Br J Anaesth. 2014;112(4):665–71.
13. Minnella EM, Carli F. Prehabilitation and functional recovery for colorectal cancer patients. Eur J Surg Oncol. 2018;44(7):919–26.
14. Brunelli A, Kim AW, Berger KI, Addrizzo-Harris DJ. Physiologic evaluation of the patient with lung cancer being considered for resectional surgery: diagnosis and management of lung cancer, 3rd ed: American College of Chest Physicians evidence-based clinical practice guidelines. Chest. 2013;143(5 Suppl):e166S–e90S.
15. Minnella EM, Awasthi R, Gillis C, Fiore JF Jr, Liberman AS, Charlebois P, et al. Patients with poor baseline walking capacity are most likely to improve their functional status with multimodal prehabilitation. Surgery. 2016;160(4):1070–9.
16. Struthers R, Erasmus P, Holmes K, Warman P, Collingwood A, Sneyd JR. Assessing fitness for surgery: a comparison of questionnaire, incremental shuttle walk, and cardiopulmonary exercise testing in general surgical patients. Br J Anaesth. 2008;101(6):774–80.
17. Singer S, Kuhnt S, Gotze H, Hauss J, Hinz A, Liebmann A, et al. Hospital anxiety and depression scale cutoff scores for cancer patients in acute care. Br J Cancer. 2009;100(6):908–12.
18. Bruun LI, Bosaeus I, Bergstad I, Nygaard K. Prevalence of malnutrition in surgical patients: evaluation of nutritional support and documentation. Clin Nutr (Edinb, Scotl). 1999;18(3):141–7.
19. White JV, Guenter P, Jensen G, Malone A, Schofield M. Consensus statement: academy of nutrition and dietetics and American Society for parenteral and enteral nutrition: characteristics recommended for the identification and documentation of adult malnutrition (undernutrition). JPEN J Parenter Enteral Nutr. 2012;36(3):275–83.
20. Flood A, Chung A, Parker H, Kearns V, O'Sullivan TA. The use of hand grip strength as a predictor of nutrition status in hospital patients. Clin Nutr (Edinb, Scotl). 2014;33(1):106–14.
21. Kondrup J, Rasmussen HH, Hamberg O, Stanga Z. Nutritional risk screening (NRS 2002): a new method based on an analysis of controlled clinical trials. Clin Nutr (Edinb, Scotl). 2003;22(3):321–36.
22. Ottery FD. Definition of standardized nutritional assessment and interventional pathways in oncology. Nutrition (Burbank, Los Angeles County, Calif). 1996;12(1 Suppl):S15–9.
23. Richardson K, Levett DZH, Jack S, Grocott MPW. Fit for surgery? Perspectives on preoperative exercise testing and training. Br J Anaesth. 2017;119(suppl_1):i34–43.
24. West MA, Asher R, Browning M, Minto G, Swart M, Richardson K, et al. Validation of preoperative cardiopulmonary exercise testing-derived variables to predict in-hospital morbidity after major colorectal surgery. Br J Surg. 2016;103(6):744–52.

25. ATS Committee on Proficiency Standards for Clinical Pulmonary Function Laboratories. ATS statement: guidelines for the six-minute walk test. Am J Respir Crit Care Med. 2002;166(1):111–7.

26. Levett DZH, Jack S, Swart M, Carlisle J, Wilson J, Snowden C, et al. Perioperative cardiopulmonary exercise testing (CPET): consensus clinical guidelines on indications, organization, conduct, and physiological interpretation. Br J Anaesth. 2018;120(3):484–500.

27. Howell D, Hack TF, Oliver TK, Chulak T, Mayo S, Aubin M, et al. Survivorship services for adult cancer populations: a pan-Canadian guideline. Curr Oncol (Toronto, Ont). 2011;18(6):e265–81.

28. Zigmond AS, Snaith RP. The hospital anxiety and depression scale. Acta Psychiatr Scand. 1983;67(6):361–70.

29. Santa Mina D, Clarke H, Ritvo P, Leung YW, Matthew AG, Katz J, et al. Effect of total-body prehabilitation on postoperative outcomes: a systematic review and meta-analysis. Physiotherapy. 2014;100(3):196–207.

30. Carli F, Scheede-Bergdahl C. Prehabilitation to enhance perioperative care. Anesthesiol Clin. 2015;33(1):17–33.

31. Wysokinski A, Sobow T, Kloszewska I, Kostka T. Mechanisms of the anorexia of aging-a review. Age (Dordr). 2015;37(4):9821.

32. Organization WH. WHO global recommendations on physical activity for health. Geneva: World Health Organization; 2010.

33. Mishra SI, Scherer RW, Snyder C, Geigle PM, Berlanstein DR, Topaloglu O. Exercise interventions on health-related quality of life for people with cancer during active treatment. Cochrane Database Syst Rev. 2012;8:Cd008465.

34. Jones LW, Eves ND, Haykowsky M, Freedland SJ, Mackey JR. Exercise intolerance in cancer and the role of exercise therapy to reverse dysfunction. Lancet Oncol. 2009;10(6):598–605.

35. Cormie P, Atkinson M, Bucci L, Cust A, Eakin E, Hayes S, et al. Clinical Oncology Society of Australia position statement on exercise in cancer care. Med J Aust. 2018;209:184.

36. Campbell A, Stevinson C, Crank H. The BASES expert statement on exercise and cancer survivorship. J Sports Sci. 2012;30(9):949–52.

37. ACSM. American College of Sports Medicine's guidelines for exercise testing and prescription. Baltimore: Lippincott Williams & Wilkins; 2013.

38. Fletcher GF, Ades PA, Kligfield P, Arena R, Balady GJ, Bittner VA, et al. Exercise standards for testing and training: a scientific statement from the American Heart Association. Circulation. 2013;128(8):873–934.

39. Chodzko-Zajko WJ, Proctor DN, Fiatarone Singh MA, Minson CT, Nigg CR, Salem GJ, et al. American College of Sports Medicine position stand. Exercise and physical activity for older adults. Med Sci Sports Exerc. 2009;41(7):1510–30.

40. Christensen T, Kehlet H. Postoperative fatigue. World J Surg. 1993;17(2):220–5.

41. Nelson ME, Rejeski WJ, Blair SN, Duncan PW, Judge JO, King AC, et al. Physical activity and public health in older adults: recommendation from the American College of Sports Medicine and the American Heart Association. Med Sci Sports Exerc. 2007;39(8):1435–45.

42. WHO. WHO global recommendations on physical activity for health. Geneva: World Health Organization; 2010.

43. Fearon KC, Jenkins JT, Carli F, Lassen K. Patient optimization for gastrointestinal cancer surgery. Br J Surg. 2013;100(1):15–27.

44. Nicolini A, Ferrari P, Masoni MC, Fini M, Pagani S, Giampietro O, et al. Malnutrition, anorexia and cachexia in cancer patients: a mini-review on pathogenesis and treatment. Biomed Pharmacother = Biomed Pharmacother. 2013;67(8):807–17.

45. Cynober LA. Metabolic & therapeutic aspects of amino acids in clinical nutrition. 2nd ed. Boca Raton: CRC Press; 2004.

46. Preston T, Slater C, McMillan DC, Falconer JS, Shenkin A, Fearon KC. Fibrinogen synthesis is elevated in fasting cancer patients with an acute phase response. J Nutr. 1998;128(8):1355–60.

47. Saunders J, Smith T, Stroud M. Malnutrition and undernutrition. Medicine. 2011;39(1):45–50.

48. Laur CV, McNicholl T, Valaitis R, Keller HH. Malnutrition or frailty? Overlap and evidence gaps in the diagnosis and treatment of frailty and malnutrition. Appl Physiol Nutr Metab = Physiol Appl Nutr Metab. 2017;42(5):449–58.

49. Dello SA, Lodewick TM, van Dam RM, Reisinger KW, van den Broek MA, von Meyenfeldt MF, et al. Sarcopenia negatively affects preoperative total functional liver volume in patients undergoing liver resection. HPB. 2013;15(3):165–9.

50. Older P, Smith R, Courtney P, Hone R. Preoperative evaluation of cardiac failure and ischemia in elderly patients by cardiopulmonary exercise testing. Chest. 1993;104(3):701–4.

51. Gillis C, Carli F. Promoting perioperative metabolic and nutritional care. Anesthesiology. 2015;123(6):1455–72.

52. Tangvik RJ, Tell GS, Eisman JA, Guttormsen AB, Henriksen A, Nilsen RM, et al. The nutritional strategy: four questions predict morbidity, mortality and health care costs. Clin Nutr (Edinb, Scotl). 2014;33(4):634–41.

53. Guerra RS, Sousa AS, Fonseca I, Pichel F, Restivo MT, Ferreira S, et al. Comparative analysis of undernutrition screening and diagnostic tools as predictors of hospitalisation costs. J Hum Nutr Diet. 2016;29(2):165–73.

54. Agarwal E, Ferguson M, Banks M, Batterham M, Bauer J, Capra S, et al. Malnutrition and poor food intake are associated with prolonged hospital stay, frequent readmissions, and greater in-hospital mortality: results from the nutrition care day survey 2010. Clin Nutr (Edinb, Scotl). 2013;32(5):737–45.

55. Vaid S, Bell T, Grim R, Ahuja V. Predicting risk of death in general surgery patients on the basis of preoperative variables using American College of Surgeons National Surgical Quality Improvement Program data. Perm J. 2012. Fall;16(4):10–7.

56. Sorensen J, Kondrup J, Prokopowicz J, Schiesser M, Krahenbuhl L, Meier R, et al. EuroOOPS: an international, multicentre study to implement nutritional risk screening and evaluate clinical outcome. Clin Nutr (Edinb, Scotl). 2008;27(3):340–9.

57. Kwag SJ, Kim JG, Kang WK, Lee JK, Oh ST. The nutritional risk is a independent factor for postoperative morbidity in surgery for colorectal cancer. Ann Surg Treat Res. 2014;86(4):206–11.

58. Schiesser M, Kirchhoff P, Muller MK, Schafer M, Clavien PA. The correlation of nutrition risk index, nutrition risk score, and bio-impedance analysis with postoperative complications in patients undergoing gastrointestinal surgery. Surgery. 2009;145(5):519–26.

59. Sun Z, Kong XJ, Jing X, Deng RJ, Tian ZB. Nutritional risk screening 2002 as a predictor of postoperative outcomes in patients undergoing abdominal surgery: a systematic review and meta-analysis of prospective cohort studies. PLoS One. 2015;10(7):e0132857.

60. Jeejeebhoy KN, Keller H, Gramlich L, Allard JP, Laporte M, Duerksen DR, et al. Nutritional assessment: comparison of clinical assessment and objective variables for the prediction of length of hospital stay and readmission. Am J Clin Nutr. 2015;101(5):956–65.

61. Kassin MT, Owen RM, Perez SD, Leeds I, Cox JC, Schnier K, et al. Risk factors for 30-day hospital readmission among general surgery patients. J Am Coll Surg. 2012;215(3):322–30.

62. Curtis LJ, Bernier P, Jeejeebhoy K, Allard J, Duerksen D, Gramlich L, et al. Costs of hospital malnutrition. Clin Nutr (Edinb, Scotl). 2017;36(5):1391–6.

63. Malietzis G, Currie AC, Athanasiou T, Johns N, Anyamene N, Glynne-Jones R, et al. Influence of body composition profile on outcomes following colorectal cancer surgery. Br J Surg. 2016;103(5):572–80.

64. Martin L, Hopkins J, Malietzis G, Jenkins JT, Sawyer MB, Brisebois R, et al. Assessment of Computed Tomography (CT)-defined muscle and adipose tissue features in relation to short-term outcomes after elective surgery for colorectal cancer: a multicenter approach. Ann Surg Oncol. 2018;25(9):2669–80.

65. Ljungqvist O. ERAS–enhanced recovery after surgery: moving evidence-based perioperative care to practice. JPEN J Parenter Enteral Nutr. 2014;38(5):559–66.

66. Keller H, Allard J, Vesnaver E, Laporte M, Gramlich L, Bernier P, et al. Barriers to food intake in acute care hospitals: a report of the Canadian Malnutrition Task Force. J Hum Nutr Diet. 2015;28(6):546–57.

67. Gillis C, Nguyen TH, Liberman AS, Carli F. Nutrition adequacy in enhanced recovery after surgery: a single academic center experience. Nutr Clin Pract. 2015;30(3):414–9.

68. Yeung SE, Hilkewich L, Gillis C, Heine JA, Fenton TR. Protein intakes are associated with reduced length of stay: a comparison between Enhanced Recovery After Surgery (ERAS) and conventional care after elective colorectal surgery. Am J Clin Nutr. 2017;106(1):44–51.

69. Chelsia Gillis MG, Gramlich L. Food is medicine: a qualitative analysis of patient barriers to food intake in an Enhanced Recovery After Surgery (ERAS) setting from the Canadian Nutrition Society: scientific abstracts from the 9th Annual Scientific Meeting/Société Canadienne de nutrition: résumés scientifiques de la 9e réunion scientifique annuelle. Appl Physiol Nutr Metab. 2018;43(4 (Suppl. 1)):S1–S42.

70. Allard JP, Keller H, Jeejeebhoy KN, Laporte M, Duerksen DR, Gramlich L, et al. Decline in nutritional status is associated with prolonged length of stay in hospitalized patients admitted for 7 days or more: a prospective cohort study. Clin Nutr (Edinb, Scotl). 2016;35(1):144–52.

71. Allard JP, Keller H, Teterina A, Jeejeebhoy KN, Laporte M, Duerksen DR, et al. Factors associated with nutritional decline in hospitalised medical and surgical patients admitted for 7 d or more: a prospective cohort study. Br J Nutr. 2015;114(10):1612–22.

72. Keller H, Allard JP, Laporte M, Davidson B, Payette H, Bernier P, et al. Predictors of dietitian consult on medical and surgical wards. Clin Nutr (Edinb, Scotl). 2015;34(6):1141–5.

73. Keller H, Payette H, Laporte M, Bernier P, Allard J, Duerksen D, et al. Patient-reported dietetic care post hospital for free-living patients: a Canadian Malnutrition Task Force Study. J Hum Nutr Diet. 2018;31(1):33–40.

74. Phillips SM. Protein requirements and supplementation in strength sports. Nutrition (Burbank, Los Angeles County, Calif). 2004;20(7–8):689–95.

75. Gillis C, Fenton TR, Sajobi TT, Minnella EM, Awasthi R, Loiselle SE, et al. Trimodal prehabilitation for colorectal surgery attenuates post-surgical losses in lean body mass: a pooled analysis of randomized controlled trials. Clin Nutr (Edinb, Scotl). 2019;38(3):1053–60.

76. Tang JE, Phillips SM. Maximizing muscle protein anabolism: the role of protein quality. Curr Opin Clin Nutr Metab Care. 2009;12(1):66–71.

77. Phillips SM, Tipton KD, Aarsland A, Wolf SE, Wolfe RR. Mixed muscle protein synthesis and breakdown after resistance exercise in humans. Am J Phys. 1997;273(1 Pt 1):E99–107.

78. Biolo G, Tipton KD, Klein S, Wolfe RR. An abundant supply of amino acids enhances the metabolic effect of exercise on muscle protein. Am J Phys. 1997;273(1 Pt 1):E122–9.

79. Bandura A. Self-efficacy: toward a unifying theory of behavioral change. Psychol Rev. 1977;84(2):191–215.

80. Bandura A. Self-efficacy: the exercise of control. W. H. Freeman: New York; 1997.

81. Moritz SE, Feltz DL, Fahrbach KR, Mack DE. The relation of self-efficacy measures to sport performance: a meta-analytic review. Res Q Exerc Sport. 2000;71(3):280–94.

82. Carli F, Charlebois P, Stein B, Feldman L, Zavorsky G, Kim DJ, et al. Randomized clinical trial of prehabilitation in colorectal surgery. Br J Surg. 2010;97(8):1187–97.

83. Seligman ME, Csikszentmihalyi M. Positive psychology. An introduction. Am Psychol. 2000;55(1):5–14.

84. Seligman ME, Steen TA, Park N, Peterson C. Positive psychology progress: empirical validation of interventions. Am Psychol. 2005;60(5):410–21.

85. Oh SH, Kim DK, Lee SU, Jung SH, Lee SY. Association between exercise type and quality of life in a community-dwelling older people: a cross-sectional study. PLoS One. 2017;12(12):e0188335.

86. Peterson C, Stunkard AJ. Personal control and health promotion. Soc Sci Med (1982). 1989;28(8):819–28.

87. Williams SL, French DP. What are the most effective intervention techniques for changing physical activity self-efficacy and physical activity behaviour–and are they the same? Health Educ Res. 2011;26(2):308–22.

88. Barberan-Garcia A, Ubre M, Roca J, Lacy AM, Burgos F, Risco R, et al. Personalised Prehabilitation in high-risk patients undergoing elective major abdominal surgery: a randomized blinded controlled trial. Ann Surg. 2018;267(1):50–6.

89. Gillis C, Buhler K, Bresee L, Carli F, Gramlich L, Culos-Reed N, et al. Effects of nutritional prehabilitation, with and without exercise, on outcomes of patients who undergo colorectal surgery: a systematic review and meta-analysis. Gastroenterology. 2018;155(2):391–410.e4.

第 11 章
认知行为咨询：加速康复外科的术前准备

Catherine L. Spencer, Emma L. Court, Nader K. Francis

引言

术前焦虑和自我效能低下通常与手术结局不良有关。尽管术前咨询被认为是加速康复外科（ERAS）的一个基本要素，但很少有证据能够指出正式的行为疗法的应用价值，如已被广泛应用于各种医疗保健学科的认知行为疗法（cognitive behavioral therapy，CBT）。CBT 是基于这样一个假设，即我们的思维会影响我们的情绪和行为，它旨在通过发展在 ERAS 中最适合的应对机制来改变和克服消极的想法和感觉。有效的 CBT 应包括一种协作方法，即患者有效地利用自己的经验来定义和管理他们的问题。共同商定的现实目标也是 CBT 成功的基础。

认知行为疗法（CBT）

在术前准备的背景下，术前咨询是执行 ERAS 路径的基本要素[1]。这对准备手术的病人很重要，而且能够帮助他们克服对病情及康复的恐惧和焦虑。许多患者因癌症接受手术，所提供的关于新诊断疾病的信息可能就是压倒性的，以至于增加任何与 ERAS 相关的额外信息都可能导致认知过载，最终导致患者依从性的缺失。有令人信服的证据表明，压力可以影响功能和情绪的应对能力，术前干预可以将压力降至最低[2,3]。

CBT 的概念已被采用于卫生服务中，通过将压倒性的问题分解为小部分的方法来帮助患者克服之。这种疗法已经在许多学科中得到了成功实践[4]，它包括控制情境、思想、情绪、身体感觉和行动，这些都是与术后康复的情境相联系的。在术前，这些患者可能会因病情和随后的手术而遭受与诊断或预后相关的焦虑以及身体疼痛。这可能导致他们默默地忍受痛苦，或者因为疾病或治疗而无法应对自己的症状。分离这些组成部分存在挑战，但明确各组分是促进康复的基本环节，从而才能确保无论疾病有多严重，多学科团队都能在患者的整个诊疗中给予支持。有人可能会争辩说，在财政限制的医疗服务中，一个训练有素的心理学家可能无法定期提供这种治疗。然而，CBT 的基本原则已经成为大多数医疗保健专业人员在处理外科和癌症患者时所具备的基本技能的一部分，而且通常这个角色是由 ERAS 促进者来完成的，他可以在帮助患者克服消极情绪和改善他们的感受方面发挥重要作用。

预康复能力的一个重要组成部分是改变认知行为以提高对干预的依从性。术前焦虑和自我效能低下与手术效果差有关。因此，让个体承担起健康行为的责任，从而通过发展自我效能感，让他们对自己的健康有高度的控制感，这对预康复项目来说非常重要。即个体具备有效应对不断升级的情况和问题的感知信念[4]。自我效能学习于儿童时期，随后在一生中得到发展，是人类行为的主要决定因素[5]。它极大地影响着一个人的信念、信心和能力，并可能决定他们如何表现或应对情况[5,6]。许多研究表明，自我效能水平较高的患者更有可能自信地完成必要的行为，如锻炼和健康饮食，以增进健康[7-9]。

CBT 关注的是个人对当前问题的看法和想法，而不是关注过去的问题和经历。它有助于患者重新评估他们的消极想法，并制订应对策略来克服他们的恐惧和焦虑。

预康复项目中整合 CBT

目前，术前优化的概念已经被扩展到包括生理、心理和情绪健康的预康复路径中[10]。

在 2014 年 Carli 进行的一项随机对照试验中[11]，减少焦虑的应对策略是三种有力干预措施之一（另外两种是营养训练和体育锻炼)。放松疗法是由一位训练有素的心理学家所使用的,其在想象和视觉效果的基础上加入呼吸练习。这种有力干预措施的项目改善了结肠直肠手术后的功能活动。这与老年和虚弱患者特别相关,因为他们的身体和生理条件都欠佳,术前咨询项目有助于提高预康复中生理和营养元素方面执行时的顺应性[10]。

多模式预康复也可能包括手术前戒烟和戒酒的策略[12]。

CBT 是一种经实践验证且效果良好的戒烟戒酒疗法,它将改变和重组思维过程与新的学习行为结合起来。有关戒烟和戒酒咨询的更多详细信息,请参阅第 8 章,但简言之,初级和中级护理之间的协作方式是至关重要的,并且在手术前有足够的时间进行干预并保证其效果良好。

基于医疗系统中的后勤和资源,CBT 可以在社区、医院或患者家中进行,但有效的 CBT 应包括:

合作

最终教导病人成为他们自己的治疗师,帮助他们了解他们目前的思维和行为方式,从而可能使 CBT 成为一个有效的可以支持他们的诊断和治疗工具。

CBT 的关键要素还包括有助于在更广泛概念(包括初级护理)的多学科团队之间建立协作环境,以强化 CBT 的结构和支持以问题为导向的重点。

协作方法是基于既往经验的[13],在治疗师和患者以及整个团队之间的协作过程中可能会产生适应不良环境的认知和行为。成功的协作方法还需要额外的非特定元素,包括同理心、理解力、融洽的关系和真实性。医护人员需要解释 CBT 的基本原理,并利用患者自身的经验帮助他们有效地定义问题并获得管理问题的技能[14]。

SMART 方法

CBT 的第二个关键要素是以问题为导向的方法,其中包括双方商定的目标设定,具备特点是特定(specific)、可测量(measurable)、可实现(achievable)、现实(realistic)且与时间相关(time related)[15]。例如,髋关节或膝关节手术后患者的活动目标与接受结直肠切除术的患者不同。此外,这两组患者的摄入量亦如此。作为医疗保健专业人员,我们的任务是针对患者术前感受为患者制订切实可行的初始目标。为患者提供大量看起来同样重要的任务可能会让人困

惑和效率低下。在术后住院恢复期内,可能需要确定一个或两个任务,让患者集中精力完成。出院后的恢复情况可能与之不同。

结构化和时效性

CBT 是指在康复期内进行的结构化和时效性的治疗,这可能有助于指导患者在术后恢复期集中精力实现这一目标。这与前一点(任务的特定性)有关,这一特点可能使 CBT 有别于正念。正念是指目的明确地关注当前时刻和不带偏见地分析分秒必争的经验来发展的意识[16]。这个概念表明,接受当下可以通过发展更好的人际关系来减少心理困扰[17]。

关键点
- 患者的康复情绪受他们对疾病和手术认知的影响。
- 患者咨询是 ERAS 不可或缺的一部分,可在术前减少患者的焦虑。
- CBT 可以有效地改变患者的行为,实现远期健康模式和习惯的转变。
- 患者咨询旨在预康复期内满足他们的情感需求和增强自我效能,其增强患者在手术前遵守多模式干预措施的依存性并改善患者术前整体状态。
- CBT 是一种问题导向和时效性强的促进康复的协作途径,这种途径也是 ERAS 中 CBT 有效的原因所在。

(李 勃 译 金 钢 校)

参考文献

1. Forsmo II, Pfeffer F, Rasdal A, Østgaard G, Mohn A, Körner H, Erichsen C. Compliance with enhanced recovery after surgery criteria and preoperative and postoperative counselling reduces length of hospital stay in colorectal surgery: results of a randomized controlled trial. Color Dis. 2016;18(6):603–11.
2. Lindbäck Y, Tropp H, Enthoven P, Abbott A, Öberg B. PREPARE: presurgery physiotherapy for patients with degenerative lumbar spine disorder: a randomized controlled trial. Spine J. 2018;18(8):1347–55.
3. Louw A, Diener I, Landers M, Zimney K, Puentedura E. Three-year follow-up of a randomized controlled trial comparing preoperative neuroscience education for patients undergoing surgery for lumbar radiculopathy. J Spine Surg. 2016;2(4):289–98.
4. nhs.uk. Cognitive behavioural therapy (CBT). 2019. Available at: https://www.nhs.uk/conditions/cognitive-behavioural-therapy-cbt/. Accessed 18 July 2019.
5. Bandura A. Human agency in social cognitive theory. Am Psychol. 1989;44(9):1175–84.

6. Maddux JE. Expectancies and the social-cognitive perspective: basic principles, processes, and variables. In: Kirsch I, editor. How expectancies shape behavior. Washington, DC: American Psychological Association; 1999. p. 17–40.

7. Bandura A, Cervone D. Self-evaluative and self-efficacy mechanisms governing the motivational effects of goal systems. J Pers Soc Psychol. 1983;45(5):1017–28.

8. Sun JCY, Rueda R. Situational interest, computer self-efficacy and self-regulation: their impact on student engagement in distance education. Br J Educ Technol. 2012;43(2):191–204.

9. Zinken KM, Cradock S, Skinner TC. Analysis System for Self-Efficacy Training (ASSET). Assessing treatment fidelity of self-management interventions. Patient Educ Couns. 2008;72(2):186–93.

10. Carli F, Zavorsky GS. Optimizing functional exercise capacity in the elderly surgical population. Curr Opin Clin Nutr Metab Care. 2005;8:23–32.

11. Santa Mina D, Matthew A, Hilton W, Au D, Awasthi R, Alibhai S, et al. Prehabilitation for men undergoing radical prostatectomy: a multi-centre, pilot randomized controlled trial. BMC Surg. 2014;14:89.

12. Luther A, Gabriel J, Watson R, Francis N. The impact of total body prehabilitation on post-operative outcomes after major abdominal surgery: a systematic review. World J Surg. 2018;42(9):2781–91.

13. Wright J. Cognitive behavior therapy: basic principles and recent advances. Focus. 2006;4(2):173–8.

14. Tinetti M, Naik A, Dodson J. Moving from disease-centered to patient goals–directed care for patients with multiple chronic conditions. JAMA Cardiol. 2016;1(1):9.

15. Kabat-Zinn J. Wherever you go, there you are: mindfulness meditation in everyday life. Hyperion: New York; 1994.

16. Kabat-Zinn J. Mindfulness-based interventions in context: past, present and future. Clin Psychol: Sci Pract. 2003;10(1):144–56.

17. Hayes SC, Follette VM, Lineham MM, editors. Mindfulness and acceptance: expanding the cognitive-behavioural tradition. New York: Guilford Press; 2011.

第 12 章
肠道准备：总是，有时，从不？

Timothy A. Rockall，Rishabh Singh

引言

择期结直肠手术前是否需常规进行肠道准备一直备受争议，支持者和反对者都各持己见。当代的美国与欧洲很多国家之间存在文化鸿沟，在欧洲和美国的术后加速康复协会（ERAS® 协会和 ASER 协会）发布的相关指南和对这一问题的建议中，也存在着明显的差异[1-3]。本章试图探讨在不同文化背景中的 ERAS 理念下，单独使用机械性肠道准备（MBP）或 MBP 与口服抗生素联合使用对结直肠手术患者的益处或其他方面影响的循证证据。

"术后加速康复"（ERAS）理念的最初引入是在结直肠外科开展的[4]，目前该领域仍然是临床研究证据最为充分的外科专业。结肠外科的传统术前准备要求必须在手术前对患者进行 MBP，然而在 ERAS 时代这一理念受到挑战。自从结直肠手术 ERAS 诞生以来，避免术前 MBP 始终是其核心原则之一。

术前肠道准备最早是在开放手术、有限的抗生素种类和缝合吻合技术时代建立的，当时在结直肠手术过程中需要在腹腔内打开肠道。而在现代结直肠外科手术中，随着腹腔镜技术和吻合器的大量应用，在大多数情况下避免了手术中开放肠道的操作，因此术前肠道准备的理论基础不再有效。事实上，许多研究表明，在接受腹腔镜手术的患者中，手术部位感染（SSI）发生率显著降低[5]。

引起争议的第一个问题是术前 MBP 是否能有效减少感染性并发症（包括切口感染、手术部位感染和吻合口漏）的发生率；其次是术前肠道准备是否会对患者的体液和电解质平衡产生负面影响，并对并发症发生率和术后康复方面产生不良后果。有可能这两

个问题的答案都是肯定的，因此我们必须权衡术前肠道准备给患者带来的风险和益处。

术前肠道准备有许多种方法，其中最受关注且最具争议的是 MBP 和口服非肠道吸收抗生素的同时使用。本章主要深入分析这方面的研究结果。

支持 MBP 的证据

有效的 MBP 可以使肠道内在宏观上更干净，有利于肠管蠕动，理论上结直肠手术中腹腔或伤口污染的风险更低。这有助于在术后早期阶段减少通过吻合口的肠道内容物，在近端有保护性造口的患者能够更长时间保持通过吻合口的肠内容物较少的状态。

认为 MBP 使结肠中的细菌负荷减少的观点是错误的[6]。此外，术前灌肠或者在吻合器插入直肠之前进行远端直肠冲洗也是没有必要的。

许多外科医师认为 MBP 可以降低结直肠癌手术后 SSI 和吻合口漏的发生风险。而且，当病人进行了术前肠道准备和吻合口近端保护性造口后，即使发生了吻合口漏也更容易处理，极少产生灾难性后果。本章将继续讨论这方面的证据。表 12.1 总结了最近的荟萃分析和系统评价的结果[6-15]。

最后，虽然有研究认为肠道准备会导致严重的电解质紊乱，但也有相反的证据表明，合理地运用现代的肠道准备制剂和方法可以消除这种风险[16]。

反对常规使用 MBP 的论点

尽管有多种方法进行术前 MBP，但它们都需要摄入大量的液体。然而，目前市场上有一些新的低容量（1L）肠道准备制剂[17]。

表 12.1　关于肠道准备和抗生素使用的 meta 分析和系统综述

作者	研究来源	纳入研究	比较因素	结果指标	重要发现	不足 / 评价
Rollins 等[7]	英国，*Annals of Surgery*，2018	28 项 RCT，12 项队列研究	1. 静脉及口服抗生素＋MBP 组对比 MBP 组 2. 静脉及口服抗生素＋MBP 组对比静脉及口服抗生素组 3. 静脉及口服抗生素＋MBP 组对比无 NMBP 组 4. 静脉及口服抗生素组对比 NMBP 组 5. 静脉及口服抗生素组对比 MBP 组	SSI，吻合口漏，30 天并发症发生率、死亡率，肠梗阻，艰难梭菌感染率	静脉及口服抗生素＋MBP 可显著减少各项结果指标发生，不增加艰难梭菌感染率； 静脉及口服抗生素＋MBP 与单独静脉及口服抗生素相比，在 SSI 和吻合口漏的发生方面无显著差异，但 30 天死亡率和肠梗阻发生率降低； 静脉及口服抗生素＋MBP 时 SSI 的发生率最低	静脉及口服抗生素＋MBP 与单独静脉及口服抗生素组数据不足
Toh 等[8]	澳大利亚，*Journal of the American Medical Association*，2018	38 项 RCT	1. MBP 组对比 NMBP 组 2. 静脉及口服抗生素＋MBP 组对比静脉及口服抗生素组 3. 静脉及口服抗生素＋MBP 组对比 MBP 组	浅表及深部 SSI，吻合口漏，死亡率，再入院率，泌尿系感染，肺部并发症	静脉及口服抗生素＋MBP 时，SSI 发生风险最低； 静脉及口服抗生素＋MBP 与静脉及口服抗生素比无显著差异； 单独 MBP 时无获益	静脉及口服抗生素＋MBP 组对比单独静脉及口服抗生素组中数据不足； 多数研究评估了开放手术
Rollins 等[6]	英国，*World Journal of Gastroenterology*，2018	23 项 RCT，12 项观察性研究	MBP 组对比组 NMBP 对比直肠灌肠组	吻合口漏，SSI，深部 SSI，住院时间，死亡率	整体分析未见明显差异； RCT 中未见明显差异； 观察性研究发现 MBP 有利于所有结果指标，但与直肠灌肠相比时没有差异	未考虑是否是 MIS； 未考虑抗生素使用情况
Dahabreh 等[9]	美国，*Diseases of the Colon and Rectum*，2015	18 项 RCT，7 项非随机化研究，6 项单臂研究	MBP 组对比 NMBP 组	住院时间，生活质量，不良事件，术后并发症	整体分析未见明显差异	手术入路及抗生素的数据较少
Güenaga 等[10]	巴西，*Cochrane Review*，2011	18 项 RCT	MBP 组对比 NMBP 组对比直肠灌肠组	吻合口漏，SSI	单独接受 MBP、NMBP、直肠灌肠时无显著差异； 分别分析直肠、结肠手术未见明显差异	仅少数患者接受了 MIS
McSorley 等[11]	英国，*British Journal of Surgery*，2018	14 项 RCT，8 项观察性研究	静脉及口服抗生素＋MBP 组对比 MBP 组	SSI，吻合口漏，术后肠梗阻，再入院率，死亡率	RCT 和观察性研究中发现 IOMBP 显著降低 SSI； 队列研究中的亚组分析发现 IOMBP 显著降低深部 SSI 发生率、吻合口漏发生率、术后肠梗阻发生率、再入院率和死亡率； RCT 中未见显著差异，或未评估	抗生素及 MBP 方案种类较多； 队列研究存在缺陷

续表

作者	研究来源	纳入研究	比较因素	结果指标	重要发现	不足/评价
Koullouros 等[12]	英国, *International Journal of Colorectal Diseases*, 2017	23项RCT, 8项队列研究	1. 口服抗生素组对比静脉抗生素组 2. 静脉及口服抗生素+MBP组对比MBP组 3. 静脉及口服抗生素组对比静脉及口服抗生素+MBP组	SSI(浅表及深部)	在RCT和队列研究中,静脉及口服抗生素与单独静脉或口服抗生素相比差异显著; 在RCT和队列研究中,静脉及口服抗生素与IOMBP相比均无显著差异	大多数RCT发表于20世纪80年代; 抗生素及MBP方案具有异质性
Chen 等[13]	中国, *Diseases of the Colon and Rectum*, 2016	7项RCT	MBP组对比静脉及口服抗生素+MBP组	SSI(浅表及深部)	IOMBP显著降低切口SSI发生率; 深部SSI发生率结果不明确	研究不是盲性对照; 抗生素治疗报告质量不佳
Allegranzi 等[14]	世界卫生组织, *Lancet*, 2016	11项RCT对比(1),13项RCT对比(2)	1. 静脉及口服抗生素+MBP组对比MBP组 2. MBP组对比NMBP组	SSI,吻合口漏	IOMBP降低SSI发生率,但对吻合口漏发生率无显著改善; MBP与NMBP无显著差异	抗生素和肠道准备方案存在异质性
Nelson 等[15]	英国, *Cochrane Review*, 2014	96项RCT	1. 抗生素组对比无抗生素组 2. 口服抗生素组对比静脉抗生素组 3. 静脉及口服抗生素组对比静脉抗生素组 4. 抗生素剂量及时间 5. 覆盖病原	SSI(腹部伤口感染)	预防性使用抗生素应覆盖需氧菌和厌氧菌; OAB、IAB均可显著降低SSI发生率,二者联合使用效果最显著	未考虑MBP

RCT:随机对照研究,*MBP*:机械性肠道准备,*NMBP*:非机械性肠道准备,*SSI*:手术部位感染,*MIS*:微创手术,*OAB*:口服抗生素,*IAB*:静脉抗生素,*IOMBP*:静脉及口服抗生素联合肠道准备

毫无疑问,MBP对病人来说是不愉快的,甚至可能是非常具有挑战性的,特别是在老年人和体弱者中。同时,众所周知MBP会导致低血容量和电解质失衡,包括低钠血症、高钠血症、低钾血症、低钙血症、低镁血症和磷酸盐肾病。因此,MBP对同时伴有心肾疾病的患者尤其危险[18,19]。

另一方面,MBP的有效性也各不相同,一旦术前MBP失败或部分失败,可能导致比不做任何肠道准备更糟糕的后果[20]。术中发现结直肠广泛扩张并充满液体可能比未采取任何术前肠道准备的情况更为危险[21]。此外,如果对即将发生梗阻的患者进行术前肠道准备,可能导致急性肠梗阻(尽管相对较少发生)而需要改变手术方式,这通常会对患者不利。也有证据表明,术前MBP可能增加术后肠梗阻和吻合口愈合不良的风险[22]。

相比之下,直肠灌肠通常具有良好的耐受性,在几乎所有情况下都是安全的,一般情况下能够达到排空直肠和左半结肠的目的,但这无助于排空狭窄病变近端结肠的内容物。

肠道准备对患者的影响

ERAS理念的核心原则之一是使患者在最佳状态下接受手术,这包括正常的血压和电解质平衡状态。一般是通过在手术前24小时内经口补充水分和电解质来实现的。而术前MBP破坏了这一点,尤其是对心肾功能不全的患者来说可能是危险的[18,19]。术前清洁洗肠也可能导致严重的睡眠障碍。

这些不利因素可能会影响术中和术后的液体平

衡状态，从而增加并发症发生率和住院时间。MBP 通常是在无人监督的环境中由患者自我管理的，这可能会导致患者对这些问题的认识不足，甚至肠道准备不合格或失败。对体质弱的患者可以在医院接受肠道准备，可能同时进行静脉补液，但这两种干预措施很难使患者体液总量和电解质平衡，因此即使住院做肠道准备也不能避免严重并发症的发生[23]。在这些干预措施结束后对患者血清尿素和电解质的监测并不能准确反映体内水和电解质平衡状态的破坏程度。表 12.2 概述了有关 MBP 过程必须考虑的患者因素。

大多数结肠镜相关研究报告显示其失败率在 20%~40% 之间，只有约 1/5 的患者是由于没有充分遵从医嘱导致肠道准备失败的。当然这一失败率主要与结肠镜检查的目的没有充分实现，尤其是腺瘤的检出率不足相关，但也反映了 MBP 的局限性[18,19,23]。表 12.3[24-26] 概括了与肠道准备失败或不足相关的危险

表 12.2　进行机械性肠道准备时需考虑的患者因素

患者因素	患者是否出现水电解质紊乱的风险较高? 患者是否免疫功能低下? 患者感染的风险是否增加? 患者有糖尿病 / 肥胖吗? 机械性肠道准备失败的风险是什么?
病理因素	患者是否可能出现肠梗阻? 患者是否有恶性肿瘤或炎性肠病? 患者先前是否存在感染? 患者术前接受过放射治疗吗?
手术因素	这个手术需要吻合术吗? 如果需要，在哪里吻合：回结肠，结肠，结直肠，回肠 - 直肠? 吻合会失败吗? 手术是采用腹腔镜还是开腹进行?
临床试验	哪种肠道准备方案正接受试验? 哪些因素参与比较：灌肠或不灌肠? 同期应用何种抗生素方案? 是否使用口服不可吸收抗生素?

表 12.3　机械性肠道准备失败的危险因素

肠道准备不足的危险因素	方案没有正确执行 先前肠道准备失败 存在便秘 使用三环类抗抑郁药 男性患者 住院患者 有脑卒中、肝硬化、痴呆病史

因素。除了不一定能充分清除肠道内的粪便外，肠道准备也不太可能对肠腔内的细菌种类产生显著影响。

术后 SSI 和吻合口漏发生率

结直肠手术前需预防性使用抗生素的问题早已形成定论，相关证据是明确的，多年前即已停止争论，认为应该预防性应用全身抗生素[27,28]。最近仍有更多的荟萃分析结果得出与早期的研究结果相一致的结论。Nelson 等[15]在 2014 年发表的 Cochrane 分析中发现，与术前不预防性应用抗生素或仅使用安慰剂相比，术前预防性应用抗生素组患者术后切口感染的风险比（RR）为 0.34（图 12.1）。

事实上，最近发表的很多声称"单独使用 MBP"的文章，实际是指在手术前使用 MBP 和预防性全身应用抗生素，只是没有额外口服抗生素。此外，声称"无肠道准备或抗生素"的文章，其确切含义是指术前仍预防性全身应用抗生素，但没有口服抗生素。因此，在下文中"MBP"是指手术前使用 MBP 和在麻醉诱导时预防性全身应用静脉抗生素。

然而，关于肠道准备结果与 SSI 的相关性的讨论，还有三个问题需要进一步探讨：
- 与完全不做肠道准备或单纯直肠灌肠相比，有什么证据表明 MBP 本身可以减少结直肠手术后 SSI 或吻合口漏的发生率?
- 有什么证据表明联合使用 MBP 和口服非吸收性抗生素可减少 SSI 或吻合口漏的发生率?
- 与联合使用 MBP 和口服抗生素相比，有什么证据表明不行 MBP，仅预防性全身应用和术前口服非吸收性抗生素可减少术后 SSI 或吻合口漏的发生率?

由于不同研究存在异质性，对所有这些问题的数据分析都存在问题。不同病理类型和不同解剖部位的切除术常被合并在一起进行研究，而直肠切除吻合手术有时被排除在外。不同研究中常使用不同的 MBP 方法，有时会联合使用直肠灌肠的方法，以及不同的手术方式（开腹或腹腔镜手术）。还有许多回顾性的数据库研究，研究分析中难免具有明显的偏倚风险。近期发表的一些荟萃分析主要评估了随机对照临床试验（RCT）的研究结果。表 12.1 对此进行了总结[6-15]。

术前 MBP 对比不做任何肠道准备

目前有大量的临床研究数据可供参考,以回答术前肠道准备(无论是否联合使用口服抗生素)对结直肠手术患者是否有效。其中包括许多 RCT 和观察性研究。

最近有学者对所有这些研究结果都进行了高质量的荟萃分析[6]。同此前发表的 Cochrane 分析[10] 和荟萃分析[9,14,29] 中取得的结论基本一致,与不做任何肠道准备或仅行直肠灌肠相比,目前仍没有证据表

明术前 MBP 能够明显降低 SSI 或吻合口漏发生率。荟萃分析中,不论是单独分析 RCT 研究,还是 RCT 加观察性研究,得到的结论都是相似的。但是,在对观察性研究进行单独分析时,术前 MBP 有一个难以解释的明显的益处。

对于行近端保护性造口的低位直肠切除吻合的患者,术前是否需行肠道准备仍无定论,但大多数外科医生仍按照惯例常规进行术前肠道准备。因为即使做了保护性回肠造口,但如果低位直肠吻合口的近端结肠内仍充满粪便,似乎也并不合理。同时,有证据表明回肠造口本身就能够抑制结肠蠕动功能[30]。因此,为防止粪便通过新形成的低位直肠吻合口,同

a 　　　　**Analysis 1.1. Comparison I antibiotic versus no antibiotic/placebo, outcome I surgical wound infection (SWI).**

Review: Antimicrobial prophylaxis for colorectal surgery

Comparison: I antibiotic versus no antibiotic/placebo

Outcome: I surgical wound infection (SWI)

Study or subgroup	Antibiotic n/N	No antibiotic n/N	Risk ratio MH, random, 95% CI	Weight	Risk ratio MH, random, 95% CI
Matheson 1978	9/51	25/59		6.1 %	0.42 [0.21, 0.81]
Keighley 1976	4/33	11/29		2.9 %	0.32 [0.11, 0.90]
Wenzel 1982	5/52	22/48		3.8 %	0.21 [0.09, 0.51]
Wetterfors 1980	7/58	27/60		5.0 %	0.27 [0.13, 0.57]
Goldring 1975	2/25	11/25		1.6 %	0.18 [0.04, 0.74]
Nichols 1973	2/10	5/10		1.7 %	0.40 [0.10, 1.60]
Gillespie 1978	4/34	17/37		3.1 %	0.26 [0.10, 0.69]
Hunt 1979	3/40	11/31		2.2 %	0.21 [0.06, 0.69 I]
Durig 1980	5/49	16/50		3.5 %	0.32 [0.13, 0.80 I]
Winker 1983	2/30	11/27		1.6 %	0.16 [0.04, 0.67]
Clarke 1977	5/56	21/60		3.7 %	0.26 [0.10, 0.63]
Schneiders 1976	4/50	14/58		2.8 %	0.33 [0.12, 0.94]
Gottrup 1985	11/94	13/41		5.5 %	0.37 [0.18, 0.75]
Ulrich 1981	2/25	16/24		1.7 %	0.12 [0.03, 0.47]
Mendes 1977	3/24	8/22		2.2 %	0.34 [0.10, 1.13]
Cunha 1986	2/20	9/20		1.6 %	0.22 [0.05, 0.90]
Proud 1979	3/24	11/24		2.4 %	0.27 [0.09, 0.86]
Sato 2009	20/46	23/47		11.0 %	0.89 [0.57, 1.38]

0.02 0.1 1 10 50

Favours antibiotic　　　Favours no antibiotic

b

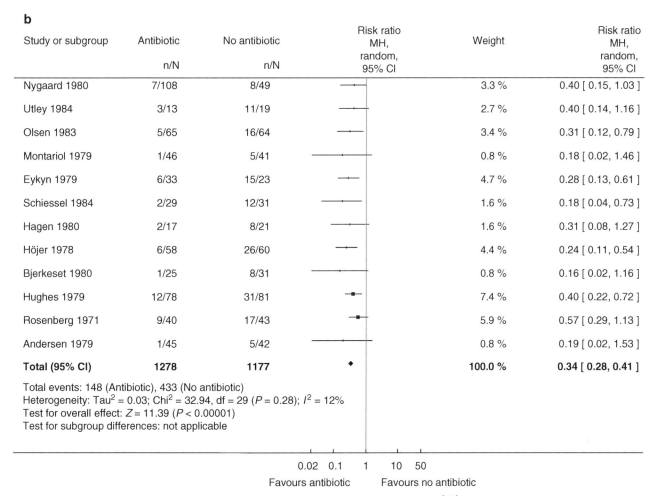

Study or subgroup	Antibiotic n/N	No antibiotic n/N	Risk ratio MH, random, 95% CI	Weight	Risk ratio MH, random, 95% CI
Nygaard 1980	7/108	8/49		3.3 %	0.40 [0.15, 1.03]
Utley 1984	3/13	11/19		2.7 %	0.40 [0.14, 1.16]
Olsen 1983	5/65	16/64		3.4 %	0.31 [0.12, 0.79]
Montariol 1979	1/46	5/41		0.8 %	0.18 [0.02, 1.46]
Eykyn 1979	6/33	15/23		4.7 %	0.28 [0.13, 0.61]
Schiessel 1984	2/29	12/31		1.6 %	0.18 [0.04, 0.73]
Hagen 1980	2/17	8/21		1.6 %	0.31 [0.08, 1.27]
Höjer 1978	6/58	26/60		4.4 %	0.24 [0.11, 0.54]
Bjerkeset 1980	1/25	8/31		0.8 %	0.16 [0.02, 1.16]
Hughes 1979	12/78	31/81		7.4 %	0.40 [0.22, 0.72]
Rosenberg 1971	9/40	17/43		5.9 %	0.57 [0.29, 1.13]
Andersen 1979	1/45	5/42		0.8 %	0.19 [0.02, 1.53]
Total (95% CI)	**1278**	**1177**		**100.0 %**	**0.34 [0.28, 0.41]**

Total events: 148 (Antibiotic), 433 (No antibiotic)
Heterogeneity: Tau^2 = 0.03; Chi^2 = 32.94, df = 29 (P = 0.28); I^2 = 12%
Test for overall effect: Z = 11.39 (P < 0.00001)
Test for subgroup differences: not applicable

0.02　0.1　1　10　50
Favours antibiotic　　Favours no antibiotic

图 12.1　（a,b）抗生素与无抗生素 / 安慰剂对比，结局 1：手术区域感染（经 Nelson 等[15]许可转载）

时为了降低相关手术并发症，直肠灌肠排空左半结肠内的粪便联合保护性回肠造口理论上具有与全肠道准备一样的效果。

有部分研究结果支持上述结论。Rollins 等[6]通过荟萃分析发现，尽管在 RCT 研究中并未发现 MBP 有助于降低术后 SSI，但在对观察性研究进行单独分析时，MBP 显著降低了结直肠术后 SSI 的发生率。然而，当使用直肠灌肠代替完全 MBP 进行分析时，又得到了否定结果，即直肠灌肠无法取代 MBP 达到降低术后 SSI 的效果[6]。在另一项 Cochrane 分析中，Güenaga 等[10]总共纳入了 18 个 RCT 研究结果，并没有发现 MBP 和直肠灌肠之间在术后 SSI 或其他并发症发生率方面存在差异。

值得注意的是，在这些荟萃分析所纳入的临床研究中，绝大多数患者在围手术期至少使用了全身性抗生素，一小部分患者额外使用了口服抗生素，只有很小一部分患者单纯使用口服抗生素。

MBP 联合全身及口服抗生素对比 MBP 联合单纯全身抗生素

近年来，有荟萃分析评估了术前 MBP 联合全身和口服抗生素是否有助于降低结直肠手术后 SSI 的问题。这些荟萃分析比较了 MBP 联合多种抗生素和单纯联合全身抗生素的结直肠手术患者术后 SSI 的发生率。

手术前应用全身抗生素的目的是在结肠开放时使组织中的抗生素达到适当浓度。然而，有观点认为肠道内的微生物并不受组织中药物深度的影响，必须使用口服抗生素才能减少肠道内细菌的数量。按此逻辑得出的一个推论是，排空结肠内容物可减少肠道细菌负荷，三种干预措施（MBP 联合全身和口服抗生素）相结合能够最大限度地降低术后 SSI 发生率及其他相关并发症的发生率。

2018 年 Rollins 等[7]通过荟萃分析发现与术前单纯 MBP 相比,MBP 联合全身和口服抗生素可显著降低结直肠手术后 SSI 风险(RR:0.51)(图 12.2)。当单独评估 RCT 或队列研究时,这一结论仍然成立。从总体分析和单纯队列研究结果来看,MBP 联合全身和口服抗生素也有助于减少术后吻合口漏风险、30 天死亡率和总并发症发生率。然而在单独对 RCT 研究进行分析时,这些结果则没有显著性差异。总体分析显示联合全身和口服抗生素的 MBP 患者术后肠梗阻的风险较低,但仅分析 RCT 或队列研究时则差异没有统计学意义[7]。

在仅对 RCT 研究结果进行分析时,Chen 等发现术前 MBP 联合全身和口服抗生素可显著降低结直肠术后总体 SSI 发生率(由 16% 降至 7.2%),但对器官 SSI 并没有显著影响[13]。这与 Koullouros 等[12]的研

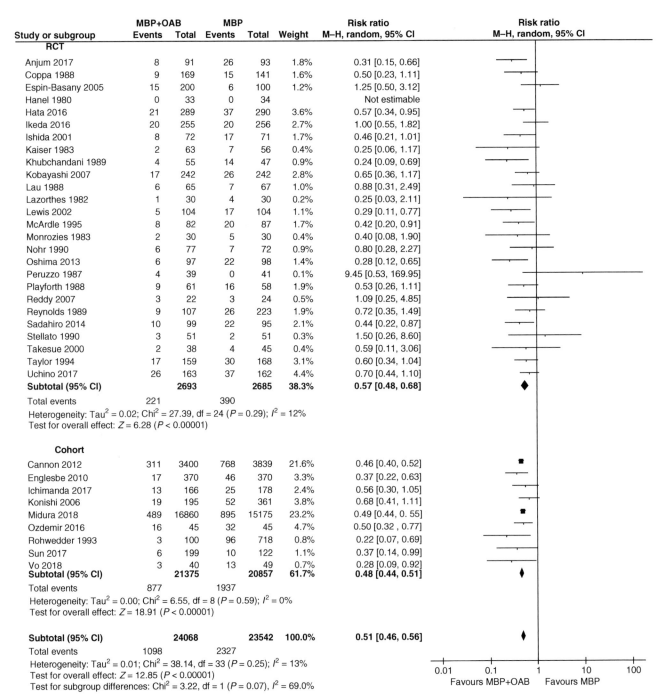

图 12.2　通过森林图比较接受 MBP+ 口服抗生素的患者与仅接受 MBP 的患者术后手术部位感染率,分为 RCT 研究和队列研究。采用 Mantel-Haenszel 随机效应模型进行荟萃分析,风险比显示为 95% 置信区间(经许可转载自 Rollins 等[7])

究结果一致，他们发现 MBP 联合全身和口服抗生素的术前肠道准备策略最有利于降低术后 SSI 风险，与单纯联合全身抗生素相比，SSI 降低率达 0.48。

McSorley 等[11] 在分析与 SSI 发生率相关的 RCT 研究结果时得出了相同的结论（OR：0.45）。此外，在对观察性研究进行分析时，他们发现 MBP 联合全身和口服抗生素组患者术后吻合口漏、肠梗阻、再入院率和死亡率均显著降低，然而在分析 RCT 研究时，未能重复这一结论（图 12.3）[11]。世界卫生组织（WHO）报告的研究结果中，也得出了类似的结论，认为 MBP 联合全身和口服抗生素有助于降低总体 SSI 发生率，但吻合口漏的发生率并没有显著差异（图 12.4）[14]。

Toh 等对 19 个 RCT 研究结果进行评价分析，发现与单纯应用 MBP 相比，联合全身和口服抗生素可显著降低术后 SSI 率，但其他并发症发生率并无统计学差异（OR：0.7）[29]。

最近，欧洲结肠直肠学会（ESCP）在全欧洲范围内进行了一项主要针对结直肠术后吻合口漏的调查研究，结果发现术前 MBP 联合全身和口服抗生素有利于降低术后吻合口漏的发生率。值得注意的是，研究还发现只有不到 20% 参与调查的中心采用这种术前肠道准备方法[31]。

在美国针对这个问题也进行了大量观察性临床研究。这些研究利用了一些大规模的区域性数据库中结直肠手术患者的临床数据资料，结果都显示 MBP 联合全身和口服抗生素更为有效，无论与肠道准备联合单纯全身抗生素比较还是和不行肠道准备、仅单纯应用全身抗生素做比较[32-34]。

如前所述，对这些研究结果的分析仍存在问题。

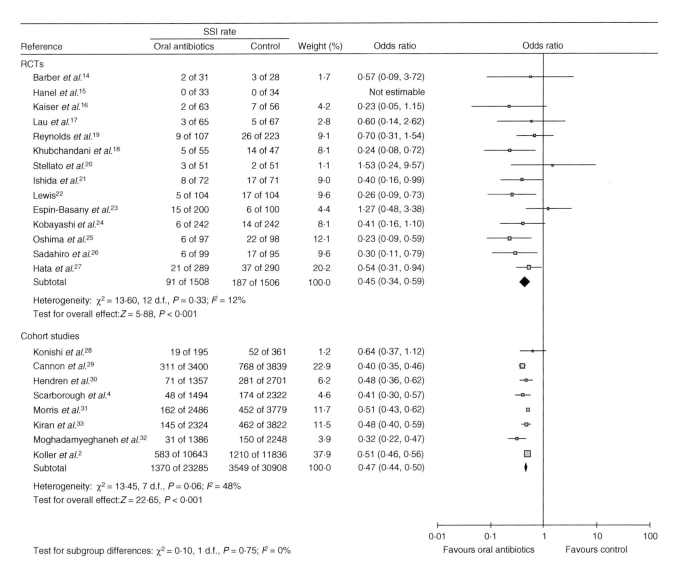

图 12.3　森林图展示了在结直肠手术前一天使用术前口服抗生素预防手术部位感染（SSI）的研究结果。使用 Mantel-Haenszel 固定效应模型进行荟萃分析，风险比显示为 95% 置信区间（经 McSorley 等[11]许可转载）

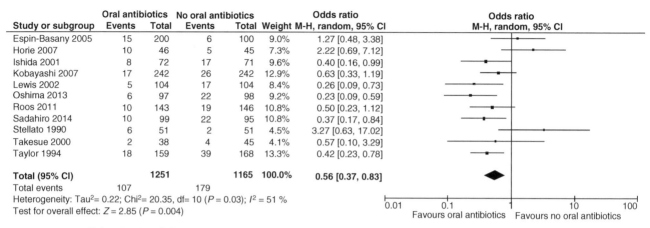

图 12.4　MBP 联合口服抗生素与 MBP 无口服抗生素相比较,以手术部位感染(SSI)为研究终点。M-H:Mantel-Haenszel 检验,CI: 置信区间(经世界卫生组织[42]许可转载)

研究中大量病例是采用开放式手术,此外,部分数据难以提取,如准确的手术部位、一些患者相关因素(如合并症和体型等)、所使用的术前准备方法等。缺失的数据导致统计分析时一些重要数字被排除,并且很可能存在较大的选择和报告偏倚。虽然不一定因此否定这些研究的发现,但对这些结果的解释需要十分谨慎。

不进行 MBP 时的全身和口服抗生素处理

关于这个问题的临床研究证据十分有限。一项基于美国大型数据库的回顾性研究发现,与单用应用口服和全身抗生素相比,MBP 联合口服和全身性抗生素并没有明显获益[35]。另一项采用类似方法的研究结果则认为 MBP 联合口服和全身抗生素效果更好[36]。针对这一问题的进一步的研究很少。虽然在其他观察性或回顾性研究中,有一小部分患者属于这种情况,但研究设计中固有的局限性仍然存在。

2018 年 Rollins 等[6]进行的荟萃分析中评估了 4 项针对这个问题的研究,包括 2 项 RCT 和 2 项队列研究,结果显示在术后 SSI 和吻合口漏发生率方面,MBP 联合全身和口服抗生素组与不行 MBP 的全身和口服抗生素组之间并没有显著差异。在这项研究中,研究人员发现 MBP 联合全身和口服抗生素组患者的 30 天死亡率显著低于对照组,肠梗阻的风险也更低,然而研究人员认为由于数据量有限无法回答这个问题[6]。Toh 等则发现 MBP 联合全身和口服抗生素与单独使用全身和口服抗生素之间没有显著差异,

同样地,由于只有 3 项 RCT 研究,荟萃分析受到数据量有限的影响[29]。

正如 Nelson 等[15]在他们的 Cochrane 分析中讨论到的那样,“目前还无法确定结肠未排空状态下单纯口服抗生素是否有效”。鉴于有证据强调肠道准备具有消极影响,以及为患者带来的不愉快体验,这似乎是一个亟待进行探讨的研究领域[22]。

然而,对这一问题的探讨却突显出另一个问题。结直肠手术后 SSI 和其他常见并发症的发生率相对较低,而且近年来许多报道显示其发生率逐渐降低[37]。这意味着开展 RCT 研究时将需更大数量的患者才能达到统计学效力。前文中我们已经讨论过影响回顾性数据库分析结果的问题。因此,此处就产生了一个疑问:如何最恰当地回答这个问题。

出于临床考虑,有理由担心常规给所有行择期结直肠手术的患者联合使用全身和口服抗生素可能会增加艰难梭菌的感染率。关于这一点的证据是相互矛盾的,其解释和前面一样,应该是由于方法学的质量问题所致[38-40]。然而,目前很少有 RCT 研究或系统综述来直接评估这一点。Rollins 等比较了 MBP 联合全身和口服抗生素的患者和仅接受 MBP 的患者,其艰难梭菌感染率没有统计学差异[7]。

关于抗生素的应用,最近发表的一项研究中提到这样一个令人兴奋的观点,吻合口的裂开较少受到缺血的影响,而是更多地受肠道微生物的影响。在小鼠模型中,Shogan 等发现局部应用抗粪肠球菌的抗生素,或直接使肠金属蛋白酶 MMP9 失活,能够显著降低吻合口漏的发生率[41]。这一领域的研究可能会影响未来结直肠手术前使用抗生素的类型选择,并可能回答肠道准备是否是影响术后并发症发生率的一个关键变量。

手术部位

前面讨论过的许多文章结果表明，术后并发症发生率在直肠手术中较结肠切除术更为常见。而 MBP 在结肠手术中的应用往往较直肠手术低[6,9,10,34]。

然而，很少有研究针对手术部位是否能够影响 MBP 联合不同抗生素的效果进行统计学分析。在很多这类研究报告中都明确写明了手术部位，对这个问题的遗漏可以认为是研究时错失了机会。

目前有 3 篇系统综述按照手术部位对结直肠癌患者进行了亚组分析。Rollins 等单独分析了直肠手术的患者，但没有对结肠手术患者进行分析[6]。如前所述，他们发现使用 MBP 没有好处。Güenaga 等分别分析了结肠和直肠手术患者，发现对于任何手术部位的患者而言，MBP 都没有益处[10]。Dahabreh 等通过类似的分析得到了同样的结果[9]。

在基于大型临床数据库的回顾性研究中，有 1 项研究仅以结肠手术为研究对象[34]。如前所述，研究结果显示 MBP 联合口服抗生素的肠道准备方案最为理想[33]。

尽管相关研究的数量更为有限，但基于不同解剖部位探讨 MBP 价值的临床研究结果与那些以所有结直肠手术为对象的研究结果非常相似。

结论

在过去的 50 年里，术前肠道准备在结直肠手术前的应用理念发生了很大的变化。本章内容旨在全面总结目前关于 MBP 应用效果评价的临床研究结果，讨论何种肠道准备方法、联合何种治疗才会为患者带来益处。同时还强调了目前相关领域文献报道中存在的不足之处。

已有大量数据表明 MBP 具有潜在的危险性，尤其对于合并其他疾病的患者。事实上，肠道准备有较高的失败率，而且对于外科医生而言，如果肠道准备不充分会在技术层面为外科手术带来更大的困难。几项高质量的荟萃分析一致认为，无论是在术后 SSI 还是吻合口漏方面，单独术前 MBP 都没有为患者带来获益。

一些研究结果已经表明，与直肠灌肠相比，无论做还是不做 MBP 都无法为结直肠手术患者带来更多的获益，尽管相关研究的数量很少。直肠灌肠几乎不会带来任何与 MBP 相关的风险，而且同样可以达到清洁吻合口部位肠道的目的。因此，直肠灌肠在直肠手术中的应用将是未来研究的一个重要领域。

目前并不建议结直肠手术前单独使用 MBP。近年来，MBP 联合口服和全身抗生素是否有助于减少 SSI 和其他并发症发生率的问题受到关注，虽然没有明确的答案，但最近的荟萃分析趋向于认为 MBP 联合口服和全身抗生素比单独应用 MBP 更有优势，主要体现在降低术后 SSI 发生率方面，而在其他并发症方面则多无显著影响。

在这些比较研究中，一个尚未解答的问题是，在不行 MBP 的情况下，联合口服和全身抗生素是否会与 MBP 联合口服和全身抗生素一样有效。考虑到 MBP 存在的潜在负面影响，这将是一个值得讨论和需要探索的领域。这项工作应该在充分考虑到抗生素可能带来艰难梭菌感染和其他抗生素相关并发症风险增加的前提下开展。

虽然近年来术后 SSI 发生率明显下降是一件值得庆幸的事，但这也增加了最后一个问题的解答难度。由于要达到统计学差异所需的参与者数量十分巨大，因此现在进行一项完全的 RCT 研究十分困难。尽管利用大型前瞻性数据库进行研究可以提供一些有用的信息，但其结果的说服力有限。

总结

是否应"总是，有时，或从不"进行肠道准备的问题目前还不能得到明确的答案，无论是否联合使用抗生素。然而，在大多数情况下，术前进行单独的 MBP 是不必要的，甚至可能是有害的。术前 MBP 是否能够使口服抗生素起效甚至提高其效果，尚有待进一步的研究证实。影响术后 SSI 甚至吻合口漏的因素多种多样，不行 MBP 也不口服抗生素的围手术期管理也能达到同样甚至更好的效果。这一点可以从部分单机构或单系列临床研究报道中得到证明。从这些研究的结果来看，不行 MBP 也不口服抗生素的效果要比目前大量指南中引用的那些大规模回顾性数据库的结果好得多。

（刘伟康　译　田孝东　校）

参考文献

1. Nygren J, Thacker J, Carli F, Fearon K, Norderval S, Lobo D, Ljungqvist O, Soop M, Ramirez J. Guidelines for peroperative care in elective rectal/pelvic surgery: Enhanced Recovery After Surgery. ERAS. Clin Nutr. 2012;31(6):801–16.

2. Gustafsson UO, Scott MJ, Schwenk W, Demartines N, Roulin D, Francis N, et al. Enhanced Recovery After Surgery (ERAS) society, for perioperative care; European Society for Clinical Nutrition and Metabolism (ESPEN); International Association for Surgical Metabolism and Nutrition (IASMEN). Guidelines for perioperative care in elective colonic surgery: Enhanced Recovery After Surgery (ERAS®) society recommendations. World J Surg. 2013;37(2):259–84.

3. McEvoy MD, Scott MJ, Gordon DB, Grant SA, Thacker JKM, Wu CL, et al. American Society for Enhanced Recovery (ASER) and Perioperative Quality Initiative (POQI) joint consensus statement on optimal analgesia within an enhanced recovery pathway for colorectal surgery: part 1—from the preoperative period to PACU. Perioper Med (Lond). 2017;6:8.

4. Kehlet H. Multimodal approach to control postoperative pathophysiology and rehabilitation. Br J Anaesth. 1997;78(5):606–17.

5. Kulkarni N, Arulampalam T. PTH-310 does laparoscopic surgery reduce the incidence of surgical site infections compared to open surgery for colorectal procedures: systematic review and meta analysis. Gut. 2015;64:A545–6.

6. Rollins KE, Javanmard-Emamghissi H, Lobo DN. Impact of mechanical bowel preparation in elective colorectal surgery: a meta-analysis. World J Gastroenterol. 2018;24(4):519–36.

7. Rollins KE, Javanmard-Emamghissi H, Acheson AG, Lobo DN. The role of oral antibiotic preparation in elective colorectal surgery: a meta-analysis. Ann Surg. 2019;270(1):43–58.

8. Toh JWT, Phan K, Hitos K, Pathma-Nathan N, El-Khoury T, Richardson AJ, et al. Association of mechanical bowel preparation and oral antibiotics before elective colorectal surgery with surgical site infection: a network meta-analysis. JAMA Netw Open. 2018;1(6):e183226.

9. Dahabreh IJ, Steele DW, Shah N, Trikalinos TA. Oral mechanical bowel preparation for colorectal surgery: systematic review and meta-analysis. Dis Colon Rectum. 2015;58(7):698–707.

10. Güenaga KF, Matos D, Wille-Jørgensen P. Mechanical bowel preparation for elective colorectal surgery. Cochrane Database Syst Rev. 2011;9:CD001544.

11. McSorley ST, Steele CW, McMahon AJ. Meta-analysis of oral antibiotics, in combination with preoperative intravenous antibiotics and mechanical bowel preparation the day before surgery, compared with intravenous antibiotics and mechanical bowel preparation alone to reduce surgical-site infections in elective colorectal surgery. BJS Open. 2018;2(4):185–94.

12. Koullouros M, Khan N, Aly EH. The role of oral antibiotics prophylaxis in prevention of surgical site infection in colorectal surgery. Int J Color Dis. 2017;32:1–18.

13. Chen M, Song X, Chen LZ, Lin ZD, Zhang XL. Comparing mechanical bowel preparation with both oral and systemic antibiotics versus mechanical bowel preparation and systemic antibiotics alone for the prevention of surgical site infection after elective colorectal surgery: a meta-analysis of randomized controlled clinical trials. Dis Colon Rectum. 2016;59(1):70–8.

14. Allegranzi B, Bischoff P, De JS, Kubilay NZ, Zayed B, Gomes SM, et al. New WHO recommendations on preoperative measures for surgical site infection prevention: an evidence-based global perspective. Lancet Infect Dis. 2016;16(12):e276–87.

15. Nelson R, Gladman E, Barbateskovic M. Antimicrobial prophylaxis for colorectal surgery. Cochrane Database Syst Rev. 2014;5:CD001181.

16. Lee KJ. Electrolyte changes after bowel preparation for colonoscopy: a randomized controlled multicenter trial. World J Gastroenterol. 2015;21(10):3041–8.

17. Schreiber S. Colon cleansing efficacy and safety with 1 L NER1006 versus sodium picosulfate with magnesium citrate: a randomized phase 3 trial. Endoscopy. 2019;51(1):73–84.

18. Shapira Z, Feldman L, Lavy R, Weissgarten J, Haitov Z, Halevy A. Bowel preparation: comparing metabolic and electrolyte changes when using sodium phosphate/polyethylene glycol. Int J Surg. 2010;8(5):356–8.

19. Belsey J, Epstein O, Heresbach D. Systematic review: Oral bowel preparation for colonoscopy. Aliment Pharmacol Ther. 2007;25(4):373–84.

20. Kazarian ES, Carreira FS, Toribara NW, Denberg TD. Colonoscopy completion in a large safety net health care system. Clin Gastroenterol Hepatol. 2008;6(4):438–42.

21. Mahajna A, Krausz M, Rosin D, Shabtai M, Hershko D, Ayalon A, et al. Bowel preparation is associated with spillage of bowel contents in colorectal surgery. Dis Colon Rectum. 2005;48(8):1626–31.

22. Yamada T, Yokoyama Y, Takeda K, Takahashi G. Negative effects of mechanical bowel preparation on the postoperative intestinal motility of patients with colorectal cancer. In: Fukushima R, Kaibori M, editors. Enhanced recovery after surgery. Singapore: Springer; 2018. p. 101–7.

23. Padmanabhan H, Brooks M, McKaig B, Murugunathan A, Mangalika M, Widak M, et al. Outcomes from the first UK bowel cancer screening programme (BCSP) site: screening and surveillance experience since 2006. Gut. 2015;64(Suppl 1):A211–2.

24. Borg BB, Gupta NK, Zuckerman GR, Banerjee B, Gyawali CP. Impact of obesity on bowel preparation for colonoscopy. Clin Gastroenterol Hepatol. 2009;7(6):670–5.

25. Fayad NF, Kahi CJ, Abd El-Jawad KH, Shin AS, Shah S, Lane KA, et al. Association between body mass index and quality of split bowel preparation. Clin Gastroenterol Hepatol. 2013;11(11):1478–85.

26. Levenstein S, Li Z, Almer S, Barbosa A, Marquis P, Moser G, et al. Predictors of inadequate bowel preparation for colonoscopy. Am J Gastroenterol. 2001;96(6):1797–802.

27. Itani KM, Wilson SE, Awad SS, Jensen EH, Finn TS, Abramson MA. Ertapenem versus cefotetan prophylaxis in elective colorectal surgery. N Engl J Med. 2006;355(25):2640–51.

28. Nichols RL, Broido P, Condon RE, Gorbach SL, Nyhus LM. Effect of preoperative neomycin-erythromycin intestinal preparation on the incidence of infectious complications following colon surgery. Ann Surg. 1973;178(4):453–62.

29. Toh JWT, Phan K, Ctercteko G, Pathma-Nathan N, El-Khoury T, Richardson A, et al. The role of mechanical bowel preparation and oral antibiotics for left-sided laparoscopic and open elective restorative colorectal surgery with and without faecal diversion. Int J Color Dis. 2018;33(12):1781–91.

30. Ali JM, Rajaratnam SG, Upponi S, Hall NR, Fearnhead NS. Colonic transit in the empty colon after defunctioning ileostomy: do we really know what happens? Tech Coloproctol. 2015;19(3):165–72.

31. 2017 European Society of Coloproctology (ESCP) Collaborating Group. Association of mechanical bowel preparation with oral antibiotics and anastomotic leak following left sided colorectal resection: an international, multi-Centre, prospective audit. Color Dis. 2018;20(Suppl 6):15–32.

32. Morris MS, Graham LA, Chu DI, Cannon JA. Oral antibiotic bowel preparation significantly reduces surgical site infection rates and readmission rates in elective colorectal surgery. Ann Surg. 2015;261(6):1034–40.

33. Kiran RP, Murray AC, Chiuzan C, Estrada D, Forde K. Combined preoperative mechanical bowel preparation with oral antibiotics significantly reduces surgical site infection, anastomotic leak, and ileus after colorectal surgery. Ann Surg. 2015;262(3):416–25.

34. Midura EF, Jung AD, Hanseman DJ, Dhar V, Shah SA, Rafferty JF, et al. Combination oral and mechanical bowel preparations decreases complications in both right and left colectomy. Surgery. 2018;163(3):528–34.

35. Garfinkle R, Abou-Khalil J, Morin N, Ghitulescu G, Vasilevsky CA, Gordon P, et al. Is there a role for oral antibiotic preparation alone before colorectal surgery? ACS-NSQIP analysis by coarsened exact matching. Dis Colon Rectum. 2017;60(7):729–37.

36. Kaslow SR, Gani F, Alshaikh HN, Canner JK. Clinical outcomes following mechanical plus oral antibiotic bowel preparation versus oral antibiotics alone in patients undergoing colorectal surgery. BJS Open. 2018;2(4):238–45.

37. European Centre for Disease Prevention and Control. Surgical site infections – annual epidemiological report 2016 (2014 data). October 24, 2016. Available from: https://ecdc.europa.eu/en/publications-data/surgical-site-infections-annual-epidemiological-report-2016-2014-data.

38. Wren SM, Ahmed N, Jamal A, Safadi BY. Preoperative oral antibiotics in colorectal surgery increase the rate of Clostridium difficile colitis. Arch Surg. 2005;140(8):752–6.

39. Krapohl GL, Phillips LR, Campbell DA, Hendren S, Banerjee M, Metzger B, et al. Bowel preparation for colectomy and risk of Clostridium difficile infection. Dis Colon Rectum. 2011;54(7):810–7.

40. Kim EK, Sheetz KH, Bonn J, DeRoo S, Lee C, Stein I, et al. A statewide colectomy experience: the role of full bowel preparation in preventing surgical site infection. Ann Surg. 2014;259(2):310–4.

41. Shogan BD, Belogortseva N, Luong PM, Zaborin A, Lax S, Bethel C, et al. Collagen degradation and MMP9 activation by Enterococcus faecalis contribute to intestinal anastomotic leak. Sci Transl Med. 2015;7(286):286ra68.

42. World Health Organization. WHO surgical site infection prevention guidelines web appendix 6 summary of a systematic review on mechanical bowel preparation and the use of oral antibiotics appendix 4: comparisons. Comparison 1a, page 18. https://www.who.int/gpsc/appendix6.pdf?ua=1. Accessed 29 June 2019.

13

第13章
药物基因组学在围手术期护理中的应用

Cody M. Koress，Matthew B. Novitch，Jordan S. Renschler，Alan David Kaye，Richard D. Urman

引言

基因表达差异以及蛋白终产物的结构和功能的差异是个体之间遗传变异的结果。最常见的遗传变异类型是单核苷酸多态性，即SNP，其中"野生型"基因内的一个常见单碱基对被另一个不常见的碱基对所取代。药物与这种内在变异的相互作用是个体之间围手术期药物治疗反应差异巨大的原因。研究这些多态性如何影响药物药代动力学和药效学称为药物基因组学。基因多态性导致药物反应差异的主要机制在于药物消除、转运和受体的变化。研究这些差异可能是应用药物基因组学研究的未来目标。药物基因组学在临床中的应用将使临床医生能够为每位患者定制个性化的药物反应模型，使药物的应用更为安全有效。

代谢和排泄是药物消除涉及的两个主要过程。与药物代谢有关最重要的酶家族是细胞色素P450（CYP）超家族，它与Ⅰ期代谢有关。Ⅰ期代谢主要发生在肝细胞内质网中，负责将药物氧化激活或失活。Ⅱ期代谢将化合物与可溶性有机分子结合起来，之后这些化合物将被送至肾脏、肺部或肝胆系统进行排泄。

负责人类药物代谢的主要酶家族是CYP1、CYP2和CYP3，目前使用的药物中有近80%是由这三个家族所代谢的[1]。潜在的CYP蛋白多态性和宿主因素（例如表观遗传因素、年龄、性别和疾病状态）可影响蛋白质表达。基因多态性和表达的这种差异使我们能够根据基因表型对个体的酶活性进行分类：弱代谢者（基因的两个缺陷拷贝），中间代谢者（杂合等位基因），正常代谢者（两个功能正常的等位基因）或快速代谢者（超过两个功能性等位基因）。例如，阿片类前药（如可待因）在不良代谢者中难以达到镇痛作用。Yang等人的研究发现，与其他代谢类型的患者相比，发生术后严重急性疼痛的患者中有71%为CYP2D6弱代谢者[2]。另一方面，快速代谢者会转化更大比例的前药，因此即使给予标准剂量的可待因，这部分人群也将面临更为显著的呼吸道毒性风险[3]。

参与化合物转运的蛋白质的多态性也会影响药物代谢和反应。ABCB1是运输蛋白ATP结合盒（ABC）家族的一部分，在形成血脑屏障的脑毛细血管内皮细胞中表达。ABCB1促进外源性化合物向大脑的转运。该转运蛋白的多态性与阿片类药物对呼吸抑制作用的多样性相关，并与昂丹司琼治疗术后恶心和呕吐（PONV）的效果有关[4,5]。

药物受体多态性也是可能导致个体之间药效学差异的途径。例如，已经发现β-肾上腺素能受体存在多种多态性，其对血管活性剂的反应也有潜在的差异，但是尚无确定的研究结论，故临床应用仍较为局限[6]。目前，基于患者的个体化药物基因组学资料，以μ阿片受体为中心的药物基因组学研究已经发现了几种可以针对性地得出理论滴定剂量的SNP多态性[7]。同样，倾向于共存的儿茶酚-o-甲基转移酶（COMT）的多态性或单倍型，会间接上调阿片受体，进而影响人体对镇痛药的反应[8]。

药物基因组学在改善医疗保健方面具有巨大潜力。遵循标准剂量给予药物并不一定能获得良好的治疗效果，且在标准剂量下也会有严重药物不良事件的发生。新兴的药物基因组学可能有助于预防药物治疗无效、严重不良事件、住院时间延长、永久性残疾和死亡等情况的发生。发现具有重要临床意义的多态性，并建立循证指南对于在医师的工作中广泛推行药物基因组学至关重要（表13.1）[4,5,7,9-25]。

表 13.1　遗传变异的药物,多态性和表型效应

药物	临床用途	多态性	基因变异的表型效应
曲马多	治疗需要使用阿片类镇痛药而替代性非阿片类药物治疗不足以止痛的严重疼痛	CYP2D6	不良代谢者不能表现出镇痛作用,也不会发生癫痫发作和 5- 羟色胺综合征等不良的副作用;快速代谢者可能发生威胁生命的 5- 羟色胺或阿片受体介导的不良事件
可待因	治疗轻度至中度疼痛	CYP2D6	代谢不良者可能没有镇痛作用;快速代谢者应用低剂量至标准剂量后,可能达到高水平的吗啡浓度,从而导致毒性全身性吗啡浓度升高的风险增加
吗啡	治疗需要使用阿片类镇痛药而替代治疗无效的严重疼痛	ABCB1	ABCB1 多态性与术后恢复时间延长及术后吗啡需求量有关[5]
		OPRM1	A118G 多态性与亚洲人对术后阿片类药物的需求有关,但在高加索人中则无关[9]
氢可酮	治疗替代治疗无效、需要每天 24 小时使用阿片类药物长期治疗的严重疼痛	CYP2D6	CYP2D6 酶将羟考酮脱甲基化为氢吗啡酮,氢吗啡酮具有更强的 μ 受体结合活性。代谢不良者在标准剂量下可能达不到理想的镇痛效果[10]
羟考酮	治疗替代疗法无效、无法忍受或其他办法无法充分缓解的疼痛	OPRM1	有报道称,有多态性的患者需更多的羟考酮以达到足够的镇痛效果[9]
		CYP3A	负责羟考酮代谢的主要代谢途径。受种族因素和剂量相关多态性的影响很大[11,12]
		CYP2D6	没有证据表明血浆羟考酮浓度受不同患者的代谢类型影响[13-15]
芬太尼	手术:辅助全身麻醉或局部麻醉;术前用药;麻醉期间止痛;术后短期镇痛 透皮装置:治疗术后急性疼痛 透皮贴剂:应用于阿片耐受患者的疼痛管理 透黏膜贴剂:阿片耐受患者的癌痛治疗	OPRM1	不同多态性之间,发挥镇痛作用所需的有效剂量中位数存在差异[7]
丙泊酚	全身麻醉的诱导和维持	UGT1A9	多态性导致所需诱导剂量较高,药物清除水平较高,意识丧失所需时间延长[16]
		CYP2C9	多态性可导致血浆浓度升高[16]
异氟烷	全身麻醉的诱导和维持	RyR1	对恶性高热病具有遗传易感性[17]
七氟烷	全身麻醉的诱导和维持	RyR1	具有恶性高热病的遗传易感性[18]
琥珀酰胆碱	用于气管内插管、手术或机械通气的神经肌肉阻滞	BChE	假胆碱酯酶缺乏与对琥珀酰胆碱麻痹作用的敏感性增加有关
		RyR1	具有恶性高热病的遗传易感性[19]
		CACNA1S	具有恶性高热病的遗传易感性[20]
氯胺酮	诱导和维持全身麻醉和手术镇静 / 镇痛	CYP2B6	多态性中酶结合减少,药物清除率降低[21]
利多卡因	通过浸润、神经阻滞、硬膜外或脊髓技术进行局部和区域麻醉	SCN9A MCR1	多态性导致药物功效降低[22,23]
昂丹司琼	癌症化疗、术后和放疗相关的恶心和呕吐	CYP2D6	在 CYP2D6 快速代谢者中观察到昂丹司琼用于术后或化疗引起的恶心和呕吐时,其止吐效果降低[24]
		ABCB1	基因多态性与化疗后急性期的止吐效果有关[4]
美托洛尔	心绞痛、心力衰竭、高血压和急性心肌梗死	CYP2D6	代谢不良者可使美托洛尔血药浓度升高,降低药物的心肌选择性[25]

神经肌肉阻滞剂

已经证实去极化和非去极化肌松药具有可以影响给药后患者结局的多态性。伪胆碱酯酶的底物琥珀酰胆碱和美维库铵具有重要的多态性，特别是琥珀酰胆碱涉及丁酰胆碱酯酶基因多态性 209A>G；1615G>A，可能会导致长时间的神经肌肉阻滞。该变异体的杂合表达导致血浆丁酰胆碱酯酶的效力降低，并且使琥珀酰胆碱给药后恢复时间延长（3 倍至 8 倍），而纯合子携带者的给药后恢复时间延长达 60 倍。也有类似研究发现变异基因导致美维库铵引起的肌肉麻痹时间延长[3]。罗库溴铵是一种非去极化肌松药，最近发现其在多态性方面，特别是在 SLCO1B1 和 ABCB1 这两个基因中具有重要临床价值[26]。这两个基因编码参与罗库溴铵肝胆代谢的转运蛋白，其多态性会导致药物消除减少、药效持续时间增加，随之导致神经肌肉阻滞时间延长。

局部麻醉反应

电压门控钠通道存在 9 种同工酶，可被局麻药靶向作用和阻断。这种作用阻止了神经和其他可兴奋组织中动作电位的产生和传播，尤其在疼痛信号的传播中有重要意义。这些钠通道的突变将改变局麻药在其预期部位发挥作用的能力。例如基因 SCN9A 中的 395N>K 突变导致利多卡因功效降低。此外，在与疼痛反应无关的心脏组织中，SNC5A 心脏钠通道 Na1.5 中的功能缺失突变会导致 Brugada 综合征。在另一项针对利多卡因、丁哌卡因和甲哌卡因的皮肤局部麻醉试验的临床研究中，共纳入 1 200 名患者，其中 250 名患者难以产生麻木感，90 名患者仅对甲哌卡因产生麻木感，43 名仅对利多卡因产生麻木感[27]。皮下局部麻醉药的耐药性也部分归因于促黑素 -1 受体的变异[28]。

吸入麻醉药

恶性高热是吸入麻醉药的药物基因组学应用中一个重要领域。这种骨骼肌代谢异常疾病在一般人群中的易感性为儿童 1/15 000，成年人 1/50 000。有

证据表明恶性高热存在家族和地理依赖的聚集性，这促使人们进一步探寻遗传与其发病的关联性[29]。药物基因组学研究发现，ryanodine 受体基因 RYR1 具有多种多态性，近 50% 的恶性高热病例涉及该基因的突变。另外，有 1% 的北美恶性高热病例与电压依赖性钙通道的 α1 亚基突变有关[30,31]。有至少 23 种不同的 RYR1 多态性与恶性高热相关，其中最严重的中枢核心类型的病例也与 RYR1 多态性有关[32,33]。但由于多态性种类繁多，且关联率仅为 50%，因此，目前对与恶性高热相关的多态性检测尚不具备临床可行性。

恶性高热与钙通道中的特定功能机制有关，而细胞色素酶 CYP2E1 代谢产物产生的免疫反应可导致氟烷相关性肝炎。大约每 10 000 例患者中就有 1 例发生，尽管涉及的遗传机制尚不完全清楚，但有明确证据表明氟烷相关性肝炎具有家族性发病的特征[34-36]。

患者对吸入麻醉药的生理反应各不相同，但遗传突变往往仅在比哺乳动物通常使用的麻醉浓度高得多的情况下产生影响。CYP2E1 基因及其与七氟醚代谢的遗传关系值得注意，其多态性导致的酶水平变化可导致严重的肾功能不全[37]。

临床上公认的一个有趣现象是：红发患者往往需要更高剂量的麻醉药物。苯丙氨酸通过 MC1R 基因产生，是导致红色头发的主要色素。这些患者对麻醉药物剂量需求的增加被认为是由于该基因座的多态性所致。Liem 等最早报告了红发人群中监测麻醉护理（MAC）需求明显增加的现象。与黑发人群相比，红发人群需要的地氟醚分压增加了 19%[38]。

对阿片类药物的反应

如前所述，代谢、药物转运和受体蛋白结合的变化是遗传学可能影响药物作用的一些途径。这同样适用于阿片类药物，我们将分别以一般视角和药物针对性的视角进行讨论。目前已有报道，单核苷酸多态性（SNP）的差异会改变酶的代谢、转运蛋白和受体，从而对治疗慢性疼痛和手术后急性疼痛造成复杂的挑战。这些遗传差异会导致常用止痛药物对某些特定人群的药物代谢和功效发生变化。

由于包括药物基因组学在内的多种因素影响，患者对镇痛药（尤其是阿片类药物）的反应并不一致。因此剂量、给药间隔和对治疗的反应均与生理反应下

和镇痛反应下不一致。遗传基因的这些改变可能在某些情况下导致严重呼吸抑制等危及生命的不良副作用[39]。57 个 CYP 基因均具有高度多态性,因此必须密切监测常规应用于治疗急慢性疼痛的药物的功效和毒性。根据将阿片类药物分解为活性和非活性代谢物的方式,可将这些基因表型分为快速代谢型、不良代谢型、中间代谢型和正常代谢型[40]。

受体特异的多态性在阿片类药物的应答中也发挥着重要作用。阿片受体 μ1(OPRM1)基因负责编码 μ 阿片受体,该受体在信号转导和受体结合方面都存在多态性[41]。最常见的是腺嘌呤被鸟嘌呤单核苷酸取代,可通过提高结合来增强 β- 内啡肽对 μ 阿片受体的亲和力[28,42]。这种多态性有助于抑制疼痛,已证实纯合子中较高的结合水平可降低吗啡的每日需求量[40,41,43]。

κ 和 δ 阿片受体基因 OPRK1 和 OPRD1 中也存在类似的临床相关多态性。这些基因座的变异与人体对海洛因、可卡因、酒精和阿片类药物的成瘾和依赖有关[44,45]。在成瘾性研究中可利用这些多态性来预防阿片类药物的强化。此外,这些多态性可能成为未来个体化治疗患者成瘾的靶标[27]。

CYP2D6 是重要的细胞色素基因,可待因、曲马多、氢可酮和羟考酮等镇痛药物均依赖 CYP2D6 产生镇痛效果。临床药物遗传学实施联盟(CPIC)指南认为,如果患者为不良代谢者或快速代谢者,应考虑应用包括吗啡和非阿片类镇痛药等不依赖 CYP2D6 代谢的镇痛药[46]。

可待因

可待因是一种前药,它通过 CYP2D6 代谢为吗啡,约占其总消除途径的 10%。如前所述,CYP2D6 这一重要的细胞色素酶已发现存在多种多态性,因此个体之间 CYP2D6 酶的活性差异较大。可待因不良代谢者和快速代谢者的血液中,可待因分解产物吗啡的量会相应减少或增加。此外,个体对可待因的反应可能会受到 CYP2D6 变体以及阿片受体变体的影响。鉴于这些多态性可能引起的重大毒性隐患,CPIC 指南强烈建议 CYP2D6 快速代谢者和不良代谢者避免使用可待因,以预防毒性反应的发生风险和不良的镇痛效果。此外,因其可能导致呼吸抑制,美国食品药品监督管理局(FDA)警告不要在肥胖青少年、阻塞性睡眠呼吸暂停患者和严重肺部疾病患者中使用可待因[47]。2013 年,FDA 发布了禁止在接受扁桃体切除术后的儿童中使用可待因进行术后镇痛(无论

是否进行腺样体切除术)的黑框警告[48]。这一回应是针对快速代谢儿童中发生可待因相关死亡[49,50]和严重药物不良反应[51]做出的。

吗啡本身是一种成熟的强阿片类药物,与 μ 阿片受体结合,常用于治疗急慢性疼痛。吗啡主要通过肝同工酶 UGT2B7 进行葡萄糖醛酸化代谢。目前已经发现多种可影响吗啡镇痛能力的基因多态性,可能导致呼吸抑制等不良反应。例如,由 ABCB1 编码的 P 糖蛋白转运蛋白可将吗啡转运穿过血脑屏障,该基因的多态性可使得吗啡对机体产生不同程度的呼吸抑制[5]。

芬太尼

与可待因不同,芬太尼主要由多态的 CYP3A4 和 CYP3A5 代谢。CYP3A5(CYP3A5*3)基因以及 ABCB1(1236C>T,2677G>A/T 和 3435C>T)基因的多态性导致芬太尼血浆浓度发生显著变化。CYP3A5*3 纯合子的血浆芬太尼水平比 CYP3A5*1 携带者高约两倍。和可待因一样,阿片受体和 COMT 多态性可以改变机体对芬太尼的反应。OPRM1(118A>G)和 COMT(Val158Met,G>A)多态性可增强或减弱机体对芬太尼的反应,具体取决于遗传特征。尽管已有几项相关研究报道,但目前学界还未能成功明确其药物遗传学特征[52-55]。虽然对多态性已经有相关报道,但芬太尼相关的不良反应和遗传多态性还缺乏具有统计学意义的发现[56]。

氢可酮

氢可酮与可待因一样通过 CYP2D6 进行快速代谢,但也可被 CYP3A4 代谢为去甲氢可酮,后者再被 UGT 进一步处理,变为主要由肾脏排泄的水溶性代谢产物。而 CYP2D6 可将氢可酮代谢为氢吗啡酮。

在一项研究中,CYP2D6 快速代谢患者的氢吗啡酮血浆浓度相比不良代谢患者增加了约十倍[47],从而显著改变了这些患者对疼痛的反应和药物的镇痛作用。另一项研究对 OPRM1 基因多态性影响疼痛反应进行了评估,发现 OPRM1 的 AA 基因型患者与疼痛评分、氢可酮日总剂量和氢吗啡酮血浆浓度显著相关,而 OPRM1 的 AG 或 GG 基因型未表现类似联系[57]。氢吗啡酮与 μ 受体紧密结合,并显示出血清浓度的差异,这与 OPRM1 基因型的多态性相关[40]。OPRM1 AA 等位基因纯合的患者表现出疼痛缓解和总氢可酮剂量降低之间的相关性,而 AG 或 GG 基因型的患者没有类似相关性[57]。如前所述,CYP2D6 的多态性对氢可酮的镇痛作用有显著影响。因此,考虑

到这种现象,FDA 发布了安全警告[58]。已经有一例氢可酮导致 5 岁儿童因呼吸抑制死亡的报道,该患者具有 CYP2D6 基因型(*2/*41),并接受了克拉霉素治疗。克拉霉素是参与氢可酮代谢的 CYP3A4 途径的有效抑制剂[59]。

美沙酮

美沙酮由细胞色素 CYP2B6 代谢,与其他细胞色素酶一样,编码基因同样具有高度的多态性。迄今已鉴定出 38 种以上的变体,主要是单核苷酸多态性(SNP)[60]。迄今为止 CYP2B6*6(516G>T,785A>G)研究最多,是决定美沙酮消除功能变异的重要遗传因素[61,62]。此外,药代动力学研究显示 CYP2B6*1/*6 和 CYP2B6*6/*6 基因型患者的美沙酮 S- 对映体清除率[mL/(kg·min)]显著低于 CYP2B6*1/*1 基因型,而 R- 对映体的清除率没有变化[61]。

曲马多

曲马多是一种弱阿片类镇痛药,受 CYP2D6 的影响,可代谢为 O- 去甲基曲马多、(+)曲马多对映体和(−)曲马多对映体。O- 去甲基曲马多结合 μ 阿片受体,而(+)曲马多对映体和(−)曲马多对映体抑制 5- 羟色胺和去甲肾上腺素的再摄取,起到一系列药物作用[40]。已经有研究证明,CYP2D6 弱代谢者可免受曲马多的癫痫发作和 5- 羟色胺综合征等副作用的影响,但由于其代谢特征,曲马多无法产生镇痛作用。相反,CYP2D6 快速代谢者可能对曲马多有严重不良反应,且 O- 去甲基曲马多峰值血浆浓度升高,从而表现出更强的镇痛作用和更高的恶心发生率[40,63]。

羟考酮和羟吗啡酮

羟考酮分别被 CYP3A4 和 CYP2D6 代谢为去甲羟考酮和羟吗啡酮。与其他阿片类药物一样,CYP2D6 弱代谢者在服用羟考酮后,羟吗啡酮的峰值浓度低于泛代谢者,导致镇痛反应较低,阿片类药物相关副作用发生率也较低[15,64]。羟考酮对弱代谢患者的疗效相比泛代谢者降低了 20 倍[42]。另一方面,羟考酮快速代谢者的镇痛作用相比泛代谢者增加了 6 倍,同时毒性和不良事件增加。还有证据表明,抑制 CYP3A 能够显著增加羟考酮的毒性和镇痛效果[40]。

丁丙诺啡

丁丙诺啡是一种半合成阿片类药物,在 OPRD1 受体上的作用对治疗海洛因成瘾有利,其代谢受 CYP3A4 控制。研究表明,能够通过特定的 SNP rs58111 和 rs529520 来预测丁丙诺啡治疗阿片类药物依赖的效果[65]。与 AA 基因型和 AG 基因型相比,携带 rs58111 的 GG 基因型的女性阿片类成瘾者对丁丙诺啡治疗的反应更好[40]。丁丙诺啡的这种独特药理作用方式对于开发靶向药物治疗成瘾非常有益。

恶性高热

恶性高热(malignant hyperthermia,MH)在麻醉患者中的发生频率高达 1/10 000,而每 2 750 个个体中就有 1 个携带与恶性高热易发相关的遗传突变[66]。许多基因都可能与恶性高热的发生有关,其中 RYR1 和 CACNA1S 的作用比较明确。RYR1 基因编码 ryanodine 受体,在已知 RYR1 的 400 多种变体中,至少 34 种会增加机体对恶性高热的易感性[19]。CACNA1S 基因编码二氢吡啶受体(DHPR)的 α1 亚基,并且 CACNA1S 只有两个与恶性高热相关的变体[66]。RYR1 缺陷可导致数种肌病,据估计,RYR1 肌病患者中约 30% 同时存在恶性高热易感性[67]。容易合并恶性高热易感的肌病包括中央轴空病、多轴空病、先天性杆状体肌病以及中心核肌病等。

苯二氮䓬类药物反应

苯二氮䓬类药物用于术前减少焦虑和诱发嗜睡,主要代谢酶为 CYP3A4/5 和 CYP2C19[68]。地西泮通过 CYP3A4 代谢为其活性代谢物替马西泮,再通过 CYP3A4 和 CYP2C19 共同代谢为去甲基地西泮。去甲基地西泮和替马西泮分别通过 CYP3A4 和 CYP3A4/CYP2C19 转化为奥沙西泮。CYP2C19 m1 变体患者的地西泮清除率较低,导致其血浆药物水平升高和半衰期延长[68]。CYP3A4 和 CYP3A5 是咪达唑仑的主要代谢酶。CYP3A5*3 纯合基因型产生的酶转化率提高了 50%[28]。

恶心与呕吐

已经确定了几种与术后恶心和呕吐(PONV)增加相关的基因遗传多态性,包括多巴胺 D2 受体基因的 Taq1A 多态性,5- 羟色胺受体 3B 的两个等位基因缺失，*ABCB1* 基因改变以及 *CYP2D6* 的三个或更多功能性等位基因[69,70]。可在全身麻醉后给予患者 5- 羟色胺(5HT$_3$)拮抗剂，如由 CYP2D6 代谢的昂丹司琼，以减少 PONV。相比弱代谢者、中间代谢者和正常代谢者，CYP2D6 快速代谢者增加了 5HT$_3$ 拮抗剂的周转利用率，导致 PONV 发生率增加。Candiotti 等对 250 名全身麻醉预防性给予昂丹司琼的女性患者进行了研究，发现快速代谢患者术后呕吐发生率为 45.5%，显著高于弱代谢者、中间代谢者和正常代谢者(术后呕吐发生率分别为 8.3%、16.7% 和 14.7%)[71]。另一项对全麻后接受昂丹司琼治疗的 112 例患者的研究发现，尽管接受了较高剂量的阿片类药物，被确定为弱代谢的患者 PONV 发生情况仍然较少[72]。另有研究表明 HT3B 受体基因的 AAG 缺失也降低了昂丹司琼的功效[73]。

心血管 / 抗凝药物基因组学

CYP2D6 参与几种 β 受体阻滞剂的代谢消除，特别是在美托洛尔代谢为非活性产物的过程中起到 70%~80% 的作用[74]。相反，CYP2D6 可以将卡维地洛转化为其活性代谢产物。*CYP2D6* 有近 80 种多态性变体，其中一些会导致酶功能丧失，而 *CYP2D6*10*(存在于 40% 的亚洲后代中)和 *CYP2D6*4*(存在于 20% 的欧洲后代中)等变体基因可导致代谢转化功能下降[75]。Luzum 等人 2017 年的一项研究报道，与没有该变异的患者相比，*CYP2D6*4* 变体患者对美托洛尔的耐受维持剂量较低，而对卡维地洛的耐受维持剂量较高，这与 CYP2D6 在药物代谢中的作用相对应[75]。尽管一些研究表明 *CYP2D6* 变体的存在导致了 β 受体阻滞剂功效的改变，但缺乏一致性的临床数据。一些研究报道，*CYP2D6* 不同变体之间美托洛尔治疗的不良事件发生率没有差异[76,77]，而另一些研究则报道存在显著差异[74,75,78-81]。

华法林是世界上应用最多的抗凝药[82]。它作用于维生素 K 环氧化物还原酶复合体(VORC)，由基因 *VKORC1* 编码。华法林是一种外消旋混合物，S- 华法林的效力是 R- 华法林的 3~5 倍。华法林可对抗维生素 K，导致循环活性凝血因子减少。华法林应用的主要问题在于其治疗窗口狭窄以及个体剂量需求差异很大[82]。影响华法林作用的基因主要包括 *CYP2C9* 和 *VKORC1*。S- 华法林主要由 CYP2C9 代谢，*CYP2C9*2* 和 *CYP2C9*3* 等位基因均可降低

CYP2C9 代谢华法林的能力，其中 *CYP2C9*3* 等位基因突变损害华法林代谢能力最为显著[83,84]。等位基因缺陷导致华法林代谢受损从而药物半衰期延长，因此个体所需的华法林剂量减少。维生素 K 环氧化物还原酶复合体的变化也与华法林敏感性显著相关。例如，携带至少一个拷贝的 *VORC1* 1173C>T 多态性患者在华法林抗凝治疗后出血风险显著增加[85]。此外，*VORC* 1 639 位 A 代替 G 突变会导致华法林敏感性增加。与 1639AG 杂合子相比，该等位基因的纯合子具有显著增加的华法林敏感性，并且 AA 和 AG 基因型均比野生 GG 基因型更加敏感。纯合的 1639AA 基因型在亚洲人群中比在白种人中更普遍[86]。

氯吡格雷是一种无活性的前药，需要通过 CYP2C19 转化为活性代谢产物起作用。它通过不可逆地抑制血小板活化起到抗血小板的作用。CYP2C19 弱代谢者携带两个非功能性 *CYP2C19* 拷贝，在中国人群中的携带率较高，大约 14% 的中国人是弱代谢者，而高加索人种仅为 2%，非裔美国人为 4%[87]。2010 年，FDA 发布了关于氯吡格雷在 CYP2C19 弱代谢者中可能无效的黑框警告，并建议考虑对这些人群使用其他药物替代抗血小板治疗。一些荟萃分析得出了有关 CYP2C19 多态性对心血管事件影响的矛盾结论。2009 年的一项荟萃分析认为，携带 *CYP2C19* 无功能等位基因的个体在急性心肌梗死后接受氯吡格雷治疗的心血管事件发生率较高[88]。2010 年另一项荟萃分析得出了相同结果，即拥有一个功能失调的 *CYP2C19* 拷贝也会导致不良的心血管事件[89]。2011 年另外两项研究则得出相反结论。Holmes 等认为 *CYP2C19* 基因型和心血管事件无关[90]，而 Bauer 等认为 *CYP2C19* 基因型指导抗血小板治疗的证据不足[91]。

药物基因组学的总结和未来方向

药物治疗的"一刀切"式使用剂量限制了其发挥应有的作用，因为直到药效发生之前患者对药物的反应都未知。预防无效治疗，避免严重不良事件和住院时间延长乃至永久性残疾和死亡，是研究和应用药物基因组学的目标，同时也可以帮助研发新药，了解疾病的机制，以及识别易感人群。所有这些都可以更有效地治疗和预防疾病。然而挑战与机遇并存。除了 *CYP2D6* 多态性及其对镇痛药的代谢研究外，尚缺乏顺利进行的临床研究为筛选最佳剂量和减少不良事

件风险提供循证实践指南。其他学科已经能够根据药物基因组学数据评估药物建议。例如 Kaufman 等使用修订后的 AGREE（指南研究和评价工具）Ⅱ来对美国大多数心血管处方药物进行评估[92]。未来很有必要纳入药物基因组学数据以评估及研究其与围手术期结果的相关性。临床药物遗传学实施联盟旨在为基因/药物提供经过同行评审的、实时更新的、基于循证医学的、免费的指南，并提出以下框架来评估证据对临床实践的影响："……该证据将基因组变异性与药物作用、所涉及药物的治疗指数、潜在疾病的严重程度、高风险基因型患者的替代剂量或药物的可用性和 CLIA 批准的实验室研究的可行性联系起来，以及将药物遗传学纳入其建议的同行评审的临床实践指南。"[93]CPIC 还制订了一项评估证据质量与强度的评分方案，以符合美国临床生化科学院和 NIH 的规定要求。

此外，药物基因组学的成功实施也取决于基因检测的可用性和实用性。目前市售的即时遗传检测采用微阵列和实时聚合酶链反应（PCR）的方法，一般需要数小时至数天才能完成，可能导致治疗延误[94]。如果纳入护理标准，则需要在数分钟就能得出结果。此外，药物基因组学数据可以在术前评估时收集，也可以在患者手术中收集。

处理药物基因组学数据所需算力不足也是实施的障碍之一，将患者的原始全序列遗传数据纳入电子病历（EMR）几乎不可行。到 2025 年，基因组数据的估计存储需求预计将高达 2~40 艾字节（20 亿～400 亿 GB）[95]。若仅包括权威的临床相关生物标志物数据，则可以有效减少数据存储和处理负担。医生与 EMR 软件供应商的合作对于开发算法和模板很有必要，能够提供药物基因组测试结果和临床决策工具，以突出关键结果和临床建议。随着药物基因组筛查在临床实践中的实施，存储这些信息需要保密性好且易于使用访问的数据库。儿科医生或家庭医生收集的药物基因组学数据应可供麻醉医师在围手术期使用。

成本和收效是目前医疗系统关注的焦点。当前在欧洲和美国，药物基因组学测试和指导临床治疗的费用报销有限，主要是因为死亡率和发病率收益缺乏有力证据证明[96,97]。因此，患者常需自费承担这些测试。如果药物基因组学筛查能够明确改善患者预后，且成本能够进一步降低，可能会促进其纳入医保报销。此外，随着成本的降低和效果的凸显，医疗机构将更加愿意建立实施药物基因组学指导围手术期护理所需的软硬件设施。

正如本章所讨论的，对手术和重症监护患者的适当镇静、术中管理和术后药物治疗，对于增强康复至关重要。对药物反应的不同表型研究，可以为个体定制药物治疗策略，并有助于开发新药物。对疾病进展的新见解和对药物反应异常人群的识别也可能提供更好的疾病预防方法。

结论

根据患者的药物基因组学特征来调整选择药物和剂量的方案可能是手术麻醉未来的重要发展方向。基于遗传多态性的个体化护理将最终降低不良事件的发生率和住院时间，提高患者满意度并节省医疗费用。虽然药物基因组学及其在手术麻醉中的应用仍处于起步阶段，但时刻都有不同的多态性及其对临床实践的意义发现，而上述这些必将对手术麻醉的发展起到重要推动作用。

（刘玮楠 译）

参考文献

1. Zhou S-F, Liu J-P, Chowbay B. Polymorphism of human cytochrome P450 enzymes and its clinical impact. Drug Metab Rev. 2009;41(2):89–295.
2. Yang Z, Yang Z, Arheart KL, Morris R, Zhang Y, Rodriguez Y, et al. CYP2D6 poor metabolizer genotype and smoking predict severe postoperative pain in female patients on arrival to the recovery room. Pain Med. 2012;13(4):604–9.
3. Palmer SN, Giesecke NM, Body SC, Shernan SK, Fox AA, Collard CD. Pharmacogenetics of anesthetic and analgesic agents. Anesthesiology. 2005;102(3):663–71.
4. He H, Yin J-Y, Xu Y-J, Li X, Zhang Y, Liu Z-G, et al. Association of ABCB1 polymorphisms with the efficacy of ondansetron in chemotherapy-induced nausea and vomiting. Clin Ther. 2014;36(8):1242–1252.e2.
5. Sadhasivam S, Chidambaran V, Zhang X, Meller J, Esslinger H, Zhang K, et al. Opioid-induced respiratory depression: ABCB1 transporter pharmacogenetics. Pharmacogenomics J. 2015;15(2):119–26.
6. Kirstein SL, Insel PA. Autonomic nervous system pharmacogenomics: a progress report. Pharmacol Rev. 2004;56(1):31–52.
7. Landau R, Kern C, Columb MO, Smiley RM, Blouin J-L. Genetic variability of the mu-opioid receptor influences intrathecal fentanyl analgesia requirements in laboring women. Pain. 2008;139(1):5–14.
8. Zhang F, Tong J, Hu J, Zhang H, Ouyang W, Huang D, et al. COMT gene haplotypes are closely associated with postoperative fentanyl dose in patients. Anesth Analg. 2015;120(4):933–40.
9. Hwang IC, Park J-Y, Myung S-K, Ahn HY, Fukuda K, Liao Q. OPRM1 A118G gene variant and postoperative opioid requirement: a systematic review and meta-analysis. Anesthesiology. 2014;121(4):825–34.
10. Otton SV, Schadel M, Cheung SW, Kaplan HL, Busto UE, Sellers

EM. CYP2D6 phenotype determines the metabolic conversion of hydrocodone to hydromorphone. Clin Pharmacol Ther. 1993;54(5):463–72.

11. Lamba JK, Lin YS, Schuetz EG, Thummel KE. Genetic contribution to variable human CYP3A-mediated metabolism. Adv Drug Deliv Rev. 2002;54(10):1271–94.

12. Naito T, Takashina Y, Yamamoto K, Tashiro M, Ohnishi K, Kagawa Y, et al. CYP3A5*3 affects plasma disposition of noroxycodone and dose escalation in cancer patients receiving oxycodone. J Clin Pharmacol. 2011;51(11):1529–38.

13. Söderberg Löfdal KC, Andersson ML, Gustafsson LL. Cytochrome P450-mediated changes in oxycodone pharmacokinetics/pharmacodynamics and their clinical implications. Drugs. 2013;73(6):533–43.

14. Heiskanen T, Olkkola KT, Kalso E. Effects of blocking CYP2D6 on the pharmacokinetics and pharmacodynamics of oxycodone. Clin Pharmacol Ther. 1998;64(6):603–11.

15. Andreassen TN, Eftedal I, Klepstad P, Davies A, Bjordal K, Lundström S, et al. Do CYP2D6 genotypes reflect oxycodone requirements for cancer patients treated for cancer pain? A cross-sectional multicentre study. Eur J Clin Pharmacol. 2012;68(1):55–64.

16. Khan MS, Zetterlund E-L, Gréen H, Oscarsson A, Zackrisson A-L, Svanborg E, et al. Pharmacogenetics, plasma concentrations, clinical signs and EEG during propofol treatment. Basic Clin Pharmacol Toxicol. 2014;115(6):565–70.

17. Chelu MG, Goonasekera SA, Durham WJ, Tang W, Lueck JD, Riehl J, et al. Heat- and anesthesia-induced malignant hyperthermia in an RyR1 knock-in mouse. FASEB J. 2006;20(2):329–30.

18. Li W, Zhang L, Liang Y, Tong F, Zhou Y. Sudden death due to malignant hyperthermia with a mutation of RYR1: autopsy, morphology and genetic analysis. Forensic Sci Med Pathol. 2017;13(4):444–9.

19. Rosenberg H, Pollock N, Schiemann A, Bulger T, Stowell K. Malignant hyperthermia: a review. Orphanet J Rare Dis. 2015;10:93.

20. Carpenter D, Ringrose C, Leo V, Morris A, Robinson RL, Halsall PJ, et al. The role of CACNA1S in predisposition to malignant hyperthermia. BMC Med Genet. 2009;10:104.

21. Li Y, Coller JK, Hutchinson MR, Klein K, Zanger UM, Stanley NJ, et al. The CYP2B6*6 allele significantly alters the N-demethylation of ketamine enantiomers in vitro. Drug Metab Dispos. 2013;41(6):1264–72.

22. Liem EB, Joiner TV, Tsueda K, Sessler DI. Increased sensitivity to thermal pain and reduced subcutaneous lidocaine efficacy in redheads. Anesthesiology. 2005;102(3):509–14.

23. Sheets PL, Jackson JO, Waxman SG, Dib-Hajj SD, Cummins TR. A Nav1.7 channel mutation associated with hereditary erythromelalgia contributes to neuronal hyperexcitability and displays reduced lidocaine sensitivity. J Physiol Lond. 2007;581(Pt 3):1019–31.

24. Stamer UM, Lee E-H, Rauers NI, Zhang L, Kleine-Brueggeney M, Fimmers R, et al. CYP2D6- and CYP3A-dependent enantioselective plasma concentrations of ondansetron in postanesthesia care. Anesth Analg. 2011;113(1):48–54.

25. Dean L. Metoprolol therapy and CYP2D6 genotype. In: Pratt V, McLeod H, Rubinstein W, Dean L, Kattman B, Malheiro A, editors. Medical genetics summaries. Bethesda: National Center for Biotechnology Information (US); 2012.

26. Mei Y, Wang S-Y, Li Y, Yi S-Q, Wang C-Y, Yang M, et al. Role of SLCO1B1, ABCB1, and CHRNA1 gene polymorphisms on the efficacy of rocuronium in Chinese patients. J Clin Pharmacol. 2015;55(3):261–8.

27. Trescot AM. Genetics and implications in perioperative analgesia. Best Pract Res Clin Anaesthesiol. 2014;28(2):153–66.

28. Cohen M, Sadhasivam S, Vinks AA. Pharmacogenetics in perioperative medicine. Curr Opin Anaesthesiol. 2012;25(4):419–27.

29. Riazi S, Kraeva N, Hopkins PM. Updated guide for the management of malignant hyperthermia. Can J Anaesth. 2018;65(6):709–21.

30. Stewart SL, Hogan K, Rosenberg H, Fletcher JE. Identification of the Arg1086His mutation in the alpha subunit of the voltage-dependent calcium channel (CACNA1S) in a North American family with malignant hyperthermia. Clin Genet. 2001;59(3):178–84.

31. Girard T, Urwyler A, Censier K, Mueller CR, Zorzato F, Treves S. Genotype-phenotype comparison of the Swiss malignant hyperthermia population. Hum Mutat. 2001;18(4):357–8.

32. Robinson RL, Brooks C, Brown SL, Ellis FR, Halsall PJ, Quinnell RJ, et al. RYR1 mutations causing central core disease are associated with more severe malignant hyperthermia in vitro contracture test phenotypes. Hum Mutat. 2002;20(2):88–97.

33. Guis S, Figarella-Branger D, Monnier N, Bendahan D, Kozak-Ribbens G, Mattei J-P, et al. Multiminicore disease in a family susceptible to malignant hyperthermia: histology, in vitro contracture tests, and genetic characterization. Arch Neurol. 2004;61(1):106–13.

34. Larrey D, Pageaux GP. Genetic predisposition to drug-induced hepatotoxicity. J Hepatol. 1997;26(Suppl 2):12–21.

35. Eliasson E, Gardner I, Hume-Smith H, de Waziers I, Beaune P, Kenna JG. Interindividual variability in P450-dependent generation of neoantigens in halothane hepatitis. Chem Biol Interact. 1998;116(1–2):123–41.

36. Kharasch ED, Hankins D, Mautz D, Thummel KE. Identification of the enzyme responsible for oxidative halothane metabolism: implications for prevention of halothane hepatitis. Lancet. 1996;347(9012):1367–71.

37. Sweeney BP. Do genes influence outcome from anaesthesia? Br J Anaesth. 2003;90(6):725–7.

38. Liem EB, Lin C-M, Suleman M-I, Doufas AG, Gregg RG, Veauthier JM, et al. Anesthetic requirement is increased in redheads. Anesthesiology. 2004;101(2):279–83.

39. Foster A, Mobley E, Wang Z. Complicated pain management in a CYP450 2D6 poor metabolizer. Pain Pract. 2007;7(4):352–6.

40. Saba R, Kaye AD, Urman RD. Pharmacogenomics in pain management. Anesthesiol Clin. 2017;35(2):295–304.

41. Ting S, Schug S. The pharmacogenomics of pain management: prospects for personalized medicine. J Pain Res. 2016;9:49–56.

42. Kapur BM, Lala PK, Shaw JLV. Pharmacogenetics of chronic pain management. Clin Biochem. 2014;47(13–14):1169–87.

43. Nielsen LM, Olesen AE, Branford R, Christrup LL, Sato H, Drewes AM. Association between human pain-related genotypes and variability in opioid analgesia: an updated review. Pain Pract. 2015;15(6):580–94.

44. Butelman ER, Yuferov V, Kreek MJ. κ-opioid receptor/dynorphin system: genetic and pharmacotherapeutic implications for addiction. Trends Neurosci. 2012;35(10):587–96.

45. Crist RC, Ambrose-Lanci LM, Vaswani M, Clarke TK, Zeng A, Yuan C, et al. Case-control association analysis of polymorphisms in the δ-opioid receptor, OPRD1, with cocaine and opioid addicted populations. Drug Alcohol Depend. 2013;127(1–3):122–8.

46. CPIC® guideline for codeine and CYP2D6 – CPIC. Available at: https://cpicpgx.org/guidelines/guideline-for-codeine-and-cyp2d6/.

47. Owusu Obeng A, Hamadeh I, Smith M. Review of opioid pharmacogenetics and considerations for pain management. Pharmacotherapy. 2017;37(9):1105–21.

48. FDA warned about codeine use in certain children after tonsillectomy and/or adenoidectomy may lead to death. MediMoon. Available at: http://medimoon.com/2012/09/fda-warned-about-codeine-use-in-certain-children-after-tonsillectomy-andor-adenoidectomy-may-lead-to-death/.

49. Kelly LE, Rieder M, van den Anker J, Malkin B, Ross C, Neely MN, et al. More codeine fatalities after tonsillectomy in North American children. Pediatrics. 2012;129(5):e1343–7.

50. Ciszkowski C, Madadi P, Phillips MS, Lauwers AE, Koren G. Codeine, ultrarapid-metabolism genotype, and postoperative death. N Engl J Med. 2009;361(8):827–8.

51. Voronov P, Przybylo HJ, Jagannathan N. Apnea in a child after oral codeine: a genetic variant – an ultra-rapid metabolizer. Paediatr Anaesth. 2007;17(7):684–7.

52. Fukuda K, Hayashida M, Ide S, Saita N, Kokita Y, Kasai S, et al. Association between OPRM1 gene polymorphisms and fentanyl sensitivity in patients undergoing painful cosmetic surgery. Pain. 2009;147(1–3):194–201.

53. Hayashida M, Nagashima M, Satoh Y, Katoh R, Tagami M, Ide S, et al. Analgesic requirements after major abdominal surgery are associated with OPRM1 gene polymorphism genotype and haplo-

type. Pharmacogenomics. 2008;9(11):1605–16.

54. Ginosar Y, Davidson EM, Meroz Y, Blotnick S, Shacham M, Caraco Y. Mu-opioid receptor (A118G) single-nucleotide polymorphism affects alfentanil requirements for extracorporeal shock wave lithotripsy: a pharmacokinetic-pharmacodynamic study. Br J Anaesth. 2009;103(3):420–7.

55. Landau R, Liu S-K, Blouin J-L, Carvalho B. The effect of OPRM1 and COMT genotypes on the analgesic response to intravenous fentanyl labor analgesia. Anesth Analg. 2013;116(2):386–91.

56. Takashina Y, Naito T, Mino Y, Yagi T, Ohnishi K, Kawakami J. Impact of CYP3A5 and ABCB1 gene polymorphisms on fentanyl pharmacokinetics and clinical responses in cancer patients undergoing conversion to a transdermal system. Drug Metab Pharmacokinet. 2012;27(4):414–21.

57. Boswell MV, Stauble ME, Loyd GE, Langman L, Ramey-Hartung B, Baumgartner RN, et al. The role of hydromorphone and OPRM1 in postoperative pain relief with hydrocodone. Pain Physician. 2013;16(3):E227–35.

58. US Food & Drug Administration. Background document pediatric advisory committee meeting Benefit/risk assessment of prescription opioid antitussive products for treatment of cough in pediatric patients. 2017. Available at: https://www.fda.gov/downloads/AdvisoryCommittees/CommitteesMeetingMaterials/PediatricAdvisoryCommittee/UCM575013.pdf.

59. Madadi P, Hildebrandt D, Gong IY, Schwarz UI, Ciszkowski C, Ross CJD, et al. Fatal hydrocodone overdose in a child: pharmacogenetics and drug interactions. Pediatrics. 2010;126(4):e986–9.

60. Zanger UM, Klein K. Pharmacogenetics of cytochrome P450 2B6 (CYP2B6): advances on polymorphisms, mechanisms, and clinical relevance. Front Genet. 2013;4:24.

61. Crettol S, Déglon J-J, Besson J, Croquette-Krokar M, Hämmig R, Gothuey I, et al. ABCB1 and cytochrome P450 genotypes and phenotypes: influence on methadone plasma levels and response to treatment. Clin Pharmacol Ther. 2006;80(6):668–81.

62. Gadel S, Friedel C, Kharasch ED. Differences in methadone metabolism by CYP2B6 variants. Drug Metab Dispos. 2015;43(7):994–1001.

63. Lassen D, Damkier P, Brøsen K. The pharmacogenetics of tramadol. Clin Pharmacokinet. 2015;54(8):825–36.

64. Zwisler ST, Enggaard TP, Mikkelsen S, Brosen K, Sindrup SH. Impact of the CYP2D6 genotype on post-operative intravenous oxycodone analgesia. Acta Anaesthesiol Scand. 2010;54(2):232–40.

65. Clarke TK, Crist RC, Ang A, Ambrose-Lanci LM, Lohoff FW, Saxon AJ, et al. Genetic variation in OPRD1 and the response to treatment for opioid dependence with buprenorphine in European-American females. Pharmacogenomics J. 2014;14(3):303–8.

66. Riazi S, Kraeva N, Hopkins PM. Malignant hyperthermia in the post-genomics era: new perspectives on an old concept. Anesthesiology. 2018;128(1):168–80.

67. Litman RS, Griggs SM, Dowling JJ, Riazi S. Malignant hyperthermia susceptibility and related diseases. Anesthesiology. 2018;128(1):159–67.

68. Fukasawa T, Suzuki A, Otani K. Effects of genetic polymorphism of cytochrome P450 enzymes on the pharmacokinetics of benzodiazepines. J Clin Pharm Ther. 2007;32(4):333–41.

69. Janicki PK, Sugino S. Genetic factors associated with pharmacotherapy and background sensitivity to postoperative and chemotherapy-induced nausea and vomiting. Exp Brain Res. 2014;232(8):2613–25.

70. López-Morales P, Flores-Funes D, Sánchez-Migallón EG, Lirón-Ruiz RJ, Aguayo-Albasini JL. Genetic factors associated with postoperative nausea and vomiting: a systematic review. J Gastrointest Surg. 2018;22(9):1645–51.

71. Candiotti KA, Birnbach DJ, Lubarsky DA, Nhuch F, Kamat A, Koch WH, et al. The impact of pharmacogenomics on postoperative nausea and vomiting: do CYP2D6 allele copy number and polymorphisms affect the success or failure of ondansetron prophylaxis? Anesthesiology. 2005;102(3):543–9.

72. Wesmiller SW, Henker RA, Sereika SM, Donovan HS, Meng L, Gruen GS, et al. The association of CYP2D6 genotype and postoperative nausea and vomiting in orthopedic trauma patients. Biol Res

Nurs. 2013;15(4):382–9.

73. Kim M-S, Lee J-R, Choi E-M, Kim EH, Choi SH. Association of 5-HT3B receptor gene polymorphisms with the efficacy of ondansetron for postoperative nausea and vomiting. Yonsei Med J. 2015;56(5):1415–20.

74. Bijl MJ, Visser LE, van Schaik RHN, Kors JA, Witteman JCM, Hofman A, et al. Genetic variation in the CYP2D6 gene is associated with a lower heart rate and blood pressure in beta-blocker users. Clin Pharmacol Ther. 2009;85(1):45–50.

75. Luzum JA, Sweet KM, Binkley PF, Schmidlen TJ, Jarvis JP, Christman MF, et al. CYP2D6 Genetic variation and beta-blocker maintenance dose in patients with heart failure. Pharm Res. 2017;34(8):1615–25.

76. Zineh I, Beitelshees AL, Gaedigk A, Walker JR, Pauly DF, Eberst K, et al. Pharmacokinetics and CYP2D6 genotypes do not predict metoprolol adverse events or efficacy in hypertension. Clin Pharmacol Ther. 2004;76(6):536–44.

77. Fux R, Mörike K, Pröhmer AMT, Delabar U, Schwab M, Schaeffeler E, et al. Impact of CYP2D6 genotype on adverse effects during treatment with metoprolol: a prospective clinical study. Clin Pharmacol Ther. 2005;78(4):378–87.

78. Kirchheiner J, Heesch C, Bauer S, Meisel C, Seringer A, Goldammer M, et al. Impact of the ultrarapid metabolizer genotype of cytochrome P450 2D6 on metoprolol pharmacokinetics and pharmacodynamics. Clin Pharmacol Ther. 2004;76(4):302–12.

79. Ismail R, Teh LK. The relevance of CYP2D6 genetic polymorphism on chronic metoprolol therapy in cardiovascular patients. J Clin Pharm Ther. 2006;31(1):99–109.

80. Goryachkina K, Burbello A, Boldueva S, Babak S, Bergman U, Bertilsson L. CYP2D6 is a major determinant of metoprolol disposition and effects in hospitalized Russian patients treated for acute myocardial infarction. Eur J Clin Pharmacol. 2008;64(12):1163–73.

81. Seeringer A, Brockmöller J, Bauer S, Kirchheiner J. Enantiospecific pharmacokinetics of metoprolol in CYP2D6 ultra-rapid metabolizers and correlation with exercise-induced heart rate. Eur J Clin Pharmacol. 2008;64(9):883–8.

82. Johnson JA, Caudle KE, Gong L, Whirl-Carrillo M, Stein CM, Scott SA, et al. Clinical pharmacogenetics implementation consortium (CPIC) guideline for pharmacogenetics-guided warfarin dosing: 2017 update. Clin Pharmacol Ther. 2017;102(3):397–404.

83. Scordo MG, Pengo V, Spina E, Dahl ML, Gusella M, Padrini R. Influence of CYP2C9 and CYP2C19 genetic polymorphisms on warfarin maintenance dose and metabolic clearance. Clin Pharmacol Ther. 2002;72(6):702–10.

84. Flora DR, Rettie AE, Brundage RC, Tracy TS. CYP2C9 Genotype-dependent warfarin pharmacokinetics: impact of CYP2C9 genotype on R- and S-Warfarin and their oxidative metabolites. J Clin Pharmacol. 2017;57(3):382–93.

85. Reitsma PH, van der Heijden JF, Groot AP, Rosendaal FR, Büller HR. A C1173T dimorphism in the VKORC1 gene determines coumarin sensitivity and bleeding risk. PLoS Med. 2005;2(10):e312.

86. Yin T, Miyata T. Warfarin dose and the pharmacogenomics of CYP2C9 and VKORC1 – rationale and perspectives. Thromb Res. 2007;120(1):1–10.

87. Dean L. Clopidogrel therapy and CYP2C19 genotype. In: Pratt V, McLeod H, Rubinstein W, Dean L, Kattman B, Malheiro A, editors. Medical genetics summaries [Internet]. Bethesda: National Center for Biotechnology Information (US); 2012.

88. Simon T, Verstuyft C, Mary-Krause M, Quteineh L, Drouet E, Méneveau N, et al. Genetic determinants of response to clopidogrel and cardiovascular events. N Engl J Med. 2009;360(4):363–75.

89. Mega JL, Simon T, Collet J-P, Anderson JL, Antman EM, Bliden K, et al. Reduced-function CYP2C19 genotype and risk of adverse clinical outcomes among patients treated with clopidogrel predominantly for PCI: a meta-analysis. JAMA. 2010;304(16):1821–30.

90. Holmes MV, Perel P, Shah T, Hingorani AD, Casas JP. CYP2C19 genotype, clopidogrel metabolism, platelet function, and cardiovascular events: a systematic review and meta-analysis. JAMA. 2011;306(24):2704–14.

91. Bauer T, Bouman HJ, van Werkum JW, Ford NF, ten Berg JM, Taubert D. Impact of CYP2C19 variant genotypes on clinical efficacy of antiplatelet treatment with clopidogrel: systematic review and meta-analysis. BMJ. 2011;343:d4588.

92. Kaufman AL, Spitz J, Jacobs M, Sorrentino M, Yuen S, Danahey K, et al. Evidence for clinical implementation of pharmacogenomics in cardiac drugs. Mayo Clin Proc. 2015;90(6):716–29.

93. Relling MV, Klein TE. CPIC: clinical pharmacogenetics implementation consortium of the pharmacogenomics research network. Clin Pharmacol Ther. 2011;89(3):464–7.

94. Iravani M, Lee LK, Cannesson M. Standardized care versus precision medicine in the perioperative setting: can point-of-care testing help bridge the gap? Anesth Analg. 2017;124(4):1347–53.

95. Stephens ZD, Lee SY, Faghri F, Campbell RH, Zhai C, Efron MJ, et al. Big data: astronomical or genomical? PLoS Biol. 2015;13(7):e1002195.

96. Swen JJ, Nijenhuis M, van Rhenen M, de Boer-Veger NJ, Buunk A-M, Houwink EJF, et al. Pharmacogenetic information in clinical guidelines: the european perspective. Clin Pharmacol Ther. 2018;103(5):795–801.

97. Klein ME, Parvez MM, Shin J-G. Clinical implementation of pharmacogenomics for personalized precision medicine: barriers and solutions. J Pharm Sci. 2017;106(9):2368–79.

第三部分
术中管理

第14章
减少手术应激和改善康复麻醉管理以及麻醉医生的作用

William J. Fawcett

简介和理论基础

手术后,器官功能的下降无法避免。只有器官功能恢复至术前基线水平时,才意味着大手术后患者完全恢复。这种功能下降的持续时间和程度大致反映了围手术期应激反应的程度。虽然这似乎是一个相对简单的概念,但精确测量功能下降程度和围术期应激反应这两个变量,是非常复杂的。

为了更全面地了解过去25年来腹部外科手术所取得的进展,我们有必要考虑在加速康复外科(ERAS)概念出现之前,腹部外科手术患者所经历的围术期变化。在经过长时间的禁食水(12小时或更长时间)和肠道准备后,患者在脱水、酮症和精神抑郁的状态下接受手术。接下来,患者将接受麻醉和手术,包括一个较大切口、大量的肠道操作、失血和由公式算法[例如 x mL/(kg·h)]、中心静脉压监测、尿量、心率或血压监测指导的静脉输液(IV)。镇痛由硬膜外或全身大剂量阿片类药物提供;常规插入鼻胃管、引流管和导尿管;术后需要大量静脉输液直到肠功能恢复。对镇痛药物需求的延长会延迟患者活动,通常患者需要住院10~14天。因此,患者恢复正常功能状态,如正常活动和正常工作,可能需要数周甚至数月的时间。上述的围术期过程是几十年公认的教条,无可置疑。

那么,现在围术期管理有什么改变吗?这几乎涉及医疗的每一个方面,其核心是挑战上述途径的每一步,不断地问"这样做的证据是什么?"和"还能做得更好吗?"

对许多人来说,引入微创手术(MIS)被认为是时代发展的唯一真正改变。虽然没有人否认腹腔镜和机器人手术对于ERAS的成功产生了巨大影响,

但值得注意的是,对于心脏手术和结直肠手术,对ERAS的早期描述均先于MIS[1,2]。此外,即使在微创手术不可行的情况下,在开放手术中,遵循ERAS原则,仍在住院时间[3]、术后免疫功能和手术应激反应方面给患者带来显著且明显的生理益处[4]。因此,ERAS的核心是理解、测量大手术的应激反应并使之最小化。

手术应激反应

经典的应激反应是在大手术和其他病理生理损伤(如烧伤、重大创伤和败血症[5])后发生的一系列复杂的变化。对很多人来说,我们对于应激反应的理解起源于苏格兰格拉斯哥的 David Cuthbertson 爵士。在约90年前,在对卧床休息但饮食固定病人进行的一系列研究中,他描述了卧床休息时粪便和尿液的成分变化,分析显示有许多物质出现轻微流失,包括钙、磷、氮、钾、硫和肌酸。然而,当同样的分析应用于长骨骨折患者时,他发现,尽管钙排泄量没有增加太多,上述物质尤其是氮(尿素)有显著的增加,并认识到这些细胞内的损失超过了仅由原发损伤造成的损失,因此他得出结论,在体内发生了一种普遍的反应,它导致了瘦肉组织(特别是肌肉)的破坏,并同时伴有发热[6]。后来,他描述了这些分解代谢的变化,并将其与耗氧量的增加联系起来,分别建立了与代谢活性的减少和增加有关的 ebb 和 flow 的概念。最近这些概念被更多人再次提起并加以讨论[7]。

随着我们对围术期生理改变的理解和检测方法的不断进步,许多应激反应已经被明确识别和描述(表14.1,图14.1)。广义上,经典应激反应可分为两个主要部分。第一部分,是系统性的神经内分泌反应,伴随代谢的变化。该反应特征是交感神经系统和垂

体激活,导致大量可测定的代谢变化,包括分解代谢、胰岛素抵抗(IR)和高血糖。第二部分,是炎症和免疫改变,由巨噬细胞、成纤维细胞和内皮细胞介导,并促进细胞因子的释放,如白细胞介素(IL)、肿瘤坏死因子(TNF)和干扰素(IFN),这些细胞因子会对局部和全身造成影响,包括不适和疲劳。促炎途径和抗炎途径均被启动,促炎途径多与术后并发症和器官功能障碍有关,而抗炎途径则涉及术后感染[8]。

尽管按照神经内分泌/代谢和炎症反应来区分这些变化是方便的,但事实上将问题过度简化了,因为这两个组成部分之间存在重叠和相互作用。此外,尽管测得的应激反应大小(见下页)一般与手术的大小成正比,但也有一系列其他事件,可能进一步放大这种反应,包括饥饿、感染、低血容量、低体温、术后并发症(如感染)、术后恶心呕吐和睡眠障碍[9]。

表 14.1　大手术的经典应激反应

变化	举例
1(a)神经内分泌	垂体和肾上腺的激活,释放 ACTH、GH、皮质醇、肾上腺素等
1(b)1(a)伴随的代谢结局	分解代谢和氮损失; 胰岛素抵抗和高血糖; 脂解作用; 水钠潴留; 钾的损失
2 炎症反应(促炎反应和抗炎反应)	SIRS 反应; 细胞因子的产生,例如:白介素(特别是 IL-6,也包括 IL-1、IL-8)、TNF-α、CRP、干扰素、VEGF

ACTH,促肾上腺皮质激素;GH,生长激素;SIRS,全身炎症反应综合征;IL,白介素;TNF,肿瘤坏死因子;CRP,C 反应蛋白;VEGF,血管内皮生长因子。

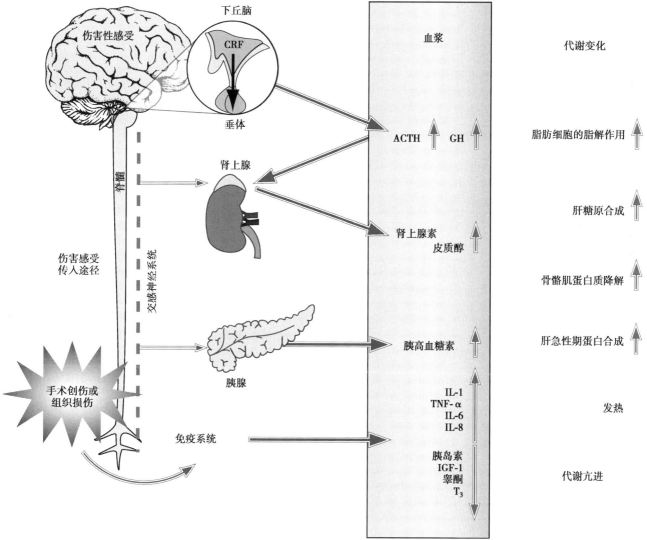

图 14.1　手术应激反应。CRF,促肾上腺皮质激素释放激素;ACTH,促肾上腺皮质激素;GH,生长激素;IL,白介素;TNF,肿瘤坏死因子;IGF,胰岛素样生长因子;T₃,3,5,3′- 三碘甲腺原氨酸(经 R. Durai 博士允许改编自 Slide 14,https://www. slideshare. net/surgerymgmcri/metabolic-response-to-injury-14-0316)

应激反应已经得到了广泛的研究。虽然它很容易被理解为一种进化中的适应过程(例如,对于无法自由获得营养和水的受伤动物,尽可能最少消耗体能并储存水),但毫无疑问,从现代围手术期管理的角度来看,它几乎没有益处,并且有可能造成严重危害(表 14.2)。此外,作为麻醉医生,我们目前更加关注肿瘤手术后患者的长期预后。

表 14.2　未控制应激反应的临床结果

病理生理学	临床表现
儿茶酚胺过量	心动过速、高血压、心肌缺血
氮损失	肌肉衰竭无力,行动不便
胰岛素抵抗导致垂体和肾上腺激活,胰岛素分泌减少	高血糖("应激性糖尿病")及其风险:感染、(手术部位、呼吸系统、泌尿系统)神经病变、急性肾损伤、二次手术
显著的炎症改变	感染 器官功能障碍 认知变化 睡眠功能障碍 潜在的免疫抑制: 　可能会降低癌症的长期存活率 　可能增加术后感染

这些应激改变的时间进程是多变的:它可能在几个小时(如 IL-1)到几天不等。但在常规的大手术中,大部分生理紊乱在 72 小时内已经恢复正常。因此,减少应激反应被视为加速恢复和减少短期和长期并发症的关键生理变化。

从上述无数生理变化中评估应激反应的强度显然很复杂。神经内分泌和代谢反应和代谢结局的测量包括激素本身(皮质醇、生长激素、儿茶酚胺、胰岛素等)的血浆浓度,或其他代谢变化(高血糖、氮流失及胰岛素抵抗)。炎症反应的测量包括 C 反应蛋白、白细胞介素和肿瘤坏死因子。

减轻应激反应:理论

考虑到上述应激变化可能产生的危害,人们已经总结出各种方法来降低应激反应、改善生理紊乱、促进早期康复并减少并发症。

微创手术

应激反应的大小取决于手术的大小和手术入路(开放或微创),较小的手术和微创手术[10]大大降低了内分泌/代谢反应,尤其是炎症反应,这被视为微创手术的主要优势。但由于麻醉医生不参与手术路径的选择,也不参与决定是否使用引流管、尿管、肠道准备等等,因此在这里不做进一步讨论。上述选择均可能增加应激反应,但通常由手术团队进行指导管理[9](见第 19 章)。

阿片类药物

60 年前的研究证实,阿片类药物可改变受试者[11]昼夜激素水平和代谢变化,后续研究进一步表明,大剂量阿片类药物(如 50~100μg/kg)可显著降低手术后的激素和代谢反应,尤其是盆腔和上腹部手术[12]。然而,因为如此大剂量的阿片类药物需要术后进行机械通气,因此这并不出现在现代 ERAS 方案中,而限于一些特殊的大手术中,如心脏手术。此外,ERAS 的一个主要内容是使用多模或平衡的少阿片类镇痛方案[13]。因此,虽然高剂量阿片类药物有很大的理论价值,但并无实际应用价值。瑞芬太尼等短效阿片类药物同样会以剂量依赖性的方式抑制术中肾上腺和交感神经的激活[14],但由于瑞芬太尼的半衰期很短,其影响也将是短暂的。

神经轴阻滞

考虑到神经通路参与神经内分泌系统的激活,理论上,可通过全面阻断该通路以阻断后续的垂体和肾上腺系统激活,以显著阻断神经内分泌系统的激活。局部麻醉和神经轴阻滞(脊髓和硬膜外麻醉)是目前最常用的方法。胸段硬膜外麻醉(TEA)在 ERAS 的历史上占有重要的地位,由 Kehlet 和他的同事在 20 多年前首次提出,使接受大肠癌切除术的患者的镇痛和活动能力得到了改善,并缩短了肠梗阻的时间[2,15]。

大量关于神经轴麻醉对大手术后激素和代谢反应影响的数据表明:

- 必须在手术开始前实施阻滞,并持续到术后很长一段时间(数天),才能减轻应激反应[12]。
- 必须用局部麻醉药物进行阻滞——阿片类药物的神经轴阻滞对这个过程(葡萄糖和皮质醇)[16]的影响很小。
- 如果阻滞失效或持续时间很短——比如脊椎麻醉——其对代谢的影响将是短暂的,此后患者将产生与那些未行阻滞的患者类似的应激反应[17]。
- 如果阻滞是在手术刺激后开始的,即使是在体外循环(CPB)后开始 TEA 的患者,也会有一些继发的反应改变[16],而这些是应激反应的主要诱因[18]。

- TEA 对于盆腔和下腹部手术都非常有效,但对于涉及上腹部的手术效果欠佳,可能是由于伤害感受传入阻断不完全所致[16]。
- TEA 对于炎症反应的影响无确切的效果,因为炎症反应主要是由手术部位本身的机制决定的,尽管两种机制之间复杂的相互作用可能解释了硬膜外麻醉对炎症反应的钝化作用[19]。

　　然而,在过去 10 年或更长的时间里,由于一些原因,硬膜外麻醉在择期手术中的使用率急剧下降。首先,其他可提供良好镇痛的神经阻滞技术已经被广泛使用,且没有硬膜外麻醉的副作用(见下文)。其次,小切口手术和 MIS 的出现,使得需要相对较长时间操作(且具有侵袭性)的硬膜外麻醉变得没那么必要。最后,虽然硬膜外麻醉有一些优点(表 14.3),但人们越来越认识到其缺点[20]。

表 14.3 硬膜外麻醉的优势

硬膜外麻醉的优势
减少对手术应激的内分泌代谢反应
最高级,节段性镇痛
减少术后血栓栓塞
减少出血

　　因此,虽然硬膜外麻醉被认为是开放性盆腔腹腔手术和胸外科手术的金标准,但也有很多缺点,如表 14.4 所示。

表 14.4 硬膜外麻醉的不足

硬膜外麻醉在 ERAS 中的顾虑
失败率
液体管理 / 低血压
活动能力下降(尤其是腰段硬膜外麻醉)
凝血障碍 / 脓毒症导致脊髓压迫,造成永久性神经损伤(罕见)

　　硬膜外麻醉的失败率是复杂多变的,取决于许多因素,如对失败的定义、手术部位、给药剂量和用量、置管的问题。文献中硬膜外麻醉的失败率范围在 13% 到 47% 之间。一项大型研究表明,胸段硬膜外麻醉的失败率为 32%,腰段硬膜外麻醉的失败率为 27%[21]。

虽然这种情况可以调整(例如,通过重新定位或添加佐剂,如硬膜外二乙酰吗啡),但失败的硬膜外麻醉会增加患者痛苦,并可能限制其他镇痛方案的选择(如全身阿片类药物)。因为如果患者正在接受硬膜外阿片类药物,则某些药物可能不宜同时全身给药。

　　另一个关键问题是低血压。低血压与神经轴阻滞的交感神经阻断相关,也可能与低血容量、抗高血压药物和术后血管麻痹等因素有关。从历史上看,这类病人往往接受大量甚至过量的静脉输液治疗来对抗低血压。这可能导致液体过量,不但对血压几乎没有影响,反而同时造成水肿。对许多病人来说,液体过载的临界范围可能很小——例如 2.5~3L——人们普遍认为,接近于零的液体平衡(和体重增加)应该是液体管理的目标[22],因为即使增加 1L 的体重,也可能导致症状增加(16%)和并发症增加(32%)[23],以及住院时间延长 1 天[24]。更合理且更有效的方法是使用血管活性药物(如去氧肾上腺素或去甲肾上腺素)来增加血管张力。安全使用这些药物,需要依赖较高等级的护理或重症监护病房(ICU)。通常患者需要有创动脉压监测[20]。

　　低节段(腰段)硬膜外麻醉和高容量 / 高浓度的局麻药混合物可能会阻滞运动神经纤维和本体感觉神经纤维,从而导致活动能力下降。术后早期活动十分关键,患者如存在下肢无力和同时进行静脉输液,将显著影响 ERAS 的成功实施。

　　此外,尽管人们普遍认为硬膜外麻醉是相对安全的,但由于椎管血肿、脓肿或直接创伤,也可能造成永久性神经损伤。NAP3 研究强调了术后发生永久性神经损伤的风险,发生率估计在 1:5 700~1:12 200 之间[25]。

　　因此,虽然硬膜外麻醉在减少外科手术的应激代谢反应方面有着坚实的理论基础,并且其在历史上早期主要进行开放式外科手术的时代是 ERAS 管理的基石。但 MIS 的出现,以及对硬膜外麻醉副作用的认识,导致其临床应用显著下降。

减轻应激反应:现代方法

　　那么,麻醉医生能够采取什么措施来减少手术应激呢? 在真正的 ERAS 管理中,没有单一的答案,而是一些多模式的策略。麻醉医生可以采用这些策略,尽量减少手术应激,并减少那些可能阻碍早期康复、出院和功能恢复正常的生理紊乱。

术前

水化和营养：碳水化合物负荷

约 30 年以前，病人入室时经常已经发生脱水并且饥饿数小时之久。虽然有历史的原因——人们觉得胃内容物最小化可以减少误吸风险。但 20 世纪 80 年代的一些研究显示，限制口服液体不仅是不必要的，且饮用清饮料至术前 2 小时并不会影响胃内容物的体积和 pH 值[26-27]。然而，这并没有解决禁止摄入卡路里给病人带来的不良后果。即使他们没有脱水，往往也在手术前处于分解代谢和酮体生成状态。考虑到手术后即将发生的主要代谢变化，一个合乎逻辑的做法是，通过进食来确保代谢稳态，从而使患者为手术打击做好准备。早期研究发现，口服碳水化合物和术前静滴葡萄糖溶液都产生了显著的代谢改善，前者优于后者，与对照组相比，术后胰岛素抵抗减少，肌肉功能改善，蛋白质损失减少，住院时间缩短。最近这一领域被再次回顾和研究[28-31]（见第 4 章）。

目前已经有一些关于碳水化合物负荷的荟萃分析和综述。Awad 等人发现，碳水化合物负荷可以显著减少腹部手术后的胰岛素抵抗，并缩短住院时间 1.08 天 [95% CI(0.29,1.87)]，但对预期住院时长小于 2 天的患者和骨科手术患者无影响[32]。术后胰岛素抵抗降低，但住院期间并发症的发生率没有改变。后来发表在 Cochrane 数据库中的一篇综述显示，碳水化合物负荷对总体住院时长的减少不显著 [0.3 天，95% CI(0.04,0.56)]，但腹部手术患者的住院时长减少 1.6 天，且缩短了患者恢复排气排便的时间 [0.39 天，95% CI(0.07,0.70)]，同样减少了胰岛素抵抗的发生，但对并发症的发生情况无影响[33]。最近的一项研究证实，在住院时长方面，碳水化合物负荷相比于空腹有益，但无法证明饮水和安慰剂[34]组的差异。虽然有人对这篇综述的方法提出了批评，但总的来说，有证据表明碳水化合物的摄入减少了住院时长（尽管它对住院时长的确切影响还有待讨论）。此外，毫无疑问，碳水化合物负荷干预对于大手术产生的应激反应标记物有显著且可重复的影响。此外，术后早期经口进食有助于降低术后分解代谢。

预保温

预防体温过低的概念将在下文陈述。预保温的应用越来越广泛，虽然从实际角度来看并非总是能够实现。但已证明，预保温措施使围手术期体温明显升高（见第 17 章）。

焦虑管理

术前焦虑可能会放大应激反应。目前传统抗焦虑药物的使用已经大大减少。其他抗焦虑方法，如术前准备、尽量减少禁食和给予碳水化合物，都将减少焦虑并提高病人的舒适度。

术中管理

麻醉医生在术中管理中的作用是至关重要的。其中一些内容可以归纳为路径化的医疗流程，并制订个体患者应达到的医疗标准。许多流程较为简单，仅仅包涵良好的麻醉管理。但如果不采取这些流程，可能会显著放大应激反应，包括下面所描述的关键步骤。

合理使用静脉抗生素

围手术期感染风险，根据其不同的程度，有可能导致严重的器官功能障碍。

避免低体温

体温监测和主动避免低体温（<36℃）是最基本的麻醉管理。即使是轻度低体温（中位体温 35.6℃），也会增加 16% 失血量和 22% 输血率。低体温不仅会再次放大应激反应的某些方面（例如，过量的儿茶酚胺），还会引起许多病理生理不良结局，包括血管收缩、后负荷增加、心肌缺血和心律失常、手术部位感染和凝血功能障碍，这些均有可能增加住院时间。最近，作为一种预防低体温的方法，预保温的概念也得到了普及（见第 17 章）。

监测麻醉深度

特别是老年患者，术后脑内炎性变化可能导致术后认知功能障碍和术后谵妄。建议有针对性地应用麻醉深度监测，将麻醉深度保持在安全范围内的最小值，以减少这些不良影响[35]。

神经肌肉阻滞（NMB）监测

对 NMB 的定量监测并确认其被逆转，对减少术后肺部并发症的风险至关重要。肺部并发症可以放大应激反应[36]。

静脉液体管理

液体管理可能是文献中涉及最广泛的话题，也是术中管理一个有争议的领域。完整的争论不在本章

讨论范围之内(见第 18 章)。虽然麻醉医生和重症医生可能在一些液体管理方面存在争议,但仍有一些方面是一致的:

- 液体使用不当对 ERAS 患者可能是灾难性的,并会增加大手术的炎症(由 IL-6 水平确定)反应[37]和代谢标志物水平。
- 液体过少(导致心排血量减少)和液体过多(导致肺部水肿,也会导致吻合口水肿)最终会损害组织氧合作用,增加并发症、住院花费和住院时长[23,24]。
- 许多人支持使用个体化液体疗法[例如,目标导向液体疗法(GDFT)]来管理液体,特别是对于高风险手术患者。
- 尽管如此,对于类似手术的静脉输液方案仍有很大操作范围。具体取决于医生的个人经验[38,39]。
- 由于围手术期管理的其他变化,静脉液体管理也发生了变化。如,使用碳水化合物负荷,早日恢复术后经口进食(所以减少静脉输液需要);MIS 手术(减少肠道操作和液体转移);允许性的一定程度的术中[40]和术后少尿(因此减少了对静脉输液下尿量的关注)。
- 根据 ERAS 内容的更新,GDFT 对改善预后的影响较小(以往认为可以减少并发症的发生和住院时长,肠道功能恢复更快),目前可能主要用于改善术后入住 ICU[41]的高危患者的预后。

尚未解决的问题包括:

- MIS 手术中应用传统的液体管理方法是有争议的,因为 MIS 手术(例如气腹)使得 GDFT 用通常可接受的较低氧气输送难以解释[42]。
- 最佳心排血量监测 / 目标、治疗时间和最佳标记物,如乳酸和 ScvO$_2$。

因此,静脉输液管理是 ERAS 的关键领域,如果执行不当,可能会大大增加围手术期创伤。

镇痛

提供围手术期镇痛是临床麻醉学的核心。不恰当的镇痛方案会加重手术[5]的应激,并导致其他不良反应,如活动能力减弱、呼吸困难、卧床时间延长、住院时间延长。如上文所述,虽然有一些有效的镇痛药物可用于外科手术,但也需要在现代背景下更新认识。因此,尽管硬膜外麻醉可以显著降低内分泌和代谢反应,如膝关节或髋关节手术,但这往往不是麻醉医师 ERAS 管理的首选。如上所述,尽管大剂量芬太尼和胸段硬膜外阻滞对减少应激反应有益,但由于副作用,它们的使用率下降。而瑞芬太尼只能提供短暂

的作用。

所以必须在良好的镇痛,降低应激反应,以及可接受的副作用之间找到一个平衡。

阿片类药物被视为减轻大手术后疼痛的金标准,但在过去的 25 年里,对其众多副作用的认识(表 14.5)限制了其使用策略,这体现在 Kehlet 所提倡的多模式、减少阿片类药物使用的镇痛概念中[13]。

表 14.5　阿片类药物的副作用

阿片类药物的副作用
术后恶心呕吐
便秘和肠梗阻
呼吸抑制和咳嗽抑制
烦躁不安和意识模糊
尿潴留
急性耐受和痛觉过敏
长期依赖

一般来说,镇痛药物可分为三个主要类别:

- 全身镇痛药
- 局部麻醉剂
- 非麻醉方法
  - 针灸
  - 经皮神经电刺激(transcutaneous electrical nerve stimulation,TENS)
  - 催眠

最后一种方法在这里不进行讨论。

全身镇痛药

包括阿片类药物、对乙酰氨基酚、抗炎药物和各种最近流行的佐剂,如抗惊厥药、利多卡因等。阿片类药物已经被讨论过,尽管许多患者需要阿片类药物,但在 ERAS 中,我们采用减少阿片类药物的镇痛方案,对其应用最小的剂量和最短的时间。

考虑到炎症在经典应激反应中的核心地位,非甾体抗炎药(NSAID)和类固醇均扮演关键角色。NSAID 是镇痛药管理的基石,具有显著减少阿片类药物用量的作用。NSAID 的一些副作用被人们熟知,特别是其导致的上消化道(GI)穿孔和出血,降低肾小球滤过率(GFR)导致急性肾损伤(AKI),出血,哮喘和血栓事件。最近,NSAID 与吻合口破裂和癌症复发之间的潜在联系也开始被强调[43]。

它们在减少手术应激所引起的炎症反应中扮演了什么角色呢? NSAID 对环氧合酶(COX)起抑制作用。COX 由花生四烯酸产生前列腺素 H2(PGH2)。PGH2

是一种代谢产物,可转化为类前列腺素(前列腺素、前列环素和凝血 NFDA3 烷),在炎症、凝血、血管通透性和血管张力中发挥核心作用。环氧合酶抑制剂有两种基本异构体:COX-1 抑制剂和 COX-2 抑制剂。后者的副作用与 COX-1 抑制剂不同,因为它们针对胃肠道环氧合酶的作用更少。因此相比 COX-1 抑制剂,胃肠溃疡发生率可能更低。尽管如此,也有研究表明,在较高风险的患者中,使用 COX-2 抑制剂发生心脏事件的风险更高[44]。

在炎症中起关键作用的类前列腺素,以及由此产生的经常被测量的细胞因子(如白介素、CRP 等)之间存在复杂的相互作用。在这个领域的研究数据很少,但在心脏外科手术患者中,已经证实,术中使用帕瑞昔布减少了与体外循环相关的系统性炎症反应,明显降低 IL-6 和 IL-8 的浓度。此外,抗炎细胞因子 IL-10 的峰值浓度高于安慰剂组[45]。另一项研究显示,在经皮肾镜取石术后使用帕瑞昔布能显著降低 IL-6 和 CRP 的浓度。综合理论和收集到的数据,NSAID 确实可对减轻应激反应和炎症反应产生重大影响[46]。

术前糖皮质激素应用作为热门话题已经被广泛研究。小剂量的地塞米松经常用于预防 PONV(见第 21 章),且没有不良影响(包括显著的高血糖);更大剂量的糖皮质激素(地塞米松和泼尼松)的成功使用也有文献描述。鉴于明显的炎症反应可能对术后疼痛和器官功能不全产生影响,目前认为高剂量的糖皮质激素可以改善这种作用,尽管类固醇药物可能会引起其他并发症,如伤口愈合不良、高血糖和感染。

从表面上看,降低手术的激素反应(如降低皮质醇)和同时使用大量类固醇之间似乎存在着矛盾。然而,腹部外科的早期研究表明,高剂量的甲泼尼龙(30mg/kg)可以降低 IL-6、IL-8 和 CRP,也可短暂降低 TNF-α[47],后来也有荟萃分析证实了其有效性和安全性[48]。

人们对骨科手术中的炎症反应进行了广泛的研究。然而,测量激素标记物(儿茶酚胺水平)似乎对术后早期的病程没有任何预测价值,但炎症标记物更有用。IL-6 的浓度是步行 10m 和 25m 所需时间的唯一预测因子,CRP 的浓度是出院时疼痛的唯一预测指标[49]。炎症应激反应的程度及其与功能恢复的联系,一直是髋关节和膝关节置换术中使用甲泼尼龙的关键驱动因素。使用甲泼尼龙后,患者疼痛程度和细胞因子水平明显降低,且没有明显并发症增加[50,51],这无疑激励了这一领域的进一步研究。

利多卡因是一种已经使用多年的药物。已知静脉输注利多卡因可以发挥有效的镇痛作用,减少阿片类药物用量,减少术后肠梗阻的发生,并有间接的抗炎作用,在某些方面优于传统的抗炎药物包括 NSAID 和类固醇[52]。事实上,硬膜外利多卡因的一些优势也可以用全身效应来解释,因为两者的血浆浓度相似[53]。人们对利多卡因的持续抗炎作用知之甚少,因其大大超过药物的半衰期。但其中一种机制似乎表明这种作用与利多卡因可阻止多形核白细胞启动的能力有关,即,利多卡因通过抑制 G 蛋白信号通路[54],可以有效地阻止多形核白细胞释放细胞因子和活性氧[53]。然而,尽管利多卡因具有明显的抗炎作用,其在临床应用中的地位仍不确定。在最近的文献综述中,因发表的数据质量普遍较差,大家普遍质疑利多卡因对疼痛评分、胃肠道功能恢复、术后恶心呕吐和阿片类药物用量的影响[55,56]。尽管如此,有证据肯定利多卡因在特定手术中的效果(腹部手术中减轻疼痛和恢复肠功能)。在其他一些手术中同样发挥改善功能恢复的作用(脊柱手术、前列腺手术和胸外科手术,但在经腹子宫全切除术、全髋关节置换术和肾脏手术中不适用)[53]。总的来说,它是一种有趣的炎症反应调节剂,但它的真实作用仍有待确定。

局部麻醉剂

本章的前半部分回顾了疼痛通路(从手术部位到神经轴阻滞)中局麻药的应用。从本质上说,虽然使用局麻药进行硬膜外麻醉仍然是开放手术镇痛的金标准,但由于手术技术已经转变为微创手术,风险-收益已发生改变,目前更倾向于其他镇痛方法。脊椎麻醉似乎提供了一种合乎逻辑的折中方案,尽管它对应激反应作用有限[17],但作为一种单次注射技术,其副作用(如低血压和活动能力差)也相应减少了。

一系列开放手术(如关节置换、剖宫产)和微创手术(肠道、妇科和泌尿外科的腹腔镜和机器人手术)的经验为这项技术提供了支持。脊髓的应激反应并没有被广泛地研究,尽管有研究表明脊椎麻醉剂可显著降低(3 小时)葡萄糖和皮质醇水平,而对胰岛素、白介素、γ 干扰素、TNF-α 或血管内皮生长因子(VEGF)无显著影响[17]。考虑到脊椎麻醉在神经内分泌通路上作用短暂的特性,这是完全合乎逻辑的。此外,脊椎麻醉在腹腔镜结直肠手术中的成功应用,使得结肠切除术后仅住院 23h 成为可能[57]。在这项研究中,胸段硬膜外麻醉的患者住院时长更久,活动能力减少,且液体需求增加[17]。

然而,在开放手术中,有一种趋势是完全摆脱神经轴阻滞,使用腹壁阻滞[例如,腹直肌鞘置管、腹横肌平面(TAP)阻滞或伤口边缘局麻药浸润]。无论是注射还是持续输注,都能很好地缓解术后疼痛。很少有证据阐述这些更"外围"的位置对应激反应的影响。通过测量皮质醇和血糖的反应,椎旁阻滞有效地抑制神经内分泌的激活[58,59]。在接受疝修补的儿童中[60],TAP阻滞也会减弱这些反应。可以预测的是,当实施腹直肌鞘阻滞时,对白细胞介素反应的影响很小[61],因为炎症反应激活不是由神经介导的。

结论

　　总之,麻醉医生可以通过许多措施来减少手术应激。良好的麻醉方案、关注营养、液体管理、减少失血和避免低体温是关键。在合适的时候,考虑进行神经轴阻滞,使镇痛发挥重要作用。使用全身镇痛佐剂来控制炎症及其不良结局是关键,包括使用 NSAID、类固醇和其他药物(如静脉注射利多卡因)。手术创伤应激最小化可以通过早期饮水、进食和活动[62],以及其他可减少应激反应的策略来实现。

　　未来的发展可能是多方向的,包括:使用特异性抗细胞因子药物,或者使用基因组数据根据不同患者和手术类型预测,以特异性调整手术应激,从而改善患者预后。

(申　乐　黄宇光　译)

参考文献

1. Engelman RM, Rousou JA, Flack JE III, et al. Fast-track recovery of the coronary bypass patient. Ann Thorac Surg. 1994;58(6):1742–6.
2. Kehlet H, Mogensen T. Hospital stay of 2 days after open sigmoid-ectomy with a multimodal rehabilitation programme. Br J Surg. 1999;86(2):227–30.
3. Vlug MS, Wind J, Hollmann MW, Ubbink DT, Cense HA, Engel AF, et al. Laparoscopy in combination with fast track multimodal management is the best perioperative strategy in patients undergoing colonic surgery: a randomized clinical trial (LAFA-study). Ann Surg. 2011;254:868–75.
4. Veenhof AA, Vlug MS, van der Pas MH, Sietses C, van der Peet DL, De Lange-De Klerk ES, Bonjer HJ, et al. Surgical stress response and postoperative immune function after laparoscopy or open surgery with fast track or standard perioperative care: a randomized trial. Ann Surg. 2012;255:216–21.
5. Desborough JP. The stress response to trauma and surgery. Br J Anaesth. 2000;85:109–17.
6. Cuthbertson DP. Observations on the disturbance of metabolism produced by injury to the limbs. QJM. 1932;1:233–46.
7. Hill GL, Douglas RG, Schroeder D. Metabolic basis for the management of patients undergoing major surgery. World J Surg.

1993;17:146–53.
8. Leliefeld PH, Wessels CM, Leenen LP, Koenderman L, Pillay J. The role of neutrophils in immune dysfunction during severe inflammation. Crit Care. 2016;20:73.
9. Kehlet H, Mythen M. Why is the surgical high-risk patient still at risk? Br J Anaesth. 2011;106:289–91.
10. Watt DG, Horgan PG, McMillan DC. Routine clinical markers of the magnitude of the systemic inflammatory response after elective operation: a systematic review. Surgery. 2015;157:362–80.
11. McDonald RK, Evans FT, Weise VK, et al. Effects of morphine and nalorphine on plasma hydrocortisone levels in man. J Pharmacol Exp Ther. 1959;125:241–7.
12. Desborough JP, Hall GM. Modification of the hormonal and metabolic response to surgery by narcotics and general anaesthesia. Baillière's Clin Anaesthesiol. 1989;3:317–34.
13. Kehlet H, Dahl JB. The value of "multimodal" or "balanced analgesia" in postoperative pain treatment. Anesth Analg. 1993;77:1048–56.
14. Watanabe K, Kashiwagi K, Kamiyama T, Yamamoto M, Fukunaga M, Inada E, Kamiyama Y. High-dose remifentanil suppresses stress response associated with pneumoperitoneum during laparoscopic colectomy. J Anesth. 2014;28:334–40.
15. Bardram L, Funch-Jensen P, Jensen P, Kehlet H, Crawford ME. Recovery after laparoscopic colonic surgery with epidural analgesia, and early oral nutrition and mobilisation. Lancet. 1995;345:763–4.
16. Kehlet H. The modifying effect of general and regional anesthesia on the endocrine-metabolic response to surgery. Reg Anesth Pain Med. 1982;7(4):S38–48.
17. Day AR, Smith RV, Scott MJ, Fawcett WJ, Rockall TA. Randomized clinical trial investigating the stress response from two different methods of analgesia after laparoscopic colorectal surgery. Br J Surg. 2015;102:1473–9.
18. Fawcett WJ, Edwards RE, Quinn AC, MacDonald IA, Hall GM. Thoracic epidural analgesia started after cardiopulmonary bypass: adrenergic, cardiovascular and respiratory sequelae. Anaesthesia. 1997;52:294–9.
19. Kuo CP, Jao SW, Chen KM, Wong CS, Yeh CC, Sheen MJ, Wu CT. Comparison of the effects of thoracic epidural analgesia and iv infusion with lidocaine on cytokine response, postoperative pain and bowel function in patients undergoing colonic surgery. Br J Anaesth. 2006;97(5):640–6.
20. Fawcett WJ. Abdominal (upper GI, colorectal and hepatobiliary) surgery. In: Struys M, Hardman J, Hopkins P, editors. The Oxford textbook of anaesthesia. 1st ed: Oxford University Press, Oxford, UK; 2016. p. 1041–56.
21. Hermanides J, Hollmann MW, Stevens MF, Lirk P. Failed epidural: causes and management. Br J Anaesth. 2012;109:144–54.
22. Varadhan KK, Lobo DN. A meta-analysis of randomised controlled trials of intravenous fluid therapy in major elective open abdominal surgery: getting the balance right. Proc Nutr Soc. 2010;69(4):488–98.
23. Gustafsson UO, Hausel J, Thorell A, Ljungqvist O, Soop M, Nygren J. Adherence to the enhanced recovery after surgery protocol and outcomes after colorectal cancer surgery. Arch Surg. 2011;146(5):571–7.
24. Levy BF, Scott MJP, Fawcett WJ, Fry C, Rockall TA. Randomized clinical trial of epidural, spinal or patient controlled analgesia for patients undergoing laparoscopic colorectal surgery. Br J Surg. 2011;98:1068–78.
25. Cook TM, Counsell D, Wildsmith JA. Major complications of central neuraxial block: report on the Third National Audit Project of the Royal College of Anaesthetists. Br J Anaesth. 2009;102:179–90.
26. Maltby JR, Sutherland AD, Sale JP, Shaffer EA. Preoperative oral fluids: is a five-hour fast justified prior to elective surgery? Anesth Analg. 1986;65:1112–6.
27. Phillips S, Hutchinson S, Davidson T. Preoperative drinking does not affect gastric contents. Br J Anaesth. 1993;70:6–9.
28. Ljungqvist O, Thorell A, Gutniak M, Häggmark T, Efendic S. Glucose infusion instead of preoperative fasting reduces postop-

erative insulin resistance. J Am Coll Surg. 1994;178:329–36.

29. Thorell A, Alston-Smith J, Ljungqvist O. The effect of preoperative carbohydrate loading on hormonal changes, hepatic glycogen, and glucoregulatory enzymes during abdominal surgery. Nutrition. 1996;12:690–5.

30. Svanfeldt M, Thorell A, Hausel J, Soop M, Nygren J, Ljungqvist O. Effect of 'preoperative' oral carbohydrate treatment on insulin action—a randomized cross-over unblended study in healthy subjects. Clin Nutr. 2005;24:815–21.

31. Fawcett WJ, Ljungqvist O. Starvation, carbohydrate loading and outcome after major surgery. Br J Anaesth Educ. 2017;17:312–6.

32. Awad S, Varadhan KK, Ljungqvist O, Lobo DN. A meta-analysis of randomised controlled trials on preoperative oral carbohydrate treatment in elective surgery. Clin Nutr. 2013;32:34–44.

33. Smith MD, McCall J, Plank L, Herbison GP, Soop M, Nygren J. Preoperative carbohydrate treatment for enhancing recovery after elective surgery. Cochrane Libr. 2014;8:CD009161.

34. Amer MA, Smith MD, Herbison GP, Plank LD, McCall JL. Network meta-analysis of the effect of preoperative carbohydrate loading on recovery after elective surgery. Br J Surg. 2017;104:187–97.

35. Strøm C, Rasmussen LS, Sieber FE. Should general anaesthesia be avoided in the elderly? Anaesthesia. 2014;69:35–44.

36. Hunter JM. Reversal of residual neuromuscular block: complications associated with perioperative management of muscle relaxation. Br J Anaesth. 2017;119:i53–62.

37. Noblett SE, Snowden CP, Shenton BK, Horgan AF. Randomized clinical trial assessing the effect of Doppler-optimized fluid management on outcome after elective colorectal resection. Br J Surg. 2006;93:1069–76.

38. Lilot M, Ehrenfeld JM, Lee C, Harrington B, Cannesson M, Rinehart J. Variability in practice and factors predictive of total crystalloid administration during abdominal surgery: a retrospective two-center analysis. Br J Anaesth. 2015;114:767–76.

39. Minto G, Mythen MG. Perioperative fluid management: science, art or random chaos? Br J Anaesth. 2015;114:717–21.

40. Kunst G, Ostermann M. Intraoperative permissive oliguria – how much is too much? Br J Anaesth. 2017;119(6):1075–7.

41. Rollins KE, Lobo DN. Intraoperative goal-directed fluid therapy in elective major abdominal surgery: a meta-analysis of randomized controlled trials. Ann Surg. 2016;263:465–76.

42. Levy BF, Fawcett WJ, Scott MJP, Rockall TA. Intra-operative oxygen delivery in infusion volume optimized patients undergoing laparoscopic colorectal surgery within an enhanced recovery programme: effect of different analgesic modalities. Color Dis. 2012;14:887–92.

43. Cata JP, Guerra CE, Chang GJ, Gottumukkala V, Joshi GP. Non-steroidal anti-inflammatory drugs in the oncological surgical population: beneficial or harmful? A systematic review of the literature. Br J Anaesth. 2017;119:750–64.

44. Doleman B, Leonardi-Bee J, Heinink TP, Bhattacharjee D, Lund J, Williams JP. Pre-emptive and preventive NSAIDs for postoperative pain in adults undergoing all types of surgery. Cochrane Database Syst Rev. 2018;(3). https://www.ncbi.nlm.nih.gov/pmc/articles/PMC6517298/.

45. Wu Q, Purusram G, Wang H, Yuan R, Xie W, Gui P, Dong N, Yao S. The efficacy of parecoxib on systemic inflammatory response associated with cardiopulmonary bypass during cardiac surgery. Br J Clin Pharmacol. 2013;75:769–78.

46. Huang Z, Jiang H, Zhao H, Liu Z, Dong Z, Zhu B. Efficacy of parecoxib on the level of IL-6, CRP, and postoperative pain relief after percutaneous nephrolithotomy. Int J Clin Exp Med. 2016;9:19454–60.

47. Schmidt SC, Hamann S, Langrehr JM, Höflich C, Mittler J, Jacob D, Neuhaus P. Preoperative high-dose steroid administration attenuates the surgical stress response following liver resection: results of a prospective randomized study. J Hepato-Biliary-Pancreat Surg. 2007;14:484–92.

48. Srinivasa S, Kahokehr AA, Yu TC, Hill AG. Preoperative glucocorticoid use in major abdominal surgery: systematic review and meta-analysis of randomized trials. Ann Surg. 2011;254:183–91.

49. Hall GM, Peerbhoy D, Shenkin A, Parker CJ, Salmon P. Relationship of the functional recovery after hip arthroplasty to the neuroendocrine and inflammatory responses. Br J Anaesth. 2001;87(4):537–42.

50. Lunn TH, Andersen LØ, Kristensen BB, Husted H, Gaarn-Larsen L, Bandholm T, Ladelund S, Kehlet H. Effect of high-dose preoperative methylprednisolone on recovery after total hip arthroplasty: a randomized, double-blind, placebo-controlled trial. Br J Anaesth. 2012;110(1):66–73.

51. Lunn TH, Kristensen BB, Andersen LØ, Husted H, Otte KS, Gaarn-Larsen L, Kehlet H. Effect of high-dose preoperative methylprednisolone on pain and recovery after total knee arthroplasty: a randomized, placebo-controlled trial. Br J Anaesth. 2010;106(2):230–8.

52. Cassuto J, Sinclair R, Bonderovic M. Anti-inflammatory properties of local anesthetics and their present and potential clinical implications. Acta Anaesthesiol Scand. 2006;50:265–82.

53. Dunn LK, Durieux ME. Perioperative use of intravenous lidocaine. Anesthesiology. 2017;126:729–37.

54. Hollmann MW, McIntire WE, Garrison JC, Durieux ME. Inhibition of mammalian Gq protein function by local anesthetics. Anesthesiology. 2002;97:1451–7.

55. Weibel S, Jokinen J, Pace NL, Schnabel A, Hollmann MW, Hahnenkamp K, Eberhart LH, Poepping DM, Afshari A, Kranke P. Efficacy and safety of intravenous lidocaine for postoperative analgesia and recovery after surgery: a systematic review with trial sequential analysis. Br J Anaesth. 2016;116(6):770–83.

56. Weibel S, Jelting Y, Pace NL, Helf A, Eberhart LH, Hahnenkamp K, Hollmann MW, Poepping DM, Schnabel A, Kranke P. Continuous intravenous perioperative lidocaine infusion for postoperative pain and recovery in adults. Cochrane Database Syst Rev. 2018;6:CD009642.

57. Levy BF, Scott MJ, Fawcett WJ, Rockall TA. 23-hour stay laparoscopic colectomy. Dis Colon Rectum. 2009;52:1239–43.

58. Richardson J, Sabanathan S, Jones J, Shah RD, Cheema S, Mearns AJ. A prospective, randomized comparison of preoperative and continuous balanced epidural or paravertebral bupivacaine on post-thoracotomy pain, pulmonary function and stress responses. Br J Anaesth. 1999;83(3):387–92.

59. O'Riain SC, Buggy DJ, Kerin MJ, Watson RW, Moriarty DC. Inhibition of the stress response to breast cancer surgery by regional anesthesia and analgesia does not affect vascular endothelial growth factor and prostaglandin E2. Anesth Analg. 2005;100(1):244–9.

60. Abu Elyazed MM, Mostafa SF, Abdullah MA, Eid GM. The effect of ultrasound-guided transversus abdominis plane (TAP) block on postoperative analgesia and neuroendocrine stress response in pediatric patients undergoing elective open inguinal hernia repair. Pediatr Anesth. 2016;26(12):1165–71.

61. Purdy M, Kokki M, Anttila M, Aspinen S, Juvonen P, Korhonen R, Selander T, Kokki H, Eskelinen M. Does the rectus sheath block analgesia reduce the inflammatory response biomarkers' IL-1ra, IL-6, IL-8, IL-10 and IL-1β concentrations following surgery? A randomized clinical trial of patients with cancer and benign disease. Anticancer Res. 2016;36:3005–11.

62. Levy N, Mills P, Mythen M. Is the pursuit of DREAM ing (drinking, eating and mobilising) the ultimate goal of anaesthesia? Anaesthesia. 2016;71:1008–12.

15

第 15 章
术中镇痛（药物）

Hans D. de Boer

引言

平衡全身麻醉的概念，包括意识消失、镇痛和肌松，即"麻醉三要素"的组成成分。这一概念由 Cecil Gray 于 1946 年首次提出，是麻醉和围手术期管理的一大进步[1]。在这一全新概念出现之前，全身麻醉通常是通过使用大剂量催眠药或吸入气体实现，由此可能导致血流动力学受抑制，麻醉过深，从而增加相关并发症和死亡率[2,3]。然而，即使应用大剂量麻醉药物也难有效抑制伤害性刺激。因此，通过使用不同药物达到理想目标的平衡麻醉，是促进多模式镇痛和全身麻醉技术发展的第一步。同时，全身麻醉中合成阿片类药物的应用使得血流动力学更加平稳，并减少了组胺释放量，极大促进了平衡麻醉技术的发展[4]。长期以来，大剂量阿片类药物被认为是维持血流动力学稳定和围手术期镇痛的基石，帮助改善了麻醉和手术预后。然而，麻醉期间仅依赖大剂量阿片类药物会带来许多术后副作用，如术后恶心呕吐、呼吸抑制、谵妄、痛觉过敏、镇静和恢复延迟[5]。现代麻醉中，除阿片类药物外，还可选择很多其他镇痛策略帮助实现预期目标，如椎管内阻滞、区域阻滞技术和非阿片类辅助药物。加速康复外科（enhanced recovery after surgery，ERAS）至关重要的一点是管理术中伤害性感受，目的在于减少麻醉药物相关副作用，从而促进术后早期康复[6]。本章将重点讨论术中镇痛管理。椎管内阻滞或区域阻滞技术将在第 16 章讨论。

麻醉镇痛中的疼痛传导通路

镇静、肌松和镇痛三位一体是平衡麻醉概念的经典组成成分。麻醉期间的镇痛和术后疼痛的管理中涉及的疼痛传导通路需要重点阐述。理想情况下的镇痛策略，应包含已经存在的术中镇痛和持续的术后镇痛两部分，这样才能充分缓解术后疼痛并改善预后[7]。

为理解并最终优化术中镇痛管理，详尽回顾疼痛生理和疼痛传导通路非常重要。手术引起的痛觉是一个复杂的多因素过程[8,9]。疼痛感受系统包括伤害性感受器和上行、下行伤害性感觉通路[8-10]。位于内脏和外周的感觉神经末梢中的伤害性感受器，首先感知伤害性刺激（初级疼痛）。手术切口带来的组织损伤会破坏细胞，促使多种化学介质释放，如细胞因子、钾离子、腺苷、缓激肽等[11,12]。这些机械刺激首先导致外周伤害性感受器的活化和敏化（外周敏化）[13]。作为周围神经系统的一部分，位于脊髓背根神经节内的初级传入神经元胞体被激活。上行伤害性感受通路将伤害刺激从外周区域向上逐级传递到脊髓、脑干（中脑和延髓）、杏仁核、丘脑和感觉皮层[13]。

下行疼痛感受通路则是调节来自脊髓以上水平（感觉皮层）的信号，并投射到下丘脑、杏仁核和延髓特定区域的突触中。下行通路由上行通路激活，能上调或下调伤害性信号。上行和下行伤害性感受通路中的任一或所有水平都可能发生信号传递紊乱，导致术后急性疼痛发展为术后慢性疼痛[13]。

切口造成的局部组织损伤会带来许多级联反应，引起神经递质、应激激素、儿茶酚胺、炎症产物和许多其他伤害性感觉相关产物的释放，导致交感和副交感神经系统失衡及神经炎症，甚至终末器官功能障碍[11,12]。而术中伤害性感觉是一个复杂和多因素的过程，不能简单地应用经典的三位一体麻醉——镇静、肌松和镇痛来调节。从上述伤害性感觉通路中可以发现，许多区域可作为抗伤害刺激的靶点，而针对靶点的镇痛可以阻断或减少伤害性信号的传递和处理。多模式镇痛或更精确的多靶点镇痛的科学依据，就是基于手术激活的伤害性路径的多因性和复杂性[11-13]。为降低伤害性刺激对中枢系统的影响，减少手术应激，同时预防术后疼痛发展（表 15.1）[11-13]，使用不同药物应对伤害性信号的多模式或多靶点镇痛，将成为麻醉和 ERAS 路径未来的发展趋势。下一节将讨论术中多模式镇痛管理。

表 15.1 多模式策略中的镇痛药

镇痛药	作用机制	总结
对乙酰氨基酚	不清楚。可能通过抑制（中枢）COX 介导的前列腺素产生	静脉使用时有高质量证据支持其有效性
NSAID	通过抑制 COX 以减少炎症因子和化学介质释放	将来可能关注肾功能障碍
阿片类药物	阿片类药物可以和人体多部位（中枢和外周）不同类型的阿片受体结合	在多模式镇痛策略中，阿片类药物地位下降；将来可能关注 OIH、副作用和阿片类成瘾
氯胺酮	作用于多种受体：NMDA 受体、阿片受体和单胺能受体；主要作用机制：NMDA 受体拮抗剂	类阿片作用，改善疼痛。与镁剂合用能增加心血管稳定性
镁剂	NMDA 受体拮抗剂	可能增加房室传导障碍患者的风险，与肌松药有相互作用
利多卡因	结合并阻断钠离子通道	中等质量的证据显示可以降低疼痛及具有类阿片作用
β- 阻滞剂	确切机制不明	确切证据表明 β- 阻滞剂可以减少阿片类消耗和疼痛评分
右美托咪定 / 可乐定	α2 肾上腺素受体激动剂	镇静，可能发生低血压
地塞米松	减少手术炎症反应	可能影响免疫功能

COX：环氧化酶；NMDA：N- 甲基 -D- 天冬氨酸；NSAID：非甾体抗炎药；OIH：阿片类药物相关的痛觉过敏。

术中多模式镇痛管理

阿片类镇痛药

几十年来，阿片类药物一直是围手术期镇痛的基石。1932 年首次合成哌替啶，并在 1949 年成为麻醉中应用的第一种合成阿片类药物[3]。20 世纪 60 年代初，芬太尼被应用于临床麻醉，极大提高了心血管稳定性，促进了平衡麻醉的发展[4]。在过去的 50 年中，数种合成的阿片类药物被开发出来，它们已经被广泛应用于麻醉中[13]。

阿片类药物包括天然提纯品（吗啡、可待因或罂粟碱）、半合成品（海洛因）或合成品（如苯基哌啶系列：哌替啶、芬太尼、舒芬太尼、阿芬太尼和瑞芬太尼）[13]。目前，围手术期最常用的阿片类药物是芬太尼、舒芬太尼、阿芬太尼和瑞芬太尼[13]。

阿片类药物的作用机制已非常清楚，其可与人体许多部位（中枢和外周），主要是脑干和脊髓的阿片受体结合[13,14]。阿片类药物与其受体结合后，会直接阻断（抑制）来自脊髓背角的上行伤害性信号的传递，并激活从中脑到延髓头端腹内侧再到脊髓背角的下行疼痛控制回路[13,14]。对上行伤害性信号的抑制，是通过降低电压门控钙离子通道的传导性及开放钾离子通道来实现的。这在前面的章节中有叙述[13]。

然而，经典 μ 阿片受体激动剂对疼痛回路或伤害性刺激的阻断作用并不特异。因此，这些 μ 阿片受体激动剂会带来许多副作用，如恶心呕吐、肠梗阻、尿潴留、呼吸抑制、痛觉过敏等，以及近期开始被重视的世界多地普遍存在的阿片类药物成瘾问题[13,15]。

　　阿片类镇痛药是经典平衡麻醉中使用历史最悠久的镇痛药，被认为是调节或阻断由手术导致的交感神经激活与副交感神经失活的最佳方案[11,13]。在减少阿片类药物应用的 ERAS 路径中，短效全身麻醉药物的应用可使患者快速苏醒且残余效应最低。如必须应用阿片类药物，可考虑选用短效药物，如芬太尼、阿芬太尼、舒芬太尼或瑞芬太尼。这些药物在麻醉结束时的残余效应会更低[7,11-13]。但相比阿片类药物，使用非阿片类镇痛药物以减少术后残余效应和副作用，改善预后的术中镇痛管理，将成为未来的发展趋势。下一节中，我们将讨论非阿片类镇痛药物，以充分理解多模式镇痛。

多模式麻醉中非阿片类药物的联合使用

利多卡因

　　利多卡因[2-(二乙基氨基)-N-(2,6-二甲基苯基)乙酰胺]是一种氨基酰胺局麻药，于 1934 年被首次合成[16]。利多卡因被广泛应用于临床麻醉中，具有镇痛、抗痛觉过敏和抗炎作用[16]。

　　利多卡因呈弱碱性，可与血浆蛋白(如白蛋白)结合。高达 90% 的利多卡因会经肝脏代谢，然后产生一些活性代谢产物[16]。利多卡因经肾脏排出[16]。单次注射利多卡因的半衰期约为 1.5~2 小时，而静脉注射时半衰期可延长至 3 小时[16]。当利多卡因的给药时间超过 24 小时时，就会发生蓄积，因此，静脉用药时应适当减少剂量。硬膜外输注利多卡因的浓度与血浆利多卡因浓度类似(约 1μmol/L)[17]。毒性与血浆浓度有关，尽管发生率低，但术后监测十分重要[16,17]。

　　利多卡因的镇痛作用，是通过与钠离子通道结合后，阻断诱发和维持动作电位所需的电压门控钠离子内流来实现的[16,17]。阻断电压门控钠离子通道很可能不是唯一的机制，潜在作用机制十分复杂，目前尚不完全清楚。另一种可能的镇痛作用机制是利多卡因的抗炎特性，它通过抑制中性粒细胞活化，可以减少促炎因子(白介素 -1β、肿瘤坏死因子 -α)释放[17]。为进一步了解利多卡因的镇痛机制，还需对该领域进行更多研究。

　　近年来，静脉注射利多卡因已被广泛研究[17]。许多设计精良的临床试验和荟萃分析证实，静脉注射利多卡因显著减轻疼痛及术后 24 小时内阿片类用量，尽管有人对证据质量尚存质疑[16,17]。此外，大型腹部手术时静脉注射利多卡因可减少术后肠梗阻，缩短首次排便时间，并降低术后恶心呕吐[7,16-18]。在最近一项针对大型腹部手术的静脉和硬膜外麻醉的临床比较研究中发现，两种技术之间没有显著差异[16-18]。静脉注射利多卡因的疗效已在最近的一篇评估围手术期和慢性神经病理性疼痛的神经炎症反应的综述中得到证实[16,18]。

　　围手术期利多卡因单次注射的推荐剂量为 1~2mg/kg。术后 24~48 小时连续输注利多卡因的推荐剂量为 1~2mg/(kg·h)[16,17]。在最新的荟萃分析中，对持续静脉输注利多卡因的时间和剂量进行了讨论。在时间较长的外科手术过程中，随着手术时间延长，持续输注利多卡因的剂量可能需要逐步减少，每 6 小时需要减少 50%[17]。这一做法是基于前述讨论的利多卡因及其代谢物的半衰期而确定的。文献报道的利多卡因持续输注时间长短各不相同，鉴于复苏室之外的长时间给药并无益处，推荐在转入病房之前即刻停止[17]。利多卡因作为一种有效的辅助药物，镇痛效果明确，可助力术后加速康复，从而改善患者预后。

氯胺酮

　　氯胺酮是苯环利定的衍生物，1965 年首次用于人体，1970 年投放市场。目前仍被应用于临床麻醉、急诊医学和疼痛医学[19]。目前，氯胺酮的 S(+) 异构体(盐酸艾司氯胺酮)被用于临床实践，其镇痛效果是氯胺酮的 3~4 倍。此外，这种 S 异构体起效快(1~2min)，即使在静脉注射几小时后也能相对快速地消除，致幻副作用更少，清除速度更快[消除半衰期 4~6h，清除率 12~17mL/(kg·min)][19]。

　　氯胺酮可作用于多种受体，如 N-甲基 -D-天冬氨酸(NMDA)受体、阿片受体和单胺能受体[13,19]。但最主要的作用机制是对脊髓背角外周传入伤害性神经突触上 NMDA 谷氨酸受体的拮抗作用。抑制这些受体可以减少 γ-氨基丁酸能(GABA 能)神经元活化，继而导致边缘系统和皮质的兴奋性活动，最终产生意识丧失，并通过抑制乙酰胆碱的释放以产生脊髓水平的镇痛效果[13]。然而，氯胺酮的镇痛作用可能是通过多途径发挥的，氯胺酮 S 异构体的 μ 受体激活作用也可能是其镇痛机制之一。氯胺酮可作用于大脑区域的连接，导致负责疼痛感知和处理区域的连接性降低。

　　氯胺酮目前主要应用于围手术期和疼痛科室的

镇痛[13]。它并不影响心肺功能,且能保护自主神经反射和心功能。氯胺酮能减少阿片类耐受和痛觉过敏的发生[13,18,19]。小剂量氯胺酮可使术后镇痛药的消耗减少33%。一些荟萃分析显示,围手术期60mg及以下剂量的氯胺酮即可降低阿片类药物消耗,改善术后镇痛,并降低阿片类药物相关的副作用(如术后恶心呕吐、术后肠梗阻和尿潴留)[5]。在全身麻醉过程中可以联合应用氯胺酮和镁,两者在镇痛和心血管稳定性方面的作用是互补的。氯胺酮可按0.5~2mg/kg的诱导剂量单次给药,或以30~90μg/(kg·min)的速率持续输注[19]。

小剂量氯胺酮是ERAS路径全身麻醉中的一种重要辅助药物,可以通过减少阿片类药物的使用、降低术后疼痛评分从而改善预后,最终使患者早期下床活动。

α₂ 受体激动剂

在20世纪60年代初,第一代α₂受体激动剂可乐定被开发并成功地作为一种降压药引入市场[20]。而直到20世纪80年代,可乐定才因其镇静和镇痛作用被首次应用于麻醉[18,20]。在20世纪80年代末,一种更为特异的α₂(肾上腺素能)受体激动剂,右美托咪定[消除半衰期2~3小时,清除率10~30mL/(kg·min)]被用于兽医麻醉,其优势比可乐定更大[13,18,20]。α₂受体激动剂如可乐定和右美托咪定都属于咪唑啉家族,可与咪唑啉和肾上腺素能受体结合[13]。与α₂肾上腺素能受体结合,可以导致抑制性G蛋白的激活和环腺苷酸(cyclic adenosine monophosphate,cAMP)的降低[18,20]。α₂受体激动剂与α₂ₐ受体结合可以产生镇静和降压的抗交感作用。与α₂ᵦ受体的结合可以通过直接收缩血管引起短暂性血压升高[13,18,20]。α₂受体位于中枢神经系统(central nervous system,CNS)去甲肾上腺素能核团(蓝斑)中,是睡眠神经通路的一部分。α₂肾上腺素受体激动剂如右美托咪定,低剂量使用时可以产生镇静效果,随着剂量增加,可能会引起麻醉状态[18,20]。

α₂受体激动剂的镇痛作用与阿片类受体有关,主要作用部位在脊髓层面[13,18,20]。在健康志愿者中发现,右美托咪定的镇痛效果与阿片类药物相当。一些研究显示,右美托咪定在术后24小时内显示出类阿片类药物的作用[13,18,20]。并且,术后疼痛的频率和强度均更低。此外,有研究表明,α₂受体激动剂可减少术后恶心呕吐,但其具体机制尚不清楚[20]。

α₂受体激动剂尤其是可乐定,有增加低血压和心动过缓发生的风险[18,20]。此风险并不会增加非心脏手术患者心肌梗死的发生。另一个值得关注的问题是右美托咪定的术后镇静作用,即是否会延迟恢复时间。研究表明,围手术期使用右美托咪定可以缩短自主通气恢复和气管拔管的时间。此外,还观察到恢复时间也缩短[13,18,20]。

右美托咪定用于镇静和镇痛时的负荷剂量为0.5~1.0μg/kg,维持剂量为0.2~0.7μg/(kg·min)[20]。可乐定主要在麻醉诱导时单次使用剂量为150~300μg[13,20]。由于右美托咪定的靶向性更高并且可以滴定使用,因此它更常被作为麻醉期间辅助用药。

α₂受体激动剂是一种有意义的辅助药物,具有类阿片类药物的镇痛作用。作为多模式麻醉策略的一部分,α₂受体激动剂已在各种外科手术的ERAS路径中显示出优势。

镁剂

镁离子是一种参与人体许多生理过程的重要阳离子,可以调节电压依赖性的Na^+、K^+和Ca^{2+}通道[13,18,19]。因此,作为心内科经常使用的一种理想的抗心律失常药物,镁剂可延长房室结传导,使心率稳定[18]。此外,镁剂因为能够阻断钙通道而被产科用于治疗子痫前期的高血压危象[18]。

镁剂还因其镇痛作用,被临床麻醉和疼痛科室使用。镁通过阻断NMDA受体、抑制谷氨酸能突触产生镇痛作用,尤其与氯胺酮联合使用时,可加强术后镇痛效果[18,19]。此外,镁剂单独应用可增强催眠药的效果,降低术中血流动力学波动,并减少术后阿片类药物消耗。

多模式麻醉中,镁剂的诱导推荐剂量为40mg/kg,维持剂量为8mg/(kg·h),可显著降低术中和术后芬太尼的用量[19]。需要注意的是,高剂量的镁可能导致房室传导减弱、心脏传导阻滞,甚至可能导致心搏骤停[19]。

镁剂是一种有效的全身麻醉辅助药物,不仅可以减少术中血流动力学波动,还可以改善术后镇痛效果。

β 受体阻滞剂

β肾上腺素能受体阻断作为降低高血压和心衰患者发病率和死亡率的重要机制之一,已被众所周知[21-24]。研究发现,在这些应用指征之外,艾司洛尔可以减少阿片类药物的使用,并可能影响疼痛调控过程[21-24]。虽然艾司洛尔没有直接的镇痛或麻醉属性，但最新研究表明，艾司洛尔具有镇痛作用、术后类似阿片类药物的作用，且能缩短住院天数[21-24]。

艾司洛尔的作用机制尚不清楚，但使用时需特别注意可能出现的心动过缓和低血压。关于它的作用机制，目前存在一些假说[21-24]。一个有趣的假说是，艾司洛尔可以在脑干水平阻断神经元信号传至中枢神经系统。β 受体阻滞剂可能在应激状态下调节海马活性，因应激成像时可以观察到海马活性增强[21-24]。海马 β 肾上腺素能受体的激活可能在伤害性处理中起作用，阻断这些受体可以减少 β 肾上腺素能激活对伤害性处理的作用，从而减少疼痛和阿片类药物消耗。β 受体阻滞剂还可剂量依赖性地减少血清中促炎细胞因子白介素 -6（IL-6）和 C 反应蛋白（CRP）的释放，减少术后疼痛和阿片类药物消耗。但确切机制尚不清楚[21-24]。

既往研究表明，β 受体阻滞剂不能改变手术应激水平，但应用 β 受体阻滞剂的患者在围手术期和术后呈现出更稳定的血流动力学状态。并且，这些患者术中使用的芬太尼用量更少，疼痛评分更低，在麻醉后恢复室（post-anesthetic care unit，PACU）使用的镇痛药也更少，从而改善了术后康复。另一项研究显示，接受腹部全子宫全切术的患者，在麻醉诱导前给予单次剂量的艾司洛尔 0.5mg/kg 和维持剂量 0.05mg/（kg·min）时，芬太尼和吸入麻醉药的使用量均减少，血流动力学变化更低，且术后前三天吗啡用量也减少[21-24]。

β 受体阻滞剂是一种很有前景的辅助药物，可以降低术后疼痛评分和阿片类药物消耗。但由于现有资料不足，尚需更多研究来明确 β 受体阻滞剂在镇痛方面的确切机制。

地塞米松

手术引起的组织损伤带来的急性炎症，是导致术后疼痛发生的主要因素。外科手术引起的组织损伤与血清中增加的促炎因子，如 IL-6、肿瘤坏死因子 α（TNF-α），和抗炎类细胞因子 IL-10[13,25-27]水平有关。而且，利用同位素标记发现单核细胞上人类白细胞抗原 DR（HLA-DR）表达水平较低，表示单核细胞功能的保护作用被抑制[54]。全身急性炎症反应和细胞因子大量释放会导致术后急性疼痛[7,11,25-27]。

地塞米松在骨转移瘤、内脏疼痛和神经病理性疼痛患者中的疼痛缓解作用是众所周知的[25-27]。尽管地塞米松的镇痛机制尚不清楚，但通过抑制外周磷脂酶从而减少环氧化酶和脂氧合酶的生成，可能起到关键作用[25-27]。

地塞米松是优选的糖皮质激素，它对盐皮质激素的影响更小，半衰期更长，而且药效更强[27]。许多研究都表明它可以降低术后疼痛、阿片类药物消耗和术后恶心呕吐的发生[25-27]。

麻醉诱导时的地塞米松单次剂量推荐为 0.1mg/kg（最多 8mg）。不建议使用更高剂量，因为过高剂量有可能会在注射后 24 小时内导致血糖水平升高[27]。单次静脉注射地塞米松可以减少术后镇痛药的消耗、疲劳和恶心呕吐[27]。

地塞米松是一种有效且易于给药的药物，即使是单次静脉注射，也能减少术后疼痛和阿片类药物的消耗。

结论

麻醉期间的镇痛和抗伤害性感受管理所涉及的疼痛传导通路非常复杂。围术期镇痛应包含术中和术后两部分，这样才能充分缓解术后疼痛并改善患者预后。为预防伤害性刺激对中枢系统的影响，减轻手术应激，防止术后疼痛的发生，通过使用不同种类药物以控制术中伤害性感觉的多模式镇痛策略将是麻醉和 ERAS 路径未来的发展方向。术中阿片类药物和非阿片类药物联合应用的多模式镇痛是多模式麻醉管理和 ERAS 的关键组成部分（图 15.1）。

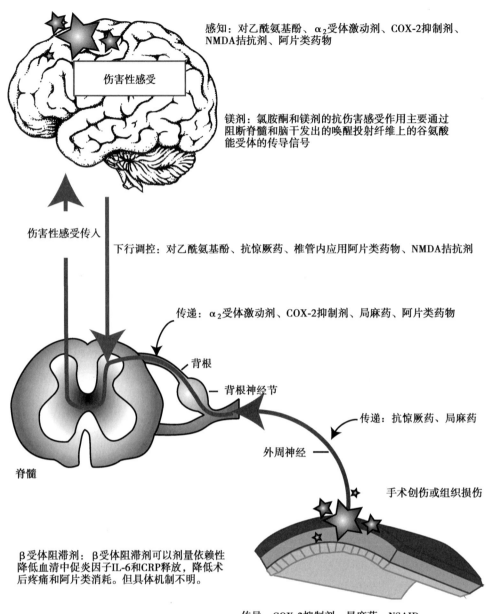

感知：对乙酰氨基酚、α₂受体激动剂、COX-2抑制剂、NMDA拮抗剂、阿片类药物

伤害性感受

镁剂：氯胺酮和镁剂的抗伤害感受作用主要通过阻断脊髓和脑干发出的唤醒投射纤维上的谷氨酸能受体的传导信号

伤害性感受传入

下行调控：对乙酰氨基酚、抗惊厥药、椎管内应用阿片类药物、NMDA拮抗剂

传递：α₂受体激动剂、COX-2抑制剂、局麻药、阿片类药物

背根

背根神经节

传递：抗惊厥药、局麻药

外周神经

脊髓

手术创伤或组织损伤

β受体阻滞剂：β受体阻滞剂可以剂量依赖性降低血清中促炎因子IL-6和CRP释放，降低术后疼痛和阿片类消耗。但具体机制不明。

传导：COX-2抑制剂、局麻药、NSAID

图 15.1　多模式镇痛的机制图

（申　乐　译）

参考文献

1. Shafer SL. From d-tubocurarine to sugammadex: the contributions of T. Cecil Gray to modern anaesthetic practice. Br J Anaesth. 2011;107(1):97–102.

2. Wood A. New method of treating neuralgia by the direct application of opiates to the painful points. Edinb Med Surg J. 1855;82(203):265–81.

3. Mushin WW, Rendell-Baker L. Pethidine as a supplement to nitrous oxide anaesthesia. Br Med J. 1949;2(4625):472.

4. Jaquenoud P, Grolleau D, Cailarj DU. Clinical trials in anesthesia of Phentanyl (R-4263) AND Dehydrobenzperidol (R-4749). Agressologie. 1963;4:533–40.. Article in French.

5. de Boer HD, Detriche O, Forget P. Opioid-related side effects: postoperative ileus, urinary retention, nausea and vomiting, and shivering. A review of the literature. Best Pract Res Clin Anaesthesiol. 2017;31(4):499–504.

6. Kumar K, Kirksey MA, Duong S, Wu CL. A review of opioid-sparing modalities in perioperative pain management: methods to decrease opioid use postoperatively. Anesth Analg. 2017;125(5):1749–60.

7. Gustafsson UO, Scott MJ, Hubner M, Nygren J, Demartines N, Francis N, et al. Guidelines for perioperative care in elective colorectal surgery: Enhanced Recovery After Surgery (ERAS®) Society Recommendations: 2018. World J Surg. 2019;43(3):659–95.

8. Hudspith MJ. Anatomy, physiology and pharmacology of pain. Anaesth Intensive Care Med. 2016;17:425–30.

9. Millan MJ. Descending control of pain. Prog Neurobiol. 2002;66(6):355–474.

10. Cervero F. Visceral nociception: peripheral and central aspects of visceral nociceptive systems. Philos Trans R Soc Lond Ser B Biol Sci. 1985;308(1136):325–37.

11. Scott MJ, Baldini G, Fearon KC. Enhanced Recovery After Surgery (ERAS) for gastrointestinal surgery, Part 1: pathophysiological

considerations. Acta Anaesthesiol Scand. 2015;59(10):1212–31.

12. Feldheiser A, Aziz O, Baldini G, Cox BP, Fearon KC, Feldman LS, et al. Enhanced Recovery After Surgery (ERAS) for gastrointestinal surgery, part 2: consensus statement for anaesthesia practice. Acta Anaesthesiol Scand. 2016;60(3):289–334.

13. Benzon HT, Raja SN, Fishman SM, Liu SS, Cohen SP, editors. Essentials of pain medicine. 4th ed. Philadelphia: Elsevier; 2018. ISBN:978-323-40196-8.

14. Rabiner EA, Beaver J, Makwana A, Searle G, Long C, Nathan PJ, et al. Pharmacological differentiation of opioid receptor antagonists by molecular and functional imaging of target occupancy and food reward-related brain activation in humans. Mol Psychiatry. 2011;16(8):826–35, 785.

15. Clarke H, Soneji N, Ko DT, Yun L, Wijeysundera DN. Rates and risk factors for prolonged opioid use after major surgery: population based cohort study. BMJ. 2014;348:g1251.

16. Weibel S, Jelting Y, Pace NL, Helf A, Eberhart LH, Hahnenkamp K, et al. Continuous intravenous perioperative lidocaine infusion for postoperative pain and recovery in adults. Cochrane Database Syst Rev. 2018;6:CD009642.

17. Estebe JP. Intravenous lidocaine. Best Pract Res Clin Anaesthesiol. 2017;31(4):513–21.

18. Brown EN, Pavone KJ, Naranjo M. Multimodal general anesthesia: theory and practice. Anesth Analg. 2018;127(5):1246–58.

19. Forget P, Cata J. Stable anesthesia with alternative to opioids: are ketamine and magnesium helpful in stabilizing hemodynamics during surgery? A systematic review and meta-analyses of randomized controlled trials. Best Pract Res Clin Anaesthesiol. 2017;31(4):523–31.

20. Tonner PH. Additives used to reduce perioperative opioid consumption 1: Alpha2-agonists. Best Pract Res Clin Anaesthesiol. 2017;31(4):505–12.

21. Bahr MP, Williams BA. Esmolol, antinociception, and its potential opioid-sparing role in routine anesthesia care. Reg Anesth Pain Med. 2018;43(8):815–8.

22. Gelineau AM, King MR, Ladha KS, Burns SM, Houle T, Anderson TA. Intraoperative esmolol as an adjunct for perioperative opioid and postoperative pain reduction: a systematic review, meta-analysis, and meta-regression. Anesth Analg. 2018;126(3):1035–49.

23. Ander F, Magnuson A, de Leon A, Ahlstrand R. Does the β-receptor antagonist esmolol have analgesic effects?: a randomised placebo-controlled cross-over study on healthy volunteers undergoing the cold pressor test. Eur J Anaesthesiol. 2018;35(3):165–72.

24. Watts R, Thiruvenkatarajan V, Calvert M, Newcombe G, van Wijk RM. The effect of perioperative esmolol on early postoperative pain: a systematic review and meta-analysis. J Anaesthesiol Clin Pharmacol. 2017;33(1):28–39.

25. Matsuzaki S, Jardon K, Maleysson E, D'Arpiany F, Canis M, Botchorishvili R. Impact of intraperitoneal pressure of a CO2 pneumoperitoneum on the surgical peritoneal environment. Hum Reprod. 2012;27(6):1613–23.

26. Schietroma M, Carlei F, Cecilia M, Piccione F, Sista F, De Vita F, et al. A prospective randomized study of systemic inflammation and immune response after laparoscopic nissen fundoplication performed with standard and low-pressure pneumoperitoneum. Surg Laparosc Endosc Percutan Tech. 2013;23(2):189–96.

27. Sultana A, Torres D, Schumann R. Special indications for opioid free anaesthesia and analgesia, patient and procedure related: including obesity, sleep apnoea, chronic obstructive pulmonary disease, complex regional pain syndromes, opioid addiction and cancer surgery. Best Pract Res Clin Anaesthesiol. 2017;31(4):547–60.

16

第 16 章
腹部手术的区域麻醉技术

Tonia M. Young-Fadok, Ryan C. Craner

引言

　　腹部手术带来一系列独特的挑战。最重要的是，无论是开腹或微创手术，首先应根据不同患者的潜在病理类型设计合适的切口。其次是术后监测及优化胃肠道功能。术后胃肠道梗阻十分常见，尤其在使用阿片类药物后或术后长期制动时，这是腹部手术的重要特点。

　　过去腹部手术的区域麻醉技术一直是由麻醉医师进行的，椎管内麻醉如硬膜外麻醉和脊椎麻醉等麻醉学独有的专业技术尤为如此。但这些技术的可用性取决于医疗机构的专业知识水平。随着加速康复外科（enhanced recovery after surgery, ERAS）理念的推行，多模式疼痛管理愈加得到重视。为了改善患者的术后医疗水平，并减少阿片类药物的使用，包括椎管内麻醉和腹壁阻滞在内的腹壁区域阻滞技术成为了麻醉医师和手术医师共同的兴趣热点。

基础：皮节

　　对于麻醉医师和手术医师来说，了解术中所需的麻醉程度是必要的，认识皮节（dermatome）至关重要。皮节是指单个脊神经的感觉纤维支配的皮肤区域，T_4 对应乳头水平，T_6 对应剑突水平，T_{10} 对应脐水平（图 16.1）。为了实现特定手术的麻醉，术中脊椎麻醉需要到达特定麻醉平面，比如上腹部手术中，麻醉平面需达 T_4 水平；大部分上腹壁切口的腹部手术，需达 T_6 水平；切口位于脐部以下的腹部手术，麻醉平面到达 T_{10} 水平即可。

椎管内麻醉

脊椎麻醉

　　脊髓阻滞既可单用，也可与全身麻醉联用。对于切口在脐部及以下的腹部手术，包括下肢血管、骨科、泌尿外科、妇科、产科、下腹部及会阴部的手术，为了避免全身麻醉，长期以来均使用在蛛网膜下腔将含或不含阿片类药物的局麻药物（LA）注入脑脊液（CSF）中的方法，以起到麻醉的目的。对于临产妇，脊椎麻醉可以有效避免全身麻醉潜在的并发症，如气道管理风险、术中清醒和误吸等。尽管暂无证据支持区域麻醉在结局方面优于全麻[1]，但基于安全性、可靠性和患者的期望，脊椎麻醉仍然是产科首选的麻醉方法。

　　脊椎麻醉也可与全身麻醉联用，以减少两种方法单独使用时的风险。进行上腹部手术时，单用脊椎麻醉无法阻滞迷走反射及来源于上腹部器官的牵涉痛。事实上，进行上腹部手术所需的运动和感觉阻滞限制了脊椎麻醉的安全性。平面高于 $T_4 \sim T_6$ 的脊髓阻滞，由于阻滞交感神经传出纤维[2]，导致肋间肌和腹肌无力，可能会引起呼吸功能不全、低血压、心动过缓甚至心脏停搏。手术切口在脐部以上，或切口在脐部以下，但需操作上腹部器官的腹腔镜或开腹手术，常使用脊椎麻醉联合全身麻醉的方式。

解剖学

　　脊柱包含 33 节椎体：7 节颈椎，12 节胸椎，5 节腰椎，5 节融合的骶椎，4 节融合的尾椎。脊髓外有三层被膜结构，起保护作用，分别是软膜、蛛网膜及硬膜（图 16.2）。蛛网膜下腔是指软膜和蛛网膜之间的

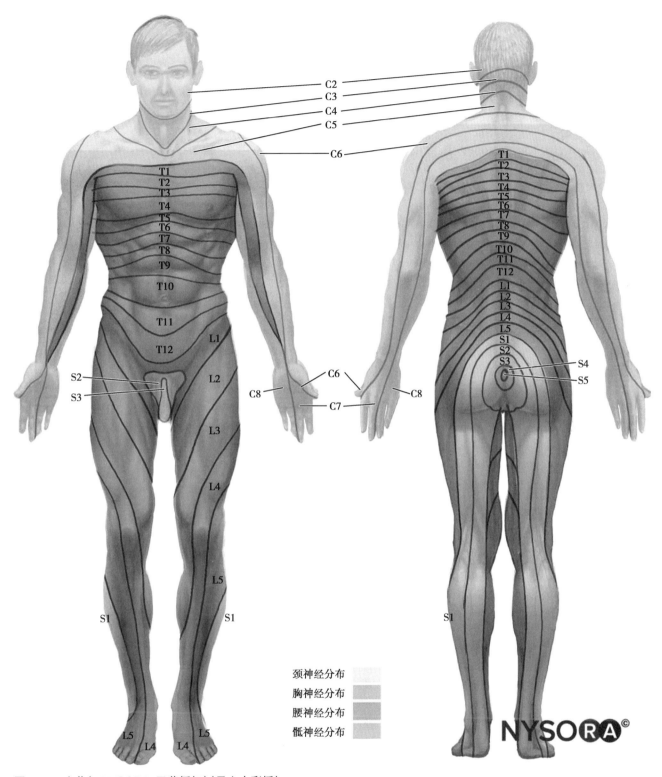

图 16.1　皮节（©NYSORA，已获授权）（见文末彩插）

腔隙，内含脑脊液及脊神经，是进行脊椎麻醉的部位。硬膜下隙则位于蛛网膜和硬膜之间，是进行硬膜外阻滞的目标。

设备和技术

　　后中线入路是脊椎麻醉最常用的方式[3]。理想的患者体位是坐位，前倾以弓起下背部。卧位也可替代，但可能引起腰椎侧弯，影响定位。触诊棘突以定位后正中线，两棘突中间的区域为椎间隙。髂嵴平 L_4 棘突或 $L_4{\sim}L_5$ 椎间隙，可在两侧髂嵴间作一条水平线，以帮助定位椎间隙。脊髓穿刺进针点可以选择 $L_3{\sim}L_4$ 椎间隙或 $L_4{\sim}L_5$ 椎间隙。95%~100% 的患者脊

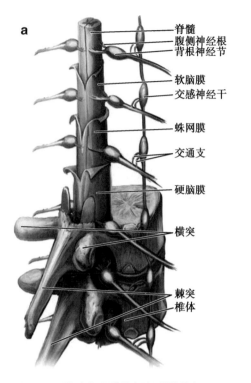

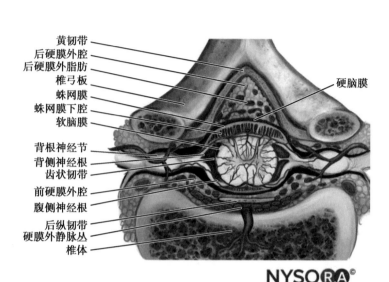

图 16.2　脊髓和硬膜外解剖学结构（©NYSORA，已获授权）（见文末彩插）

髓终止于 L_1~L_2 水平，因此通常不会选择 L_3~L_4 或以上水平进行脊椎麻醉。

　　在这一位置进针时，穿过的结构从外向内依次为：皮肤、皮下脂肪、棘上韧带、棘间韧带、黄韧带、硬膜、硬膜下隙、蛛网膜及蛛网膜下腔。

　　注射剂的选择不在本章节的讨论范围之内，此处仅提供几项基本原则。局麻药的选择需要考虑药物的效力、起效时间、持续时间以及潜在的副作用，其中药效与药物的脂溶性有关，持续作用时间与药物的蛋白结合能力有关，起效时间与给药量有关。影响药物扩散的三个最重要的因素为：药物的比重、给药时患者的体位（重力）以及局麻药物的剂量和体积。其他影响因素包括患者身高、脑脊液量减少程度（例如妊娠和肥胖引起的腹内压升高）、注射部位以及针尖斜面方向。

　　此外，还有其他药物能在限制副作用的同时产生麻醉镇痛效果。使用局麻药和/或阿片类药物 +/- 其他辅剂，包括血管收缩剂、阿片类药物、α_2 肾上腺素能受体激动剂和乙酰胆碱酯酶抑制剂，以增强镇痛效果，同时减少 LA 产生的运动阻滞。

利弊

　　脊椎麻醉需严格掌握适应证及禁忌证，并权衡操作的风险和获益。绝对禁忌证包括患者拒绝、穿刺点感染、持续性低血容量、过敏以及颅内压升高。相对禁忌证包括凝血功能障碍、脊椎手术史、败血症、心排血量不足以及可疑神经系统病变。并发症主要包括直接针刺伤、脓肿或脑膜炎等中枢神经系统感染、椎管内血肿、脊髓缺血、马尾综合征、蛛网膜炎、周围神经损伤、全脊髓麻醉、循环系统衰竭甚至死亡。所幸以上严重并发症极为罕见。中度并发症包括脊椎麻醉失败及硬膜穿刺后头痛。轻度并发症较为常见，包括恶心呕吐、轻度低血压、寒战、瘙痒、一过性轻度听力损伤及尿潴留。

证据

　　在加速康复路径（enhanced recovery protocol，ERP）和开腹手术的背景下，相较于患者自控镇痛（patient-controlled analgesia，PCA），硬膜外麻醉能够更好地避免全麻及其对肠道功能的不利影响[4]。但由于腔镜手术的普及，这一概念受到了挑战。Levy 等人随机选择 99 名患者分别接受硬膜外麻醉、脊椎麻醉或 PCA，在加速康复路径中对患者进行液体优化[5]，硬膜外麻醉组患者的中位住院时间（length of hospital stay，LOS）为 3.7 天，显著长于脊椎麻醉组患者（2.7 天，P=0.002）和 PCA 组患者（2.8 天，P<0.001）。同时，相较于脊椎麻醉组及 PCA 组，硬膜外麻醉组肠道功能恢复也更慢。PCA 组术后早期疼痛评分较高。

作者得出结论,相较于硬膜外麻醉及 PCA,脊椎麻醉是更好的选择,但仍需进一步研究比较与腹壁神经阻滞等其他麻醉方式在麻醉效果及术后结局等方面的异同,以更好地掌握其在 ERP 背景下腹腔镜结直肠手术中的应用。

另一项随机对照研究(randomized controlled trial,RCT)在加速康复路径中比较了脊椎麻醉与PCA 的差异[6]。50 名患者随机分别接受布比卡因和吗啡混合脊椎麻醉或吗啡 PCA[7]。术后的前三天脊椎麻醉组的阿片类药物用量显著少于 PCA 组($P<0.001$),两组在其他结局(肠道功能恢复、进食、出院及 LOS)方面无差异。由此得出结论,脊椎麻醉可减少阿片类药物的使用,除此之外并无显著优势。

与之相反,Koning 等人设计了一项 RCT,56 名患者随机分为单次鞘内注射布比卡因 / 吗啡或假操作组,两组术后均可使用 PCA[7]。脊椎麻醉组 LOS更短(脊椎麻醉组中位 LOS:3 天,假操作组中位LOS:4 天,$P=0.044$),阿片类药物用量显著减少,术后第 1 天疼痛评分更低。

一项回顾性研究选取 541 名结直肠手术患者,分析包括全麻前即刻单次鞘内注射氢吗啡酮 - 布比卡因 - 可乐定等 7 项 ERP 因素[8]。术前接受脊髓阻滞的患者中位 LOS 为 3.2 天,因绝对禁忌证未接受脊髓阻滞的患者中位 LOS 为 3.7 天($P=0.008$)。术后 48小时内使用 30mg 以下口服吗啡当量(oral morphine equivalent,OME)者相对更早出院(OR:2.0),多变量逻辑回归分析表明鞘内镇痛与 OME<30mg 相关。

最早的 ERAS® 指南[4]指出,区域阻滞麻醉联合全身麻醉可以减少术后静脉阿片类药物的使用,有助于快速苏醒及早期进食和活动。该指南常被错误地引用为推荐将硬膜外麻醉用于疼痛管理。实际上指南推荐,开腹手术应考虑使用局麻药和小剂量阿片类药物的胸中段硬膜外阻滞,而对于腹腔镜手术患者,脊椎麻醉或吗啡 PCA 可替代硬膜外麻醉。2018 年最新指南[9]有所改进,推荐使用包含脊椎麻醉 / 硬膜外麻醉及腹横肌平面(transversus abdominis plane,TAP)阻滞在内的多模式镇痛代替阿片类药物的使用。

综上,尽管硬膜外麻醉仍然在复杂的开腹手术中发挥作用,但在 ERP 背景下的腹腔镜手术中似乎益处不大。若专业技能允许,脊椎麻醉可成为优先选择。

硬膜外麻醉

硬膜外麻醉是另一种椎管内麻醉,在该麻醉方式下,阻滞穿过硬膜下隙即黄韧带和硬膜之间的潜在间隙的脊神经根。在围术期及下肢、骨盆或下腹部手术等特定情况下,可作为首要麻醉方式。同前所述脊椎麻醉的局限性,其较少用于腹腔镜手术,但在许多胸腹部手术中可作为有效补充手段与全麻联用。此外,硬膜外镇痛可能是协助管理术后疼痛的有效手段。接下来的讨论大多基于术中及术后应用硬膜外导管进行疼痛管理。

解剖学

见"脊椎麻醉"中的"解剖学"部分。

设备及技术

硬膜外麻醉在围术期的应用常见于胸椎或腰椎水平。与脊椎麻醉的麻醉平面在注射水平及以下不同,硬膜外麻醉局限于注射位置附近皮节,其阻滞密度及头尾向扩散基于局麻药的体积和剂量。通常置导管于硬膜下隙以行术后疼痛管理,药物以局麻药为主,可选择加用阿片类药物。

排除禁忌并取得知情同意后,患者取坐位或侧卧位,使上下两棘突在同一直线上,这要求脊椎活动度良好。使用触诊或超声(ultrasound,US)定位体表标志后,通过氯己定或碘附消毒。据报道,氯己定会刺激脊神经,所以必须等待消毒剂完全干燥再进行下一步操作。随后以利多卡因浸润麻醉穿刺点皮肤及皮下组织。正常成人可选用 17 或 18 号空心穿刺针,穿刺针尖端弯曲,有助于置入导管。穿刺可以选择直入法或侧入法,后者更常用于胸硬膜外麻醉或无法弯曲脊柱的患者,具体细节本文不做详细讨论。对于直入法,一旦针头触及黄韧带,立刻外接一充满空气或盐水的阻力消失(loss-of-resistance,LOR)注射器。该注射器通常为玻璃材质,且注射器针筒与柱塞的阻力较小,故在黄韧带穿透后能及时获得明显触感。手指压住注射器柱塞,缓慢推进穿刺针及注射器,待注入空气或盐水感觉不到阻力时,说明进入硬膜外隙。然后置入硬膜外导管,在硬膜外隙内长度 4~6cm 为宜。注射 3mL 试验剂量的局麻药及肾上腺素合剂(通常为 1.5% 利多卡因及 1∶200 000 肾上腺素)以检查导管是否位于硬膜外隙。若导管过深,则为鞘内注射,会出现给药平面以下的双腿 / 双足进行性无力;若硬膜外导管误入血管,则会因肾上腺素的作用出现心动过速 / 高血压。

利弊

开腹手术中,硬膜外镇痛可以降低静息及活动时的疼痛评分,并能够减少其他镇痛药物的应用。更重要的是能够减少肺部并发症及术后肠梗阻的发生,减轻手术应激反应[10]。这些优势在腹腔镜手术中并无显著体现。

硬膜外镇痛的风险包括阻滞失败、低血压、运动无力、尿潴留及硬膜外血肿。3rd National Audit Project(NAP3)研究表明硬膜外麻醉可能导致永久性损伤,甚至死亡(1/5 800 至 1/12 200)[11]。为了避免或减少并发症的发生风险,操作前应严格把握适应证及禁忌证,注意术前进行抗凝管理,术中保证严格的操作技术,术后进行恰当的管理。

证据

硬膜外麻醉对于代谢的影响主要见于开腹手术。术前、术中及术后使用局麻药进行硬膜外阻滞可以减少神经内分泌反应及对手术的分解代谢反应[12],如减轻胰岛素抵抗[13],降低蛋白质分解[14]。硬膜外麻醉还与腹部大手术后促炎细胞因子及炎症标记物的降低有关[15,16]。

开腹结直肠手术的金标准是胸段硬膜外镇痛(thoracic epidural analgesia,TEA)(T_7~T_{10})。若干 RCT 及 meta 分析表明,相较于全身阿片类药物的应用,硬膜外麻醉能改善疼痛控制情况[17,18]。尽管应用广泛,但腰段硬膜外阻滞的效果较差,其往往上腹部感觉神经阻滞不足,且会导致下肢运动阻滞及尿潴留增加[12]。TEA 还可改善开腹手术的术后结局。一项多中心 RCT 表明,对于接受开腹胃肠道手术的高危患者,TEA 联合全麻并未在 30 天发病率或死亡率方面体现出任何优势[19]。然而,后续的 meta 分析表明,选择 TEA 可以在结直肠术后更早恢复胃肠道功能[20-22],并能减少呼吸系统[22,23]及心血管系统[22]并发症,但会增加术后低动脉血压及尿潴留的风险[22]。

对于接受腹腔镜结直肠手术的患者,硬膜外镇痛并无益处,并可能增加 LOS[24]。一项包含了五项 RCT 的 meta 分析表明,对于 ERAS 背景下腹腔镜结直肠手术后的患者,TEA 并未显示出相似的获益[25]。对于腹腔镜结直肠手术的患者,TEA 不能影响[26]甚至可能推迟[24,25,27]出院时间,这可能是由于患者更易出现低血压、尿潴留及运动阻滞[24,28]。TEA 可能对于慢性疼痛、阿片类药物依赖或有转开腹手术高风险的患者来说更有价值。

硬膜外隙注射局麻药和亲脂阿片类药物合剂比单用其一的镇痛效果更好[17,18,29]。TEA 最好始于手术前,并能够持续到术中和术后 48~72 小时[30],以减少阿片类药物的全身应用。主要的缺点在于硬膜外麻醉失败的概率较高,为 22%~32%。硬膜外麻醉的应用还需要术后疼痛团队的参与。

若干研究报道了硬膜外麻醉与癌症手术后生存率提升相关[31,32],但这一结果好坏参半[33]。探究硬膜外麻醉对于结直肠癌复发及转移,尤其是在 ERAS 背景下的影响[34,35]仍需要进一步研究。

腹壁阻滞

椎旁

椎旁阻滞是出于完整性而提及的。胸椎旁神经阻滞(thoracic paravertebral block,TPVB)可用于胸段或胸腰段手术的单侧麻醉和镇痛,如开胸手术、胸腹联合食管手术、胆囊切除术及肾脏手术。但目前仅用于单侧乳房手术及疝修补术。由于是沿胸椎椎体注射局麻药阻滞椎间孔中显露的脊神经,椎旁阻滞具有单侧、依赖皮节分布的特点。注射药物的扩散范围可变,也可能需要多个水平的浸润,尤其是在需要麻醉大范围皮节的情况下。胸段椎旁阻滞时,进针路径需要在所选椎体棘突水平,碰到上一节脊椎横突时调整方向,留意针尖的深度,避免导致气胸[36]。超声辅助或超声引导下的椎旁阻滞相对更加安全有效[37]。近期一项关于超声引导下 TPVB 在乳腺手术中应用的单机构研究回顾了 1 427 例患者,其中 6 例出现并发症,包括心动过缓和低血压 3 例,血管迷走神经性晕厥 1 例,可疑局麻药中毒 2 例。无意外胸膜损伤和有症状气胸的报道[38]。反对椎旁阻滞用于腹部手术的担忧主要是针对意外胸膜穿刺的风险。这一风险尽管罕见,但由于针尖在操作全程中不可视,仍有发生的可能。此外,局麻药的使用可能加重操作的不适感。根据手术区域和偏侧性,可能需要多次、双侧进行椎旁阻滞。

腰方肌

腰方肌(quadratus lumborum,QL)阻滞是四种阻滞方法的统称,根据局麻药注入位点与腰方肌的解剖学位置关系加以区分。它们分别是腰方肌侧方阻滞(lateral quadratus lumborum block,QL1)、腰方肌后路阻滞(posterior quadratus lumborum block,QL2)、腰方肌前路或经肌阻滞(anterior quadratus lumborum block,QL3,又称 TQL 或 tequila 阻滞)、腰方肌肌内阻滞(intramuscular quadratus lumborum block,QL IM)。

解剖学

腰方肌是位于腹后壁的四边形肌肉,沿髂嵴后部起源,向上插入第 12 肋,向内插入至 L_1~L_4 椎体横突。QL 位于胸腰筋膜的前层和中层之间(图 16.3)。QL 前方为腰大肌,后方为竖脊肌。

设备及技术

侧卧位为超声检查及操作的最佳体位。可用手术室中常用于中心静脉置管的低频(2~5MHz)曲面阵列超声换能器探头操作,使用 22 号穿刺针进行操作,还建议使用周围神经刺激器来避免针刺过深,或邻近腰丛。

对于 QL3 阻滞,探头置于患者髂嵴头侧的侧面,可以看到"三叶草征",L_4 椎体的横突为茎,三个叶片分别为后方的竖脊肌、外侧的 QL 和前方的腰大肌。穿刺针向前穿过 QL,注射目标为 QL 与腰大肌之间的筋膜平面(图 16.3)。

对于 QL1 阻滞,探头置于腋中线并后移,直至看到腹横肌腱膜。进针至腱膜深处,注射药物沉积在腱膜和 QL 肌外侧缘的腹横筋膜表面之间(图 16.3)。

该平面药物扩散范围包括髂腹下神经、髂腹股沟神经和肋下神经(T_{12}~L_1)的外侧皮支。

对于 QL2 阻滞,探头置于腋中线向后移,直至到达包裹着椎旁肌的外侧筋膜三角(lateral interfascial triangle,LIFT)。胸腰筋膜(thoracolumbar fascia,TLF)中层将 QL 与竖脊肌分开,针尖前进至 TLF 中层内,邻近 LIFT(图 16.3)。QL2 的镇痛程度与 TQL 相似,但起效速度更快。

利弊

QL1(腰方肌侧方阻滞)能够有效地覆盖 T_{10}~L_1,与"后方"TAP 阻滞类似。QL2(腰方肌后路阻滞)以及 QL3(腰方肌前路阻滞)覆盖了 T_4~T_{12}/L_1 皮节,并影响神经的前侧及外侧皮支。因此这两种阻滞适用于切口超过脐部向上或向下的腹部手术。QL 阻滞可能由于椎旁及硬膜外扩散,而具有内脏镇痛作用。

QL 阻滞有几项缺点。QL1 及 QL2 的实施要求中等超声及本体感觉技能,QL3 则需要较高的操作技巧。超声增加了操作时间,若需要双侧麻醉,还需改变体位,使得操作时间更加延长。此外,还有肾脏或腰部血管损伤的风险。下肢无力的发生率在 QL1 中为 1%,在 QL2 中为 19%,在 QL3 中为 90%。

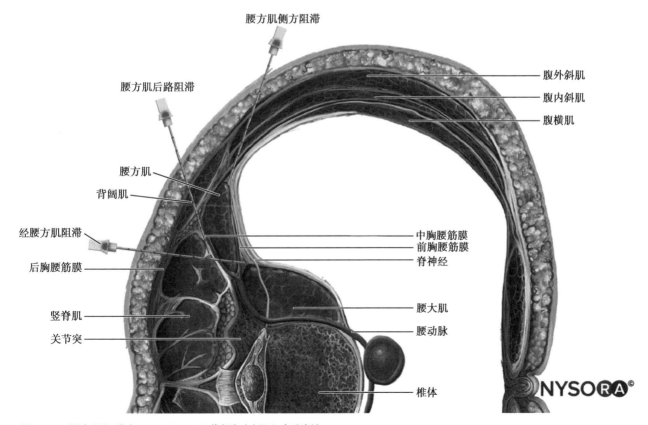

图 16.3   腰方肌阻滞(©NYSORA,已获授权)(见文末彩插)

证据

Carline 等人的一项尸体染色研究表明,相较于 QL1 及 QL2,QL3 对于腰神经根的阻滞效果更为持久[39]。Adhikary 等人的另一项尸体染色研究发现,70% 的标本中上腰丛神经被染色[40]。

这些解剖学研究结果与 Ueshima 等的一项 2 382 例的大型回顾性研究结论相似[41]。股四头肌无力的发生率因阻滞类型而异:QL1 中为 1%,QL2 中为 19%,QL3 中为 90%,QL4 中为 0%。

没有 RCT 研究比较不同类型的 QL 阻滞,但是有 RCT 比较 QL 阻滞与假阻滞或 TAP 阻滞。

Blanco 等人将剖宫产术后 50 名患者随机分为 0.125% 布比卡因 QL 阻滞(本研究中为 QL2)或普通生理盐水的相同 QL 阻滞。结果显示,实验组患者吗啡用量更少,术后 6~12 小时内 VAS 评分更低,术后 24 小时则无明显差异[42]。他们于 2007 年首次报道超声引导下的 QL 阻滞,并描述了局麻药在 QL 前外侧附近的沉积情况。局麻药在胸椎旁间隙中扩散,类似于最初的 TAP 阻滞(即在 Petit 三角给药的方式)[43]。在腋中线及前肋下入路的 TAP 阻滞后,注射液沿 TAP 平面向前扩散。局麻药的扩散差异可能解释了 QL 相较于 TAP 阻滞镇痛效果更强及时间更久的原因。

研究者还设计了另一项实验,以磁共振成像(magnetic resonance imaging,MRI)研究基本的腰方肌前外侧阻滞与 QL2 之间的差异[42]。MRI 结果显示,在 QL 后方给药,即在 QL 与背阔肌之间给药,局麻药可以更多地扩散至椎旁间隙。QL2 由于注射点更为表浅,更易在超声引导下观察,也更容易施行。并且后方给药时穿刺针尖离腹膜较远,发生肠损伤的风险较小,可能更为安全。作者随后放弃了前外侧入路而使用后路阻滞。

Krohg 等将 40 名剖宫产的患者随机分为 QL1 阻滞或假操作注射生理盐水,发现治疗组阿片类药物用量更少,术后疼痛评分更低[44]。

一项包含了 76 位择期剖宫产患者的 RCT 比较了 QL2 与 TAP 间的差异,结果显示,治疗组在术后 12、24 及 48 小时的吗啡用量显著减少[45]。另一项 RCT 将接受单侧腹股沟疝修补术或者睾丸固定术的 53 名儿童随机分为 QL2 和 TAP 组,其中 QL2 组在术后 24 小时内的镇痛需求显著降低[46]。

综上,QL2 相较于 QL1,腹部镇痛效果更好,在操作上也更加简便、安全,且下肢无力的发生率远低于 QL3。

腹横肌平面

腹横肌平面阻滞,即 TAP 阻滞,目前已被广泛的应用。但同时由于其应用过于广泛且阻滞效果差异大,有时并不能很好地起效。

解剖学及应用史(和滥用)

前外侧腹壁由三层肌肉及其筋膜构成(图 16.4a 和图 16.4b),从外向内依次为腹外斜肌(external oblique,EO)、腹内斜肌(internal oblique,IO)以及腹横肌(transversus abdominis,TA)。腹横肌平面是指腹横肌表面/顶部/外侧以及腹内斜肌筋膜下方的间隙(图 16.5)。在 TA 表面并依附于其上的肋间、肋下和 L_1 神经相互交通,形成上、下 TAP 神经丛,支配前外侧腹壁[47]。由于起源于 T_6~L_1 的脊神经根在此平面上延伸,并发出感觉神经,支配前外侧腹壁,因此理论上在此平面注射局麻药可以有效为前外侧腹壁镇痛。完全的 TAP 阻滞需要同时阻滞上神经丛(T_6~T_9)及下神经丛(T_{10}~L_1),前者对应肋下及腹直肌阻滞,后者的范围则更广。

了解 TAP 阻滞应用的历史非常重要。搞清楚如何进行这一阻滞方法以及谁在使用这一方法,将有助于我们更清楚地从不同方面了解 TAP 的推广与流行。

- 经典 TAP 阻滞(后方):Rafi 最早描述了依据体表标志,从 Petit 三角进针的 TAP 阻滞法,现在称为后方入路法[43]。本方法采用双次突破法("2-pop")进针,分别穿过 EO 及 IO 的腱膜。
- 超声引导下 TAP 阻滞(侧方):随着 ERAS 概念的流行、阿片类药物的滥用、多模式镇痛的兴起以及手术室移动超声设备的广泛使用,TAP 阻滞变得更加简单,也更加安全。传统阻滞方式借助体表标志定位,但 17% 的患者并无相关体表标志,余下患者中大多数由于肥胖,体表标志被脂肪掩盖,不易定位。因此麻醉医师利用超声定位腹横肌平面,并防止穿刺针进入腹腔。超声的应用使在肋缘和髂嵴之间的腋中线阻滞成为可能。此操作需穿过 3 层筋膜以到达腹横肌表面的正确平面。超声应用后,阻滞平面直接可视,不需应用 "2-pop" 法进针。患者可取仰卧位,即手术体位,进行麻醉。这种在 IO 和 TA 肌之间的侧方 TAP 阻滞可达 T_{10}~T_{11} 肋间神经及 T_{12} 肋下神经,但不涉及 L_1 节段神经阻滞。若想阻滞 L_1,需要从髂前上棘内侧行前方入路的 TAP 阻滞。

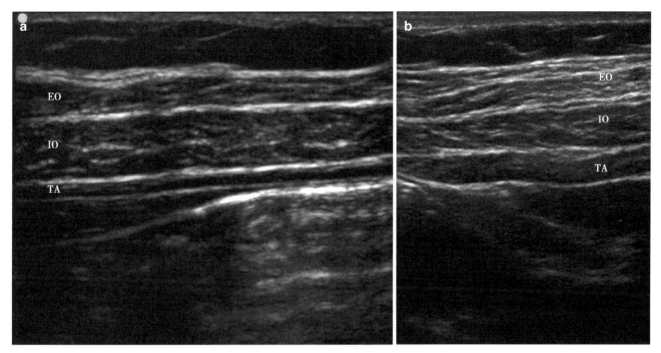

图16.4　（a）腹壁肌肉。（b）腹前外侧壁肌肉（EO：External oblique，腹外斜肌；IO：Internal oblique，腹内斜肌；TA：Transversus abdominis，腹横肌）

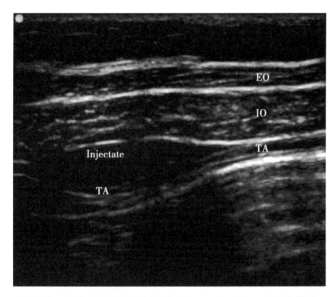

图16.5　腹横肌平面阻滞（EO：External oblique，腹外斜肌；IO：Internal oblique，腹内斜肌；TA：Transversus abdominis，腹横肌）

- 腹腔镜辅助TAP阻滞（前方）：外科医师逐渐重视腹腔镜手术及开腹手术的TAP阻滞和"2-pop"技术，并意识到最令人担心的TAP相关严重并发症，如腹腔脏器损伤，完全可以避免。因为如果针尖穿透腹壁太深，则在腹腔镜下可见。由此发明了"腹腔镜下TAP"阻滞法。然而操作技术层面的两次调整反而降低了阻滞效果。依赖"2-pop"技术定位意味着针尖位于筋膜上方的IO内，而不是位于

TA顶部。加上手术铺单的制约，使得阻滞沿腋前线，而不是腋中线进行。

- 肋下阻滞：前述几种TAP阻滞的局限性是镇痛平面最高为T_{10}水平，即脐水平，故上腹部切口不适用。TA平面的肋下入路可阻滞腹直肌后外侧鞘和腹横肌前内侧缘之间的T_6~T_9肋间神经。
- 腹直肌阻滞：这种方法也是对T_6~T_9神经阻滞的尝试，但给药点在腹直肌鞘内。神经离开TA平面后，走行于腹直肌上方和腹直肌后鞘之间。可以在超声引导下或半盲/腹腔镜辅助下进行阻滞。

设备及技术

- 经典TAP阻滞：经典TAP阻滞由Rafi在2001年提出，是以Petit三角或腰三角作为标志定位来实现区域阻滞的[43]。经典TAP阻滞在Petit三角内、IO腱膜与TA肌间的平面注射局麻药。Petit三角是腋中线外侧腹壁的特定三角形区域，其以髂嵴为底边，腹外斜肌边缘为前边，背阔肌为后边。在此三角内，为达神经所在的TA表面，针尖穿过皮肤和皮下组织后，感觉到两次突破感（"2-pop"），即穿过EO和IO的腱膜。这是一种盲穿法。
- 超声引导下TAP阻滞：需要用到便携式超声设备、22号穿刺针、脊髓穿刺针或神经刺激针。在肋缘和髂嵴之间的腋中线进针，在给药前注射2~5mL生理盐水以确定针尖位置。由于超声下可确定阻

滞平面,因此无需进行"2-pop"法进针。

- 腹腔镜辅助 TAP 阻滞:受到麻醉医师的影响,越来越多的手术医师也开始在术中应用这种"2-pop"技术。但他们往往忽视了一个重要的细节:"2-pop"技术仅适用于 Petit 三角。外科医师倾向于在腋前线应用此方法,但受手术铺单的限制,需穿过三层筋膜才能到达 TA 肌表面。

尽管由于上述原因,该作者不再支持腹腔镜辅助 TAP 阻滞,但下述方法仍在广为使用。病人消毒铺巾后,在腋前线上找到肋缘与髂前上棘的中间点。在硬面上轻敲 22G 穿刺针,使之变"钝",即针尖形成轻微的毛刺,以便于感知穿破筋膜时的阻力。穿刺针刺破皮肤时也能感觉到一个大的突破感,但不属于以上提及的两次突破之一。在深入的过程中还会有两次突破感,然后才到达给药部位。如图所示,在 Petit 三角进行操作时,首先会穿过 EO 表面的筋膜,然后穿过 IO 外侧的筋膜,并将针尖留在 IO 中,而非 TA 表面。这可以解释在盲穿法研究[48]中,IO 的高染料沉积比(35%)现象,但不能解释患者在盲穿法中受益的原因。一种可能的推测是,在这种操作中局麻药可以穿过筋膜到达 TA 表面。

- 肋下阻滞:TA 的前上部分位于腹直肌外侧缘后,并在超声下肋缘下方可见(图 16.6)。超声探头置于肋缘下方,首先找到腹直肌,随后向外移动找到腹直肌外侧缘,及腹直肌后鞘与 TA 重叠的位置。局麻药扩散平面在腹直肌后鞘和 TA 前缘之间。这种方法可以麻醉 T_6~T_9 肋间神经。

- 腹直肌阻滞:上腹壁神经从 TA 表面走行至腹直肌后部、后鞘前方,从此处进行阻滞是一种简便的方法,效果与肋下阻滞相近。在超声引导下进针至腹直肌后侧,腹直肌鞘前方(图 16.7)。盲法 / 腹腔镜辅助 TAP 时,穿破皮肤后,还会在穿过腹直肌前筋膜时有一次突破感。至腹直肌后筋膜时会感受到较大阻力,不应穿透。由于腹直肌的深度变化较大,此法最好在超声引导下准确定位。

利弊

潜在的损伤一般都与完全盲法 TAP 阻滞有关,如穿刺针可能会穿入腹腔、损伤肠管等。经验丰富的医师在超声引导下进行操作,这种风险则几乎可以避免。在腹腔镜辅助下,可以看到针尖是否会穿透最内筋膜进入腹膜前区甚至腹膜腔,并可做出调整。可稍微回退针尖,但若无超声辅助定位,还是只能通过有根据的猜测来判断针尖是否刚好位于 TA 表面。一

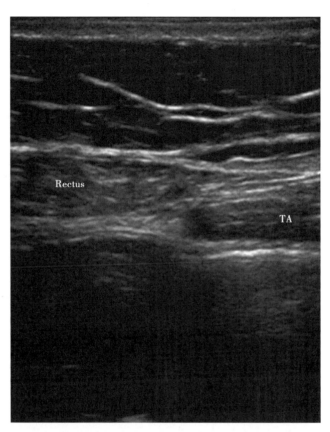

图 16.6 腹直肌肋下肌肉(Rectus:腹直肌;TA:Transversus abdominis,腹横肌)

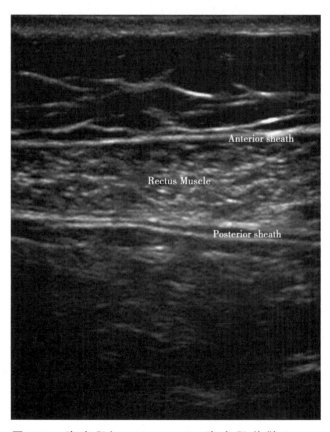

图 16.7 腹直肌(Anterior sheath:腹直肌前鞘;Rectus Muscle:腹直肌;Posterior sheath:腹直肌后鞘)

项研究用染料注射后解剖,发现盲穿法中仅有 23% 的染料沉积于正确的平面,最常见的是错误是将药物注射到了 IO 中[48]。这可能是应用 "2-pop" 技术时,没有理解若在 Petit 三角之外进行穿刺,穿刺针需要突破三层筋膜结构才能到达恰当的阻滞平面所致。

注射剂的性质决定了是应该在开始还是结束时进行阻滞。对于持续时间 2~8 小时的短效局麻药物来说,最好选择结束时再阻滞;对于持续时间较长,可达 72 小时的脂质体局麻药来说,为了减少术中阿片类药物的使用,最好选择在开始时注射。

证据

一项包含了 51 项 RCT 的系统性评价及 meta 分析评估了 TAP 阻滞与对照组之间的差异[49]。TAP 阻滞与安慰剂相比,可降低妇科手术、阑尾切除术、腹股沟手术、减重手术及泌尿外科手术后的疼痛评分及吗啡用量。但与鞘内注射吗啡相比,TAP 阻滞的镇痛效果较差。

两项 Cochrane 评价与 TAP 有关。Hamilton 等人进行了一项以布比卡因脂质体进行周围神经阻滞用于治疗术后疼痛的研究。研究将截至 2016 年 1 月接受不同种类择期手术的成年患者随机双盲分为安慰剂组及治疗组,治疗组给予单剂量布比卡因脂质体,阻滞周围神经[50]。缺乏足够的数据进行 meta 分析。四项已发表的研究中,只有两项研究了布比卡因脂质体 TAP 阻滞。研究者们认为,缺乏数据支持或反对布比卡因脂质体作为周围神经阻滞剂在术后疼痛管理方面的使用。

更早的一项 Cochrane 评价纳入了比较腹部手术中 TAP 或腹直肌鞘阻滞方法和无干预、安慰剂对照、其他麻醉方法(全麻、硬膜外麻醉或其他麻醉方法)的 RCT[51],也未得出肯定结论。其中五项 RCT 评估了 TAP 阻滞:三项为超声引导下,其余两项使用阻力消失/体表标志法。与无干预或安慰剂组相比,暂无证据提示 TAP 阻滞能够减少腹部手术后疼痛评分及术后阿片类药物的使用。

自最近的一项发表于 2016 年的 Cochrane 评价以来,检索发表于在核心临床期刊的 RCT 得到 5 项研究:3 项是在剖宫产术及子宫全切术,1 项是在供体肾切除术,还有 1 项在腹腔镜结肠切除术。后者是一项小型研究,将接受双侧 TAP 阻滞加腹直肌鞘阻滞的 27 例患者随机分为两组,对照组给予左旋布比卡因及生理盐水,研究组给予左旋布比卡因及低分子右旋糖酐[52]。结果显示研究组左旋布比卡因中毒的风

险降低,镇痛效果更佳。这项研究提示,佐剂的使用可以促进局麻药的扩散,延长阻滞时间,并减少潜在的副作用。

进一步检索寻找 TAP 阻滞的证据,得到 325 个结果,其中 123 个为随机对照试验。实验设计多样化,研究内容包括不同方法(盲法或超声引导法)、注射剂成分及体积、对照组(伤口浸润、脊椎麻醉、安慰剂等);术式从剖宫产术到结直肠手术都有涉及,甚至还包括猫卵巢切除术。2 项 Cochrane 研究的质量较差,在治疗方法上缺乏共识,这很容易影响到外科医师及麻醉医师开展这些阻滞手段的热情。优化此方法的研究空间很大。

腹横筋膜

于腋前线行腹腔镜辅助下盲穿法 TAP 阻滞对于外科医师来说轻松、安全且迅速。超声引导下 TAP 阻滞位于更靠后的腋中线,正确平面直接可视,更为有效,但花费时间更长,且需要超声经验。腰方肌阻滞位置相对靠后,十分有效,且麻醉位点更接近神经根起源,但也需要借助超声,且解剖结构更为复杂。为寻求一个简单、安全、有效的阻滞方法,介于超声引导下 TAP 和外侧腰方肌阻滞之间的腹横筋膜阻滞被重新评估。

解剖学

腹横筋膜覆盖于 TA 的腹膜腔侧(图 16.8),其向后向内走行,与 QL 周围的筋膜相延续。外科医师在腹腔内手术(开腹或腹腔镜)时,可在比超声引导下 TAP 更靠后的位置触及这层筋膜,其直至腹膜反折的外侧(腹膜后脂肪包裹肾脏及腰大肌的位置延伸至后外侧腹壁的位置)(图 16.9)。

设备和技术

将斜面腹腔镜减压针一端连接导管,之后再连接 20mL 的注射器。在更换注射器时,导管可防止针头移动。直视下定位腹横筋膜(TF),位于肋缘尾部(即比常规 TAP 阻滞更靠头侧的位置),在结肠的腹膜反折被腹膜后脂肪掩盖之前。穿刺时于同侧下腹部进针,针尖略微斜向筋膜,针尖斜面朝向内侧,穿透筋膜时可感到轻微的弹响。注射后不应有壁腹膜气泡,但 TF 可能会轻微肿胀。

利弊

这种阻滞方法与腹腔镜辅助的 TAP 阻滞一样简

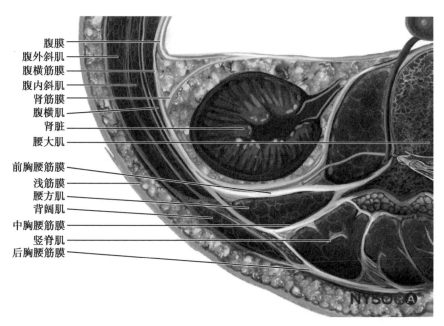

腹膜
腹外斜肌
腹横筋膜
腹内斜肌
肾筋膜
腹横肌
肾脏
腰大肌

前胸腰筋膜
浅筋膜
腰方肌
背阔肌
中胸腰筋膜
竖脊肌
后胸腰筋膜

图 16.8　腹横筋膜解剖（©NYSORA，已获授权）（见文末彩插）

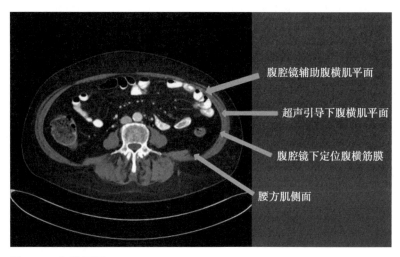

腹腔镜辅助腹横肌平面

超声引导下腹横肌平面

腹腔镜下定位腹横筋膜

腰方肌侧面

图 16.9　阻滞平面

便，且由于针尖斜面接近筋膜走向而不是垂直穿刺，相对更易精确到达阻滞平面。操作时无须超声技巧要求，且针尖直到穿透筋膜前都可直视，几乎不存在误伤腹腔脏器的风险。目前也无证据表明这种方式会如 QL 阻滞一样导致下肢无力。

证据

国家级同行评审会议上发表了一系列 PDSA（Plan，Do，Study，Act，计划，测试，研究评估，运用）循环的统计结果[53]。相较于腹腔镜辅助 TAP 阻滞，TF 阻滞可减少 70% 的阿片类药物使用，且不需要使用 PCA。一项尸体研究比较了腹横筋膜阻滞与超声引导下的 TAP 阻滞，结果表明腹横筋膜阻滞更有利于注射剂的后方及头侧 / 尾侧扩散。

结论

现在，区域麻醉允许结合除全身麻醉与椎管内麻醉（硬膜外麻醉或脊椎麻醉）之外的多种麻醉技术。为在术后且最好也在术中减少甚至避免阿片类药物的使用，腹壁阻滞镇痛技术相关研究得以广泛开展。这要求麻醉医师不仅要考虑术中疼痛管理，推动手术的正常进行，还要预先考虑患者术后的疼痛管理方案。这样，才能将多种镇痛模式结合起来，以达到消除阿片类药物需求、促进患者康复的目的。

（裴丽坚　译）

参考文献

1. Afolabi BB, Lesi FE, Merah NA. Regional versus general anaesthesia for caesarean section. Cochrane Database Syst Rev. 2006;(4):CD004350.
2. Caplan RA, Ward RJ, Posner K, Cheney FW. Unexpected cardiac arrest during spinal anesthesia. Anesthesiology. 68(1):5–11.
3. Spinal Anesthesia. NYSORA. https://www.nysora.com/techniques/neuraxial-and-perineuraxial-techniques/spinal-anesthesia/.
4. Gustafsson UO, Scott MJ, Schwenk W, Demartines N, Roulin D, Francis N, McNaught CE, MacFie J, Liberman AS, Soop M, Hill A, Kennedy RH, Lobo DN, Fearon K, Ljungqvist O, Enhanced Recovery After Surgery Society. Guidelines for perioperative care in elective colonic surgery: Enhanced Recovery After Surgery (ERAS) Society recommendations. Clin Nutr. 2012;31(6):783–800.
5. Levy BF, Scott MJ, Fawcett W, Fry C, Rockall TA. Randomized clinical trial of epidural, spinal or patient-controlled analgesia for patients undergoing laparoscopic colorectal surgery. Br J Surg. 2011;98(8):1068–78.
6. Wongyingsinn M, Baldini G, Stein B, Charlebois P, Liberman S, Carli F. Spinal analgesia for laparoscopic colonic resection using an enhanced recovery after surgery programme: better analgesia, but no benefits on postoperative recovery: a randomized controlled trial. Br J Anaesth. 2012;108(5):850–6.
7. Koning MV, Teunissen AJW, van der Harst E, Ruijgrok EJ, Stolker RJ. Intrathecal morphine for laparoscopic segmental colonic resection as part of an enhanced recovery protocol: a randomized controlled trial. Reg Anesth Pain Med. 2018;43(2):166–73.
8. Larson DW, Lovely JK, Cima RR, Dozois EJ, Chua H, Wolff BG, Pemberton JH, Devine RR, Huebner M. Outcomes after implementation of a multimodal standard care pathway for laparoscopic colorectal surgery. Br J Surg. 2014;101(8):1023–30.
9. Gustafsson UO, Scott MJ, Hubner M, Nygren J, Demartines N, Francis N, Rockall TA, Young-Fadok TM, Hill AG, Soop M, de Boer HD, Urman RD, Chang GJ, Fichera A, Kessler H, Grass F, Whang EE, Fawcett WJ, Carli F, Lobo DN, Rollins KE, Balfour A, Baldini G, Riedel B, Ljungqvist O. Guidelines for perioperative care in elective colorectal surgery: enhanced recovery after surgery (ERAS®) society recommendations: 2018. World J Surg. 2019;43(3):659–95.
10. Nimmo SM, Harrington LS. What is the role of epidural analgesia in abdominal surgery? Contin Educ Anaesth Crit Care Pain. 2014;14(5):224–9.
11. Cook TM, Counsell D, Wildsmith JA, Royal College of Anaesthetists Third National Audit Project. Major complications of central neuraxial block: report on the Third National Audit Project of the Royal College of Anaesthetists. Br J Anaesth. 2009;102(2):179–90.
12. Carli F, Kehlet H, Baldini G, Steel A, McRae K, Slinger P, Hemmerling T, Salinas F. Neal JM. Evidence basis for regional anesthesia in multidisciplinary fast-track surgical care pathways. Reg Anesth Pain Med. 2011;36(1):63–72.
13. Uchida I, Asoh T, Shirasaka C, Tsuji H. Effect of epidural analgesia on postoperative insulin resistance as evaluated by insulin clamp technique. Br J Surg. 1988;75(6):557–62.
14. Carli F, Halliday D. Continuous epidural blockade arrests the postoperative decrease in muscle protein fractional synthetic rate in surgical patients. Anesthesiology. 1997;86(5):1033–40.
15. Liu W, Wu L, Zhang M, Zhao L. Effects of general anesthesia with combined epidural anesthesia on inflammatory response in patients with early-stage gastric cancer undergoing tumor resection. Exp Ther Med. 2019;17(1):35–40.
16. Vicente D, Patino M, Marcus R, Lillmoe H, Limani P, Newhook T, Cata JP. Impact of epidural analgesia on the systemic biomarker response after hepatic resection. Oncotarget. 2019;10(5):584–94.
17. Block BM, Liu SS, Rowlingson AJ, Cowan AR, Cowan JA Jr, Wu CL. Efficacy of postoperative epidural analgesia: a meta-analysis.

JAMA. 2003;290(18):2455–63.
18. Werawatganon T, Charuluxanun S. Patient controlled intravenous opioid analgesia versus continuous epidural analgesia for pain after intra-abdominal surgery. Cochrane Database Syst Rev. 2005;(1):CD004088. https://doi.org/10.1002/14651858.CD004088.pub2.
19. Wu CT, Jao SW, Borel CO, Yeh CC, Li CY, Lu CH, Wong CS. The effect of epidural clonidine on perioperative cytokine response, postoperative pain, and bowel function in patients undergoing colorectal surgery. Anesth Analg. 2004;99(2):502–9.
20. Guay J, Nishimori M, Kopp S. Epidural local anaesthetics versus opioid-based analgesic regimens for postoperative gastrointestinal paralysis, vomiting and pain after abdominal surgery. A cochrane review. Anesth Analg. 2016;123(6):1591–602.
21. Khan SA, Khokhar HA, Nasr AR, Carton E, El-Masry S. Effect of epidural analgesia on bowel function in laparoscopic colorectal surgery: a systematic review and meta-analysis. Surg Endosc. 2013;27(7):2581–91.
22. Popping DM, Elia N, Van Aken HK, Marret E, Schug SA, Kranke P, Wenk M, Tramèr MR. Impact of epidural analgesia on mortality and morbidity after surgery: systematic review and meta-analysis of randomized controlled trials. Ann Surg. 2014;259(6):1056–67.
23. Popping DM, Elia N, Marret E, Remy C, Tramèr MR. Protective effects of epidural analgesia on pulmonary complications after abdominal and thoracic surgery: a meta-analysis. Arch Surg. 2008;143(10):990–9.
24. Hubner M, Blanc C, Roulin D, Winiker M, Gander S, Demartines N. Randomized clinical trial on epidural versus patient-controlled analgesia for laparoscopic colorectal surgery within an enhanced recovery pathway. Ann Surg. 2015;261(4):648–53.
25. Borzellino G, Francis NK, Chapuis O, Krastinova E, Dyevre V, Genna M. Role of epidural analgesia within an ERAS program after laparoscopic colorectal surgery: a review and meta-analysis of randomised controlled studies. Surg Res Pract. 2016;2016:7543684.
26. Liu H, Hu X, Duan X, Wu J. Thoracic epidural analgesia (TEA) vs. patient controlled analgesia (PCA) in laparoscopic colectomy: a meta-analysis. Hepato-Gastroenterology. 2014;61(133):1213–9.
27. Halabi WJ, Kang CY, Nguyen VQ, Carmichael JC, Mills S, Stamos MJ, Pagazzi A. Epidural analgesia in laparoscopic colorectal surgery: a nationwide analysis of use and outcomes. JAMA Surg. 2014;149(2):130–6.
28. Hanna MH, Jafari MD, Jafari F, Phelan MJ, Rinehart J, Sun C, Carmichael JC, Mills SD, Stamos MJ, Pigazzi A. Randomized clinical trial of epidural compared with conventional analgesia after minimally invasive colorectal surgery. J Am Coll Surg. 2017;225(5):622–30.
29. Curatolo M, Petersen-Felix S, Scaramozzino P, Zbinden AM. Epidural fentanyl, adrenaline and clonidine as adjuvants to local anaesthetics for surgical analgesia: meta-analyses of analgesia and side-effects. Acta Anaesthesiol Scand. 1998;42(8):910–20.
30. Ong CK, Lirk P, Seymour RA, Jenkins BJ. The efficacy of preemptive analgesia for acute postoperative pain management: a meta-analysis. Anesth Analg. 2005;100(3):757–73.
31. Cummings KC 3rd, Xu F, Cummings LC, Cooper GS. A comparison of epidural analgesia and traditional pain management effects on survival and cancer recurrence after colectomy: a population-based study. Anesthesiology. 2012;116(4):797–806.
32. Zimmitti G, Soliz J, Aloia TA, Gottumukkala V, Cata JP, Tzeng CW, Vauthey JN. Positive impact of epidural analgesia on oncologic outcomes in patients undergoing resection of colorectal liver metastases. Ann Surg Oncol. 2016;23(3):1003–11.
33. Myles PS, Peyton P, Silbert B, Hunt J, Rigg JR, Sessler DI, ANZCA Trials Group Investigators. Perioperative epidural analgesia for major abdominal surgery for cancer and recurrence-free survival: randomised trial. BMJ. 2011;342:d1491.
34. Christopherson R, James KE, Tableman M, Marshall P, Johnson FE. Long-term survival after colon cancer surgery: a variation associated with choice of anesthesia. Anesth Analg. 2008;107(1):325–32.
35. Day A, Smith R, Jourdan I, Fawcett W, Scott M, Rockall T. Retrospective analysis of the effect of postoperative analgesia on survival in patients after laparoscopic resection of colorectal cancer.

Br J Anaesth. 2012;109(2):185–90.

36. Thoracic and Lumbar Paravertebral Block – Landmarks and Nerve Stimulator Technique. NYSORA. https://www.nysora.com/regional-anesthesia-for-specific-surgical-procedures/abdomen/thoracic-lumbar-paravertebral-block/.

37. Yenidünya O, Bircan HY, Altun D, Caymaz I, Demirag A, Turkoz A. Anesthesia management with ultrasound-guided thoracic paravertebral block for donor nephrectomy: a prospective randomized study. J Clin Anesth. 2017;37:1–6.

38. Pace MM, Sharma B, Anderson-Dam J, Fleischmann K, Warren L, Stefanovich P. Ultrasound-guided thoracic paravertebral blockade. Anesth Analg. 2016;122(4):1186–91.

39. Carline L, McLeod GA, Lamb C. A cadaver study comparing spread of dye and nerve involvement after three different quadratus lumborum blocks. Br J Anaesth. 2016;117(3):387–94.

40. Adhikary SD, El-Boghdadly K, Nasralah Z, Sarwani N, Nixon AM, Chin KJ. A radiologic and anatomic assessment of injectate spread following transmuscular quadratus lumborum block in cadavers. Anaesthesia. 2017;72(1):73–9.

41. Ueshima H, Hiroshi O. Incidence of lower-extremity muscle weakness after quadratus lumborum block. J Clin Anesth. 2017;44:104.

42. Blanco R, Ansari T, Girgis E. Quadratus lumborum block for postoperative pain after caesarean section: a randomised controlled trial. Eur J Anaesthesiol. 2015;32(11):812–8.

43. Rafi AN. Abdominal field block: a new approach via the lumbar triangle. Anaesthesia. 2001;56(10):1024–6.

44. Krohg A, Ullensvang K, Rosseland LA, Langesæter E, Sauter AR. The analgesic effect of ultrasound-guided quadratus lumborum block after cesarean delivery: a randomized clinical trial. Anesth Analg. 2018;126(2):559–65.

45. Blanco R, Ansari T, Riad W, Shetty N. Quadratus lumborum block versus transversus abdominis plane block for postoperative pain after cesarean delivery: a randomized controlled trial. Reg Anesth

Pain Med. 2016;41(6):757–62.

46. Öksüz G, Bilal B, Gürkan Y, Urfalioğlu A, Arslan M, Gişi G, Öksüz H. Quadratus lumborum block versus transversus abdominis plane block in children undergoing low abdominal surgery: a randomized controlled trial. Reg Anesth Pain Med. 2017;42(5):674–9.

47. Rozen WM, Tran TM, Ashton MW, Barrington MJ, Ivanusic JJ, Taylor GI. Refining the course of the thoracolumbar nerves: a new understanding of the innervation of the anterior abdominal wall. Clin Anat. 2008;21(4):325–33.

48. McDermott G, Korba E, Mata U, Jaigirdar M, Narayanan N, Boylan J, Conlon N. Should we stop doing blind transversus abdominis plane blocks? Br J Anaesth. 2012;108(3):499–502.

49. Brogi E, Kazan R, Cyr S, Giunta F, Hemmerling TM. Transversus abdominal plane block for postoperative analgesia: a systematic review and meta-analysis of randomized-controlled trials. Can J Anesth. 2016;63(10):1184–96.

50. Hamilton TW, Athanassoglou V, Trivella M, Strickland LH, Mellon S, Murray D, Pandit HG. Liposomal bupivacaine peripheral nerve block for the management of postoperative pain. Cochrane Database Syst Rev. 2016;(8):CD011476.

51. Charlton S, Cyna AM, Middleton P, Griffiths JD. Perioperative transversus abdominis plane (TAP) blocks for analgesia after abdominal surgery. Cochrane Database Syst Rev. 2010;(12):CD007705.

52. Hamada T, Tsuchiya M, Mizutani K, Takahashi R, Muguruma K, Maeda K, Ueda W, Nishikawa K. Levobupivacaine-dextran mixture for transversus abdominis plane block and rectus sheath block in patients undergoing laparoscopic colectomy: a randomised controlled trial. Anaesthesia. 2016;71(4):411–6.

53. Young-Fadok T, Ravenkamp M, Shetty S, Ma S. Using PSDA cycles to develop a new abdominal wall block: the Transversalis Fascia (TF) block. Paper presented at: the 2nd annual congress of ERAS USA, November 8–10, 2018.

第 17 章
术中低体温的预防

William J. Fawcett

引言

正常体温的维持是一个极其重要的生理过程，月经周期、生理周期乃至衰老过程中都存在正常的体温周期性变化[1,2]，许多酶促过程和细胞功能的最佳作用温度的范围很窄。正常情况下，保持体温稳定需要依靠温度感觉、中枢整合和效应机制通过一个微调系统来共同实现。但是对手术患者来说，无论是全身麻醉还是区域麻醉（特别是二者兼有），都容易出现体温过低及由此导致的一系列不良后果。只要不是最轻微的手术，手术患者的温度损失和意外低体温（inadvertent hypothermia，IPH）始终存在。因此，准确测量温度、防止体温过低以及维持正常的核心温度，这些措施的采取至关重要。

意外低体温（即体温<36℃）的预防是所有手术患者护理的最基本标准[3]，因为正常的体温是优化极端温度依赖性细胞活动的关键所在[2]。表17.1列举了一些经历过意外低体温的手术患者有可能出现的不良后果[2-5]。

即使在使用正压空气加热器的情况下，意外低体温依然很常见。有研究显示，在麻醉诱导45分钟后，仍有约三分之二的患者体温低于36.0℃，近三分之一的患者核心温度低于35.5℃，尽管平均温度最终确实升高到了36.3℃[3]。对于较短的手术流程来说，预防术中体温过低的效果如何，在很大程度上尚未可知[6]。除此之外，IPH还需要与在心脏、神经外科、院外心搏骤停、新生儿缺血脑病和头部损伤中被广泛描述的诱导性低体温（或目标温度管理）相区别[5]。本文的目的是为意外低体温提供一个宏观阐述，同时加强对于患者术中失热原因及其引发后果的病理生理学机制的理解，以及提供如何避免体温过低的建议。

表 17.1　体温过低的后果[2-5]

体温过低的后果
凝血病（尤其是血小板功能减退）
失血增多和输血的需求增高
手术部位感染（SSI）增多
药物生物转化延迟
麻醉恢复时间延长
心律失常相关的心肌并发症增加，血液循环系统阻力和心肌负荷增大
应激反应放大
内脏（肝脏和肾脏）的血流减少
住院时间延长
患者不舒适
因氧气需求增加而引发的寒战

为什么患者会丢失热量

正常控制核心体温的温度调节过程会精细到0.1℃。这种情况的发生过程就是一个典型的生理稳态负反馈调节机制的例子[1]。皮肤和中枢神经系统的传入传感器［特别是瞬时受体电位家族（transient receptor potential，TRP）蛋白质离子通道］将温度感觉传入到中央调节器（主要是下丘脑，但也包括中枢神经系统的其他区域，比如脊髓），然后效应机制通过行为反应和自主反应（如动静脉血管的收缩颤动）恢复温度偏差[2]。传感器和效应器的阈值激活和中枢的精细调控是此过程的关键。此外，新生儿和婴儿的棕色脂肪不能通过寒战产热，氧化性新陈代谢与三磷酸腺苷（ATP）的产生不能耦合，从而导致能量以热的形式扩散。但是这一过程被认为与成人关系不大[1,2]。

全身麻醉和神经轴麻醉都削弱了这些微调过程。对于全麻来说,寒战和血管收缩都会随着麻醉药品的使用而减少,并且这种减少是剂量依赖性的。这导致血管收缩只能在34℃或更低温度时才被激活。相较于血管收缩或寒战导致的损伤,这才是麻醉的主要影响。神经轴麻醉还可通过减少神经输入、降低中枢(下丘脑)阈值激活和抑制神经介导的效应器反应(寒战和血管收缩),对该通路各个点的体温调节控制机制产生显著影响。麻醉阻滞区域越大,相应的体温调节障碍就越严重[7]。

全身麻醉与神经轴麻醉的效果通常被认为具有累加效应[8]。除此之外,温度变化也会触发对人体体温调节非常重要的抑制性行为反应,这明显是手术患者所不具有的。而单独使用镇静或者同时使用周围神经阻滞的手术患者通常能够自主维持体温。

温度分布

一般来说,人体的热量分布分为两个部分:核心(或中央)部分和外围(或外周)部分(图 17.1)[1,9]。前者温度更恒定,而后者所在区域则温度略低,变化范围也更大,以确保核心温度的稳定。在手术早期,核心热量首先向外围再分布,随后则进入线性热量损失阶段,最终进入停滞期。此时外周血管收缩阈值被触发,以限制进一步的热量损失[4]。

温度测量

对于接受大型手术的病人来说,核心温度的精确测量极其重要。通过肺动脉导管(几乎已被淘汰)、0~20cm 深的鼻咽管、食管和鼓膜测量的核心温度更真实[2]。但是,对于一些患者来说,这些方法并不实用,因而可使用经腋窝、导尿管、直肠和皮肤进行温度测量。但所有的方法都有其局限性。一种常用的测量外周温度的方法是测量皮温,进而可通过一种增加一个常数的算法来评估核心温度。零热流(额头深部)测温法最近被推广和普及。这是一种无创的测量核心体温的方法,范围在31~37℃之间,准确度为 ±0.2℃[12,13]。7 项包含了 500 多名患者的研究证实了其可靠性[10,11]。

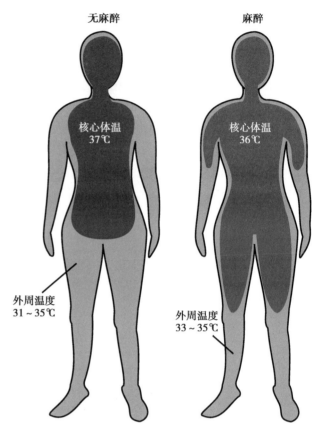

图 17.1　未麻醉与麻醉时核心体温的比较(改编自参考文献[10])

正常体温的维持

温度测量应在术前开始并持续到术后。当患者体温<36℃时不应进行麻醉诱导,且如果预计麻醉时间超过 30 分钟,则应在一开始就为患者提供主动保暖[10]。

预防围术期低体温的方法已有很多。这些方法包括:被动保温,即当患者暴露在外时,在主动加温前确保环境温度不低于 21℃[10];静脉输液(IV)和灌注液的加热(特别是给药量超过 1L/h 时);麻醉气体的加热和加湿;以及最重要的患者保暖设备。

静脉液体加热通常采用直列式液体加热器,灌注液需放在加热柜保温。一项关于静脉输液和灌注液加热效果的 Cochrane 系统回顾分析了包含 1 250 项参与者的 24 项研究,结果表明:加热静脉输液可以使围术期病人体温上升 0.5℃,并减少寒战的发生,而加热灌注液则没有明显的益处。但是,作者质疑这些结果的临床意义,因为当这些方法与其他加热方法同时使用时,很可能存在天花板效应[14]。尽管如此,加热静脉输液和灌注液仍被普遍认为是预防意外低体温的标准护理方式。

正压空气加热装置已成为预防意外低体温的一个重要方法。大面积的皮肤为这些设备提供了一种将热量传递到身体的高效而安全的途径,同时能够减少热量损失。因为这一方法的效果与被覆盖的体表面积相关,所以与单独给上半部躯体盖毯子相比,给下半部躯体盖毯子同时使用手术毯能够实现更好的温度控制。但为了减少患者意外热力损伤及能够正确使用预防感染的抗菌过滤器,操作者必须非常小心。其他类型的保暖装置还有:电阻加热(低压电流通过半导体从而产生热量);循环水床垫的加热,但其效率不如正压空气加热装置;循环水加热服,在实现更高的核心温度上更有效。和正压空气加热装置相比,这些装置的效果通常相差不多,但却可能更经济,更节能,更安静。最后,通过改善皮肤灌注和机械性扩张皮下血管的负压水加热装置,或许也是有效的[15]。

此外,对于可能发生低体温的腹腔镜手术,用加温湿化的二氧化碳气体隔绝患者体温的方法吸引了更多的关注。最近一项包含 13 项研究的荟萃分析表明,使用加温加湿的二氧化碳和术中核心温度显著升高(平均变化 0.3℃)有相关性[16],从而证明了这个方法在一定程度上是有效的。然而,一项更详细的包含 22 项研究 1 428 名受试者的 Cochrane 回顾性研究,在肯定其保温作用和减少麻醉后监护室(PACU)停留时间的同时,评论说这些数据是异质的,且如果只有低偏差研究入选的话,PACU 的停留时间并没有显著缩短[17]。因为在病人的预后及其他方面(如减少镜头雾化)并没有改善,这种使用加温加湿二氧化碳的方法并没有得到认可[18]。

预热

预热是尽量减少 IPH 的一个合理方式。最近的回顾性研究表明预热能够显著升高围术期体温[18,19],但因为会导致急诊手术延迟,这种方法在实际可行性上还有难度。与单纯术中正压空气加热相比,预热与术中加温联合使用的效果更胜一筹[6]。

结论

为了避免意外低体温的发生,对于较大手术或预期超过 30 分钟的手术,应实行可靠的核心温度监测,并采取主动给患者保暖的措施。对于高风险的意外低体温或会产生其后遗症的患者、美国麻醉师学会(ASA)分级 2~5 级的患者、术前体温过低的患者、同时接受区域麻醉和全身麻醉的患者、接受大规模手术的患者以及有心血管并发症风险的患者,应给予特别关注[10]。

(王惠珍　译)

参考文献

1. Tansey EA, Johnson CD. Recent advances in thermoregulation. Adv Physiol Educ. 2015;39:139–48.
2. Sessler DI. Perioperative thermoregulation and heat balance. Lancet. 2016;387:2655–64.
3. Sun Z, Honar H, Sessler DI, Dalton JE, Yang D, Panjasawatwong K, Deroee AF, Salmasi V, Saager L, Kurz A. Intraoperative core temperature patterns, transfusion requirement, and hospital duration in patients warmed with forced air. Anesthesiology. 2015;122:276–85.
4. Sullivan G, Edmondson C. Heat and temperature. Contin Educ Anaesth Crit Care Pain. 2008;8:104–7.
5. Luscombe M, Andrzejowski JC. Clinical applications of induced hypothermia. Contin Educ Anaesth Crit Care Pain. 2008;6:23–7.
6. Lau A, Lowlaavar N, Cooke EM, West N, German A, Morse DJ, Görges M, Merchant RN. Effect of preoperative warming on intraoperative hypothermia: a randomized-controlled trial. Can J Anaesth. 2018;65(9):1029–40.
7. Leslie K, Sessler DI. Reduction in the shivering threshold is proportional to spinal block height. Anesthesiology. 1996;84:1327–31.
8. Joris J, Ozaki M, Sessler DI, Hardy AF, Lamy M, McGuire J, et al. Epidural anesthesia impairs both central and peripheral thermoregulatory control during general anesthesia. Anesthesiology. 1994;80:268–77.
9. Sessler DI. Chapter 48. Temperature regulation and monitoring. In: Miller RD, Eriksson LI, Fleisher LA, Wiener-Kronish JP, editors. Miller's anesthesia. 7th ed. Philadelphia: Churchill Livingstone/Elsevier; 2010. p. 1533–6.
10. The National Institute for Health and Care Excellence (NICE). Hypothermia: prevention and management in adults having surgery. Clinical guideline (CG65). Last updated December 2016. https://www.nice.org.uk/guidance/cg65. Accessed Oct 2018.
11. The National Institute for Health and Care Excellence (NICE). Bair Hugger for measuring core temperature during perioperative care. Medtech innovation briefing (MIB99). March 2017. https://www.nice.org.uk/advice/mib99. Accessed Oct 2018.
12. Eshraghi Y, Nasr V, Parra-Sanchez I, Van Duren A, Botham M, Santoscoy T, et al. An evaluation of a zero-heat-flux cutaneous thermometer in cardiac surgical patients. Anesth Analg. 2014;119:543–9.
13. Mäkinen MT, Pesonen A, Jousela I, Päivärinta J, Poikajärvi S, Albäck A, Salminen US, Pesonen E. Novel zero-heat-flux deep body temperature measurement in lower extremity vascular and cardiac surgery. J Cardiothorac Vasc Anesth. 2016;30:973–8.
14. Campbell G, Alderson P, Smith AF, Warttig S. Warming of intravenous and irrigation fluids for preventing inadvertent perioperative hypothermia. Cochrane Database Syst Rev. 2015;(4):CD009891.
15. John M, Ford J, Harper M. Peri-operative warming devices: performance and clinical application. Anaesthesia. 2014;69:623–38.
16. Dean M, Ramsay R, Heriot A, Mackay J, Hiscock R, Lynch AC. Warmed, humidified CO2 insufflation benefits intraoperative core temperature during laparoscopic surgery: a meta-analysis. Asian J Endosc Surg. 2017;10(2):128–36.
17. Birch DW, Dang JT, Switzer NJ, Manouchehri N, Shi X, Hadi G,

Karmali S. Heated insufflation with or without humidification for laparoscopic abdominal surgery. Cochrane Database Syst Rev. 2016;(10):CD007821.

18. Roberson MC, Dieckmann LS, Rodriguez RE, Austin PN. A review of the evidence for active preoperative warming of adults undergo-

ing general anesthesia. AANA J. 2013;81:351–6.

19. Connelly L, Cramer E, DeMott Q, Piperno J, Coyne B, Winfield C, et al. The optimal time and method for surgical prewarming: a comprehensive review of the literature. J Perianesth Nurs. 2017;32(3):199–209.

第18章
加速康复外科围手术期静脉输液

Katie E. Rollins, Dileep N. Lobo

引言

围手术期液体管理已经被证实是加速康复外科(ERAS)的关键组成部分之一,在外科中,过度的静脉输液会增加发病率[1-3]和死亡率[4]。ERAS的目的是尽量减少患者手术应激,维持正常的生理功能,优化患者手术后康复效果[5,6]。过度的静脉输液会导致组织水肿,胃肠功能降低,影响吻合口愈合,而静脉输注液体不足会导致组织灌注不足和缺氧,并且导致术后胃肠功能下降和吻合口并发症的发生[3,7]。先前的证据表明,在手术当天每增加一升静脉输注液体就会增加16%的术后症状风险,延缓手术恢复,并增加32%的术后发病率[8]。本章的目的是概述已发表的共识,并且具体地指导ERAS实施中的围手术期静脉输液过程[9,10]。

术前液体疗法

在ERAS中,患者容量充足且电解质保持平衡的状态下到达麻醉室是很重要的。这主要是通过尽量减少术前饥饿期来实现的。现有的指南显示[11,12]术前禁食固体食物6小时,透明液体2小时,包括碳水化合物饮料和避免机械肠道准备(mechanical bowel preparation,MBP)以减少术前液体和电解质紊乱的发生率。38项随机对照试验Cochrane系统评价和荟萃分析[13]发现,与手术前从午夜开始禁食相比,缩短禁食时间没有显著改变误吸、反流等事件的发生,也没有增加其他相关的术后并发症。以前建议延长禁食时间是为了减少肺误吸的发生率及其相关的发病率和死亡率。现有的研究表明这些事件的发生率分别为:每7 000例中有1例发生肺误吸,每1 700例中有1例存在相关疾病的发病和每100 000例中有1例因相关疾病死亡[14](见第4章)。

是否可以口服碳水化合物仍然是一个有争议的话题,尽管有良好的基础科学证据表明,这种干预降低了围手术期的胰岛素抵抗,但也会导致葡萄糖水平升高,高血糖和糖原储存减少,这可能会导致肌肉退化[15]。现有证据表明,在诱导麻醉前2小时内,患者可以由禁食碳水化合物转为可以口服碳水化合物,这是安全的。尽管有这些很好的证据,但在临床环境中与碳水化合物相关的问题还是有所争议[16-19](见第4章)。

在历史上,MBP与大量的液体、电解质损失[20,21]以及患者不满[22]有关,并且有大量的荟萃分析证实单独实施MBP[23,24]缺乏临床优势。目前,MBP与口服不可吸收抗生素(oral,non-absorbable antibiotics,OAB)联合治疗的研究很热门。越来越多的证据表明,MBP和OAB的结合可显著降低手术部位感染的风险,并且有可能会降低吻合口漏发生率[25,26]。然而,现代等渗机械肠制剂与较老的高渗溶液相比,因为不会导致液体向肠腔的转移,其生理影响减少[27]。在ERAS中MBP以聚乙二醇和OAB形式使用[28],至于会不会产生有害的影响,这仍然是一个有待讨论的话题。目前在ERAS实施过程中,除非进行术前静脉输液绝对必要,否则术前液体治疗旨在避免静脉输液,以使患者在麻醉前处于低血容量状态。一项研究比较了择期结肠切除术患者在ERAS中和传统护理中的术前液体管理的情况,发现那些实施ERAS术前液体管理的患者在诱导麻醉后出现液体反应的可能性显著降低[29]。

术中液体疗法

在ERAS的实施过程中,术中液体治疗旨在优化心脏功能、保证组织灌注和维持患者心血管功能状态匹配的循环容量,而输液过量会与延长住院时间(LOS)、增加术后并发症和胃肠功能恢复的延迟有关。这种心血管优化应该通过个性化的方法来实现,而不是一种强制性的、统一的方法。一般来说,术中液体治疗的目的是使水和盐含量接近平衡,并基于"维持性液体治疗"与"补偿性液体治疗"相结合的方式,以指导液体治疗。输注维持液的目的是补充流失的尿液,明确的失水和隐性失水。在腹部大手术中,隐性损失增加,与此同时因为内脏暴露于手术室环境的程度不同,隐性失水量也有很大的不同。现有证据显示,隐性失水约为0.5~1mg/(kg·h)[30]。通常维持正常的循环灌注为1~3mL/(kg·h),输注平衡晶体液与输注生理盐水相比,可有效减少水盐超载[31]。术中过量的输液会导致血管内皮多糖包被受损,心房钠尿肽的释放,血管内静水压[32]升高,从而导致胃肠功能受损,增加术后并发症。另一方面,术中液体治疗不足,输液量的缺少占10%~15%的血容量时,会导致内脏循环灌注下降。而这种低灌注常会比低血容量[33]持续更久。内脏低灌注会导致黏膜酸中毒[34],胃肠功能受损,吻合口并发症发生率和术后并发症发生率的增加[35]。因此,术中维持液体治疗的平衡是优化术后恢复的关键。

最常用的指导术中液体治疗的方法是目标导向液体治疗(goal-directed fluid therapy,GDFT),即当出现"液体反应性"时,输注定量的液体量,通常是200~250mL,以指导正在进行的液体治疗,使患者Frank-Starling曲线上的每搏输出量更优。每搏输出量超过10%表明需要额外的液体,而小于10%表明心肌有足够收缩力并且功能完好,并且目前维持灌注的液体量是足够的。该方法采用血流动力学监测,可通过多种方式进行,如经食管多普勒、锂稀释技术、心脏流量时间和每搏输出量动态监测。目前,GDFT的证据参差不齐。最初一些随机对照试验的证据[36]表明,实施GDFT在住院时间和术后发病率方面有统计学意义,使得这项技术被英国国家卫生保健卓越研究所(NICE)推荐为护理标准[37]。然而,一些meta分析对GDFT在围手术期液体管理中的益处提出了质疑[38-40],特别是当GDFT作为ERAS通路的一部分[41]使用时。最近,一项包括23个内容的研究引发了关注[41]。研究显示总体上,GDFT与发病率[RR 0.76,95% CI(0.66,0.89),P=0.007]、医院住院时间(LOS)[平均差异 -1.55天,95% CI(-2.73,-0.36),P=0.01]以及排便时间[平均差异 -0.90天,95% CI

(-1.48,-0.32),P=0.002]的降低有明显相关。然而,在死亡率、术后排气和术后肠梗阻的发生率方面没有差异。如果患者在ERAS途径内治疗,显著减少的是重症监护LOS[平均差异 -0.63天,95% CI(-0.94,0.32),P<0.000 1]和排便时间[平均差异 -1.09天,95% CI(-2.03,-0.15),P=0.02]。如果采用传统的护理方式,总体发病率[RR 0.69,95% CI(0.57,0.84),P=0.000 2]和医院总LOS[平均差异 -2.14天,95% CI(-4.15,-0.13),P=0.04]都将显著降低。新的证据表明,GDFT可能更有利于高危患者[42]。然而,这一点尚未确定。一项大型多中心随机对照试验[43]招募了734名主要接受胃肠道手术的高危患者,比较心排血量引导下的血流动力学治疗。结果表明,30天中主要并发症和死亡率[RR 0.84,95% CI(0.71,1.01)]的发生率没有显著性差异。然而,当这些数据被纳入同一篇论文中进行系统回顾和meta分析时,发现这项干预与并发症发生率的显著降低有关[(RR 0.77,95% CI(0.71,0.83))],但住院时间和30天内死亡率没有显著降低。快速康复相关部门[10]提出的一项共识中建议,围手术期液体治疗应根据患者、麻醉师和手术风险进行个体化治疗。并且提供了一份从一开始就应提供GDFT的病例清单,包括30天死亡率超过1%的大手术的病例;预期失血超过500mL的大手术的病例;以及腹腔大手术和复杂手术的病例。除此之外,还包括死亡率超过0.5%的高风险病例,80岁以上的病例或有左心室衰竭、心肌梗死、卒中或外周动脉疾病史的病例。这进一步加强了美国加速康复协会(ASER)和围手术期质量倡议(POQI)联合共识,在ERAS中对接受结直肠手术[9]的患者进行围手术期液体治疗。这阐述了这样一个事实,即,虽然GDFT不太可能与患者的重大风险相关,但它与并非微不足道的费用相关。这一共识的建议是,微创心脏监测设备可以根据患者需要提供,也可以供有特定风险的患者使用。

GDFT的一个替代方案是"近零流体平衡",这个想法最初由Brandstrup等人提出[44]。他发现,在一项随机对照试验中,以体重零增加为目标的限制性静脉治疗与标准静脉治疗相比,可显著减少术后并发症(限制性静脉治疗33%,标准静脉治疗51%,P=0.014)和心肺并发症(限制性静脉治疗7%,标准静脉治疗24%,P=0.007),且无不良反应。此外,有几项研究比较了GDFT与零平衡液体疗法,结果表明二者对手术结果的影响[29,45]没有显著的差异。最近发表的"Restrictive versus Liberal Fluid Therapy for Major

Abdominal Surgery"在试验中[46]比较了术中限制性和自由液体治疗应用于高危患者开腹手术后 24 小时并发症的情况,结果发现限制性治疗的患者急性肾损伤的风险显著增加(限制性治疗 8.6%,自由液体治疗 5.0%,P<0.001),并且术中限制性治疗与术后肾脏替代治疗的需求(限制性治疗 0.9%,自由液体治疗 0.3%,P=0.048)有关。1 年无残疾生存率的结果无差异(限制性治疗 81.9%,自由液体治疗 82.3%,P=0.61)。

快速康复相关部门为手术[10]制订了一份液体管理目标清单,详见表 18.1。

表 18.1 快速康复在液体管理方面的目标(来自快速康复相关部门的共识[10])

病人的核心温度为正常温度(约 37℃)
无低血容量、组织低灌注或缺氧
无高血容量或过量液体("零平衡")
血红蛋白 ≥70g/L
无凝血紊乱
最小限度使用

术后液体治疗

在术后,实施 ERAS 措施的患者应鼓励其尽快开始口服液体,然后食用固体食物。这通常是在手术后的第二天。如果病人能够耐受口服摄入,应停止静脉补充液体。只有临床指征显示需要补液时,才会开始静脉补液。在没有过多手术损失但需要维持液体的情况下,应以每天 25~30mL/kg 的比例输注液体,每天少于 70~100mmol 钠,并补充钾[47]。如果不超过这个剂量,低钠血症是基本不可能发生的[48,49]。任何持续的损失,如过度呕吐,过度鼻胃(NG)引流,或大量汗液蒸发损失,都应在一个类似的基础上弥补除维持液以外的正在损失的部分液体。有证据表明,一旦病人能够依靠口服摄入,就不需要继续进行"维持"液体治疗,这与住院时间显著减少有关[50]。术后液体治疗的目的是保持病人尽可能接近平衡的状态,无论是在液体体积平衡方面还是在电解质平衡方面。电解质平衡是术后的一个特殊问题,因为有证据表明在手术后钠和氯化物排泄受损[48]。据推测,术后发病率与术后输注的液体量呈 U 形关系[51]。一项 meta 分析对择期开放腹部手术患者围手术期液体"平衡"与液体"不平衡"进行了比较[2],发现"平衡"组的并发症较少[RR 0.59,95% CI(0.44,0.81),P=0.000 8],住院时间总体缩短[加权平均差 −3.44,95% CI(−6.33,−0.54),P=0.02]。

在 ERAS 中通常以胸段硬膜外(thoracic epidural,TEA)的形式提供术后镇痛。然而,TEA 有心脏镇静效果,同时对动脉和静脉血管有舒张作用[52],这两者都是由于循环容量再分配,引起"相对低血容量",进而导致低血压的。必须仔细考虑患者的液体平衡状态。因为伴有低血压的 TEA 患者不会从额外的液体治疗[53]中受益,液体过量会影响术后恢复。治疗 TEA 相关低血压的方法应包括考虑减慢 TEA 的速度,同时进行小剂量儿茶酚胺输注,以减少交感神经阻滞,并改善血管内张力(图 18.1)。

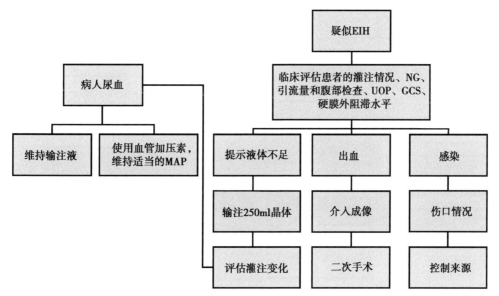

图 18.1 硬膜外低血压(epidural-induced hypotension,EIH)术后处理的流程图(NG:鼻胃管; UOP:尿量;GCS:Glasgow 昏迷量表;MAP:平均动脉压)

尿液输出

术中少尿,定义为尿量<0.5mL/(kg·h)[54]或<500mL/24h,是麻醉和手术的正常的生理性"应激"反应,其结果是保留盐和水,以维持血管内容积。这在手术后48 小时内尤为常见。因此,术中早期少尿的存在不应单独触发液体治疗,特别是在没有其他组织低灌注迹象的情况下,如心动过速、低血压、低中心静脉压和毛细血管再灌注时间。仔细地评估患者的液体状态是治疗术后少尿的关键,应该以连续的方式进行,而不是静态地评估。使用侵入性心血管监测,如 CVP和尿管,也可能有助于评估液体平衡。对于少尿但不属于液体灌注不足的患者,过量的液体给药会导致循环血容量和间质液体体积扩大。对手术的代谢反应也导致患者分泌钠的能力受损,从而继续增大本就扩大的间质液体体积,导致术后并发症增加。对于术后少尿的外科患者应在进行反复临床评估、液体复苏(如果有相应的临床指征)和少尿原因的评估后进行处理(图 18.2)。应该指出的是,无尿一般是病态的,应始终认真对待。

最近发表的 RELIEF 试验[55]表明,在 2 444 名患者中,术中少尿对急性肾损伤(acute kidney injury,AKI)的预测价值较低。15 项研究的荟萃分析进一步证实,术中限制液体摄入与少尿的发生率增加有关,但与 AKI 的发生率无关[56]。最近的研究主张将少尿诊断的阈值提高到 0.3mL/(kg·h),表明这一指标与AKI 的发生率有更强的相关性[57]。

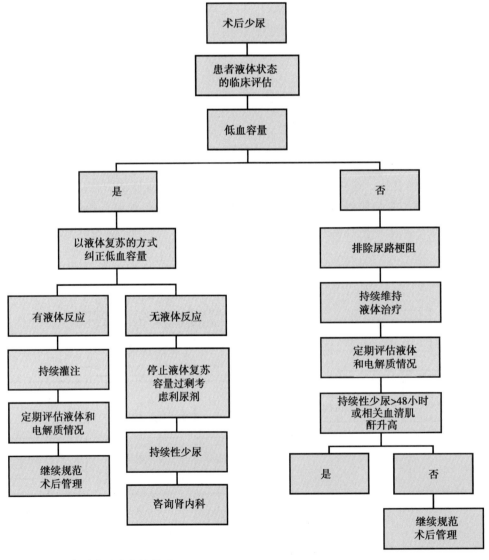

图 18.2　手术后少尿患者的处理

液体的类型

对于围手术期输液的最佳解决方案,无论是针对维持液还是针对少量的输注液,都进行了大量的研究。大量输注 0.9% 生理盐水已被证明与高氯酸中毒有关。因为它的钠和氯化物水平过高,经尿液和钠排泄减少,导致肾血流量减少,出现对肾功能不利的影响。这会导致 30 天内死亡率的增加,并且会延长住院时间[58]。最近在危重患者中进行的一项随机交叉试验[59]对输注平衡晶体溶液与生理盐水进行了比较,发现输注平衡液的一组患者的死亡率、新的肾脏替代治疗发生率或持续肾脏功能不全明显增加。然而,在急诊科接受静脉液体治疗的非危重症成人患者中进行的一项类似试验发现,在住院期间接受平衡晶体溶液和生理盐水的患者之间没有差异,但接受平衡晶体溶液与入院后 30 天内发生的主要不良肾脏事件的发生率显著降低有关[接受平衡晶体溶液 4.7%,接受生理盐水 5.6%,调整后的 OR 0.82,95% CI(0.70,0.95),P=0.01]。根据外科文献,最近对 9 例成人非肾脏手术患者进行了荟萃分析,发现生理盐水组患者术后 pH 值显著较低[平均差异 0.05,95% CI(0.04,0.06),P<0.001,I²=82%],且存在基础过剩[平均差异 2.04,95% CI(1.44,2.65),P<0.001,I²=87%],同时,生理盐水组患者氯化物水平明显较高[平均差异 −4.79,95% CI(−8.13,−1.45),P=0.005,I²=95%][60]。最近,在接受开腹手术的患者中,生理盐水与平衡晶体溶液[61]的双盲比较发现,生理盐水与血管升压素相关的风险增加有关(接受生理盐水 97%,接受平衡晶体溶液 67%,P=0.033),但非计划性重症监护病房入院率没有差异。因此,在维持液和输注液的选择中,对平衡晶体溶液都有越来越多的关注。

在术中灌注液体的选择方面,历史上胶体的使用最频繁,因为它们对血管扩张大有益处。然而,越来越多的证据表明,胶体与平衡晶体溶液相比没有明显的益处[62-64]。许多围绕 GDFT 的初步研究都主要使用合成胶体,最常见的是羟乙基淀粉(HES)。然而,目前暂停使用 HES,因为三项来自危重护理文献的研究表明,HES 与肾脏替代治疗或死亡率的风险显著增加有关[65-67]。

结论

围手术期液体治疗在 ERAS 实施过程中是一个影响手术效果的关键决定因素。在患者容量充足的状态下将患者转运至麻醉间,在术中和术后的液体管理中尽量保证水和盐的平衡,对高危患者合理地使用目标导向的液体治疗,这些都是优化患者术后恢复的关键。相比于使用胶体溶液或者不平衡的晶体溶液,目前的文献更支持使用平衡的晶体溶液。然而,这并不是完全确定的。

（张圣洁　译）

参考文献

1. Doherty M, Buggy DJ. Intraoperative fluids: how much is too much? Br J Anaesth. 2012;109:69–79.
2. Varadhan KK, Lobo DN. A meta-analysis of randomised controlled trials of intravenous fluid therapy in major elective open abdominal surgery: getting the balance right. Proc Nutr Soc. 2010;69:488–98.
3. Lobo DN. Fluid overload and surgical outcome: another piece in the jigsaw. Ann Surg. 2009;249:186–8.
4. Silva JM Jr, de Oliveira AM, Nogueira FA, Vianna PM, Pereira Filho MC, Dias LF, et al. The effect of excess fluid balance on the mortality rate of surgical patients: a multicenter prospective study. Crit Care Lond Engl. 2013;17:R288.
5. Gustafsson UO, Scott MJ, Hubner M, Nygren J, Demartines N, Francis N, et al. Guidelines for perioperative care in elective colorectal surgery: Enhanced Recovery After Surgery (ERAS((R))) Society recommendations: 2018. World J Surg. 2019;43:659–95.
6. Carli F. Physiologic considerations of Enhanced Recovery After Surgery (ERAS) programs: implications of the stress response. Can J Anaesth (Journal Canadien d'Anesthesie). 2015;62:110–9.
7. Lobo DN. Sir David Cuthbertson medal lecture. Fluid, electrolytes and nutrition: physiological and clinical aspects. Proc Nutr Soc. 2004;63:453–66.
8. Gustafsson UO, Hausel J, Thorell A, Ljungqvist O, Soop M, Nygren J. Adherence to the enhanced recovery after surgery protocol and outcomes after colorectal cancer surgery. Arch Surg (Chicago III: 1960). 2011;146:571–7.
9. Thiele RH, Raghunathan K, Brudney CS, Lobo DN, Martin D, Senagore A, et al. American Society for Enhanced Recovery (ASER) and Perioperative Quality Initiative (POQI) joint consensus statement on perioperative fluid management within an enhanced recovery pathway for colorectal surgery. Perioper Med Lond Engl. 2016;5:24.
10. Mythen MG, Swart M, Acheson N, Crawford R, Jones K, Kuper M, et al. Perioperative fluid management: consensus statement from the enhanced recovery partnership. Perioper Med Lond Engl. 2012;1:2.
11. Practice Guidelines for Preoperative Fasting and the Use of Pharmacologic Agents to Reduce the Risk of Pulmonary Aspiration. Application to healthy patients undergoing elective procedures:

an updated report by the American Society of Anesthesiologists Task Force on preoperative fasting and the use of pharmacologic agents to reduce the risk of pulmonary aspiration. Anesthesiology. 2017;126:376–93.

12. Smith I, Kranke P, Murat I, Smith A, O'Sullivan G, Soreide E, et al. Perioperative fasting in adults and children: guidelines from the European Society of Anaesthesiology. Eur J Anaesthesiol. 2011;28:556–69.

13. Brady M, Kinn S, Stuart P. Preoperative fasting for adults to prevent perioperative complications. Cochrane Database Syst Rev. 2003;(4):CD004423.

14. Sakai T, Planinsic RM, Quinlan JJ, Handley LJ, Kim TY, Hilmi IA. The incidence and outcome of perioperative pulmonary aspiration in a university hospital: a 4-year retrospective analysis. Anesth Analg. 2006;103:941–7.

15. Fawcett WJ, Thomas M. Pre-operative fasting in adults and children: clinical practice and guidelines. Anaesthesia. 2019;74:83–8.

16. Bilku DK, Dennison AR, Hall TC, Metcalfe MS, Garcea G. Role of preoperative carbohydrate loading: a systematic review. Ann R Coll Surg Engl. 2014;96:15–22.

17. Pogatschnik C, Steiger E. Review of preoperative carbohydrate loading. Nutr Clin Pract. 2015;30:660–4.

18. Li L, Wang Z, Ying X, Tian J, Sun T, Yi K, et al. Preoperative carbohydrate loading for elective surgery: a systematic review and meta-analysis. Surg Today. 2012;42:613–24.

19. Amer MA, Smith MD, Herbison GP, Plank LD, McCall JL. Network meta-analysis of the effect of preoperative carbohydrate loading on recovery after elective surgery. Br J Surg. 2017;104:187–97.

20. Barker P, Trotter T, Hanning C. A study of the effect of Picolax on body weight, cardiovascular variables and haemoglobin concentration. Ann R Coll Surg Engl. 1992;74:318–9.

21. Holte K, Nielsen KG, Madsen JL, Kehlet H. Physiologic effects of bowel preparation. Dis Colon Rectum. 2004;47:1397–402.

22. Jung B, Lannerstad O, Pahlman L, Arodell M, Unosson M, Nilsson E. Preoperative mechanical preparation of the colon: the patient's experience. BMC Surg. 2007;7:5.

23. Rollins KE, Javanmard-Emamghissi H, Lobo DN. Impact of mechanical bowel preparation in elective colorectal surgery: a meta-analysis. World J Gastroenterol. 2018;24:519–36.

24. Leenen JPL, Hentzen J, Ockhuijsen HDL. Effectiveness of mechanical bowel preparation versus no preparation on anastomotic leakage in colorectal surgery: a systematic review and meta-analysis. Updat Surg. 2019;71:227–36.

25. Rollins KE, Javanmard-Emamghissi H, Acheson AG, Lobo DN. The role of oral antibiotic preparation in elective colorectal surgery: a meta-analysis. Ann Surg. 2019;270:43–58.

26. Toh JWT, Phan K, Hitos K, Pathma-Nathan N, El-Khoury T, Richardson AJ, et al. Association of mechanical bowel preparation and oral antibiotics before elective colorectal surgery with surgical site infection: a network meta-analysis. JAMA Netw Open. 2018;1:e183226.

27. Hendry PO, Balfour A, Potter MA, Mander BJ, Bartolo DC, Anderson DN, et al. Preoperative conditioning with oral carbohydrate loading and oral nutritional supplements can be combined with mechanical bowel preparation prior to elective colorectal resection. Color Dis. 2008;10:907–10.

28. Thiele RH, Rea KM, Turrentine FE, Friel CM, Hassinger TE, McMurry TL, et al. Standardization of care: impact of an enhanced recovery protocol on length of stay, complications, and direct costs after colorectal surgery. J Am Coll Surg. 2015;220:430–43.

29. Srinivasa S, Taylor MH, Singh PP, Yu TC, Soop M, Hill AG. Randomized clinical trial of goal-directed fluid therapy within an enhanced recovery protocol for elective colectomy. Br J Surg. 2013;100:66–74.

30. Lamke LO, Nilsson GE, Reithner HL. Water loss by evaporation from the abdominal cavity during surgery. Acta Chir Scand. 1977;143:279–84.

31. Chappell D, Jacob M, Hofmann-Kiefer K, Conzen P, Rehm M. A rational approach to perioperative fluid management. Anesthesiology. 2008;109:723–40.

32. Becker BF, Chappell D, Jacob M. Endothelial glycocalyx and coronary vascular permeability: the fringe benefit. Basic Res Cardiol. 2010;105:687–701.

33. Giglio MT, Marucci M, Testini M, Brienza N. Goal-directed haemodynamic therapy and gastrointestinal complications in major surgery: a meta-analysis of randomized controlled trials. Br J Anaesth. 2009;103:637–46.

34. Holland J, Carey M, Hughes N, Sweeney K, Byrne PJ, Healy M, et al. Intraoperative splanchnic hypoperfusion, increased intestinal permeability, down-regulation of monocyte class II major histocompatibility complex expression, exaggerated acute phase response, and sepsis. Am J Surg. 2005;190:393–400.

35. Meregalli A, Oliveira RP, Friedman G. Occult hypoperfusion is associated with increased mortality in hemodynamically stable, high-risk, surgical patients. Crit Care Lond Engl. 2004;8:R60–5.

36. Gan TJ, Soppitt A, Maroof M, el-Moalem H, Robertson KM, Moretti E, et al. Goal-directed intraoperative fluid administration reduces length of hospital stay after major surgery. Anesthesiology. 2002;97:820–6.

37. National Institute for Health and Care Excellence. CardioQ-ODM Oesophageal Doppler Monitor. London: National Institute for Health and Care Excellence; 2011. Available at: https://www.nice.org.uk/guidance(mtg3/resources/guidance-cardioqodm-oesophageal-doppler-monitor.pdf. Accessed 12 May 2019.

38. Zhang X, Zheng W, Chen C, Kang X, Zheng Y, Bao F, et al. Goal-directed fluid therapy does not reduce postoperative ileus in gastrointestinal surgery: a meta-analysis of randomized controlled trials. Medicine. 2018;97:e13097.

39. Xu C, Peng J, Liu S, Huang Y, Guo X, Xiao H, et al. Goal-directed fluid therapy versus conventional fluid therapy in colorectal surgery: a meta analysis of randomized controlled trials. Int J Surg Lond Engl. 2018;56:264–73.

40. Rollins KE, Mathias NC, Lobo DN. Meta-analysis of goal directed fluid therapy using transoesophageal Doppler in patients undergoing elective colorectal surgery. BJS Open. 2019;3:606–16.

41. Rollins KE, Lobo DN. Intraoperative goal-directed fluid therapy in elective major abdominal surgery: a meta-analysis of randomized controlled trials. Ann Surg. 2016;263:465–76.

42. Malbouisson LMS, Silva JM Jr, Carmona MJC, Lopes MR, Assuncao MS, Valiatti J, et al. A pragmatic multi-center trial of goal-directed fluid management based on pulse pressure variation monitoring during high-risk surgery. BMC Anesthesiol. 2017;17:70.

43. Pearse RM, Harrison DA, MacDonald N, Gillies MA, Blunt M, Ackland G, et al. Effect of a perioperative, cardiac output-guided hemodynamic therapy algorithm on outcomes following major gastrointestinal surgery: a randomized clinical trial and systematic review. JAMA. 2014;311:2181–90.

44. Brandstrup B, Tonnesen H, Beier-Holgersen R, Hjortso E, Ording H, Lindorff-Larsen K, et al. Effects of intravenous fluid restriction on postoperative complications: comparison of two perioperative fluid regimens: a randomized assessor-blinded multicenter trial. Ann Surg. 2003;238:641–8.

45. Zhang J, Qiao H, He Z, Wang Y, Che X, Liang W. Intraoperative fluid management in open gastrointestinal surgery: goal-directed versus restrictive. Clinics (Sao Paulo, Brazil). 2012;67:1149–55.

46. Myles PS, Bellomo R, Corcoran T, Forbes A, Peyton P, Story D, et al. Restrictive versus liberal fluid therapy for major abdominal surgery. N Engl J Med. 2018;378:2263–74.

47. NICE Guidelines [CG174]. Intravenous fluid therapy for adults in hospital. London: National Institute for Health and Care Excellence, 2013. Available at http://www.nice.org.uk/guidance/cg174/resources/guidance-intravenous-fluid-therapy-in-adults-in-hospital-pdf. Accessed 16 May 2019.

48. Lobo DN, Bostock KA, Neal KR, Perkins AC, Rowlands BJ, Allison SP. Effect of salt and water balance on recovery of gastrointestinal function after elective colonic resection: a randomised controlled trial. Lancet. 2002;359:1812–8.

49. Van Regenmortel N, De Weerdt T, Van Craenenbroeck AH, Roelant E, Verbrugghe W, Dams K, et al. Effect of isotonic versus hypotonic

maintenance fluid therapy on urine output, fluid balance, and electrolyte homeostasis: a crossover study in fasting adult volunteers. Br J Anaesth. 2017;118:892–900.

50. Miller TE, Thacker JK, White WD, Mantyh C, Migaly J, Jin J, et al. Reduced length of hospital stay in colorectal surgery after implementation of an enhanced recovery protocol. Anesth Analg. 2014;118:1052–61.

51. Bellamy MC. Wet, dry or something else? Br J Anaesth. 2006;97:755–7.

52. Clemente A, Carli F. The physiological effects of thoracic epidural anesthesia and analgesia on the cardiovascular, respiratory and gastrointestinal systems. Minerva Anestesiol. 2008;74:549–63.

53. Holte K, Foss NB, Svensen C, Lund C, Madsen JL, Kehlet H. Epidural anesthesia, hypotension, and changes in intravascular volume. Anesthesiology. 2004;100:281–6.

54. Section 2: AKI definition. Kidney Int Suppl. 2012;2:19–36.

55. Myles PS, McIlroy DR, Bellomo R, Wallace S. Importance of intraoperative oliguria during major abdominal surgery: findings of the restrictive versus liberal fluid therapy in major abdominal surgery trial. Br J Anaesth. 2019;122:726–33.

56. Egal M, de Geus HR, van Bommel J, Groeneveld AB. Targeting oliguria reversal in perioperative restrictive fluid management does not influence the occurrence of renal dysfunction: a systematic review and meta-analysis. Eur J Anaesthesiol. 2016;33:425–35.

57. Mizota T, Yamamoto Y, Hamada M, Matsukawa S, Shimizu S, Kai S. Intraoperative oliguria predicts acute kidney injury after major abdominal surgery. Br J Anaesth. 2017;119:1127–34.

58. Hadimioglu N, Saadawy I, Saglam T, Ertug Z, Dinckan A. The effect of different crystalloid solutions on acid-base balance and early kidney function after kidney transplantation. Anesth Analg. 2008;107:264–9.

59. Semler MW, Self WH, Wanderer JP, Ehrenfeld JM, Wang L, Byrne DW, et al. Balanced crystalloids versus saline in critically ill adults. N Engl J Med. 2018;378:829–39.

60. Huang L, Zhou Z, Yu H. Balanced crystalloids vs 0.9% saline for adult patients undergoing non-renal surgery. Int J Surg. 2018;51:1–9.

61. Pfortmueller CA, Funk GC, Reiterer C, Schrott A, Zotti O, Kabon B, et al. Normal saline versus a balanced crystalloid for goal-directed perioperative fluid therapy in major abdominal surgery: a double-blind randomised controlled study. Br J Anaesth. 2018;120:274–83.

62. Yates DR, Davies SJ, Milner HE, Wilson RJ. Crystalloid or colloid for goal-directed fluid therapy in colorectal surgery. Br J Anaesth. 2014;112:281–9.

63. Ripolles J, Espinosa A, Casans R, Tirado A, Abad A, Fernandez C, et al. Colloids versus crystalloids in objective-guided fluid therapy, systematic review and meta-analysis. Too early or too late to draw conclusions. Braz J Anesthesiol (Elsevier). 2015;65:281–91.

64. Raiman M, Mitchell CG, Biccard BM, Rodseth RN. Comparison of hydroxyethyl starch colloids with crystalloids for surgical patients: a systematic review and meta-analysis. Eur J Anaesthesiol. 2016;33:42–8.

65. Brunkhorst FM, Engel C, Bloos F, Meier-Hellmann A, Ragaller M, Weiler N, et al. Intensive insulin therapy and pentastarch resuscitation in severe sepsis. N Engl J Med. 2008;358:125–39.

66. Perner A, Haase N, Guttormsen AB, Tenhunen J, Klemenzson G, Aneman A, et al. Hydroxyethyl starch 130/0.42 versus Ringer's acetate in severe sepsis. N Engl J Med. 2012;367:124–34.

67. Myburgh JA, Finfer S, Bellomo R, Billot L, Cass A, Gattas D, et al. Hydroxyethyl starch or saline for fluid resuscitation in intensive care. N Engl J Med. 2012;367:1901–11.

第 19 章
加速康复外科与微创外科技术

Daniel White，Timothy A. Rockall

引言

加速康复外科是一种成熟的多模式化围手术期护理方法，其在多个外科领域已被证明可以提升患者术后恢复质量、降低并发症和减少住院时间。而与加速康复外科理念同时引入和扩展的还有微创外科技术。微创技术因其能减少患者手术入路的损伤，减轻疼痛并减少阿片类镇痛药的使用，最大限度地减少补液量，降低肠梗阻、失血、肺部及伤口感染等并发症，现已成为多个外科手术治疗的首选和多个加速康复外科领域的标准流程。微创手术（minimally invasive surgery，MIS）的重要性不仅体现在其是加速康复外科中的关键组成部分，也体现在其是实现加速康复外科其他环节，如液体管理、麻醉和早日下床活动的重要基础。加速康复外科的多模式化特点提示其整体流程的顺畅执行可能会给患者带来更好的结果，但并不能证明其某一个方面总能使患者显著获益。然而，微创手术却始终是改善患者预后的独立因素。微创手术和加速康复外科可以看作是优化患者术后预后的协同方法。

在某些外科领域中，为了实现微创手术方式，越来越多的新技术和操作技巧正在快速发展。微创手术通过新技术的发展，克服了传统腹腔镜技术难以学习、中转率高或适用范围窄的问题，进一步扩大了手术的适用范围。而新技术的发展还可通过减少腔镜孔的数量或大小，减轻手术入路的损伤。同时，新技术的发展提高了手术操作的灵活性和精准性，因而提高了手术质量，并降低了并发症的发生。然而，现有的研究证据表明，几乎不存在一种外科微创技术是优于另一种的。我们通过在加速康复外科理念的指导下进行的随机临床试验发现，其重点是避免开腹手术而不是采用某种特定的微创手术方式。本章的目的是对微创手术在不同领域的应用进行一个大致的介绍，并探讨在加速康复外科理念的背景下微创手术对于减轻患者术后应激反应的潜在益处。

微创手术的背景

在过去的 100 年中，腹腔镜的广泛使用促进了外科手术革命性的发展。它改变了许多常规手术的方式，也改变了患者的术后恢复和预后。尽管腹腔镜对于许多外科手术的促进作用是立竿见影的，但在将其引入一种新的手术术式时，人们往往对其持怀疑态度。并通过进行包括随机临床试验在内的临床研究证明其优于或不劣于传统开腹手术。但是，这些临床试验或结果并没有减慢腹腔镜在胆囊切除等部分手术中的应用。但在一些复杂的手术中，腹腔镜的使用则变得更为谨慎。随着机器人手术的发展，这种现象又重新出现了。尽管缺乏随机临床试验数据的支持，美国在使用机器人进行前列腺切除术的比例已经从 2003 年的 1.8% 提升至 2013 年的 85%，并且有超过 5 000 台机器人系统正在使用[1]。

目前，腹腔镜可以在胆囊切除、阑尾切除、胃底折叠、腹股沟疝修补、结直肠切除在内的常规腹部手术及肾上腺切除等非常规腹部手术中开展，并且患者可以在术后 24 小时内出院。然而，还没有关于开腹胆囊切除、结直肠切除、胃底折叠或肾上腺切除术患者 24 小时内出院的文献报道。

胆囊切除术

第一例腹腔镜下胆囊切除术是由 Mouret 于 1987 年开展的，目前已经成为许多国家胆囊切除的主要方式。相比于传统开腹手术显著的术后疼痛及一周左右的住院时间等特点,腹腔镜手术对于并不复杂的病例可以使用日间手术的方式解决[2]。一项纳入 356 例患者的早期临床研究表明,使用腹腔镜、中转开腹、开腹手术的患者平均住院时间分别为 3 天、7.5 天、9.5 天,而回归工作的时间分别为 21 天、42 天及 56 天[3]。

学术界早期对于腹腔镜下胆囊切除术的顾虑主要在于其可能具有较高的胆管损伤率,尽管其在改善术后恢复效果方面是非常显著的。部分学者当时质疑腹腔镜相对于"迷你切口"或"小切口"胆囊切除术的优越性,但早在 1994 年,一项比较腹腔镜和迷你切口胆囊切除术的随机临床研究表明,腹腔镜技术可以将平均住院时间缩短 2 天,回归工作的时间缩短一周,而两组间的并发症发生率相似[4]。而一篇系统性综述研究表明,腹腔镜和迷你切口胆囊切除术均优于开腹手术,但二者之间并无明显差异[5]。同时,一项纳入病例为 2 032 例的腹腔镜及迷你切口胆囊切除术患者的荟萃分析提示,两组患者预后相似,且住院时间平均缩短 0.37 天[6],但开腹手术的伤口感染率约为腹腔镜的 3 倍。而一篇纳入 38 项临床试验和总计 2 338 例患者的腹腔镜与开腹胆囊切除术的 Cochrane 综述表明,腹腔镜手术(laparoscopic surgery)缩短了康复时间,并将平均住院时间缩短了 3 天,而二者在死亡率、并发症发生率和手术时间方面并无差异。尽管迷你切口胆囊切除术可以和腹腔镜取得相似的效果,但腹腔镜对于身体情况较为复杂的病人也同样适用,而迷你切口的开展则较为困难且并不总是适用。

标准腹腔镜胆囊切除术通常采用三孔法或四孔法。而其他微创胆囊切除术,例如经鼻内镜自然开口手术或单孔腹腔镜手术也有研究报道。然而,由于现阶段技术、设备和平台上的不足,目前并没有复杂的经鼻内镜自然开口胆囊切除的报道或相关的临床研究。同时,现有研究也表明单孔腹腔镜胆囊切除存在手术时间较长、失血量较大、失败率较高等问题,缺乏充足的证据表明其安全可靠,尽管部分学者也认为单孔腹腔镜患者术后的生活质量较高[7,8]。而在该领域中开展随机临床研究较少,仅有一项随机临床研究报道了机器人手术和四孔腔镜手术的效果相近,还有一项正在招募中[9]。回顾性临床研究数据表明机器人手术(robotic surgery)在胆囊切除术中并没有表现出优势,反而成本有所增加。一项纳入 1 400 例患者的荟萃分析表明,机器人手术和标准四孔法腔镜胆囊切除术是近乎等效的[10]。

结直肠切除术

尽管第一例腹腔镜结肠切除术于 1991 年就已经开展,但相比于腹腔镜胆囊切除术,其发展速度则较为缓慢。究其原因在于当时其自身操作的复杂性,传统开放手术医师腹腔镜技能的匮乏,对肿瘤学根治效果的质疑,以及保守派外科医生们的抗拒等。在腹腔镜手术开展前,英国结直肠切除术后患者的平均住院时间为 12.8 天。而实施腹腔镜手术之后,包括 RecoverMI 项目在内的四项临床随机对照研究表明,英国腹腔镜结直肠切除术后患者的住院时间可以缩短为 23 小时[11,12]。虽然腹腔镜结直肠切除手术相关的临床试验在许多方面是不完美的,例如 CLASSICC、COST 和 COLOR 等临床试验,但这些试验都说明其在肿瘤学根治效果或其他方面并不弱于开放手术。同时,COLOR Ⅱ 结果及 Day 等人的研究表明,腹腔镜手术可以提高患者的预后[13-15]。然而,ACOSOG Z0651 和 ALaCaRT 等的研究结果表明,采用环周切缘的阳性率、远端切缘的阴性率、全系膜直肠切除的完整度等作为评价指标之后,腹腔镜手术在肿瘤学根治效果方面劣于开放手术,但两组患者间的 3 年生存率并无显著差异[16,17]。相关研究总结于表 19.1。

1999 年,英国国家健康和保健医学研究所(NICE)指南指出,除非患者被纳入临床研究(当时 CLASICC 项目正在招募中),否则不应该使用腹腔镜进行结直肠切除。这说明当时腹腔镜手术的研究证据不足。2006 年,当所有相关研究证据被重新评估后,腹腔镜手术再次受到了学术界的重视。同时发布的指南提出,对于符合条件的结直肠癌患者,从患者获益和减少经济支出的角度考虑,应当进行腹腔镜手术。但当时英国技能熟练的腹腔镜外科医生数量不足,无法开展大量的腹腔镜手术,直到 4 年之后情况才得以改善。在此期间,在腹腔镜的训练方面进行了大量的投入[18]。

随着技术的发展,机器人手术和经肛门结直肠切除术开始应用于结直肠外科。最早于 2001 年开始了第一台在 Da Vinci 机器人辅助下的结直肠切除术,并于 2003 年进行了文献报道[19]。与腹腔镜手术的发展类似,机器人手术开始时也具有争论性。争论的原因在于早期大部分手术是在较小的医学中心开展的,这导致了更高的并发症发生率、更长的住院时间、更多的费用和更差的肿瘤学根治效果[20]。近期一篇来自英国的综述表明,机器人对于右半结肠切除、直

表 19.1 对比腹腔镜与开腹手术的临床试验

名称	试验对象	设计	主要试验终点	结论
ACOSOG Z0651	2/3 期直肠癌患者,均接受新辅助化疗 共 486 人	非劣效性随机对照试验	环周切缘小于 1mm,远端切缘小于 1mm,全系膜切除完成度	2015 年:以主要试验终点为评价指标时开腹手术有优势,没有体现出非劣效性; 2018 年:无病生存率和复发率没有显著差别
ALaCaRT	$T_1 \sim T_3$ 期直肠腺癌患者,位于肛周 15cm 范围内 共 475 人	非劣效性随机对照试验	环周切缘小于 1mm,远端切缘小于 1mm,全系膜切除完成度	2015 年:没有体现出非劣效性,等待长期研究的结果
CLASICC	结直肠癌(不包含横结肠肿瘤) 共 794 人	随机对照试验	环周切缘,纵向切缘,肠系膜高位切缘,3 年无病生存率,总生存率和局部复发率	腹腔镜手术相比于开腹手术是安全的; 不能支持使用腹腔镜手术; 腹腔镜手术组有更高的环周切缘阳性率(P=0.45); 两组间差异不显著
COLOR Ⅰ	结直肠癌患者(不包含腹膜反折以下的肿瘤患者) 共 627 人	随机对照试验	3 年无肿瘤生存率	腹腔镜组具有更快的肠道功能恢复(提前 1 天)、更少的镇痛药使用、更短的住院时间(缩短 1.1 天)、更少的失血量(开腹组 175mL,腹腔镜组 100mL); 总体并发症发生率和死亡率无差异
COLOR Ⅱ	直肠癌患者(位于肛周 15cm 范围内) 共 1 044 人	非劣效性随机对照试验	3 年局部复发率	腹腔镜组的无病生存率(腹腔镜组 74.8%,开腹组 70.8%)和总体生存率(腹腔镜组 86.7%,开腹组 83.7%)高于开腹组; 展现出了非劣效性
COREAN	T_3 期、$N_0 \sim N_2$ 期无转移的直肠癌患者,均接受新辅助化疗 共 340 人	非劣效性随机对照试验	3 年无肿瘤生存率	以环周切缘为评价指标两组间没有体现出差别

肠癌切除以及腹侧网膜直肠固定术具有潜在的优势。对于右半结肠切除术而言,使用机器人可以通过更小的切口完成肠管吻合,从而降低切口疝的发生率,减轻术后疼痛,并可能提高淋巴结清扫的效果。而 2017 年一篇纳入 7 项研究(仅 1 项随机研究)的荟萃分析表明,机器人手术患者与腹腔镜结直肠切除手术患者相比,具有相似的住院时间,更少的失血量(仅 19mL),更高的费用和更长的手术时间(不包含安装设备的时间)[21]。目前,机器人结直肠切除手术相关的临床研究正在大范围开展,但却没有机器人手术优于腹腔镜手术的报道。

部分学者认为机器人技术在直肠癌切除手术中的优势较为明显,主要是由于盆腔空间狭小,在保证肿瘤学根治效果的前提下尽可能减小周围组织损伤的切除是有较高难度的。2018 年发表的一篇包含 14 项研究和纳入超过 22 000 例患者的综述表明,机器人直肠切除术的中转开腹率低,全直肠系膜完整切除率高,环周切缘阳性率低,以及住院时间短[22]。尽管机器人手术被认为具有肿瘤学上的优势,但患者的无病生存时间或总体生存时间却没有明显的提高。ROLARR 是进行腹腔镜和机器人直肠切除手术对比研究的随机多中心试验之一,其在 2017 年的报道认为机器人手术并不优于腹腔镜手术[23]。目前,机器人手术在直肠癌中的应用仍存在争议,仍然没有高质量的研究支持其广泛应用,尤其是没有证据表明其比腹腔镜手术更有利于在加速康复外科理念下患者的康复[24]。

关于经肛门入路直肠切除术的多项临床研究表明,与腹腔镜手术或开放手术相比,其在标本切除质量或吻合口漏发生率等方面并无差异[25-28]。另一项大规模的前瞻性病例登记临床研究表明,经肛门入路的直肠切除术在吻合口漏的发生率和标本切除质量方面,与标准腹腔镜相比无统计学意义[29]。而对于经肛门入路手术的临床随机对照试验(COLOR Ⅲ)也已启动[30]。同时,目前的研究证据表明,不同方式的手术入路对于患者术后康复的影响无差异。

上消化道肿瘤

经胸腔或腹腔对上消化道进行复杂的手术往往会引起严重的系统性炎症反应,故尽可能减少手术损伤对于患者的加速康复是至关重要的。微创手术对于改善 Ivor Lewis 食管切除术较高的并发症发生率和死亡率具有重要意义。一项开放性的临床研究表明,与传统开放手术相比,微创手术降低了 20% 的肺部并发症发生率,并具有相似的肿瘤治疗效果[31]。而另一项机器人辅助的食管切除微创手术临床研究(ROBOT 研究)表明,机器人手术减轻了疼痛和降低了术后并发症的发生,尤其是房颤的发生和肺部并发症,并在肿瘤治疗结局方面没有劣于开放手术[32]。然而,两组患者总体较高的并发症发生率和微创队列中外科医生机器人手术操作技能的不成熟却饱受学术界批评。因而,微创手术的疗效需要开展更多的临床研究来予以证实,但其对手术创伤程度的减低是显著的。

肝胆系统

胰腺外科的微创手术是极具挑战性的手术方式。虽然微创技术现已成为腹部多种术式的常规首选,且少数大的胰腺外科中心报道腹腔镜胰腺手术安全可行,但由于胰腺解剖位置的特殊性,且其与周围的大血管关系密切,切除后吻合难度也较高,大多数医学中心仍采用传统开腹手术进行胰十二指肠切除[33]。2017 年,一项纳入 3 000 例腹腔镜手术和开放胰十二指肠切除术患者的荟萃分析显示,腹腔镜组患者的出血量更少,术后康复更快,住院时间更短且手术时间并没有明显延长。但上述结果多来自回顾性分析数据,需更多的前瞻性随机对照研究予以进一步确认[34]。而机器人手术和开放胰十二指肠切除术的对比研究也得出了相似的结论[35]。

微创技术对于肝原发肿瘤和继发肿瘤(如肝转移性结直肠癌)的治疗也成为目前肝切除术的首选。一项纳入超过 1 000 例患者的荟萃分析研究表明,腹腔镜手术在原发性肝癌患者术后 1、3、5 年的肿瘤学治疗效果方面并没有劣势,且在结直肠癌肝转移灶切除患者的 3 年生存率方面具有优势[36]。日本 2015 年发表的共识声明认为小范围肝切除可采用腹腔镜进行,大范围肝切除的手术方式选择则应由外科医生根据自身情况予以判断[37]。而正在进行的 ORANGE Ⅱ 临床研究,其依据加速康复原则设计,通过对比腹腔镜与开放半肝切除,将有助于临床医生获得更多信息[38]。然而,机器人肝切除术的随机对照研究较少。有文献报道指出机器人肝切除较腹腔镜手术具有更高的完成率和更低的中转率,但手术时间较长[39]。

在微创手术时代下的加速康复理念

高依从性是加速康复流程的众多要素中改善患者预后的重要环节(图 19.1,表 19.2)[40],微创手术则是为数不多的能够缩短术后住院时间并改善预后的独立因素(图 19.2a-c)[41-43]。其他因素还包括术前碳水补充和目标导向的静脉液体输注[44]。微创手术是加速康复外科中唯一能够减轻应激反应的独立因素。关于加速康复外科完成度的可持续性的研究表明,在十家入选的单位中,除了少部分单位依从性有所下降,90% 的单位的持续性的保持改善了患者的预后。接下来的章节将通过回顾两项重点采用加速康复外科和微创手术设计的结直肠癌切除术的临床研究,来讨论微创手术的重要性。这两项研究分别是荷兰的 LAFA 试验[45]和英国的 EnRol 试验[46]。

LAFA 试验:结肠手术围手术期策略——腹腔镜或快速跟踪多模式化管理与标准护理的对比

这项来自荷兰的研究旨在辨别快速跟踪/加速康复流程或腹腔镜手术是否能够改善结肠肿瘤切除患者的预后。试验提出了三个研究问题,以便对每组患者的住院时间、生活质量和住院费用进行分析。

这是一项综合了荷兰 7 家医院的 2×2 平衡析因设计的多中心随机对照研究。这项研究分析了 400 名患者的数据,得出了腹腔镜手术患者平均住院天数缩短一天的概率大于 95% 的结论。进行结肠部分切除术的 40~80 岁的成年结直肠癌患者被随机分组,并依照流程分别接受腹腔镜手术或开腹手术、标准护理或快速跟踪护理。手术切口被腹部绷带掩盖,以做到手术方式对患者和护理团队保密。所有患者都有固定的出院标准。

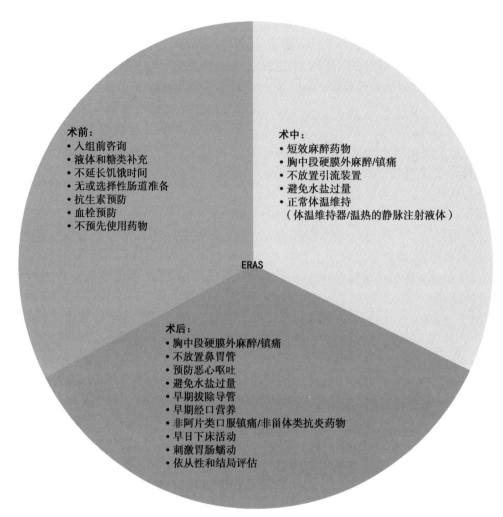

图 19.1 加速康复外科的组成要素

表 19.2 加速康复外科针对结肠切除的指南要点

要点	预期效果或评价
开始流程前	
戒烟,禁止过量饮酒	减少并发症
术前营养状况评估、营养支持评估	减少并发症
针对慢性病的药物优化	减少并发症
术前	
结构化的术前信息采集、患者和家属或照顾者的告知	减少紧张感,提高患者对流程的依从性
术前碳水化合物输注	减轻胰岛素抵抗,改善机体状态,有利于更快康复
术前血栓预防	减少血栓并发症的发生
术前感染预防	减少感染率
恶心呕吐的预防	减轻术后恶心呕吐
术中	
微创手术技术	减少并发症,更快康复,减轻疼痛感
标准麻醉方式、避免长效阿片类药物的使用	避免或减少术后肠梗阻
维持液体平衡以避免液体过量或缺水,使用升压药协助维持血压	减少并发症,减少术后肠梗阻
开腹手术采用硬膜外麻醉	减少应激反应和胰岛素抵抗,基本的术后疼痛管理

续表

要点	预期效果或评价
限制手术区引流管的使用	利于活动,减轻疼痛和不适感,没有证据支持使用
麻醉苏醒前拔除鼻胃管	减轻肺炎的发生风险,利于经口进食固体食物
使用暖气毯或温热的静脉液体输注进行体温控制	减少并发症
术后	
早期活动(手术当天)	为恢复正常活动提供支持
早期经口摄入流食与固体食物(手术当天提供)	提供能量和蛋白支持、减轻饥饿导致的胰岛素抵抗
早期拔除尿管并停止静脉液体输注(手术次日)	为行走和活动提供支持
咀嚼口香糖,使用服泻药,使用外周阿片类阻断药物(当使用阿片类药物时)	为肠道功能恢复提供支持
摄入蛋白和高能量的营养补充剂	在正常饮食之外补充能量和蛋白摄入
通过多种方式进行不依赖阿片类药物的疼痛控制	疼痛控制减轻了胰岛素抵抗,有利于活动
多种方式控制恶心呕吐	将术后恶心呕吐程度减至最低,有利于营养和蛋白摄入
早期出院准备	避免不必要的延迟出院
由多专业、多学科组成的团队定期对流程和结局进行评估	流程实施的控制(改善预后的关键)

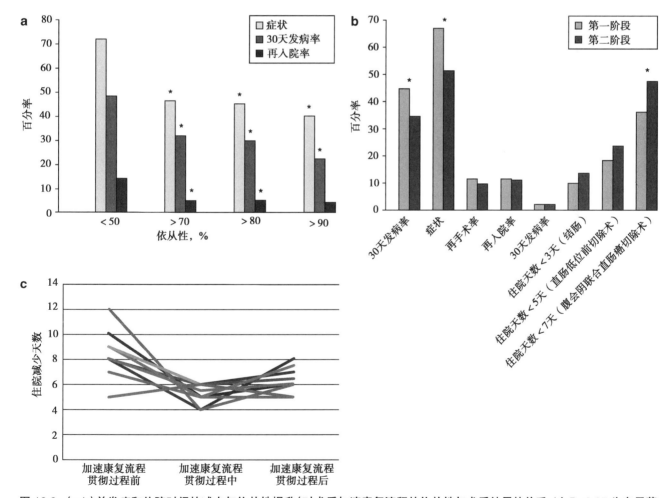

图 19.2 (a-b)并发症和住院时间的减少与依从性提升(对术后加速康复流程的依从性与术后结局的关系,以 $P < 0.05$ 为有显著性差异,用 * 表示)及加速康复流程贯彻后的关系(经 Gustafsson 等[41]同意后重印)。(c)尽管流程贯彻后对流程的依从性变差,但其效果仍被维持。本图表示在加速康复流程贯彻前、贯彻过程中和贯彻后的平均住院时间(两家医院报道了相同的结果,用同一条线表示)(本图经 Gillissen 等[43]同意后重印)

此研究的主要试验终点为住院天数,次要试验终点为通过简化健康调查问卷(SF-36)和胃肠道生活质量指数(GIQLI)评估的术后2~4个月的生活质量。同时记录的还有费用、并发症发生率、30天死亡率、患者满意度以及再入院率。数据分析是基于意向性分析的方法进行的。

结果表明,对于主要试验终点,即术后住院天数而言:

- 接受腹腔镜手术和快速跟踪护理的患者,术后住院天数为5(4~7)天
- 接受腹腔镜手术和标准护理的患者,术后住院天数为6(4~8.5)天
- 接受开腹手术和快速跟踪护理的患者,术后住院天数为6(4~10.5)天
- 接受开腹手术和标准护理的患者,术后住院天数为7(6~10.5)天

所有组的次要试验终点没有任何差别。回归分析表明,只有腹腔镜手术是改善预后的独立因素。

作者的结论是对于结肠部分切除术而言,理想的治疗方式是采用腹腔镜和快速跟踪护理相结合的方案。当开腹手术不可避免时,最好采用快速跟踪护理的方式。

EnROL 试验: 一项在加速康复流程下针对传统与腹腔镜结直肠癌手术的多中心随机研究

这是一项针对结直肠癌切除术的III期多中心随机对照研究,所有遵循加速康复流程的成年患者被随机分为开腹手术组和腹腔镜手术组。在12家英国医院招募的202名患者均接受了较大程度的结直肠腹腔镜切除手术(超过100例结肠切除术和超过50例直肠系膜切除术)。和LAFA试验一样,手术的方式对患者和护理人员是保密的。研究的主要试验终点是通过多维度疲劳问卷(MFI-20)评估的身体疲劳感,次要试验终点是住院时间、并发症、再入院情况、再次手术、生活质量、美观度、费用和MFI-20问卷中的其他评价指标。

分析表明,当接受腹腔镜手术和加速康复护理时,结肠切除手术和直肠切除手术患者的住院总天数分别从7天、8天均缩短至5天。结论是腹腔镜手术对于接受加速康复流程治疗的结直肠癌患者是一个独立的有利因素。

几乎所有已发表的研究都集中在加速康复理念发展最快且腹腔镜技术得到广泛应用的结直肠癌的切除术上。另一些手术领域也在研究当中,例如前文提到过的来自荷兰的研究,ORANGE II,关注的是加速康复外科理念下的腹腔镜与开腹左半肝切除术的对比,其试验终点是患者的功能康复。

对于腹腔镜下袖状胃切除术而言,有一项包含了历史对照的对比加速康复流程与开腹手术的随机对照研究表明,腹腔镜手术组术后住院时间为1天,标准护理组为2天,历史对照组为3天[47]。加速康复组患者住院天数的减少在统计学上是显著的,且死亡率并无增加。

其他手术领域的非随机化证据包括一项腹腔镜与历史对照进行对比的回盲部切除术的研究,该证据表明在克罗恩病的手术治疗方案中贯彻加速康复理念可以缩短住院时间[48]。一项入组了806名接受加速康复外科流程治疗的结直肠切除术患者的大型研究对比了开腹和腔镜手术方式对患者预后的影响,结果表明腹腔镜组的平均住院时间为3.9天,优于开腹组的8.4天[49]。

显然这部分非随机化的数据存在固有的偏差,这是分析文献的时候必须要考虑到的。

截至目前,对结肠、直肠、肝脏、妇科系统、肥胖治疗、胰腺手术的加速康复外科指南已经发表。已有证据表明加速康复外科方案在肝脏、胰腺、肥胖治疗、结肠和直肠手术中存在显著优势[50-54]。加速康复外科方案和腹腔镜手术都致力于减少并发症并提高术后康复的质量和速度。2012年发表的一篇文章提示了腹腔镜和加速康复外科方案联合使用的重要协同作用,认为腹腔镜手术应当尽可能地被整合入加速康复外科方案中。

微创手术的生理学结果

手术导致的应激反应与细胞损伤的程度是直接相关的。手术中细胞损伤的原因是多方面的,例如腹壁的切开、肠道的牵拉、热损伤、解剖暴露等。而炎症反应的持续时间可以被加速康复方案,尤其是微创手术缩短[55]。C反应蛋白常是用于反映手术应激程度的指标,白细胞介素-1和白细胞介素-6虽更为有用,但较不稳定[56]。微创手术,例如机器人手术和腹腔镜手术,可以减小手术的切口,降低肠道的牵拉,更加精细地进行解剖,减少出血。现有研究多次证明,腹腔镜手术的出血量显著低于开腹手术,且相关证据表明机器人手术在失血量方面较腹腔镜可能有着一定的优势[24]。

血液不仅包含红细胞,还包含有血浆和蛋白。因此手术失血不仅影响心排血量,还影响机体的酸碱平衡。此外,代谢正常患者术后的净失氮量约为40~80mg,大约相当于 1.2~2.4kg 骨骼肌的重量。骨骼肌丢失的重量已达到了肌少症的诊断标准。这是一种病理性的骨骼肌丧失,通常伴有身体功能的损害,近年来则被用于判断患者的手术疗效和肿瘤学根治疗效[57]。微创手术可以减少出血量,进而可以维持更好的酸碱平衡状态,并降低患者蛋白的丢失。相关证据表明,尽管手术路径的选择对于减少手术带来的损伤是至关重要的,但通过术前糖的补充,良好的镇痛,术后早期进食等加速康复流程的实施,即使是开腹手术带来的分解代谢效应,也可以在很大程度上得到避免[58]。

然而,微创手术的所有要素并不都是积极的效应,如人工气腹和患者头低位的影响。人工气腹导致的腹腔压力升高将导致患者体循环前负荷的降低和后负荷的升高。这种效应的程度是由患者的循环容量决定的,可通过加速康复方案以减轻该效应,例如不进行肠道准备和缩短饥饿时间。而长时间的头低位将导致大脑水肿和气道水肿,使得麻醉拔管更为困难。同时,手术时间的延长将使得大量二氧化碳从腹腔进入血液循环,从而导致机体酸中毒。

微创手术还可以减少术后胃肠道梗阻的发生。微创手术可以减轻炎症反应,从而减轻炎症导致的肠道渗透性的增加,联合加速康复的液体管理方案可使胃肠功能更早地恢复。

结论

微创手术关注的焦点在于其改善了肿瘤相关的预后,减少了手术并发症的发生,以及降低中转开腹率。相较于传统开放手术,微创手术在减少创伤的同时也减轻了对患者免疫系统的影响。微创手术是实现加速康复外科理念诸多要素的基石,也是改善患者预后的独立预测因素[42]。微创手术能够显著地减少并发症的发生,这也是加速康复外科的终极目标。微创外科手术能够减轻疼痛和减少镇痛药的使用,使患者早日下床,减轻液体交换带来的影响,并减少肠梗阻的发生。

微创手术能够促进患者更快更好地康复,并能减少一般并发症的发生,也减少诸如切口疝、腹腔粘连等伤口相关并发症的发生。微创手术也是实现加速

康复外科理念中许多主要部分的基础,例如不使用阿片类药物的镇痛以及优化的液体管理。

在手术发展的历史上,正如腹腔镜手术、机器人手术或经肛门手术等,我们正在逐步经历这些学习曲线,且没有明确证据表明一种技术是优于另一种的。我们很可能正处于一个过渡时期:目前被认为最好的微创技术将被不断出现的新证据挑战。目前的情况表明,腹腔镜手术并非劣于其他新技术。随着更多新研究结果的出现,将来很可能会根据每位患者的情况选择最适合他们的手术,而不是笼统地采用某一种手术方式。但患者的意愿与肿瘤学疗效之间的取舍将是一个难题。同时,不断累积的定性资料对将来的治疗决策的制订具有至关重要的作用。

(熊光冰　秦仁义　译)

参考文献

1. Leow JJ, Chang SL, Meyer CP, Wang Y, Hanske J, Sammon JD, et al. Robot-assisted versus open radical prostatectomy: a contemporary analysis of an all-payer discharge database. Eur Urol. 2016;70(5):837–45.
2. Hardy KJ, Miller H, Fletcher DR, Jones RM, Shulkes A, McNeil JJ. An evaluation of laparoscopic versus open cholecystectomy. Med J Aust. 1994;160(2):58–62.
3. Kent P, Bannon CA, Beausang O, O'Connell PR, Corrigan TP, Gorey TF. The introduction of laparoscopic cholecystectomy-audit of transition period with late follow-up. Ir J Med Sci. 1995;164(1):1–3.
4. McMahon AJ, Russell IT, Baxter JN, Ross S, Anderson JR, Morran CG, et al. Laparoscopic versus minilaparotomy cholecystectomy: a randomised trial. Lancet Lond Engl. 1994;343(8890):135–8.
5. Keus F, de Jong J, Gooszen HG, van Laarhoven C. Laparoscopic versus small-incision cholecystectomy for patients with symptomatic cholecystolithiasis. Cochrane Database Syst Rev 2006;(4):CD006229.
6. Purkayastha S, Tilney HS, Georgiou P, Athanasiou T, Tekkis PP, Darzi AW. Laparoscopic cholecystectomy versus mini-laparotomy cholecystectomy: a meta-analysis of randomised control trials. Surg Endosc. 2007;21(8):1294–300.
7. Trastulli S, Cirocchi R, Desiderio J, Guarino S, Santoro A, Parisi A, et al. Systematic review and meta-analysis of randomized clinical trials comparing single-incision *versus* conventional laparoscopic cholecystectomy. Br J Surg. 2013;100(2):191–208.
8. Wagner MJ, Kern H, Hapfelmeier A, Mehler J, Schoenberg MH. Single-port cholecystectomy versus multi-port cholecystectomy: a prospective cohort study with 222 patients. World J Surg. 2013;37(5):991–8.
9. Pietrabissa A, Pugliese L, Vinci A, Peri A, Tinozzi FP, Cavazzi E, et al. Short-term outcomes of single-site robotic cholecystectomy versus four-port laparoscopic cholecystectomy: a prospective, randomized, double-blind trial. Surg Endosc. 2016;30(7):3089–97.
10. Huang Y, Chua TC, Maddern GJ, Samra JS. Robotic cholecystectomy versus conventional laparoscopic cholecystectomy: a meta-analysis. Surgery. 2017;161(3):628–36.
11. Levy BF, Scott MJP, Fawcett WJ, Rockall TA. 23-Hour-stay laparoscopic colectomy. Dis Colon Rectum. 2009;52(7):1239–43.
12. Price BA, Bednarski BK, You YN, Manandhar M, Dean EM, Alawadi ZM, et al. Accelerated enhanced *Recovery* following

*M*inimally *I*nvasive colorectal cancer surgery (*RecoverMI*): a study protocol for a novel randomised controlled trial. BMJ Open. 2017;7(7):e015960.

13. Guillou PJ, Quirke P, Thorpe H, Walker J, Jayne DG, Smith AM, et al. Short-term endpoints of conventional versus laparoscopic-assisted surgery in patients with colorectal cancer (MRC CLASICC trial): multicentre, randomised controlled trial. Lancet. 2005;365(9472):1718–26.

14. Bonjer HJ, Deijen CL, Abis GA, Cuesta MA, van der Pas MHGM, de Lange-de Klerk ESM, et al. A randomized trial of laparoscopic versus open surgery for rectal Cancer. N Engl J Med. 2015;372(14):1324–32.

15. Group TCO of STS. A comparison of laparoscopically assisted and open colectomy for colon cancer. N Engl J Med. 2004;350(20):2050–9.

16. Fleshman J, Branda M, Sargent DJ, Boller AM, George V, Abbas M, et al. Effect of laparoscopic-assisted resection vs open resection of stage II or III rectal cancer on pathologic outcomes. JAMA. 2015;314(13):1346.

17. Stevenson ARL, Solomon MJ, Lumley JW, Hewett P, Clouston AD, Gebski VJ, et al. Effect of laparoscopic-assisted resection vs open resection on pathological outcomes in rectal cancer. JAMA. 2015;314(13):1356.

18. Coleman MG, Hanna GB, Kennedy R, National Training Programme Lapco. The National Training Programme for laparoscopic colorectal surgery in England: a new training paradigm. Color Dis. 2011;13(6):614–6.

19. Rockall TA, Darzi A. Robot-assisted laparoscopic colorectal surgery. Surg Clin North Am. 2003;83(6):1463–8.

20. Keller DS, Hashemi L, Lu M, Delaney CP. Short-term outcomes for robotic colorectal surgery by provider volume. J Am Coll Surg. 2013;217(6):1063–9.

21. Xu H, Li J, Sun Y, Li Z, Zhen Y, Wang B, et al. Robotic versus laparoscopic right colectomy: a meta-analysis. World J Surg Oncol. 2014;12:274.

22. Cheng CL, Rezac C. The role of robotics in colorectal surgery. BMJ. 2018;360:j5304.

23. Jayne D, Pigazzi A, Marshall H, Croft J, Corrigan N, Copeland J, et al. Effect of robotic-assisted vs conventional laparoscopic surgery on risk of conversion to open laparotomy among patients undergoing resection for rectal cancer the rolarr randomized clinical trial. JAMA: J Am Med Assoc. 2017;318(16):1569–80.

24. Khan JS, Banerjee AK, Kim S-H, Rockall TA, Jayne DG. Robotic rectal surgery has advantages over laparoscopic surgery in selected patients and centres. Color Dis. 2018;20(10):845–53.

25. Martin-Perez B, Andrade-Ribeiro GD, Hunter L, Atallah S. A systematic review of transanal minimally invasive surgery (TAMIS) from 2010 to 2013. Tech Coloproctol. 2014;18(9):775–88.

26. Araujo SE, Crawshaw B, Mendes CR, Delaney CP. Transanal total mesorectal excision: a systematic review of the experimental and clinical evidence. Tech Coloproctol. 2015;19(2):69–82.

27. Simillis C, Hompes R, Penna M, Rasheed S, Tekkis PP. A systematic review of transanal total mesorectal excision: is this the future of rectal cancer surgery? Color Dis. 2016;18(1):19–36.

28. Buchs NC, Nicholson GA, Ris F, Mortensen NJ, Hompes R. Transanal total mesorectal excision: a valid option for rectal cancer? World J Gastroenterol. 2015;21(41):11700.

29. Penninckx F, Kartheuser A, Van de Stadt J, Pattyn P, Mansvelt B, Bertrand C, et al. Outcome following laparoscopic and open total mesorectal excision for rectal cancer. Br J Surg. 2013;100(10):1368–75.

30. Deijen CL, Velthuis S, Tsai A, Mavroveli S, de Lange-de Klerk ESM, Sietses C, et al. COLOR III: a multicentre randomised clinical trial comparing transanal TME versus laparoscopic TME for mid and low rectal cancer. Surg Endosc. 2016;30(8):3210–5.

31. Biere SSAY, Van Berge Henegouwen MI, Maas KW, Bonavina L, Rosman C, Garcia JR, et al. Minimally invasive versus open oesophagectomy for patients with oesophageal cancer: a multicentre, open-label, randomised controlled trial. Lancet. 2012;379(9829):1887–92.

32. van der Sluis PC, Ruurda JP, van der Horst S, Verhage RJJ, Besselink MGH, Prins MJD, et al. Robot-assisted minimally invasive thoraco-laparoscopic esophagectomy versus open transthoracic esophagectomy for resectable esophageal cancer, a randomized controlled trial (ROBOT trial). Trials. 2012;13:1–9.

33. Kendrick ML, van Hilst J, Boggi U, de Rooij T, Walsh RM, Zeh HJ, et al. Minimally invasive pancreatoduodenectomy. HPB (Oxford). 2017;19(3):215–24.

34. Chen K, Pan Y, Liu X, Jiang G, Wu D, Maher H, et al. Minimally invasive pancreaticoduodenectomy for periampullary disease: a comprehensive review of literature and meta-analysis of outcomes compared with open surgery. BMC Gastroenterol. 2017;17(1):120.

35. Strijker M, Van Santvoort HC, Besselink MG, Van Hillegersberg R, Borel Rinkes IHM, Vriens MR, et al. Robot-assisted pancreatic surgery: a systematic review of the literature. HPB. 2013;15(1):1–10.

36. Parks KR, Kuo Y, Davis JM, O'Brien B, Hagopian EJ. Laparoscopic versus open liver resection: a meta-analysis of long-term outcome. HPB. 2014;16(2):109–18.

37. Wakabayashi G, Cherqui D, Geller DA, Buell JF, Kaneko H, Han HS, et al. Recommendations for laparoscopic liver resection: a report from the second international consensus conference held in Morioka. Ann Surg. 2015;261(4):619–29.

38. van Dam RM, Wong-Lun-Hing EM, van Breukelen GJ, Stoot JH, van der Vorst JR, Bemelmans MH, et al. Open versus laparoscopic left lateral hepatic sectionectomy within an enhanced recovery ERAS® programme (ORANGE II – Trial): study protocol for a randomised controlled trial. Trials. 2012;13(1):54.

39. Tsung A, Geller DA, Sukato DC, Sabbaghian S, Tohme S, Steel J, et al. Robotic versus laparoscopic hepatectomy: a matched comparison. Ann Surg. 2014;259(3):549–55.

40. Ljungqvist O, Scott M, Fearon KC. Enhanced recovery after surgery: a review. JAMA Surg. 2017;152(3):292–8.

41. Gustafsson UO, Hausel J, Thorell A, Ljungqvist O, Soop M, Nygren J, et al. Adherence to the enhanced recovery after surgery protocol and outcomes after colorectal cancer surgery. Arch Surg. 2011;146(5):571–7.

42. Watt DG, McSorley ST, Horgan PG, McMillan DC. Enhanced recovery after surgery. Medicine (Baltimore). 2015;94(36):e1286.

43. Gillissen F, Ament SM, Maessen JM, Dejong CH, Dirksen CD, van der Weijden T. Sustainability of an enhanced recovery after surgery program (ERAS) in colonic surgery. World J Surg. 2015;39(2):526–33.

44. Fawcett WJ, Mythen MG, Scott MJP. I. Enhanced recovery: more than just reducing length of stay? Br J Anaesth. 2012;109(5):671–4.

45. Vlug MS, Wind J, Hollmann MW, Ubbink DT, Cense HA, Engel AF, et al. Laparoscopy in combination with fast track multimodal management is the best perioperative strategy in patients undergoing colonic surgery: a randomized clinical trial (LAFA-study). Ann Surg. 2011;254(6):868–75.

46. Kennedy RH, Francis A, Dutton S, Love S, Pearson S, Blazeby JM, et al. EnROL: a multicentre randomised trial of conventional versus laparoscopic surgery for colorectal cancer within an enhanced recovery programme. BMC Cancer. 2012;12(1):181.

47. Lemanu DP, Singh PP, Berridge K, Burr M, Birch C, Babor R, et al. Randomized clinical trial of enhanced recovery *versus* standard care after laparoscopic sleeve gastrectomy. Br J Surg. 2013;100(4):482–9.

48. Spinelli A, Bazzi P, Sacchi M, Danese S, Fiorino G, Malesci A, et al. Short-term outcomes of laparoscopy combined with enhanced recovery pathway after ileocecal resection for Crohn's disease: a case-matched analysis. J Gastrointest Surg. 2013;17(1):126–32.

49. Lawrence JK, Keller DS, Samia H, Ermlich B, Brady KM, Nobel T, et al. Discharge within 24 to 72 hours of colorectal surgery is associated with low readmission rates when using enhanced recovery pathways. J Am Coll Surg. 2013;216(3):390–4.

50. Gustafsson UO, Scott MJ, Schwenk W, Demartines N, Roulin D, Francis N, et al. Guidelines for perioperative care in elective colonic surgery: enhanced recovery after surgery (ERAS®) society recommendations. World J Surg. 2013;37:259–84.

51. Kagedan DJ, Ahmed M, Devitt KS, Wei AC. Enhanced recovery

after pancreatic surgery: a systematic review of the evidence. HPB. 2015;17(1):11–6.

52. Song W, Wang K, Zhang R, Dai Q, Zou S. The enhanced recovery after surgery (ERAS) program in liver surgery: a meta-analysis of randomized controlled trials. Springerplus. 2016;5(1):207.

53. Małczak P, Pisarska M, Piotr M, Wysocki M, Budzyński A, Pędziwiatr M. Enhanced recovery after bariatric surgery: systematic review and meta-analysis. Obes Surg. 2017;27(1):226–35.

54. Barber EL, Van Le L. Enhanced recovery pathways in gynecology and gynecologic oncology. Obstet Gynecol Surv. 2015;70(12):780–92.

55. Scott MJ, Baldini G, Fearon KCH, Feldheiser A, Feldman LS, Gan TJ, et al. Enhanced recovery after surgery (ERAS) for gastrointestinal surgery, part 1: pathophysiological considerations. Acta Anaesthesiol Scand. 2015;59(10):1212–31.

56. Hildebrand F, Pape H-C, Krettek C. Die Bedeutung der Zytokine in der posttraumatischen Entzündungsreaktion. Unfallchirurg. 2005;108(10):793–803.

57. Universitet U, Grave-casselardit H La, Republic C, Sciences S. Sarcopenia: European consensus on definition and diagnosis Report of the European Working Group on Sarcopenia in Older People. 2010;(April):412–23.

58. Soop M, Carlson GL, Hopkinson J, Clarke S, Thorell A, Nygren J, et al. Randomized clinical trial of the effects of immediate enteral nutrition on metabolic responses to major colorectal surgery in an enhanced recovery protocol. Br J Surg. 2004;91(9):1138–45.

第 20 章
鼻胃管与引流在康复中的最新进展

Gloria Salvo，Pedro T. Ramirez

引言

加速康复外科（enhanced recovery after surgery，ERAS）旨在通过应用一系列围手术期管理指南，改善患者整体的器质与功能恢复。相关证据表明，遵循指南能够改善患者的恢复情况。为建立起 ERAS 流程，治疗团队应在多学科诊疗小组框架下制订治疗策略，以确保 ERAS 指南的各个方面都能得以实施[1,2]。

目前各 ERAS 指南均强调避免常规留置鼻胃管的重要性，并进一步建议在麻醉苏醒前拔除术中置入的鼻胃管。此外这些指南还强烈建议，肠道手术或进行淋巴清扫的恶性肿瘤手术不应常规留置腹腔引流设备。

在本章中，我们详细分析了迄今已发表的评估鼻胃管和腹腔引流的功用和指征的文献证据，并着重支持不再常规应用它们的证据，以证明在目前 ERAS 模式下，已无常规应用鼻胃管和腹腔引流的指征。

鼻胃管

鼻胃管置管减压多年来常规用于两个目的：对于腹胀呕吐的患者可起到排出胃中气体和液体的作用；对于胃肠道出血的患者可起到诊断的作用（图 20.1）。1921 年 Levin[3]最早提出，大型腹部手术中留置鼻胃管可减轻术后肠梗阻。自此，鼻胃管的应用开始增多。20 世纪 30 年代，Wangensteen 和 Paine[4]在急性肠梗阻和术后肠梗阻的治疗中将其发扬光大。应用鼻胃管置管的理论逻辑是它可以减少术后恶心、呕吐和腹胀。也有人提出它可以减少伤口并发症，及包括吸入性肺炎在内的呼吸道并发症的发生，还可以降低

胃肠手术后吻合口漏的发生率[5]。然而，这些作用在近年来的实践中受到越来越多的质疑。事实上，很多人提出，常规应用鼻胃管是缺乏依据的。

在一篇已发表的 Cochrane 系统评价中，Verma 和 Nelson[6]探讨了腹部手术后常规使用鼻胃管减压的疗效。在这项研究中，研究者纳入了接受任何类型的急诊或择期腹部手术，并在手术结束前进行随机分组的患者。一组留置鼻胃管直至患者胃肠功能恢复，另一组则要么不留置鼻胃管，要么术中/麻醉苏醒期拔除鼻胃管或术后 24 小时内拔除鼻胃管。研究者排除了接受腹腔镜手术的患者或通过胃造瘘进行胃肠减压的患者。该研究纳入了 37 项符合入选标准的研究，共 5 711 例患者：2 866 例为常规应用鼻胃管组，2 845 例为限期或不应用鼻胃管组。不常规应用鼻胃管组的患者肠道功能恢复更早（$P<0.000\ 01$），肺部并发症发生率更低（$P=0.09$），而伤口感染（$P=0.39$）和腹外疝（$P=0.09$）发生率的增加并不显著。有趣的是，吻合口漏的发生率无显著差异（$P=0.70$）。研究者注意到，常规应用鼻胃管组似乎呕吐的发生率更低，但这以增加患者的不适感为代价。不常规留置鼻胃管的患者住院时间更短。在该研究中没有鼻胃管置入相关不良事件（置管直接创伤）的报告。作者在结论中指出，常规鼻胃管减压并没有实现任何预期的目标，应该予以摒弃。

这篇系统评价得出的一些结论非常重要，因为它关乎鼻胃管置管的每一个理论优势。下面强调了其中的部分结论，并着重于介绍排气时间、肺部并发症、切口感染、吻合口漏、切口疝、住院时间和不良事件方面的内容：

- 排气时间——通过测定术后排气的时间，研究显示鼻胃管引流在加速胃肠功能恢复方面没有优势。事实上，不使用鼻胃管反而显著促进了胃肠功能恢复。若仅分析结肠手术的患者，可见未留置鼻胃管

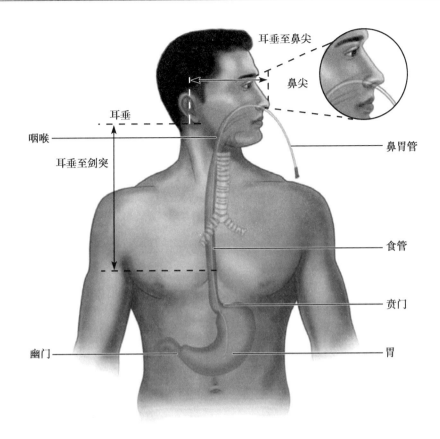

图 20.1　鼻胃管部位（图片已获作者 Nguyen 等[30]授权）

的患者结肠功能恢复更早。同样的，对接受胃切除术的患者，鼻胃管留置亦无优势[6]。

- 肺部并发症——在对接受结肠手术患者的亚组分析中，留置或不留置鼻胃管患者的肺部并发症发生率没有显著差异。此外，在接受上消化道手术的患者中，未留置鼻胃管的患者肺部并发症的发生率更低[6]。
- 切口感染——常规应用鼻胃管减压不影响包括仅接受上消化道手术在内的患者的切口感染率[6]。
- 吻合口漏——对于包括仅接受结肠手术在内的患者，鼻胃管引流与否，其吻合口漏的发生率没有差异[6]。
- 切口疝——进行了切口疝评估的研究数量较为有限，但没有证据显示鼻胃管置管引流影响腹部切口疝的发生率[6]。
- 住院时间——此荟萃分析包括的大部分研究显示未置入鼻胃管引流的患者通常住院时间更短[6]。
- 不良事件——鼻胃管置入相关不良事件的发生率极低，不过仍有插入颅内和食管穿孔等事件的报道[6]。

考虑到鼻胃管所引流的内容物，常见的疑问是对于某些特定的手术或疾病部位，鼻胃管引流是否会带来一定的好处。在本章接下来的内容中将解析在这些最为相关的临床情况下，鼻胃管引流的报道数据。

食管手术

引入 ERAS 模式后，大多数类型的胃肠手术已不再常规应用鼻胃管。Giacopuzzi 等[7]的一项研究评估了 ERAS 用于食管切除术的可行性。在该研究中，ERAS 组患者在以下几个方面有改善：早期拔除气管内插管；早期出重症监护室（$P<0.01$）；早期拔除胸腔引流管；早期拔除导尿管（$P<0.01$）；早期拔除鼻胃管（$P=0.02$）；早期下床活动（$P<0.01$）；早期恢复经口进食（$P<0.01$）。然而，ERAS 在食管切除术中仍是一个争议性话题。因使用管状胃以恢复胃肠道的连续性，食管切除术被认为与其他类型的上消化道手术不同。令人担心的是，管状胃若术后未常规减压，液体积聚和胃扩张可能会增加误吸和吻合口漏的风险。

近期 Weijs 等[8]进行了系统回顾和荟萃分析，以评估常规鼻胃管减压对吻合口漏、吸入性肺炎、死亡率和恢复的影响。共纳入了七项对比研究，其中四项为随机对照试验，三项为回顾性研究。作者发现食管切除术后常规鼻胃管减压和早期拔除鼻胃管在吻合口漏、肺炎的发生率及死亡率方面没有差异。

　　一项单中心前瞻性随机对照试验评估了传统与早期拔除鼻胃管对食管切除术后并发症的影响。共有 80 例患者参加了这项研究。传统拔除鼻胃管组在术后第 7 天拔除鼻胃管,而实验组在术后第 1 天拔管。研究者发现,两组间包括肺炎、吻合口漏、喉返神经麻痹、胃肠道出血、鼻胃管重新置管在内的主要术后并发症的发生率无差异。这表明鼻胃管可较传统方式更早地拔除。

胃部手术

　　以往胃癌行胃切除术后普遍采用鼻胃管或鼻空肠管减压。近端吻合口(食管空肠、胃空肠或胃十二指肠)和十二指肠残端有术后早期发生瘘的风险。此外,行淋巴结清扫的根治性胃癌切除术可能会影响术后的胃肠动力。因此,留置鼻胃管或鼻空肠管的理论逻辑是其可能会减少术后肠梗阻、胃扩张或十二指肠残端瘘的发生。近期 Wang 等[9]发表的一项荟萃分析评估了根治性胃癌切除术后常规鼻胃管减压的必要性。这篇分析只纳入了前瞻性随机临床试验,且观察指标包括了首次排气时间、恢复经口饮食时间、吻合口漏、肺部并发症、切口裂开、住院时间、总体并发症发生率和死亡率。该分析共纳入八项随机对照试验,包括 1 141 例患者:570 例患者接受了术后鼻胃管或鼻空肠管减压,571 例患者未接受。当根据胃切除术或胃空肠吻合的类型分层分析时,两组患者在吻合口漏、肺部并发症、伤口裂开、总体并发症发生率和死亡率方面没有显著差异。同时作者还发现,未留置鼻胃管的患者恢复经口饮食的时间更短($P < 0.001$),住院时间也稍短($P=0.05$)。此外,未留置鼻胃管组的首次排气时间显著缩短($P=0.001$),尤其对于进行 Roux-en-Y 重建($P=0.000\ 2$)的患者。该分析的结论是,无论切除的范围以及消化道的重建方式如何,胃癌切除术后都没有必要常规留置鼻胃管减压。

肝脏手术

　　择期肝切除术后是否常规应用鼻胃管减压仍有争议。由于肝脏术后肺部并发症较为常见,因此研究者主要关注的是鼻胃管减压能否减少此类并发症的发生。近期 Ichida 等[10]的一项研究纳入了 210 例顺次肝切除术的患者,将其随机分为鼻胃管引流组($n=108$)和无鼻胃管组($n=102$)。鼻胃管引流组术后留置鼻胃管直至排气或排便。研究发现,两组患者的

总体并发症发生率(鼻胃管引流组 34.3%,无鼻胃管组 35.3%,$P=0.99$)、肺部并发症发生率(鼻胃管引流组 18.5%,无鼻胃管组 19.5%,$P=0.84$)、术后呕吐率(鼻胃管引流组 6.5%,无鼻胃管组 7.8%,$P=0.70$)、恢复口服饮食时间(鼻胃管引流组 3 天,无鼻胃管组 3 天,$P=0.69$)以及术后住院时长(鼻胃管引流组 19 天,无鼻胃管组 18 天,$P=0.37$)没有差异。作者的结论是择期肝切除术后鼻胃管减压似乎并无优势。

结直肠手术

　　一直以来,大家主张择期结直肠手术后常规应用鼻胃管引流,以减少气液积聚,进行胃肠道减压,从而预防腹胀、恶心和呕吐,促进胃肠功能恢复,减少住院时间。在此前一项纳入 1 416 例患者的荟萃分析中,作者指出留置鼻胃管的患者呕吐较少($P < 0.000\ 01$),不过他们确实有更高的咽喉炎($P < 0.000\ 01$)和呼吸道感染($P=0.004$)的发生率。两组间恶心、切口感染或肠梗阻发生率的差异无统计学意义。因而,结论是择期结直肠手术后不推荐常规应用鼻胃管引流[11]。

腹腔引流管

　　长期以来,外科医生主张使用腹腔引流管的主要原因有三:第一,持续引流脓腔,直至腔隙完全关闭;第二,提供一条通往腹腔外阻力最小的路径,比如引导潜在的瘘的走向,以避免其流向更广的腹腔;第三,排出积血和积液。目前应用的腹腔引流方法有多种,包括而不限于简单的导管(烟卷引流管、波纹引流管和普通引流管)、负压引流管和双腔引流管[12]。本章下文中将关注于不同类别的腹腔手术,分析相关文献中常规应用腹腔引流的效果。

胰腺手术

　　胰腺手术通常用于治疗胰腺和胰周疾病,包括胰腺癌、慢性胰腺炎、胆道和十二指肠恶性肿瘤。目前手术死亡率低于 5%,但总体并发症发生率仍较高,从 30% 到 60% 不等[13]。胰腺术后最常见的并发症包括胃排空延迟(19%~23%)、胰瘘(2%~30%)、腹腔脓肿(9%~10%)、伤口感染(5%~15%)和术后出血(1%~8%)[14,15]。为了减少胰腺术后并发症,传统上会放置腹腔引流管,以避免胆汁、胰液或血液的积聚,而这可能需要额外的手术。胰腺术后放置腹腔引流管原因包括:(1)引流腹腔内已形成的积液(胆汁、胰

液或脓液);(2)防止积液进一步聚积;(3)及时诊断多种类型消化道瘘或出血[16]。最近,对于胰腺术后是否常规放置腹腔引流管的争论越来越多。因为在术后几天内引流管可能会堵塞,许多外科医生认为,腹腔引流可能无法有效减少术后并发症的发生率。此外,也有人认为,引流管本身作为异物可能会影响切口愈合,是引发感染的途径,可能增加术后感染的风险。更值得注意的是,胰腺术后腹腔引流可能与肠穿孔、切口疝、出血等罕见并发症有关。

在最近的一项荟萃分析中,Zhang 等[17]评估了胰腺手术后常规腹腔引流的优势和缺陷,比较了不同类型手术引流的效果,并评估了引流管拔除的最佳时间。他们纳入了所有比较胰腺手术放置与不放置腹腔引流管的随机对照试验,此外还纳入了比较不同类型引流管和不同引流管拔出时间的随机对照试验。最终在纳入的 4 项研究中,共有 1 110 名患者,被随机分配到引流组(n=560)和非引流组(n=550),组间 30 天死亡率没有差异[引流组 1.5%,非引流组 2.3%,RR 0.78,95% CI(0.31,1.99)]。腹腔感染率[引流组 7.9%,非引流组 8.2%,RR 0.97,95% CI(0.52,1.80)]、术后需介入干预的并发症发生率[引流组 10.9%,非引流组 12.1%,RR 0.87,95% CI(0.79,2.23)]、伤口感染率[引流组 9.8%,非引流组 9.9%,RR 0.98,95% CI(0.68,1.41)]、总体并发症发生率[引流组 61.7%,非引流组 59.7%,RR 1.03,95% CI(0.94,1.13)]和住院时长[MD-0.66 天,95% CI(-1.60,0.29)]均无显著差异。健康相关的生活质量问卷 - 胰腺癌篇(Functional Assessment of Cancer Therapy-Pancreatic Cancer)的测量数值为 0~144 分(数值越高表示生活质量越好)。

使用引流管与不使用引流管相比,胰腺手术后30 天的生活质量评分相似(引流组 105 分,非引流组 104 分)。考虑到引流管类型的作用,作者纳入了一项含有 160 名患者的试验,他们在胰腺手术后被随机分为主动引流组(n=82)和被动引流组(n=78)。主动引流组与被动引流组相比,30 天死亡率(主动引流组 1.2%,被动引流组 0%)和发病率[主动引流组 22.0%,被动引流组 32.1%,RR 0.68,95% CI(0.41,1.15)]相似。最后,在评估拔除引流管的时机时,作者纳入了一项含有 114 名患者的试验。他们在胰腺手术后随机早期拔除引流管(n=57)或晚期拔除引流管(n=57),两组均无患者死亡。早期引流管拔除可略微减少并发症发生率[早期引流管拔除 38.6%,晚期引流管拔除 61.4%,RR 0.63,95% CI(0.43,0.93)]、

住院时间[MD -2.10 天,95% CI(-4.17,-0.03),平均住院时间减少 21.5%]和住院费用[MD -2 069.00 欧元,95% CI(-3 872.26,-265.74),平均住院费用减少 17.0%]。作者认为,常规腹腔引流对胰腺手术后 30 天死亡率或术后并发症发生率是否有影响尚不清楚。

胆囊手术

目前胆囊切除术被认为是对有症状胆结石患者的最佳治疗方案。腹腔镜术后常规使用引流管可以早期发现胆汁 / 血液渗漏,并促进腹腔镜术中使用的二氧化碳排出腹腔,以减少术后肩部疼痛和恶心呕吐。

最近一项研究评估了常规腹腔引流在非复杂腹腔镜胆囊切除术中的获益或潜在危害[18]。在 12 项临床试验中共纳入了 1 831 名患者,所有患者被随机分配至引流组(915 例)或非引流组(916 例)。其中的 9 项试验只纳入择期腹腔镜胆囊切除术的患者,平均年龄在 48~63 岁之间。在短期死亡率方面,引流组(1/840)(调整后比例 0.1%)和非引流组(2/841)(调整后比例 0.2%)[RR 0.41,95% CI(0.04,4.37)]没有显著差异。出现严重不良事件的患者比例在引流组(7/567)(调整后比例 1.1%)和非引流组(3/576)(调整后比例 0.5%)[RR 2.12,95% CI(0.67,7.40)]无显著性差异。发生严重不良事件的数量在引流组(12/646)(调整后,每 100 名参与者 1.5 个事件)与非引流组(6/640)(调整后,每 100 名参与者 0.9 个事件)[RR 1.60,95% CI(0.66,3.87)]也没有显著差异。临床研究表明两组患者之间的生活质量没有显著差异[一项研究,共 93 名患者,SMD 0.22,95% CI(-0.19,0.63)]。试验发现,引流组中日间手术的患者比例显著低于非引流组[一项研究,共 68 名患者,引流组 0/33(调整比例 0.2%)与非引流组 11/35(调整比例 31.4%),RR 0.05,95% CI(0.00,0.75)]。两组患者之间的住院时间没有显著差异[五项研究,449 名患者,MD 0.22 天,95% CI(-0.06,0.51)]。在一项包括 100 名患者的临床试验中,各组之间在恢复正常活动和恢复工作方面没有显著差异。作者认为没有证据支持在非复杂腹腔镜胆囊切除术后常规使用引流管。

减重手术

消化道漏是减重手术后发生率较高的并发症,是术后主要关注点之一。多项研究报道胃旁路术和袖状胃切除术后消化道漏的发生率分别高达 5.6% 和

2.4%[19,20]。有报道称胃漏后的死亡率高达17%,其中空肠空肠吻合口漏最为凶险,因此外科医生仍在努力寻找解决方案,以降低该并发症的发生率[21]。

由于研究减重手术后常规引流的数据较少,Doumouras及其同事[22]整理了美国所有参与2015年代谢和减重手术认证和质量改进计划医院的资料。只有接受袖状胃切除术或胃旁路术的患者被纳入分析。主要研究的事件是吻合口漏、再手术、全因死亡率、再入院和死亡率。共有142 631名患者被纳入分析。作者发现在调整主要临床变量后,放置引流管后吻合口漏的发生率增加了30%[OR 1.30,95% CI(1.067,1.57),P=0.01],而再手术的概率增加了17%[95% CI(1.06,1.30),P=0.01],全因发病的概率增加了19%[95% CI(1.14,1.25),P<0.01],再入院的概率也显著增加[OR 1.12,95% CI(1.06,1.19),P<0.01]。死亡率并没有随着引流管的放置而显著改变。没有证据表明常规引流对减重手术患者有益,甚至常规引流可能与主要发病率的增加有关。因此引流应慎重地在特定的高危患者中使用。

结直肠手术

几十年来结直肠手术后是否需要引流一直是有争议的话题。2004年,一项关于结直肠手术中预防性引流的Cochrane回顾性文献中[23],共纳入了含1 140例患者的6项随机研究,比较了择期结直肠手术中吻合术后使用与不使用引流管的情况。主要目的是探究引流与否对临床吻合口渗漏的影响。研究显示,有引流管的患者总死亡率为3%,而无引流管的患者总死亡率为4%。此外,研究显示引流组有7%的患者出现腹外并发症,而在非引流组中这个数字为6%。

有人认为预防性引流可能在患者存在低位盆腔吻合口的情况下是有益的。中段直肠切除术后,创面的分泌液或积血可能会流入盆腔。在Yeh等[24]的研究中,作者前瞻性地评价了978例接受低位前路切除术的患者,目的是阐明预防性盆腔引流是否影响吻合口漏的发生率。他们的结果显示,临床吻合口漏发生率为2.8%,常规使用盆腔引流的合理性存疑,不值得鼓励。

妇科手术

盆腔和/或主动脉旁淋巴结清扫术

在某些情况下,盆腔和/或主动脉旁淋巴结清扫术仍被应用于妇科恶性肿瘤患者的手术治疗中。然而,该手术可能增加腹膜后淋巴囊肿的风险。虽然淋巴囊肿常没有症状,但也可能导致下肢水肿、输尿管梗阻、盆腔疼痛、深静脉血栓形成、肠梗阻、继发感染和瘘。术区引流作为降低淋巴囊肿形成、预防发热的一种手段在妇科肿瘤领域已被提倡多年。但近年来由于不关闭盆底腹膜操作的兴起,医生越来越倾向于经腹腔腹膜重吸收淋巴液,术区引流策略受到挑战。常规引流不再被认为是一种标准操作。

欧洲癌症研究与治疗组织妇科肿瘤组(EORTC-GCG)在欧洲进行了一项前瞻性多中心随机试验,比较两组接受根治性子宫全切术和盆腔淋巴结清扫术的患者术后淋巴囊肿形成的发生率[25]。患者随机进行盆腔引流或不引流,所有患者的盆底腹膜均保持开放,阴道断端封闭。在引流组中,根据机构政策,在后腹膜经阴道或腹腔途径放置2个被动或主动引流管。当24小时内引流量小于50mL时拔除引流管。在术后1个月和12个月,通过超声或CT进行成像。研究共随机纳入234名患者,中位随访时间为13.3个月。总的来说,引流组有30.8%的患者发现淋巴囊肿,无引流组有37.6%的患者发现淋巴囊肿。有症状淋巴囊肿的患者在引流组的比例是5.9%,而无引流组的比例0.9%(P=0.06)。是否存在转移结节与淋巴囊肿的发生率无关,与清扫淋巴结数目也无关。作者认为在根治性子宫全切术和盆腔结节切除术后,不放置引流管可能是安全的。

Charoenkwan等[26]最近发表的一项Cochrane系统性综述中,评估了盆腔淋巴结清扫术后腹膜后引流与否对妇科恶性肿瘤淋巴囊肿形成及相关发病率的影响。该综述收集了4项研究,共571名女性。关于短期结果(术后4周内),当综合考虑所有盆腔腹膜管理方法后,发现腹膜后引流与整体淋巴囊肿形成率相关[2项研究,204名女性,RR 0.76,95% CI(0.04,13.35),中等质量证据]。当盆底腹膜保持开放时,引流组的整体淋巴囊肿形成率[1项研究,110名女性,RR 2.29,95% CI(1.38,3.79)]和有症状淋巴囊肿发生率[2项研究,237名女性,RR 3.25,95% CI(1.26,8.37)]更高。术后12个月,各组间的淋巴囊肿形成率相仿[1项研究,232名女性,RR 1.48,95% CI(0.89,2.45),高质量证据]。然而,在引流组中,有症状淋巴囊肿发生的风险有增加的趋势[1项研究,232名女性,RR 7.12,95% CI(0.89,56.97),低质量证据]。基于这些发现,作者得出结论,放置腹膜后引流管对帮助患妇科恶性肿瘤并接受盆腔淋巴清扫切除术后的患者预防淋巴囊肿的形成没有益处。当盆底腹膜保持开放时，放置引流管与短期和长期有症状淋巴囊肿的形成有关。

肠切除减瘤术

妇科肿瘤学中另一个具有争议的潜在情况是，在晚期卵巢癌的大肠切除减瘤术后是否常规放置腹腔引流管。在 Kalogera 等[27]发表的一项研究中，作者回顾性地评估了放置主动引流管是否能降低吻合口漏后的发病率。共有 43 例患者符合纳入标准。没有证据表明大肠切除术后常规延长盆腔引流在缩短住院时间、提早化疗时间或处理吻合口漏所需的干预措施方面产生了更好的结果。

腹股沟淋巴切除术

早期外阴癌的标准治疗包括广泛的原发肿瘤切除和前哨淋巴结清扫术。然而，在某些情况下，外科医生仍在进行完全的腹股沟淋巴结清扫术。遗憾的是，完全淋巴结清扫术有显著的短期和长期并发症，如伤口破溃、伤口感染和淋巴囊肿。此外，对于一些患者来说，长期的并发症如淋巴水肿、蜂窝织炎 / 丹毒可能会严重影响生活质量。

尽管缺乏证据，许多外科医生仍选择引流腹股沟区，以防止淋巴囊肿的形成。在 Pontre 等[28]最近的一项研究中，作者回顾性分析了腹股沟淋巴结清扫术后是否留置腹股沟引流与外阴癌术后并发症发生率的相关性。此研究共纳入 71 例患者，其中 67% 的患者采用了腹股沟引流术，其余患者则没有进行引流。最常见的术后并发症是伤口感染（59.2%）、腹股沟淋巴囊肿（32.4%）和蜂窝织炎（25.4%）。与放置腹股沟区引流管的患者相比，非引流组的患者术后腹股沟蜂窝织炎的发生率明显较低（非引流组 8.7%，引流组 25.4%，P=0.039）。引流组和非引流组的患者在淋巴囊肿形成、伤口感染、再手术率、住院时间、出院后再入院率、下肢淋巴水肿等方面均无显著差异。作者得出结论，对于原发外阴肿瘤行腹股沟淋巴结清扫术的患者，没有腹股沟引流管的患者术后发生盆腔炎的概率较低，并且无论是否使用引流管，其他术后并发症的发生率并无差异。

剖宫产

剖宫产是全世界妇女最常见的手术。对于这种手术，外科医生通常会选择使用腹直肌下或皮下引流管来引流积血积液，因为这些液体的积聚可能会刺激腹膜，引起术后疼痛或导致细菌感染。然而，如果血液凝结，引流则可能失去作用。引流也会使患者感到不适和不便。许多外科医生认为没有必要引流，因为腹膜愈合速度非常快，而且在这一过程中也会重吸收血液。因此，这一话题存在争议。

为此，Gates 和 Anderson[29]比较了剖宫产时使用切口引流和不使用引流的效果，并且评估了不同类型引流管对产妇健康和医疗资源的影响。作者纳入了 10 项试验，共招募了 5 248 名妇女，没有发现留置或不留置切口引流管在切口感染、其他切口并发症、发热发生率或疼痛方面存在风险差异。该研究的结论为，在剖宫产时常规使用切口引流管不会给患者带来任何实质性的获益。

结论

在本章中，我们回顾了关于腹部手术后鼻胃管减压以及腹盆腔手术后常规腹腔引流的作用的文献。结果有力证明了常规使用鼻胃管或腹腔引流管与术后恶心或呕吐、胃肠功能恢复时间、肺部并发症、住院时间的减少和伤口感染、吻合口漏、淋巴漏或淋巴囊肿的发生率降低无关。事实上，多项研究表明，常规使用鼻胃管或腹腔引流管会导致患者围手术期并发症发生率升高，患者满意度和生活质量下降。

为此，在实施 ERAS 时，应尽量避免常规使用鼻胃管或腹腔引流管。此外，应努力确保团队的所有成员都能尽量遵守和执行指南中的这一重要项目，以期给予患者最大的临床获益。

（楼文晖　译）

参考文献

1. Nelson G, Altman AD, Nick A, Meyer LA, Ramirez PT, Achtari C, et al. Guidelines for pre- and intra-operative care in gynecologic/oncology surgery: Enhanced Recovery After Surgery (ERAS) Society recommendations—Part I. Gynecol Oncol. 2016;140:313–22.
2. Nelson G, Altman AD, Nick A, Meyer LA, Ramirez PT, Achtari C, et al. Guidelines for postoperative care in gynecologic/oncology surgery: Enhanced Recovery After Surgery (ERAS) Society recommendations—Part II. Gynecol Oncol. 2016;140:323–32.

3. Levin AL. A new gastroduodenal catheter. JAMA. 1921;76:1007–9.

4. Wangensteen OH, Paine JR. Treatment of acute intestinal obstruction by suction with the duodenal tube. JAMA. 1933;101:1532–9.

5. Sagar PM, Kruegener G, MacFie J. Nasogastric intubation and elective abdominal surgery. Br J Surg. 1992;79:1127–31.

6. Nelson R, Edwards S, Tse B. Prophylactic nasogastric decompression after abdominal surgery. Cochrane Database Syst Rev. 2007;3:CD004929.

7. Giacopuzzi S, Weindelmayer J, Treppiedi E, Bencivenga M, Ceola M, Priolo S. Enhanced recovery after surgery protocol in patients undergoing esophagectomy for cancer: a single center experience. Dis Esophagus. 2017;30:1–6.

8. Weijs TJ, Kumagai K, Berkelmans Gijs HK, Nieuwenhuijzen GAP, Nilsson M, Luyer MDP. Nasogastric decompression following esophagectomy: a systematic literature review and meta-analysis. Dis Esophagus. 2017;30:1–8.

9. Wang D, Li T, Yu J, Hu Y, Liu H, Li G. Is nasogastric or nasojejunal decompression necessary following gastrectomy for gastric cancer? A systematic review and meta-analysis of randomized controlled trials. J Gastrointest Surg. 2015;19:195–204.

10. Ichida H, Imamura H, Yoshimoto J, Sugo H, Ishizaki Y, Kawasaki S. Randomized controlled trial for evaluation of the routine use of nasogastric tube decompression after elective liver surgery. J Gastrointest Surg. 2016;20:1324–30.

11. Rao W, Zhang X, Zhang J, Yan R, Hu Z, Wang Q. The role of nasogastric tube in decompression after elective colon and rectum surgery: a meta-analysis. Int J Color Dis. 2011;26:423–9.

12. O'Connor TW, Hugh TB. Abdominal drainage: a clinical review. Aust N Z J Surg. 1979;49:253–60.

13. Bassi C, Marchegiani G, Dervenis C, Sarr M, Abu Hilal M, Adham M, et al. The 2016 update of the International Study Group (ISGPS) definition and grading of postoperative pancreatic fistula: 11 years after. Surgery. 2017;161:584–91.

14. Wente MN, Veit JA, Bassi C, Dervenis C, Fingerhut A, Gouma DJ, et al. Postpancreatectomy hemorrhage (PPH): an International Study Group of Pancreatic Surgery (ISGPS) definition. Surgery. 2007;142:20–5.

15. Wente MN, Bassi C, Dervenis C, Fingerhut A, Gouma DJ, Izbicki JR, et al. Delayed gastric emptying (DGE) after pancreatic surgery: a suggested definition by the International Study Group of Pancreatic Surgery (ISGPS). Surgery. 2007;142:761–8.

16. Van Buren G 2nd, Bloomston M, Schmidt CR, Behman SW, Zyromski NJ, Ball CG, et al. A prospective randomized multicenter trial of distal pancreatectomy with and without routine intraperitoneal drainage. Ann Surg. 2017;266:421–31.

17. Zhang W, He S, Cheng Y, Xia J, Lai M, Cheng N, et al. Prophylactic abdominal drainage for pancreatic surgery. Cochrane Database Syst Rev. 2018;6:CD010583.

18. Gurusamy KS, Koti R, Davidson BR. Routine abdominal drainage versus no abdominal drainage for uncomplicated laparoscopic cholecystectomy. Cochrane Database Syst Rev. 2013;9:CD006004.

19. Stroh C, Kockerling F, Volker L, Frank B, Stefanie W, Christian K, et al. Results of more than 11,800 sleeve gastrectomies: data analysis of the German Bariatric Surgery Registry. Ann Surg. 2016;263:949–55.

20. Masoomi H, Kim H, Reavis KM, Mills S, Stamos MJ, Nguyen NT. Analysis of factors predictive of gastrointestinal track leak in laparoscopic and open gastric bypass. Arch Surg. 2011;146:1048–51.

21. Gonzalez R, Sarr MG, Smith CD, Baghai M, Kendrick M, Szomstein S, et al. Diagnosis and contemporary management of anastomotic leaks after gastric bypass for obesity. J Am Coll Surg. 2007;204:47–55.

22. Doumouras AG, Maeda A, Jackson TD. The role of routine abdominal drainage after bariatric surgery: a metabolic and bariatric surgery accreditation and quality improvement program study. Surg Obes Relat Dis. 2017;13:1997–2003.

23. Jesus EC, Karliczek A, Matos D, Castro AA, Atallah AN. Prophylactic anastomotic drainage for colorectal surgery. Cochrane Database Syst Rev. 2004;4:CD002100.

24. Yeh CY, Changchien CR, Wang JY, Chen JS, Chen HH, Chiang JM, et al. Pelvic drainage and other risk factors for leakage after elective anterior resection in rectal cancer patients: a prospective study of 978 patients. Ann Surg. 2005;241:9–13.

25. Franchi M, Trimbos JB, Zanaboni F, vd Velden J, Reed N, Coens C, et al. Randomized trial of drains versus no drains following radical hysterectomy and pelvic lymph dissection: a European Organization for Research and Treatment of Cancer-Gynecological Cancer Group (EORTC-GCG) study in 234 patients. Eur J Cancer. 2007;43:1265–8.

26. Charoenkwan K, Kietpeerakool C. Retroperitoneal drainage versus no drainage after pelvic lymphadenectomy for the prevention of lymphocyst formation in women with gynecological malignancies. Cochrane Database Syst Rev. 2017;6:CD007387.

27. Kalogera E, Dowdy SC, Mariani A, Aletti G, Bakkum-Gamez JN, Cliby WA. Utility of closed suction pelvic drains at time of large bowel resection for ovarian cancer. Gynecol Oncol. 2012;126:391–6.

28. Pontre J, Harding J, Chivers P, Loughlin L, Leung Y, Salfinger SG, et al. Do groin drains reduce postoperative morbidity in women undergoing inguinofemoral lymphadenectomy for vulvar cancer. Int J Gynecol Cancer. 2018;28:183–7.

29. Gates S, Anderson ER. Wound drainage for Caesarean section. Cochrane Database Syst Rev. 2013;12:CD004549.

30. Nguyen DP, Nickels LC, De Portu G. Nasogastric tube placement. In: Ganti L, editor. Atlas of emergency medicine procedures. New York, NY: Springer; 2016.

第四部分
术后管理

21

第21章
术后恶心与呕吐的管理

Peter Kranke , Wolfram Wilhelm , Leopold Eberhart

引言

近年来,围手术期护理经历了重大的变革和改善。一方面,药理学的发展和先进科学技术的引入使得患者康复加快,手术创伤也不断减小。另一方面,一些已应用多年的干预措施受到严重质疑,并经过循证医学的重新评估。这使得术前和围手术期干预措施逐步减少,避免了由非必要的插管、引流、过多的电解质和液体负荷、激进的肠道准备方法和监测所引起的内环境紊乱及其对康复过程产生的负面影响。除此之外,有效药物的面世,减少了麻醉相关的副反应,促进了加速康复外科(enhanced recovery after surgery,ERAS)概念的形成。

本章内容主要阐述术后恶心与呕吐(postoperative nausea and vomiting,PONV)的管理,重点讨论药物预防和治疗原则、病人的个体化管理以及多模式治疗方案,以有效减少高危患者 PONV 的发生。

药物干预促进加速康复

在加速康复外科围手术期护理的领域,药物干预在应对外科手术和麻醉不良反应方面起着重要作用。这些不良反应包括疼痛和术后恶心呕吐(PONV)等,它们是延迟患者离床活动和转入普通病房的重要因素[1]。

尽管使用传统药物麻醉同样安全有效,但不论何种手术,应用新型药物都可以更精确地控制麻醉过程,使麻醉更可预测且恢复更快。因此,目前已经证实,更新和更昂贵的药物投入收益比更高,它们可以很好地与现有的药物制剂配合使用。医保体系中采用活动定价的趋势,使得虽然应用新药的成本较高,但整体而言总花费较低。

有效的止吐药物和治疗对加速康复的重要性

在过去的二十年里,关于术后恶心呕吐的管理已经取得了相当大的成就。即使应用可显著增加 PONV 风险的持续吸入麻醉,也不会对围手术期 PONV 构成"大问题"[2]。由于 PONV 可能会严重影响康复过程,甚至可能会导致门诊手术患者的非预期入院治疗[3],这需要在每一条 ERAS 规则中加以强调,否则可能阻碍患者康复,使恢复进食时间延长,并影响患者术后及时离床活动。总之,日常生活功能的恢复可能会延迟。越来越多的证据表明,即使是最有效的止吐药,如果作为单一预防使用,也不会使 PONV 减少超过 30%[4,5]。另外,PONV 在风险人群中的发生率可高达 80%[4]。因此,多模式药物预防 PONV 是必要的,在 PONV 风险增加的情况下尤为重要。

尽管基于相关危险因素建立的筛查工具的准确性并不高,但由于其可用于筛选有 PONV 风险的患者,因此,它们可以指导止吐药物的使用并有助于制订止吐方案[6-8]。

药物的作用可以被认为是独立的,没有药物种类(主要受体靶点)之间的相互作用。因此,将公认的具有类似疗效的分子结合在一起,将产生额外的效果。除了公认的干预措施,例如静脉应用丙泊酚,而不是吸入药物来维持,以及采用非一氧化氮麻醉等,应用 5- 羟色胺受体拮抗剂(如昂丹司琼)、茶苯海明、皮内注射东莨菪碱或丁酰苯类药物(氟哌利多或氟哌啶醇)以及地塞米松或神经激肽(NK)-1 拮抗剂(如抑肽酶)和即将进入市场的潜在新药物(如氨磺必利)均应作为预防性干预措施[38]。由于这些干预措施大多与相关费用无关,且与主要不良反应无关(事实上,某些药物显示出积极的作用,例如,地塞米松作为一种联合镇痛剂,对患者的情绪有正面影响),在某些情况下,与严格定制的方法相比,固定多模式预防似乎更为可取[7]。这使得在一些快速恢复治疗方案中,除了使用丙泊酚维持麻醉外,还采用了固定的止吐药组合。总体而言,显著降低医疗机构的 PONV 发病率的主要方法是给病人应用足够的止吐药[9]。

术后恶心呕吐的基本病理生理学

呕吐可清除胃肠道内的毒素,因此被视为一种保护性反射。在呕吐发生之前,胃肠道会出现不全性麻痹,以减缓其所含毒素的吸收。伴随的恶心也阻止了食物的进一步摄入。从空肠末端开始的剧烈逆行性收缩,通过口将肠道和胃内容物输送出去。通过放松胃的近端部分,同时增加腹压,胃的内容物最终被排出体外。

这种复杂的外来反射是由孤束核和橄榄核之间的脑段协调的。这个区域主要接受来自胃肠道迷走神经传入、平衡系统(平衡感)和末梢区域的神经冲动。位于第四脑室底部的菱形窝下部,大脑的这一部分的功能定位于血脑屏障之外,因此可以检测血液循环中的物质成分。催吐冲动传递到呕吐控制中心涉及大量不同的神经递质。多巴胺(通过 D_2 受体)、5- 羟色胺(通过 5- 羟色胺受体)、组胺(主要通过 H_1 受体)和乙酰胆碱(毒蕈碱型乙酰胆碱受体)在这些呕吐途径中扮演着重要角色(图 21.1)[10,11]。

呕吐控制中心也受抑制性神经影响的调控。它由许多其他受体介导(包括 $GABA_B$ 受体、$5-HT_{1A}$、生长抑素、大麻素受体以及一些其他受体和受体亚型)。

透过这些神经生理学的基本观点,不难看出,仅用一种"灵丹妙药"来治疗 PONV 是无法将 PONV 降低到令人满意的水平的。如需迈向打造无 PONV 医院的目标,则需要采取多模式的治疗方法[12,13]。

危险因素

在成年患者中,下列 PONV 危险因素(图 21.2)具有重要临床意义[8,12]:

- 患者相关危险因素,如女性、非吸烟、既往 PONV 或晕动病病史以及年轻患者。
- 麻醉过程相关危险因素,如使用一氧化二氮或挥发性吸入麻醉剂和术后注射阿片类药物。
- 手术相关危险因素,如手术时间和类型。

总的来说,手术本身的影响在过去被高估了。事实上,患者及麻醉相关因素有着更重要的影响[14]。然而,如果根据患者人群和与患者相关的危险因素将患者分到超出预期风险组,则与甲状腺手术或斜视手术相关的 PONV 风险会增加。

术后预防恶心呕吐的基本措施

基于这些危险因素,为了避免可避免的风险,一个专家组推荐了一些基本措施来预防 PONV。例如,避免使用氧化亚氮和挥发性吸入麻醉药,而使用丙泊酚进行麻醉诱导和维持,为小手术制订区域麻醉方案以代替全身麻醉,从而减少术后阿片类药物在治疗过程中的使用。在本文中,使用非阿片类镇痛剂和伤口浸润的多模式术后疼痛治疗发挥了重要作用,因为术后阿片类药物的使用与 PONV 发生率之间存在明显的关联[15]。因此,局部麻醉技术在预防 PONV 中起着重要作用。

预防术后恶心呕吐的具体措施

以下药物在临床上应用广泛,可以选择作为预防 PONV 的药物(图 21.3):

地塞米松

预防 PONV 时推荐的地塞米松剂量为 4~8mg,最理想的情况是在麻醉诱导后立即给予,因为预计给药后最快需要 90 分钟方能出现止吐作用[16,17]。高剂量的糖皮质激素可能导致术后血糖水平升高,并使术后糖耐量受损。然而,最近的数据表明,如果使用相对较低的剂量(例如 4mg 地塞米松),血糖变化可能不与应用激素有关。然而,应避免在连续几天内重复给药,例如,在短时间内多次进行外科手术的情况下(伤口清创缝合)。其在 2 型糖尿病或代谢综合征病人中的应用取决于具体情况。然而,必须记住,迄今为止,单剂量皮质类固醇对伤口愈合没有负面影响[18,19]。

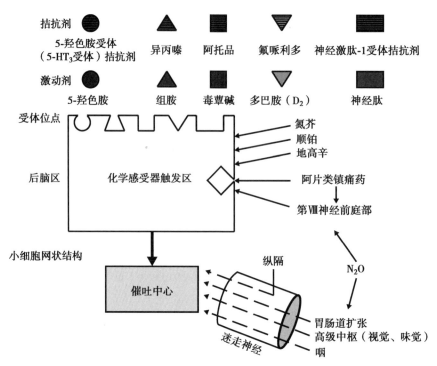

图 21.1　化学感受器触发区(CTZ)和呕吐中枢(经 Watcha 和 White 许可修改[10])

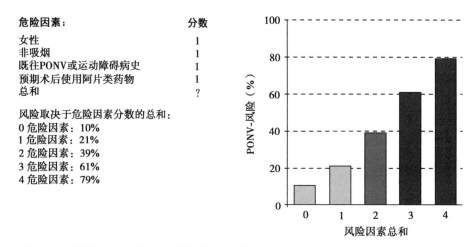

图 21.2　根据主要危险因素的数量进行风险评估

几项研究已经明确表明,围术期内单剂给药并不会增加伤口感染或伤口愈合障碍的风险[18,20]。还证实了皮质类固醇不会促进肿瘤细胞在术中扩散[21],当不增加肿瘤溶解综合征的风险时,地塞米松(以及其他类固醇)也可应用于肿瘤手术中[22]。

5-HT$_3$ 受体拮抗剂(5-HT$_3$ receptor antagonist)

该药物组也被称为"司琼"类药物,包括昂丹司琼、格拉司琼、托烷司琼、雷莫司琼和帕洛诺司琼(最后一种药物未被批准用于 PONV,它是一种半衰期超长的药物)[23,24]。

所有的"司琼"类药物均应在手术结束前注射。由于帕洛诺司琼作用时间可长达至少 36 小时,因此可在麻醉诱导时使用。司琼类药物可延长 QT 间期,由于在治疗由化疗引起的恶心呕吐(chemotherapy-induced nausea and vomiting,CINV)时该类药物用量较大,这一点尤其重要。但对于 PONV 适应证所需的剂量通常较低,因此这类药物所造成的影响较小。然而,如果这些药物与其他延长 QT 的药物联合使用,应该提前预判其影响。司琼类药物之间的有效性在很大程度上具有可比性。然而,由于作用持续时间较长,格拉司琼和帕洛诺司琼可能在术后后期发挥更显著的作用[25]。

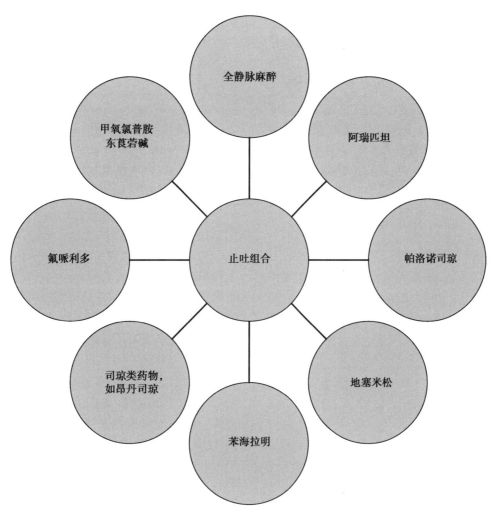

图 21.3 应对 PONV 的医疗措施组合

神经激肽 -1 受体拮抗剂（NK-1-RA）

神经激肽 -1 受体拮抗剂（neurokinin-1 receptor antagonists, NK-l-RA）包括阿瑞匹坦、卡索匹坦、福沙匹坦和罗拉匹坦等药物。目前只有阿瑞匹坦被证实可用于预防 PONV，但适应证仅限于抗肿瘤化疗所致的 CINV。阿瑞匹坦仅可口服，因此可作为术前用药，用于一部分高风险的 PONV 患者[26]。福沙匹坦是一种水溶性药物，可以静脉注射给药。这种药物在一些诊所（说明书标示外）被作为抢救性止吐药，用于治疗那些常规药物不能充分止吐的 PONV。

丁酰苯类

丁酰苯类药物包括氟哌利多和氟哌啶醇以及其他一些不太知名的药物[27,28]。氟哌利多用于预防 PONV，静脉注射剂量为 0.625~1.25mg。它应该在手术结束前 30 分钟使用，与 5-HT₃ 拮抗剂具有相同功效。氟哌利多也可以延长 QT 间期，但通常低剂量用于 PONV 时，安全性高于昂丹司琼。氟哌利多与昂丹司琼联合用药与单独用药相比，不会进一步增加 QT 间期。此外，氟哌啶醇也可用于 PONV（说明书标示外），剂量范围为 0.5~1mg。为了尽量减少潜在的副作用，如 QT 间期延长或锥体束外系综合征，通常建议使用剂量不超过 1mg。然而，氟哌啶醇未被批准用于该适应证，因此不应作为一线预防用药。氨磺必利是一种即将进入市场的药物。它作用于多巴胺 2/ 多巴胺 3（D₂/D₃）受体，根据已发表的文献，到目前为止还没有发现其延长 QT 间期和对神经系统方面的副作用[29,30]。帕金森病是所有多巴胺拮抗剂的绝对禁忌证。

甲氧氯普胺

甲氧氯普胺（metoclopramide, MCP）是一种较弱的中枢 D₂ 受体拮抗剂，对 5-HT₃ 受体的影响最小。它能促进胃排空和小肠蠕动。一项荟萃分析显示 10mg 的 MCP 对 PONV 的影响有限，但如增加剂量，如 25mg 和 50mg,可以观察到有意义的疗效[31,32]。然而,一些正规机构建议成人单次剂量不超过 10mg,每日剂量不超过 30mg。甲氧氯普胺给药后,与强效丁酰苯类药物一样,可能出现锥体外系运动症状。此外,快速静脉注射可降低血压。因此,高剂量应用时最好通过静脉输液给药。最后,MCP 抑制假性胆碱酯酶,从而延长琥珀酰胆碱和米库氯铵的作用时间。与前述的 D_2 受体拮抗剂一样,帕金森病是这种药物的绝对禁忌证。

苯海拉明

苯海拉明是一种通过组胺 1 亚型受体(H_1 受体)发挥作用的抗组胺药,推荐剂量为 1mg/kg[33]。在临床实践中,成年患者常用剂量约为一支安瓿(62mg)。苯海拉明经常引起困倦和疲劳,由于伴有抗胆碱能作用,老年患者应谨慎使用。相反,对儿童而言,这种药物(与地塞米松一起)通常是治疗的首选,尤其是因为它剂型灵活,可混合于果汁或制成(缓释)片剂或栓剂来使用。

东莨菪碱

东莨菪碱作为抗胆碱能药物,由于其血浆半衰期很短,通常用于运动疾病的经皮治疗系统,但也可用于预防 PONV[34,35]。由于药物活性物质通过皮肤弥散,东莨菪碱贴片应在手术前的晚上或麻醉诱导前至少几个小时敷贴。其典型的副作用很常见,除了口干、头晕和疲劳,还包括视力模糊(尤其是当患者将少量的药物误滴入眼睛时),因此带有东莨菪碱贴片的患者不适合驾驶。

止吐预防的适应证

PONV 对术后病人的主观舒适度和术后康复都有负面影响。PONV 逐渐被认为是手术和麻醉的一种可以避免的副作用。因此,常规且多模式的使用止吐药物是一个趋势。鉴于现有止吐措施的可耐受副作用,制订一个宽松的预防策略是合理的(图 21.4)[36]。经济问题必须以这样一种方式来回答:在现代医学中,可能没有任何干预措施能够以如此低的资源消耗为患者带来如此高质量的生活获益。此外,如果避免了 PONV,病人在术后恢复室,尤其是外周护理室的治疗流程也会大大简化。在风险效益分析中,必须考虑到一次恶心或呕吐会使员工成本平均增加约 18 欧元[37]。

因此,评分系统在决定是否应该实施预防措施方面的重要性越来越退居次要地位,转而支持宽松、全面的预防措施。然而,重要的是要继续对 PONV 风险进行个体化评估,以便对高危患者进行深入的治疗,例如增加基于一般和常规应用的多模式预防治疗。

为了临床推理简单起见,可以设定所有现行的止吐干预措施单独应用可降低 PONV 风险的 30%。但如果在三个危险因素同时存在的情况下,PONV 风险增加(约增加为 60%),单用一种有效的止吐药可将 PONV 的风险降低到 42%[60%-(0.3×60%)]。这个简单的计算清楚地表明,任何单一的预防措施对高危患者都是不够的。在更详细的评估中,考虑到证据的可信度以及药物之间和药物类别之间的差异,更加个体化的治疗措施可能是更好的选择[38]。

我们的首选方案是给予每位患者双重止吐预防措施,例如,通过给予地塞米松(4~8mg)加上司琼类药物(如昂丹司琼 4~8mg),然后根据具体情况调整该方案。例如通过增加全静脉麻醉或额外的药物来预防 TIVA 所致的 PONV 是不可行的。

恶心呕吐及出院后不适的治疗

根据术中预防性治疗 PONV 的程度,患者在恢复室和转移到病房后,恶心和呕吐仍然发生的概率有所不同。尽管越来越多的人主张实行宽松自由的干预,但总有患者在术后仍出现 PONV 症状。这可能是由于药物预防对个别病例而言过于短暂,或者仅仅是由于术后的止吐保护减少,同时伴随着诱发因素,如阿片类药物的应用。以下原则适用于上述(残留)PONV 的处理:

- PONV 的治疗可以应用前述的预防药物。
- 如果要彻底避免术后的 PONV 发作,则应采用联合疗法,即至少联合使用两种不同药理学特性的药物。
- 对于每一位患者,PONV 治疗应优先选用未用于 PONV 预防的药物。
- 如果间隔时间较长致使前次给药效果下降,同一类药物不应重复使用。
- PONV 治疗所需药物剂量往往低于预防用药的剂量。然而,临床上仍应用"标准剂量"来预防和治疗 PONV。

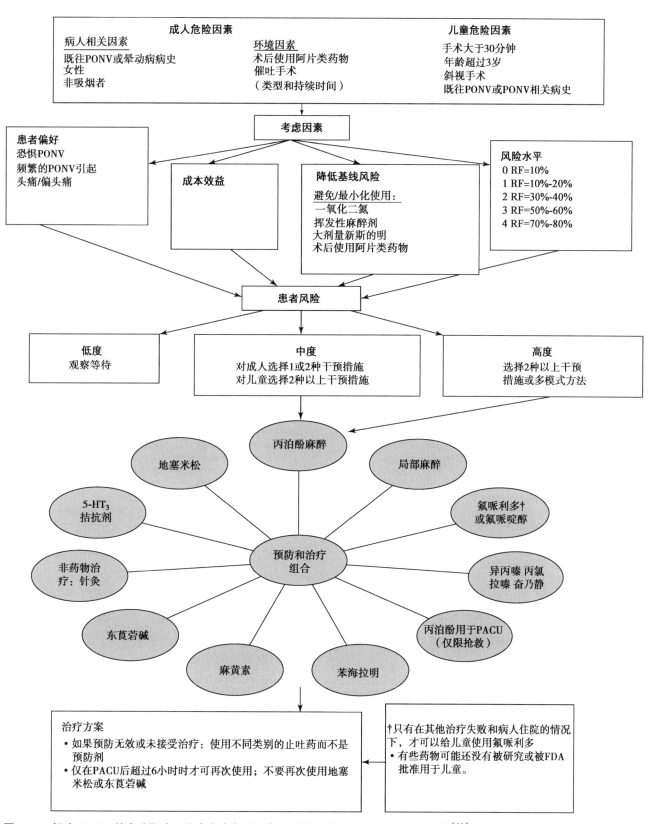

图 21.4　解决 PONV 的办法取决于患者个人危险因素和其他因素（图片已获作者 Gan 等[36]授权）

归根结底,PONV 的治疗是一种二次预防,因为呕吐事件一旦发生,则复发风险非常高。只有有限的止吐疗法可以用于出院后的门诊病人。因此,对这些患者,二次预防必须持久和有效。PONV 延迟发生的风险因素与预测得分相当相似,包括以下情况:

- 女性
- PONV 病史
- 年龄<50 岁
- 恢复室中使用阿片类药物
- 在恢复室中发生 PONV

该评分适用于门诊手术,有助于决定二次预防或在门诊条件下如何开立处方,例如应用口服 / 舌下含服止吐药(如昂丹司琼口服或分散片)。当进一步治疗(如离床活动)受到阻碍或限制时,则更加凸显有效治疗和二级预防的重要性。

结论

麻醉技术和药物的选择应根据患者的情况以及 ERAS 过程的类型而定。加速康复中,药物治疗的特点具有普适性,适用于各种干预措施,包括:具有易用性,副作用最小,维持内环境稳态,起效和失效可预测,对康复和身体功能损害最小。

麻醉医生在患者术后康复过程中起着至关重要的作用,因此他们也在加速康复概念中扮演着越来越重要的角色。麻醉医生可以有效预防 PONV 的发生,而一旦出现 PONV,麻醉医生也可以对其进行有效治疗。这些都是 ERAS 概念中的重要支柱。

毫无疑问,止吐药是经过最严格测试的药物之一,如果不能充分利用这些药物来改善患者的预后并加快康复速度,那将是非常可惜的。

致谢　本章根据以下内容改编:

- Eberhart L,Wilhelm W.PONV-Übelkeit und Erbrechen nach Anästhesie und Operation.In:Wilhelm W,editor. Praxis der Anästhesiologie.Berlin,Germany:Springer-Verlag;2018.
- Kranke P Redel A,Schuster F,Muellenbach R, Eberhart LH.Pharmacological interventions and concepts of fast-track perioperative medical care for enhanced recovery programs.Expert Opin

Pharmacother.2008 ;9(9):1541-64.

（王理伟　张晓飞　译）

参考文献

1. Kranke P, Redel A, Schuster F, Muellenbach R, Eberhart LH. Pharmacological interventions and concepts of fast-track perioperative medical care for enhanced recovery programs. Expert Opin Pharmacother. 2008;9(9):1541–64.
2. Apfel CC, Kranke P, Katz MH, Goepfert C, Papenfuss T, Rauch S, et al. Volatile anaesthetics may be the main cause of early but not delayed postoperative vomiting: a randomized controlled trial of factorial design. Br J Anaesth. 2002;88(5):659–68.
3. Gold BS, Kitz DS, Lecky JH, Neuhaus JM. Unanticipated admission to the hospital following ambulatory surgery. JAMA. 1989;262(21):3008–10.
4. Apfel CC, Korttila K, Abdalla M, Kerger H, Turan A, Vedder I, et al. A factorial trial of six interventions for the prevention of postoperative nausea and vomiting. N Engl J Med. 2004;350(24):2441–51.
5. Schaefer MS, Kranke P, Weibel S, Kreysing R, Kienbaum P. Total intravenous anaesthesia versus single-drug pharmacological antiemetic prophylaxis in adults: a systematic review and meta-analysis. Eur J Anaesthesiol. 2016;33(10):750–60.
6. Kranke P, Schuster F, Eberhart LH. Recent advances, trends and economic considerations in the risk assessment, prevention and treatment of postoperative nausea and vomiting. Expert Opin Pharmacother. 2007;8(18):3217–35.
7. Kranke P, Eberhart LH, Gan TJ, Roewer N, Tramer MR. Algorithms for the prevention of postoperative nausea and vomiting: an efficacy and efficiency simulation. Eur J Anaesthesiol. 2007;24(10):856–67.
8. Gan TJ, Diemunsch P, Habib AS, Kovac A, Kranke P, Meyer TA, et al. Consensus guidelines for the management of postoperative nausea and vomiting. Anesth Analg. 2014;118(1):85–113.
9. Kranke P. General multimodal or scheduled risk-adopted postoperative nausea and vomiting prevention: just splitting hairs? Br J Anaesth. 2015;114(2):190–3.
10. Watcha MF, White PF. Postoperative nausea and vomiting. Its etiology, treatment, and prevention. Anesthesiology. 1992;77(1):162–84.
11. Chandrakantan A, Glass PS. Multimodal therapies for postoperative nausea and vomiting, and pain. Br J Anaesth. 2011;107 Suppl 1:i27–40.
12. Wiesmann T, Kranke P, Eberhart L. Postoperative nausea and vomiting - a narrative review of pathophysiology, pharmacotherapy and clinical management strategies. Expert Opin Pharmacother. 2015;16(7):1069–77.
13. Kranke P, Diemunsch P. The 2014 consensus guidelines for the management of postoperative nausea and vomiting: a leapfrog towards a postoperative nausea and vomiting-free hospital. Eur J Anaesthesiol. 2014;31(12):651–3.
14. Apfel CC, Kranke P, Eberhart LHJ. Comparison of surgical site and patient's history with a simplified risk score for the prediction of postoperative nausea and vomiting. Anaesthesia. 2004;59(11):1078–82.
15. Roberts GW, Bekker TB, Carlsen HH, Moffatt CH, Slattery PJ, McClure AF. Postoperative nausea and vomiting are strongly influenced by postoperative opioid use in a dose-related manner. Anesth Analg. 2005;101(5):1343–8.
16. Eberhart LH, Morin AM, Georgieff M. Dexamethasone for prophylaxis of postoperative nausea and vomiting. A meta-analysis of randomized controlled studies. Anaesthesist. 2000;49(8):713–20.
17. De Oliveira GS Jr, Castro-Alves LJ, Ahmad S, Kendall MC, McCarthy RJ. Dexamethasone to prevent postoperative nausea and vomiting: an updated meta-analysis of randomized controlled trials. Anesth Analg. 2013;116(1):58–74.

18. Corcoran T, Kasza J, Short TG, O'Loughlin E, Chan MT, Leslie K, et al. Intraoperative dexamethasone does not increase the risk of postoperative wound infection: a propensity score-matched post hoc analysis of the ENIGMA-II trial (EnDEX). Br J Anaesth. 2017;118(2):190–9.

19. Polderman JA, Farhang-Razi V, Van Dieren S, Kranke P, DeVries JH, Hollmann MW, et al. Adverse side effects of dexamethasone in surgical patients. Cochrane Database Syst Rev. 2018;11:CD011940.

20. Kurz A, Fleischmann E, Sessler DI, Buggy DJ, Apfel C, Akca O, et al. Effects of supplemental oxygen and dexamethasone on surgical site infection: a factorial randomized trialdouble dagger. Br J Anaesth. 2015;115(3):434–43.

21. Call TR, Pace NL, Thorup DB, Maxfield D, Chortkoff B, Christensen J, et al. Factors associated with improved survival after resection of pancreatic adenocarcinoma: a multivariable model. Anesthesiology. 2015;122(2):317–24.

22. Osthaus WA, Linderkamp C, Bunte C, Juttner B, Sumpelmann R. Tumor lysis associated with dexamethasone use in a child with leukemia. Paediatr Anaesth. 2008;18(3):268–70.

23. Tricco AC, Soobiah C, Blondal E, Veroniki AA, Khan PA, Vafaei A, et al. Comparative efficacy of serotonin (5-HT3) receptor antagonists in patients undergoing surgery: a systematic review and network meta-analysis. BMC Med. 2015;13:136.

24. Tricco AC, Soobiah C, Blondal E, Veroniki AA, Khan PA, Vafaei A, et al. Comparative safety of serotonin (5-HT3) receptor antagonists in patients undergoing surgery: a systematic review and network meta-analysis. BMC Med. 2015;13:142.

25. Tang DH, Malone DC. A network meta-analysis on the efficacy of serotonin type 3 receptor antagonists used in adults during the first 24 hours for postoperative nausea and vomiting prophylaxis. Clin Ther. 2012;34(2):282–94.

26. Liu M, Zhang H, Du BX, Xu FY, Zou Z, Sui B, et al. Neurokinin-1 receptor antagonists in preventing postoperative nausea and vomiting: a systematic review and meta-analysis. Medicine. 2015;94(19):e762.

27. Schaub I, Lysakowski C, Elia N, Tramer MR. Low-dose droperidol (</=1 mg or </=15 mug kg-1) for the prevention of postoperative nausea and vomiting in adults: quantitative systematic review of randomised controlled trials. Eur J Anaesthesiol. 2012;29(6):286–94.

28. Buttner M, Walder B, von Elm E, Tramer MR. Is low-dose haloperidol a useful antiemetic?: A meta-analysis of published and unpublished randomized trials. Anesthesiology. 2004;101(6):1454–63.

29. Kranke P, Bergese SD, Minkowitz HS, Melson TI, Leiman DG, Candiotti KA, et al. Amisulpride prevents postoperative nausea and vomiting in patients at high risk: a randomized, double-blind, placebo-controlled trial. Anesthesiology. 2018;128(6):1099–106.

30. Gan TJ, Kranke P, Minkowitz HS, Bergese SD, Motsch J, Eberhart L, et al. Intravenous Amisulpride for the prevention of postoperative nausea and vomiting: two concurrent, randomized, double-blind, placebo-controlled trials. Anesthesiology. 2017;126(2):268–75.

31. Merker M, Kranke P, Morin AM, Rusch D, Eberhart LH. Prophylaxis of nausea and vomiting in the postoperative phase: relative effectiveness of droperidol and metoclopramide. Anaesthesist. 2011;60(5):432–40, 42–5.

32. Henzi I, Walder B, Tramer MR. Metoclopramide in the prevention of postoperative nausea and vomiting: a quantitative systematic review of randomized, placebo-controlled studies. Br J Anaesth. 1999;83(5):761–71.

33. Kranke P, Morin AM, Roewer N, Eberhart LH. Dimenhydrinate for prophylaxis of postoperative nausea and vomiting: a meta-analysis of randomized controlled trials. Acta Anaesthesiol Scand. 2002;46(3):238–44.

34. Kranke P, Morin AM, Roewer N, Wulf H, Eberhart LH. The efficacy and safety of transdermal scopolamine for the prevention of postoperative nausea and vomiting: a quantitative systematic review. Anesth Analg. 2002;95(1):133–43.

35. Apfel CC, Zhang K, George E, Shi S, Jalota L, Hornuss C, et al. Transdermal scopolamine for the prevention of postoperative nausea and vomiting: a systematic review and meta-analysis. Clin Ther. 2010;32(12):1987–2002.

36. Gan TJ, Meyer TA, Apfel CC, Chung F, Davis PJ, Habib AS, et al. Society for Ambulatory Anesthesia guidelines for the management of postoperative nausea and vomiting. Anesth Analg. 2007;105(6):1615–28.

37. Eberhart LH, Bernert S, Wulf H, Geldner G. Pharmacoeconomical model for cost calculation using a study on prophylaxis of nausea and vomiting in the postoperative phase as an example. Cost effectiveness analysis of a tropisetron supplemented desflurane anaesthesia in comparison to a propofol total intravenous anaesthesia (TIVA). Anaesthesist. 2002;51(6):475–81.

38. Weibel S, Jelting Y, Pace NL, Rücker G, Raj D, Schaefer MS, et al. Drugs for preventing postoperative nausea and vomiting in adults after general anaesthesia: a network meta-analysis. Cochrane Database Syst Rev. 2017;11:CD012859.

22

第 22 章
早期口服营养

Fabian Grass，Martin Hübner

引言

30 年前,禁食一直是大多数消化道手术后的常规处理,尤其当患者合并术后肠梗阻时,持续应用胃肠减压直到症状的缓解[1]。然而,有关肠吻合术后愈合过程的新研究证据显示,早期肠内营养有助于增加肠壁胶原沉积和胶原强度[2,3]。有研究发现早期肠内营养还有助于促进伤口的愈合[4]。一项全面的荟萃分析所纳入的研究数据显示,早期口服营养的患者有更少的感染并发症、吻合口漏生率、伤口感染、住院时间等,但呕吐风险增加[5]。Kehlet 等人研究了 8 名接受结肠切除术的患者,首次提出了早期肠内营养是加速康复外科(enhanced recovery after surgery,ERAS)中的一部分[6]。早期肠内营养与硬膜外镇痛、早期活动、微创手术相结合,使围手术期处于"无应激状态"。进一步研究证实了术后早期恢复正常饮食是所有结直肠手术后早期多模式联合治疗方案中不可缺少的组成部分[7-10]。

早期肠内营养的理念是全面综合治疗方案的一部分,其目的是应对手术期增加的分解代谢需求[11]。手术前应制订好综合的营养方案,早期筛查营养不良和评估营养状况非常必要(术前优化方案)。手术前不需要禁食——允许手术前一日晚上正常饮食,并在手术前 2 小时进食清流质(free liquid)和碳水化合物——这有助于进一步减轻手术应激。这种方法通过使胰岛素抵抗最小化来保持术后血糖水平的稳定[12]。早期恢复营养支持治疗、严格的围手术期液体管理和早期运动法是彼此相辅相成的过程(a logical continuation of events)。值得注意的是,一些研究显示尽管营养风险评估为低危和高危的患者接受了术前营养支持治疗,但术后营养状况仍有下降,这强调了早期恢复饮食和及时开始营养支持治疗的重要性[13-15]。

本章节通过回顾性分析现有研究证据,根据不同的手术类型,探讨了早期肠内营养应成为标准治疗的原因。此外,本章还回顾性分析了手术后的营养种类和肠内(包括管饲饮食)、肠外营养支持治疗的指征。

早期恢复饮食的安全性

手术后可立即安全地开始摄入清流质等口服营养支持物。手术后即拔除鼻胃管在胃肠各类手术中都已被证明是安全的,甚至可以预防咽喉和呼吸相关的并发症[16,17]。一项 2009 年开展的包含 1 173 名患者的针对随机对照试验的荟萃分析表明,未发现早期肠内营养的弊端[18],但术后手术相关并发症和住院时间有减少趋势。尽管机制不明,但术后 24 小时内恢复肠内营养与降低死亡率相关。作者得出结论:让患者禁食没有任何益处,应在麻醉完全苏醒后允许患者进食流质。值得注意的是,术后早期进食与增加呕吐的风险相关[18]。最近一项随机对照试验研究发现少渣饮食比清流质饮食更能有效预防恶心呕吐,促进结直肠术后肠道功能的恢复[19]。包含术后早期肠内营养的加速康复策略可用来进一步预防肠梗阻,有助于解决早期经验性治疗的弊端[20]。

外科亚专业手术中的研究证据

结直肠外科手术

关于对行结直肠外科手术的患者早期恢复肠内

营养的做法,目前有最佳的证据支持[21]。一项纳入了 14 项随机对照试验的系统性回顾研究,分析了择期外科手术后的早期肠内营养,其中 12 项研究为主要施行了下消化道手术的患者。7 项研究遵循完全随机化过程,其余研究的随机化过程不清楚或未描述。关于纳入标准、营养策略、研究结局等,存在研究间的异质性。尽管大多数研究结果没有显著的统计学差异,但在早期肠内营养组的死亡率和住院时间有减少趋势。另一项纳入 15 项随机对照研究的荟萃分析提示早期肠内营养组的术后并发症有显著的减少,且对吻合口漏的发生或肠道功能的恢复没有不良影响[22]。有些随机对照试验研究提示,因为患者可耐受早期经口饮食,因此不会增加术后肠梗阻的发生率,提示早期经口饮食是预防肠梗阻的方法之一,因此没有理由不予早期口服营养支持治疗[23,24]。最新的荟萃分析纳入了 7 项随机对照研究,共 587 名仅接受结直肠切除术的患者的数据证实,早期经口饮食可使住院时间和术后总并发症发生率减少,而对吻合口漏、肺炎、鼻胃管重置率没有显著影响[25]。

与结直肠手术相比,加速康复治疗策略中的早期肠内营养的理念在其他手术中的应用证据更弱[26,27]。

上消化道手术

Lassen 等人做了一项具有里程碑意义的随机对照试验研究。研究中纳入了上消化道大手术后的 447 名患者,探讨了他们根据意愿恢复正常饮食的可行性[26]。与禁食组和管饲饮食组相比,术后第一天即可耐受正常经口饮食的患者,肠道功能恢复更快,这体现为其主要并发症和住院时间的减少。最新的一项荟萃分析显示,早期经口饮食可以进一步改善胃癌患者胃大部切除术后的细胞免疫功能,并减少术后并发症[28]。Willcutts 等人的荟萃分析也得出相同的结论[29],即,早期经口饮食与更短的住院时间相关,且不增加术后相关并发症的发生率。对于施行食管癌切除术的患者,早期经口饮食组的患者在术后第 8 天即可改善营养状况,与接受肠外营养的患者相比,肺部并发症和吻合口漏的发生率减少。进一步的研究证实了早期经口饮食对接受食管切除术的患者是安全可行的,特别强调了其对术后肠道屏障功能的恢复作用[30]。一些专业组织也建议将减重术手后的早期经口饮食作为标准康复治疗的方案之一[31-33]。总之,大部分上消化道手术研究显示,早期经口饮食是安全可行的,但在食管手术领域仍需更多的研究来验证这一结论。

胰腺手术

胰十二指肠术后的早期肠内营养的证据尚不清楚。胰腺癌患者的营养不良尤为突出。对合并胰腺大手术后特定并发症如胃排空障碍患者的营养不良的发病率高达 40%,对有营养不良风险的患者需要进行全面的评估诊断并采取及时的营养支持治疗方法[27,34,35]。一些随机对照试验研究和系统性回顾研究发现[26,36-38],即使患者存在胃排空障碍或胰瘘等并发症[27,39],若患者能耐受,早期肠内营养是安全可行的。因此,应鼓励有意愿且可耐受肠内营养的患者早期正常饮食[40]。一些无法仅通过肠内营养满足营养需求的患者,必要时可采用早期肠内营养联合肠外营养的方案[41]。联合肠内外营养的患者与仅接受肠外营养的患者相比,有更低的感染并发症发生率,更少的胃排空障碍发生率,且肝功能改善更明显。然而,最近的随机对照试验研究显示,因胰瘘等术后并发症有增多趋势,不建议通过鼻空肠管进行早期肠内营养。因此,在术后正常饮食不能满足患者营养需求的情况下,应根据患者的营养状况、临床表现、预期术后病程等,采用个体化方案来指导术后营养支持治疗。

肝脏外科手术

Lassen 等人的多中心试验研究中,纳入了 66 名行肝脏外科手术的患者,证实了上文关于早期肠内营养在肝部分切除术后的应用是安全有益的[26]。Hendry 等人进行了一项随机对照试验研究,显示早期经口饮食支持与缓泻药联合可加速肠道功能的恢复,但不缩短住院时间[42]。一项荟萃分析证实了早期肠内营养可加速患者肠道功能恢复,进一步显示其可减少感染率发生,改善免疫功能,因此肝脏切除术后患者进行早期肠内营养是安全的[43]。

营养支持方案

如前所述,术后第一天应把正常饮食作为目标。因为在术后第二天恢复每日的正常饮食可能不是每位患者都能达到的目标,所以初始的经口饮食摄入量应根据个人的耐受情况来调整[22,44,45]。因为每天经口饮食摄入量很少超过 1 200~1 500 千卡,因此仅通过正常饮食并不能满足机体能量需求[46]。可能需要考虑口服营养制剂(ONS)尤其是免疫营养,以满足机体额外的代谢需求。根据最近的欧洲临床营养和代谢学会(ESPEN)指南[47],如果患者有以下情况,应开始给予围手术期营养支持治疗:

- 术后超过 5 天无法进食;
- 超过 7 天以上无法达到推荐营养摄入量的 50%。

ESPEN 工作组 2006 年定义了有严重营养风险患者的肠内营养支持治疗的指征:

- 6 个月内体重减轻 10%~15%,甚至更多;
- 身体质量指数<18.5kg/m²;
- 2002 版营养风险评分(NRS 2002)得分>5 分;
- 低白蛋白血症(<30g/L),不伴肝脏功能障碍或肾脏功能障碍。

以上所有指征反映患者营养不良和存在疾病相关的分解代谢[48-50]。

所有符合上述指征的患者,均应不考虑手术类型而开始营养支持治疗,优先选择肠内营养途径(图 22.1)[47]。对于接受头颈部手术或严重外伤或脑外伤的患者,在手术 24 小时内考虑通过长时间置入鼻空肠管或空肠造瘘管来给予患者早期经营养管的标准全蛋白配方的营养制剂[51,52]。几项既往和最近的大规模随机对照试验研究,证实了肠内营养在预防感染并发症、住院时间和各种类型手术的治疗费用方面均具有优势[13,48,53-55]。欧洲和美国指南[47,56]建议根据患者术后状态,在术后 24 小时内给予患者营养支持治疗。这对于术前有营养支持治疗,但术后营养状况仍然恶化的患者来说更为重要[15]。

术后免疫营养治疗

关于使用增强免疫的营养素(精氨酸、谷氨酰胺、ω-3 脂肪酸和核酸)的证据在一定程度上是模糊的[47,57]。虽然荟萃分析研究显示,术后免疫营养治疗在施行癌症大手术的患者中显示出有益的效果,但纳入的文献在关于治疗方案、对照组和结局等方面存在异质性,且其中一项最近的研究显示上述研究有潜在的利益冲突偏倚[58]。此外,免疫营养治疗的最佳应用时机仍无法确定[59]。通常根据定义标准或筛查

工具,如营养风险评分(Nutritional Risk Score,NRS)或营养不良通用筛查量表(Malnutrition Universal Screening Tool,MUST),有营养风险的患者应进行 5~7 天的术前营养支持治疗[50,60]。然而,最近研究也支持术后免疫营养支持治疗的方案[46,59,61,62]。Kelk 等进行的一项随机对照试验研究,未能证明常规术后免疫营养治疗具有明显优势[63],而 Moya 等最近的两项研究显示医疗相关和手术感染并发症发生率显著减少[64,65]。由于与肠外营养相比,肠内免疫营养费用低,已被 ESPEN 基于无伤害原则纳入最新推荐中[47],在营养不良并接受癌症手术的患者中强烈建议考虑进行免疫营养治疗[66]。

肠外营养支持治疗

肠内营养支持治疗出现以下禁忌证时可能需要肠外营养支持治疗[47]:

- 肠梗阻;
- 严重休克;
- 肠缺血;
- 肠瘘引流量大;
- 严重肠道出血。

Chen 等通过一项对随机对照试验研究的荟萃分析,证实了肠外营养的安全有效性[67]。值得注意的是,该研究观察到含鱼油的肠外营养制剂对白三烯合成有影响。这些发现在重症监护病房的重症患者中得到了证实,尤其是该制剂可以调节术后的免疫反应[68-70]。

总之,仅对于肠内营养不能满足需求或存在上述肠内营养禁忌证的患者,应考虑术后肠外营养支持治疗[47]。

结论

大量研究表明,早期恢复正常肠内营养是大多数手术类型术后标准的治疗方案。基于营养筛查的特定评分标准可指导临床医师做出营养支持治疗的决策,尤其是在用于判断营养不良和癌症患者是否需要营养支持治疗方面。肠内营养途径应是首选方法,在肠内营养不可行或不能满足患者营养需求时,需要同

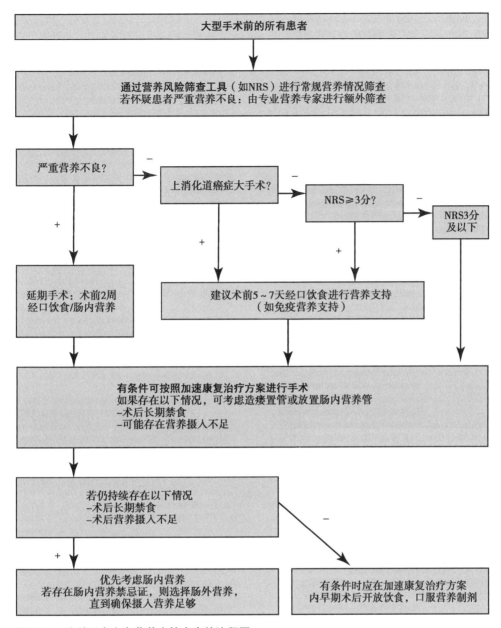

图 22.1　外科手术患者营养支持方案的流程图
NRS：营养风险评分。

时实施肠外营养治疗。

（杜奕奇　姜春晖　译）

参考文献

1. Catchpole BN. Smooth muscle and the surgeon. Aust N Z J Surg. 1989;59(3):199–208.

2. Uden P, Blomquist P, Jiborn H, Zederfeldt B. Impact of long-term relative bowel rest on conditions for colonic surgery. Am J Surg. 1988;156(5):381–5.

3. Irvin TT, Hunt TK. Effect of malnutrition on colonic healing. Ann Surg. 1974;180(5):765–72.

4. Schroeder D, Gillanders L, Mahr K, Hill GL. Effects of immediate postoperative enteral nutrition on body composition, muscle function, and wound healing. JPEN J Parenter Enteral Nutr. 1991;15(4):376–83.

5. Lewis SJ, Egger M, Sylvester PA, Thomas S. Early enteral feeding versus "nil by mouth" after gastrointestinal surgery: systematic review and meta-analysis of controlled trials. BMJ. 2001;323(7316):773–6.

6. Bardram L, Funch-Jensen P, Jensen P, Crawford ME, Kehlet H. Recovery after laparoscopic colonic surgery with epidural analgesia, and early oral nutrition and mobilisation. Lancet. 1995;345(8952):763–4.

7. Muller S, Zalunardo MP, Hubner M, Clavien PA, Demartines N, Zurich Fast Track Study G. A fast-track program reduces complications and length of hospital stay after open colonic surgery. Gastroenterology. 2009;136(3):842–7.

8. Jakobsen DH, Sonne E, Andreasen J, Kehlet H. Convalescence after colonic surgery with fast-track vs conventional care. Color Dis. 2006;8(8):683–7.

9. Wind J, Polle SW, Fung Kon Jin PH, Dejong CH, von Meyenfeldt MF, Ubbink DT, et al. Systematic review of enhanced recovery programmes in colonic surgery. Br J Surg. 2006;93(7):800–9.

10. Henriksen MG, Jensen MB, Hansen HV, Jespersen TW, Hessov

I. Enforced mobilization, early oral feeding, and balanced analgesia improve convalescence after colorectal surgery. Nutrition. 2002;18(2):147–52.

11. Kehlet H. The surgical stress response: should it be prevented? Can J Surg. 1991;34(6):565–7.

12. Soop M, Carlson GL, Hopkinson J, Clarke S, Thorell A, Nygren J, et al. Randomized clinical trial of the effects of immediate enteral nutrition on metabolic responses to major colorectal surgery in an enhanced recovery protocol. Br J Surg. 2004;91(9):1138–45.

13. Beattie AH, Prach AT, Baxter JP, Pennington CR. A randomised controlled trial evaluating the use of enteral nutritional supplements postoperatively in malnourished surgical patients. Gut. 2000;46(6):813–8.

14. Garth AK, Newsome CM, Simmance N, Crowe TC. Nutritional status, nutrition practices and post-operative complications in patients with gastrointestinal cancer. J Hum Nutr Diet. 2010;23(4):393–401.

15. Grass F, Benoit M, Coti Bertrand P, Sola J, Schafer M, Demartines N, et al. Nutritional status deteriorates postoperatively despite preoperative nutritional support. Ann Nutr Metab. 2016;68(4):291–7.

16. Weijs TJ, Kumagai K, Berkelmans GH, Nieuwenhuijzen GA, Nilsson M, Luyer MD. Nasogastric decompression following esophagectomy: a systematic literature review and meta-analysis. Dis Esophagus. 2017;30(3):1–8.

17. Rao W, Zhang X, Zhang J, Yan R, Hu Z, Wang Q. The role of nasogastric tube in decompression after elective colon and rectum surgery: a meta-analysis. Int J Color Dis. 2011;26(4):423–9.

18. Lewis SJ, Andersen HK, Thomas S. Early enteral nutrition within 24 h of intestinal surgery versus later commencement of feeding: a systematic review and meta-analysis. J Gastrointest Surg. 2009;13(3):569–75.

19. Lau C, Phillips E, Bresee C, Fleshner P. Early use of low residue diet is superior to clear liquid diet after elective colorectal surgery: a randomized controlled trial. Ann Surg. 2014;260(4):641–7; discussion 7–9.

20. Martos-Benitez FD, Gutierrez-Noyola A, Soto-Garcia A, Gonzalez-Martinez I, Betancourt-Plaza I. Program of gastrointestinal rehabilitation and early postoperative enteral nutrition: a prospective study. Updat Surg. 2018;70(1):105–12.

21. Andersen HK, Lewis SJ, Thomas S. Early enteral nutrition within 24h of colorectal surgery versus later commencement of feeding for postoperative complications. Cochrane Database Syst Rev. 2006;18(4):CD004080.

22. Osland E, Yunus RM, Khan S, Memon MA. Early versus traditional postoperative feeding in patients undergoing resectional gastrointestinal surgery: a meta-analysis. JPEN J Parenter Enteral Nutr. 2011;35(4):473–87.

23. Han-Geurts IJ, Hop WC, Kok NF, Lim A, Brouwer KJ, Jeekel J. Randomized clinical trial of the impact of early enteral feeding on postoperative ileus and recovery. Br J Surg. 2007;94(5):555–61.

24. Feo CV, Romanini B, Sortini D, Ragazzi R, Zamboni P, Pansini GC, et al. Early oral feeding after colorectal resection: a randomized controlled study. ANZ J Surg. 2004;74(5):298–301.

25. Zhuang CL, Ye XZ, Zhang CJ, Dong QT, Chen BC, Yu Z. Early versus traditional postoperative oral feeding in patients undergoing elective colorectal surgery: a meta-analysis of randomized clinical trials. Dig Surg. 2013;30(3):225–32.

26. Lassen K, Kjaeve J, Fetveit T, Trano G, Sigurdsson HK, Horn A, et al. Allowing normal food at will after major upper gastrointestinal surgery does not increase morbidity: a randomized multicenter trial. Ann Surg. 2008;247(5):721–9.

27. Buscemi S, Damiano G, Palumbo VD, Spinelli G, Ficarella S, Lo Monte G, et al. Enteral nutrition in pancreaticoduodenectomy: a literature review. Nutrients. 2015;7(5):3154–65.

28. Cheng Y, Zhang J, Zhang L, Wu J, Zhan Z. Enteral immunonutrition versus enteral nutrition for gastric cancer patients undergoing a total gastrectomy: a systematic review and meta-analysis. BMC Gastroenterol. 2018;18(1):11.

29. Willcutts KF, Chung MC, Erenberg CL, Finn KL, Schirmer BD, Byham-Gray LD. Early oral feeding as compared with traditional timing of oral feeding after upper gastrointestinal surgery: a systematic review and meta-analysis. Ann Surg. 2016;264(1):54–63.

30. Xiao-Bo Y, Qiang L, Xiong Q, Zheng R, Jian Z, Jian-Hua Z, et al. Efficacy of early postoperative enteral nutrition in supporting patients after esophagectomy. Minerva Chir. 2014;69(1):37–46.

31. Allied Health Sciences Section Ad Hoc Nutrition C, Aills L, Blankenship J, Buffington C, Furtado M, Parrott J. ASMBS allied health nutritional guidelines for the surgical weight loss patient. Surg Obes Relat Dis. 2008;4(5 Suppl):S73–108.

32. Torres AJ, Rubio MA. The Endocrine Society's Clinical Practice Guideline on endocrine and nutritional management of the post-bariatric surgery patient: commentary from a European Perspective. Eur J Endocrinol. 2011;165(2):171–6.

33. Mechanick JI, Youdim A, Jones DB, Garvey WT, Hurley DL, McMahon MM, et al. Clinical practice guidelines for the perioperative nutritional, metabolic, and nonsurgical support of the bariatric surgery patient–2013 update: cosponsored by American Association of Clinical Endocrinologists, The Obesity Society, and American Society for Metabolic & Bariatric Surgery. Obesity (Silver Spring). 2013;21(Suppl 1):S1–27.

34. Bozzetti F, Mariani L. Perioperative nutritional support of patients undergoing pancreatic surgery in the age of ERAS. Nutrition. [Review]. 2014;30(11–12):1267–71.

35. Akizuki E, Kimura Y, Nobuoka T, Imamura M, Nagayama M, Sonoda T, et al. Reconsideration of postoperative oral intake tolerance after pancreaticoduodenectomy: prospective consecutive analysis of delayed gastric emptying according to the ISGPS definition and the amount of dietary intake. Ann Surg. 2009;249(6):986–94.

36. Lassen K, Revhaug A. Early oral nutrition after major upper gastrointestinal surgery: why not? Curr Opin Clin Nutr Metab Care. [Review]. 2006;9(5):613–7.

37. Gerritsen A, Wennink RA, Besselink MG, van Santvoort HC, Tseng DS, Steenhagen E, et al. Early oral feeding after pancreatoduodenectomy enhances recovery without increasing morbidity. HPB. [Observational Study Research Support, Non-U.S. Gov't]. 2014;16(7):656–64.

38. Gerritsen A, Besselink MG, Gouma DJ, Steenhagen E, Borel Rinkes IH, Molenaar IQ. Systematic review of five feeding routes after pancreatoduodenectomy. Br J Surg. 2013;100(5):589–98; discussion 99.

39. Fujii T, Nakao A, Murotani K, Okamura Y, Ishigure K, Hatsuno T, et al. Influence of food intake on the healing process of postoperative pancreatic fistula after pancreatoduodenectomy: a multi-institutional randomized controlled trial. Ann Surg Oncol. [Multicenter Study Randomized Controlled Trial]. 2015;22(12):3905–12.

40. Braga M, Capretti G, Pecorelli N, Balzano G, Doglioni C, Ariotti R, et al. A prognostic score to predict major complications after pancreaticoduodenectomy. Ann Surg. 2011;254(5):702–7; discussion 7–8.

41. Zhu XH, Wu YF, Qiu YD, Jiang CP, Ding YT. Effect of early enteral combined with parenteral nutrition in patients undergoing pancreaticoduodenectomy. World J Gastroenterol. 2013;19(35):5889–96.

42. Hendry PO, van Dam RM, Bukkems SF, McKeown DW, Parks RW, Preston T, et al. Randomized clinical trial of laxatives and oral nutritional supplements within an enhanced recovery after surgery protocol following liver resection. Br J Surg. 2010;97(8):1198–206.

43. Richter B, Schmandra TC, Golling M, Bechstein WO. Nutritional support after open liver resection: a systematic review. Dig Surg. 2006;23(3):139–45.

44. Grass F, Bertrand PC, Schafer M, Ballabeni P, Cerantola Y, Demartines N, et al. Compliance with preoperative oral nutritional supplements in patients at nutritional risk–only a question of will? Eur J Clin Nutr. 2015;69(4):525–9.

45. Grass F, Schafer M, Demartines N, Hubner M. Normal diet within two postoperative days-realistic or too ambitious? Nutrients. 2017;9(12):1336.

46. Sultan J, Griffin SM, Di Franco F, Kirby JA, Shenton BK, Seal CJ, et al. Randomized clinical trial of omega-3 fatty acid-supplemented enteral nutrition versus standard enteral nutrition in patients undergoing oesophagogastric cancer surgery. Br J Surg. 2012;99(3):346–55.

47. Weimann A, Braga M, Carli F, Higashiguchi T, Hubner M, Klek S, et al. ESPEN guideline: clinical nutrition in surgery. Clin Nutr.

2017;36(3):623–50.

48. Bozzetti F, Braga M, Gianotti L, Gavazzi C, Mariani L. Postoperative enteral versus parenteral nutrition in malnourished patients with gastrointestinal cancer: a randomised multicentre trial. Lancet. 2001;358(9292):1487–92.

49. Kondrup J, Allison SP, Elia M, Vellas B, Plauth M, Educational, et al. ESPEN guidelines for nutrition screening 2002. Clin Nutr. 2003;22(4):415–21.

50. Kondrup J, Rasmussen HH, Hamberg O, Stanga Z, Ad Hoc EWG. Nutritional risk screening (NRS 2002): a new method based on an analysis of controlled clinical trials. Clin Nutr. 2003;22(3):321–36.

51. Bozzetti F, Gianotti L, Braga M, Di Carlo V, Mariani L. Postoperative complications in gastrointestinal cancer patients: the joint role of the nutritional status and the nutritional support. Clin Nutr. 2007;26(6):698–709.

52. Perel P, Yanagawa T, Bunn F, Roberts I, Wentz R, Pierro A. Nutritional support for head-injured patients. Cochrane Database Syst Rev. 2006;18(4):CD001530.

53. MacFie J, Woodcock NP, Palmer MD, Walker A, Townsend S, Mitchell CJ. Oral dietary supplements in pre- and postoperative surgical patients: a prospective and randomized clinical trial. Nutrition. 2000;16(9):723–8.

54. Mack LA, Kaklamanos IG, Livingstone AS, Levi JU, Robinson C, Sleeman D, et al. Gastric decompression and enteral feeding through a double-lumen gastrojejunostomy tube improves outcomes after pancreaticoduodenectomy. Ann Surg. 2004;240(5):845–51.

55. Smedley F, Bowling T, James M, Stokes E, Goodger C, O'Connor O, et al. Randomized clinical trial of the effects of preoperative and postoperative oral nutritional supplements on clinical course and cost of care. Br J Surg. 2004;91(8):983–90.

56. McClave SA, Taylor BE, Martindale RG, Warren MM, Johnson DR, Braunschweig C, et al. Guidelines for the provision and assessment of Nutrition support therapy in the adult critically ill patient: Society of Critical Care Medicine (SCCM) and American Society for Parenteral and Enteral Nutrition (A.S.P.E.N.). JPEN J Parenter Enteral Nutr. 2016;40(2):159–211.

57. Marimuthu K, Varadhan KK, Ljungqvist O, Lobo DN. A meta-analysis of the effect of combinations of immune modulating nutrients on outcome in patients undergoing major open gastrointestinal surgery. Ann Surg. 2012;255(6):1060–8.

58. Probst P, Ohmann S, Klaiber U, Huttner FJ, Billeter AT, Ulrich A, et al. Meta-analysis of immunonutrition in major abdominal surgery. Br J Surg. 2017;104(12):1594–608.

59. Osland E, Hossain MB, Khan S, Memon MA. Effect of timing of pharmaconutrition (immunonutrition) administration on outcomes of elective surgery for gastrointestinal malignancies: a systematic review and meta-analysis. JPEN J Parenter Enteral Nutr.

2014;38(1):53–69.

60. Sandhu A, Mosli M, Yan B, Wu T, Gregor J, Chande N, et al. Self-screening for malnutrition risk in outpatient inflammatory bowel disease patients using the Malnutrition Universal Screening Tool (MUST). JPEN J Parenter Enteral Nutr. 2016;40(4):507–10.

61. Song GM, Tian X, Zhang L, Ou YX, Yi LJ, Shuai T, et al. Immunonutrition support for patients undergoing surgery for gastrointestinal malignancy: preoperative, postoperative, or perioperative? A bayesian network meta-analysis of randomized controlled trials. Medicine (Baltimore). 2015;94(29):e1225.

62. Farreras N, Artigas V, Cardona D, Rius X, Trias M, Gonzalez JA. Effect of early postoperative enteral immunonutrition on wound healing in patients undergoing surgery for gastric cancer. Clin Nutr. 2005;24(1):55–65.

63. Klek S, Kulig J, Sierzega M, Szybinski P, Szczepanek K, Kubisz A, et al. The impact of immunostimulating nutrition on infectious complications after upper gastrointestinal surgery: a prospective, randomized, clinical trial. Ann Surg. 2008;248(2):212–20.

64. Moya P, Miranda E, Soriano-Irigaray L, Arroyo A, Aguilar MD, Bellon M, et al. Perioperative immunonutrition in normo-nourished patients undergoing laparoscopic colorectal resection. Surg Endosc. 2016;30(11):4946–53.

65. Moya P, Soriano-Irigaray L, Ramirez JM, Garcea A, Blasco O, Blanco FJ, et al. Perioperative standard oral nutrition supplements versus immunonutrition in patients undergoing colorectal resection in an enhanced recovery (ERAS) protocol: a multicenter randomized clinical trial (SONVI Study). Medicine (Baltimore). 2016;95(21):e3704.

66. Braga M, Gianotti L, Nespoli L, Radaelli G, Di Carlo V. Nutritional approach in malnourished surgical patients: a prospective randomized study. Arch Surg. 2002;137(2):174–80.

67. Chen B, Zhou Y, Yang P, Wan HW, Wu XT. Safety and efficacy of fish oil-enriched parenteral nutrition regimen on postoperative patients undergoing major abdominal surgery: a meta-analysis of randomized controlled trials. JPEN J Parenter Enteral Nutr. 2010;34(4):387–94.

68. Pradelli L, Mayer K, Muscaritoli M, Heller AR. n-3 fatty acid-enriched parenteral nutrition regimens in elective surgical and ICU patients: a meta-analysis. Crit Care. 2012;16(5):R184.

69. Li NN, Zhou Y, Qin XP, Chen Y, He D, Feng JY, et al. Does intravenous fish oil benefit patients post-surgery? A meta-analysis of randomised controlled trials. Clin Nutr. 2014;33(2):226–39.

70. de Miranda Torrinhas RS, Santana R, Garcia T, Cury-Boaventura MF, Sales MM, Curi R, et al. Parenteral fish oil as a pharmacological agent to modulate post-operative immune response: a randomized, double-blind, and controlled clinical trial in patients with gastrointestinal cancer. Clin Nutr. 2013;32(4):503–10.

第 23 章
术后早期活动与理疗

Thomas W.Wainwright，Louise Burgess

引言

物理治疗师在外科多学科团队中的地位非常重要，他们鼓励患者术后早期活动以加快患者恢复。术后早期活动是防止早期术后并发症的关键因素，例如其可防止出现呼吸道感染[1]和静脉血栓[2]。患者术后常常因疼痛、肌肉肿胀或卧床而导致肌肉萎缩，进而导致肌肉功能不全。肌肉功能恢复要求患者能够完成诸如步行、起立或爬楼梯这些基础活动。患者能否完成此类基础活动是其能否出院的重要标准。因此，患者术后无法完成早期活动，会影响患者术后恢复，延长住院时间，甚至影响出院后的功能恢复。在这种情况下，物理治疗师的介入在外科 ERAS 路径中就显得尤为重要。本章将讨论早期活动和术后物理治疗（postoperative physiotherapy）在加速康复外科（enhanced recovery after surgery，ERAS）中的作用。

早期活动

鼓励术后早期下床活动是物理治疗的基本原则，对预防术后并发症及缩短住院时间有重要意义。术后长期卧床是公认的引起术后并发症的重要危险因素，因此，ERAS® 协会强烈建议在外科诊疗过程中鼓励患者早期下床活动[3-13]。术后早期活动的定义可能因不同专科的治疗而有所区别，但一般情况下，患者早期活动主要包括手术当天开始的坐、站、走以及物理治疗师的被动锻炼。这些是为了预防肌肉和心血管方面的去适应作用以及因术后不能活动导致的并发症[14]。早期下床活动可以缩短重大手术后的住院时间，降低术后肺部并发症、静脉血栓栓塞和感染的发生率[15]。术后恢复时间的延长通常会增加医疗费用，可能给患者造成持续的生理和心理负担[14]，因此有充分的理由将术后早期下床活动作为术后治疗的一部分。

但是，推荐分级的评估、制订与评价工作组（Grading of Recommendations Assessment，Development，and Evaluation，GRADE）认为，大多数 ERAS 指南中支持早期活动的研究证据并不十分可信，因为研究者目前采用的是非本科室手术的外部数据，结论因果关系薄弱，并且支撑研究的方法论有缺陷[3-13]。目前大多数患者术后对 ERAS 路径的依从性差[16]。尽管作为 ERAS 路径的一部分，人们已经认识到早期下床活动的重要性，但患者的依从性仍然不高[14]。已报道的实现早期活动的限制因素包括，患者、院方和医方三大方面。针对这三方面因素，分别具有相应的解决方案（图 23.1）。虽然由于医疗需要，患者可能会偏离标准路径，但依然有四分之一的依从性不良病例是可以纠正的[16]。据报道，实现术后早期活动需要大量医务工作者的时间投入，因此，人力短缺以及需要患者及患者家属共同配合也是实现良好依从性的障碍[17]。

外科（非骨科）路径的早期活动

在外科 ERAS 路径中，早期下床活动的案例数量依旧有限。据报道，对于接受心脏手术的患者，避免长期卧床是预防患者术后并发症，促进功能恢复和缩短住院时间的重要因素[18]。对于接受择期腹部肿瘤大手术的患者，基于有监督的锻炼制订早期的运动计划是可行的，并可以促进其功能恢复[19]。其中，在结直肠外科中，术后早期下床活动的积极作用已得到充分证实，患者能够很好地完成包括早期行走（患者手

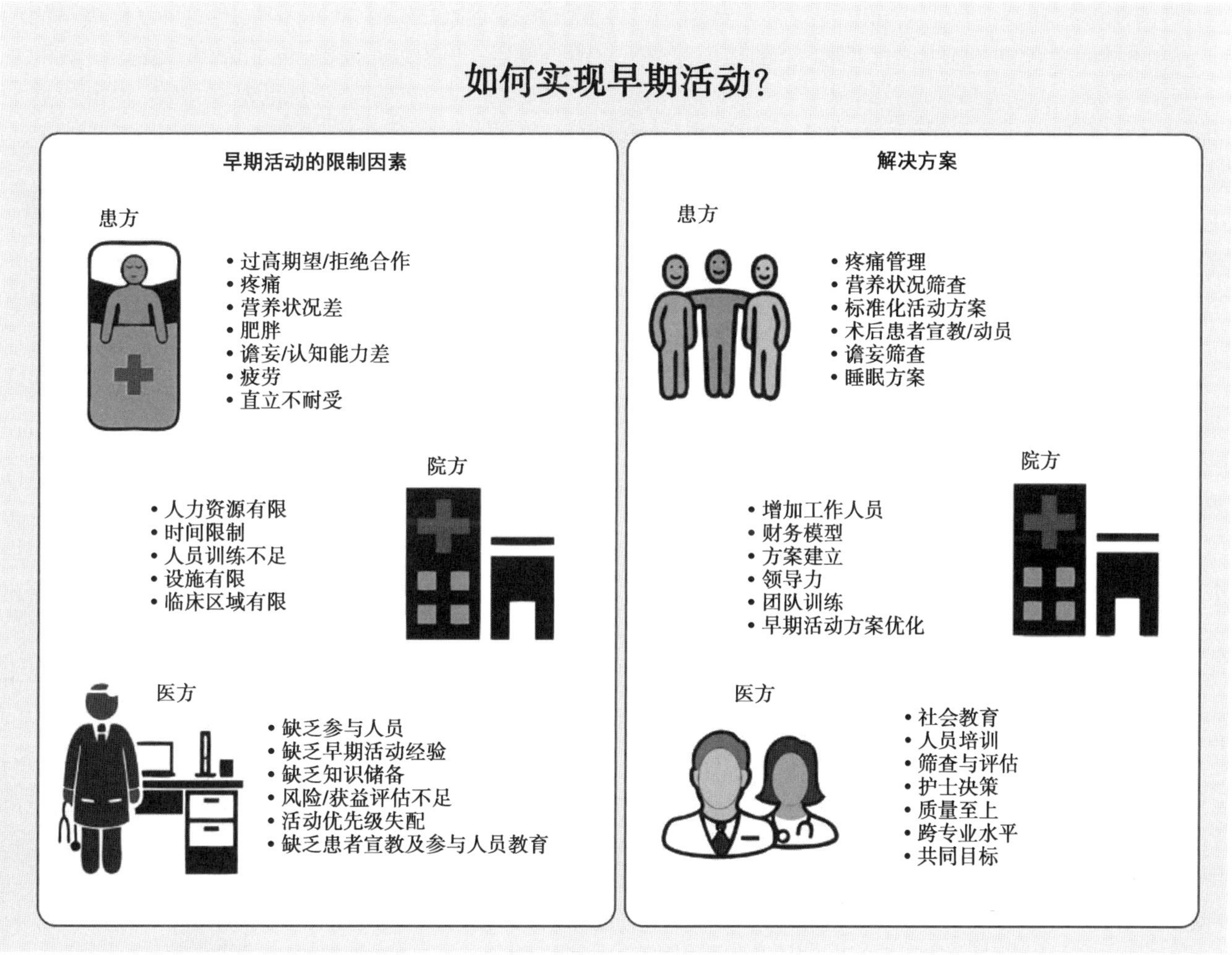

如何实现早期活动？

图 23.1　早期活动信息图

术当天下床 2h，至出院前可每天下床 6h[20]）在内的目标，此类患者能够获得更好的预后，这体现了早期下床活动与临床预后的关系[21]。对于胃肠道术后的患者，早期下床活动也能够降低术后肺部并发症的发生率[22]。Torres Lacomba 等的研究发现，与仅接受宣教策略的患者相比，接受人工淋巴引流、瘢痕组织按摩以及主动或辅助肩部锻炼的乳腺癌术后患者，术后一年内继发性淋巴水肿的发生率更低[23]。ERAS 指南还建议接受直肠 / 盆腔[11]、胰腺[6]、肝脏[13]和头颈部[8]手术的患者术后早期下床活动。但目前依旧缺乏指导具体活动量的前瞻性研究。

一项有关胰十二指肠切除术后患者 ERAS 的研究表明[24]，接受 ERAS 的患者能够更早地下床活动，消化功能恢复更快，需要肠外营养的时间也更短。然而，能够实现术后早期下床活动的患者仅 47%。术后早期活动依从性差的患者中约 71% 出现了术后并发症，凸显了依从性的重要性。

有趣的是，有关结直肠术后患者 ERAS 依从性

差的原因，人们研究发现，患者对于术后早期下床活动的依从度仅有 40%，然而约 93% 的患者不能依从 ERAS 是由于医疗需要[16]。Gustafsson 等也报道了相似的比例[21]。研究中纳入的所有结直肠手术患者中只有 48.4% 在手术当天下床时间达到 2 小时，而术后第一天下床时间达到 6 小时的患者仅占 27.5%。除此以外，研究人员还将接受标准 ERAS 路径的结直肠手术的患者与接受督促运动的 ERAS 路径的患者进行了比较[14]。督促运动的 ERAS 路径需要配备一名专业医疗保健人员，他们会在术后当天来到患者床边，督促其完成目标活动量，之后从术后第 1 天到第 3 天甚至出院后每天进行 3 次锻炼，协助患者改变体位，陪同患者行走。接受常规 ERAS 路径的患者中，能够在术后当天下床活动的仅占 36%，接受督促运动的患者则占 72%。然而，在本项研究中，早期运动并没有改善患者的预后。

在另一项为期 6 年的胸外科 ERAS 路径的研究中，患者依从性相对较好，有 61.5% 的患者在拔管后

1小时内能够在辅助下行走75m以上[25]。与该计划前2年的早期患者(37%)相比,后期患者的目标实现率更高(72%)。研究人员认为这可能是由于学习曲线和方案实行经验的差异所致,研究结果的参考价值有限。此外,达到ERAS路径标准需要患者家属配合,建立严格目标,还需要护理、麻醉及管理人员的密切合作[25]。对于肝脏切除术后的患者,其早期下床活动的依从性较高[26]。其中77.6%的患者在术后第1天就可以下床,而79.3%的患者术后第2天可以在治疗师的协助下行走。早期下床活动和尽早拔除导尿管是肝脏手术后得以完成ERAS路径以及早期出院的重要因素。当然,避免术后并发症是ERAS能够完成的前提[26]。

尽管实际依从度尚无报道,但早期下床活动和术前饮用碳水化合物是原发性肺癌手术ERAS路径中减少并发症和缩短住院时间的重要方式[27]。此外,研究显示,合理的术后镇吐,避免硬膜外镇痛,避免使用阿片类药物的标准化镇痛方案以及容量控制在基础ERAS路径中对术后早期活动也有积极作用[27]。

理论上,重大手术后实行早期活动,无论采用何种活动方式(从仰卧姿势变为直立坐姿、站立姿势或行走姿势),避免长期卧床都是预防术后并发症,改善功能恢复,缩短住院时间的重要前提。但在实际诊疗过程中,患者对活动方案的依从性很低。但也有研究显示,早期下床活动减少术后并发症的益处可能有助于提高患者对早期活动的依从性。

术后早期活动的限制因素

为了实现术后早期活动,首先要找出当前不能下床活动的原因以及现存的困难。患者在术后能够下床活动,需要多学科的支持和配合。尽管有些患者由于医学原因无法下床,但我们依然可以排除许多早期下床活动的潜在障碍。如患者因缺乏信心或情绪焦虑而拒绝活动,我们可以进行全面的术前宣教,为患者设定合理的活动期望和个性化目标。同样,术前筛查意志淡漠、谵妄、贫血和营养状况不佳的情况可以帮助找出延迟下床活动风险高的患者。

术后疼痛是影响患者术后恢复的重要原因,因此选择阿片类药物结合局部神经阻滞或伤口浸润麻醉的多模式镇痛方案可达到更快的恢复效果,以实现早期活动[28]。此外,尽早拔除引流管和导尿管也

是ERAS路径的一个重要因素,同样可以促进早期活动。最后,改善基础设施,例如为患者提供舒适的椅子、步行架或进行设置合理的活动安排,也可以增加患者术后早期活动的信心。

骨科术后(髋关节、膝关节置换)早期活动

骨科患者可以更好地从术后早期活动中获益。在手术当天下床活动可缩短住院时间[29,30],降低血栓栓塞的发生率[31],减少输血[32],并且不会增加术后并发症等不良事件的风险[33]。例如,一项前瞻性队列研究(n=136)阐释了物理治疗对髋关节和膝关节置换患者住院时间的影响[34],发现在手术当天开始接受物理治疗的患者住院时间要短于术后第一天开始接受物理治疗的患者(手术当天接受物理治疗组2.8天±0.8天,术后第一天接受物理治疗组3.8天±1.7天)。

鉴于早期下床活动的重要性,改善其限制因素(例如疼痛和术后早期直立不能)是我们要考虑的问题。有效的疼痛管理可以帮助实现早期下床活动。研究表明,尽管常用的局部神经阻滞技术可以有效镇痛,但将COX-2抑制剂与对乙酰氨基酚联用,结合术前应用大剂量糖皮质激素,也可减轻疲劳,有效镇痛且无运动阻滞等副作用,同时可以改善患者的早期恢复状态,为术后功能恢复打下基础[35]。

对于大多数患者来说,即使解决了疼痛问题(某些疼痛高反应者除外:疼痛灾难化患者、术前已使用阿片类药物的患者、痛觉超敏的患者),依然有直立不耐受的问题尚待解决。数据表明,其自主神经功能向不良方向变化,主要表现为下肢副交感神经功能的增强和交感神经刺激的丧失[36]。研究显示,面对这一问题,体液管理的作用十分有限。是否需要使用米多君等药物有待进一步研究[36]。

重症监护病房(ICU)的早期活动与理疗

如果患者病情较重需要术后支持,则会在术后被转移至重症监护病房(intensive care unit,icu)。但并非所有ERAS路径的重大手术患者都需要转入ICU,骨科术后患者通常比较容易耐受,因此很少需要转至ICU[37]。ERAS指南强调,妇科、心脏手术、胰十二指肠切除术、结直肠癌、肝癌以及头颈癌患者术后可能需要转移至ICU,具体取决于他们术后的病情。

在ERAS路径和重症监护后的康复过程中,物理治疗作用非常关键。目前主要研究ERAS对术后患者从ICU转出时间的影响。但是,这样的患者可

能已从 ICU 的多模式医疗中获益,并非 ERAS 的作用。重症监护室中,物理治疗师扮演的角色与 ERAS 的主要原则有很强的相似性,确保了 ICU 患者 ERAS 路径的正常运转。ICU 内提供的物理治疗的目标可以大致分为两部分:改善呼吸功能和早期启动康复过程。

重症监护病房内的患者可能需要呼吸机辅助通气,但会导致肺部并发症的发生。呼吸物理治疗包括早期下床活动。由于下床活动本身的呼吸深度有限,可通过人为干预或设置呼吸机模式来清除肺内积聚的分泌物,有助于降低肺部并发症发生率。早期启动康复过程的重点在于保证关节运动,以防止肌肉挛缩。一旦患者状态合适,物理治疗师将开始进行活动训练,如静坐、站立、走动等,以帮助他们尽早从 ICU 转出,并恢复全部身体功能。此外,电刺激和下床活动均能减少肌肉萎缩和关节僵硬的发病风险。

尽管目前已发布了临床指南和安全建议,但术后转入 ICU 的患者实现早期活动仍然是一个挑战[38]。原因与普通病房相似,主要是缺乏院内培训、医疗资源不足和优先次序失配以及领导力缺失[39]。更好地应用镇静方案,强调早期活动路径,加强临床指导,提升临床团队领导力,甚至增设岗位人员和加强培训,都可以帮助解决这些问题[38]。另外,改进医院管理模式并推进多学科合作,可改善患者对路径的依从性。

同时,物理治疗师也需要强大的信息和资源保障,应及时掌握标准化的康复计划和 ERAS 路径文献资料[41]。一旦患者从重症监护病房转出,在多学科团队的支持下,专业的物理治疗师就可以为患者提供更积极、更全面的康复过程[40]。

术后理疗

未来 ERAS 路径的重点不仅在于缩短住院时间,还在于强调患者术后的快速恢复。因此,首先要评估的是 ERAS 在路径的术后阶段(在院期间和出院后),哪种物理治疗和康复方式最有效。在本书第 10 章已阐述了康复性训练的作用。尽管早期下床活动在 ERAS 路径中的作用已经详细阐述,但关于缩短住院时间及促进恢复功能的最佳物理治疗方案仍存在争议。由于专业证据有限,目前尚无改善患者术后总体康复水平的普适运动康复方案。

普外科术后的物理治疗

普外科术后 ERAS 路径在改善患者的预后以及降低住院费用方面的作用已有详尽阐述。然而,目前支持 ERAS 路径中采用物理治疗措施的证据并不多[42]。有证据表明,个性化围手术期锻炼对于患者是行之有效且可以耐受的[43]。然而,术后物理治疗的有效性却存在争议。实际上,目前在标准 ERAS 路径内进行术后物理治疗的证据基础仅限于一项针对膀胱切除术的高质量随机对照研究(RCT)[44]。

该研究将标准 ERAS 路径的根治性膀胱切除术患者(n=57)和附加运动干预的患者(n=50)进行了对比[44]。术后干预包括督促早期下床活动,设定活动和步行目标,运动干预,术后 7 天内每天两次的物理治疗,以及进行在监督下的标准化的渐进式肌肉力量和耐力训练。渐进式活动计划每天进行两次,每次 30 分钟,由专业的物理治疗师进行监督,并由患者记录在日记中。作者发现,步行距离的延长可显著改善术后活动情况($P<0.001$),功能恢复水平可在 1 天内得到改善($P<0.05$)。但是两组的中位住院时间同样为 8 天($P=0.68$),并发症的严重程度也无显著差异。

作者对先前完成的 RCT 研究进行二次分析发现,运动干预对患者总体生活质量(HRQoL)无显著影响,却与肠道管理和呼吸功能[呼吸困难($P<0.05$),便秘($P<0.02$)和腹部胀气分数($P \leqslant 0.05$)等指标]显著相关,在标准 ERAS 路径中,根治性膀胱切除术后患者进行运动干预的获益明显。相反,标准处理组中患者的睡眠症状有所减轻($P \leqslant 0.04$),并且在改善疲劳,恢复身体功能和角色功能方面有积极作用[45]。

非 ERAS 人群中,术后物理治疗在外科的作用已得到了全面的证明,现在患者可以通过 ERAS 更快地实现术后恢复,患者早期活动能力与既往非 ERAS 人群明显不同。由于患者本身的身体条件和外部支持条件上存在差异,我们无法确定对于这两个队列而言,物理疗法是否有效。ERAS 其中一个目的是缓解患者的手术应激反应。但大多数研究却并未考虑到可能影响手术应激的因素,包括局部麻醉、微创手术技术、早期进食和多模式阿片类药物镇痛等。

相关研究建议使用物理疗法来加速术后恢复,包括详细的康复计划[46]、有氧训练[47,48]、减肥和饮食干预[49]、拉伸[50-52]和淋巴引流技术[53]。医务人员应选择合适的 ERAS 患者,使用上述多模式理疗策略,以研究其在不同术式及病理生理过程中的作用。

骨科术后(髋关节、膝关节置换)的物理治疗

此前我们已经对全髋关节和膝关节置换术(THR/TKR)术前和术后基于循证医学的干预手段进行了研究。研究结果表明术前进行大量的锻炼可能会改善术后恢复,但很难证明某一种运动更优越[54]。

在 THR 和 TKR 后,早期小腿肌肉机能下降率增加(分别下降 30%~80%)会导致出院后功能恢复恢复延迟。渐进性力量训练[55]和更高强度的康复训练[56]可以减轻术后肌肉力量不足的问题。然而,这种肌肉功能不全的内在机制还不清楚,还需要更多的研究来探索有效的康复措施[54]。尽管研究者已为改善术后康复做出了很多努力,但术前锻炼、传统理疗方案以及较早开始积极的术后肌肉力量恢复对一般患者的作用有限[57,58]。然而,在可穿戴活动追踪器等新技术的支持下,基于家庭或社区的运动干预措施,可改善患者的运动依从性,并改善术后康复的成本效益,为患者带来更大的获益[54]。

因此,未来的工作重点应放在选择有效的治疗措施,以及筛选合适的患者上。对于有以下特征的患者,例如:疼痛敏感,意志薄弱,心理状态差,社会经济状况不佳,对术后康复有不切实际的期望,他们的术后康复可能较慢,所以应在术前就关注这些患者的状态,并制订相应计划。考虑到患者报告的结果指标(PROM)与功能表现和身体活动的客观指标的差异,在早期或长期恢复阶段[59],应采用功能结果评价方式[60]。

结论

患者术后身体整体状态的恢复对于降低术后并发症发生率、改善预后不良至关重要,应该成为 ERAS 未来服务和研究的重点。理想情况下,所有患者均能够在术后的数天或数周内,从个性化的物理治疗方案中获益。但由于经济水平的限制,实施难度较大。因此,为了让每个患者真正获益,我们不仅要确保术后进行的物理治疗能够最大限度地发挥作用,还要考虑到经济因素和临床预后。同样,我们还需要兼顾到高风险人群或需要恢复特定功能水平的人群(需

要重返工作或从事体育运动的患者),以便制订个性化的高强度康复计划。

(蒋奎荣　译)

参考文献

1. Boden I, Skinner EH, Browning L, Reeve J, Anderson L, Hill C, et al. Preoperative physiotherapy for the prevention of respiratory complications after upper abdominal surgery: pragmatic, double blinded, multicentre randomised controlled trial. BMJ. 2018;j5915:360.
2. Barker RC, Marval P. Venous thromboembolism: risks and prevention. Contin Educ Anaesth Crit Care Pain. 2011;11:18–23.
3. Nelson G, Altman AD, Nick A, Meyer LA, Ramirez PT, Achtari C, et al. Guidelines for postoperative care in gynecologic/oncology surgery: Enhanced Recovery after Surgery (ERAS®) society recommendations- Part II. Gynecol Oncol. 2016;140(2):323–32.
4. Scott MJ, Baldini G, Fearon KC, Feldheiser A, Feldman LS, Gan TJ, et al. Enhanced Recovery After Surgery (ERAS®) for gastrointestinal surgery, part 1: pathophysiological considerations. Acta Anaesthesiol Scand. 2015;59(10):1212–31.
5. Mortensen K, Milsson M, Slim K, Schäfer M, Mariette C, Braga M, et al. Consensus guidelines for enhanced recovery after gastrectomy. Enhanced Recovery After Surgery (ERAS®) society recommendations. Br J Surg. 2014;101(10):1209–29.
6. Lassen K, Coolsen MME, Slim K, Carli F, de Aguilar-Nascimento JE, Schäfer M, et al. Guidelines for perioperative care for pancreatic duodenectomy: Enhanced Recovery After Surgery (ERAS®) society recommendations. World J Surg. 2013;37(2):240–58.
7. Thorell A, MacCormick AD, Awad S, Reynolds N, Roulin D, Demartines N, et al. Guidelines for perioperative care in bariatric surgery: Enhanced Recovery After Surgery (ERAS®) society recommendations. World J Surg. 2016;40:2065–83.
8. Dort JC, Farwell DG, Findlay M, Huber GF, Kerr P, Shea-Budgell MA, et al. Optimal perioperative care in major head and neck cancer surgery with free flap reconstruction: a consensus review and recommendations from the enhanced recovery after surgery society. JAMA Otolaryngol Head Neck Surg. 2017;143(3):292–303.
9. Temple-Oberle C, Shea-Budgell M, Tan M, Semple JL, Schrag C, Barreto M, ERAS Society, et al. Consensus review of optimal perioperative care in breast reconstruction: Enhanced Recovery After Surgery (ERAS®) society recommendations. Plast Reconstr Surg. 2017;139:1056e–71e.
10. Cerantola Y, Valerio M, Persson B, Jichlinski P, Ljungqvist O, Hubner M, et al. Guidelines for perioperative care after radical cystectomy for bladder cancer: Enhanced Recovery After Surgery (ERAS®) society recommendations. Clin Nutr. 2013;32(6):879–87.
11. Nygren J, Thacker J, Carli F, Fearon KC, Norderval S, Lobo DN, et al. Guidelines for perioperative care in elective rectal/pelvic surgery: Enhanced Recovery After Surgery (ERAS®) society recommendations. World J Surg. 2013;37(2):285–305.
12. Gustafsson UO, Scott MJ, Schwenk W, Demartines N, Roulin D, Francis N, et al. Guidelines for perioperative care in elective colonic surgery: Enhanced Recovery After Surgery (ERAS®) society recommendations. World J Surg. 2013;37(2):259–84.
13. Melloul E, Hubner M, Scott M, Snowden C, Prentis J, Dejong CH, et al. Guidelines for perioperative care in liver surgery: Enhanced Recovery After Surgery (ERAS®) society recommendations. World J Surg. 2016;40(10):2425–40.
14. Fiore JF Jr, Castelino T, Pecorelli N, Niculiseanu P, Balvardi S, Hershorn O, et al. Ensuring early mobilization within an enhanced recovery program for colorectal surgery: a randomized controlled trial. Ann Surg. 2017;266(2):223–31.

15. Epstein NE. A review article on the benefits of early mobilization following spinal surgery and other medical/surgical procedures. Surg Neurol Int. 2014;5(Suppl 3):S66–73.

16. Roulin D, Muradbegovic M, Addor V, Blanc C, Demartines N, Hübner M. Enhanced recovery after elective colorectal surgery – Reasons for non-compliance with the protocol. Dig Surg. 2017;34(3):220–6.

17. Pearsall EA, Meghji Z, Pitzul KB, Aarts MA, McKenzie M, McLeod RS, Okrainec A. A qualitative study to understand the barriers and enablers in implementing an enhanced recovery after surgery program. Ann Surg. 2015;261(1):92–6.

18. Ramos Dos Santos PM, Aquaroni Ricci N, Aparecida Bordignon Suster É, de Moraes Paisani D, Dias Chiavegato L. Effects of early mobilisation in patients after cardiac surgery: a systematic review. Physiotherapy. 2017;103(1):1–12.

19. De Almeida EPM, de Almeida JP, Landoni G, Galas FRBG, Fukushima JT, Fominskiy E, et al. Early mobilization programme improves functional capacity after major abdominal cancer surgery: a randomized controlled trial. Br J Anaesth. 2017;119(5):900–7.

20. Lassen K, Soop M, Nygren J, Cox PB, Hendry PO, Spies C, et al. Consensus review of optimal perioperative care in colorectal surgery. Enhanced Recovery after Surgery (ERAS) group recommendations. JAMA Surg. 2009;144(1):961–9.

21. Gustafsson UO, Hausel J, Thorell A, Ljungqvist O, Soop M, Nygren J, Enhanced Recovery After Surgery Study Group. Adherence to the Enhanced Recovery after Surgery protocol and outcomes after colorectal cancer surgery. Arch Surg. 2011;146:571–7.

22. Van der Leeden M, Huijsmans R, Geleijn E, de Lange-de Klerk ES, Dekker J, Bonjer HJ, et al. Early enforced mobilisation following surgery for gastrointestinal cancer: feasibility and outcomes. Physiotherapy. 2016;102:103–10.

23. Torres Lacomba M, Yuste Sánchez MJ, Zapico Goñi A, Prieto Merino D, Mayoral del Moral O, Cerezo Téllez E, Minayo Mogollón E. Effectiveness of early physiotherapy to prevent lymphedema after surgery for breast cancer: randomised, single blinded, clinical trial. BMJ. 2010;340:b5396.

24. Braga M, Pecorelli N, Ariotti R, Capretti G, Greco M, Balzano G, et al. Enhanced Recovery after Surgery pathways in patients undergoing pancreaticoduodenectomy. World J Surg. 2014;38(11):2960–6.

25. Khandhar SJ, Schatz CL, Collins DT, Graling PR, Rosner CM, Mahajan AK, et al. Thoracic enhanced recovery with ambulation after surgery: a 6-year experience. Eur J Cardiothorac Surg. 2018;53(6):1192–8.

26. Yip VS, Dunne DF, Samuels S, Tan CY, Lacasia C, Tang J, et al. Adherence to early mobilisation: key for successful enhanced recovery after liver resection. Eur J Surg Oncol. 2016;42(10):1561–7.

27. Rogers LJ, Bleetman D, Messenger DE, Joshi NA, Wood L, Rasburn NJ, Batchelor TJP. The impact of Enhanced Recovery after Surgery (ERAS) protocol compliance on morbidity from resection for primary lung cancer. J Thorac Cardiovasc Surg. 2018;155(4):1843–52.

28. Gelman D, Gelmanas A, Urbanaitė D, Tamošiūnas R, Sadauskas S, Bilskienė D, et al. Role of multimodal analgesia in the evolving ERAS pathways. Medicina. 2018;54(2):20.

29. Mak JCS, Fransen M, Jennings M, March L, Mittal R, Harris IA. National Health and Medical Research Council (NHMRC) of Australia. Evidence-based review for patients undergoing elective hip and knee replacement. ANZ J Surg. 2014;84(1–2):17–24.

30. Ibrahim MS, Alazzawi S, Nizam I, Haddad FS. An evidence-based review of enhanced recovery interventions in knee replacement surgery. Ann R Coll Surg Engl. 2013;95(6):386–9.

31. Jorgensen CC, Jacobsen MK, Soeballe K, Hansen TB, Husted H, Kjærsgaard-Andersen P, et al. Thromboprophylaxis only during hospitalisation in fast-track hip and knee arthroplasty, a prospective cohort study. BMJ Open. 2013;3(12):e003965.

32. Husted H, Holm G, Jacobsen S. Predictors of length of stay and patient satisfaction after hip and knee replacement surgery: fast-track experience in 712 patients. Acta Orthop. 2008;79:168–73.

33. Guerra ML, Singh PJ, Taylor NF. Early mobilization of patients who have had a hip or knee joint replacement reduces length of stay in hospital: a systematic review. Clin Rehabil. 2015;29:844–54.

34. Chen AF, Stewart MK, Heyl AE, Klatt BA. Effect of immediate postoperative physical therapy on length of stay for total joint arthroplasty patients. J Arthroplast. 2012;27(6):851–6.

35. Wainwright TW, Kehlet H. Fast-track hip and knee arthroplasty – have we reached the goal? Acta Orthop. 2018;5:1–6.

36. Jans O, Kehlet H. Postoperative orthostatic intolerance: a common perioperative problem with few available solutions. Can J Anaesth. 2017;64(1):10–5.

37. AbdelSalam H, Restrepo C, Tarity D, Sangster W, Parvizi J. Predictors of intensive care unit admission after total joint arthroplasty. J Arthroplast. 2012;27(5):720–5.

38. Hodgson CL, Capell E, Tipping CJ. Early mobilization of patients in intensive care: organization, communication and safety factors that influence translation into clinical practice. Crit Care. 2018;22(1):77.

39. Barber EA, Everard T, Holland AE, Tipping C, Bradley SJ, Hodgson CL. Barriers and facilitators to early mobilisation in intensive care: a qualitative study. Austr Crit Care. 2015;28(4):177–82.

40. Walsh TS, Salisbury LG, Boyd J, Ramsay P, Merriweather J, Huby G, et al. A randomised controlled trial evaluating a rehabilitation complex intervention for patients following intensive care discharge: the RECOVER study. BMJ Open. 2012;2(4):pii:e001475.

41. Wainwright TW, McDonald D, Burgess LC. The role of physiotherapy in enhanced recovery after surgery in the intensive care unit. ICU Manag Pract. 2017;17:3.

42. Wainwright TW, Burgess LC. To what extent do current total hip and knee replacement patient information resources adhere to enhanced recovery after surgery principles? Physiotherapy. 2018;104:327–37.

43. Hoogeboom TJ, Dronkers JJ, Hulzebos EHJ, van Meeteren NL. Merits of exercise therapy before and after major surgery. Curr Opin Anaesthiol. 2014;27(2):161–6.

44. Jensen BT, Petersen AK, Jensen JB, Laustsen S, Borre M. Efficacy of a multiprofessional rehabilitation programme in radical cystectomy pathways: a prospective randomized controlled trial. Scand J Urol. 2015;49(2):133–41.

45. Jensen BT, Jensen JB, Laustsen S, Petersen AK, Søndergaard I, Borre M. Multidisciplinary rehabilitation can impact on health-related quality of life outcome in radical cystectomy: secondary reported outcome of a randomized controlled trial. J Multidiscip Healthc. 2014;7:301–11.

46. Do JH, Choi KH, Ahn JS, Jeon JY. Effects of a complex rehabilitation program on edema status, physical function, and quality of life in lower-limb lymphedema after gynecological cancer surgery. Gynecol Oncol. 2017;147(2):450–5.

47. Castello V, Simoes RP, Bassi D, Catai AM, Arena R, Borghi-Silva A. Impact of aerobic exercise training on heart rate variability and functional capacity in obese women after gastric bypass surgery. Obes Surg. 2011;21(11):1739–49.

48. Castello-Simoes V, Polaquini Simões R, Beltrame T, Bassi D, Maria Catai A, Arena R, et al. Effects of aerobic exercise training on variability and heart rate kinetic during submaximal exercise after gastric bypass surgery–a randomized controlled trial. Disabil Rehabil. 2013;35(4):334–42.

49. Livhits M, Mercado C, Yermilov I, Parikh JA, Dutson E, Mehran A, et al. Exercise following bariatric surgery: systematic review. Obes Surg. 2010;20(5):657–65.

50. Ayhan H, Tastan S, Iyigün E, Oztürk E, Yildiz R, Görgülü S. The effectiveness of neck stretching exercises following total thyroidectomy on reducing neck pain and disability: a randomized controlled trial. Worldviews Evid-Based Nurs. 2016;13:224–31.

51. Lauchlan DT, McCaul JA, McCarron T, Patil S, McManners J, McGarva J. An exploratory trial of preventative rehabilitation on shoulder disability and quality of life in patients following neck dissection surgery. Eur J Cancer Care (Engl). 2011;20(1):113–22.

52. McGarvey AC, Hoffman GR, Osmotherly PG, Chiarelli PE. Maximizing shoulder function after accessory nerve injury and neck dissection surgery: a multicenter randomized controlled trial. Head Neck. 2015;37(7):1022–31.

53. Cho Y, Do J, Jung S, Kwon O, Jeon JY. Effects of a physical therapy program combined with manual lymphatic drainage on shoulder function, quality of life, lymphedema incidence, and pain in breast cancer patients with axillary web syndrome following axillary dissection. Support Care Cancer. 2016;24(5):2047–57.

54. Bandholm T, Wainwright TW, Kehlet H. Rehabilitation strategies for optimisation of functional recovery after major joint replacement. J Exp Orthop. 2018;5:1–4.

55. Jakobsen TL, Husted H, Kehlet H, Bandholm T. Progressive strength training (10 RM) commenced immediately after fast-track total knee arthroplasty: is it feasible? Disabil Rehabil. 2012;34(12):1034–40.

56. Bandholm T, Kehlet H. Physiotherapy exercise after fast-track total hip and knee arthroplasty: time for reconsideration? Arch Phys Med Rehabil. 2012;93(7):1292–4.

57. Wang L, Lee M, Zhang Z, Moodie J, Cheng D, Martin J, et al. Does preoperative rehabilitation for patients planning to undergo joint replacement surgery improve outcomes? A systematic review and meta-analysis of randomised controlled trials. BMJ Open. 2016;6(2):e009857.

58. Artz N, Elvers KT, Lowe CM, Sackley C, Jepson P, Beswick AD, et al. Effectiveness of physiotherapy exercise following total knee replacement: systematic review and meta-analysis. BMC Musculoskelet Disord. 2015;16:15.

59. Luna IE, Kehlet H, Peterson B, Wede HR, Hoevsgaard SJ, Aasvang EK. Early patient reported outcomes versus objective function after total hip and knee arthroplasty: a prospective cohort study. Bone Joint J. 2017;99-B:1167–75.

60. Smith TO, Latham S, Maskrey V, Blyth A. Patients' perceptions of physical activity before and after joint replacement: a systematic review with meta-ethnographic analysis. Postgrad Med J. 2015;91:483–91.

第 24 章
术后多模式镇痛管理

Hans D.de Boer

引言

在过去的 40 多年中,急性术后疼痛的相关知识和镇痛管理得到了迅速发展。很多镇痛策略一直在改进并在临床应用,这直接促进了急性术后疼痛管理临床指南的进步[1]。尽管如此,术后疼痛的发生率却依然居高不下,至少有一半的患者在出院时仍遭受中到重度疼痛[1]。

若要理解手术所导致的病理生理学改变,必须了解疼痛感受相关的神经生物学知识。手术导致的疼痛是多因素所造成的复杂情况,手术所致组织损伤会造成术后组胺和炎性介质的释放。炎性介质包括肽类(如缓激肽)、脂类(如前列腺素)、神经递质类(如 5-羟色胺)和神经营养因子(如神经生长因子)等。这些介质可以激活外周伤害性感受器,继而转化疼痛信号,并向中枢神经系统传递疼痛信息[1,2]。相关疼痛生理学以及疼痛传递通路详见第 15 章。

在加速康复外科中,良好的术后镇痛和其他加速患者康复的因素对提高围术期医疗护理质量和减少患者住院时间至关重要[3,4]。恰当的术后镇痛可以减轻手术应激,维持术后正常生理状态。理想状态下,镇痛策略应该始于术中并延续至术后,才可以提供良好术后镇痛,改善患者预后[3,5]。此外,少阿片或去阿片镇痛策略应被纳入诊疗标准,包括以局部麻醉为组成部分的多模式镇痛管理(postoperative multimodal pain management)[3,5,6]。这种镇痛管理有循证医学依据且程序相对特定化。

术后疼痛的短期和长期影响

术后疼痛可能会导致术后康复延迟,如不正确应对,可能会产生不良的短期和长期影响。应用围术期镇痛策略减少伤害性信号向中枢的传导,可以加速康复,减少并发症和缩短住院时间[1,3-6]。

疼痛的短期影响

外科切口造成局部组织损伤,随后激活不同级联通路,释放神经递质、应激激素、儿茶酚胺、炎症介质和其他疼痛相关物质[1,2]。这些物质的释放会造成交感神经系统和副交感神经系统功能的失调以及神经炎症反应,甚至会造成全身器官功能障碍[5,6]。交感神经激活会增加机体氧耗,并通过收缩冠状动脉减少心肌氧供。这可能会增加心肌缺血和心肌梗死的风险[1,2,5,6]。此外,交感神经的激活会延迟胃肠功能的恢复,可能会导致术后肠梗阻[5]。如第 15 章中痛觉传导通路所述,镇痛药物可以作用于通路中多个靶点,阻断或抑制疼痛信号的处理与传导,产生镇痛效应[2,7]。外科手术激活伤害性感受传导通路是一个复杂的多因素过程,这就是多模式镇痛,即更精确的多靶点镇痛的科学依据[2,7]。伤害性感受传入及其产生的大量病理生理反应是急性术后疼痛的原因之一[2,7]。术后疼痛如不加以控制,将会产生不良反应,比如增加患者术后并发症发生率,甚至增加患者病死率[1]。除了上述影响中枢神经系统的神经内分泌应激反应,手术还会影响身体其他系统。比如围手术期代谢反应可能导致高凝状态,即凝血功能增强,纤溶抑制状态,血小板活性增强和血浆高黏滞状态[2,3,5]。这种高凝状态可能会增加心肌缺血和心肌梗死的风险、血管移植失败的风险和深静脉血栓形成的风险。此外,手术应激反应的结果——高血糖,会延缓伤口愈合,造成身体的持续分解代谢状态,以及抑制机体免疫系统[2,5]。术后疼痛应激还会损伤呼吸系统功能[1,5,6],特别是上腹部和胸部手术。因为这些手术会抑制脊髓反射,进一步抑制膈神经活动[1,5]。当术后疼痛存在时,患者呼吸幅度减小,咳嗽反射恢复不全,这会增加术后肺部并发症发生率,亦会损伤呼吸系统功能[1,5]。因此,为促进患者术后加速康复,减少围术期并发症发生率,降低围术期病死率,缓解术后疼痛势在必行。

疼痛的长期影响

未干预的急性术后疼痛可能会发展为慢性术后疼痛,虽然发生率很高(10%~65%),但大家对慢性术后疼痛的认知并不高。2%~10% 的患者曾经历过重度术后疼痛[1]。因此,术后疼痛处理不当是慢性术后疼痛发生发展的预测因素。

从急性术后疼痛进展到慢性术后疼痛的进程很快,但具体机制至今未明[1,5]。急性术后疼痛的严重程度是慢性术后疼痛的重要预测因素。此外,还有一些风险因素可以预测慢性术后疼痛的发展,比如手术类型、术后痛觉敏感区、持续性伤害性刺激。这些因素的影响可以自围术期开始直到术后康复期。因此,应用术后多模式镇痛充分抑制术后急性疼痛,对预防术后慢性疼痛很重要[1,2,7-9]。此外,因为可以减少并发症,降低病死率和改善患者长期预后,充分镇痛在术后加速康复路径中至关重要[1,9]。

预防性镇痛

预防性镇痛(preventive analgesia),又叫超前镇痛,是一种在手术应激反应(切口和炎症损伤)之前采取的抗伤害性治疗或干预,可以在整个手术应激产生的过程(之前、期间和之后)中减轻高强度伤害性刺激带来的疼痛[1,9]。事实上,预防性镇痛的目的是减弱外周神经系统产生的传入冲动,这些传入冲动可以改变外周和中枢神经的感觉处理功能。这种由组织损伤引起的手术应激会导致外周传入神经元和脊髓产生相应变化,从而延长其神经兴奋期[1,5,7,8]。这种可以存在数天到数月的神经高敏状态,可造成术后急性疼痛,如不加以治疗,将会发展为术后慢性疼痛。即使是术前无疼痛病史的患者,术后亦可发生中枢敏化(central sensitization)和神经兴奋性增高,形成慢性疼痛[2,7,8]。而术前已有急慢性疼痛的患者,中枢敏化于术前已经持续存在,因此此类患者术后可能会体验更强烈的痛觉感受,且更易发展为慢性疼痛患者[1,2,8]。伤害性刺激造成的神经高敏状态分为两个

阶段:第一阶段与手术造成的损伤,如组织损伤有关;第二阶段与损伤组织释放的不同化学介质,如应激因子和炎症介质有关,这些化学介质可以对神经产生持续性伤害性刺激。第二阶段始于术中,延至术后并导致术后疼痛。术后恢复期的长短取决于各种因素,如手术类型和手术时长、合并症、免疫状态、营养状况和心理状况等[3,5,6]。因此,要对这两个阶段进行干预和治疗,以防止过多信号传入导致中枢敏化和术后伴随的急慢性疼痛。虽然一些实验研究支持预防性镇痛的概念,但人体研究结果并不完全一致,需要进一步的研究探索多模式镇痛策略中阻断伤害性刺激传导的方式。

多模式镇痛管理策略

多模式镇痛,即更精确的多靶点镇痛,是依据外科手术激活的伤害性感受传导通路的多因素和复杂的特点建立的[5-10]。用不同类型药物作用于不同靶点(图 24.1)进行多模式或多靶点镇痛,将是未来麻醉和加速康复外科的发展方向,这才能阻断伤害性刺激传入中枢神经系统,减少手术应激和阻止术后疼痛的发生发展[2,7-10],才能将诊疗急性术后疼痛的益处最大化。除此以外,对术后急性疼痛的恰当治疗可以更好地控制术后患者病理生理状态,促进快速康复、早期活动、早期营养和缩短住院时间[2-9]。多模式镇痛管理的广泛实施需要多学科的合作和传统医疗护理的改变[3-7]。这些疼痛管理策略的结合,以及其他加速术后患者康复的因素,均可以减少并发症,改善预后,降低病死率[3-6]。在下一部分,我们将更详细地阐述用于术后多模式镇痛管理的不同药物。

阿片类药物镇痛

阿片类药物仍是术后镇痛的基石,也是全球范围内开具处方最多的一类术后镇痛药[1,9]。但是,阿片类药物有其副作用,且会产生药物滥用等问题。阿片类药物可以有效缓解手术和非手术患者的疼痛,而且是多学科合作开展术后镇痛的重要组成部分[1,2,7,9]。需要指出的是,少阿片或去阿片镇痛策略是加速康复通路的重要成分,有利于患者的早期康复和减少阿片类药物相关并发症[2,3,7,10,11]。

阿片类药物作用于阿片类药物作用于阿片类药

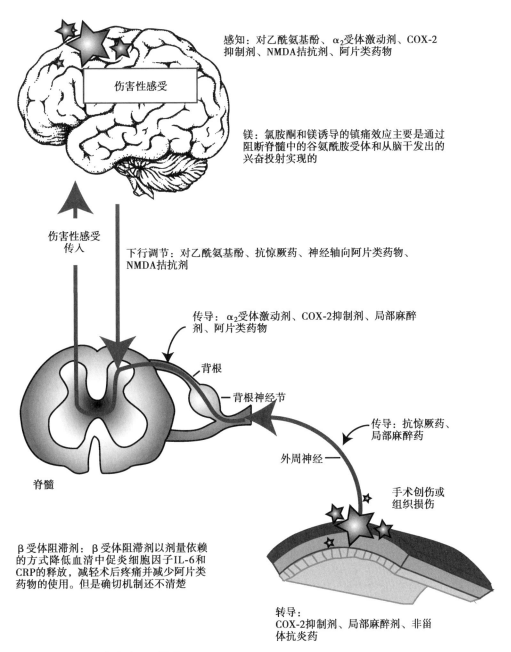

感知：对乙酰氨基酚、α₂受体激动剂、COX-2 抑制剂、NMDA拮抗剂、阿片类药物

伤害性感受

镁：氯胺酮和镁诱导的镇痛效应主要是通过阻断脊髓中的谷氨酰胺受体和从脑干发出的兴奋投射实现的

伤害性感受传入

下行调节：对乙酰氨基酚、抗惊厥药、神经轴向阿片类药物、NMDA拮抗剂

传导：α₂受体激动剂、COX-2抑制剂、局部麻醉剂、阿片类药物

背根

背根神经节

传导：抗惊厥药、局部麻醉药

外周神经

手术创伤或组织损伤

脊髓

β受体阻滞剂：β受体阻滞剂以剂量依赖的方式降低血清中促炎细胞因子IL-6和CRP的释放，减轻术后疼痛并减少阿片类药物的使用。但是确切机制还不清楚

转导：COX-2抑制剂、局部麻醉剂、非甾体抗炎药

图 24.1　多模式镇痛的作用模式

物作用于阿片类药物作用于通过 μ 受体产生镇痛作用，主要是中枢神经系统的 μ 受体，但也可以作用于外周神经系统产生相应效应[1,9,12-14]。研究[9-14]表明，阿片类药物作用于导水管周围灰质、脊髓、杏仁核、延髓吻侧腹侧区和皮层等区域的不同类型阿片受体[9,12-14]，可以减少伤害性感受信息的处理，进而减轻术后疼痛。

阿片类镇痛药的优势是没有天花板效应，可通过皮下、经皮、经黏膜或肌内给药，但最常见的全身给药途径还是口服和静脉注射[1,9]。阿片类药物也可以通过特定的间隙（如鞘内或硬膜外间隙）施用，这将在本章的另一节中介绍。其血药浓度可能表现出极

大变异性，尤其是在静脉和肌内给药途径中[1,9]。一般来说，手术后阿片类药物以肠外途径治疗中重度术后疼痛，因为这些途径可以提供比口服更快更可靠的镇痛作用，对于术后不能耐受口服摄入药物的患者，肠外阿片类药物给药则是必然选择。但是，在加速康复路径中，患者在手术后不久便可以重新开始经口进食，故而接下来就是从肠外向口服途径过渡。值得一提的是，患者自控镇痛（patient-controlled analgesia, PCA）已成为急性术后疼痛临床诊疗的一项标准技术[1,9]。PCA 镇痛系统允许患者自行给药，即给予患者已预先确定剂量的吗啡，并记录患者一段时间自行给药的情况，以优化镇痛效果[1,9]。PCA 的缺点之一

就是患者不能早期运动,而早期运动恰为加速康复外科的目标之一。术后最常用的阿片类药物是肠外使用的吗啡和氢吗啡酮,以及口服用羟考酮、纳洛酮和丁丙诺啡[9]。

不论是平时还是围术期,使用阿片类药物都会产生不良副作用,比如恶心呕吐、肠梗阻、便秘、呼吸抑制、膀胱功能障碍、瘙痒、镇静、成瘾和痛觉过敏。这些副作用可能会延迟患者恢复,并导致病死率升高[15-20]。因此,为了改善预后,减少并发症,降低病死率,在患者加速康复过程中,应限制甚至避免阿片类药物在术后多模式镇痛管理中的应用。近来,越来越多的试验着眼于新药研究,比如他喷他多(tapentadol)等 μ 受体激动剂和去甲肾上腺素再摄取抑制剂[21]。它与曲马多具有相似的双重作用机制,即能激活 μ 受体和抑制去甲肾上腺素的再摄取。但与曲马多不同,它对 5-羟色胺的再摄取影响很小,是一种明显更强效的阿片类药物,且没有活性代谢产物。未来,我们需要更多的证据来证明它在减少阿片类药物方面的负面影响,以及其在保持强效镇痛效果方面的优势所在。

非阿片类药物镇痛

阿片类药物是治疗术后疼痛最常用的药物,但其相关副作用,如恶心、呕吐、呼吸抑制和便秘,通常使人不快[9,15-19]。因此,非阿片类药物在术后多模式镇痛管理策略中非常重要。

对乙酰氨基酚

对乙酰氨基酚(acetaminophen)是术后多模式镇痛的基本组成部分,应用广泛[1-3,6,9]。其确切的镇痛机制尚不明确,但原因之一为对乙酰氨基酚对中枢和外周的前列腺素的合成有抑制作用但原因之一为对乙酰氨基酚对中枢和外周的前列腺素的合成有抑制作用但原因之一为对乙酰氨基酚对中枢和外周的前列腺素的合成有抑制作用但原因之一为对乙酰氨基酚对中枢和外周的前列腺素的合成有抑制作用其中,主要以中枢抑制为主[9]。对乙酰氨基酚有止痛和解热作用,无抗炎作用,其镇痛作用可作为其他镇痛药物,如非甾体抗炎药和阿片类药物的补充。它可以口服或静脉注射。由于其肝毒性,每日使用总剂量不宜超过 4 000mg。尽管如此,对乙酰氨基酚可能是最安全、成本最低的非阿片类镇痛药物之一,应始终作为多模式术后镇痛的一部分[1,9]。

非甾体抗炎药

非甾体抗炎药(nonsteroidal anti-inflammatory drug,NSAID)是一组具有镇痛、解热和抗炎活性的化合物,可能是医学上已知的最古老和最成功的止痛药物,主要用于治疗疼痛、发烧和炎症[1,9]。非甾体抗炎药在多模式镇痛中也是关键的非阿片类药物成分[7,9]。非甾体抗炎药发挥镇痛作用的主要机制是抑制前列腺素的合成,即通过可逆或不可逆的环氧合酶乙酰化,阻断花生四烯酸向前列腺素的转变。环氧合酶和前列腺素的合成是外周敏感和痛觉过敏的重要介质。环氧合酶(cyclooxygenase enzyme)以两种形式存在:COX-1 和 COX-2。COX-1 是器官正常稳态过程(血小板聚集、止血和胃黏膜保护)所必需的,COX-2 由炎性刺激和细胞因子诱导,可引起发热、炎症和疼痛[1,9,22-24]。

包括 COX-2 抑制剂在内的非甾体抗炎药,单药用药即可有效缓解轻、中度疼痛,同时也是阿片类治疗中重度疼痛的有效辅助用药,可口服也可静脉给药。非甾体抗炎药与阿片类以及其他辅助镇痛药物作用机制不同,因此,作为多模式镇痛的组成部分,其效果很好[1,9,22-24]。非甾体抗炎药是否会增加吻合口漏的发生率现仍存在争议。但文献显示,在结直肠手术中,除常规禁忌证外,并没有确凿的证据表明要避免使用非甾体抗炎药[3,25]。

围术期使用非甾体药物可能会导致一些副作用,如凝血功能受损、肾功能受损和胃肠道出血,抑制环氧化酶(COX)和前列腺素合成是其原因之一[1,9]。非甾体抗炎药的使用导致止血功能下降是由于血小板功能障碍和血栓素 A2(由 COX-1 催化产生)的抑制所致,而后者是血小板聚集和血管收缩的重要介质。外科医生如果担心其出血风险,可以使用不会影响血小板聚集的 COX-2 抑制剂类药物[1,9]。非甾体抗炎药是一种有效的多模式镇痛药物,但对于有并发症的患者,应该对潜在禁忌证进行评估。

加巴喷丁

普瑞巴林(pregabalin)和加巴喷丁(gabapentin)都是 γ- 氨基丁酸(gamma-aminobutyric acid,GABA)的类似物,都是逐渐开始用于围术期预防性镇痛的抗癫痫类药物。这类药物通过与细胞钙离子通道的 α2δ 亚基相互作用,抑制钙的内流和神经递质的释放,从而发挥镇痛作用[1,9]。普瑞巴林口服的生物利用度比加巴喷丁更高,但口服加巴喷丁可以进一步提高镇痛效果,减少阿片类药物的摄入,减少阿片相关副作用。有研究将加巴喷丁与安慰剂进行比较,结果表明加巴喷丁的使用能显著降低术后吗啡的使用量[1,9]。研究还显示,疼痛评分在术后 24 小时内均降低,且镇痛效果在术后 1 小时内最好。加巴喷丁类药物可降低术后神经病理性疼痛和慢性疼痛的发生率,但可导致术后过度镇静和头晕等副作用。总之,加巴喷丁类药物可以考虑作为术后多模式镇痛的组成部分。

氯胺酮

如在第 15 章中所述,氯胺酮(ketamine)是一种术中镇痛辅助用药,可以通过抑制中枢敏化缓解术后疼痛,可以静脉注射(患者自控静推)、肌内注射和口服[1,2,9,26]。氯胺酮可以减少术后阿片类药物的使用量,以及降低术后恶心呕吐的发生率[1,2,9,26]。

氯胺酮围术期静脉注射的顾虑是其对患者认知水平存在不良影响。但在氯胺酮的镇痛剂量下,这些不良反应的发生率很低[1,9]。氯胺酮可作为多模式术后镇痛的组成部分。

曲马多

曲马多(tramadol)是一种合成类弱阿片类药物,主要作用于 μ 受体上,抑制 5- 羟色胺和去甲肾上腺素的再摄取[1,9]。曲马多可有效治疗轻、中度术后疼痛,镇痛效果能够与布洛芬、可待因和阿司匹林相媲美[1,9],与对乙酰氨基酚、非甾体抗炎药等联合使用可增强疗效并减少其副作用。同样静脉 PCA 使用,曲马多可达到与阿片类药物相同的镇痛评分效果,且其用于术后镇痛具有优于阿片类药物的优势:呼吸抑制较轻;主要器官毒性较小;抑制胃肠蠕动较弱;药物滥用风险较低[1,9]。但是,曲马多还是有自己的副作用(发生率为 6%),如头晕、嗜睡、出汗、恶心、呕吐、口干和头痛[1,9]。曲马多可用于术后多模式镇痛管理,但可能不是一线用药。

硬膜外镇痛

硬膜外留置导管镇痛是一种安全有效的处理急性术后疼痛的技术[1,3,9]。其在药物选择(阿片类或其他镇痛辅助药物)、硬膜外置管的水平、围术期使用的开始和持续时间等方面都选择不一。阿片类通常通过静脉途径术后镇痛,但是,阿片类硬膜外单次注射或持续泵注的镇痛效果优于全身用药[3]。术后硬膜外镇痛(epidural analgesia)已成为开胸开腹手术术后镇痛的金标准,但目前在腹腔镜手术的加速康复通路中仍不推荐使用[3]。然而在很多其他外科专科中,硬膜外镇痛在术后镇痛管理中仍占有一席之地,这在许多术后加速康复指南中均有提及。

在硬膜外腔单独或与局麻药联合使用阿片类药物,可以通过脑脊液和脊髓以上神经系统产生镇痛效果,也可以通过吸收入血产生全身性镇痛效果[1,9]。阿片类药物通过脊膜弥散进入脑脊液,与位于脊髓背角特定区域的阿片受体结合,形成阿片类的选择性镇痛效果,在脊髓水平产生镇痛作用。当然,阿片类物质也可能被吸收入血,通过血流重新分布到脑干,并在脊髓之上的水平产生镇痛作用[1,9]。

通常情况下,术后硬膜外连续使用阿片类药物和局麻药物,比单用阿片类药物镇痛效果更佳[27,28]。硬膜外镇痛使用局麻药产生效应的确切位置和作用机制尚不清楚,可能的作用部位包括脊髓的神经通路、背根神经节或脊髓本身[9]。

胸段硬膜外镇痛($T_7 \sim T_{10}$)仍然是接受开腹结直肠手术和胸外科手术患者术后镇痛的金标准。一些随机对照试验和荟萃分析已经表明,其效果优于全身阿片类药物。此外,不推荐腰段硬膜外镇痛,因为腰段硬膜外镇痛会造成手术切口部位的感觉阻滞不足,交感神经纤维阻滞不足,并且有阻断下肢运动功能和尿潴留的风险[29]。硬膜外镇痛的这些优势尚未在腹腔镜结直肠手术患者中得到证实,甚至可能会导致微创手术患者的住院时间延长[30]。多模式镇痛技术,如静脉用利多卡因、脊椎镇痛、腹壁阻滞、腹膜内用局麻药或伤口持续输注局麻药,则能提供与硬膜外相似的镇痛效果[31]。对于慢性疼痛患者、有高概率转为开放性手术的患者以及在术后加速康复通路指南中提及的其他外科亚专科的患者,加用硬膜外镇痛可能仍有价值[3,9]。

由于其超前镇痛的效果,硬膜外镇痛应在手术前开始,并在术中和术后持续镇痛,最长可达 72 小时,其具体持续时间取决于各地方的相关政策规定。

使用胸段硬膜外镇痛的主要限制因素是一些报告中提及的高失败率(22%~32%)。了解正确识别硬膜外间隙的方法(如硬膜外刺激或波形分析),可提高硬膜外阻滞的成功率[32,33],值得借鉴。

除了镇痛效果,在围术期使用局麻药进行硬膜外阻滞还可以减少手术造成的神经内分泌和分解代谢反应[29]。硬膜外阻滞可以减少手术应激，减轻胰岛素抵抗，抑制术后蛋白质损失。后者与术后早期摄食维持正氮平衡和促进蛋白质合成反应同等重要[3]。然而，这些对代谢的影响的数据主要是在开放手术中得出的，腹腔镜手术相关数据尚待完善。

硬膜外镇痛中阿片类药物的选择各不相同，但在临床实践中，亲脂类阿片类药物（如芬太尼、舒芬太尼）是首选，其可以产生快速镇痛效果。使用亲水性阿片类药物（吗啡和海洛因）也可提供有效的术后镇痛，但主要用于脊椎给药。在持续硬膜外镇痛中局麻药的选择也各不相同。一般来说，选择布比卡因、罗哌卡因或左旋布比卡因是因为它们可以阻滞感觉功能而不影响运动功能。目前尚不清楚能使疼痛评分最低且药物相关副作用最少的最佳局麻药和阿片类药物剂量，关于这些，尚需进一步研究。建议增加辅助药物如 α_2 肾上腺素能受体激动剂（可乐定或右美托咪定）或 N- 甲基 -D- 天冬氨酸（NMDA）受体拮抗剂（如氯胺酮）增强镇痛作用，同时最小化阿片类药物的副作用[9]。但辅助药物的安全性和相关镇痛数据仍然欠缺。

硬膜外镇痛的副作用即为全身应用阿片类药物后的典型副作用：呼吸抑制（发生率 0.1%~0.9%）、恶心呕吐（发生率 45%~80%）、瘙痒（发生率 60%）和尿潴留（发生率 70%~80%）。此外，文献中显示，这种有创操作的缺点主要是失败率仍然很高（22%~32%），可以采用其他方法正确识别硬膜外间隙（硬膜外刺激或波形分析），提高硬膜外阻滞的成功率[1-3,9]。

硬膜外镇痛技术在术后加速康复通路也可以起到除镇痛以外的效果，包括加速结直肠手术术后肠功能的恢复[34-36]，以及降低呼吸系统[36,37]和心血管系统[36]并发症的风险。另一方面，其副作用——术后低血压、尿潴留和运动功能阻滞——可能需要额外的术后护理。这可能导致延迟出院。硬膜外镇痛对结直肠癌复发和转移的影响[38,39]仍有待进一步研究，尤其是在术后加速康复项目的背景下。

脊椎镇痛

作为术后多模式镇痛管理的一部分，脊椎镇痛可以作为腹腔镜手术全身麻醉的辅助手段。脊椎麻醉 / 镇痛的效价很高，且并发症相对较少[40]。阿片受体存在于脊髓背角的特定区域，这些位置是阿片

类通过脑脊液产生选择性镇痛效果的基础，即通过鞘内阿片类药物阻断 P 物质的传递，这一过程是由突触前的 γ- 氨基丁酸和突触后的甘氨酸介导的。脊椎镇痛已被用于术后加速康复方案中，通过减少阿片类药物的用量促进腹腔镜结直肠手术后的快速恢复[9,41]。与硬膜外麻醉相比，脊椎麻醉患者术后可以更早地活动，且更少发生胸段硬膜外连续镇痛经常引起的交感神经阻滞和低血压，且液体超负荷的风险也较低[30]。脊椎镇痛可联合使用局麻药如布比卡因（0.5%）和长效阿片类药物（吗啡或海洛因），总剂量不超过 2.0mL，以避免高位脊髓阻滞。脊椎镇痛除了可以产生局部麻醉的效果外，还可以减少内分泌和代谢相关应激反应，但该作用局限于麻醉起效期间[42]。添加长效阿片类药物可以减少术后吗啡用量近 6 倍，一旦术后运动阻滞消退，患者即可下床活动[43]。虽然单独使用吗啡的患者术后早期恢复得较早，但在住院时间方面并无优势[43]。

已发表的大量研究建议将阿片类与其他辅助药物联合使用。不管加用或不加用局麻药，都可以改善镇痛效果并减少鞘内阿片类药物作用。α_2 肾上腺素能受体激动剂，如可乐定或右美托咪定，可能通过激活脊髓中的下行去甲肾上腺素能通路，提高伤害感受阈值[3,9]。然而，关于这些辅助药物在加速康复通路中的作用，尚无确切的文献阐述。

脊椎镇痛阿片类药物建议使用的剂量低于临床实践中常用的剂量：吗啡（morphine）100~150µg 或二乙酰吗啡（diamorphine）300~500µg[9]。鞘内使用阿片类药物的主要问题是（迟发性）呼吸抑制[9]，因此，应持续监测鞘内应用阿片类药物的患者的生命体征。此外，还应评估患者有无其他阿片类药物造成的不良反应，如恶心、呕吐、瘙痒、尿潴留和过度镇静[1,9]，这些副作用均可通过药物防治。鞘内应用阿片类药物已可安全有效地用于术后镇痛管理。

手术部位浸润和局部镇痛技术

由于硬膜外镇痛在加速康复路径特别是腹腔镜手术中受到质疑，其他替代性多模式镇痛管理的镇痛手段慢慢开始出现[29,31,44-47]，包括伤口浸润局麻和腹壁阻滞[31,44-46]。

腹壁手术部位的浸润包括在手术创口缝合处的腹膜、肌筋膜和皮下组织进行局部麻醉。在理想的情况下，应在切皮前应用局麻药进行皮肤和皮下浸润，

以预防性镇痛。有报道称,通过导管注入局麻药浸润筋膜平面可提高镇痛效果,减少阿片类药物用量,改善患者预后[4,20,22,31]。皮下组织浸润,可以阻滞周围神经末梢的伤害性感受传入。在水平切口的开腹子宫全切术中,与双侧腹横肌平面阻滞相比,手术部位浸润(腹膜、肌筋膜、皮下)可提供更好的术后镇痛效果[27,31]。与安慰剂组相比,局麻药手术部位浸润或局部浸润确实可以更好地镇痛。但是现有相关数据依然有限,需要进一步的研究来评估逐渐萌芽的浸润技术的镇痛效果。

腹部外科的局部镇痛技术,如腹横肌平面(transversus abdominis plane,TAP)阻滞,是研究最多的(见第 16 章)。腹横肌平面阻滞在 2001 年被首次提出,是一项里程碑式技术,并自此开始演变为多种形式,包括两点、四点、超声引导和腹腔镜直视下阻滞等。TAP 阻滞可充分缓解前腹壁 $T_{10}\sim L_1$ 平面的疼痛,并可在结直肠手术中提供少阿片镇痛[48,49]。TAP 阻滞只能对脐以下平面进行明确阻滞,因此,为了进行上腹部镇痛,需要增加肋下肌阻滞和腹直肌阻滞。

截至 2016 年初,有关 TAP 阻滞的研究并未将其与其他镇痛方法比较,也不能证明该方法减少了阿片类药物的使用[50]。近期研究表明,TAP 阻滞在包括妇科、普通外科、减重外科、移植外科[51-55]和结直肠外科等多个专科的腹部手术中大有裨益,可减少术后阿片类药物的用量,加快胃肠功能恢复和加速患者康复[56,57]。传统的 TAP 阻滞中使用的布比卡因和罗哌卡因半衰期短(8~10 小时)[58],这就是腹壁阻滞的不足——持续时间短。故可置入导管,延长作用时间[55]。手术部位浸润和腹壁阻滞可作为术后多模式镇痛管理的一部分。

结论

术后充分镇痛是加速康复通路的重要组成部分。在大多数类型的手术中,避免或减少阿片类药物均可促进患者早期活动,促进肠功能快速恢复,减少并发症和缩短住院时间。因此,术后镇痛的关键是尽可能避免阿片类药物的使用,并在开放手术中联合应用脊椎镇痛或硬膜外镇痛进行多模式镇痛管理。应用多模式镇痛管理的原因是:采用多种镇痛机制将改善镇痛效果,同时减少每种药物的副作用。

（易　杰　译）

参考文献

1. Hurley RW, Murphy JD, Wu CJ. Chapter 98, acute postoperative pain. In: Miller R, Eriksson L, Fleisher L, Wiener-Kronish J, Cohen N, Young W, editors. Miller's Anesthesia. 8th ed. Philadelphia: Elsevier; 2015. p. 2974–98.
2. Mulier J, de Kock M. Opioid free anaesthesia. Clin Anaesthesiol. 2017;31(4):441–560.
3. Gustafsson UO, Scott MJ, Hubner M, Nygren J, Demartines N, Francis N, et al. Guidelines for perioperative care in elective colorectal surgery: Enhanced Recovery After Surgery (ERAS®) society recommendations: 2018. World J Surg. 2019;43(3):659–95.
4. Ljungqvist O, Scott M, Fearon KC. Enhanced recovery after surgery: a review. JAMA Surg. 2017;152(3):292–8.
5. Scott MJ, Baldini G, Fearon KC, Feldheiser A, Feldman LS, Gan TJ, et al. Enhanced Recovery After Surgery (ERAS) for gastrointestinal surgery, part 1: pathophysiological considerations. Acta Anaesthesiol Scand. 2015;59(10):1212–31.
6. Feldheiser A, Aziz O, Baldini G, Cox BP, Fearon KC, Feldman LS, et al. Enhanced Recovery After Surgery (ERAS) for gastrointestinal surgery, part 2: consensus statement for anaesthesia practice. Acta Anaesthesiol Scand. 2016;60:289–334.
7. Brown EN, Pavone KJ, Naranjo M. Multimodal general anesthesia: theory and practice. Anesth Analg. 2018;127(5):1246–58.
8. Bahr MP, Williams BA. Esmolol, antinociception, and its potential opioid-sparing role in routine anesthesia care. Reg Anesth Pain Med. 2018;43(8):815–8.
9. Benzon HT, Raja SN, Fishman SM, Liu SS, Cohen SP, Hurley RW, editors. In: essentials of pain medicine. 4th ed. Philadelphia: Elsevier; 2018, ISBN:978-323-40196-8.
10. Kumar K, Kirksey MA, Duong S, Wu CL. A review of opioid-sparing modalities in perioperative pain management: methods to decrease opioid use postoperatively. Anesth Analg. 2017;125(5):1749–176.
11. Mulier J. Opioids free general anesthesia: a paradigm shift? Rev Esp Anesthesiol Reanim. 2017;64:427–30.
12. Hudspith MJ. Anatomy, physiology and pharmacology of pain. Anaesth Intensive Care Med. 2016;17:425–30.
13. Millan MJ. Descending control of pain. Prog Neurobiol. 2002;66(6):355–474.
14. Cervero F. Visceral nociception: peripheral and central aspects of visceral nociceptive systems. Philos Trans R Soc Lond Ser B Biol Sci. 1985;308(1136):325–37.
15. de Boer HD, Detriche O, Forget P. Opioid-related side effects: postoperative ileus, urinary retention, nausea and vomiting, and shivering. A review of the literature. Best Pract Res Clin Anaesthesiol. 2017;31(4):499–504.
16. Angst MS, Clark JD. Opioid-induced hyperalgesia: a qualitative systematic review. Anesthesiology. 2006;104:570–87.
17. Fletcher D, Martinez V. Opioid-induced hyperalgesia in patients after surgery: a systematic review and a meta-analysis. Br J Anaesth. 2014;112:991–1004.
18. Rabiner EA, Beaver J, Makwana A, Searle G, Long C, Nathan PJ, et al. Pharmacological differentiation of opioid receptor antagonists by molecular and functional imaging of target occupancy and food reward-related brain activation in humans. Mol Psychiatry. 2011;16(8):826–35, 785.
19. Clarke H, Soneji N, Ko DT, Yun L, Wijeysundera DN. Rates and risk factors for prolonged opioid use after major surgery: population based cohort study. BMJ. 2014;348:g1251.
20. Fukuda K, editor. Opioids. 7th ed. New York: Churchill Livingstone; 2009.
21. Fidman B, Nogid A. Role of tapentadol immediate release (nucynta) in the management of moderate-to-severe pain. Pharm Ther. 2010;35(6):330–57.
22. Riccotti E, Fitzgerald GA. Prostaglandins and inflammation. Arterioscler Thromb Vasc Biol. 2011;31:986–1000.

23. Amjone-Cat MA, Bernardo A, Greco A, Minghetti L. Non-steroidal anti-inflammatory drugs and brain inflammation: effects on microglial functions. Pharmaceuticals (Basel). 2010;3:1949–65.

24. Vane JR. Inhibition of prostaglandin synthesis as a mechanism of action for aspirin-like drugs. Nat New Biol. 1971;231:232–5.

25. Kverneng Hultberg D, Angenete E, Lydrup ML, Rutegard J, Matthiessen P, Rutegard M. Nonsteroidal anti-inflammatory drugs and the risk of anastomotic leakage after anterior resection for rectal cancer. Eur J Surg Oncol. 2017;43(10):1908–14.

26. Forget P, Cata J. Stable anesthesia with alternative to opioids: are ketamine and magnesium helpful in stabilizing hemodynamics during surgery? A systematic review and meta-analyses of randomized controlled trials. Best Pract Res Clin Anaesthesiol. 2017;31(4):523–31.

27. Wu CL, Cohen SR, Richman JM, Rowlingson AJ, Courpas GE, Cheung K, et al. Efficacy of postoperative patient-controlled and continuous infusion epidural analgesia versus intravenous patient-controlled analgesia with opioids: a meta-analysis. Anesthesiology. 2005;103:1079–88. quiz 1109–110.

28. Block BM, Liu SS, Rowlingson AJ, Cowan AR, Cowan JA Jr, Wu CL. Efficacy of postoperative epidural analgesia: a meta-analysis. JAMA. 2003;290:2455–63.

29. Carli F, Kehlet H, Baldini G, Steel A, McRae K, Slinger P, et al. Evidence basis for regional anesthesia in multidisciplinary fast-track surgical care pathways. Reg Anesth Pain Med. 2011;36(1):63–72.

30. Hubner M, Blanc C, Roulin D, Winiker M, Gander S, Demartines N. Randomized clinical trial on epidural versus patient-controlled analgesia for laparoscopic colorectal surgery within an enhanced recovery pathway. Ann Surg. 2015;261(4):648–53.

31. Joshi GP, Bonnet F, Kehlet H, Collaboration P. Evidence-based postoperative pain management after laparoscopic colorectal surgery. Color Dis. 2013;15(2):146–55.

32. Arnuntasupakul V, Van Zundert TC, Vijitpavan A, Aliste J, Engsusophon P, Leurcharusmee P, et al. A randomized comparison between conventional and waveform-confirmed loss of resistance for thoracic epidural blocks. Reg Anesth Pain Med. 2016;41(3):368–73.

33. Tran DQ, Van Zundert TC, Aliste J, Engsusophon P, Finlayson RJ. Primary failure of thoracic epidural analgesia in training centers: the invisible elephant? Reg Anesth Pain Med. 2016;41(3):309–13.

34. Guay J, Nishimori M, Kopp S. Epidural local anaesthetics versus opioid-based analgesic regimens for postoperative gastrointestinal paralysis, vomiting and pain after abdominal surgery. Cochrane Database Syst Rev. 2016;7:CD001893.

35. Khan SA, Khokhar HA, Nasr AR, Carton E, El-Masry S. Effect of epidural analgesia on bowel function in laparoscopic colorectal surgery: a systematic review and meta-analysis. Surg Endosc. 2013;27(7):2581–91.

36. Popping DM, Elia N, Van Aken HK, Marret E, Schug SA, Kranke P, et al. Impact of epidural analgesia on mortality and morbidity after surgery: systematic review and meta-analysis of randomized controlled trials. Ann Surg. 2014;259(6):1056–67.

37. Popping DM, Elia N, Marret E, Remy C, Tramer MR. Protective effects of epidural analgesia on pulmonary complications after abdominal and thoracic surgery: a meta-analysis. Arch Surg. 2008;143(10):990–9; discussion 1000.

38. Christopherson R, James KE, Tableman M, Marshall P, Johnson FE. Long-term survival after colon cancer surgery: a variation associated with choice of anesthesia. Anesth Analg. 2008;107(1):325–32.

39. Day A, Smith R, Jourdan I, Fawcett W, Scott M, Rockall T. Retrospective analysis of the effect of postoperative analgesia on survival in patients after laparoscopic resection of colorectal cancer. Br J Anaesth. 2012;109(2):185–90.

40. Cook TM, Counsell D, Wildsmith JA, Royal College of Anaesthetists Third National Audit P. Major complications of central neuraxial block: report on the Third National Audit Project of the Royal College of Anaesthetists. Br J Anaesth. 2009;102(2):179–90.

41. Levy BF, Scott MJ, Fawcett WJ, Rockall TA. 23-hour-stay laparoscopic colectomy. Dis Colon Rectum. 2009;52(7):1239–43.

42. Day AR, Smith RV, Scott MJ, Fawcett WJ, Rockall TA. Randomized clinical trial investigating the stress response from two different methods of analgesia after laparoscopic colorectal surgery. Br J Surg. 2015;102:1473–9.

43. Levy BF, Scott MJ, Fawcett W, Fry C, Rockall TA. Randomized clinical trial of epidural, spinal or patient-controlled analgesia for patients undergoing laparoscopic colorectal surgery. Br J Surg. 2011;98(8):1068–78.

44. Fustran N, Dalmau A, Ferreres E, Camprubí I, Sanzol R, Redondo S, et al. Postoperative analgesia with continuous wound infusion of local anaesthesia vs saline: a double-blind randomized, controlled trial in colorectal surgery. Color Dis. 2015;17:342–50.

45. Krishnan S, Morris RG, Hewett PJ, Field J, Karatassas A, Tou S, et al. A randomized double-blind clinical trial of a continuous 96-hour levobupivacaine infiltration after open or laparoscopic colorectal surgery for postoperative pain management–including clinically important changes in protein binding. Ther Drug Monit. 2014;36:202–10.

46. Ventham NT, O'Neill S, Johns N, Brady RR, Fearon KC. Evaluation of novel local anesthetic wound infiltration techniques for postoperative pain following colorectal resection surgery: a meta-analysis. Dis Colon Rectum. 2014;57:237–50.

47. Turunen P, Carpelan-Holmstrom M, Kairaluoma P, Wikstrom H, Kruuna O, Pere P, et al. Epidural analgesia diminished pain but did not otherwise improve enhanced recovery after laparoscopic sigmoidectomy: a prospective randomized study. Surg Endosc. 2009;23(1):31–7.

48. Tran TM, Ivanusic JJ, Hebbard P, Barrington MJ. Determination of spread of injectate after ultrasound-guided transversus abdominis plane block: a cadaveric study. Br J Anaesth. 2009;102:123–7.

49. Keller DS, Ermlich BO, Delaney CP. Demonstrating the benefits of transversus abdominis plane blocks on patient outcomes in laparoscopic colorectal surgery: review of 200 consecutive cases. J Am Coll Surg. 2014;219(6):1143–8.

50. Charlton S, Cyna AM, Middleton P, Griffiths JD. Perioperative transversus abdominis plane (TAP) blocks for analgesia after abdominal surgery. Cochrane Database Syst Rev. 2010;8(12):CD007705.

51. Elamin G, Waters PS, Hamid H, O'Keeffe HM, Waldron RM, Duggan M, et al. Efficacy of a laparoscopically delivered transversus abdominis plane block technique during elective laparoscopic cholecystectomy: a prospective, double-blind randomized trial. J Am Coll Surg. 2015;221(2):335–44.

52. Fields AC, Gonzalez DO, Chin EH, Nguyen SQ, Zhang LP, Divino CM. Laparoscopic-assisted transversus abdominis plane block for postoperative pain control in laparoscopic ventral hernia repair: a randomized controlled trial. J Am Coll Surg. 2015;221(2):462–9.

53. Guner Can M, Goz R, Berber I, Kaspar C, Cakir U. Ultrasound/laparoscopic camera-guided transversus abdominis plane block for renal transplant donors: a randomized controlled trial. Ann Transplant. 2015;20:418–23.

54. Sinha A, Jayaraman L, Punhani D. Efficacy of ultrasound-guided transversus abdominis plane block after laparoscopic bariatric surgery: a double blind, randomized, controlled study. Obes Surg. 2013;23(4):548–53.

55. Taylor R Jr, Pergolizzi JV, Sinclair A, Raffa RB, Aldington D, Plavin S, et al. Transversus abdominis block: clinical uses, side effects, and future perspectives. Pain Pract. 2013;13(4):332–44.

56. Tikuisis R, Miliauskas P, Lukoseviciene V, Samalavicius N, Dulskas A, Zabuliene L, et al. Transversus abdominis plane block for postoperative pain relief after hand-assisted laparoscopic colon surgery: a randomized, placebo-controlled clinical trial. Tech Coloproctol. 2016;20(12):835–44.

57. Walter CJ, Maxwell-Armstrong C, Pinkney TD, Conaghan PJ, Bedforth N, Gornall CB, et al. A randomised controlled trial of the efficacy of ultrasound-guided transversus abdominis plane (TAP) block in laparoscopic colorectal surgery. Surg Endosc. 2013;27(7):2366–72.

58. Stokes AL, Adhikary SD, Quintili A, Puleo FJ, Choi CS, Hollenbeak CS, et al. Liposomal bupivacaine use in transversus abdominis plane blocks reduces pain and postoperative intravenous opioid requirement after colorectal surgery. Dis Colon Rectum. 2017;60(2):170–7.

第 25 章
患者康复期间的护理注意事项

Basile Pache, Valérie Addor, Martin Hübner

引言

患者是加速康复外科（ERAS）护理的核心。床旁护理团队在实施加速康复和日常护理中起着至关重要的作用。

本章的目的是总结目前关于护理在 ERAS 中起重要作用的证据，并描述其不同于围手术期护理的特征。前几章已经介绍了 ERAS 护理团队在术前患者教育和营养方面的作用。因此，本章的重点是外科病房中的护理。

现有证据

如 Henderson[1]所述，无论患者健康情况，护士的职责在于协助他们进行康复训练。护理是医疗保健的第一线。

与常规护理的区别是什么？——康复模式的转变！

在传统的护理方案中，患者在消化道手术前需要进行肠道准备、禁食和术前镇静等工作。术后恢复期，大部分患者需要卧床一周。其间，主要的护理任务有喂食、给药和各种管路的管理（静脉输液管、引流管、鼻饲管等）。肠内营养一般在胃肠道功能恢复后（第一次排气）才开始，通常是在术后 3~5 天。

在 ERAS 护理中，最经典的是鼓励患者在术后几小时内就开始经口进食。这种模式的转变扩大了护士的责任范围——不仅有传统的护理项目，还增加了对患者的鼓励和教育，以及各种各样监护下的康复活动。

需要注意的是，因为遵守 ERAS 护理原则对改善患者的临床预后有直接影响，所以护士应正确认识和理解自己在 ERAS 护理路径中的职责[2]。所以，护理人员的培训是 ERAS 成功的关键。通过定期反馈 ERAS 成果来对这一路径进行说明，可以使大多数不愿改变模式的工作人员了解 ERAS 的潜在好处并逐渐乐于实施。在 Roulin 等人的一项研究中，护士比外科医生更愿意改变传统的护理模式去实践 ERAS[3]。此外，护士们参与 ERAS 还可以使护理的连续性在周末得以保持，否则仅有工作日的护理是达不到理想效果的[4]。

Maessen 等人指出，护理人员除了具备基本的 ERAS 护理技能外，还必须掌握 ERAS 相关的特殊护理知识[5]，且单一的护理方案也是不够的[6]。遗憾的是，只有少数研究明确了护理在 ERAS 中的作用。大多数已发表的文章主要聚焦于小组研究和定性调查[7-11]。

有效的术后管理源于有效的术前患者教育，其主要目的是增强患者的理解。充分的术前准备工作已被证实有许多益处，包括减少患者术后的疼痛和焦虑，增强自我护理意识和并发症管理，缩短住院时间[12-14]。一项探讨护理人员经验和意见的定性调查也强调了良好的跨学科合作在 ERAS 中的重要性[15]。

临床路径（clinical pathway）

采用标准化的患者路径，即临床路径，可促进 ERAS 护理从理论落实到实践。临床路径为复杂的护理工作提供了结构框架，改善了包括护士、外科医生、麻醉医生在内的所有医疗人员工作的重复性和低效性。对有频繁更换工作人员和有大量缺乏经验的新员工的教学医院而言，将临床路径加入轮岗培训尤为重要。临床路径就像一个"工作流程图"，需要根据患者的情况不断进行调整[3]。标准化的临床路径可以降低患者的发病率、并发症发生率和开销[16]。

依从性差的原因

ERAS 护理依赖于整个路径[2]的应用而不是单一项目的应用[17]。因此,依从性差可见于各个阶段,其持续存在可能有以下几个原因:Roulin 等人[3]研究表明,14% 的患者对护理项目的依从性差是护士造成的,21% 是外科医生的责任,34% 是麻醉医生的责任。其中,78% 的情况在医学上被归类为合理的范畴。

尽管大多重要项目(活动、称重、营养、教育)由医生开具医嘱,但是其主要由护士在工作中实施。对测量的过程进行规范化并审核,会对路径的实施、改进和可持续发展等方面产生良好效果。具体审核方法请见其他论述。ERAS® 协会开发了 ERAS 交互式审计系统(EIAS)用以补充、更新协会发布的路径指南。这个系统涵盖了路径实施的过程及相应的结局,因此可以将它们共同纳入考量。

护理工作量(nursing workload)

ERAS 对护理的要求很高,而且需要为护理人员配备新的护理用品[18]。有趣的是,一项研究表明,平均在每天、每名 ERAS 患者身上花费的护理时间要比在非 ERAS 患者上花费的护理时间短(图 25.1)[19]。这在某种程度上可以解释为:许多传统繁杂的护理方式已经过时了,因为 ERAS 患者自身发挥了更积极的作用,从而比过去更快地恢复了独立自我护理的能力。前期担心的额外康复项目会增加护士的工作量的问题已被证实是不存在的[20]。另一方面,有人认为 ERAS 患者早期出院可能会对患者满意度和对护理评价产生负面影响。但这一说法目前还未得到证实[21]。一项结直肠外科队列研究发现:ERAS 可以减少护理工作量[19]。有趣的是,研究还表明,患者对 ERAS 的依从性与护理工作量的减少有显著性关系。这可以通过优化和规范术后护理来解释。一项专门研究工作量和妇科病房环境关系的研究表明,与实施 ERAS 前相比,实施 ERAS 后平均在每个住院患者身上花费的护理时间整体缩短[22]。另一项妇科研究提示,虽然围手术期患者教育也很重要,但其可能会因为住院时间的缩短而被忽视[23]。

外科病房的护士

图 25.2 总结了护士在 ERAS 护理中的具体任务。

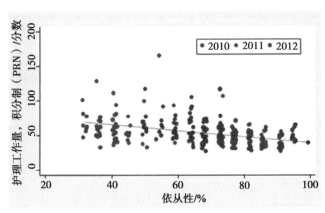

图 25.1　护理工作量与 ERAS 患者依从性的相关性分析:工作量与依从性呈线性负相关(图片已获作者 Hubner 等[19]授权)

护士在外科术前护理中的具体任务总结如下:

- 外科术前营养:为了减少胰岛素抵抗及其负面影响,建议在手术前一天晚上和手术前两小时补充碳水化合物。护士应对患者给予足够的重视并让患者认识到摄入碳水化合物饮料的重要性。此外,时间安排和周密计划非常重要,特别是对于当天手术顺序没有被安排在第一个的患者。
- 去掉传统护理方案中的一些项目可能会赢得更多有效的时间。比如:经口的肠道准备可能导致患者脱水从而影响手术麻醉和术后恢复[24]。同样,传统的术前长效镇静药也可能延长术后的恢复[25]。
- 术前应联合应用低分子量肝素、序贯压缩泵,并让患者活动,预防血栓形成。
- 术后恢复提醒有助于进一步补充先前 ERAS 护理人员向患者提供的信息。

护士在外科术后护理中的具体任务总结如下:

- 护士通常是评估和诊断体液负荷(fluid overload)的一线人员,密切监测着患者体重变化,并及时提醒医生注意。有经验的护士能够通过减少液体负荷,限制不必要的静脉输液,鼓励患者术后尽快恢复经口喝水进食来减少液量过多对患者的伤害。
- 护士也积极参与有效和及时的疼痛管理(pain management)。对于护士来说,意识到良好的疼痛管理在改善患者护理上的优势十分重要。护理方面包括术后早期活动、呼吸理疗、早期饮食和整体健康状态[26]。护士应主动、定期对患者进行疼痛评估。
- 据报道,27% 的患者会发生术后恶心呕吐(PONV)[27,28]。PONV 的预防应成为护理常规。因此,护士必须认真执行与患者路径相一致的给药治疗。当预防措施完善时,可根据需要给予其他药物。应避免或尽量减少阿片类药物的使用,因为它

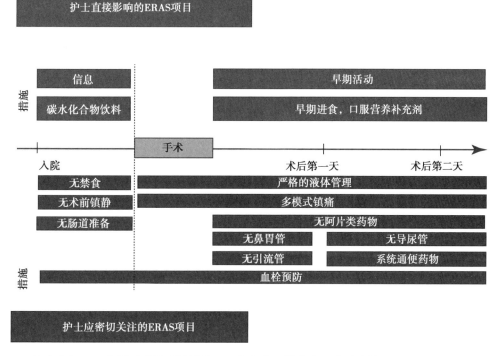

图 25.2 护士参与 ERAS 围手术期项目的情况。灰色表示护士有重大影响的项目。黑色代表护士根据医嘱执行的 ERAS 项目

们会引起恶心呕吐,对肠道功能有所影响。运动能刺激肠道运动和缓解恶心呕吐症状,嚼口香糖也被证明对恢复肠道功能有益。因此可以向此类患者提供口香糖[29]。

- 卧床休息和术后疼痛都是肺部并发症的主要来源。它们都会使患者通气减少合并肺不张,最后继发肺部感染。护士必须鼓励患者术后尽早恢复活动,教患者使用呼吸训练器,尽管它的效果目前仍有争议。

- 患者的活动是 ERAS 护理的基础,需要患者的全面参与和配合,而不仅仅是依赖于护士和助手的帮助。ERAS 指南建议患者手术后第一天就起床活动。在术后第一天,应鼓励患者站起来缓慢行走,下床活动至少 4~6 小时。还应鼓励患者下床坐在桌旁的椅子上或去专门的餐厅用餐,以增加患者的活动时长。

- 体重监测有时仍然是 ERAS 中最难完成的项目之一。原因是多方面的:可能是护理人员不清楚监测这些数据的重要性,也可能是非急重症患者的病区未对护理人员进行相关的培训。

以 ERAS 为主导的教育

教育是 ERAS 护理中的重要组成部分,不只涉及护理路径,还应包括出院计划和对康复的期望。专科护士(CNS)在多个领域中都有作用,其职责总结如下:

- 结直肠手术:专科护士除了对癌症患者进行整体护理外,还要对即将造瘘的患者进行专门的术前教育。术后,负责造口护理的护士将与其他病房的护士一起确保患者在院期间得到正规的造口护理,并在出院前可以比较自信地自我护理造口。

- 妇科:在涉及摘除女性特异器官的手术后,评估患者的自我认知和心理影响。

- 头颈外科手术或乳房重建术:监测皮瓣情况[30,31]。

- 肝脏、胰腺和胃部手术:术后监测血糖[32]。

- 食管切除术和胃切除术:专科护士在上消化道手术患者的护理中起着重要作用。他们是患者入院前的联系人,在患者住院期间负责探望患者。病房护士要确保患者术后少食多餐,并根据患者耐受情况谨慎增加食物摄入量[33,34]。

注意,我们教育患者时需要在提供基本信息和避免患者信息过载这二者间找寻平衡。这一点有时很难做到,还可能不利于患者对特定项目的理解[35]。护理助理可以帮助促进沟通,制订护理方案,还可以帮助鼓励患者活动、适量摄入液体和每日监测体重,将多学科理念和方法应用于 ERAS 护理中。

出院计划

由于 ERAS 通常缩短了患者的住院时间,护士应帮助患者做好及早出院的准备。护士要在患者出院前对其自我照顾能力进行评估,和患者一起讨论在出院后可能会遇到的问题。

患者必须符合一定的出院标准才能出院。标准包括:能正常经口进食、充分控制疼痛(口服给药途径)和适当活动。肠道功能的恢复不再是出院的强制性要求[36]。

护士、病历管理人员和护理团队的其他成员需要确保患者有医院的联系方式,以防紧急情况或出院后出现与手术和随访相关的问题。患者应对以下几个方面有充分的认知,并知道如何应对:(1)疼痛管理;(2)营养;(3)如何处理恶心/呕吐;(4)排便、腹泻、便秘;(5)伤口管理;(6)重返工作岗位,恢复体育活动,在家用药和驾驶旅行。

护士在出院后的随访中也起着重要的作用。许多医院都有以护士为主导的电话随访服务,以保持医院与出院患者的联系。一项研究随访了 200 多名出院 4 周内的患者,结果表明尽管患者的出院时间提前了,但大多数人都能生活自理,出院后遇到的问题大多也能通过电话解决[37]。因此,让患者及其家属认识到即便出院也可以和自己的护理团队保持联系至关重要,特别是在提前出院的情况下。

另一项研究评估了出院信息对手术患者的影响,发现术前接受教育的患者比未接受教育的患者更少联系或重返医院。这不仅减少了医疗资源的浪费,还提高了患者满意度。智能手机和其他电子应用程序将成为患者住院前后与医院和护理团队沟通的新方式。目前,这些新兴的通讯技术带来的影响还在进一步研究中。

未来与发展

在 ERAS 护理中护士仍将保持核心地位。随着时间的推移,ERAS 的可持续性将取决于多种关键因素。积极的结果反馈将加强护理团队的建设和患者对 ERAS 的依从性[38]。

提高护理团队的能力和不断完善与患者的沟通也至关重要,这将有望提高患者依从性,也有利于更方便地收集数据。

ERAS 教学应成为护理本科课程的重要组成部分。在外科病房里,护士应该熟悉各种 ERAS 的操作指南、临床实践证据和具体实施措施。

结论

护士是外科病房 ERAS 护理团队中的核心。他们的职责是遵守 ERAS 临床路径,参与以患者为中心的护理工作,帮助协调护理团队里的各种成员。对护士进行连续、全方位的外科护理培训和 ERAS 教育将有助于患者更快更好地康复。

(王丽梅 译)

参考文献

1. Henderson VA. The nature of nursing. A definition and its implications for practice, research, and education. Reflections after 25 years. NLN Publ. 1991;vii–xi(15–2346):1–116.
2. Gustafsson UO, Hausel J, Thorell A, Ljungqvist O, Soop M, Nygren J, et al. Adherence to the enhanced recovery after surgery protocol and outcomes after colorectal cancer surgery. Arch Surg. 2011;146(5):571–7.
3. Roulin D, Muradbegovic M, Addor V, Blanc C, Demartines N, Hubner M. Enhanced recovery after elective colorectal surgery – reasons for non-compliance with the protocol. Dig Surg. 2017;34(3):220–6.
4. Romain B, Grass F, Addor V, Demartines N, Hubner M. Impact of weekday surgery on application of enhanced recovery pathway: a retrospective cohort study. BMJ Open. 2016;6(10):e011067.
5. Mitchell M. The future of surgical nursing and enhanced recovery programmes. Br J Nurs (Mark Allen Publishing). 2011;20(16):978–84.
6. Maessen J, Dejong CH, Hausel J, Nygren J, Lassen K, Andersen J, et al. A protocol is not enough to implement an enhanced recovery programme for colorectal resection. Br J Surg. 2007;94(2):224–31.
7. Burch J. What does enhanced recovery mean for the community nurse? Br J Community Nurs. 2009;14(11):490.. 2, 4
8. Clifford T. Enhanced recovery after surgery. J Perianesth Nurs. 2016;31(2):182–3.
9. Montgomery R, McNamara SA. Multimodal pain management for enhanced recovery: reinforcing the shift from traditional pathways through nurse-led interventions. AORN J. 2016;104(6s):S9–s16.
10. Brady KM, Keller DS, Delaney CP. Successful implementation of an enhanced recovery pathway: the nurse's role. AORN J. 2015;102(5):469–81.
11. Bernard H, Foss M. The impact of the enhanced recovery after surgery (ERAS) programme on community nursing. Br J Community Nurs. 2014;19(4):184.. 6-8
12. Foss M, Bernard H. Enhanced recovery after surgery: implications for nurses. Br J Nurs (Mark Allen Publishing). 2012;21(4):221–3.
13. Blay N, Donoghue J. The effect of pre-admission education on domiciliary recovery following laparoscopic cholecystectomy. Aust J Adv Nurs. 2005;22(4):14–9.
14. Chaudhri S, Brown L, Hassan I, Horgan AF. Preoperative intensive, community-based vs. traditional stoma education: a randomized, controlled trial. Dis Colon Rectum. 2005;48(3):504–9.
15. Herbert G, Sutton E, Burden S, Lewis S, Thomas S, Ness A, et al. Healthcare professionals' views of the enhanced recovery after sur-

gery programme: a qualitative investigation. BMC Health Serv Res. 2017;17(1):617.

16. Schmidt HM, El Lakis MA, Markar SR, Hubka M, Low DE. Accelerated recovery within standardized recovery pathways after esophagectomy: a prospective cohort study assessing the effects of early discharge on outcomes, readmissions, patient satisfaction, and costs. Ann Thorac Surg. 2016;102(3):931–9.

17. Jurt J, Slieker J, Frauche P, Addor V, Sola J, Demartines N, et al. Enhanced recovery after surgery: can we rely on the key factors or do we need the bel ensemble? World J Surg. 2017;41(10):2464.

18. Martin D, Roulin D, Addor V, Blanc C, Demartines N, Hubner M. Enhanced recovery implementation in colorectal surgery-temporary or persistent improvement? Langenbeck's Arch Surg. 2016;401(8):1163–9.

19. Hubner M, Addor V, Slieker J, Griesser AC, Lecureux E, Blanc C, et al. The impact of an enhanced recovery pathway on nursing workload: a retrospective cohort study. Int J Surg. 2015;24(Pt A):45–50.

20. Jakobsen DH, Sonne E, Andreasen J, Kehlet H. Convalescence after colonic surgery with fast-track vs conventional care. Colorectal Dis. 2006;8(8):683–7.

21. Philp S, Carter J, Pather S, Barnett C, D'Abrew N, White K. Patients' satisfaction with fast-track surgery in gynaecological oncology. Eur J Cancer Care. 2015;24(4):567–73.

22. Sjetne IS, Krogstad U, Odegard S, Engh ME. Improving quality by introducing enhanced recovery after surgery in a gynaecological department: consequences for ward nursing practice. Qual Saf Health Care. 2009;18(3):236–40.

23. Wagner L, Carlslund AM, Sorensen M, Ottesen B. Women's experiences with short admission in abdominal hysterectomy and their patterns of behaviour. Scand J Caring Sci. 2005;19(4):330–6.

24. Fearon KC, Ljungqvist O, Von Meyenfeldt M, Revhaug A, Dejong CH, Lassen K, et al. Enhanced recovery after surgery: a consensus review of clinical care for patients undergoing colonic resection. Clin Nutr. 2005;24(3):466–77.

25. Feldheiser A, Aziz O, Baldini G, Cox BP, Fearon KC, Feldman LS, et al. Enhanced Recovery After Surgery (ERAS) for gastrointestinal surgery, part 2: consensus statement for anaesthesia practice. Acta Anaesthesiol Scand. 2016;60(3):289–334.

26. Chemali ME, Eslick GD. A meta-analysis: postoperative pain management in colorectal surgical patients and the effects on length of stay in an enhanced recovery after surgery (ERAS) setting. Clin J Pain. 2017;33(1):87–92.

27. Son J, Yoon H. Factors affecting postoperative nausea and vomiting in surgical patients. J Perianesth Nurs. 2018;33(4):461–70.

28. Gan TJ, Diemunsch P, Habib AS, Kovac A, Kranke P, Meyer TA, et al. Consensus guidelines for the management of postoperative nausea and vomiting. Anesth Analg. 2014;118(1):85–113.

29. Short V, Herbert G, Perry R, Atkinson C, Ness AR, Penfold C, et al. Chewing gum for postoperative recovery of gastrointestinal function. Cochrane Database Syst Rev. 2015;2:CD006506.

30. Dort JC, Farwell DG, Findlay M, Huber GF, Kerr P, Shea-Budgell MA, et al. Optimal perioperative care in major head and neck cancer surgery with free flap reconstruction: a consensus review and recommendations from the enhanced recovery after surgery society. JAMA Otolaryngol Head Neck Surg. 2017;143(3):292–303.

31. Temple-Oberle C, Shea-Budgell MA, Tan M, Semple JL, Schrag C, Barreto M, et al. Consensus review of optimal perioperative care in breast reconstruction: enhanced recovery after surgery (ERAS) society recommendations. Plast Reconstr Surg. 2017;139(5):1056e–71e.

32. Melloul E, Hubner M, Scott M, Snowden C, Prentis J, Dejong CH, et al. Guidelines for perioperative care for liver surgery: enhanced recovery after surgery (ERAS) society recommendations. World J Surg. 2016;40(10):2425–40.

33. Mortensen K, Nilsson M, Slim K, Schafer M, Mariette C, Braga M, et al. Consensus guidelines for enhanced recovery after gastrectomy: Enhanced Recovery After Surgery (ERAS(R)) society recommendations. Br J Surg. 2014;101(10):1209–29.

34. Thorell A, MacCormick AD, Awad S, Reynolds N, Roulin D, Demartines N, et al. Guidelines for perioperative care in bariatric surgery: Enhanced Recovery After Surgery (ERAS) society recommendations. World J Surg. 2016;40(9):2065–83.

35. Short V, Atkinson C, Ness AR, Thomas S, Burden S, Sutton E. Patient experiences of perioperative nutrition within an enhanced recovery after surgery programme for colorectal surgery: a qualitative study. Colorectal Dis. 2016;18(2):O74–80.

36. Fiore JF Jr, Browning L, Bialocerkowski A, Gruen RL, Faragher IG, Denehy L. Hospital discharge criteria following colorectal surgery: a systematic review. Colorectal Dis. 2012;14(3):270–81.

37. Burch J. Enhanced recovery and nurse-led telephone follow-up post surgery. Br J Nurs (Mark Allen Publishing). 2012;21(16):S24–6, S8–9.

38. Gotlib Conn L, McKenzie M, Pearsall EA, McLeod RS. Successful implementation of an enhanced recovery after surgery programme for elective colorectal surgery: a process evaluation of champions' experiences. Implement Sci: IS. 2015;10:99.

第五部分
预防术后并发症

26

第 26 章
术后加速康复的远期影响

Ismail Gögenur，Rasmus Peuliche Vogelsang

引言

现有术后加速康复外科(enhanced recovery after surgery，ERAS)相关研究主要聚焦于 ERAS 对患者术后的短期影响，而对患者康复过程如生活质量、器官特异性生活质量、长期预后等关注较少。此外，有较多研究探讨 ERAS 对肿瘤手术本身的影响，但是对影响肿瘤辅助治疗以及导致不良预后的潜在因素却缺乏详细的描述。研究表明，围手术期的相关因素如手术方式、麻醉管理等均能对肿瘤预后以及患者康复产生重要影响[1-3]。

尽管大多数肿瘤患者在相应专科进行肿瘤切除时会确保原发病灶被完全切除，且没有放射影像或生化指标显示残留，然而残留的微转移灶仍会导致近 1/3 患者在术后数年内复发[4,5]。最近的研究表明，即使是短暂的暴露，如手术期间不同麻醉方法的选择(吸入麻醉与静脉麻醉)，也可能影响肿瘤长期预后和总体生存率[6,7]。围手术期如接受输血或在术后发生感染，会增加患者复发的风险[8-10]。大量研究表明，手术会抑制适应免疫系统，并诱导全身和局部产生促转移因子，如 IL-6、TNF-α、VEGF 和 MMP-9 等，从而导致出现促进肿瘤转移的表型[11]。此外，肿瘤患者的预后和相关风险因素也存在明显的剂量反应关系。微创手术且无术后并发症的患者风险最低，而大型开放性手术、术后感染，需要再次手术的患者风险最高[12,13]。手术相关研究证实，术后并发症发生与否对患者总体生存率有显著影响[14,15]。

研究表明，ERAS 单个组分或整体的实施均能有效地减少术后感染和总体并发症，从而改善肿瘤患者的预后[16]。本章节将重点描述 ERAS 各个重要组成部分对术后患者特别是肿瘤患者长期预后的影响。

手术应激反应与肿瘤长期预后的关系

手术应激反应包括所有手术创伤修复和康复的复杂改变模式。近来研究发现，肿瘤手术患者的外科应激反应会导致一系列内分泌、代谢、炎症和免疫反应的变化，进而会影响肿瘤的长期预后(图 26.1)[5,11]。

癌症的进展是一系列基因突变的结果。由于需要一系列的基因突变赋予肿瘤细胞从原发病灶扩散的能力，因而肿瘤转移多发生在癌症晚期[17,18]。肿瘤转移时，肿瘤细胞进入血管或淋巴循环系统，并在循环系统中存活，黏附于促转移微环境，通过进一步基因突变在远处恶性增殖。因此，暴露于任何刺激肿瘤细胞转移过程的因素都可能促进患者发生临床转移。研究发现，手术应激反应涉及多个促进转移因子，并且存在明显的剂量 - 反应关系[5,11]。Tsuchiya 等在一项开创性的实验研究中将结肠癌细胞注射到小鼠体内，并给予与不同程度的外科手术应激，通过 IL-6 等标记物评价系统应激反应，并在显微镜下评估肺转移情况[19]。小鼠被分为五组:(1)未处理的对照组;(2)麻醉小鼠;(3)剖腹手术小鼠;(4)剖腹手术及阑尾切除术小鼠;(5)剖腹手术及阑尾、左肝叶切除术小鼠。研究发现，肿瘤转移与手术压力之间有明显的比例关系，同时肿瘤转移依赖于金属蛋白酶的水平。这一研究结果也被其他相关研究在不同的肿瘤中证实[20-24]。

血流灌注是确保肿瘤转移生长的一个重要因素，肿瘤细胞可以通过分泌血管内皮生长因子(vascular endothelial growth factor，VEGF)对此过程进行调节。研究发现癌症术后 VEGF 水平升高，从而促进伤口愈合[25-27]。此外，包括随机临床试验(randomized clinical trial，RCT)在内的几项临床研究表明，VEGF

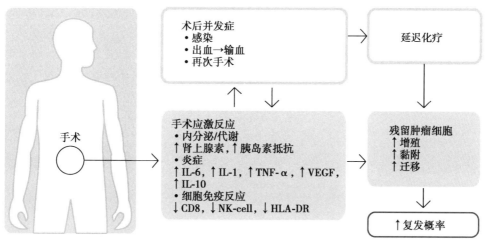

图 26.1　手术及围手术期应激对肿瘤复发的影响

的分泌取决于手术的规模,开放手术患者 VEGF 水平高于腹腔镜手术患者[28]。因此,有研究者推测这种差异会影响肿瘤的长期预后。但荟萃分析表明开放手术与腹腔镜结合手术患者的总体生存率没有差异[29-31]。尽管如此,在 Lacy 等人的一项 RCT 研究中,发现接受腹腔镜手术的Ⅲ期结肠癌患者比开腹手术组生存率更高,亦有其他研究者发现微创手术患者较开放手术患者预后更好[32]。

因此设想,在 ERAS 环境下进行微创手术来减少手术创伤,可以消除术后的促肿瘤转移环境[33]。然而,最近的一项研究对 6 名在 ERAS 环境下接受结肠癌微创手术的患者的情况进行了分析,主要对在围手术期的 5 个时间点的全血中超过 30 000 个基因进行转录组分析,发现患者体内参与免疫监视的适应性免疫系统被显著抑制,而参与促转移调控的基因表达显著上调[33]。显然,即使在最先进的微创手术和 ERAS 参与下,促进转移和免疫抑制的危险因素依然可能增加,从而促进肿瘤转移。

ERAS 对肿瘤预后的总体影响

本节主要探讨 ERAS 对肿瘤长期预后和降低总体并发症发生率的积极影响。

ERAS 依从性对肿瘤长期预后的积极影响

本节首先关注的重点是 ERAS 包含的关键要素有哪些,以及如何对 ERAS 的实施情况进行评价。这在本书的其他地方有详细描述[34]。Gustafsson 等对此问题进行了研究,并确定了在术前和术中实施

ERAS 某些要素与肿瘤长期预后之间的关系[35]。作者研究了 900 多名参与的患者中 ERAS 依从性对短期预后的影响,发现研究的 ERAS 关键要素中,超过 70% 可缩短住院时间并减少术后症状和并发症[35]。低依从性组中 42% 的患者出现并发症,而高依从性组中仅 31.5% 的患者出现并发症。与此同时,术前和术中 ERAS 可显著降低 C 反应蛋白浓度,表明术前和术中 ERAS 能够改善炎症应激反应。在后续研究中,作者还探究了 ERAS 对肿瘤长期预后的影响,并证明了 ERAS 对癌症特异性死亡率具有显著影响[3]。高依从性 ERAS(>70%)组结直肠癌 5 年生存率高于低依从组(高依从组 85.4%,低依从组 78.7%)。其他非长期肿瘤随访研究亦证实,ERAS 对癌症术后的短期预后也有类似的影响。

Arrick 等对 495 例结直肠癌手术患者的 12 个 ERAS 关键因素进行了研究,并将其与 99 名非 ERAS 队列患者进行了比较,发现在高依从组(>70%)的患者中,并发症发生率和平均住院时间均显著降低[36,37]。

减少并发症的获益

关于 ERAS 对肿瘤长期预后积极影响的假设主要是基于其对术后短期预后的收益。通常认为,ERAS 对长期预后的积极影响主要是因为降低了并发症发生率。然而也有研究证实,ERAS 联合微创手术能显著改善术后免疫功能[38,39]。在一项非转移性结肠癌手术的患者中开展随机对照的 LAFA 试验(腹腔镜和/或快速多模式管理与标准治疗),检测术后 1 小时、2 小时、24 小时和 72 小时免疫应答水平的生物标记物——HLA-DR、CRP 和 IL-6 的表达水平。结果表明,腹腔镜手术联合 ERAS 的患者的 HLA-DR

表达水平最高,表明细胞免疫功能保存完好[39]。

如前所述,ERAS 对肿瘤患者术后预后改善主要因素之一是减少术后并发症。近来在肿瘤外科手术患者围手术期管理质量评测中引入一个重要指标——预期肿瘤治疗(RIOT),它标志着对肿瘤治疗

的预期[1]。这一质量标准新颖且实用,包含与外科手术和围手术期管理直接相关的重要因素。它由两个部分组成,一是患者是否在术后开始了预期的肿瘤治疗,二是手术和开始肿瘤治疗之间的时间间隔(图 26.2)。

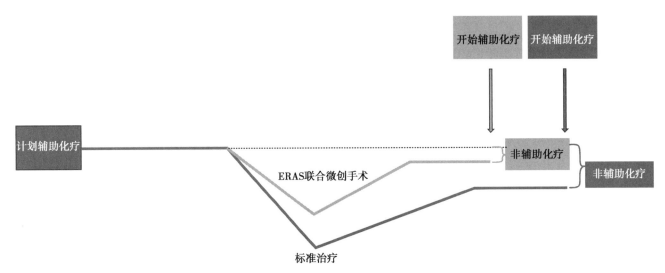

图 26.2   预期肿瘤治疗(RIOT)。在标准治疗和 ERAS 背景下,手术对围手术期辅助化疗的影响

辅助化疗能够显著改善患者生存,这使得 RIOT 的第一个成分具有临床相关性。指示化疗时间的第二个组成部分也同样具有意义。另有研究证明,缩短手术与化疗间隔时间,可改善肿瘤患者的长期预后,因此 RIOT 的第二个组成部分也有积极意义[1]。在该领域的一项开创性研究中,Aloia 等研究并分析了结直肠癌肝转移手术患者的 RIOT,发现 RIOT 比例为 75%,RIOT 中位时间为 42 天。在纳入 ERAS 途径(包括微创手术)后,RIOT 比例显著上升至 95%[1]。

如前所述,术后并发症的严重程度与肿瘤术后的无病生存率、复发率和总生存率之间存在明显的剂量 - 反应关系。任何术后并发症都会降低总生存率(分别为 66% 和 77%)、无病生存率(分别为 53% 和 70%)和肿瘤特异性生存率(分别为 81% 和 87%),并增加癌症复发率(分别为 19% 和 15%)[12],而且存在明显的剂量 - 反应关系。随着并发症严重程度的增加,肿瘤预后也逐渐变差。Delaney 和美国 Cleveland Clinic 的同事在一个 ERAS 背景下进行的结直肠癌手术的队列研究中也证实上述结论。一项涉及 ERAS 的 RCT 荟萃分析显示,实施 ERAS 可减少医院相关感染(肺部感染、泌尿道感染和手术部位感染)的发生。因此,肺部感染的风险比为 0.38 [95% CI(0.23,0.61)],尿路感染的风险比为 0.42 [95% CI

(0.23,0.76)],手术部位感染的风险比为 0.75 [95% CI (0.58,0.98)][16]。

ERAS 的个体化组成部分和肿瘤长期预后

微创手术与肿瘤长期预后

微创手术可以减少手术创伤,减轻手术应激反应并降低术后 30 天内的并发症发病率,从而改善肿瘤患者的长期预后。数项研究表明,无论是否实施 ERAS,微创手术都能改善免疫功能,降低 IL-6 和 VEGF 水平,提高 IGFBP3、HLA-DR 的表达水平,并提高自然杀伤细胞(NK)浓度。不同肿瘤手术的荟萃分析表明,微创手术减少了并发症和术中出血[40-42]。一项包括 219 名患者的 RCT 研究表明,国际抗癌联盟(UICC)Ⅲ期结肠癌患者接受腹腔镜切除术后,长期生存率较开放手术有所提高。同样,与相应的完全开放手术相比,食管癌患者开胸和微创腹部手术的联合应用改善了患者短期和长期的预后,而患者的无病生存率却没有统计学差异[43]。在一项仅包括 UICC Ⅲ期结肠癌患者的研究中,发现腹腔镜术后 4 周内开始化疗的患者数量显著高于开腹手术组[44]。研究还

发现,肝细胞癌(HCC)的微创肝手术除具有维持免疫功能,减少炎症应激反应和减少术后并发症的优点外,还可以减少循环肿瘤细胞的数量[45]。然而,尽管大量实验研究和少量 RCT 临床研究显示微创手术可以改善肿瘤长期疗效,但荟萃分析却显示微创手术较开放手术在肿瘤长期疗效方面并无优势[46,47]。这种明显的不一致可能是由于选择的患者在减轻应激反应方面低于未能入组 RCT 研究的人群。通过研究虚弱体质、肿瘤分期、免疫表型以及微生物组学的亚组分析,可能预测某些亚组患者通过微创手术可更好获益。因此,应进一步联合研究患者的免疫表型和肿瘤表型,以确定术后高风险人群,对在上述标准手术中不能获益的患者进行肿瘤"简化外科手术"。可以假设,患有明显较小的结肠肿瘤(临床上为 UICC Ⅰ期结肠癌)、免疫表型差或高度虚弱和/或伴发疾病的患者,可以受益于联合内镜-腹腔镜手术。该手术切除肿瘤而不进行节段性半结肠切除术。在腺癌患者中已经证实了此观点的优势,与相应的采用节段切除的腹腔镜手术相比,内镜-腹腔镜联合手术可以促进患者恢复,并减少并发症的发生[48]。因此,需要进一步研究来探讨上述策略能否在癌症患者中获益。

ERAS 镇痛与肿瘤长期预后

多模式镇痛具有降低阿片类药物耐药性、增强镇痛效果的优势,同时具有促进早期活动,减少肠梗阻和早期经口饮食的潜在优势[49]。此外,多模式镇痛中的硬膜外阻滞或非甾体抗炎药分别会对肿瘤转移产生影响。同时,如书中其他部分所述,大量证据支持多模式镇痛减少阿片类药物使用的镇痛方式。一些研究表明,吗啡的使用可以促进肿瘤细胞生长和细胞迁移,也可以直接作用于上皮细胞,促进转移灶的形成[50]。一些动物模型研究表明,吗啡可以促进肺癌和乳腺癌的转移,而临床研究也证实吗啡可以促进前列腺癌和肺癌转移[51,52]。这种促进肿瘤进展的效应依赖于 μ 阿片受体。μ 阿片受体存在于许多非神经元组织中,包括免疫细胞和肿瘤细胞,因而结肠癌和前列腺癌组织高表达 μ 阿片受体。此外,吗啡还可以通过 VEGF 抑制肿瘤细胞凋亡,促进血管生成,并抑制 NK 细胞活性。围手术期大量使用阿片类药物可能通过直接影响微转移区和循环肿瘤细胞,并抑制细胞毒性免疫反应,从而增加促转移表型。因此,减少使用阿片类药物可能会改善肿瘤患者的临床预后。Buggy 和他的同事在一项回顾性研究中报道,与阿片类药物全身麻醉相比,使用椎旁麻醉可以显著提

高无复发和无转移的肿瘤生存率[53]。在食管鳞状细胞癌手术患者中,作者调查了术后 10 天内阿片类药物的使用与肿瘤长期预后之间的关系。在对 285 例患者的倾向匹配分析中,发现术后大剂量使用阿片类药物与肿瘤的复发密切相关[HR 2.16,95% CI(1.58,2.95)][54]。

硬膜外阻滞的另一优势是降低内分泌代谢应激反应。荷兰一项纳入了 588 名结直肠癌手术患者的研究表明,硬膜外镇痛组的 5 年生存率为 51%,而非硬膜外镇痛组为 42%。在调整混杂因素后,该优势更加明显,且老年患者获益更大[55]。

另一项纳入了 749 名结直肠癌术后患者的研究也发现了相同的结果,其中硬膜外镇痛组的 5 年生存率为 62%,而非硬膜外镇痛组为 54%。同样,在美国麻醉医师学会(ASA)高分组的患者中,5 年生存率更高[56]。最后,在一项包含 177 名硬膜外镇痛的结直肠癌手术患者的随机试验中也发现硬膜外镇痛组具有生存优势,但这一优势仅在术后 1.46 年才开始出现[57]。

酰胺类麻醉剂用于局部麻醉,能够阻断神经冲动传导,是癌症患者围手术期的理想选择。酰胺类麻醉剂还可以对肿瘤细胞产生直接的细胞毒效应,抑制肿瘤进展。此外,酰胺类麻醉剂还具有激活细胞毒免疫作用,促进 NK 细胞的细胞溶解活性。酰胺类麻醉剂还可阻断 TNF-α 诱导的促炎应激反应引起的负面效应。研究表明,酰胺类麻醉剂通过影响 Akt 信号通路和 MMP-9 而发挥上述效应[58]。数项回顾性研究表明,恶性黑色素瘤或乳腺癌术后使用酰胺类麻醉剂能够改善患者的长期预后。但是上述优势只是基于实验研究,仍需要大规模的前瞻性试验才能得出结论。

非甾体抗炎药也是许多外科手术多模式镇痛方案的组成部分。根据环氧化酶的选择性,其副作用的情况也差别很大。研究发现,癌症患者术后使用 COX-2 选择性非甾体抗炎药,如双氯芬酸和塞来昔布,会增加吻合口漏的发生风险[59],而布洛芬等非选择性非甾体抗炎药却没有类似副作用。与此同时,一些研究表明,使用非甾体抗炎药会产生明显的抗炎反应,甚至会降低乳腺癌和肝细胞癌术后复发率[60,61]。非甾体抗炎药降低肿瘤复发率的主要机制为 COX-2 炎症途径,通过抑制前列腺素进而抑制肿瘤相关炎症,减少血管生成和淋巴血管生成。除抑制前列腺素和 COX-2 途径外,非甾体抗炎药还促进癌细胞 HLA-Ⅰ 类分子和 HLA-DR 抗原的表达。一项未发表的研究发现,在控制了术后吻合口漏的高风险

之后,结直肠癌手术患者在术后即刻使用非甾体抗炎药能够降低肿瘤复发率。因此,未来的多模式前瞻性RCT可能包括非甾体抗炎药,因为它们具有免疫调节和抗炎作用,并直接影响肿瘤微环境。

抗菌药物预防和肠道准备

肠道菌群具有维持黏膜屏障功能的作用,还能辅助消化分解使营养物质更容易被摄入。肠道菌群和免疫系统之间存在相互作用,可促进适应性免疫系统和固有免疫系统的成熟和发展,而且共生细菌还会产生抑制病原菌定植的局部环境。手术应激反应导致肠道菌群发生巨大变化,如细菌密度和功能都会发生改变。上述改变不仅发生在涉及肠切除的患者中,在烧伤患者中也可看到类似变化。肠切除手术将导致黏膜相关特定菌群,如志贺氏菌和肠球菌的丰度发生数百倍的变化。

近年来,肠道准备和口服抗生素对术后手术部位感染风险以及癌症复发风险的影响一直是人们关注的重点[62]。肠内病原体如粪肠球菌,可能通过高胶原酶活性激活基质金属蛋白酶9(MMP-9),导致组织破坏和肠道炎症。其次,粪肠杆菌还可调控与组织愈合相关的巨噬细胞,诱导肿瘤细胞由上皮细胞向间充质细胞转化,从而形成促转移表型。

最近的研究表明,肠道准备和口服抗生素的联合应用可以降低吻合口漏的发生率[63],同时显著减少肠道细菌的含量,进而减轻全身炎症反应和降低二次复发风险。由于肠道准备有导致患者围手术期脱水的风险,因此应进一步研究哪些患者应在癌症手术前接受肠道准备和口服抗生素。

围手术期液体管理

液体管理是ERAS的核心组成部分。目标导向液体疗法(goal-directed fluid therapy,GDFT)的目的是在围手术期适当的时间点提供适量的液体。过于开放和过于限制的液体治疗策略都会不利于患者的治疗。正确的液体治疗量、液体类型和时机,必须以围手术期动态的血流动力学监测为基础。因此,应在围手术期通过微创技术监测心输出量,或采用动脉脉冲轮廓分析和多普勒血流技术,以优化液体治疗。液体管理的最终目标是始终保持合理的组织灌注,从而确保氧气的输送。

Gustafsson等研究发现,与接受超过3 000mL液体治疗的患者相比,在手术当天接受少于3 000mL液体治疗的患者的癌症死亡率更低[64],并且经多因素统计分析证实为独立预后因素,表明优化的液体治疗能够改善肿瘤的长期预后。

通常认为,GDFT对肿瘤外科手术患者长期预后的改善可能与减少术后并发症[65],尤其是减少感染性并发症有关。值得注意的是,meta分析表明对于全程实施ERAS管理的患者,GDFT可以缩短ICU住院时间和通气时间,而对于常规围手术期管理的患者,GDFT可以降低所有并发症发生率以及住院时间,表明ERAS其他组成部分对于减少术后并发症亦极为重要。优化的液体治疗通过预防全身炎症和抑制适应性免疫反应,来改善肿瘤的长期预后。此外,GDFT还能降低患者术后输血的概率,从而改善肿瘤的长期预后。然而,并非所有RCT结果均显示GDFT可改善肿瘤患者长期疗效。因此,应进行肿瘤患者的亚分组分析,以确定可能会受益于GDFT疗法的特定高复发风险患者。

早期进食

营养是准备接受大手术患者必须面临的一个巨大挑战。研究表明,三分之一的肿瘤手术患者存在营养不良。肿瘤促进分解代谢,肿瘤引发的厌食,肿瘤合并胃肠道的机械性梗阻以及相应疾病或手术带来的疼痛和焦虑导致的经口摄入减少,均可导致患者营养不良和体重减轻。对患者的营养状况进行全面评估极为重要。然而临床使用的多达30余种营养风险评估的工具中,缺乏一个金标准。手术应激反应导致的疼痛、术后恶心和呕吐、制动、肠蠕动功能障碍和放置鼻胃管,这些都不利于术后的经口进食实施,会增加术后并发症风险,最终使肿瘤长期预后变差。

包括卵巢癌和重大胃肠手术患者在内的RCT研究表明,早期经口饮食可以降低术后并发症的风险,并能提高免疫力。在143名接受卵巢癌手术的患者的研究中观察到,术后早期经口饮食患者术后并发症和感染并发症明显低于传统的经口饮食[66],但在镇痛治疗、恶心和呕吐等短期疗效方面没有显著差异。在接受胃肠道大手术患者的RCT研究中显示,早期经口饮食患者NK细胞数量和HLA-DR表达量均较高,具有较好的适应性免疫应答能力。这两项研究都表明,早期经口饮食可以减少并发症和改善免疫反应,从而改善肿瘤的长期预后[67]。

ERAS 对患者的总体影响

手术的复杂性与手术范围、原发疾病类型以及患者的表型密切相关。关于评估 ERAS 对患者康复和生活质量的研究报道很少[68,69]。到目前为止,缺乏有价值的通用核心参数来评估康复,而且外科学界缺乏达成广泛共识的评估系统。上述难点正是由于手术的复杂性所致。手术相关的评估体系在不同外科始终存在缺乏通用性和可比性的困境[70]。

2018 年,围手术期医学标准化终点倡议(Standard Endpoint in Perioperative Medicine Initiative)发布了一份关于在 ERAS 背景下临床试验中患者舒适度的系统性回顾和共识声明[71]。评价内容包括术后 24 小时疼痛强度(休息时和运动时)、恶心和呕吐(0~6 小时、6~24 小时和总体)、康复质量的两项指标之一(QoR 评分或 QoR-15)、胃肠恢复时间、活动时间和睡眠质量。建议外科临床试验设计中纳入上述指标的评价终点,以支持将来的标准管理,并为数据汇集、荟萃分析和长期研究奠定基础。尽管终点设置也对未来的工作以及动态理解围手术期病理生理状态有帮助,但是至今还没有一个建议的终点直接涵盖术后 30 天以上的长期测量结果。ERAS 确实是一种公认的通用模式,被证明是最佳的手术康复工具。但以患者为中心的康复模式则不是通用模式,且手术过程中各种因素都具有个体化性质。此外,在康复过程和疾病的不同阶段,实施 ERAS 的获益性可能会随之而改变。从这个角度来看,何种因素对患者有显著的长期影响,人们仍知之甚少。在此背景下,客观测量和患者报告结果(patient-reported outcome,PRO)之间存在实质性的差异[72]。

设计合理的关于 ERAS 背景下患者康复情况的研究调查非常少。此外,相关研究通常不包括已经得到验证的技术。过去几十年患者住院时间急剧缩短,术后恢复向门诊转移,因此出院后的长期康复信息变得越来越重要。例如,Henrik Kehlet 的开创性研究揭示了 10%~50% 的普通外科手术患者术后急性疼痛通常伴有慢性疼痛[73],特别是对结直肠癌患者,慢性疼痛的发生率在术后患者中高达 17%[74]。

Deiss 等研究实施 ERAS 的 324 名结直肠癌患者术后 6 个月的 PRO,发现 19% 的患者有持续性手术疼痛,20% 的患者再入院,14% 的患者在他们的住院期间存在不满意[75]。在报告疼痛的患者中,63% 的患者服用了药物,其中一半以上是阿片类药物。但是研究并没有发现术前疼痛和术后 6 个月的结果之间存在关联,也没有发现术前疼痛与术后疼痛具有相关性。术后疼痛和术后并发症也是患者对住院治疗不完全满意的主要原因。Shida 等对一组使用 ERAS 方案的原发性结直肠癌切除术的日本患者用 QoR-40 问卷进行 PRO 评估[76]。QoR-40 量表评分问卷从五个方面评价患者康复水平,每个问题从 1 分到 5 分赋予分值。共有 90 名患者参与了这项研究,平均年龄为 67.7 岁。作者调查了术后 1、3、6 和 30 天的康复质量(quality of recovery,QoR),并与术前基础状态进行比较。该研究与其他 ERAS 研究相似,腹腔镜手术的病例不到 50%,中位住院时间为 7.8 天。在所有五个评价方面中,患者的 QoR 评分在 POD 1 时下降,但在 POD 30 时恢复,包括生理舒适和疼痛。研究认为患者年龄和直肠肿瘤的位置是康复不良的危险因素,腹腔镜或开放手术均不影响 ERAS 手术后的早期恢复。

Jakobsen 等人在一组丹麦患者中研究了 ERAS 与常规管理对结肠手术后康复的差异[77]。主要内容包括疲劳、睡眠需求、日常生活工具活动、日常生活基本活动、社会和家庭护理需求、与全科医生的接触和再入院率。本研究采用前瞻性对照非随机访谈设计,比较了 194 名接受开放结肠手术的患者的预后。与常规治疗相比,通过 ERAS 接受结肠切除术的患者功能恢复更早,疲劳更少,睡眠需求更少,更早出院。但两者在家庭护理、社会护理或全科医生(GP)探视方面没有差异。尽管 ERAS 组的再入院率较高(ERAS 组 20%,常规治疗组 10%),但 ERAS 组平均住院时间更短(ERAS 组 4.2d,常规治疗组 8.3 天)。

ERAS 背景下的器官特异性干预

ERAS 背景下的术后康复结果非常复杂,因此需要对进一步的研究和共识进行阐明,最好是在特定疾病背景和手术过程中使用更新的现代技术方面。目前临床需要根据患者表型对围手术期患者进行分层干预,因而需要关注器官特异性干预措施,为改善术后疗效提供优化的治疗方案。

术后肺部并发症

术后肺部并发症(postoperative pulmonary complication,PPC)是腹部大手术常见的术后并发症[78]。据报道,非心脏手术后 PPC 的发生率超过 10%。其他 PPC 的危险因素包括既往有慢性阻塞性肺疾病(COPD)病史、吸烟史、手术时间、年龄、ASA 高等级等。

2018 年,Boden 等开展了一项多中心随机对照试验,共 441 名 4 周内需要手术的患者被随机分配到术前 30 分钟面对面的物理治疗教育训练组和常规管理组[79]。主要评价指标包括术后 14 天内的 PPC 和出院时间。从术后第 7 天开始,评估人员对临床疑似病例进行 PCC 评估,发现 20% 的患者患有 PPC。治疗意向分析显示,当调整两组患者基础变量的差异时,术前物理治疗教育训练组绝对风险降低 15%[95% CI(7%,22%),P=0.001]。需要治疗的人数为 7[95% CI(5,14)]人。与标准治疗相比,物理治疗组的院内获得性肺炎减少了一半,需要治疗的人数为 9[95% CI(6,21)]人,而住院时间、非计划再入院时间和重症监护病房的住院时间没有差异。同时,还发现术后各时间点 PPC 均与死亡率升高相关。亚组分析发现术前物理治疗能够有效改善结直肠癌患者术后短期预后,同时,接受经验丰富的物理治疗师培训的参与者的 12 个月生存率也得到改善。这项研究与瑞典先前的一项试验结果一致,瑞典的试验结果表明,术前物理治疗使腹部手术后 PCC 降低了 78%[80]。

非心脏手术后心肌损伤

非心脏手术后心肌损伤(MINS)是 CRC 手术后的一个重要临床表现。MINS 与术后主要血管并发症的死亡率有关[81]。合并有心血管疾病的患者发生术后 MINS 的风险较高。最近,一项多中心的国际 RCT 试验研究了每日两次 110mg 达比加群酯与安慰剂的差异[82]。终点事件是术后 2 年内主要血管出现并发症(包括血管坏死、非致命性心肌梗死、非出血性卒中、外周动脉血栓形成、截肢和症状性静脉血栓栓塞)。安全事件包括危及生命的重要器官出血。在达比加群酯治疗组的风险比(HR)为 0.72[95% CI(0.55,0.93),P=0.011 5)],安全性结果无统计学意义[HR 0.92,95% CI(0.55,1.53),P=0.76]。上述结果表明在 MINS 患者中,每天两次 110mg 达比加群酯,降低了大血管并发症的风险,而大出血发生率没有显著增加。统计表明,每年约有 800 万~1 000 万人罹患 MINS,表明 MINS 已经成为造成术后不良预后的潜在主要因素和需要围手术期干预的潜在目标[83]。而

大多数 ERAS 方案都是在通用标准的基础上制订的,没有考虑到个体化需要。分层实施应该是围手术期 ERAS 的基本原则,如早期活动、不过度使用利尿剂和早期经口营养等都应该单独进行评价。尽管增加达比加群酯和术前物理治疗均可以显著改善患者的预后,然而由于缺乏重要的患者识别工具,目前的方案尚未考虑到器官特异性靶向。

结论

围手术期的多种因素对肿瘤术后短期和长期预后均有影响。这些因素既包含不可控的患者相关风险因素,也包含手术方式和围手术期治疗方案相关的可控因素。显然,ERAS 方案中有一些基本要素会对肿瘤长期预后产生有益的影响,但更重要的还要取决于 ERAS 依从性、麻醉方式、镇痛治疗和手术损伤程度。这一观点在实验证据和有限的临床研究中均得到支持。然而,这一观点尚缺乏高质量的临床证据。在未来几年中,多中心和跨国的随机临床试验可以帮助我们更好地理解肿瘤患者术中暴露于不同压力源的重要性,如静脉或吸入麻醉的选择。总而言之,需要深入理解计划接受肿瘤治疗的患者的个体化风险因素,使得专业 ERAS 管理团队能在恰当的时机为合适的患者制订合理的个体化治疗方案。

(潘文明 译 赵 刚 校)

参考文献

1. Aloia TA, Zimmitti G, Conrad C, Gottumukalla V, Kopetz S, Vauthey JN. Return to intended oncologic treatment (RIOT): a novel metric for evaluating the quality of oncosurgical therapy for malignancy. J Surg Oncol. 2014;110:107–14.
2. Lillemoe HA, Marcus RK, Kim BJ, Narula N, Davis CH, Aloia TA. Detours on the road to recovery: what factors delay readiness to return to intended oncologic therapy (RIOT) after liver resection for malignancy? J Gastrointest Surg. 2019. (Epub ahead of print).
3. Gustafsson UO, Oppelstrup H, Thorell A, Nygren J, Ljungqvist O. Adherence to the ERAS protocol is associated with 5-year survival after colorectal cancer surgery: a retrospective cohort study. World J Surg. 2016;40:1741–7.
4. Renehan AG, Egger M, Saunders MP, O'Dwyer ST. Impact on survival of intensive follow up after curative resection for colorectal cancer: systematic review and meta-analysis of randomised trials. BMJ. 2002;324:813.
5. Horowitz M, Neeman E, Sharon E, Ben-Eliyahu S. Exploiting the critical perioperative period to improve long-term cancer outcomes. Nat Rev Clin Oncol. 2015;12:213–26.
6. Snyder GL, Greenberg S. Effect of anaesthetic technique and other perioperative factors on cancer recurrence. Br J Anaesth.

2010;105:106–15.

7. Dubowitz JA, Sloan EK, Riedel BJ. Implicating anaesthesia and the perioperative period in cancer recurrence and metastasis. Clin Exp Metastasis. 2018;35:347–58.

8. Amato A, Pescatori M. Perioperative blood transfusions for the recurrence of colorectal cancer. Cochrane Database Syst Rev. 2006:CD005033.

9. Mynster T, Christensen IJ, Moesgaard F, Nieldsen HJ. Effects of the combination of blood transfusion and postoperative infectious complications on prognosis after surgery for colorectal cancer. Danish RANX05 Colorectal Cancer Study Group. Br J Surg. 2000;87:1553–62.

10. Acheson AG, Brookes MJ, Spahn DR. Effects of allogeneic red blood cell transfusions on clinical outcomes in patients undergoing colorectal cancer surgery: a systematic review and meta-analysis. Ann Surg. 2012;256:235–44.

11. Hiller JG, Perry NJ, Poulogiannis G, Riedel B, Sloan EK. Perioperative events influence cancer recurrence risk after surgery. Nat Rev Clin Oncol. 2018;15:205–18.

12. Duraes LC, Stocchi L, Steele SR, Kalady MF, Church JM, Gorgun E, et al. The relationship between Clavien-Dindo morbidity classification and oncologic outcomes after colorectal cancer resection. Ann Surg Oncol. 2018;25:188–96.

13. Dorcaratto D, Mazzinari G, Fernandez M, Muñoz E, Garcés-Albir M, Ortega J, et al. Impact of postoperative complications on survival and recurrence after resection of colorectal liver metastases: systematic review and meta-analysis. Ann Surg. 2019. (Epub ahead of print).

14. Osterman E, Glimelius B. Recurrence risk after up-to-date colon cancer staging, surgery, and pathology: analysis of the entire Swedish population. Dis Colon Rectum. 2018;61:1016–25.

15. Aoyama T, Oba K, Honda M, Sadahiro S, Hamada C, Mayanagi S, et al. Impact of postoperative complications on the colorectal cancer survival and recurrence: analyses of pooled individual patients' data from three large phase III randomized trials. Cancer Med. 2017;6:1573–80.

16. Grant MC, Yang D, Wu CL, Makary MA, Wick EC. Impact of enhanced recovery after surgery and fast track surgery pathways on healthcare-associated infections: results from a systematic review and meta-analysis. Ann Surg. 2017;265:68–79.

17. Raskov H, Søby JH, Troelsen J, Bojesen RD, Gögenur I. Driver gene mutations and epigenetics in colorectal cancer. Ann Surg. 2019. (Epub ahead of print).

18. Vogelstein B, Kinzler KW. The path to cancer – three strikes and you're out. N Engl J Med. 2015;373:1895–8.

19. Tsuchiya Y, Sawada S, Yoshioka I, Ohashi Y, Matsuo M, Harimaya Y, et al. Increased surgical stress promotes tumor metastasis. Surgery. 2003;133:547–55.

20. Murthy SM, Goldschmidt RA, Rao LN, Ammirati M, Buchmann T, Scanlon EF. The influence of surgical trauma on experimental metastasis. Cancer. 1989;64:2035–44.

21. Demicheli R, Retsky MW, Hrushesky WJ, Baum M, Gukas ID. The effects of surgery on tumor growth: a century of investigations. Ann Oncol. 2008;19:1821–8.

22. van der Bij GJ, Oosterling SJ, Beelen RHJ, Meijer S, Coffey JC, van Egmond M. The perioperative period is an underutilized window of therapeutic opportunity in patients with colorectal cancer. Ann Surg. 2009;249:727–34.

23. Coffey JC, Smith MJF, Wang JH, Bouchier-Hayes D, Cotter TG, Redmond HP. Cancer surgery: risks and opportunities. Bioessays. 2006;28:433–7.

24. Cools-Lartigue J, Spicer J, McDonald B, Gowing S, Chow S, Giannias B, et al. Neutrophil extracellular traps sequester circulating tumor cells and promote metastasis. J Clin Invest. 2013. https://www.jci.org/articles/view/67484

25. Yang C, Bork U, Schölch S, Kulu Y, Kaderali L, Bolstorff UL, et al. Postoperative course and prognostic value of circulating angiogenic cytokines after pancreatic cancer resection. Oncotarget. 2017;8:72315–23.

26. Karayiannakis AJ, Syrigos KN, Polychronidis A, Zbar A, Kouraklis G, Simopoulos C, et al. Circulating VEGF levels in the serum of gastric cancer patients: correlation with pathological variables, patient survival, and tumor surgery. Ann Surg. 2002;236:37–42.

27. Curigliano G, Petit JY, Bertolini F, Colleoni M, Peruzzotti G, de Braud F, et al. Systemic effects of surgery: quantitative analysis of circulating basic fibroblast growth factor (bFGF), vascular endothelial growth factor (VEGF) and transforming growth factor beta (TGF-beta) in patients with breast cancer who underwent limited or extended surgery. Breast Cancer Res Treat. 2005;93:35–40.

28. Pascual M, Alonso S, Parés D, Courtier R, Gil MJ, Grande L, et al. Randomized clinical trial comparing inflammatory and angiogenic response after open versus laparoscopic curative resection for colonic cancer. Br J Surg. 2011;98:50–9.

29. Kuhry E, Schwenk WF, Gaupset R, Romild U, Bonjer HJ. Long-term results of laparoscopic colorectal cancer resection. Cochrane Database Syst Rev. 2008;(2):CD003432.

30. Day AR, Smith RVP, Jourdan IC, Rockall TA. Survival following laparoscopic and open colorectal surgery. Surg Endosc. 2013;27:2415–21.

31. Ringressi MN, Boni L, Freschi G, Scaringi S, Indennitate G, Bartolini I, et al. Comparing laparoscopic surgery with open surgery for long-term outcomes in patients with stage I to III colon cancer. Surg Oncol. 2018;27:115–22.

32. Lacy AM, García-Valdecasas JC, Delgado S, Castells A, Taurá P, Piqué JM, et al. Laparoscopy-assisted colectomy versus open colectomy for treatment of non-metastatic colon cancer: a randomised trial. Lancet. 2002;359:2224–9.

33. Watt SK, Hasselbalch HC, Skov V, Kjær L, Thomassen M, Kruse TA, et al. Whole blood gene expression profiling in patients undergoing colon cancer surgery identifies differential expression of genes involved in immune surveillance, inflammation and carcinogenesis. Surg Oncol. 2018;27:208–15.

34. ERAS Compliance Group. The impact of enhanced recovery protocol compliance on elective colorectal cancer resection: results from an international registry. Ann Surg. 2015;261:1153–9.

35. Gustafsson UO, Hausel J, Thorell A, Ljungqvist O, Soop M, Nygren J, Enhanced RecoveryAfter Surgery Study Group. Adherence to the enhanced recovery after surgery protocol and outcomes after colorectal cancer surgery. Arch Surg. 2011;146:571–7.

36. Arrick L, Mayson K, Hong T, Warnock G. Enhanced recovery after surgery in colorectal surgery: impact of protocol adherence on patient outcomes. J Clin Anesth. 2019;55:7–12.

37. Ljungqvist O, Scott M, Fearon KC. Enhanced recovery after surgery: a review. JAMA Surg. 2017;152:292–8.

38. Vlug MS, Wind J, Hollmann MW, Ubbink DT, Cense HA, Engel AF, LAFA Study Group, et al. Laparoscopy in combination with fast track multimodal management is the best perioperative strategy in patients undergoing colonic surgery: a randomized clinical trial (LAFA-study). Ann Surg. 2011;254:868–75.

39. Veenhof AA, Vlug MS, van der Pas MH, Sietses C, van der Peet DL, de Lange-de Klerk ES, et al. Surgical stress response and postoperative immune function after laparoscopy or open surgery with fast track or standard perioperative care: a randomized trial. Ann Surg. 2012;255:216–21.

40. Tong G, Zhang G, Liu J, Zheng Z, Chen Y, Cui E. A meta-analysis of short-term outcome of laparoscopic surgery versus conventional open surgery on colorectal carcinoma. Medicine (Baltimore). 2017;96:e8957.

41. Straatman J, van der Wielen N, Cuesta MA, de Lange-de Klerk ES, Jansma EP, van der Peet DL. Minimally invasive versus open total gastrectomy for gastric cancer: a systematic review and meta-analysis of short-term outcomes and completeness of resection: surgical techniques in gastric cancer. World J Surg. 2016;40:148–57.

42. Abraham NS, Young JM, Solomon MJ. Meta-analysis of short-term outcomes after laparoscopic resection for colorectal cancer. Br J Surg. 2004;91:1111–24.

43. Mariette C, Markar SR, Dabakuyo-Yonli TS, Meunier B, Pezet D, Collet D, Fédération de Recherche en Chirurgie (FRENCH) and French Eso-Gastric Tumors (FREGAT) Working Group, et al. Hybrid minimally invasive esophagectomy for esophageal cancer. N Engl J Med. 2019;380:152–62.

44. Klein M, Azaquoun N, Jensen BV, Gögenur I. Improved survival with early adjuvant chemotherapy after colonic resection for stage III colonic cancer: a nationwide study. J Surg Oncol. 2015;112(5):538–43.

45. Li W, Zhou X, Huang Z, Zhang H, Zhang L, Shang C, et al. Laparoscopic surgery minimizes the release of circulating tumor cells compared to open surgery for hepatocellular carcinoma. Surg Endosc. 2015;29:3146–53.

46. Vennix S, Pelzers L, Bouvy N, Beets GL, Pierie JP, Wiggers T, et al. Laparoscopic versus open total mesorectal excision for rectal cancer. Cochrane Database Syst Rev. 2014;(4):CD005200.

47. Di B, Li Y, Wei K, Xiao X, Shi J, Zhang Y, et al. Laparoscopic versus open surgery for colon cancer: a meta-analysis of 5-year follow-up outcomes. Surg Oncol. 2013;22:e39–43.

48. Lascarides C, Buscaglia JM, Denoya PI, Nagula S, Bucobo JC, Bergamaschi R. Laparoscopic right colectomy vs laparoscopic-assisted colonoscopic polypectomy for endoscopically unresectable polyps: a randomized controlled trial. Colorectal Dis. 2016;18:1050–6.

49. Kehlet H, Dahl JB. Anaesthesia, surgery, and challenges in postoperative recovery. Lancet. 2003;362:1921–8.

50. Connolly C, Buggy DJ. Opioids and tumour metastasis: does the choice of the anesthetic-analgesic technique influence outcome after cancer surgery? Curr Opin Anaesthesiol. 2016;29:468–74.

51. Nguyen J, Luk K, Vang D, Soto W, Vincent L, Robiner S, et al. Morphine stimulates cancer progression and mast cell activation and impairs survival in transgenic mice with breast cancer. Br J Anaesth. 2014;113(Suppl 1):i4–13.

52. Lennon FE, Mirzapoiazova T, Mambetsariev B, Poroyko VA, Salgia R, Moss J, et al. The mu opioid receptor promotes opioid and growth factor-induced proliferation, migration and epithelial mesenchymal transition (EMT) in human lung cancer. PLoS One. 2014;9:e91577.

53. Exadaktylos AK, Buggy DJ, Moriarty DC, Mascha E, Sessler DI. Can anesthetic technique for primary breast cancer surgery affect recurrence or metastasis? Anesthesiology. 2006;105:660–4.

54. Oh TK, Jeon JH, Lee JM, Kim MS, Kim JH, Lim H, et al. Association of high-dose postoperative opioids with recurrence risk in esophageal squamous cell carcinoma: reinterpreting ERAS protocols for long-term oncologic surgery outcomes. Dis Esophagus. 2017;30(10):1–8.

55. Vogelaar FJ, Abegg R, van der Linden JC, Cornelisse HG, van Dorsten FR, Lemmens VE, et al. Epidural analgesia associated with better survival in colon cancer. Int J Colorectal Dis. 2015;30:1103–7.

56. Holler JPN, Ahlbrandt J, Burkhardt E, Gruss M, Röhrig R, Knapheide J, et al. Peridural analgesia may affect long-term survival in patients with colorectal cancer after surgery (PACO-RAS-Study): an analysis of a cancer registry. Ann Surg. 2013;258:989–93.

57. Christopherson R, James KE, Tableman M, Marshall P, Johnson FE. Long-term survival after colon cancer surgery: a variation associated with choice of anesthesia. Anesth Analg. 2008;107:325–32.

58. Chamaraux-Tran T-N, Piegeler T. The amide local anesthetic lidocaine in cancer surgery-potential antimetastatic effects and preservation of immune cell function? A narrative review. Front Med. 2017;4:235.

59. Klein M, Gögenur I, Rosenberg J. Postoperative use of non-steroidal anti-inflammatory drugs in patients with anastomotic leakage requiring reoperation after colorectal resection: cohort study based on prospective data. BMJ. 2012;345:e6166.

60. Takami Y, Eguchi S, Tateishi M, Ryu T, Mikagi K, Wada Y, et al. A randomised controlled trial of meloxicam, a Cox-2 inhibitor, to prevent hepatocellular carcinoma recurrence after initial curative treatment. Hepatol Int. 2016;10:799–806.

61. Bowers LW, Maximo IX, Brenner AJ, Beeram M, Hursting SD, Price RS, et al. NSAID use reduces breast cancer recurrence in overweight and obese women: role of prostaglandin-aromatase interactions. Cancer Res. 2014;74:4446–57.

62. Gaines S, Shao C, Hyman N, Alverdy JC. Gut microbiome influences on anastomotic leak and recurrence rates following colorectal cancer surgery. Br J Surg. 2018;105:e131–41.

63. McSorley ST, Steele CW, McMahon AJ. Meta-analysis of oral antibiotics, in combination with preoperative intravenous antibiotics and mechanical bowel preparation the day before surgery, compared with intravenous antibiotics and mechanical bowel preparation alone to reduce surgical-site infections in elective colorectal surgery. BJS Open. 2018;2:185–94.

64. Asklid D, Segelman J, Gedda C, Hjern F, Pekkari K, Gustafsson UO. The impact of perioperative fluid therapy on short-term outcomes and 5-year survival among patients undergoing colorectal cancer surgery – a prospective cohort study within an ERAS protocol. Eur J Surg Oncol. 2017;43:1433–9.

65. Rollins KE, Lobo DN. Intraoperative goal-directed fluid therapy in elective major abdominal surgery: a meta-analysis of randomized controlled trials. Ann Surg. 2016;263:465–76.

66. Minig L, Biffi R, Zanagnolo V, Attanasio A, Beltrami C, Bocciolone L, et al. Early oral versus "traditional" postoperative feeding in gynecologic oncology patients undergoing intestinal resection: a randomized controlled trial. Ann Surg Oncol. 2009;16:1660–8.

67. Beier-Holgersen R, Brandstrup B. Influence of postoperative enteral nutrition on cellular immunity. A random double-blinded placebo controlled clinical trial. Int J Colorectal Dis. 2012;27:513–20.

68. Khan S, Wilson T, Ahmed J, Owais A, MacFie J. Quality of life and patient satisfaction with enhanced recovery protocols. Colorectal Dis. 2010;12:1175–82.

69. Bowyer A, Jakobsson J, Ljungqvist O, Royse C. A review of the scope and measurement of postoperative quality of recovery. Anaesthesia. 2014;69:1266–78.

70. Delaney CP, Lindsetmo R-O, O'Brien-Ermlich B, Cheruvu VK, Laughinghouse M, Champagne B, et al. Validation of a novel postoperative quality-of-life scoring system. Am J Surg. 2009;197:382–5.

71. Myles PS, Boney O, Botti M, Cyna AM, Gan TJ, Jensen MP, et al. Systematic review and consensus definitions for the Standardised Endpoints in Perioperative Medicine (StEP) initiative: patient comfort. Br J Anaesth. 2018;120:705–11.

72. Day RW, Fielder S, Calhoun J, Kehlet H, Gottumukkala V, Aloia TA. Incomplete reporting of enhanced recovery elements and its impact on achieving quality improvement. Br J Surg. 2015;102:1594–602.

73. Kehlet H, Jensen TS, Woolf CJ. Persistent postsurgical pain: risk factors and prevention. Lancet. 2006;367:1618–25.

74. Joris JL, Georges MJ, Medjahed K, Ledoux D, Damilot G, Ramquet CC, et al. Prevalence, characteristics and risk factors of chronic postsurgical pain after laparoscopic colorectal surgery: retrospective analysis. Eur J Anaesthesiol. 2015;32:712–7.

75. Deiss T, Chen LL, Sarin A, Naidu RK. Patient-reported outcomes 6 months after enhanced recovery after colorectal surgery. Perioper Med. 2018;7:19.

76. Shida D, Wakamatsu K, Tanaka Y, Yoshimura A, Kawaguchi M, Miyamoto S, et al. The postoperative patient-reported quality of recovery in colorectal cancer patients under enhanced recovery after surgery using QoR-40. BMC Cancer. 2015;15:799.

77. Jakobsen DH, Sonne E, Andreasen J, Kehlet H. Convalescence after colonic surgery with fast-track vs conventional care. Colorectal Dis. 2006;8:683–7.

78. Smetana GW, Lawrence VA, Cornell JE. Preoperative pulmonary risk stratification for noncardiothoracic surgery: systematic review for the American College of Physicians. Ann Intern Med. 2006;144:581.

79. Boden I, Skinner EH, Browning L, Reeve J, Anderson L, Hill C, et al. Preoperative physiotherapy for the prevention of respiratory complications after upper abdominal surgery: pragmatic, double blinded, multicentre randomised controlled trial. BMJ. 2018;360:j5916.

80. Fagevik Olsén M, Hahn I, Nordgren S, Lönroth H, Lundholm K. Randomized controlled trial of prophylactic chest physiotherapy in major abdominal surgery. Br J Surg. 1997;84:1535–8.

81. Devereaux PJ, Sessler DI. Cardiac complications in patients under-

going major noncardiac surgery. N Engl J Med. 2015;373:2258–69.

82. Devereaux PJ, Duceppe E, Guyatt G, Tandon V, Rodseth R, Biccard BM, MANAGE Investigators, et al. Dabigatran in patients with myocardial injury after non-cardiac surgery (MANAGE): an international, randomised, placebo-controlled trial. Lancet. 2018;391:2325–34.

83. Khan J, Alonso-Coello P, Devereaux PJ. Myocardial injury after noncardiac surgery. Curr Opin Cardiol. 2014;29:307–11.

第 27 章
术后肠梗阻：预防与治疗

Alfred Adiamah，Dileep N.Lobo

引言

术后肠梗阻(postoperative ileus,POI)指患者接受胃肠道手术后出现的肠蠕动暂时性停止。肠梗阻的原希腊派生词为"ειλεός(eileós)"，描述为"肠道扭转"，与肠扭转和肠套叠的经典描述同义[1]。但是，其在现代用法中多指术后胃肠道(gastrointestinal,GI)蠕动功能异常，而非机械性肠梗阻[2]。术后肠梗阻通常发生在胃肠道手术后，另在其他类型手术中也有报道(包括骨科、妇科和泌尿外科)[3-6]，与患者病情加重、住院时间(length of hospital stay,LOS)延长以及住院费用增加有关[7-9]。研究表明术后并发肠梗阻的患者 30 日再入院率有所增加[10]。美国的一项全国人口研究发现，多达 19% 的腹部手术会出现术后肠梗阻，导致患者平均住院时间由 5.5 天延长至 11.5 天，且出现术后肠梗阻患者的住院平均花费由 9 460 美元升至 18 877 美元。据估计，美国卫生经济每年因患者并发术后肠梗阻而增加的管理成本高达 14.6 亿美元[7]。因此，在加速康复外科(enhanced recovery after surgery,ERAS)的概念提出后，如何预防和治疗术后肠梗阻已成为研究热点。

定义

经典文献中以临床三联征"腹痛、便秘、呕吐"定义肠梗阻——在多数引起肠梗阻的病因中这些症状也有发生[1,2]。当前对于术后肠梗阻的定义则改为，患者处于术后期间的非机械性肠梗阻以及存在腹胀、腹痛、恶心呕吐、便秘及液体不耐受等症状，甚至症状加重[2]。

据估计，涉及肠道移位或切除的腹腔内手术与胃肠道动力短暂受损(即生理性肠梗阻)密切相关[2,11]。这一短暂的胃肠道运动停止期是机体对手术应激反应的一部分。据报道，这种生理性肠梗阻的持续时间在小肠中长达 24 小时；在胃中长达 24~48 小时；在结肠中长达 48~72 小时[11,12]。若术后肠梗阻症状持续超过 3~5 天，则为非典型生理性肠梗阻。因此，在没有机械性梗阻诱因或明显术后并发症(如吻合口漏、腹腔内积液)的情况下，若腹腔镜手术三天后或开放性手术五天后相应症状持续存在，则符合术后肠梗阻的现行定义(表 27.1 和表 27.2)[2,11]。

表 27.1 术后肠梗阻(POI)的定义

术后肠梗阻	外科手术后协调性肠蠕动暂时停止，因而阻碍肠道内容物的有效运转，降低机体对口服摄入量的耐受性
原发性术后肠梗阻	在没有任何直接诱因的情况下发生
继发性术后肠梗阻	由并发症引起的肠梗阻(如败血症、吻合口漏)
复发性术后肠梗阻	急性术后肠梗阻明显缓解后复发的肠梗阻
长期性术后肠梗阻	腹腔镜手术后肠梗阻持续超三天；开腹手术后肠梗阻持续超五天

表 27.2 术后肠梗阻的亚分类

类型	定义
1	恶心、呕吐、胃肠不适、消化不良，症状波及整个胃肠道系统
2	存在恶心、呕吐等上消化道症状，但结肠活动仍存在
3	表现为肠内无内容物或粪便通过，但饮食耐受

已获作者 Bragg 等[11]授权。

病理生理学

胃肠道蠕动促进肠内容物排出，分节运动则确保机体摄入的物质在肠道内充分混合[13]。这些运动模式由中枢神经系统与周围神经系统间的协调实现，感觉系统、内分泌系统、平滑肌细胞及肠道菌群[11]也参与其中。机体对术后原发性肠梗阻或继发性肠梗阻中发生的损伤（如吻合口漏、腹腔内积液）所产生的生理性应答可能会对这一复杂的作用系统产生干扰[2,12]，而对任何神经元、感觉、运动和激素通路的干扰所造成的总体后果就是肠道生物电活动紊乱和所波及肠段麻痹[11]。电生理活动紊乱导致气体和液体在肠腔内积聚而阻碍肠道的推进运动，临床表现为腹胀、腹部疼痛不适、恶心呕吐以及不能耐受经口进食[11]。

术中和术后立即激活的神经反射，介导第一阶段术后肠梗阻。随着腹部皮肤切开，交感神经活动和肾上腺素能活动增加，导致促肾上腺皮质激素释放因子释放，对肠道运动产生抑制作用并导致初期急性肠道麻痹[14]。去甲肾上腺素能途径也与肠道蠕动初期停止有关[15]。但是，β受体阻滞剂在调节肠道对肾上腺素能刺激反应中的运用尚未获得令人信服的有效性证据[16]。

机体对外科手术所产生的炎症反应，介导第二阶段术后肠梗阻，通常发生在术后3~4小时。作为炎性介质的细胞因子和趋化因子的释放导致吞噬细胞活化和白细胞向外肌层迁移[17,18]。吞噬细胞活化后释放激素介质（如一氧化氮、前列腺素）直接抑制平滑肌收缩。乙酰胆碱可以减少肠道巨噬细胞释放细胞因子[19]，这一过程被认为是在第二阶段术后肠梗阻中调节或减弱术中及术后炎症反应的机制。其他病理生理机制直接肠道操作。过度肠道操作可能通过增加全身炎症反应而延长POI的持续时间。在最小限度的肠道操作中，POI的发生率和持续时间也会减少[11]。

电解质紊乱是所有麻痹性肠梗阻的常见原因之一，包括低钾血症、低钙血症和低镁血症。平滑肌的收缩能力取决于电压依赖性钙通道的细胞外钙流入，而钙离子通道的去极化取决于钾离子，钾离子在机体内的状态及生物利用度又与镁离子相关。因此，与有效平滑肌收缩有关的各种关键性电解质的紊乱与麻痹性肠梗阻的发生密切相关[20,21]。

围手术期输注液体，尤其是晶体液，是延迟胃动力和功能的重要介质。其作用机制尚不完全清楚，但是体液过多引起的水肿会在分子水平干扰信号转导通路的激活以及包括诱导平滑肌收缩在内的合成途径，如转录因子3和NF-κB的激活剂[21]。现提倡避免水盐超负荷，以防止机体水肿，并确保在每搏输出量/心输出量监测的指导下进行适当的术中补液[20]。

鉴于控制肠道蠕动的通路的复杂性，交感神经的抑制反射——应激反应及炎症反应的抑制介质、体液制剂以及麻醉剂和阿片类镇痛药，都在一定程度上发挥其病理生理作用。由于术后肠梗阻发病机制的复杂性（图27.1），需要采取多模式研究的方式对其进行预防和治疗。

危险因素

术后肠梗阻的危险因素和相关机制见表27.3[22-30]。

表27.3 术后肠梗阻的危险因素

危险因素	相关机制
高龄[22,23]	机体经手术损伤后整体恢复能力降低[23]
男性[24]	男性机体对手术炎症反应较强[25]；男性疼痛阈值升高[26]，导致儿茶酚胺释放增加[27]
术前白蛋白低[24]	水肿、肠管牵张过度
使用急性或慢性阿片类药物[22,28]	阿片类受体刺激可以改善肠蠕动[23,29]
腹部手术史[22]	粘连松解和肠道处理需求增加
术前存在气道/周围血管疾病[24]	生理储备减少
手术时间长[24,28]	肠道处理[30]和麻醉药物使用增多
急诊手术[25,26]	炎症反应和儿茶酚胺反应增强；术后肠梗阻的次要因素
失血过多或需要输血[22-24,28]	晶体溶液使用过多导致水肿
需要造口的手术[25]	腹壁肌肉水肿，需要切除肠段

改编自引文[11]

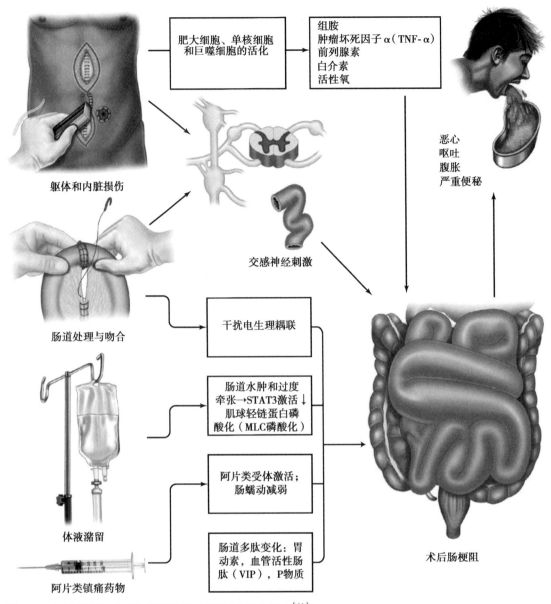

图 27.1　图中显示了术后肠梗阻的发病机制（改编自引文[11]）

状——腹胀、腹痛以及持续性恶心呕吐都使患者生活质量下降，并延缓术后恢复。

肠梗阻并发症

术后肠梗阻在临床中常导致患者吸入肠内容物而引起吸入性肺炎[2,31]。此外水电解质紊乱及肾功能异常也常有发生[20,32]。营养不良及其后遗症，例如免疫力降低和败血症风险增加，使得术后并发肠梗阻的患者病程进一步复杂化[11]。长期术后肠梗阻可能需要肠外营养支持，会带来相应风险，长此以往则导致患者住院时间和住院费用的增加[7,8]。

术后肠梗阻最主要的并发症就是对患者的生活质量产生显著影响[33]。术后肠梗阻的每一种临床症

术后肠梗阻的处理

术后肠梗阻的处理可分为预防策略、支持措施、直接治疗。围手术期预防肠梗阻发生的方法是改变当前认为肠梗阻必然发生这一普遍的错误认知，而应该认识到这种并发症是一种潜在的可避免的事件。预防的策略包括麻醉方式的选择、手术操作技术和术后镇痛药物的选择（图 27.2）。

支持措施包括早期拔除鼻胃管（nasogastric tube，

预防术后肠梗阻的策略

术中阶段

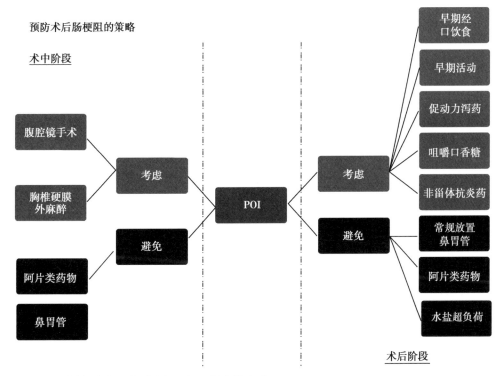

图 27.2　术前、术中和术后降低肠梗阻风险的方法

NG)或避免常规放置鼻胃管,早期下床活动,早期经口进食和应用胃肠促动药。这些策略已被纳入缩短术后肠梗阻持续时间和加速康复出院的指南中。最后一部分涉及治疗干预措施,减少术后肠梗阻发生的持续时间。这些处理方法的应用都有强有力的证据支持,其他处理方法可应用的证据尚不充分或存在争议。

预防策略

术前阶段

围手术期水盐平衡管理

　　围手术期液体支持的目的是保证患者在手术过程中维持正常血容量和终末器官灌注。但是,手术本身会刺激激素信号通路加强(通过抗利尿激素、皮质醇和醛固酮),导致患者体内水盐潴留[32]。因此,围手术期过多的输液会使机体内液体重新分配进入组织间隙,从而加剧机体的水盐潴留状态,并导致体重增加 2~3kg。水肿会引起患者心肺超负荷,同时增加术后发生肠梗阻和吻合口瘘的风险[32,34]。在 Lobo 等人进行的一项随机对照试验(randomized controlled

trial,RCT)中,与术中接受限制性液体疗法患者组相比,接受自由液体疗法患者的胃排空时间几乎翻倍,排气和排便时间也有所延缓。除此之外,接受自由液体疗法的患者并发症增多,住院时间延长[20]。

　　在这种情况下,单独使用 0.9% 生理盐水会进一步加剧微量元素和电解质失衡,特别是促进平滑肌收缩的钠离子、钾离子和氯离子。补液不足或过量都会引发并发症。可考虑采用支持目标导向液体治疗技术,例如经食管多普勒或血流动力学监测来实现这一目的[32]。但是目前关于该治疗方案的获益证据仍存在争议[35,36]。理想的治疗手段是使用平衡液体,以达到可以忽略不计的体重增加状态。

阿片类镇痛药物

　　术后常规使用阿片类镇痛药物是缓解疼痛的有效手段,但其弊端在于导致术后肠梗阻长期存在。阿片类镇痛药物的副作用可通过采用其他镇痛方法(如硬膜外镇痛和静脉注射利多卡因)来避免或最小化。

中胸段硬膜外镇痛

　　硬膜外镇痛(epidural analgesia,EA)可以实现良好的术后镇痛效果,有效减少围术期患者对阿片类药物的需求。更多证据表明,使用局部麻醉药进行硬膜外镇痛,通过抑制胃肠道交感神经的传入,可以直接降低术后肠梗阻的持续时间[15]。多项荟萃分析及 Cochrane 综述对开放式腹部手术使用局部麻醉药进行硬膜外镇痛与全身应用阿片类镇痛药物进行对照研究,实验结果表明接受硬膜外镇痛的患者胃肠道麻痹的程度明显减轻[37,38]。但是关于硬膜外镇痛在腹腔镜手术中对肠梗阻的预防作用的研究尚未定论[39,40]。

静脉注射利多卡因

一项随机临床试验比较了胸段硬膜外镇痛(thoracic epidural analgesia,TEA)和静脉注射利多卡因的效果,结果表明两种方法同样有效,结直肠手术后患者的术后疼痛评分、肠梗阻持续时间及住院时间无显著性差异[41]。利多卡因常规以静脉(intravenous,IV)推注的方法(1.5~2mg/kg)给药,在术后 24 小时内以 1.5~3mg/(kg·h) 的速度持续泵入。静脉注射利多卡因后 6 小时和 24 小时的疼痛评分明显改善,对阿片类镇痛药物的总消耗量减少。另外一项荟萃分析设置了静脉注射利多卡因组与对照组,实验证明静脉注射利多卡因有助于减少阿片类镇痛药物的用量,改善胃肠胀气,缩短术后首次排便时间,从而进一步证实了以上观点[42]。

手术方式

与传统的开放式剖腹手术相比,微创技术可以减轻患者术后疼痛,加速术后恢复,缩短住院时间。同时,疼痛程度减轻可以减少患者对阿片类镇痛药物的需求。一项在腹腔镜手术与开放式手术中使用放射显影的标记物评估胃肠道运输时间的研究表明,腹腔镜手术患者的胃肠道运输速度更快[43],患者术后第一次排气和排便的时间也明显缩短。腹腔镜手术组术后患者首次排气和排便的平均时间分别为 50 小时和 70 小时,在常规开放式手术患者中,二者的时间分别为 79 小时和 91 小时(P<0.01)[43]。

鼻胃管

据以往临床经验,在胃肠道手术和需要肠道吻合的特殊手术中使用鼻胃管是为了进行胃肠减压并降低发生吻合口瘘的风险。但是,目前这种方法没有明确获益的证据。最近,有研究对在选择性手术中预防性使用鼻胃管的作用的循证医学证据进行了检验[44-46],作者发现,鼻胃管对胃肠功能的恢复或保护胃肠吻合口并无明显作用。此外,对患者肺部并发症及住院时间也没有减少,而且对提高患者术后舒适度也无意义[44-46]。相反,没有使用鼻胃管的患者首

次排气时间较早[WMD 0.51d,95% CI(0.45,0.56),P<0.000 01]。因此,目前证据不支持胃肠道手术后常规放置鼻胃管。

术后阶段

早期经口进食

加速康复外科理念的实施包括早期经口胃肠营养。早期经口胃肠营养对缩短患者住院时间[47]、减少术后感染性并发症[48]的发生起到积极作用。最近一项关于早期经口胃肠营养的荟萃分析[49],在考虑到早期排气时间、呕吐以及是否需要重新放置鼻胃管的情况下,认为其应用可以预防术后肠梗阻。而在这些分析中并无证据表明早期经口胃肠营养的患者发生吻合口瘘的风险增加[47,50]。此外,一项关于早期经口胃肠营养和术后并发症的循证医学研究[51]发现,延迟经口胃肠营养并无益处。

促动力药

作为处理术后肠梗阻多模式研究的一部分,促动力药具有一定作用。据报道,联合运用 5-HT₃ 受体拮抗剂与地塞米松效果显著[52]。莫沙必利是一种选择性 5- 羟色胺 4(5-HT₄)受体激动药,通过刺激胃肠道而发挥促动力作用,已在两项纳入接受结肠切除术患者的临床试验中进行了验证。在这两项研究中,患者术后首次排气时间、首次排便时间明显缩短,住院时间也由 8.4 天缩短至 6.7 天。亦有研究表明,莫沙必利降低术后肠梗阻风险的作用也可能来自其胃肠道抗炎作用[53]。

轻泻药

对接受胃肠外科手术的患者使用轻泻药也是多模式术后康复计划的一部分[54]。轻泻药用于预防或改善术后肠梗阻的研究主要来自妇科手术患者的研究[55,56]。对接受经腹子宫全切术的女性患者进行的随机对照试验[57]证实,安慰剂组首次术后排便的中位时间为 69 小时,而轻泻药治疗组为 45 小时(P<0.000 1)。在术后加速康复条件下,对接受肝切除术患者进行的一项研究中,进一步证实了术后轻泻药和口服营养补充剂的联合作用对胃肠道功能恢复具有显著影响。服用轻泻药的患者在术后 4 天(3~5 天)大便通畅,而未服用轻泻药的患者在术后 5 天(4~6 天)大便通畅(P = 0.034),并且在这种情况下口服营养补充剂并不会影响胃肠道的功能恢复[58]。

咀嚼口香糖

咀嚼口香糖是假饲的一种形式,目前被认为既可以刺激术后胃肠道的功能恢复,同时也可以避免真正的食物对消化系统功能恢复的消极影响。目前,关于这一课题的多数研究方法质量很差,并在实验中产生了相悖的结果。一项针对 17 项腹部手术后咀嚼口香糖的研究进行的荟萃分析表明,咀嚼口香糖对缩短术后首次排气时间、排便时间和住院时间具有良好的效果[59]。鉴于关于此方法副作用小且可行性好的研究证据不断涌现,咀嚼口香糖可能在预防术后肠梗阻的多模式研究中发挥了有益的作用。但是,最近的一项随机对照试验表明,患者在接受了加速康复外科原则的管理下,咀嚼口香糖对术后胃肠道功能恢复的作用并不显著[60]。

非甾体抗炎药

提倡使用非甾体抗炎药(NSAID)作为多模式术后镇痛策略的一部分,有助于减少阿片类镇痛药物的用量。有趣的是,非甾体抗炎药抑制环氧化酶(COX)通路的作用机制可能被用于降低术后肠梗阻的风险。动物[61]和人体实验研究[62]均表明,抑制环氧化酶 2(COX-2)可降低术后肠梗阻的发生率。在一项非甾体抗炎药用于腹部手术患者的临床实验中进一步验证了这一假设。该双臂临床实验表明应用非甾体抗炎药患者的术后肠梗阻发生率显著下降,而令人不解的是非甾体抗炎药物组与对照组相比,阿片类镇痛药物的用量并无明显差异[63]。

非甾体抗炎药会延缓组织愈合,因此可能引起吻合口延迟愈合。但是,目前有关其副作用的研究结果仍然存在争论[63-68]。

爱维莫潘

阿片类镇痛药是通过外周 μ 阿片类受体作用加剧肠梗阻的发生和发展的[11]。爱维莫潘是一种竞争性 μ 阿片类受体拮抗剂,目前已被提出用于缓解术后肠梗阻的治疗[69]。在爱维莫潘用于开放式胃肠道手术患者中的研究表明,其应用能够加速患者术后胃肠道功能的恢复,缩短住院时间[69]。但是,由于阿片类镇痛药诱导的胃肠动力障碍只是诱发肠梗阻发生的多种病理生理机制之一,因此其应用可能受到限制[11]。此外,临床应用爱维莫潘成本较高,最新的数据表明每 12mg 胶囊的成本高达 158 美元。在需要进行肠切除术患者的三项Ⅲ期临床试验中,爱维莫潘

有着积极作用[70]。但是,它对子宫全切术患者的胃肠道功能恢复的作用微乎其微[71]。在接受腹腔镜手术的患者中[72,73]也未观察到爱维莫潘具有显著疗效。说明在以上情况下它作用甚微。同样,爱维莫潘在加速康复外科过程中的临床效果也并不显著[74,75]。即便如此,爱维莫潘仍是一种具有良好前景的药物,并且在术后肠梗阻的治疗规范中具有潜在的作用。但是,需注意的是爱维莫潘的疗效似乎仅限于涉及肠道切除术的患者,其与非肠道切除术患者的术后肠梗阻的发生相关性较低。

治疗

术后肠梗阻的治疗策略主要是支持治疗和症状控制。为了避免发生误吸,放置鼻胃管进行胃肠减压是主要的治疗手段,同时辅以水电解质替代治疗。腹部平片,伴或不伴水溶性造影剂(water-soluble contrast media,WSCM)(例如泛影葡胺)的 X 线检查有助于明确诊断,亦有助于排除机械性肠梗阻。横断面成像有助于鉴别肠梗阻的继发原因,如吻合口瘘和腹腔积液等。

越来越多临床人员将 WSCM 作为粘连性小肠梗阻的治疗手段[76]。有研究表明,在结肠造影中使用造影剂泛影葡胺有助于改善,甚至治疗术后肠梗阻,从而避免了非必要的手术干预[77]。此外,使用 WSCM 患者的平均住院时间减少了 1.87 天[77]。尽管水溶性造影剂可以作为肠梗阻确诊的一种诊断方式,但其治疗效果仍存在争论。在术后肠梗阻中,影像学方面结肠中造影剂的缺失可明确肠梗阻的存在,所以应用水溶性造影剂进行临床诊断是切实可行的。但是,尚未发现水溶性造影剂对肠梗阻有治疗作用。

其他治疗前景

多项荟萃分析表明,术中给予镁剂可以减少术后阿片类镇痛药物的使用。阿片类镇痛药物用量的减少将降低由其带来的术后肠梗阻的风险。一项小型随机对照试验[78]证实,接受静脉注射镁剂的患者术后肠梗阻发病率明显降低。结肠中存在大量烟碱型乙酰胆碱受体,使其成为重要的治疗靶点。在健康志愿者中,尼古丁可以缩短结肠传输的总时间[79]。但

是，这些潜在的治疗方法需要进一步严格深入的研究，才能确认为临床可行的治疗方案。

总结

　　术后肠梗阻是胃肠道系统对手术应激的生理反应，但是其延长阶段是病理性的，并由多种因素协同作用。正因如此，使用单一药物治疗在临床试验中并未获得显著疗效。减少并缩短术后肠梗阻的发病率和持续时间在于应用预防性和支持性的措施和方法，以解决患者由于术后衰弱产生的相应并发症的多种根本原因。减少阿片类镇痛药物的使用，避免机体水盐超负荷，不放置或早期拔除鼻胃管，早期口服胃肠营养，早期活动和咀嚼口香糖都可能在术后肠梗阻的多模式、快速康复中发挥重要作用。

（王维斌　译）

参考文献

1. Ballantyne GH. The meaning of ileus. Its changing definition over three millennia. Am J Surg. 1984;148:252–6.
2. Vather R, Trivedi S, Bissett I. Defining postoperative ileus: results of a systematic review and global survey. J Gastrointest Surg. 2013;17:962–72.
3. Berend KR, Lombardi AV Jr, Mallory TH, Dodds KL, Adams JB. Ileus following total hip or knee arthroplasty is associated with increased risk of deep venous thrombosis and pulmonary embolism. J Arthroplasty. 2004;19:82–6.
4. Althausen PL, Gupta MC, Benson DR, Jones DA. The use of neostigmine to treat postoperative ileus in orthopedic spinal patients. J Spinal Disord. 2001;14:541–5.
5. Finan MA, Barton DP, Fiorica JV, Hoffman MS, Roberts WS, Gleeson N, et al. Ileus following gynecologic surgery: management with water-soluble hyperosmolar radio contrast material. South Med J. 1995;88:539–42.
6. Stanley BK, Noble MJ, Gilliland C, Weigel JW, Mebust WK, Austenfeld MS. Comparison of patient-controlled analgesia versus intramuscular narcotics in resolution of postoperative ileus after radical retropubic prostatectomy. J Urol. 1993;150:1434–6.
7. Goldstein JL, Matuszewski KA, Delaney C, Senagore A, Chiao E, Shah M, et al. Inpatient economic burden of postoperative ileus associated with abdominal surgery in the United States. P & T. 2007;32:82–90.
8. Senagore AJ. Pathogenesis and clinical and economic consequences of postoperative ileus. Am J Health Syst Pharm. 2007;64:S3–7.
9. Salvador CG, Sikirica M, Evans A, Pizzi L, Goldfarb N. Clinical and economic outcomes of prolonged postoperative ileus in patients undergoing hysterectomy and hemicolectomy. P & T. 2005;30:590–5.
10. Li LT, Mills WL, White DL, Li A, Gutierrez AM, Berger DH, et al. Causes and prevalence of unplanned readmissions after colorectal surgery: a systematic review and meta-analysis. J Am Geriatr Soc. 2013;61:1175–81.
11. Bragg D, El-Sharkawy AM, Psaltis E, Maxwell-Armstrong CA,

Lobo DN. Postoperative ileus: recent developments in pathophysiology and management. Clin Nutr. 2015;34:367–76.
12. Holte K, Kehlet H. Postoperative ileus: a preventable event. Br J Surg. 2000;87:1480–93.
13. Schwizer W, Fox M, Steingötter A. Non-invasive investigation of gastrointestinal functions with magnetic resonance imaging: towards an "ideal" investigation of gastrointestinal function. Gut. 2003;52:iv34–9.
14. Bauer AJ, Boeckxstaens GE. Mechanisms of postoperative ileus. Neurogastroenterol Motil. 2004;16(Suppl. 2):54–60.
15. Luckey A, Livingston E, Tache Y. Mechanisms and treatment of postoperative ileus. Arch Surg. 2003;138:206–14.
16. Holte K, Kehlet H. Postoperative ileus: progress towards effective management. Drugs. 2002;62:2603e15.
17. De Schepper S, Stakenborg N, Matteoli G, Verheijden S, Boeckxstaens GE. Muscularis macrophages: key players in intestinal homeostasis and disease. Cell Immunol. 2018;330:142–50.
18. Boeckxstaens GE, de Jonge WJ. Neuroimmune mechanisms in postoperative ileus. Gut. 2009;58:1300–11.
19. Mueller MH, Karpitschka M, Gao Z, Mittler S, Kasparek MS, Renz B, et al. Vagal innervation and early postoperative ileus in mice. J Gastrointest Surg. 2011;15:891–900. discussion 900–1.
20. Lobo DN, Bostock KA, Neal KR, Perkins AC, Rowlands BJ, Allison SP. Effect of salt and water balance on recovery of gastrointestinal function after elective colonic resection: a randomised controlled trial. Lancet. 2002;359:1812–8.
21. Shah SK, Uray KS, Stewart RH, Laine GA, Cox CS Jr. Resuscitation-induced intestinal edema and related dysfunction: state of the science. J Surg Res. 2011;166:120–30.
22. Kronberg U, Kiran RP, Soliman MS, Hammel JP, Galway U, Coffey JC, et al. A characterization of factors determining postoperative ileus after laparoscopic colectomy enables the generation of a novel predictive score. Ann Surg. 2011;253:78–81.
23. Vather R, Bissett IP. Risk factors for the development of prolonged postoperative ileus following elective colorectal surgery. Int J Colorectal Dis. 2013;28:1385–91.
24. Chapuis PH, Bokey L, Keshava A, Rickard MJ, Stewart P, Young CJ, et al. Risk factors for prolonged ileus after resection of colorectal cancer: an observational study of 2400 consecutive patients. Ann Surg. 2013;257:909–15.
25. Ferguson JF, Patel PN, Shah RY, Mulvey CK, Gadi R, Nijjar PS, et al. Race and gender variation in response to evoked inflammation. J Transl Med. 2013;11:63.
26. Bartley EJ, Fillingim RB. Sex differences in pain: a brief review of clinical and experimental findings. Br J Anaesth. 2013;111:52–8.
27. Huskisson EC. Catecholamine excretion and pain. Br J Clin Pharmacol. 1974;1:80–2.
28. Artinyan A, Nunoo-Mensah JW, Balasubramaniam S, Gauderman J, Essani R, Gonzalez-Ruiz C, et al. Prolonged postoperative ileus-definition, risk factors, and predictors after surgery. World J Surg. 2008;32:1495–500.
29. Delaney CP. Clinical perspective on postoperative ileus and the effect of opiates. Neurogastroenterol Motil. 2004;16(Suppl. 2):61e6.
30. Kalff JC, Schraut WH, Simmons RL, Bauer AJ. Surgical manipulation of the gut elicits an intestinal muscularis inflammatory response resulting in postsurgical ileus. Ann Surg. 1998;228:652–63.
31. Luckey A, Livingston E, Taché Y. Mechanisms and treatment of postoperative ileus. Arch Surg. 2003;138:206–14.
32. Chowdhury AH, Lobo DN. Fluids and gastrointestinal function. Curr Opin Clin Nutr Metab Care. 2011;14:469–76.
33. Kehlet H, Holte K. Review of postoperative ileus. Am J Surg. 2001;182:3S–10S.
34. Varadhan KK, Lobo DN. A meta-analysis of randomised controlled trials of intravenous fluid therapy in major elective open abdominal surgery: getting the balance right. Proc Nutr Soc. 2010;69:488–98.
35. Rollins KE, Lobo DN. Intraoperative goal-directed fluid therapy in elective major abdominal surgery: a meta-analysis of randomized controlled trials. Ann Surg. 2016;263:465–76.
36. Rollins KE, Mathias N, Lobo DN. Meta-analysis of goal directed

fluid therapy using transoesophageal doppler in patients undergoing elective colorectal surgery. BJS Open. 2019;3;606–16.

37. Jorgensen H, Wetterslev J, Moiniche S, Dahl JB. Epidural local anaesthetics versus opioid-based analgesic regimens on postoperative gastrointestinal paralysis, PONV and pain after abdominal surgery. Cochrane Database Syst Rev. 2000;4:CD001893.

38. Marret E, Remy C, Bonnet F, Postoperative Pain Forum Group. Meta-analysis of epidural analgesia versus parenteral opioid analgesia after colorectal surgery. Br J Surg. 2007;94:665–73.

39. Neudecker J, Schwenk W, Junghans T, Pietsch S, Bohm B, Muller JM. Randomized controlled trial to examine the influence of thoracic epidural analgesia on postoperative ileus after laparoscopic sigmoid resection. Br J Surg. 1999;86:1292–5.

40. Zingg U, Miskovic D, Hamel CT, Erni L, Oertli D, Metzger U. Influence of thoracic epidural analgesia on postoperative pain relief and ileus after laparoscopic colorectal resection: benefit with epidural analgesia. Surg Endosc. 2009;23:276–82.

41. Swenson BR, Gottschalk A, Wells LT, Rowlingson JC, Thompson PW, Barclay M, et al. Intravenous lidocaine is as effective as epidural bupivacaine in reducing ileus duration, hospital stay, and pain after open colon resection: a randomized clinical trial. Reg Anesth Pain Med. 2010;35:370–6.

42. Cooke C, Kennedy ED, Foo I, Nimmo S, Speake D, Paterson HM, Ventham NT. Meta-analysis of the effect of perioperative intravenous lidocaine on return of gastrointestinal function after colorectal surgery. Tech Coloproctol. 2019;23:15–24.

43. Schwenk W, Bohm B, Haase O, Junghans T, Muller JM. Laparoscopic versus conventional colorectal resection: a prospective randomised study of postoperative ileus and early postoperative feeding. Langenbecks Arch Surg. 1998;383:49–55.

44. Verma R, Nelson RL. Prophylactic nasogastric decompression after abdominal surgery. Cochrane Database Syst Rev. 2007;3:CD004929.

45. Nelson R, Edwards S, Tse B. Prophylactic nasogastric decompression after abdominal surgery. Cochrane Database Syst Rev. 2007;3:CD004929.

46. Nelson R, Tse B, Edwards S. Systematic review of prophylactic nasogastric decompression after abdominal operations. Br J Surg. 2005;92:673–80.

47. Lewis SJ, Egger M, Sylvester PA, Thomas S. Early enteral feeding versus "nil by mouth" after gastrointestinal surgery: systematic review and metaanalysis of controlled trials. BMJ. 2001;323:773–6.

48. Beier-Holgersen R, Boesby S. Influence of postoperative enteral nutrition on postsurgical infections. Gut. 1996;39:833–5.

49. Zhuang CL, Ye XZ, Zhang CJ, Dong QT, Chen BC, Yu Z. Early versus traditional postoperative oral feeding in patients undergoing elective colorectal surgery: a meta-analysis of randomized clinical trials. Dig Surg. 2013;30:225–32.

50. de Aguilar-Nascimento JE, Goelzer J. Early feeding after intestinal anastomoses: risks or benefits? Rev Assoc Med Bras. 2002;48:348–52.

51. Andersen HK, Lewis SJ, Thomas S. Early enteral nutrition within 24h of colorectal surgery versus later commencement of feeding for postoperative complications. Cochrane Database Syst Rev. 2006;4:CD004080.

52. Sweis I, Yegiyants SS, Cohen MN. The management of postoperative nausea and vomiting: current thoughts and protocols. Aesthetic Plast Surg. 2013;37:625–33.

53. Tsuchida Y, Hatao F, Fujisawa M, Murata T, Kaminishi M, Seto Y, et al. Neuronal stimulation with 5-hydroxytryptamine 4 receptor induces anti-inflammatory actions via α7nACh receptors on muscularis macrophages associated with postoperative ileus. Gut. 2011;60:638–47.

54. Basse L, Thorbol JE, Lossl K, Kehlet H. Colonic surgery with accelerated rehabilitation or conventional care. Dis Colon Rectum. 2004;47:271–7. Discussion 277–8.

55. Fanning J, Yu-Brekke S. Prospective trial of aggressive postoperative bowel stimulation following radical hysterectomy. Gynecol Oncol. 1999;73:412–4.

56. Kraus K, Fanning J. Prospective trial of early feeding and bowel stimulation after radical hysterectomy. Am J Obstet Gynecol. 2000;182:996–8.

57. Hansen CT, Sorensen M, Moller C, Ottesen B, Kehlet H. Effect of laxatives on gastrointestinal functional recovery in fast-track hysterectomy: a double blind, placebo-controlled randomized study. Am J Obstet Gynecol. 2007;196:311–7.

58. Hendry PO, van Dam RM, Bukkems SF, McKeown DW, Parks RW, Preston T, Dejong CH, Garden OJ, Fearon KC, Enhanced Recovery After Surgery (ERAS) Group. Randomized clinical trial of laxatives and oral nutritional supplements within an enhanced recovery after surgery protocol following liver resection. Br J Surg. 2010;97:1198–206.

59. Li S, Liu Y, Peng Q, Xie L, Wang J, Qin X. Chewing gum reduces postoperative ileus following abdominal surgery: a meta-analysis of 17 randomized controlled trials. J Gastroenterol Hepatol. 2013;28:1122–32.

60. Atkinson C, Penfold CM, Ness AR, Longman RJ, Thomas SJ, Hollingworth W, Kandiyali R, Leary SD, Lewis SJ. Randomized clinical trial of postoperative chewing gum versus standard care after colorectal resection. Br J Surg. 2016;103:962–70.

61. Schwarz NT, Kalff JC, Turler A, Engel BM, Watkins SC, Billiar TR, et al. Prostanoid production via COX-2 as a causative mechanism of rodent postoperative ileus. Gastroenterology. 2001;121:1354–71.

62. Wattchow DA, De Fontgalland D, Bampton PA, Leach PL, McLaughlinand K, Costa M. Clinical trial: the impact of cyclooxygenase inhibitors on gastrointestinal recovery after major surgery – a randomized double blind controlled trial of celecoxib vs. diclofenac vs. placebo. Aliment Pharmacol Ther. 2009;30:987e–8.

63. Subendran J, Siddiqui N, Victor JC, McLeod RS, Govindarajan A. NSAID use and anastomotic leaks following elective colorectal surgery: a matched case-control study. J Gastrointest Surg. 2014;18:1391–7.

64. Saleh F, Jackson TD, Ambrosini L, Gnanasegaram JJ, Kwong J, Quereshy F, et al. Perioperative nonselective non-steroidal anti-inflammatory drugs are not associated with anastomotic leakage after colorectal surgery. J Gastrointest Surg. 2014;18:1398–404.

65. Bhangu A, Singh P, Fitzgerald JE, Slesser A, Tekkis P. Postoperative nonsteroidal anti-inflammatory drugs and risk of anastomotic leak: meta-analysis of clinical and experimental studies. World J Surg. 2014;38:2247–57.

66. Burton TP, Mittal A, Soop M. Nonsteroidal anti-inflammatory drugs and anastomotic dehiscence in bowel surgery: systematic review and metaanalysis of randomized, controlled trials. Dis Colon Rectum. 2013;56:126–34.

67. Klein M, Gogenur I, Rosenberg J. Postoperative use of non-steroidal anti-inflammatory drugs in patients with anastomotic leakage requiring reoperation after colorectal resection: cohort study based on prospective data. BMJ. 2012;345:e6166.

68. Gorissen KJ, Benning D, Berghmans T, Snoeijs MG, Sosef MN, Hulsewe KW, et al. Risk of anastomotic leakage with non-steroidal anti-inflammatory drugs in colorectal surgery. Br J Surg. 2012;99:721–7.

69. Wolff BG, Michelassi F, Gerkin TM, Techner L, Gabriel K, Du W, et al. Alvimopan Postoperative Ileus Study Group. Alvimopan, a novel, peripherally acting mu opioid antagonist: results of a multicenter, randomized, double-blind, placebo-controlled, phase III trial of major abdominal surgery and postoperative ileus. Ann Surg. 2004;240:728–35.

70. Gilbert T. Alvimopan: how much are you willing to pay for results? Available at https://ce.mayo.edu/sites/ce.mayo.edu/files/Alvimopan-final.pdf. (accessed 18 November 2019).

71. Herzog TJ, Coleman RL, Guerrieri JP Jr, Gabriel K, Du W, Techner L, et al. A double-blind, randomized, placebo-controlled phase III study of the safety of alvimopan in patients who undergo simple total abdominal hysterectomy. Am J Obstet Gynecol. 2006;195:445–53.

72. Obokhare ID, Champagne B, Stein SL, Krpata D, Delaney CP. The effect of alvimopan on recovery after laparoscopic segmental colectomy. Dis Colon Rectum. 2011;54:743–6.

73. Harbaugh CM, Al-Holou SN, Bander TS, Drews JD, Shah MM, Terjimanian MN, et al. A statewide, community-based assessment of alvimopan's effect on surgical outcomes. Ann Surg.

2013;257:427–32.

74. Keller D, Flores-Gonzalez J, Ibarra S, Mahmood A, Haas E. Is there value in alvimopan in minimally invasive colorectal surgery? Am J Surg. 2016;212:851–6.

75. Barletta JF, Asgeirsson T, El-Badawi KI, Senagore AJ. Introduction of alvimopan into an enhanced recovery protocolfor colectomy offers benefit in open but not laparoscopic colectomy. J Laparoendosc Adv Surg Tech A. 2011;21:887–91.

76. Choi HK, Chu KW, Law WL. Therapeutic value of gastrografin in adhesive small bowel obstruction after unsuccessful conservative treatment: a prospective randomized trial. Ann Surg. 2002;236:1–6.

77. Branco BC, Barmparas G, Schnüriger B, Inaba K, Chan LS, Demetriades D. Systematic review and meta-analysis of the diagnostic and therapeutic role of water-soluble contrast agent in adhesive small bowel obstruction. Br J Surg. 2010;97:470–8.

78. Rausch T, Beglinger C, Alam N, Gyr K, Meier R. Effect of transdermal application of nicotine on colonic transit in healthy nonsmoking volunteers. Neurogastroenterol Motil. 1998;10:263–70.

79. Shariat Moharari R, Motalebi M, Najafi A, Zamani MM, Imani F, Etezadi F, et al. Magnesium can decrease postoperative physiological ileus and postoperative pain in major non laparoscopic gastrointestinal surgeries: a randomized controlled trial. Anesth Pain Med. 2014;4:e12750.

第 28 章
预防性抗生素的使用及手术部位的感染预防

Ho-Seong Han，Do Joong Park

引言

手术部位感染(surgical site infection,SSI)是指手术过程中暴露的组织、器官或腔隙中发生的感染。SSI 可分为切口感染和器官腔隙感染。切口感染包括浅表(皮肤或皮下组织)感染和深部感染[1]。SSI 与手术中细菌污染程度、手术时间及潜在条件等有关[2]。SSI 有许多危险因素,包括高龄、糖尿病、免疫抑制、肥胖、营养不良、器官衰竭、贫血、慢性炎症、皮肤准备差、预防性抗生素的不合理使用、输血、缺氧、低体温、手术时间延长及住院时间长等[3-5]。

发病机制

细菌入侵与宿主防御之间的相互作用有多种结局,如局部感染(蜂窝织炎、淋巴管炎、严重软组织感染等)或全身感染。全身感染意味着局部防御机制不足,可导致发病率和死亡率升高。全身感染伴发严重的局部感染会发生病情恶化。间歇性引流或菌血症可能导致慢性脓肿形成。

感染可定义为在组织或血液中检出细菌,并导致炎症反应。感染区域常出现红、肿、热、痛。对于有正常防御机制的健康人群而言,大多数感染除了引起局部症状外,还可导致全身症状,如体温升高、白细胞增多、心动过速、呼吸急促等。这些症状构成了全身炎症反应综合征(systemic inflammatory response syndrome,SIRS)。除了感染,还有许多疾病可导致 SIRS,包括胰腺炎、创伤、肿瘤、输血等。由感染导致的 SIRS 定义为脓毒血症(sepsis),其是细菌入侵后释放的炎症介质所引起的系列反应[6]。炎症介质包括

革兰氏阴性菌产生的内毒素,革兰氏阳性菌产生的肽聚糖、磷壁酸以及酵母和真菌的细胞壁成分。当患者的临床表现符合 SIRS 的诊断标准,并且有局部或全身感染源时,可诊断为脓毒血症。严重的脓毒血症是指脓毒血症伴发新近出现的器官功能衰竭。需要机械通气的脓毒血症患者经充分补液后仍出现尿量不足或低血压时,需要血管升压药治疗。这种患者很可能发展为严重的脓毒血症。感染性休克可定义为经充分补液后仍持续出现急性循环功能不全、低血压的情况。感染性休克是感染最严重的表现形式,可导致死亡率增高[7]。

病原学

引起外科患者感染的常见病原体包括细菌、真菌和病毒(图 28.1),其中细菌感染最为常见。革兰氏阳性菌是外科感染最常见的病原菌,包括需氧的皮肤细菌(如金黄色葡萄球菌、表皮葡萄球菌和化脓性链球菌)与肠道细菌(如粪肠球菌和屎肠球菌)。需氧皮肤菌群单独感染或混合感染在手术切口感染中占据很大比例。免疫缺陷或慢性疾病患者中的肠球菌可导致院内感染,如尿路感染或脓毒血症。许多革兰氏阴性菌也会引起外科手术患者感染,其中大多数是肠杆菌属,如大肠埃希菌、肺炎克雷伯菌、黏质沙雷菌、肠杆菌、柠檬酸杆菌和不动杆菌等。其他的革兰氏阴性杆菌包括假单胞菌属和黄单胞菌属。过氧化氢酶是一种可与氧气发生反应的过氧化氢降解酶,厌氧菌不产生这种酶,因此可导致如口腔、结肠、直肠等特殊部位的感染。真菌中白念珠菌可导致外科患者院内感染。毛霉菌、根霉菌以及犁头霉菌可引起罕见且严重的软组织感染。烟曲霉菌、黑曲霉菌、土曲霉菌、皮炎芽生菌、粗球孢子菌和新型隐球菌等真菌可在免疫

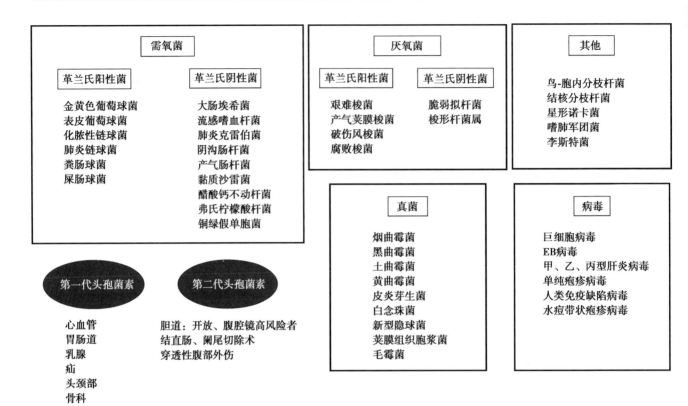

图 28.1   手术部位感染的常见病原体及预防性抗生素使用

缺陷患者中引起机会性感染。由于病毒很小,且在细胞内进行增殖,因此病毒培养非常困难,可能导致临床诊断延误。同真菌感染一样,病毒感染常发生于器官移植后接受免疫抑制治疗的外科患者中。常见的病毒包括腺病毒、巨细胞病毒、EB 病毒、单纯疱疹病毒和水痘带状疱疹病毒。对于人类免疫缺陷病毒(human immunodeficiency virus,HIV)、乙肝病毒或丙肝病毒感染者应特别小心,因为这些病毒可通过血液或体液传播给医务人员。因此,面对这些患者时必须采用适当的预防措施,如使用防护设备、接触感染患者后清洁双手和皮肤表面等。

预防基本原则

手术部位感染的预防是指为减少患者携带的感染性病原菌以及与术者和手术环境相关外部因素感染而采用的方法,包括机械与化学方法、抗生素的使用或综合上述方法。当发生创伤、烧伤及手术时,皮肤和肠道表面的细菌可侵入机体。所有手术室的工作人员均应使用抗菌剂仔细清洗手及手臂,并在术中实施无菌操作。切皮前应充分清洁皮肤。必要时推荐使用剪刀或脱毛剂去除毛发,不建

议使用剃刀。后者产生的小刮伤会促进皮肤微生物的生长。然而这些技术只能减少感染源,不可能完全对皮肤或其他表面消毒。因此,通过皮肤进入软组织或者胃肠道,涉及到微生物污染程度的问题。而结肠切除、人工瓣膜植入或移植手术可能导致多种感染。因此,抗生素治疗是外科手术不可缺少的部分。

感染源的控制

治疗外科感染的首要原则是脓液引流,清除感染、坏死组织及其他异物,并治疗其他潜在疾病。应通过经皮穿刺引流或手术切开引流脓液。对于污染源持续存在(如肠穿孔),或者是进展快速的弥漫性感染(如坏死性软组织感染),则需适当地手术清除污染源和感染的组织,并去除病因。其他治疗方法如抗生素治疗,也是不可或缺的,但应作为有效手术治疗的补充。少数情况下,严重的外科感染可以仅用抗生素治疗;但如果污染持续存在,单纯抗生素治疗并不能解决问题。此外,单纯抗生素治疗可能导致较高的并发症发生率,有时候因诊断错误或未及时引流,甚至可能导致患者死亡。

抗生素的合理使用

预防性抗生素使用是指通过术前给药,减少进入组织或体腔的微生物数量。抗生素的选择取决于患者既往病史和手术部位常见的微生物类型。例如,对拟行结肠切除术的患者应选择对皮肤菌群、革兰氏阴性需氧菌和厌氧菌具有抗菌作用的抗生素(图28.1)[8]。第一代头孢菌素如头孢唑林,适用于心血管、胃肠道、乳腺、疝、头颈部或骨科手术。第二代头孢菌素如头孢西丁,适用于胆道手术(腹腔镜高风险手术或开放手术)、结直肠手术、阑尾切除术或穿透性腹部外伤手术。根据定义,预防性抗生素使用仅限于术前和术中用药,因此应考虑使用单次剂量的抗生素[8,9]。然而,在进行复杂的手术或手术时间超过抗生素的半衰期时,应增加另外的剂量。目前尚无证据支持术后使用抗生素。考虑到额外的费用和抗生素耐药的风险,术后不应使用抗生素。此外,对于接受手术的心脏病患者,建议使用抗生素预防感染性心内膜炎[10]。

经验性治疗是指在现有疾病(如穿孔性阑尾炎或结肠穿孔)中存在很高的手术感染风险的情况下使用抗生素治疗。如果因术中感染风险增加而使用抗生素治疗,则不能将其归为预防性或经验性治疗。对于有潜在感染因素、严重脓毒血症或感染性休克的危重症患者,也可采用经验性抗生素治疗。经验性抗生素治疗只能持续 3~5 天[11]。经验性治疗和针对病原学治疗二者通常很难区分。对于外科医生而言,抗生素的选择取决于微生物学的鉴定结果,以及是单一的还是多重的微生物感染。单一菌株感染通常是术后感染,包括尿路感染、肺炎和菌血症。如果这些患者表现出局部感染的迹象(如胸部 X 线片浸润表现、痰染色检出革兰氏阳性菌和脓毒血症),必须开始经验性抗生素治疗。合理的抗生素使用应采用逐步减量法。如早期使用广谱抗生素,应根据患者的治疗效果及细菌的鉴定结果调整抗生素。哌拉西林他唑巴坦、碳青霉烯类、氟喹诺酮类或替加环素可作为广谱抗生素覆盖。甲硝唑可用于治疗厌氧菌[12-14]。初始药物的选择取决于培养结果,也可根据机构或中心特异的药敏试验结果进行选择。抗生素的选择十分重要,未能选择合适的抗生素可导致较高的死亡率。因此,在 24~72 小时内获得培养和药敏试验结果至关重要。应密切监测患者的临床病程,并在初始治疗后进行进一步的检测。

尽管抗生素治疗非常重要,但对于多重微生物感染的患者,最主要的治疗方法是消除感染源。对于此类患者,由于无法鉴定出所有细菌类型,细菌培养结果显得不那么重要。因此,不能只根据培养结果来调整抗生素,临床观察才是最重要的。例如,穿孔性阑尾炎行阑尾切除术或肠切除的患者应接受 3~5 天的针对需氧菌和厌氧菌的抗生素治疗。一旦肠道功能恢复,抗生素使用可由静脉注射改为口服,这将有利于患者早日出院。近期关于有效治疗腹腔感染的抗生素选择的研究表明,针对需氧菌和厌氧菌的抗生素治疗效果相似。影响治疗效果的因素是感染灶清除方面的因素,而非抗生素的选择。

抗生素的使用时间

应规范抗生素的使用疗程。预防性抗生素应仅使用一次,用在切皮之前。经验性抗生素治疗应持续3~5 天,如无局部或全身感染征象,应尽早停药。对于细菌培养阴性的危重症患者,长期经验性抗生素治疗可导致死亡率升高。因此,当未证实有感染时,应停止使用抗生素。根据抗生素治疗指南,对于单一细菌感染,上呼吸道感染的抗生素使用时间为 3~5 天,肺炎为 7~10 天,菌血症为 7~14 天。长期使用抗生素不仅是无益的,而且还会增加耐药菌重叠感染的风险。对于骨髓炎、感染性心内膜炎和人工植入物的抗生素治疗应持续 6~12 周。在抗生素的选择上,应考虑使用敏感性最高、毒性最小和价格合理的抗生素。其中,敏感性是最重要的因素。对于严重或者复发的感染,可能需要两种或两种以上的抗生素联合治疗。抗生素静脉给药 1~2 周后,如临床症状改善且口服能维持药物治疗的有效浓度,可考虑口服给药。

大多数关于多种细菌感染的抗生素治疗时间的研究主要集中在腹膜炎上。对于胃肠道穿孔未合并广泛污染的患者,12~24 小时的抗生素治疗可达到满意的效果。对于穿孔性或坏死性阑尾炎,需要 3~5 天的抗生素治疗。如胃肠道穿孔引起中等程度腹腔污染,建议使用 5~7 天抗生素。对于腹腔广泛污染或免疫功能低下的患者,需要接受 7~14 天的抗生素治疗。然而,外科医生积极治疗感染灶比持续使用抗生素更为重要。对于严重的腹腔感染,如外周血涂片中白细胞未增多,无带状分叶核白细胞,体温低于 38.5℃,则可认为腹腔感染已治愈,应停止抗生素治疗。然而,若存在一个或多个上述因素,并不意味着继续抗生素治疗或调整抗生素。相反,应确定是否存在腹腔以外的感染,或是残余腹腔感染。

在住院和门诊患者中普遍存在抗生素滥用的现象。这种现象除了经济问题外,还易引起各种副作用(如药物毒性或过敏)、新发感染(如艰难梭菌性结肠炎)和多重耐药菌株的出现等问题。预防性抗生素应仅在手术过程中使用,如果不符合客观标准,则应避免经验性治疗。抗生素的使用时间从第一次给药时间开始计算。如临床或微生物学检查无感染迹象,应立即停用抗生素,尽可能短时间地使用抗生素。对引流或置管的患者,长期使用抗生素并无益处。

抗生素过敏

在开始抗生素治疗之前,需了解患者的过敏史。对青霉素有严重过敏反应的患者,应避免可能有交叉反应的 β- 内酰胺类药物。碳青霉烯类交叉反应性高,而头孢菌素交叉反应性低,单环内酰胺类过敏交叉反应性则更为少见。如果患者对某种药物有严重的过敏反应,如全身性过敏反应,应避免使用该类型的所有药物。在没有其他选择的情况下,克林霉素可用于对 β- 内酰胺过敏的患者。

手术部位感染的分类

SSI 根据手术时细菌的污染程度来分类[15]:

1 类:指没有感染的清洁伤口(如乳房、疝手术),伤口只可能被皮肤菌群感染,无肠道细菌污染。

2 类:指洁净的污染伤口,即,在可控条件下切开呼吸道、消化道或泌尿道,且无异常污染的伤口。如胆道和胃肠道手术,虽然择期的结直肠手术感染率高达 9%~25%[16]。

3 类:指污染、开放的意外伤口、手术过程中出现严重的肠瘘或炎症组织的切口。如穿透性腹部外伤和肠梗阻手术。

4 类:指污秽伤口,由于外伤延误治疗导致的组织坏死或脓肿,或肠穿孔导致的严重污染。

SSI 受初始细菌污染程度的影响。1 类切口仅被皮肤表面细菌感染,而 2 类切口,如结肠手术切口,可能被皮肤表面细菌或肠道细菌感染,或两者都有。严密监控和适当处理可有效降低切口感染率。因此,术后需对切口感染监测 30 天。切口感染与并发症发生率、死亡率、医疗费用以及患者满意度密切相关。因此,外科医生必须根据感染控制的原则采取适当的措施,以防止切口感染。此外,应根据手术类型合理使用预防性抗生素。例如,对于 2、3、4 类切口,建议术前给予单次剂量的抗生素。对于清洁切口(1 类切口),预防性抗生素虽无必要,但在人工器械植入手术前应给予单次剂量的预防性抗生素。

切口的术后处理也会影响感染率。在健康患者中,1 类和 2 类伤口一期缝合。但在污染病例中,由于3 类和 4 类切口的感染率为 25%~50% 不等,因此切口应保持开放以进行二次或延迟缝合。近年来减少切口感染方面的研究有了更多成果,且研究表明高血糖对白细胞功能有不良影响[17]。据报道,高血糖患者接受各类手术后切口感染的发生率很高。因此,术后维持适当的血糖水平十分重要[18,19]。此外,研究表明体温和血氧水平与切口感染有关,因为低体温和缺氧会增加切口感染的发生率[20]。尽管目前发表的研究结果有一些差异,但术中应避免低体温和缺氧[21]。

切口引流可有效治疗切口感染,不需要进行抗生素治疗。但是,对于严重蜂窝织炎或系统性感染综合征的患者应使用抗生素治疗。已开放的伤口自然愈合期间,每天应换药两次。有文献报道,局部使用抗生素和消毒剂对未控制的复杂感染是有效的。但是这种方法的价值尚未确定[22]。尽管目前尚无前瞻性研究,但真空辅助缝合被推荐应用于大的复杂的开放性伤口,也可用于难以换药的部位[23]。由于多重耐药菌感染越来越普遍,因此,也应考虑行伤口培养。

腹腔感染

腹膜细菌污染称为腹膜炎或腹腔感染,可根据病因进行分类。原发性细菌性腹膜炎指腹膜腔(天然无菌)被感染,包括远处感染或直接侵袭感染 / 腹膜透析。这种感染由一种细菌引起,几乎不需要手术干预,可使用合适的抗生素治疗 2~3 周。为了有效治疗复发性感染,可能需要移除腹膜透析管、腹膜 - 静脉灌注装置或其他类似装置。

继发性细菌性腹膜炎是由腹腔内脏器穿孔或由严重炎症和感染(包括阑尾炎、消化道穿孔和憩室炎)导致的腹腔内污染引起的。有效的治疗措施包括切除受累的脏器,去除坏死或感染的组织。大多数病例在剖腹手术前难以诊断,主要是源于含有多种细菌的结肠穿孔,因此应使用针对需氧菌和厌氧菌的抗生素[24]。一旦肠道恢复蠕动,可口服一种或多种广谱抗生素治疗。如果感染未控制,死亡率可超过 40%;而控制感染源,并给予合理的抗生素治疗,可将死亡率降至 5%~6%[25]。近年来,感染性疾病的控制和合理的抗生素治疗的有效性已接近 70%~90%[26]。常规疗法无效的腹腔脓肿或胃肠吻合口瘘,可能发展为术后腹膜炎,或第三型腹膜炎。第三型腹膜炎目前尚未完全阐明,常见于免疫功能低下患者,因其腹腔内免疫系统不能有效消除初始的继发性细菌感染所致。已鉴定出的多种细菌或真菌(如粪肠球菌、屎肠球菌、表皮葡萄球菌、白念珠菌和铜绿假单胞菌)中,大多数细菌对初始的抗生素治疗无效。然而,尽管给予合理的抗生素治疗,第三型腹膜炎的死亡率仍超过 50%[27]。既往腹腔内脓肿常需要多次手术治疗,但近年来已被超声或 CT 引导下经皮穿刺引流术所取代。因此,手术仅适用于多发性脓肿、脓肿邻近重要脏器(经皮穿刺引流风险高)或持续性感染者(如肠瘘)。虽然目前尚无关于抗生素治疗和经皮穿刺引流时间窗的针对性指南,但当怀疑有需氧菌和厌氧菌感染时,可短期使用抗生素治疗(3~7 天)。经皮穿刺引流通常持续到腹腔感染情况改善时,如引流量小于 10~20ml/d,或无感染征象且患者病情好转时。

特定器官感染

肝脓肿较为罕见,其中约 80% 为化脓性脓肿,其余 20% 由寄生虫或真菌引起[28]。既往化脓性肝脓肿通常是因未治疗的阑尾炎或憩室炎诱发的门静脉炎所致,然而现在由各种疾病的治疗过程中对胆管的操作引起更为常见。对于小的多发的肝脓肿,抗生素治疗应持续 4~6 周。对于较大的肝脓肿,应行经皮穿刺引流,并按照常规使用抗生素,并酌情拔除引流管。脾脓肿罕见,治疗原则类似肝脓肿。复发性肝脓肿或脾脓肿可能需要手术治疗。肝脓肿可行去顶开窗术,脾脓肿可行脾切除术。继发性胰腺感染(如感染性胰腺坏死或胰腺脓肿)可能发展为重症出血性胰腺炎,后者可通过增强 CT 确诊。治疗包括抗生素治疗,必要时行坏死组织清除术[29]。近来,也有报道应用微创入路行坏死组织清除术治疗胰腺感染[30-32]。

皮肤和软组织感染

皮肤和软组织感染可根据是否需要手术干预分类。例如,当皮肤或皮肤结构的感染(如蜂窝织炎和淋巴结炎)较局限时,单纯抗生素治疗是有效的,通常使用对革兰氏阳性菌有效的抗生素。肿胀或疖可自行吸收,但有时需要切开引流。对于严重的蜂窝织炎,或经手术引流后没有快速改善的蜂窝织炎,则需要抗生素治疗。快速进展的软组织感染罕见,诊断困难,需要立即手术和抗生素治疗。如果适当的切开引流和抗生素治疗无效,应怀疑是社区获得性耐甲氧西林金黄色葡萄球菌(methicillin-resistant *Staphylococcus aureus*,MRSA)感染。在这种情况下,应进一步手术切开引流,并调整抗生素的使用情况。对切开引流和抗生素治疗无效的严重的软组织感染(如坏疽和坏死性筋膜炎)罕见,但死亡率非常高(80%~100%)。即使早期发现和治疗,其死亡率仍高达 16%~24%[33]。筋膜供血不足的患者,如老年人、免疫抑制患者、糖尿病或周围血管疾病患者,尤其容易发生此类感染。

术后院内感染

手术患者容易发生各种院内感染,包括术后切口感染、尿路感染、肺炎和菌血症。需要长期机械通气的患者发生肺炎的风险较大,而需要静脉输液的患者也较常发生感染。由于许多外科手术的复杂性,需要血管内导管以用于生理监测、血管内设备、给药和肠外营养。然而,预防性使用抗生素或抗真菌药物对此类感染无效,且属于禁忌。静脉导管感染通常难以检测,除了白细胞增多,或从外周血或导管血培养中检测出细菌外,可能没有其他症状。如果出现明显的脓性物质或严重的菌血症或真菌感染,应拔除静脉导管。

脓毒血症

脓毒血症包括感染和伴随的宿主反应,可表现为脓毒血症、重症脓毒血症或感染性休克。脓毒血症患者需要全身治疗,如立即进行复苏、抗生素治疗以及去除感染病因[6]。对于重症脓毒血症或院内感染的患者,应早期经验性使用广谱抗生素治疗[34]。

加速康复外科

加速康复外科(enhanced recovery after surgery,ERAS)确保患者术后能够获得最佳恢复[35,36]。ERAS 的组成包括术前谈话、避免机械性肠道准备、围手术期氧气吸入、围手术期液体管理、早期活动、围手术期营养、口服止痛药、预防肠梗阻、预防恶心和呕吐、避免鼻胃管的使用、碳水化合物的摄入和减少饥饿、预防术中低体温、早期营养、硬膜外麻醉、早期拔除导管和引流管以及腹腔镜手术等(图 28.2)[37,38]。

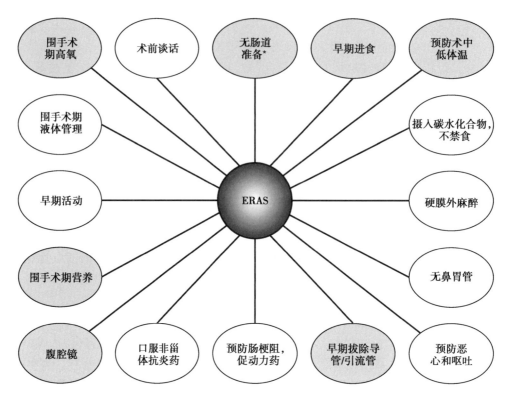

图 28.2　与预防手术部位感染有关的 ERAS 组成部分（黄色标记）。*注：口服抗生素可减少手术部位感染

传统的术前机械性肠道准备常用于预防腹部手术的术后并发症和感染，认为这样可以通过减少吻合口与粪便的接触从而减少并发症（如吻合口瘘）的发生。当发生吻合口瘘时，可减少粪便污染的可能性。然而，自 20 世纪 90 年代以来，多项结直肠癌的随机对比研究发现，术前肠道准备并不能预防感染或吻合口并发症[39]。相反，口服抗生素可能减少结直肠手术术后 SSI 的发生率[40]。

众所周知，术中低体温会增加感染并发症，并且增加交感神经亢进引起的手术应激。几项随机化研究表明，术中保持正常体温可以降低术后感染的风险[41,42]。

尽管一项荟萃分析表明补充氧气可降低 SSI 的发生率[44,45]，但关于通过术中额外的氧气吸入来防止感染是否受益仍然存在争议[20,43]。在缺血的环境下，细菌容易侵入手术切口，而氧气则被认为可能有直接抗菌的作用[46]。

腹腔镜手术可降低 SSI 的发生率。因腹腔镜手术手术切口小，腹壁电刀切开的使用减少，且应激反应减少，这些都可以有效降低 SSI 的发生率[47,48]。

营养支持是患者术后恢复的一个重要方面。然而，鉴于中心静脉导管营养支持的相关并发症，肠外营养可能不比禁食更有利。相比之下，术后 48 小时内行早期肠内营养或肠道功能一恢复即行早期肠内营养，已被证明对预防 SSI 有益[49]。

（林荣贵　译　黄鹤光　林贤超　校）

参考文献

1. Alexander JW, Solomkin JS, Edwards MJ. Updated recommendations for control of surgical site infections. Ann Surg. 2011;253(6):1082–93.
2. Barie PS. Surgical site infections: epidemiology and prevention. Surg Infect (Larchmt). 2002;3(Suppl 1):S9–21.
3. Garibaldi RA, Cushing D, Lerer T. Risk factors for postoperative infection. Am J Med. 1991;91(3B):158S–63S.
4. Malone DL, Genuit T, Tracy JK, Gannon C, Napolitano LM. Surgical site infections: reanalysis of risk factors. J Surg Res. 2002;103(1):89–95.
5. Scott JD, Forrest A, Feuerstein S, Fitzpatrick P, Schentag JJ. Factors associated with postoperative infection. Infect Control Hosp Epidemiol. 2001;22(6):347–51.
6. Dellinger RP, Levy MM, Rhodes A, Annane D, Gerlach H, Opal SM, et al. Surviving sepsis campaign: international guidelines for management of severe sepsis and septic shock: 2012. Crit Care Med. 2013;41(2):580–637.
7. Dreiher J, Almog Y, Sprung CL, Codish S, Klein M, Einav S, et al. Temporal trends in patient characteristics and survival of intensive care admissions with sepsis: a multicenter analysis*. Crit Care Med. 2012;40(3):855–60.
8. Bratzler DW, Dellinger EP, Olsen KM, Perl TM, Auwaerter PG, Bolon MK, et al. Clinical practice guidelines for antimicrobial prophylaxis in surgery. Am J Health Syst Pharm. 2013;70(3):195–283.

9. Bratzler DW, Houck PM, Surgical Infection Prevention Guideline Writers Workgroup. Antimicrobial prophylaxis for surgery: an advisory statement from the National Surgical Infection Prevention Project. Am J Surg. 2005;189(4):395–404.

10. Thornhill MH, Dayer M, Lockhart PB, Prendergast B. Antibiotic prophylaxis of infective endocarditis. Curr Infect Dis Rep. 2017;19(2):9.

11. Kumar A. Optimizing antimicrobial therapy in sepsis and septic shock. Crit Care Clin. 2009;25(4):733–51, viii.

12. Dellit TH, Owens RC, McGowan JE Jr, Gerding DN, Weinstein RA, Burke JP, et al. Infectious Diseases Society of America and the Society for Healthcare Epidemiology of America guidelines for developing an institutional program to enhance antimicrobial stewardship. Clin Infect Dis. 2007;44(2):159–77.

13. Giamarellou H. Treatment options for multidrug-resistant bacteria. Expert Rev Anti Infect Ther. 2006;4(4):601–18.

14. Hayashi Y, Paterson DL. Strategies for reduction in duration of antibiotic use in hospitalized patients. Clin Infect Dis. 2011;52(10):1232–40.

15. Martone WJ, Nichols RL. Recognition, prevention, surveillance, and management of surgical site infections: introduction to the problem and symposium overview. Clin Infect Dis. 2001;33(Suppl 2):S67–8.

16. Cima R, Dankbar E, Lovely J, Pendlimari R, Aronhalt K, Nehring S, et al. Colorectal surgery surgical site infection reduction program: a national surgical quality improvement program--driven multidisciplinary single-institution experience. J Am Coll Surg. 2013;216(1):23–33.

17. McManus LM, Bloodworth RC, Prihoda TJ, Blodgett JL, Pinckard RN. Agonist-dependent failure of neutrophil function in diabetes correlates with extent of hyperglycemia. J Leukoc Biol. 2001;70(3):395–404.

18. Pomposelli JJ, Baxter JK 3rd, Babineau TJ, Pomfret EA, Driscoll DF, Forse RA, et al. Early postoperative glucose control predicts nosocomial infection rate in diabetic patients. JPEN J Parenter Enteral Nutr. 1998;22(2):77–81.

19. Zerr KJ, Furnary AP, Grunkemeier GL, Bookin S, Kanhere V, Starr A. Glucose control lowers the risk of wound infection in diabetics after open heart operations. Ann Thorac Surg. 1997;63(2):356–61.

20. Greif R, Akca O, Horn EP, Kurz A, Sessler DI, Outcomes Research Group. Supplemental perioperative oxygen to reduce the incidence of surgical-wound infection. N Engl J Med. 2000;342(3):161–7.

21. Kao LS, Millas SG, Pedroza C, Tyson JE, Lally KP. Should perioperative supplemental oxygen be routinely recommended for surgery patients? A Bayesian meta-analysis. Ann Surg. 2012;256(6):894–901.

22. Grubbs BC, Statz CL, Johnson EM, Uknis ME, Lee JT, Dunn DL. Salvage therapy of open, infected surgical wounds: a retrospective review using Techni-Care. Surg Infect (Larchmt). 2000;1(2):109–14.

23. Roberts DJ, Zygun DA, Grendar J, Ball CG, Robertson HL, Ouellet JF, et al. Negative-pressure wound therapy for critically ill adults with open abdominal wounds: a systematic review. J Trauma Acute Care Surg. 2012;73(3):629–39.

24. Solomkin JS, Mazuski JE, Baron EJ, Sawyer RG, Nathens AB, DiPiro JT, et al. Guidelines for the selection of anti-infective agents for complicated intra-abdominal infections. Clin Infect Dis. 2003;37(8):997–1005.

25. Solomkin JS, Dellinger EP, Christou NV, Busuttil RW. Results of a multicenter trial comparing imipenem/cilastatin to tobramycin/clindamycin for intra-abdominal infections. Ann Surg. 1990;212(5):581–91.

26. Solomkin JS, Yellin AE, Rotstein OD, Christou NV, Dellinger EP, Tellado JM, et al. Ertapenem versus piperacillin/tazobactam in the treatment of complicated intraabdominal infections: results of a double-blind, randomized comparative phase III trial. Ann Surg. 2003;237(2):235–45.

27. Chromik AM, Meiser A, Holling J, Sulberg D, Daigeler A, Meurer K, et al. Identification of patients at risk for development of tertiary peritonitis on a surgical intensive care unit. J Gastrointest Surg. 2009;13(7):1358–67.

28. Pang TC, Fung T, Samra J, Hugh TJ, Smith RC. Pyogenic liver abscess: an audit of 10 years' experience. World J Gastroenterol. 2011;17(12):1622–30.

29. Bradley EL 3rd, Allen K. A prospective longitudinal study of observation versus surgical intervention in the management of necrotizing pancreatitis. Am J Surg. 1991;161(1):19–24; discussion −5.

30. Haghshenasskashani A, Laurence JM, Kwan V, Johnston E, Hollands MJ, Richardson AJ, et al. Endoscopic necrosectomy of pancreatic necrosis: a systematic review. Surg Endosc. 2011;25(12):3724–30.

31. van Santvoort HC, Bakker OJ, Bollen TL, Besselink MG, Ahmed Ali U, Schrijver AM, et al. A conservative and minimally invasive approach to necrotizing pancreatitis improves outcome. Gastroenterology. 2011;141(4):1254–63.

32. Bakker OJ, van Santvoort HC, van Brunschot S, Geskus RB, Besselink MG, Bollen TL, et al. Endoscopic transgastric vs surgical necrosectomy for infected necrotizing pancreatitis: a randomized trial. JAMA. 2012;307(10):1053–61.

33. Kao LS, Lew DF, Arab SN, Todd SR, Awad SS, Carrick MM, et al. Local variations in the epidemiology, microbiology, and outcome of necrotizing soft-tissue infections: a multicenter study. Am J Surg. 2011;202(2):139–45.

34. Rhodes A, Evans LE, Alhazzani W, Levy MM, Antonelli M, Ferrer R, et al. Surviving sepsis campaign: international guidelines for management of sepsis and septic shock: 2016. Crit Care Med. 2017;45(3):486–552.

35. Kang SH, Lee Y, Min SH, Park YS, Ahn SH, Park DJ, et al. Multimodal enhanced recovery after surgery (ERAS) program is the optimal perioperative care in patients undergoing totally laparoscopic distal gastrectomy for gastric cancer: a prospective, randomized, clinical trial. Ann Surg Oncol. 2018;25(11):3231–8.

36. Gustafsson UO, Scott MJ, Schwenk W, Demartines N, Roulin D, Francis N, et al. Guidelines for perioperative care in elective colonic surgery: Enhanced Recovery After Surgery (ERAS(R)) Society recommendations. Clin Nutr. 2012;31(6):783–800.

37. Joliat GR, Sauvain MO, Petermann D, Halkic N, Demartines N, Schafer M. Surgical site infections after pancreatic surgery in the era of enhanced recovery protocols. Medicine (Baltimore). 2018;97(31):e11728.

38. Grant MC, Yang D, Wu CL, Makary MA, Wick EC. Impact of enhanced recovery after surgery and fast track surgery pathways on healthcare-associated infections: results from a systematic review and meta-analysis. Ann Surg. 2017;265(1):68–79.

39. Slim K, Vicaut E, Launay-Savary MV, Contant C, Chipponi J. Updated systematic review and meta-analysis of randomized clinical trials on the role of mechanical bowel preparation before colorectal surgery. Ann Surg. 2009;249(2):203–9.

40. Rollins KE, Javanmard-Emamghissi H, Acheson AG, Lobo DN. The role of oral antibiotic preparation in elective colorectal surgery: a meta-analysis. Ann Surg. 2019;270(1):43–58.

41. Flores-Maldonado A, Medina-Escobedo CE, Rios-Rodriguez HM, Fernandez-Dominguez R. Mild perioperative hypothermia and the risk of wound infection. Arch Med Res. 2001;32(3):227–31.

42. Kurz A, Sessler DI, Lenhardt R. Perioperative normothermia to reduce the incidence of surgical-wound infection and shorten hospitalization. Study of Wound Infection and Temperature Group. N Engl J Med. 1996;334(19):1209–15.

43. Brar MS, Brar SS, Dixon E. Perioperative supplemental oxygen in colorectal patients: a meta-analysis. J Surg Res. 2011;166(2):227–35.

44. Pryor KO, Fahey TJ 3rd, Lien CA, Goldstein PA. Surgical site infection and the routine use of perioperative hyperoxia in a general surgical population: a randomized controlled trial. JAMA. 2004;291(1):79–87.

45. Dickinson A, Qadan M, Polk HC Jr. Optimizing surgical care: a contemporary assessment of temperature, oxygen, and glucose. Am Surg. 2010;76(6):571–7.

46. Gottrup F. Oxygen in wound healing and infection. World J Surg. 2004;28(3):312–5.

47. Kim W, Kim HH, Han SU, Kim MC, Hyung WJ, Ryu SW, et al. Decreased morbidity of laparoscopic distal gastrectomy compared

with open distal gastrectomy for stage I gastric cancer: short-term outcomes from a multicenter randomized controlled trial (KLASS-01). Ann Surg. 2016;263(1):28–35.

48. Gandaglia G, Ghani KR, Sood A, Meyers JR, Sammon JD, Schmid M, et al. Effect of minimally invasive surgery on the risk for surgical site infections: results from the National Surgical Quality Improvement Program (NSQIP) database. JAMA Surg. 2014;149(10):1039–44.

49. Marik PE, Zaloga GP. Early enteral nutrition in acutely ill patients: a systematic review. Crit Care Med. 2001;29(12):2264–70.

第 29 章
血栓的预防

Ben Morrison，Leigh Kelliher，Chris Jones

引言

静脉血栓栓塞症（venous thromboembolism，VTE），包括深静脉血栓形成（deep vein thrombosis，DVT）和肺栓塞（pulmonary embolism，PE），是世界范围内最常见的住院并发症之一，可引起严重的发病率和死亡率[1]。据估计，约 10% 的医院相关死亡是由 VTE 引起的[2]。虽然增加个体发生 VTE 风险的因素很多，但最重要的因素之一是经历大手术[3]。术后部分生理反应诱发血栓前状态，当血液流动性降低，潜在的体液转移导致血液浓缩时，易促发 VTE 形成。此外，手术的类型和指征（如恶性肿瘤）都会增加 VTE 发生的总体风险。如果不采取预防措施，普外科手术后 VTE 发生率在可能达40%，大型骨科手术后高达 60%[4]。尽管 VTE 发生和相关风险很高，但很大程度上是可预防的[1]，并且已经针对多种情况制订了多项血栓预防指南，包括针对特定外科手术的指南。本章将探讨 VTE 对患者的影响，关注风险评估和可用的治疗方法，并回顾目前基于证据的血栓预防建议，包括当前的 ERAS® 协会指南。

流行病学与危险因素

VTE 的发病率在世界范围内存在差异，特定种族的发病率较低。欧洲世系人群的发病率为（104~183）/100 000 人 - 每年。加勒比非洲裔发病率较高，亚裔和美洲原住民发病率较低[5]。表 29.1 列出了基于英联邦卫生部风险评估工具的 VTE 危险因素[6]。

表 29.1　英联邦卫生部静脉血栓栓塞症（VTE）和出血危险因素[6]

VTE 的危险因素
患者相关
活动性癌症或癌症治疗
年龄>60 岁
脱水
已知的血栓形成倾向
肥胖（BMI>30kg/m²）
一种或多种严重合并症（如心脏病；代谢、内分泌或呼吸系统疾病；急性感染性疾病；炎症状态）
个人或一级亲属的 VTE 病史
使用激素替代治疗
使用含雌激素的避孕药
使用沙利度胺或其类似物
静脉曲张合并静脉炎
妊娠期或产后 6 周内
住院相关
急诊手术入院伴有炎症或腹腔内疾病
重症监护入院
严重降低行动能力连续 ≥3 天
髋部骨折
全身麻醉且手术时间≥60 分钟的涉及骨盆或下肢的手术
导致活动能力显著降低的手术
全身麻醉且手术时间 ≥90 分钟
出血的危险因素
患者相关
活动性出血
血小板减少症（血小板<75×10⁹/L）
血液肿瘤患者预计在入院 7 天内发生血小板减少（血小板<75×10⁹/L）
获得性出血性疾病，如急性肝衰竭

续表

出血的危险因素
患者相关
同时使用增加出血风险的抗凝剂(如华法林治疗时 INR>2)
腰穿/硬膜外麻醉/脊椎麻醉结束后 4 小时内或预计在未来 12 小时内开展
急性脑卒中
未控制的收缩期高血压(>230/120mmHg)
未经治疗的遗传性出血性疾病(例如血友病或 von Willebrand 病)
住院相关
计划在未来 12 小时内进行腰穿/硬膜外麻醉/脊椎麻醉
进行腰穿/硬膜外麻醉/脊椎麻醉后 4 小时内
神经外科手术、脊柱外科手术或眼科手术
其他高出血风险手术

INR:international normalized ratio,国际标准化比值。

60 岁以上人群 VTE 发病率显著增加。性别也起一定作用,50 岁以上人群中,男性比女性更容易患 VTE[3]。男性的矫正总体年龄发病率为 130/100 000 人-每年,较女性的 110/100 000 人-每年略高[3]。PE 与 DVT 的比例也随着年龄的增长而增加,导致 VTE 相关的死亡率随之增加[3]。

VTE 的危险因素呈累积效应,多种因素共存时,个体患 VTE 的风险大大增加。住院患者通常有预先存在的危险因素(如恶性肿瘤或肥胖)及导致住院的事件(如创伤或肺炎),这提示了患者在入院及住院期间进行 VTE 风险评估的重要性[7]。

手术本身是 VTE 的主要危险因素——这种关联是长期以来公认的。手术的固有特性,特别是涉及全身麻醉时,可以触发魏克氏三特征(Virchow's triad)的全部三要素。魏克氏三特征描述了与血栓形成相关的三大类要素:(1)静脉血流阻滞,由围手术期活动性降低导致;(2)高凝状态,作为身体对手术创伤反应的一部分;(3)内皮损伤,是外科手术不可避免的结果(图 29.1)。接受涉及骨盆或下肢的手术患者、麻醉总时间超过 90 分钟(或骨盆/下肢手术超过 60 分钟)的患者、可能会降低术后活动能力的手术患者、需要围手术期重症监护的患者以及恶性肿瘤患者,风险将进一步增加。

关于 VTE 与恶性肿瘤之间关联的描述已逾百年,目前认为恶性肿瘤导致了约 20%VTE 的发生[8]。恶性肿瘤引起 VTE 的原因是多方面的,也包含了魏克氏三特征的全部三要素。宏观方面,肿瘤会压迫血管,造成静脉淤血和血流阻滞。微观方面,

肿瘤可以刺激宿主反应,包括血栓前因子的产生以及炎症和坏死因子的产生[9]。恶性肿瘤治疗如化疗和放疗,也可以促进血栓前状态。由肿瘤生长和扩散引起的细胞间相互作用可能导致内皮损伤,从而具备了魏克氏三特征[10]。恶性肿瘤住院患者比非恶性疾病患者发生 PE 的可能性高一倍[11]。在特发性 VTE 患者中,二者关系被认为有助于诊断先前未被发现的恶性肿瘤。

肥胖是一个重要的、可调节的 VTE 危险因素,它使男性和女性的 VTE 风险均增加了三倍,体重指数(body mass index,BMI)大于 29kg/m² 的女性患 PE 的相对风险为 2.9[12]。大多认为,这是由于肥胖物理性地造成了活动受限和静脉回流受损所致,而不是凝血因子增加的原因。在高 BMI 患者中没有发现凝血因子含量升高[13]。这些患者还容易受到其他危险因素的影响,如同时使用口服避孕药或激素替代疗法(hormone replacement therapy,HRT)[14]。

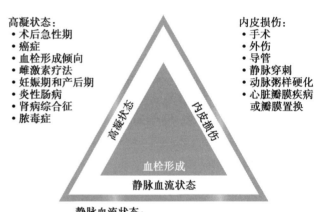

图 29.1　魏克氏三特征(Virchow's triad)描述了血栓形成相关三要素

静脉血栓栓塞症的并发症

VTE 致死风险极高,DVT 30 天死亡率约为 6%,PE 30 天死亡率约为 10%[15]。PE 的真实死亡率可能更高,一些尸检研究表明 PE 的死亡率约 30%[15]。与恶性疾病相关的 VTE 患者的死亡率也会增加[16]。

VTE 可呈现慢性疾病特征,年复发率约为 5%~7%,癌症、高龄、男性和肥胖患者 VTE 复发风险更高[17,18]。

血栓后综合征是 VTE 导致的一种常见且潜在使人衰弱的综合征,发生于 20%~50% 的 DVT 患者中。症状与最初的 DVT 相似,包括红、肿及疼痛,并可发展为皮肤问题,如干燥和静脉性溃疡[19,20]。

静脉血栓栓塞症的预防

风险评估

风险评估是确保患者接受适当的 VTE 预防的重要部分。危险因素如表 29.1 所示[6]。在围手术期,必须始终平衡 VTE 与出血的风险。2010 年 1月,英国国家临床优化研究院(National Institute for ClinicalClinicalClinical Excellence,NICE)发布了预防 VTE 的指南,其中包括对所有住院患者的风险评估[6]。这一举措使接受风险评估的患者比例从 2010年的不到 50% 增加到 5 年后的超过 95%。在此过程中,有充足的证据表明,住院患者 VTE 发病率和死亡率显著降低[21,22]。英联邦卫生部推出了一款风险评估工具,将增加患者发生 VTE 及出血风险的因素纳入其中[6]。

这项风险评估工具也被用来鉴别对各种可选择的血栓预防方法有禁忌证的患者,以此辅助评估和后续用药,从而做出安全和适当的决定。

血栓的预防

血栓预防大致可分为药物治疗和非药物治疗。在多种因素可能会限制患者接受某些预防手段的背景下,药物治疗与非药物治疗为医务工作者提供了更宽广的治疗选择范围,例如针对出血风险更高或既往存在下肢疾病的患者。

非药物治疗

机械预防的主要形式是穿着压力袜实现抗血栓(thromboembolism-deterrent,TED)目的。压力袜可以在小腿周围产生 14~15mmHg 的理想压力,从而对腿部产生渐进式压缩。目前认为,使用绷带来压迫腿部以减少血液积聚的做法在不同的文化中已经存在了几百甚至几千年。早在公元前 5000年,各种文物中就出现了关于腿部穿着绷带战士的描述[23]。大约从 19 世纪末开始,随着制造方法的改进,压力袜开始应用于现代医学中,特别是用在 VTE 的预防中[24]。

压力袜的作用机制包括:通过压缩减少静脉横截面积来提高血流速度和防止静脉瘀积;提高小腿肌肉作为泵的功效,帮助改善瓣膜功能,进一步防止静脉淤血;调节静脉循环中某些凝血因子的水平[25]。患者必须穿着最新测量的正确尺码的压力袜,并应该学会如何正确穿戴,以减少产生潜在严重并发症(如水疱或静脉流出道梗阻)的风险。如果位置不当,压力袜可能会增加 DVT 的发生风险。压力袜应该穿到患者能够充分活动为止,而且出于卫生目的和检查皮肤的需要,压力袜应当每天至少脱下一次。如果患者出现下肢水肿,应适当调整压力袜的大小,或者用其他血栓预防方法来替代穿着压力袜。穿着压力袜的禁忌证是:

- 疑似或被证实的外周动脉疾病;
- 外周动脉旁路移植术;
- 周围神经病变或引起感觉障碍的其他原因;
- 抗栓塞压力袜可能造成损害的任何局部情况,如脆弱的"纸巾样"皮肤、皮炎、坏疽或近期的皮肤移植;
- 对制造材料过敏;
- 严重的腿部水肿;
- 严重的肢体畸形或腿部大小、形状不正常,无法正确贴合穿戴。

在压力袜不适合的情况下,间歇性的气动压缩装置可以替代压力袜。然而,这些设备对患者的限制可能更大,因为它们需要连接到气动设备,并不便携。气动压缩装置通过反复、间歇性地充气和放气,使小腿周围的一个或多个空气袖口充气,从而压缩深静脉,促进近端血液流动。当袖带放气时,静脉从远端重新充盈,这有助于刺激和维持脉冲式的血液流动。

压力袜和气动装置可以在术中同时使用。重要的是,需要特别警惕穿着这些设备的压力区域,并意识到某些特定的患者体位,特别是在长时间手术过程中,可能会使其在术中面临更高的并发症风险,如间隔综合征[26,27]。加压装置可以与药物血栓预防协同使用,从而进一步降低 VTE 的发生风险[28]。

无论采用何种方法预防 VTE,术后早期活动对防止血栓形成都至关重要。加速康复外科(enhanced recovery after surgery,ERAS)的原则是让患者能够离开病床,尽早活动,进而取得较多获益。活动可改善下肢静脉血流,减少静脉淤滞,从而降低 VTE 的风险。可以采用不需要患者离开病床的活动方法,这些措施包括放置在床脚的踏板系统,允许清醒但活动受限的患者参与物理治疗。一旦习惯此类系统,患者就不一定需要辅助才能进行锻炼,从而帮助他们在保护自己免受静脉血栓栓塞的同时,独自恢复肢体力量。

药物治疗

普通肝素和低分子量肝素

普通肝素[或称未分级肝素(unfractionated heparin,UFH)]通过诱导抗凝血酶Ⅲ抑制凝血因子Ⅹa和凝血酶(两种血栓形成所需的关键蛋白酶),从而介导其抗凝作用(图29.2)。UFH最常用于VTE的治疗,但因为必须通过静脉输注,且需要连续监测活化部分凝血活酶时间(activated partial thromboplastin time,aPTT),而限制了其在预防VTE中的应用。在实践中,这通常意味着UFH只能在住院患者中短时间使用。这使其成为VTE高危患者围手术期中具有"桥接"作用的抗凝选择。在这种背景下,UFH的另一个优点是其作用可以通过注射鱼精蛋白而被快速消解。

低分子量肝素(low-molecular-weight heparin,LMWH)(如依诺肝素、达肝素、亭扎肝素)是由聚合肝素分馏

得到的平均分子重量小于8 000Da的UFH衍生物。它们也是通过抑制因子Ⅹa而不是凝血酶产生抗凝作用,是预防VTE最常用的药物之一。由于可以皮下给药,不需要监测aPTT,并且相比UFH,具有更好的药代动力学可预测性,它们是国际各种血栓预防指南中的标准治疗药物[6,29,30]。然而LMWH也有局限性,主要是会在肾功能损害患者体内积聚以及增加出血风险。与UFH不同,鱼精蛋白不能完全逆转LMWH的作用,这使得相关问题更加复杂。UFH和LMWH均可引起肝素诱导的血小板减少症(heparin-induced thrombocytopenia,HIT),对具有这类病史的患者禁忌使用。

肝素替代品

磺达肝癸钠广泛用于骨科手术和其他领域的VTE预防中,是一种与肝素相关的Ⅹa因子抑制剂(图29.2)。像LMWH一样,它可以皮下给药,药代动力学可预测,且优点是不会导致HIT。目前,还没有磺达肝癸钠的特异性逆转剂,因而,对于有肝肾功能损害的患者,使用磺达肝癸钠时,其出血风险会增加。

丹那肝素是一种低分子量的肝素,在化学上不

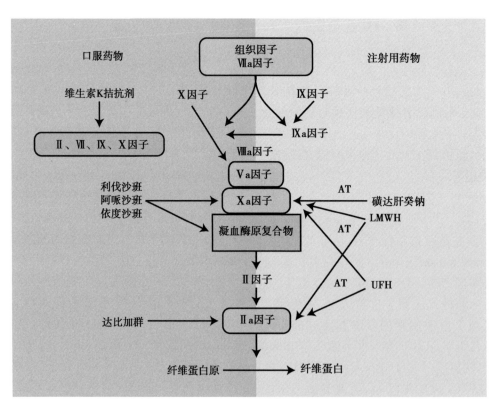

图29.2   药物作用不同阶段的凝血级联。AT:antithrombin promoter,抗凝血酶;LMWH:low-molecular weight heparin,低分子量肝素;UFH,unfractionated heparin,普通肝素

同于肝素,它通过抑制 Xa 因子和部分凝血酶发挥作用。它已被广泛用于骨科手术中的 VTE 预防,并适合作为 HIT 患者的低分子肝素替代品使用。但丹那肝素无特异性拮抗剂,肝肾功能不全患者出血风险增加。

抗血小板药物

抗血小板药物(antiplatelet agent,APA)如阿司匹林、氯吡格雷和双嘧达莫通常用于预防心血管血栓事件。虽然它们的作用机制不同,如阿司匹林不可逆地抑制环氧合酶(enzyme cyclooxygenase,COX),从而抑制血栓素的产生;氯吡格雷是二磷酸腺苷(adenosine diphosphate,ADP)受体拮抗剂;双嘧达莫是腺苷再摄取抑制剂——但最终结果是相同的:抑制血小板功能。在 VTE 的预防中,APA 单独给药的作用是有争议的,有证据表明它们不如 LMWH 有效,而且可能仅有微小益处或没有益处[31]。LMWH 和 APA 的组合虽然对预防 VTE 有效,但会增加出血风险。目前欧洲、英国和美国的指南都建议已经服用 APA 的患者在停用这些药物之前,必须权衡出血风险和动脉血栓形成的风险。如果 VTE 风险大于出血风险,则可以使用药物预防 VTE;如果出血风险大于 VTE 风险,则应考虑使用机械性 VTE 预防方法[6,30,32]。

香豆素类药物

这类药物是口服抗凝剂,通过抑制维生素 KO 还原酶起作用,从而导致依赖维生素 K 激活的凝血因子 Ⅱ、Ⅶ、Ⅸ 和 Ⅹ 的功能降低(图 29.2)。其主要药物是华法林,长期以来被应用于各种情况下治疗和预防血栓。掌握华法林的精确剂量很难,因为它与其他药物和许多食物有交互作用,这可能导致很大的疗效波动幅度。治疗期间对国际标准化比值(international normalized ratio,INR)的常规血液监测和适合的剂量调整是至关重要的。华法林治疗是有效的 VTE 预防手段,并被一些中心,尤其是美国的中心,用于骨科大手术后的血栓预防[33]。但上述的剂量与血液监测问题意味着它无法在 ERAS® 协会、英国或欧洲指南中占据重要位置[6,29,34]。

直接口服抗凝剂

直接口服抗凝剂(direct oral anticoagulant,DOAC)曾被命名为"新型口服抗凝剂"(novel oral anticoagulant,NOAC),是一组新型的药物,被国际许可用于下肢关节手术后的 DVT 预防,其中包括直接抑制 Xa 因子的阿哌沙班(apixaban)、利伐沙班(rivaroxaban)及依度沙班(edoxaban)和抑制凝血酶的达比加群(dabigatran)(图 29.2)。由于其具有口服给药,不需要治疗监测,有可靠的药代动力学等优点,使得给药剂量相对简单。它们对于 VTE 的预防是很具吸引力的选项。但除达比加群外,它们都没有专门的拮抗剂,药物作用的终止基本靠肾脏清除。因此,限制了这些药物在肾损伤患者中的应用,在术后大出血的背景下也存在一定问题。如上所述,达比加群是一个例外,并可能被近期获批的单克隆抗体 idarucizumab 拮抗。目前,DOAC 仅被批准用于骨科手术后的 VTE 预防,但是在拮抗剂进一步发展和证据积累的情况下,它们的应用将很可能扩展到其他类型的手术。

已接受抗凝治疗的患者

已接受抗凝治疗的患者在手术前需要接受所谓的"桥接"治疗,即有计划地停止常规治疗,并转化为更短效的其他治疗。最常见的例子就是术前停止华法林治疗,并转变为肝素治疗,通常需要 10~12 天。对于 VTE 高风险患者,如果抗凝治疗没有被恰当的拮抗或暂停,将会面临极高的手术出血风险(因此需要接受长期抗凝)。然而术前采用哪种方法进行抗凝治疗是最安全的,尚存争议。过去认为,对所有接受抗凝治疗的患者采取某些"桥接"治疗是必要的,但是患者接受抗凝治疗的指征很多,且抗凝暂停后的血栓形成风险受到诸多因素的影响。近期研究表明,大出血在接受"桥接"治疗的患者中更常见,而且血栓事件在本应被认为是低风险的患者中并未减低[35-38]。"桥接"治疗的决策应该建立在个体化评估和权衡所有危险因素的基础上,包括初始抗凝指征,如 AF;已存在的危险因素,如高血栓形成倾向;手术性质,尤其是高出血风险操作或出血会造成更严重的后果的手术。许多中心目前都有自己的关于"桥接"治疗的指南,但对于存疑的地方,需要寻求血液学专家的观点。

对于在心脏干预(例如放置药物洗脱冠状动脉支架)后接受抗凝治疗的患者,已有专门的指南。对择期手术患者,手术应推迟至双重抗血小板治疗(通常是阿司匹林联合噻吩并吡啶类药物,如氯吡格雷)完成后:目前建议裸金属支架应推迟 6 周,药物洗脱支架应推迟 6 个月。如果不能推迟手术,除非在心脏病专家的直接指导下,否则整个围手术期都应继续进行双重抗血小板治疗。对于存在发生心脏事件的高风险但尚未放置冠状动脉支架的患者,应在围手术期继续使用阿司匹林。对于噻吩并吡啶类药物,应在术前5天停用,术后24小时重新开始使用,但前提是无活动性出血。服用抗血小板药物并且心脏事件风险低的患者,应在术前7~10天停止抗血小板治疗[35]。新一代药物洗脱支架变得越来越普遍,可能不需要长时间的双重抗血小板治疗。如有疑问,应咨询心脏病学专家。

何时停止抗凝治疗取决于抗凝药物本身。华法林应在术前至少5天停药,并在手术前留出足够的时间(理想情况下为1~2天)检查INR,以采取必要措施进一步降低INR,确保其在可接受的范围内(通常低于1.5)。如果术前1~2天INR保持较高水平,则可考虑小剂量口服维生素K拮抗华法林的作用。如果INR仍然升高,并且不能推迟手术,可以考虑进一步的拮抗疗法,包括静脉注射维生素K、新鲜冰冻血浆或凝血酶原复合物浓缩物。尽管可以有效地使INR正常化,但是这些疗法可能导致术后继续使用华法林治疗后,患者难以恢复到治疗性的INR水平。恢复抗凝治疗始终取决于手术操作本身以及出血与血栓形成的风险。但一般而言,VTE风险较低的患者通常可以在术后第1天重新开始使用华法林。对已经接受"桥接"治疗的高危患者,除华法林外,还应在术后48~72小时恢复治疗性肝素。一旦INR恢复到目标治疗范围内,就可以停止"桥接"治疗。

不同的抗血小板药的治疗半衰期不同,因此,需要不同的围手术期方案。多数药物抑制血小板功能的作用不可被逆转,因此,需要产生新的血小板来终止其作用。这通常需要7~10天。这意味着这些抗血小板药物必须在术前7~10天停药[35]。实际应用中最常见的抗血小板药物可能是阿司匹林。但与其他药物相比,阿司匹林抗血小板作用相对较弱,这意味着在整个围手术期继续应用通常是安全的,但应基于风险收益比。出于同样的原因,在局部或神经轴阻滞前不必停用阿司匹林,对于具有可逆性血小板抑制作用的抗血小板药物(如双嘧达莫)也是如此[39]。

何时停止肝素取决于肝素种类(LMWH或UFH)以及预期的效果(预防或治疗)。术前UFH应停用4~6小时,并可通过测定活化的部分凝血活酶时间(aPTT)来确保抗凝作用充分减弱。预防性和治疗性皮下注射LMWH分别在手术前12小时和24小时停止[35]。进行局部神经阻滞或拔除硬膜外导管后,皮下注射UFH至少在手术结束1小时后开始,LMWH药物则至少在4小时后[39],有的指南则建议更长的时间(如长达12小时后)[35]。

DOAC药物在术前停用时机方面也有所不同。如前所述,目前只有达比加群具有可用的拮抗剂。因此,必须确保药物停用足够时间。对于区域性或神经轴性阻滞,停用时间会有所不同,具体取决于遵循的指南。停用时间也可能受肾功能不全的影响[35,39]。

ERAS® 学会指南

ERAS®学会已发布了许多不同的专业指南,均包含VTE的预防。表29.2列出了其预防VTE建议的摘要。

目前 ERAS® 学会指南未涵盖的专业

骨科手术

多年来,不同的骨科中心已经在髋关节和膝关节置换术中应用自己的ERAS流程,并取得了一些成功经验[40]。但是迄今为止,尚无共识性指南。虽然预防VTE是成功的ERAS流程的关键一环,尤其是大型骨科手术,其VTE风险相当高[4],但对统一的预防措施尚未达成共识。

在英国,NICE推荐髋关节置换术后的患者预防性行28天抗凝治疗,膝关节置换术后预防性抗凝14天[6]。对髋关节置换术而言,NICE推荐根据患者的具体情况,从下列三项方案中选择一项:

- 应用LMWH 10天后,序贯阿司匹林28天;
- 应用LMWH 28天,联合抗血栓(thromboembolism-deterrent,TED)压力袜直至出院;
- 应用5周利伐沙班。

NICE补充上述推荐并无显著优劣之分,同时,阿哌沙班及达比加群均可考虑应用。与髋关节置换术相似,对于膝关节置换术,建议从以下推荐中选择:

- 术后应用阿司匹林14天;
- 应用LMWH 14天;
- 应用利伐沙班14天。

表 29.2 ERAS® 协会静脉血栓栓塞症（VTE）建议摘要

指南	是否有VTE相关章节	建议摘要	肝素	抗血栓压力袜	循环气压泵	其他抗凝药物	早期活动	其他	证据等级	推荐等级
减重手术	有	预防血栓应包括机械和药物预防措施。剂量和治疗时间应个体化。	推荐根据 BMI 每日一次 LMWH，增加剂量不增加出血风险，持续 3~4 周。	推荐	推荐	术前 5 天停用维生素 K 拮抗剂，术后 12~24 小时恢复；同时桥接 LMWH。	推荐	不推荐下腔静脉滤器	机械联合 LMWH 预防：高	强
乳腺手术	有	应评价 VTE 风险。除非存在禁忌证以及出血风险，否则应对 VTE 高风险患者给予 LMWH 或 UFH，直到下地行走或出院。还应联合机械预防措施。	对 VTE 高风险患者术前给予 LMWH 或 UFH，连续使用至术后 7~10 天，最长 4 周。	推荐	推荐				中	强
结肠手术	有	患者应穿戴合适的抗血栓压力袜，同时做进行气动压力泵按压，以及接受 LMWH 药物预防。结直肠癌患者应延长预防期至 28 天。	结直肠癌患者每日 1 次 LMWH 或 UFH，至 28 天。	推荐	推荐				压力袜、气动按压；LMWH，延长预防：高	强
胃肠手术	无	无	N/A				推荐	下地活动可总体获益	预防措施：高	
胃切除术	有	LMWH 降低了血栓栓塞并发症的风险。同时机械预防和药物预防（LMWH 或 UFH）。预防应在术前开始，并在术后持续进行。对于符合 ACCP 高危标准的患者，应延长药物预防措施至术后 28 天。	LMWH 开始于手术前 2~12 小时，连续使用至出院后 4 周。	高危患者	高危患者				高	强
肿瘤妇科	有	发生 VTE 风险增加的患者应同时进行机械预防和药物预防（LMWH 或 UFH）。预防应在术前开始，对于符合标准的患者，包括晚期卵巢癌患者，应延长药物预防措施至术后 28 天。需要进一步研究延长药物 DOAC 的效果，以及制订妇科癌症门诊化疗期间预防 VTE 的指南。	所有接受超过 30 分钟手术的妇科肿瘤患者都应在术前接受 LMWH 或 UFH 治疗，并且持续至术后。	推荐	推荐				肝素 + 机械预防：高；术前开始：中；延长使用预防性肝素：高；延长使用预防性 DOAC：低。	术前预防 DVT：强；HRT：弱；延长预防时间：强；使用 DOAC 预防：弱。

续表

指南	是否有VTE相关章节	建议摘要	肝素	抗血栓压力袜	循环气压泵	其他抗凝药物	早期活动	其他	证据等级	推荐等级
头颈部癌手术	有	接受游离皮瓣重建术的头颈部癌手术患者发生VTE的风险增加，应进行药物预防；但是必须根据个人情况权衡出血风险与收益。	必须权衡VTE风险与出血风险。			同期行抗血小板治疗增加出血风险。		没有证据显示药物预防可降低游离皮瓣血管吻合血栓形成以及皮瓣坏死的风险。	高	强
肝脏手术	有	LMWH或UFH可降低血栓栓塞并发症的风险，应在手术前2~12小时开始，尤其是在大型肝切除术中。应该给予同步性气动压力泵按压下肢，以进一步降低此类风险。	出院后继续使用肝素4周，尤其是肿瘤患者。	推荐	推荐				使用肝素：中；使用间歇性气动压力装置：低。	使用肝素：强；使用间歇性气动压力装置：弱。
胰十二指肠切除术	有	LMWH减少了血栓栓塞并发症的风险，应在出院后继续给药4周。同期使用硬膜外镇痛必须严格遵守安全指南。高危患者应应增加机械预防措施。	考虑到依从性，LMWH优于UFH。术前2~12小时开始治疗，至少持续到患者完全活动为止。	中、高危患者	中、高危患者				高	强
根治性膀胱切除术	有	患者应穿合适的压力袜并接受LMWH的药物预防。有风险的患者应延长预防至4周。药物预防和硬膜外操作之间间隔12小时。膀胱切除术患者被认为有危险，因此应延长预防时间。	证据基于专门针对根治性膀胱切除术。建议应用与结直肠癌手术相同的原则，包括延长预防时间。	推荐	推荐			指南基于结直肠癌手术的证据	高	强
直肠/盆腔手术	有	患者应穿合适的压力袜进行预防。结直肠癌患者或其他VTE风险增加的患者应考虑延长预防至28天。	即使可以早日康复或早出院，仍应继续进行肝素治疗（推荐LMWH）4周						高	强

LMWH：低分子量肝素；BMI：体重指数；UFH：普通肝素；ACCP：美国胸科医师协会；DOAC：直接口服抗凝药物；DVT：深静脉血栓形成；HRT：激素替代治疗；VTE：静脉血栓栓塞。

同时,在美国,两个学会分别推出了两个不同的指南。美国胸科医师协会(American College of Chest Physicians,ACCP)专注于预防 DVT 和 PE,建议临床工作中选择下述药物中的一个用于抗凝治疗:

- LMWH;
- 一种 DOAC(一种凝血酶抑制剂或 Xa 因子抑制剂);
- 低剂量 UFH;
- 华法林;
- 阿司匹林联合间歇式气动压缩装置机械预防。

他们更倾向于应用 LMWH,且建议至少应用 10~14 天,最多可延长至 35 天[30]。

然而,美国骨科医师协会(American Academy of Orthopedic Surgeons,AAOS)认为 ACCP 的指南将预防 PE 的方案作为有效预防 DVT 的替代是不合适的(他们主要专注于减少 PE 的发生)。AAOS 一致推荐联合机械和药物预防,但是并未推出明确的推荐方案[41]。

总之,目前大多数指南推荐对所有接受髋关节及膝关节置换术的患者应用药物预防。然而,这些指南所基于的证据很多来自 ERAS 实施之前。随着 ERAS 的推广,增加了患者术后早期活动,这可能揭示常规的药物预防仅适用于高风险的患者。来自丹麦 ERAS 项目的数据证实,仅在住院期间给予患者药物预防并未增加社区发生 VTE 的概率,因此,他们目前仅对某些高危群体在出院后应用药物治疗[42,43]。这很可能被将来 ERAS® 协会的指南所采纳。丹麦对结直肠手术有类似的指南,在严格执行的 ERAS 流程中,仅对住院患者预防 VTE,术后 60 天非致死有症状 VTE 的发生率为 0.2%,这一结果对延长 VTE 预防时间形成了质疑[44]。

产科

与骨科类似,在产科领域有大量关于 ERAS 的研究报道。这些研究应用了各种各样的治疗方案,但是目前尚无共识形成。在英国,血栓形成及血栓栓塞仍然是导致产妇死亡的主要原因[45],因此有必要制订有效的预防策略。英国皇家妇产科医师学院(the Royal College of Obstetricians and Gynaecologists)在 2015 年出版了关于 VTE 预防的详尽指南[46]。该指南指出,所有的妇女均应进行书面的危险因素评估[比如合并症、癌症和心力衰竭、年龄超过 35 岁、肥胖、吸烟、多胎妊娠或子宫下段剖宫产术(lower-segment cesarean section,LSCS)]。有 4 个或更多危险因素的个体应在整个产前和产后 6 周内考虑应用 LMWH;有 3 个危险因素的个体应考虑从孕 28 周开始使用 LMWH,产后持续应用 6 周;有 2 个危险因素的个体应在产后至少接受 LMWH 治疗 10 天。其他有危险因素的个体有特定的建议,例如,BMI 大于 40 的产妇和需要急诊行 LSCS 的产妇都应在产后接受 10 天的 LMWH 治疗。

展望

随着新型抗凝药物越来越成熟,证明其益处和风险的证据将越来越多,相关指南也很可能随之改变。DOAC 越来越受欢迎,尤其是作为华法林的替代品,虽然华法林已被公认为是安全有效的药物,但对患者和医疗服务的实施和管理都带来了巨大的挑战。一些比较华法林和 DOAC 的试验结果显示,DOAC 与华法林的疗效相当,但并发症更少[47,48]。这些药物的特异性逆转剂即将出现,利伐沙班和阿哌沙班逆转剂目前都在进行Ⅲ期试验[49],如果获得积极的试验结果,将增加其临床应用。针对其他方面预防血栓形成的新型药物也在研发中,包括旨在打断Ⅺ因子和Ⅻ因子的药物。已有一项试验在围手术期使用了这些药物中的一种,证明了其在有效预防 VTE 的同时,可安全地控制出血风险[50]。随着这些药物越来越广泛的应用和逐渐增加的证据量,它们可能会挑战 LMWH 作为围手术期血栓预防首选药物的地位。

结论

VTE 是一种常见的危及生命的可预防的围手术期并发症。有效和安全的血栓预防是围手术期护理的基本标准,也是 ERAS 的关键原则。所有计划手术的患者应在术前尽早进行充分的风险评估,并在围手术期发生任何重大事件后进行再评估。血栓预防的重要方面是药物的选择和给药时机,以及考虑包括早期活动在内的非药物治疗。药物的选择很大程度上取决于患者的身体状况,如肾功能或消化道吸收能力。时机取决于手术的适应证和性质,必须始终考虑围手术期出血风险和麻醉/镇痛方式(如神经轴阻滞/区域麻醉)的安全性。至少在恢复完全活动能力之前,患有恶性疾病或进行下肢骨科手术的患者也很可能需要长期的血栓预防。但是 ERAS 的推广及对术后活动恢复更为有效的促进,可能会对血栓预防的持续时间产生影响。新型血栓预防剂的引入很可能在不久的将来改变临床实践,我们必须对这些药物的性质和效果保持警惕,以便继续安全地管理患者,同时保持最低的 VTE 形成风险。

(郝纯毅　译)

参考文献

1. Raskob GE, Angchaisuksiri P, Blanco AN, Buller H, Gallus A, Hunt BJ, et al. ISTH Steering Committee for World Thrombosis Day. Thrombosis: a major contributor to global disease burden. Arterioscler Thromb Vasc Biol. 2014;34(11):2363–71.
2. Caprini J. Thrombotic risk assessment: a hybrid approach. In: Bergan J, Bunke-Paquette N, editors. The Vein Book. Oxford, UK: Oxford University Press; 2014. p. 295–305.
3. Heit JA, Silverstein MD, Mohr DN, Petterson TM, Lohse CM, O'Fallon WM, et al. The epidemiology of venous thromboembolism in the community. Thromb Haemost. 2001;86(1):452–63.
4. Geerts WH, Pineo GF, Heit JA, Bergqvist D, Lassen MR, Colwell CW, et al. Prevention of venous thromboembolism: the Seventh ACCP Conference on Antithrombotic and Thrombolytic Therapy. Chest. 2004;126(3 Suppl):338S–400S.
5. Heit JA, Spencer FA, White RH. The epidemiology of venous thromboembolism. J Thromb Thrombolysis. 2016;41(1):3–14.
6. National Institute for Health and Care Excellence. Venous thromboembolism in over 16s: reducing the risk of hospital-acquired deep vein thrombosis or pulmonary embolism. [Online] 2018. [Cited: September 14, 2018]. https://www.nice.org.uk/guidance/ng89.
7. Zakai NA, Wright J, Cushman M. Risk factors for venous thrombosis in medical inpatients: validation of a thrombosis risk score. J Thromb Haemost. 2004;2(12):2156–61.
8. Wendelboe AM, Raskob GE. Global burden of thrombosis: epidemiologic aspects. Circ Res. 2016;118(9):1340–7.
9. Gale AJ, Gordon SG. Update on tumor cell procoagulant factors. Acta Haematol. 2001;106(1–2):25–32.
10. Piccioli A, Falanga A, Baccaglini U, Marchetti M, Prandoni P. Cancer and venous thromboembolism. Semin Thromb Hemost. 2006;32(7):694–9.
11. Shen VS, Pollak EW. Fatal pulmonary embolism in cancer patients: is heparin prophylaxis justified. South Med J. 1980;73(7):841–3.
12. Stein PD, Beemath A, Olson RE. Obesity as a risk factor in venous thromboembolism. Am J Med. 2005;118(9):978–80.
13. Abdollahi M, Cushman M, Rosendaal FR. Obesity: risk of venous thrombosis and the interaction with coagulation factor levels and oral contraceptive use. Thromb Haemost. 2003;89(3):493–8.
14. Cushman M, Kuller LH, Prentice R, Rodabough RJ, Psaty BM, Stafford RS, et al. Women's Health Initiative Investigators. Estrogen plus progestin and risk of venous thrombosis. JAMA. 2004;292(13):1573–80.
15. Heit JA, Silverstein MD, Mohr DN, Petterson TM, O'Fallon WM, Melton LJ 3rd. Predictors of survival after deep vein thrombosis and pulmonary embolism: a population-based cohort study. Arch Intern Med. 1999;159(5):445–53.
16. Cushman M. Epidemiology and risk factors for venous thrombosis. Semin Hematol. 2007;44(2):62–9.
17. Heit JA, Mohr DN, Silverstein MD, Petterson TM, O'Fallon WM, Melton LJ 3rd. Predictors of recurrence after deep vein thrombosis and pulmonary embolism: a population-based cohort study. Arch Intern Med. 2000;160(6):761–8.
18. McRae S, Tran H, Schulman S, Ginsberg J, Kearon C. Effect of patient's sex on risk of recurrent venous thromboembolism: a meta-analysis. Lancet. 2006;368(9533):371–8.
19. Prandoni P, Lensing AW, Cogo A, Cuppini S, Villalta S, Carta M, et al. The long-term clinical course of acute deep venous thrombosis. Ann Intern Med. 1996;125(1):1–7.
20. Kahn SR, Ginsberg JS. The post-thrombotic syndrome: current knowledge, controversies, and directions for future research. Blood Rev. 2002;16(3):155–65.
21. Roberts LN, Porter G, Barker RD, Yorke R, Bonner L, Patel RK, et al. Comprehensive VTE prevention program incorporating mandatory risk assessment reduces the incidence of hospital-associated thrombosis. Chest. 2013;144(4):1276–81.
22. Rowswell HR, Nokes TJC. Significant reduction in hospital-acquired thrombosis: impact of national risk assessment and real-time feedback. Open Heart. 2017;4(2):e000653.
23. Lippi G, Favaloro EJ, Cervellin G. Prevention of venous thromboembolism: focus on mechanical prophylaxis. Semin Thromb Hemost. 2011;37(3):237–51.
24. Mariani F. Consensus conference on compression therapy. Torino: Minerva Medica; 2006.
25. Mazzone C, Chiodo GF, Sandercock P, Miccio M, Salvi R. Physical methods for preventing deep vein thrombosis in stroke. Cochrane Database Syst Rev. 2004;4:CD001922.
26. Desai M, Yeow C, Jones C, Prabuhu P. Is this compartment syndrome? Raising awareness of a rare but serious complication following a robot assisted radical prostatectomy. Anaesthesia. 2017;72(S2):57.
27. Pridgeon S, Bishop CV, Adshead J. Lower limb compartment syndrome as a complication of robot-assisted radical prostatectomy: the UK experience. BJU Int. 2013;112(4):485–8.
28. Einstein MH, Kushner DM, Connor JP, Bohl AA, Best TJ, Evans MD, et al. A protocol of dual prophylaxis for venous thromboembolism prevention in gynecologic cancer patients. Obstet Gynecol. 2008;112(5):1091–7.
29. European Society of Anaesthesiology. Guidelines. [Online] [Cited: September 24, 2018]. https://www.esahq.org/guidelines/guidelines/published.
30. Falck-Ytter Y, Francis CW, Johanson NA, Curley C, Dahl OE, Schulman S, et al. Prevention of VTE in orthopedic surgery patients: Antithrombotic Therapy and Prevention of Thrombosis, 9th ed: American College of Chest Physicians Evidence-Based Clinical Practice Guidelines. Chest. 2012;141(2 Suppl):e278S–325S.
31. Karthikeyan G, Eikelboom JW, Turpie AG, Hirsh J. Does acetyl salicylic acid (ASA) have a role in the prevention of venous thromboembolism? Br J Haematol. 2009;146(2):142–9.
32. Llau JV, Kamphuisen P, Albaladejo P, Guidelines Task ESAVTE. Force. European guidelines on perioperative venous thromboembolism prophylaxis: chronic treatments with antiplatelet agents. Eur J Anaesthesiol. 2018;35(2):139–41.
33. Dager WE. Warfarin for venous thromboembolism prophylaxis after elective hip of knee arthroplasty: exploring the evidence, guidelines, and challenges remaining. Ann Pharmacother. 2012;46(1):79–88.
34. ERAS Society. List of Guidelines. [Online] [Cited: September 24, 2018]. http://erassociety.org/guidelines/list-of-guidelines/.
35. Douketis JD, Spyropoulos AC, Spencer FA, Mayr M, Jaffer AK, Eckman MH, et al. Perioperative management of antithrombotic therapy: Antithrombotic Therapy and Prevention of Thrombosis, 9th ed: American College of Chest Physicians Evidence-Based Clinical Practice Guidelines. Chest. 2012;141(2 Suppl):e326S–50S.
36. Ayoub K, Nairooz R, Almomani A, Marji M, Paydak H, Maskoun W. Perioperative heparin bridging in atrial fibrillation patients requiring temporary interruption of anticoagulation: evidence from meta-analysis. J Stroke Cerebrovasc Dis. 2016;25(9):2215–21.
37. Oprea AD, Noto CJ, Halaszynski TM. Risk stratification, perioperative and periprocedural management of the patient receiving anticoagulant therapy. J Clin Anesth. 2016;34:586–99.
38. Mar PL, Familtsev D, Ezekowitz MD, Lakkireddy D, Gopinathannair R. Periprocedural management of anticoagulation in patients taking novel oral anticoagulants: review of the literature and recommendations for specific populations and procedures. Int J

Cardiol. 2016;202:578–85.

39. Association of Anaesthetists of Great Britain and Ireland, The Obstetric Anaesthetists' Association, Regional Anaesthesia UK. Regional Anaesthesia and Patients with Abnormalities of Coagulation. [Online] 2013. https://www.aagbi.org/sites/default/files/rapac_2013_web.pdf.

40. Soffin EM, YaDeau JT. Enhanced recovery after surgery for primary hip and knee arthroplasty: a review of the evidence. Br J Anaesth. 2016;117(suppl 3):iii62–72.

41. American Association of Orthopedic Surgeons. Preventing venous thromboembolic disease in patient undergoing elective hip and knee arthroplasty. Evidence based guideline and evidence report. [Online] 2011. [Cited: September 04, 2018]. https://www.aaos.org/researchguidelines/VTE/VTE_full_guideline.pdf.

42. Jørgensen CC, Kehlet H. Lundbeck Foundation Centre for Fast-track Hip and Knee replacement collaborative group. Early thromboembolic events ≤1week after fast-track total hip and knee arthroplasty. Thromb Res. 2016;138:37–42.

43. Jørgensen CC, Jacobsen MK, Soeballe K, Hansen TB, Husted H, Kjærsgaard-Andersen P, et al. Thromboprophylaxis only during hospitalisation in fast-track hip and knee arthroplasty, a prospective cohort study. BMJ Open. 2013;3(12):e003965.

44. Vendler MMI, Haidari TA, Waage JE, Kleif J, Kristensen B, Gögenur I, et al. Copenhagen cOmplete Mesocolic Excision Study group (COMES). Incidence of venous thromboembolic events in enhanced recovery after surgery for colon cancer: a retrospective, population-based cohort study. Color Dis. 2017;19(11):O393–401.

45. Knight M, Nair M, Tuffnell D, Shakespeare J, Kenyon S, Kurinczuk JJ (eds). On behalf of MBRRACE-UK. Saving Lives, Improving Mothers' Care - Lessons learned to inform maternity care from the UK and Ireland Confidential Enquiries into Maternal Deaths and Morbidity 2013–15. Oxford: National Perinatal Epidemiology Unit, University of Oxford 2017. https://www.npeu.ox.ac.uk/downloads/files/mbrrace-uk/reports/MBRRACE-UK%20Maternal%20Report%202017%20-%20Web.pdf

46. Royal College of Obstetricians and Gynaecologists. Reducing the Risk of Venous Thromboembolism During Pregnancy and the Puerperium. Green-top Guideline No. 37a, April 2015. [Cited: September 14, 2018]. https://www.rcog.org.uk/globalassets/documents/guidelines/gtg-37a.pdf.

47. Ruff CT, Giugliano RP, Braunwald E, Hoffman EB, Deenadayalu N, Ezekowitz MD, et al. Comparison of the efficacy and safety of new oral anticoagulants with warfarin in patients with atrial fibrillation: a meta-analysis of randomised trials. Lancet. 2014;383(9921):955–62.

48. van der Hulle T, Kooiman J, den Exter PL, Dekkers OM, Klok FA, Huisman MV. Effectiveness and safety of novel oral anticoagulants as compared with vitamin K antagonists in the treatment of acute symptomatic venous thromboembolism: a systematic review and meta-analysis. J Thromb Haemost. 2014;12(3):320–8.

49. Weitz JI, Harenberg J. New developments in anticoagulants: past, present and future. Thromb Haemost. 2017;117(7):1283–8.

50. Büller HR, Bethune C, Bhanot S, Gailani D, Monia BP, Raskob GE, et al; FXI-ASO TKA Investigators. Factor XI antisense oligonucleotide for prevention of venous thrombosis. N Engl J Med. 2015;372(3):232–40.

第六部分
出院后的加速康复外科

30

第 30 章
居家及出院后功能性康复

Larissa Meyer，Pedro T.Ramirez

引言

加速康复外科（enhanced recovery after surgery，ERAS）是一个综合性多学科的管理计划，它将循证干预纳入患者的围手术期管理中。已有多项指南出版，描述了 ERAS 的基本要素[1,2]。遵守这些指南已经被证实可以改善围手术期的结局[3]。成功实施任何 ERAS 项目的基本目标之一是患者不仅能够从外科手术中恢复生理状态，而且能够恢复到完全的功能状态。在本章中，我们旨在探讨功能性康复的含义，以及定义和测量功能性康复的复杂性。

康复过程是复杂的，通常包括身体、情感、经济和社会健康几个方面。此外，"康复"的定义对于参与此过程的不同群体可能有所不同[4]。对患者来说，康复可能需要数周或数月，通常相当于完全恢复正常日常活动。患者在功能性康复的各个维度上恢复的时间框架往往不同。例如，经济恢复和重返工作岗位可能落后于情感或身体方面的恢复。然而，需要在不同的外科人群中进行更多的研究，以从患者的角度来阐明和更好地理解功能性康复的细微差别。

功能性康复

术后康复已被描述为遵循一种特定的模式，即在术后即刻功能从基线水平迅速恶化，然后逐渐康复到或超过术前基线水平[5]。该恢复轨迹在 ERAS® 的徽标（图 30.1）中有所体现，从图示上看，它代表了加速康复项目对患者功能性康复的益处。不是所有的手术或患者恢复的轨迹都是一样的。有

些患者可能无法完全恢复到术前基线水平，而另一些患者则可能会超过术前基线水平。此外，还必须考虑到癌症患者的术后康复可能会受到辅助治疗的副作用的进一步影响，这些辅助治疗包括化疗、其他全身治疗或放疗等。

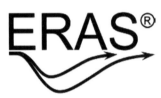

图 30.1　底部箭头表示没有参加加速康复外科（ERAS）项目的术后功能性康复时间，顶部箭头形象地显示了加速康复外科的益处，对功能影响更小，恢复更快

正如在 ERAS 项目中所指出的，术后更快的生理和功能性康复的影响，在癌症患者的治疗中是至关重要的。癌症手术后，无论是并发症，还是因并发症导致的残疾，都可能阻止或延迟患者接受后续的辅助治疗。许多中心已评估了被称为"回到预期的肿瘤治疗"（return to intended oncologic treatment，RIOT）的原则。RIOT 有两个组成部分：第一，一个二元结局（患者是否在术后开始了预期的肿瘤治疗）；第二，手术和开始这类治疗所间隔的时间。在 MD 安德森癌症中心 Aloia 及其同事进行的一项研究中，评估了223 名接受开腹肝切除术的肝癌患者和 27 名通过微创手术（minimally invasive surgery，MIS）进行相同手术的患者[6]。他们发现 75% 的患者能够达到计划的肿瘤治疗，而不能达到 RIOT 的患者，与较短的无病生存期和总生存时间相关。这项研究建议应努力加速手术的癌症患者的康复进程，以减少肿瘤患者的不良结局。同一研究小组，在引入了 ERAS 项目后，对这一原则进行了再次评估，发现在实施此项目后，RIOT 提高到 95%[7]。对于癌症患者来说，最紧要

的是制订"不仅要减少残疾,还要保持充分的功能状态"的策略。

在最近由 Bowyer 及其同事进行的综述中[8],作者评估了术后康复质量的范围和测量方法。他们提出术后康复有三个阶段:早期、中期和后期。在早期阶段,人们需要考虑一些对出院至关重要的因素,如生理稳定性、疼痛、恶心和胃肠功能。中期阶段是手术后的最初几周,在这段时间里,疼痛、情绪、功能和认知的恢复是最关键的。最后,术后 6 周以上是康复的后期,持续的疼痛、恶心和认知能力下降等因素在这一阶段起着更大的作用。

患者报告的结局

在 ERAS 时代,住院时间缩短,因此大多数的术后康复是在院外进行的,要么是在护理或康复机构,要么是在家里,在家里更常见。因此,院外的康复通常为康复的后期阶段。患者及其护理者在出院后会感受到虚弱,感觉在家里进行康复准备不足[9,10]。造口手术后的患者可能尤其如此。在一项对接受心脏手术的患者的研究中,出现了一个共同的主题:出院的感觉就像"被送入虎口"[10]。关于医疗护理团队如何更好地帮助患者及其护理者优化家庭内功能性康复,仍然存在知识鸿沟。涉及多个利益相关者(包括患者、家庭成员、外科医生和其他医疗护理人员)的研究方向:利用信息和通信技术进行多媒体和教育活动,会受到患者及其家属的欢迎[11,12]。初步试点研究表明,远程医疗、多媒体教育和在知识、生活质量的随访支持是可行的,而且患者和护理者也是接受的[13,14]。设计用于帮助沟通痛苦症状,并提供教育支持和自助建议的应用程序,在院外康复阶段也可能有帮助[15,16]。例如,交互式患者报告的结局(patient-reported outcome,PRO)应用程序可以帮助提供康复提醒(移动、营养、伤口护理)或为患者的自我管理提供根据严重程度定制的反馈,并指导患者何时联系他们的外科团队。

衡量康复情况的一个更大的挑战是没有一个单一的结局能够完全反映 ERAS 项目的实施结果和成功情况,更具体地说,是术后功能性康复情况。虽然在手术恢复过程有相似之处,但具体的患者群体或手术方式,也存在明显的差异。即使是在同一个外科专业领域,如骨科手术领域,特定的功能性康复结果,以及如何最好地测量这些结果,对于接受不同手术(如踝关节置换手术、脊柱手术或髋关节置换术)的患者来说也是不同的[17-19]。结局指标的选择不仅可能因患者群体或手术方式的不同而有所不同,而且也可能因患者处于不同的康复阶段而有所不同。虽然外科医生和医疗团队可以根据手术和身体并发症提供结局指标,但获得其他指标(如 PRO)是至关重要的,其中有些指标利益相关者可能会优先考虑,并用于特定的健康状况或治疗[20]。比如 PRO 可以由患者使用经验证明的量表或健康档案直接确定。

Lee 等人针对恢复的每个阶段提出了一套具体的测量指标(表 30.1)[4]。在这一算法中,虽然评估工具的例子不胜枚举,但他们建议通过关注生理和生物结局来衡量康复的早期阶段,其中一个能够获取这些信息的工具是 Aldrete 麻醉恢复评分[21]。在评估康复中期的结果时,症状和日常生活活动的损害是最关键的,作者推荐康复质量评分[22]。这个工具包括五个方面的康复(情绪状态、身体舒适、心理支持、身体独立和疼痛)。腹部手术的另一种工具是腹部手术影响量表[23]。最后,在评估康复后期,作者提出了一些评估功能和健康相关生活质量的工具。其中包括 6 分钟步行测试[24]、老年人社区健康活动示范项目(Community Health Activities Model Program for Seniors,CHAMPS)问卷调查[25]和 6-D 简表(SF-6D)[26]。其中的第一项,6 分钟步行测试,最初是为了测试运动耐力,但目前被认为适合测试功能性运动能力,并被接受为功能状态的一个指标[27]。CHAMPS 工具是一份含 41 项问题的问卷,旨在评估提高老年人体育活动水平的干预措施的有效性。患者通常报告前一周内进行一系列身体和社会活动的频率和总时间。然后根据每项活动的代谢值进行加权,从而计算出每周、每千克体重的总热量消耗[25]。SF-6D 是一种间接效用工具,使用质量调整生命年来衡量有效性[26]。再次强调,这些工具是评估患者功能和生理恢复的众多选择中的一小部分,理解这一点非常重要。人们必须始终考虑到,选择一种特定工具的最关键因素是在独特的时间段内康复的具体背景。

表 30.1　术后康复的策略

康复阶段	定义	时间	临界点	结局	现有工具示例
早期	从 OR 至 离 开 PACU	数小时	安全性(从麻醉中完全恢复,并可以安全下地)	生理性和生物性指标	Aldrete 麻醉恢复评分[21]
中期	从 PACU 至出院	数天	自理(能在家照顾自己)	症状和 ADL 的受损	恢复质量评分[22];腹部手术影响量表[23]
后期	从出院到恢复正常功能和活动	数周至数月	恢复至正常(基线或人群正常值)	功能和健康相关的生活质量	六分钟步行测试[27];老年人社区健康活动示范项目(CHAMPS)[25];SF-6D[26]

ADL:日常生活活动能力;OR:手术室;PACU:麻醉后护理病房。
经 Lee 等人许可转载[4]。

症状负担

手术后患者康复的一个关键因素是患者恢复完全功能和情绪健康的能力。此外,患者和外科医生都关心术后新的或残存的疾患。世界卫生组织(World Health Organization,WHO)《国际功能、残疾和健康分类》将残疾定义为"与环境和个人因素有关的任何功能方面的困难"[28]。先前的研究表明:测量术后残疾的工具不应侧重于症状,而应侧重于这些症状对心理健康、社会参与、生活角色活动和认知健康的影响[29]。MD 安德森症状量表(MD Anderson Symptom Inventory,MDASI)做为一种通用量表已被证实有助于评价癌症患者在术后即刻和出院后的症状负担和继发于症状负担的功能功能障碍(生理和情感)[30-32]。MDASI 已经过多种语言的验证,并且具有针对许多领域疾病的特定模块,如脊柱、头颈部、肺癌和卵巢癌。MDASI 症状干扰评分被认为是肺部手术和妇科手术后功能恢复的良好指标[32,33]。采用康复时间分析法,接受 ERAS 流程的妇科肿瘤患者较未接收 ERAS 流程的患者更早达到低症状干扰或无症状干扰的终点[干扰终点包括一般活动、情绪、工作(包括家务劳动)、与他人的关系、行走和享受生活时的症状]。这些分析有助于评价功能性康复[32]。

Shulman 及其同事最近完成的一项研究,旨在评估世卫组织残疾评估表 2.0(WHO Disability Assessment Schedule,WHODAS)在由不同程度的共病、残疾和健康患者组成的多样化外科手术队列中的应用[34]。这项研究的第二个目的是描述术后无残疾存活率。WHODAS 是一个衡量残疾的工具,它询问

过去 30 天内六个主要生活领域的局限性:认知、行动、自我照顾、人际关系、工作和家庭角色以及参与社会的情况[35]。在这项研究中,作者评估了 510 名外科患者,并评估了手术后 12 个月的临床可接受性、有效性、可靠性和反应性。作者总结说:无残疾生存率是一个理想的研究终点,因为它反映了大多数接受大手术的患者的主要目标,并且有助于制订外科护理的共同决策。

今天,当考虑评估 ERAS 项目在出院后康复中的效果时,面临的主要挑战之一是如何以患者为中心来评价结局。评价工具选择的一个指导原则是先思考为什么要收集这些数据。例如,个体对个体的临床护理交流工具可能与用于总体试验人群评价(总体方案评估)工具不同。此外,还必须考虑回忆时段、实施时间和工具对你想捕捉的手术后恢复中必然发生的事情的敏感性。实施 PRO 来支持个体管理,需要仔细思考 PRO 信息如何传递给患者、护理人员或临床团队,以便于理解并能指导行动。例如,食欲不足的评分为严重的患者可能会提醒团队寻求营养师的指导,而疲劳严重的患者需要由物理或职业治疗师进行评估,而呼吸急促或疼痛评分较高可能会提醒医疗团队指导患者进行更细致的评估。

目前还没有一个完美的已验证的工具适用于所有患者群体、时间点或场景。换言之,特定的结局测量工具可能仅在特殊条件下有效,因此,导致测量范围广泛,研究之间缺乏可比性。然而,在功能性康复的某些方面可能有足够的相似之处,我们可以尽量使用共同的工具。

功能性康复测量的复杂性也为未来的研究和工作提供了充足的机会。我们能否就某些共性的指标达成一致,而不是制订很多新的指标[36]?要以知情和以患者为中心的方式展开,还需要做更多的工作。

评估现有的测量工具在不同的临床场景的内容效度、结构效度、信度和反应性是必要的。有了足够的数据,crosswalk 算法可以帮助我们评估和比较不同的工具。

理解 PRO 结果的解释也很重要。PRO 测量的价值取决于利益相关者对分数的解释程度和潜在的行动程度。PRO 测量的很多结果最好以非线性方式考虑。需要进行更多的方法学工作,以确定将结果分为轻度、中度和重度症状 / 干扰的量表类别,以及理解具有临床意义的临界点。与患者报告结局领域的专家合作,有助于确定最低程度的重要差异和有临床意义的差异,这些差异与我们经常依赖的传统的统计学意义的差异相比,对于解释术后功能恢复而言是更以患者为中心的[37]。

可穿戴技术

在我们拥抱数字世界的过程中,对功能性康复的评价将如何改变? 计算机自适应测试有助于减轻患者负担并提高精确度[36,38]。可穿戴设备等新技术是获取有关心率、睡眠、运动、步行(步数)和位置 / 距离(通过 GPS 跟踪)等基本数据的一种既便宜又简单的方法。从可穿戴设备收集数据是否会取代 6 分钟步行测试等旧标准? 来自可穿戴技术的数据可以补充或替代 PRO 中关于睡眠、行走或活动的问题。但是,需要做更多的工作来理解如何有意义地将这些数据和术后功能性康复关联解读。

结论

总之,术后功能性康复大多发生在医院环境之外。两个主要挑战仍然存在:(1) 如何改善术后功能性康复;(2) 如何以患者为中心衡量术后功能性康复。手术患者出院后的支持仍然是我们有机会改进 ERAS 计划的一个领域。利用数字技术和多媒体可以促进自我护理(步行、饮食),提供根据严重程度定制的家庭自我管理的反馈,或指导何时联系临床团队提供新颖有效的手段。接下来,我们需要做更多的工作来提高我们测量和理解术后功能性康复的能力,并有意义地绘制反应图,以指导患者自我管理或临床医生使用管理算法。同时,在考虑使用工具来衡量结局时,可以根据与参与患者康复的所有利益

相关者最相关的结局进行选择,同时尽量减少患者的负担。

(刘淑芬　译)

参考文献

1. Nelson G, Altman AD, Nick A, Meyer LA, Ramirez PT, Achtari C, et al. Guidelines for postoperative care in gynecologic/oncology surgery: Enhanced Recovery After Surgery (ERAS(R)) Society recommendations–Part II. Gynecol Oncol. 2016;140(2):323–32.
2. Nelson G, Altman AD, Nick A, Meyer LA, Ramirez PT, Achtari C, et al. Guidelines for pre- and intra-operative care in gynecologic/oncology surgery: Enhanced Recovery After Surgery (ERAS(R)) Society recommendations–Part I. Gynecol Oncol. 2016;140(2):313–22.
3. Gustafsson UO, Oppelstrup H, Thorell A, Nygren J, Ljungqvist O. Adherence to the ERAS protocol is associated with 5-year survival after colorectal cancer surgery: a retrospective cohort study. World J Surg. 2016;40(7):1741–7.
4. Lee L, Tran T, Mayo NE, Carli F, Feldman LS. What does it really mean to "recover" from an operation? Surgery. 2014;155(2):211–6.
5. Feldman LS, Lee L, Fiore J Jr. What outcomes are important in the assessment of Enhanced Recovery After Surgery (ERAS) pathways? Can J Anaesth. 2015;62(2):120–30.
6. Aloia TA, Zimmitti G, Conrad C, Gottumukalla V, Kopetz S, Vauthey JN. Return to intended oncologic treatment (RIOT): a novel metric for evaluating the quality of oncosurgical therapy for malignancy. J Surg Oncol. 2014;110(2):107–14.
7. Day RW, Cleeland CS, Wang XS, Fielder S, Calhoun J, Conrad C, et al. Patient-reported outcomes accurately measure the value of an enhanced recovery program in liver surgery. J Am Coll Surg. 2015;221(6):1023–30.e1–2.
8. Bowyer A, Jakobsson J, Ljungqvist O, Royse C. A review of the scope and measurement of postoperative quality of recovery. Anaesthesia. 2014;69(11):1266–78.
9. Jones D, Musselman R, Pearsall E, McKenzie M, Huang H, McLeod RS. Ready to go home? patients' experiences of the discharge process in an Enhanced Recovery After Surgery (ERAS) program for colorectal surgery. J Gastrointest Surg. 2017;21(11):1865–78.
10. Lapum J, Angus JE, Peter E, Watt-Watson J. Patients' discharge experiences: returning home after open-heart surgery. Heart Lung. 2011;40(3):226–35.
11. Dale JG, Midthus E, Dale B. Using information and communication technology in the recovery after a coronary artery bypass graft surgery: patients' attitudes. J Multidiscip Healthc. 2018;11:417–23.
12. McMullen C, Nielsen M, Firemark A, Price PM, Nakatani D, Tuthill J, et al. Designing for impact: identifying stakeholder-driven interventions to support recovery after major cancer surgery. Support Care Cancer. 2018;26:4067.
13. Sun V, Raz DJ, Ruel N, Chang W, Erhunmwunsee L, Reckamp K, et al. A multimedia self-management intervention to prepare cancer patients and family caregivers for lung surgery and postoperative recovery. Clin Lung Cancer. 2017;18(3):e151–e9.
14. Bragg DD, Edis H, Clark S, Parsons SL, Perumpalath B, Lobo DN, et al. Development of a telehealth monitoring service after colorectal surgery: a feasibility study. World J Gastrointest Surg. 2017;9(9):193–9.
15. Wang QQ, Zhao J, Huo XR, Wu L, Yang LF, Li JY, et al. Effects of a home care mobile app on the outcomes of discharged patients with a stoma: a randomised controlled trial. J Clin Nurs. 2018;27(19–20):3592–602.
16. Gustavell T, Langius-Eklof A, Wengstrom Y, Segersvard

R, Sundberg K. Development and feasibility of an interactive smartphone app for early assessment and management of symptoms following pancreaticoduodenectomy. Cancer Nurs. 2019;42(3):E1–E10.

17. Ng R, Broughton N, Williams C. Measuring recovery after ankle fractures: a systematic review of the psychometric properties of scoring systems. J Foot Ankle Surg. 2018;57(1):149–54.

18. Bhatt S, Boody BS, Savage JW, Hsu WK, Rothrock NE, Patel AA. Validation of patient-reported outcomes measurement information system computer adaptive tests in lumbar disk herniation surgery. J Am Acad Orthop Surg. 2019;27(3):95–103.

19. Ballinger R, Kerr C, Mowbray F, Bush EN. Evaluating the content validity of four performance outcome measures in patients with elective hip replacements and hip fractures. Value Health. 2018;21(9):1115–23.

20. Macefield RC, Boulind CE, Blazeby JM. Selecting and measuring optimal outcomes for randomised controlled trials in surgery. Langenbeck's Arch Surg. 2014;399(3):263–72.

21. Aldrete JA, Kroulik D. A postanesthetic recovery score. Anesth Analg. 1970;49(6):924–34.

22. Myles PS, Weitkamp B, Jones K, Melick J, Hensen S. Validity and reliability of a postoperative quality of recovery score: the QoR-40. Br J Anaesth. 2000;84(1):11–5.

23. Urbach DR, Harnish JL, McIlroy JH, Streiner DL. A measure of quality of life after abdominal surgery. Qual Life Res. 2006;15(6):1053–61.

24. Moriello C, Mayo NE, Feldman L, Carli F. Validating the six-minute walk test as a measure of recovery after elective colon resection surgery. Arch Phys Med Rehabil. 2008;89(6):1083–9.

25. Stewart AL, Mills KM, King AC, Haskell WL, Gillis D, Ritter PL. CHAMPS physical activity questionnaire for older adults: outcomes for interventions. Med Sci Sports Exerc. 2001;33(7):1126–41.

26. Lee L, Elfassy N, Li C, Latimer E, Liberman AS, Charlebois P, et al. Valuing postoperative recovery: validation of the SF-6D health-state utility. J Surg Res. 2013;184(1):108–14.

27. ATS Committee on Proficiency Standards for Clinical Pulmonary Function Laboratories. ATS statement: guidelines for the six-minute walk test. Am J Respir Crit Care Med. 2002;166(1):111–7.

28. World Health Organization. International classification of functioning, disability, and health. World Health Organization; 2001.

29. McDowell I. Measuring health: a guide to rating scales and questionnaires. 3rd ed. New York: Oxford University Press; 2006.

30. Cleeland CS, Mendoza TR, Wang XS, Chou C, Harle MT, Morrissey M, et al. Assessing symptom distress in cancer patients: the M.D. Anderson Symptom Inventory. Cancer. 2000;89(7):1634–46.

31. Fagundes CP, Shi Q, Vaporciyan AA, Rice DC, Popat KU, Cleeland CS, et al. Symptom recovery after thoracic surgery: measuring patient-reported outcomes with the MD Anderson Symptom Inventory. J Thorac Cardiovasc Surg. 2015;150(3):613–9 e2.

32. Meyer LA, Lasala J, Iniesta MD, Nick AM, Munsell MF, Shi Q, et al. Effect of an enhanced recovery after surgery program on opioid use and patient-reported outcomes. Obstet Gynecol. 2018;132(2):281–90.

33. Shi Q, Wang XS, Vaporciyan AA, Rice DC, Popat KU, Cleeland CS. Patient-reported symptom interference as a measure of postsurgery functional recovery in lung cancer. J Pain Symptom Manag. 2016;52(6):822–31.

34. Shulman MA, Myles PS, Chan MT, McIlroy DR, Wallace S, Ponsford J. Measurement of disability-free survival after surgery. Anesthesiology. 2015;122(3):524–36.

35. Ustun TB, Chatterji S, Kostanjsek N, Rehm J, Kennedy C, Epping-Jordan J, et al. Developing the World Health Organization Disability Assessment Schedule 2.0. Bull World Health Organ. 2010;88(11):815–23.

36. Turner RR, Quittner AL, Parasuraman BM, Kallich JD, Cleeland CS. Patient-reported outcomes: instrument development and selection issues. Value Health. 2007;10 Suppl 2:S86–93.

37. Johnston BC, Ebrahim S, Carrasco-Labra A, Furukawa TA, Patrick DL, Crawford MW, et al. Minimally important difference estimates and methods: a protocol. BMJ Open. 2015;5(10):e007953.

38. Petersen MA, Aaronson NK, Chie WC, Conroy T, Costantini A, Hammerlid E, et al. Development of an item bank for computerized adaptive test (CAT) measurement of pain. Qual Life Res. 2016;25(1):1–11.

第 31 章
肿瘤围手术期康复外科理念

Eve Simoneau，Thomas A.Aloia

引言

自从 30 年前"加速康复外科"首次应用于结直肠外科以来，围手术期管理这一理念就逐渐形成，并不断发展和创新[1]。为了提高患者的安全和治疗效果，诸如非麻醉性镇痛策略、外科手术途径以及术后护理等围手术期内容不断改进，努力使患者达到最理想的结局。此外，评估患者治疗效果的工具也在不断引入临床，例如患者报告结局（patient-reported outcome，PRO）等。由于接受恶性肿瘤择期手术的患者比例逐渐升高，有效的围手术期管理策略对肿瘤学结果的影响也应得到评估。

最近又引进了及时"回归预期肿瘤治疗"（return to intended oncologic treatment，RIOT）这一概念[2]。它代表了一个新的质量评价标准，外科及内科医师可用它来评价不同的围手术期干预措施对肿瘤患者功能恢复的影响。本章节中主要讨论了肝胆等恶性肿瘤与加速康复有关的数据、术后并发症的规避、早期 RIOT 以及如何达到更好的肿瘤预后。

RIOT 概念

长期的肿瘤学评价指标（例如生存时间和复发）以及一般的短期评价指标（如 90 天并发症发生率和死亡率）是常见的术后评估标准。然而，与癌症患者有关的，诸如疼痛恢复、生活质量、功能性恢复以及自主能力等短期和中期数据却十分缺乏。文献中这部分内容的缺失，促使了科研人员设计针对癌症结局的评价方法，即回归预期肿瘤治疗（RIOT）的时间。由于大多数肿瘤治疗的模式多样，这一概念随后被当做

最佳肿瘤病学治疗顺序的评价标准。

RIOT 由两部分内容组成：一是患者在外科手术后是否能够回到预期的肿瘤学治疗；二是患者手术后回到辅助治疗所需要的时间。当然，这样的定义和测量工具可推广到某些恶性肿瘤复杂的治疗评估中。例如，RIOT 可额外对预定治疗路径的完成程度进行量化，不仅包括辅助治疗的完成进度，还包括其他潜在的计划治疗，如二期切除、介入治疗、内镜治疗、放射治疗、生物和激素治疗等，这样就可以准确衡量术后恢复对整个癌症治疗计划的影响。

早在提出 RIOT 概念之前，就有几项辅助系统治疗临床试验间接地报道了术后治疗时间及完成情况，但当时并没有明确 RIOT 作为肿瘤外科的质量指标。最早探讨 RIOT 这一概念的研究针对的是接受肝切除手术的结直肠癌肝转移患者。该报告提出 RIOT 率为 75%，中位 RIOT 时间为 42 天[2]。尽管文献中缺乏针对这一结果的数据，但我们的目的是优化围手术期处理流程，从而改进这些数据。在加速康复框架内实施更优化的围手术期策略，改善医师间协作，增加与患者之间的合作，RIOT 率可提高到 86%，中位时间可缩短到 36 天（未公开数据）。从这个计算中，我们相信辅助治疗能够给肿瘤患者带来术后生存获益。在此前提下，任何妨碍或延迟 RIOT 术后康复的障碍都会对需要接受治疗患者的长期预后产生实质性影响。这个例子支持把 RIOT 作为判定肿瘤治疗效果的一项客观量化指标，同时希望能够逐渐优化围手术期处理的策略。

随着肝脏加速康复外科（enhanced recovery in liver surgery，ERILS）的发展，RIOT 也日益完善。起初，RIOT 在 ERILS 框架内同其他标准参数一起被评估，研究者发现，加速康复方案使得 RIOT 率达到 95%[3]。它进一步证实，规范的加速康复方

案的实施不仅使围手术期管理标准化、同质化，而且其影响时间远超术后的短期阶段。它进一步证实，独立于手术技术之外，围手术期间的短期管理可能有直接的获益。这些结果说明，尽管加速康复由几个具有短期效果的独立因素组成，却代表了一个系统的方法，对患者具有长期的获益。因此，包括癌症患者在内，加速康复外科会为患者带来更好的远期结果（图 31.1）。

很显然，加速康复外科在预防术后并发症方面存在直接的内在机制。否则，这些并发症通常会影响肿瘤术后辅助治疗的开展。此外已有证据显示，多模式治疗策略在减轻围手术期应激反应方面有积极效果，相信这一内在机制在不久的将来很可能会得到进一步阐明。该结果同时说明，通过调节促炎因子和免疫抑制介质可能对肿瘤治疗具有益处。

术后并发症和 RIOT 对肿瘤结果的影响

肝胆管肿瘤

胰腺癌 5 年总生存率不到 7%[4]。即使对于少数已接受手术切除的胰腺癌患者，其 5 年生存率也不到 20%[5-8]。随着术后死亡率的下降，以及围手术期治疗的进步，生存率也仅稍有改善[9]。ESPAC-1、ESPAC-3 和 CONKO-001 几项随机对照临床试验的证据均表明，对于胰腺癌来说，任何分期均应进行辅助治疗[10-13]。由于胰腺癌手术难度高，相关并发症多，几项研究探讨了术后并发症和辅助性化疗之间的关系。结果认为，如果由于并发症导致延误甚至无法接受辅助治疗，将导致不良的肿瘤预后[14,15]。随后通过使用类似方案，以及优选患者和对患者进行分层研究，多家研究单位也报道了新辅助治疗对可切除和交界性 PDAC 是有益的[16-19]。

考虑到术后辅助治疗的延迟，Wu 等在一项纳入 1 144 例胰腺癌患者的系列研究中报道发现，胰腺癌术后出现并发症很可能导致术后辅助治疗的延迟，从而导致 OS 更短（无并发症 22.5 个月，有并发症 10.7 个月，$P<0.001$）[14]。有趣的是，研究者发现，即使胰腺癌患者术后出现并发症，但 RIOT 并不推迟，OS 将没有显著差异（无并发症 20.4 个月，有并发症 22.5 个月，$P>0.05$）。最后，没有进行辅助治疗的患者预后更差，不依赖于其并发症情况。

几项使用了来自 ACS NSQIP（American College of Surgeons National Surgical Quality Improvement Program）和 NCDB（National Cancer Database）的研究显示，超过 30% 的患者在胰腺癌术后未接受辅助治疗[15,20,21]。Merkow 等人的研究发现，I ~ III 期胰腺癌术后的患者中，无并发症的患者有 61.8% 接受了辅助化疗，出现并发症的患者仅有 43.6% 接受了辅助化疗。除了报道并发症和 RIOT 之间清晰的相关性[OR 2.08,95% CI（1.42,3.05）]之外，该研究还发现，术后出现并发症和无并发症患者的 RIOT 中位数分别为 70 天和 52 天[15]。在加速康复文献中已经报道了对于胰腺癌手术的有利结果，如减少胃排空延迟等[22]。总之，尽管对 RIOT 的直接影响还有待进一步研究，但胰腺癌临床路径的实施可明显减少患者住院费用和住院天数，并没有增加术后不良反应和并发症的风险[23]。

在肝脏外科手术中，ERILS 能够减少围手术期的炎症反应，减少输血可能，减少阿片类药物使用需求，这些都和总体有效康复有关，因此实施 ERILS 路径的益处是显而易见的。研究[24,25]已明确证实，术后并发症导致结直肠癌肝转移切除术（CRLM）患者的无病生存期和总生存期更短。术后并发症能妨碍 RIOT 及时治疗，正如在 Aloia 等研究成果中，CRLM 患者很可能是因为出现了术后并发症而延迟接受或没有接受术后辅助治疗的（$P=0.039$）[2]。正如期望的一样，非 RIOT 组无病生存期和总生存率明显下降（图 31.2）。有研究表明，ERILS 患者术后 2 年的预后比传统治疗要更好，意味着该治疗策略有明显优势[26]。未来将对 ERILS、炎症和 RIOT 之间的相互关系开展更深刻的研究。

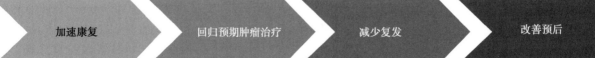

加速康复　　回归预期肿瘤治疗　　减少复发　　改善预后

图 31.1　癌症患者外科手术后加速和标准围手术期处理对肿瘤学结果影响的工作方案

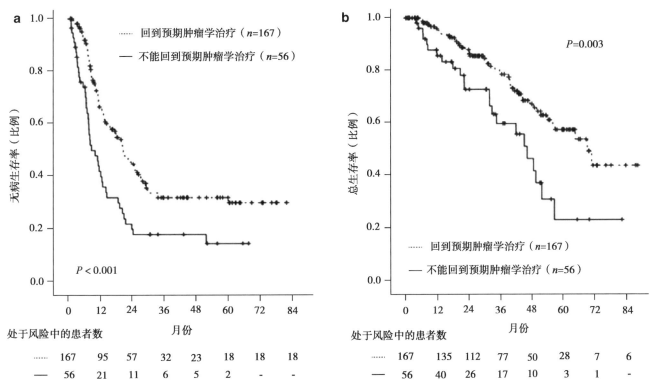

图 31.2　结直肠癌肝转移接受开放肝切除术有 / 无 RIOT 患者无复发和总生存率情况（n=223）。RIOT，回到预期肿瘤学治疗（经 Aloia 等人许可转载[2]）

乳腺癌

现有研究已经表明,乳腺癌辅助化疗对 OS 有非常显著的影响。在以前的随机对照研究中已得到证实,乳腺癌患者接受辅助化疗的完成量是 OS 的一个重要因素[27,28]。事实上,Nurgalieva 等研究发现乳腺癌术后超过 3 个月再进行化疗对生存期有明显影响。RIOT 和最佳功能状态康复在乳腺癌接受新辅助治疗,或患者不接受化疗而是把放疗作为手术后下一步的治疗方案也是重要的。乳腺癌患者必须从外科手术和术后并发症中尽快恢复,在放疗期间手臂要能在适当的范围内充分地活动。多项临床研究显示,延迟放疗会增加乳腺癌术后局部复发率。即使是早期患者,当局部放疗推迟至术后 8 周后,局部复发风险也将大大增加[29,30]。尽管这些数据在加速康复或术后并发症方面没有进行直接的讨论,但这些研究仍提供了最有价值的观点:对于乳腺癌手术患者,RIOT 的不同组分均应进行评估,因为它们可能对患者预后有直接影响。围手术期处理策略,即使在手术并发症发生率远低于其他恶性肿瘤的乳腺癌中,也要进行加速

和彻底康复方面研究,以期达到最佳远期效果。

结论

本章节概括了针对围手术期管理的多组分、标准化和循证相关的数据,这些因素对肿瘤治疗有潜在的影响。加速康复外科的优势对恶性肿瘤至关重要,因为恶性肿瘤中一系列治疗措施的实施常常需要加速康复外科理念,通过达到最佳的功能恢复来得到最佳治疗效果。对于这些患者,加速康复外科理念的益处远远超过了通常报道的一些短期结果,如住院时间、并发症发生率、死亡率、住院费用等。鉴于这些结果,未来应该努力使得加速康复外科措施在外科领域的更大范围内实行。最后,正如所有癌症治疗措施可能引起患者一定程度的失能一样,患者最大的获益只能依赖肿瘤学专家不断理解和提高加速康复的内在机制来解决。

（余 枭 译）

参考文献

1. Kehlet H. Fast-track colorectal surgery. Lancet. 2008;371(9615): 791–3.

2. Aloia TA, Zimmitti G, Conrad C, Gottumukalla V, Kopetz S, Vauthey J-N. Return to intended oncologic treatment (RIOT): a novel metric for evaluating the quality of oncosurgical therapy for malignancy. J Surg Oncol. Wiley-Blackwell. 2014;110(2):107–14.

3. Day RW, Cleeland CS, Wang XS, Fielder S, Calhoun J, Conrad C, et al. Patient-reported outcomes accurately measure the value of an enhanced recovery program in liver surgery. J Am Coll Surg. 2015;221(6):1023–1030.e2.

4. Siegel RL, Miller KD, Jemal A. Cancer statistics, 2018. CA Cancer J Clin. 3rd ed. 2018;68(1):7–30.

5. Sohn TA, Yeo CJ, Cameron JL, Koniaris L, Kaushal S, Abrams RA, et al. Resected adenocarcinoma of the pancreas-616 patients: results, outcomes, and prognostic indicators. J Gastrointest Surg. 2000;4(6):567–79.

6. Winter JM, Cameron JL, Campbell KA, Arnold MA, Chang DC, Coleman J, et al. 1423 pancreaticoduodenectomies for pancreatic cancer: a single-institution experience. J Gastrointest Surg. 2006;10(9):1199–210; discussion 1210–1.

7. Murakami Y, Uemura K, Sudo T, Hayashidani Y, Hashimoto Y, Nakashima A, et al. Number of metastatic lymph nodes, but not lymph node ratio, is an independent prognostic factor after resection of pancreatic carcinoma. J Am Coll Surg. 2010;211(2):196–204.

8. Matsuno S, Egawa S, Fukuyama S, Motoi F, Sunamura M, Isaji S, et al. Pancreatic Cancer Registry in Japan: 20 years of experience. Pancreas. 2004;28(3):219–30.

9. Serrano PE, Cleary SP, Dhani N, Kim PTW, Greig PD, Leung K, et al. Improved long-term outcomes after resection of pancreatic adenocarcinoma: a comparison between two time periods. Ann Surg Oncol. 7th ed. 2015;22(4):1160–7.

10. Van Laethem J-L, Hammel P, Mornex F, Azria D, Van Tienhoven G, Vergauwe P, et al. Adjuvant gemcitabine alone versus gemcitabine-based chemoradiotherapy after curative resection for pancreatic cancer: a randomized EORTC-40013-22012/FFCD-9203/GERCOR phase II study. J Clin Oncol. 2010;28(29):4450–6.

11. Neoptolemos JP, Stocken DD, Friess H, Bassi C, Dunn JA, Hickey H, et al. A randomized trial of chemoradiotherapy and chemotherapy after resection of pancreatic cancer. N Engl J Med. Massachusetts Medical Society. 2004;350(12):1200–10.

12. Neoptolemos JP, Stocken DD, Bassi C, Ghaneh P, Cunningham D, Goldstein D, et al. Adjuvant chemotherapy with fluorouracil plus folinic acid vs gemcitabine following pancreatic cancer resection: a randomized controlled trial. JAMA. 2010;304(10):1073–81.

13. Oettle H, Post S, Neuhaus P, Gellert K, Langrehr J, Ridwelski K, et al. Adjuvant chemotherapy with gemcitabine vs observation in patients undergoing curative-intent resection of pancreatic cancer: a randomized controlled trial. JAMA. 2007;297(3):267–77.

14. Wu W, He J, Cameron JL, Makary M, Soares K, Ahuja N, et al. The impact of postoperative complications on the administration of adjuvant therapy following pancreaticoduodenectomy for adenocarcinoma. Ann Surg Oncol. Springer US. 2014;21(9):2873–81.

15. Merkow RP, Bilimoria KY, Tomlinson JS, Paruch JL, Fleming JB, Talamonti MS, et al. Postoperative complications reduce adjuvant chemotherapy use in resectable pancreatic cancer. Ann Surg.

2014;260(2):372–7.

16. Evans DB, Varadhachary GR, Crane CH, Sun CC, Lee JE, Pisters PWT, et al. Preoperative gemcitabine-based chemoradiation for patients with resectable adenocarcinoma of the pancreatic head. J Clin Oncol. 2008;26(21):3496–502.

17. Varadhachary GR, Wolff RA, Crane CH, Sun CC, Lee JE, Pisters PWT, et al. Preoperative gemcitabine and cisplatin followed by gemcitabine-based chemoradiation for resectable adenocarcinoma of the pancreatic head. J Clin Oncol. 2008;26(21):3487–95.

18. Cooper AB, Holmes HM, Bordes d JKA, Fogelman D, Parker NH, Lee JE, et al. Role of neoadjuvant therapy in the multimodality treatment of older patients with pancreatic cancer. J Am Coll Surg. 2014;219(1):111–20.

19. Denbo JW, Bruno ML, Cloyd JM, Prakash L, Lee JE, Kim M, et al. Preoperative chemoradiation for pancreatic adenocarcinoma does not increase 90-day postoperative morbidity or mortality. J Gastrointest Surg. Springer US. 2016;20(12):1975–85.

20. Bilimoria KY, Bentrem DJ, Lillemoe KD, Talamonti MS, Ko CY, Pancreatic Cancer Quality Indicator Development Expert Panel, American College of Surgeons. Assessment of pancreatic cancer care in the United States based on formally developed quality indicators. J Natl Cancer Inst. 3rd ed. 2009;101(12):848–59.

21. Mokdad AA, Minter RM, Zhu H, Augustine MM, Porembka MR, Wang SC, et al. Neoadjuvant therapy followed by resection versus upfront resection for resectable pancreatic cancer: a propensity score matched analysis. J Clin Oncol. 2017;35(5):515–22.

22. Balzano G, Zerbi A, Braga M, Rocchetti S, Beneduce AA, Di Carlo V. Fast-track recovery programme after pancreatico-duodenectomy reduces delayed gastric emptying. Br J Surg. Wiley-Blackwell. 2008;95(11):1387–93.

23. Denbo JW, Bruno M, Dewhurst W, Kim MP, Tzeng C-W, Aloia TA, et al. Risk-stratified clinical pathways decrease the duration of hospitalization and costs of perioperative care after pancreatectomy. Surgery. 2018;164(3):424–31.

24. Yin Z, Huang X, Ma T, Jin H, Lin Y, Yu M, et al. Postoperative complications affect long-term survival outcomes following hepatic resection for colorectal liver metastasis. World J Surg. Springer International Publishing. 2015;39(7):1818–27.

25. Matsuda A, Matsumoto S, Seya T, Matsutani T, Kishi T, Yokoi K, et al. Does postoperative complication have a negative impact on long-term outcomes following hepatic resection for colorectal liver metastasis?: a meta-analysis. Ann Surg Oncol. Springer US. 2013;20(8):2485–92.

26. Morrison B, Jones C, Kelliher L, Scott M, Dickinson M, Karanjia N, et al. ERAS for open liver resection surgery improves two-year survival but not five-year survival. Clin Nutr. ESPEN. 2017;19:78.

27. Bonadonna G, Valagussa P, Moliterni A, Zambetti M, Brambilla C. Adjuvant cyclophosphamide, methotrexate, and fluorouracil in node-positive breast cancer: the results of 20 years of follow-up. N Engl J Med. Massachusetts Medical Society. 1995;332(14):901–6.

28. Nurgalieva ZZ, Franzini L, Morgan RO, Vernon SW, Liu CC, Du XL. Impact of timing of adjuvant chemotherapy initiation and completion after surgery on racial disparities in survival among women with breast cancer. Med Oncol. Springer US. 2013;30(1):419.

29. Hébert-Croteau N, Freeman CR, Latreille J, Rivard M, Brisson J. A population-based study of the impact of delaying radiotherapy after conservative surgery for breast cancer. Breast Cancer Res Treat. 2004;88(2):187–96.

30. Huang J, Barbera L, Brouwers M, Browman G, Mackillop WJ. Does delay in starting treatment affect the outcomes of radiotherapy? A systematic review. J Clin Oncol. 2003;21(3):555–63.

第 32 章
再入院的挑战与影响

Michael Passeri , Kendra Tezber , Misty Eller , Cesar Aviles , David A.Iannitti , Dionisios Vrochides

引言

术后加速康复(enhanced recovery after surgery, ERAS)的主要目标是减少术后患者的住院时间。尽管减少住院时间是 ERAS 的关键一环,但这也仅仅是完成目标的一半。催促患者离院并不会有利于患者本身或有助于实现 ERAS 的目标。相反,这往往会增加患者再次入院的风险。本章节将关注 ERAS 期间的再入院情况以及我们如何能够在这方面加以改善。

术后再入院的负担

对术后再入院给患者、外科医生和医院带来的医疗、财务和情感负担进行的研究[1,2],只是展露了一个特别令人沮丧的话题的表面。对于患者来说,被"清扫"出院然后带着未解决的问题再次入院是一次令人沮丧的经历,甚至有可能损害其对"驱赶"他们出院的医生的信任。一项 2015 年发表的美国外科医师学会国家外科手术质量改善计划(American College of Surgeons National Surgical Quality Improvement Program, ACS NSQIP)对术后恢复效果进行的回顾性研究纳入了 498 875 例手术患者,手术类型包括减肥手术、结肠切除术、直肠切除术、子宫全切术、全髋或膝关节置换术、腹疝修补术以及下肢血管旁路术[3]。在该研究中,术后 30 天内的再入院率为 5.7%,其中最常见的导致患者再次入院的原因是手术部位感染(19.5%)[3]。之后,一项对国家再入院数据库进行分析的研究表明,在近 6 万例接受复杂肿瘤切除术(包括食管切除术、胃切除术、肝切除术、胰切除术、结直肠切除术、肺切除术或膀胱切除术)的患者中,14% 的

患者术后 30 内再次入院,而其中 82% 被认为是可以预防的[4]。

美国于 2010 年制订的《平价医疗法案》引入了医院再入院减少计划(Hospital Readmission Reduction Program, HRRP)。该计划收紧了对 30 天内再入院率高于预期的医院的财政处罚[5]。从 2012 年开始,由于医疗报销总额的削减,医院逐渐体会到这些处罚的成效。有数据表明,HRRP 已成功地降低了再入院率[6],然而也有数据表明,该计划实际上导致了更长的住院时间[7]。这种政治环境给美国 ERAS 中心带来了更大的压力,迫使其避免再入院率的增加,尽管患者住院时间被缩短。

ERAS 纪元的出院与再入院

虽然大量文献支持"采用和坚持 ERAS 原则会大大减少住院时间"这一观点,但是"一味地遵循 ERAS 指标,医生可能过早地催促患者出院,从而导致再入院的患者数量增加"这一观点备受争议。那么,ERAS 是否导致再入院率的增加? 幸运的是,我们不需要依赖于推测,因为许多最近的研究已经评估了 ERAS 对于再入院率的影响。接下来的章节将介绍精选的高质量研究,并考虑其对本次讨论话题的影响。本章节主要分为两部分:未表明或表明 ERAS 患者有更高再入院率的研究。

表明 ERAS 与常规康复治疗组之间再入院率相近的研究

结直肠手术

在 2017 年的一项研究中,在加拿大 15 所学术型医院接受结直肠手术的所有患者(n=2 876)均被纳

入 ERAS 治疗组,并于术后进行了为期 30 天的随访。研究旨在回顾性分析急诊就诊率和再入院率以及其中的原因。研究表明 ERAS 患者住院时间缩短,而这与再入院率增加无关[8]。

2017 年,一项由北加利福尼亚州 20 个中心共同参与的回顾性研究比较了两种人群实施 ERAS 前后的结果,分别为接受择期结直肠手术的患者(n=3 768)和接受紧急髋部骨折修复的患者(n=5 002)。该研究中,ERAS 路径于 2014 年引入。该研究明确表明两组患者的住院时间均减少(结直肠组为 4.2~5.1 天,髋部骨折组为 3.2~3.6 天),同时再入院率没有改变[9]。更重要的是,借助于 400 多名工作人员参与的区域 ERAS 峰会,成功地将 ERAS 引入这些中心。标准化电子订单集也被纳入以确保标准化实践。

2018 年,一项横跨 15 个加拿大机构的回顾性研究纳入了 2 876 例接受结直肠手术的患者。这项研究表明,在多因素分析中,ERAS 依从性与"最佳恢复"相关,而"最佳恢复"的必要组成部分之一是"无再次入院"。遵从 ERAS 的好处在开放式手术中更为明显,但在微创手术中也较为显著。该研究中,总体再入院率低于 8%[10]。

2018 年的另一项回顾性研究分析了加拿大阿尔伯塔的 2 714 例接受结直肠手术的患者的术后结局。该研究中,研究人员根据患者于实施 ERAS 之前或之后康复,将这些患者分为两组[11]。该项研究未发现两组患者之间的再入院率存在明显差异。

非结直肠的腹部手术

一项 2016 年的回顾性研究将 100 名接受腹壁疝修补 + 腹横肌松解术的患者纳入了 ERAS 康复路径[12]。该研究将患者的结局与建立 ERAS 操作规程之前的历史队列进行比较。结果发现,ERAS 组的平均住院时间为 4 天,而历史队列的平均住院时间为 6.1 天。令人惊讶的是,ERAS 组的 90 天再入院率实际上从 16% 下降到了 4%[12]。

2017 年,一项前瞻性研究将 159 例接受 Whipple 手术的患者随机分配到 ERAS 或传统康复路径中[13]。ERAS 组患者的术后首次肠蠕动和住院时间明显减少,而术后 30 天的再次入院率无明显变化[13]。

2018 年,一项旨在比较非结直肠腹部手术 ERAS 与常规康复优劣的系统评价和荟萃分析纳入了 39 项研究(14 项随机对照研究和 25 项队列研究)[14]。该研究总共纳入了 6 511 名患者。结果表明,ERAS 组的患者住院时间显著减少(整体减少 2.5 天,或仅纳入随机对照研究时减少 2.6 天),而再入院率没有增加[14]。

一项比较胰腺手术后接受 ERAS 和非 ERAS 操作规程优劣的荟萃分析纳入了 1995 年到 2017 年间的 3 694 例患者。这项研究未发现两组间的 30 天内再入院率存在明显差异[15]。

泌尿手术

2017 年,一项 Vancouver 的随机队列研究将根治性膀胱切除术和尿路改道后接受 ERAS 和标准康复治疗的效果进行了比较。结果发现,ERAS 组的住院时间和肠功能恢复时间明显缩短,且再入院率没有明显差异[16]。

2018 年,一项 Johns Hopkins 的回顾性单中心研究将根治性膀胱切除术后接受和未接受 ERAS 的患者进行比较。结果表明,ERAS 组患者的住院时间明显缩短,且再入院率无明显差异[17]。

移植手术

Buffalo 大学于 2018 年进行的一项回顾性研究评估了肾移植术后接受 ERAS 方案的患者结局,并将结果与 ERAS 纪元前的历史队列进行了比较。这项研究表明,ERAS 组的患者住院时间缩短,而再入院率没有差异[18]。

胸腔手术

2018 年,MD Anderson 为了对肺切除术后的患者结局进行回顾性评估,将患者分为三个组别:ERAS 纪元前(2006~2011),过渡期(2011~2015)和 ERAS 纪元期(2015~2017)。该研究共纳入 2 886 名患者,结果表明,ERAS 纪元期患者的住院时间缩短,且再入院率无显著差异[19]。

妇科肿瘤

2018 年,一项纳入了 152 例 ERAS 纪元前和 367 例 ERAS 纪元期患者的研究,分析了于 Alberta 健康服务医院接受妇科恶性肿瘤减灭术的患者。所有手术患者中位住院时间均显著缩短,且再入院率没有显著差异[20]。

表明 ERAS 治疗后再入院率升高的研究

2017 年,一项对胃切除术后分别行 ERAS 和非

ERAS 方案进行随机比较的系统回顾和荟萃分析(于 1994 年到 2016 年间进行手术的合计 801 例患者的 8 个研究)表明,ERAS 组患者的住院时间缩短,但其再入院率明显升高(ROORRO 3.42)[21]。

2018 年的另一项对 ERAS 与非 ERAS 方案进行随机比较的荟萃分析,共纳入接受了胃手术的 1 092 名患者,结果表明 ERAS 组患者的再入院率显著升高[22]。

机构 ERAS 再入院数据

在 Carolinas 医疗中心(美国的一个 ERAS® 卓越中心),ERAS 路径已经应用于胰十二指肠切除术、远端胰切除术和肝切除术[23]。到分析时,这些组分别纳入了 153、73 和 98 名患者。包括 ERAS 依从性在内的临床数据已通过 ERAS® 交互式审核系统(ERAS® Interactive Audit System,EIAS)进行了前瞻性收集。自 ERAS 启动以来,这些组的 30 天再入院率分别从 25.0%、25.5% 和 17.0% 降至 23.5%、24.7% 和 11.2%(表 32.1)。值得注意的是,必须由专业的、多学科的团队来全面实施 ERAS,增强患者依从性。在没有正式的 ERAS 组织框架的情况下实施 ERAS,会导致逐渐但明显的依从性减弱[24]。依从性的重要性不言而喻,因为依从性与结局改善密切相关[10,25]。

表 32.1 Carolinas 医疗中心肝胆胰外科自 ERAS 方案启动 1 年来的再入院率(术后 30 天)

分组	远端胰切除术	肝切除术	Whipple	合计
ERAS 纪元前	25.5% n=51	17.0% n=53	25.0% n=48	22.4% n=152
ERAS 纪元	24.7% n=73	11.2% n=98	23.5% n=153	20.1% n=324

术后急诊室就诊但不需要再入院

除了少数的例外,现有数据似乎表明,遵守 ERAS 操作规程并不会显著提高再入院率。但是,ERAS 的一个潜在后果是导致了不会再次入院的术后急诊就诊率的增加,而这一后果往往不能从再入院数据中获取。可以合理预料的是,住院治疗的缩短和加速出院会导致患者在伤口愈合的早期阶段被送回

家。这些患者对止痛药的依赖性更大,并且由于缺乏护理人员的持续照顾,只有更少的时间去适应术后症状。反过来,这可能导致相关患者以轻微症状返回急诊室的可能性更高。即使没有再次入院,术后急诊就诊对患者来说也可能是不方便的,并且会导致医疗费用增加。2016 年,一项对纽约州 38 776 例减肥手术后急诊室使用情况的综述表明,近三分之二的术后急诊室就诊并未导致再次入院[26]。有关 ERAS 再入院率的任何讨论,都必须包括对术后急诊室就诊的评估。

ERAS 纪元对术后急诊室利用情况的最全面评估来自最近一篇综述。该研究共纳入 2 876 名(横跨 15 个学术机构)接受结直肠手术且术后依照 ERAS 方案进行康复治疗的患者[8]。这些 ERAS 患者的住院时间减少与再入院率增加或急诊室利用率增加无关。在这些患者中,有 11.6% 返回急诊室但未再次入院,而 8.2% 再次入院。伤口并发症是急诊就诊但不需要再入院的最常见原因(44.5%)[8]。尽管这些数据对于 ERAS 后加速出院的安全性来说是令人鼓舞的,但这也清楚地表明了在评估出院后成本和 ERAS 后果的研究中纳入急诊室利用率的重要性。"急诊室使用的最常见原因是患者对伤口的关注"这一事实表明,作为外科医生,我们应该将重点放在针对预防患者因轻微伤口护理问题而返回急诊室的方案上。这可能需要外科医生、护士、伤口护理专家和社会工作者之间的多学科合作,包括正规的出院前教育以及出院后家庭护理。预测性分析在确定哪些患者存在因轻微伤口症状返回急诊室的风险时也可能起到一定的作用。2017 年,一篇来自泌尿外科文献的研究通过揭示"在 28 635 例接受门诊尿道悬吊术的女性患者中,术后 30 天内 81% 意料外的医院就诊是不需要再入院的急诊室就诊",明确了这一概念[27]。该研究还得出结论,标准化的留观室程序和术后患者咨询可能是减少不必要成本和避免给患者带来不便的简便方法。

患者和医师的观点

如果不讨论患者和医师对早期出院的舒适度以及对再入院的担忧的看法,那么对 ERAS 再入院的评估也是不完整的。一项对 2012 年至 2015 年期间在一所学术型医院中接受了大肠切除术的 496 位患者进行的调查显示,90% 的患者已经准备好出院,88%

的人对随访计划感到满意[28]。尽管这些数字令人鼓舞，并且与实施 ERAS 之前的预期结果相近，但仍有大量患者对缺乏术后"讨论"表示担忧。值得注意的是，有些人认为他们没有被告知术后的常见事件，包括再次入院，或如何解决预期的并发症[28]。一项 2016 年对医生和患者进行的调查证明了在将标准的 ERAS 路径引入现实生活人群时，固有的障碍或促进因素的重要性[29,30]。一些最令人关注的问题包括足够的社会支持、早期动员、接受额外患者教育的需求、有效的疼痛控制以及对无法预料的并发症或再入院的担忧。有趣的是，其中大多数与医疗保健无关，而与改善沟通和可行的出院计划有关。

预测和预防再入院

在外科和医学领域，再入院的预测已被证明是一个遥不可及的目标。为了预测出院后哪些患者可能再次入院，人们已经进行了许多研究，并取得了一定的进展。一些更可靠的预测因素包括术后并发症的发生和既往合并症的严重程度[31]。那些使用生物标志物[32]、营养实验值[33]和介入的时机[34]进行更复杂风险评估的尝试，提供了更不一致的结果。从总体上看，现有研究已经破译了一个术后再入院的独立预测因子的复杂网络。其中许多与患者的病史有关，例如年龄、慢性阻塞性肺疾病（chronic obstructive pulmonary disease，COPD）、抑郁症、高血压、糖尿病、缺铁性贫血和肥胖[35]。尽管还没有被普遍接受，但如保险状况和保险类型之类的其他因素则与患者的病史无关[4]。在另一项研究中，医疗补助患者的再入院率高于私人保险患者[4]。另一方面，2016 年一项对减重手术后急诊室使用风险因素进行评估的研究发现，在返回医院的五个最重要的风险因素中，三个因素与病史或手术类型无关（分别为：医疗补助保险/医疗保险、患者种族以及手术室的离家距离）[26]。

每位患者在进行出院决策时都会伴随着大量的术前、术中和术后变量。试图将大量数据提炼成简单的"是或否"决定，似乎是一项几乎不可能完成的任务。在这种情况下，依赖于医生的经验比复杂的循证医学计算可能更加有效。进一步目标是将预测分析、人工智能和精准临床医学等新兴领域相结合，以提供新一代的、易于使用且患者特异性的风险计算器。

预测分析中一个有前景的新概念是将人工智能和机器学习结合起来。预测分析的许多目标（如住院时间和再入院率）本质上都是非线性的。因此，传统的线性回归建模方法在创建准确的预测模型方面表现往往难以令人满意。机器学习可能提供解决此问题的方法。例如，基于 kernel 的正则化最小二乘法（kernel-based regularized least squares，KRLS）（一种基于机器学习的方法），在防止与传统回归模型相关的设定偏倚方面具有实用性[36]。KRLS 是一种非线性技术，在医学文献中往往作为一种构建更准确的预测模型的手段，尤其是在涉及非线性参数时[37,38]。机器学习分析尚未广泛应用于预测再入院率，但是如果外科界努力使用基于证据的再入院风险计算器来决定是否出院，则机器学习分析可能会发挥关键作用。

如何术前解决可调控风险因素从而降低再入院率？

根据现有数据，似乎很明显，遵循 ERAS 方案不会增加再入院率。尽管这令人鼓舞，但不应产生自满。换句话说，当我们可能做得更好时，我们不应满足于仅仅不增加再入院率。ERAS 的一项基本目标是改变术前因素，以改善术后结果。一条令人振奋的潜在发展途径是进行术前优化的改进，以进一步降低再入院率。

多模式预康复治疗

预康复是最近在多个外科学科中引起关注的一个话题。2018 年，一项关于随机队列研究的系统回顾和荟萃分析比较了结直肠手术前是否进行营养准备的优劣。结果表明，术前进行营养准备的患者住院时间缩短，且功能恢复加快[39]。然而，营养优化仅仅触及了预康复治疗所具备潜能的表面。正如目前所描述的，我们的机构中实践的预康复治疗主要包含 5 个方面：优化饮食、运动、戒烟、纠正高血糖/贫血以及心理支持/教育。尽管有大量的数据支持上述单一措施的益处，但目前仍然没有对全面的预康复方案在术后结局和再入院率方面的相对优势进行量化的高质量的研究。最近的一项系统综述纳入了 2 591 名患者，探讨了预康复方案对腹部手术后患者结局的影响[40]。该研究的结论为，多模式预康复治疗可能对患者有利；但是由于现有的操作规程过于不统一，无法进行有意义的统计分析。由于预康复治疗正在变得更加标准化，因此绝对有必要进行后续分析。此外，我们可以期待它们如何补充完善现有的 ERAS 措施。

为预康复治疗这一观念带来技术性转折的一个例子是,在 Carolinas 医疗中心正在探索使用的数字健身追踪器。一项 2018 年的预试验纳入了 22 位计划进行胰十二指肠切除术患者,他们在术前教育课时被分配了数字健身追踪器设备,并被指示在术后 60 天内继续佩戴该设备[41]。ERAS 护士跟踪他们的日常活动水平(根据日常步数将其分为五组:不活动组、久坐组、半活动组、活跃组和非常活跃组),且只要患者的活动水平降低,就与患者联系。这项研究,即使在试验阶段,也显示出活动增加与住院时间减少以及再入院率降低之间的明确联系。

患者的术前集中教育

我们的机构为所有打算遵循 ERAS 操作规程进行康复的患者开展标准化的术前教育课程。入院前筛查分配后,患者将参加该教育活动。该课程时长 60 分钟,由 ERAS 护士主持,并辅以教学材料,包括交互式教育笔记本。这些课程的有效性已经通过比较旨在评估患者对预期程序和预期术后进程的理解的测试前和测试后分数得以证明。上课还有助于在进行类似手术的患者之间及患者与其家人之间建立一种社区意识和持久的关系[42]。医学上目前还没有标准化的术后教育方案,但是这肯定会是一个有趣的发展领域,因为它们能够较少地关注外科技巧本身和术后第一天的患者病情,而更多地关注常见的出院后问题,例如伤口并发症。

结论

术后早期出院本身并不是一项遵循 ERAS 的措施。在所有情况下,是否决定"驱赶"患者出院应始终取决于一个高度个体化的、差异细微的算法,而这通常不局限于患者的临床状况。宣布患者可以出院取决于许多个体化的患者因素,其中许多因素使得给定手术的预期住院时间相差很大。其中一些因素包括基线疼痛耐受性和阿片类药物暴露史;进行敷料更换和维持引流的能力和意愿;家庭和社会支持的可获取性;基线活动度以及遵守医生建议的病史。具有长期手术史的患者比从未接受过手术的患者更能适应在家中接受复杂的伤口护理。上门护士服务和更昂贵的药物的可获取性通常取决于患者的健康保险覆盖范围。基线焦虑症可能导致患者更频繁地去术后急诊室就诊。简而言之,患者个体差异大难以标准

化,将患者转移到主治医生无法控制的其他环境更无助于缩小这种差异。

存在这样一个先入为主的概念——因为 ERAS 操作规程会加快患者出院的速度,所以它们也可能导致再入院率增加。但是,当前数据并不支持这种推测。多数研究一致表明,ERAS 操作规程会导致住院时间的缩短,而对再入院率或急诊室的使用率没有明显的影响。现在的重点应该是,(多模式预康复)、沟通改善和患者教育以及围手术期的预测分析的帮助下,通过预防再入院,在实施 ERAS 方案的基础上进一步降低再入院率。

(陈汝福 译)

参考文献

1. Secemsky EA, Rosenfield K, Kennedy KF, Jaff M, Yeh RW. High burden of 30-day readmissions after acute venous thromboembolism in the United States. J Am Heart Assoc. 2018;7(13)
2. Mukdad L, Mantha A, Aguayo E, Sanaiha Y, Juo YY, Ziaeian B, Shemin RJ, Benharash P. Readmission and resource utilization after orthotopic heart transplant versus ventricular assist device in the National Readmissions Database, 2010-2014. Surgery. 2018;164(2):274–81.
3. Merkow RP, Ju MH, Chung JW, Hall BL, Cohen ME, Williams MV, Tsai TC, Ko CY, Bilimoria KY. Underlying reasons associated with hospital readmission following surgery in the United States. JAMA. 2015;313(5):483–95.
4. Zafar SN, Shah AA, Nembhard C, Wilson LL, Habermann EB, Raoof M, Wasif N. Readmissions after complex cancer surgery: analysis of the Nationwide Readmissions Database. J Oncol Pract. 2018;14(6):e335–45.
5. Hospital Readmissions Reduction Program (HRRP). Centers for Medicare & Medicaid Services. https://www.cms.gov/Medicare/Medicare-Fee-for-Service-Payment/AcuteInpatientPPS/Readmissions-Reduction-Program.html.
6. Desai NR, Ross JS, Kwon JY, Herrin J, Dharmarajan K, Bernheim SM, et al. Association between hospital penalty status under the hospital readmission reduction program and readmission rates for target and nontarget conditions. JAMA. 2016;316:2647–56.
7. Albritton J, Belnap T, Savitz L. The effect of the Hospital Readmission Reduction Program on the duration of observation stays: using regression discontinuity to estimate causal effects. EGEMS (Wash, DC). 2017;5(3):6.
8. Wood T, Aarts MA, Okrainec A, Pearsall E, Victor JC, McKenzie M, Rotstein O, RS ML, iERAS group. Emergency room visits and readmissions following Implementation of an Enhanced Recovery After Surgery (iERAS) program. J Gastrointest Surg. 2018;22(2):259–66.
9. Liu VX, Rosas E, Hwang J, Cain E, Foss-Durant A, Clopp M, Huang M, Lee DC, Mustille A, Kipnis P, Parodi S. Enhanced recovery after surgery program implementation in 2 surgical populations in an integrated health care delivery system. JAMA Surg. 2017;152(7):e171032.
10. Aarts MA, Rotstein OD, Pearsall EA, Victor JC, Okrainec A, McKenzie M, McCluskey SA, Conn LG, RS ML, iERAS group. Postoperative ERAS interventions have the greatest impact on optimal recovery: experience with implementation of ERAS across multiple hospitals. Ann Surg. 2018;267(6):992–7.

11. AlBalawi Z, Gramlich L, Nelson G, Senior P, Youngson E, McAlister FA. The impact of the implementation of the Enhanced Recovery After Surgery (ERAS®) program in an entire health system: a natural experiment in Alberta, Canada. World J Surg. 2018;42(9):2691–700.

12. Majumder A, Fayezizadeh M, Neupane R, Elliott HL, Novitsky YW. Benefits of multimodal enhanced recovery pathway in patients undergoing open ventral hernia repair. J Am Coll Surg. 2016;222(6):1106–15.

13. Deng X, Cheng X, Huo Z, Shi Y, Jin Z, Feng H, Wang Y, Wen C, Qian H, Zhao R, Qiu W, Shen B, Peng C. Modified protocol for enhanced recovery after surgery is beneficial for Chinese cancer patients undergoing pancreaticoduodenectomy. Oncotarget. 2017;8(29):47841–8.

14. Visioni A, Shah R, Gabriel E, Attwood K, Kukar M, Nurkin S. Enhanced recovery after surgery for noncolorectal surgery?: a systematic review and meta-analysis of major abdominal surgery. Ann Surg. 2018;267(1):57–65.

15. Ji H-B, Zhu W-T, Wei Q, Wang X-X, Wang H-B, Chen Q-P. Impact of enhanced recovery after surgery programs on pancreatic surgery: a meta-analysis. World J Gastroenterol. 2018;24(15):1666–78.

16. Frees SK, Aning J, Black P, Struss W, Bell R, Chavez-Munoz C, Gleave M, So AI. A prospective randomized pilot study evaluating an ERAS protocol versus a standard protocol for patients treated with radical cystectomy and urinary diversion for bladder cancer. World J Urol. 2018;36(2):215–20.

17. Semerjian A, Milbar N, Kates M, Gorin MA, Patel HD, Chalfin HJ, Frank SM, Wu CL, Yang WW, Hobson D, Robertson L, Wick E, Schoenberg MP, Pierorazio PM, Johnson MH, Stimson CJ, Bivalacqua TJ. Hospital charges and length of stay following radical cystectomy in the enhanced recovery after surgery era. Urology. 2018;111:86–91.

18. Espino KA, Narvaez JRF, Ott MC, Kayler LK. Benefits of multimodal enhanced recovery pathway in patients undergoing kidney transplantation. Clin Transplant. 2018;32(2)

19. Van Haren RM, Mehran RJ, Correa AM, Antonoff MB, Baker CM, Woodard TC, Hofstetter WL, Mena GE, Roth JA, Sepesi B, Swisher SG, Vaporciyan AA, Walsh GL, Rice DC. Enhanced recovery decreases pulmonary and cardiac complications following thoracotomy for lung cancer. Ann Thorac Surg. 2018;106(1):272–9.

20. Bisch SP, Wells T, Gramlich L, Faris P, Wang X, Tran DT, et al. Enhanced Recovery After Surgery (ERAS) in gynecologic oncology: system-wide implementation and audit leads to improved value and patient outcomes. Gynecol Oncol. 2018;151(1):117–23.

21. Ding J, Sun B, Song P, Liu S, Chen H, Feng M, Guan W. The application of enhanced recovery after surgery (ERAS)/fast-track surgery in gastrectomy for gastric cancer: a systematic review and meta-analysis. Oncotarget. 2017;8(43):75699–711.

22. Wang LH, Zhu RF, Gao C, Wang SL, Shen LZ. Application of enhanced recovery after gastric cancer surgery: an updated meta-analysis. World J Gastroenterol. 2018;24(14):1562–78.

23. Aviles C, Hockenberry M, Vrochides D, Iannitti D, Cochran A, Tezber K, et al. Perioperative care implementation: evidence-based practice for patients with pancreaticoduodenectomy using the enhanced recovery after surgery guidelines. Clin J Oncol Nurs. 2017;21(4):466–72.

24. Veziant J, Leonard D, Pereira B, Slim K, French speaking Group for Enhanced Recovery after Surgery (GRACE). How does the application of surgical components in enhanced recovery programs for colorectal surgery change over time? Surgeon. 2018;16(6):321–4.

25. Pisarska M, Pędziwiatr M, Małczak P, Major P, Ochenduszko S, Zub-Pokrowiecka A, Kulawik J, Budzyński A. Do we really need the full compliance with ERAS protocol in laparoscopic colorectal surgery? A prospective cohort study. Int J Surg. 2016;36(Pt A):377–82.

26. Telem DA, Yang J, Altieri M, Patterson W, Peoples B, Chen H, Talamini M, Pryor AD. Rates and risk factors for unplanned emergency department utilization and hospital readmission following bariatric surgery. Ann Surg. 2016;263(5):956–60.

27. Dallas KB, Rogo-Gupta L, Elliott CS. Unplanned hospital visits in the first 30 days after urethral sling procedures. Urology. 2017;103:79–83.

28. Jones D, Musselman R, Pearsall E, McKenzie M, Huang H, McLeod R. Ready to go home? Patients' experiences of the discharge process in an Enhanced Recovery After Surgery (ERAS) program for colorectal surgery. J Gastrointest Surg. 2017;21(11):1865–78.

29. The Physicians Foundation 2016 Physician Survey. September 21, 2016. https://physiciansfoundation.org/research-insights/physician-survey/.

30. The Physicians Foundation 2016 Patient Survey. May 17, 2016. https://physiciansfoundation.org/research-insights/the-physicians-foundation-2016-patient-survey/.

31. Jean RA, Chiu AS, Boffa DJ, Detterbeck FC, Blasberg JD, Kim AW. When good operations go bad: the additive effect of comorbidity and postoperative complications on readmission after pulmonary lobectomy. Surgery. 2018;164(2):294–9.

32. Brown JR, Jacobs JP, Alam SS, Thiessen-Philbrook H, Everett A, Likosky DS, Lobdell K, Wyler von Ballmoos MC, Parker DM, Garg AX, Mackenzie T, Jacobs ML, Parikh CR. Utility of biomarkers to improve prediction of readmission or mortality after cardiac surgery. Ann Thorac Surg. 2018;106(5):1294–301.

33. Wahl TS, Graham LA, Morris MS, Richman JS, Hollis RH, Jones CE, Itani KM, Wagner TH, Mull HJ, Whittle JC, Telford GL, Rosen AK, Copeland LA, Burns EA, Hawn MT. Association between preoperative proteinuria and postoperative acute kidney injury and readmission. JAMA Surg. 2018;153(9):e182009.

34. Garg SK, Sarvepalli S, Campbell JP, Anugwom C, Singh D, Wadhwa V, Singh R, Sanaka MR. Incidence and predictors of 30-day readmission among patients hospitalized for chronic pancreatitis. Pancreas. 2018;47(8):1008–14.

35. Elsamadicy AA, Ren X, Kemeny H, Charalambous L, Sergesketter AR, Rahimpour S, Williamson T, Goodwin CR, Abd-El-Barr MM, Gottfried ON, Xie J, Lad SP. Independent associations with 30- and 90-day unplanned readmissions after elective lumbar spine surgery: a National Trend Analysis of 144 123 patients. Neurosurgery. 2019;84(3):758–67.

36. Ferwerda J, Hainmueller J, Hazlett C. Kernel-Based Regularized Least Squares in R (KRLS) and Stata (krls). J Stat Softw. 2017;79(3)

37. Georga EI, Principe JC, Rizos EC, Fotiadis DI. Kernel-based adaptive learning improves accuracy of glucose predictive modelling in type 1 diabetes: a proof-of-concept study. Conf Proc IEEE Eng Med Biol Soc. 2017;2017:2765–8.

38. Wallert J, Tomasoni M, Madison G, Held C. Predicting two-year survival versus non-survival after first myocardial infarction using machine learning and Swedish national register data. BMC Med Inform Decis Mak. 2017;17(1):99.

39. Gillis C, Buhler K, Bresee L, Carli F, Gramlich L, Culos-Reed N, Sajobi TT, Fenton TR. Effects of nutritional prehabilitation, with and without exercise, on outcomes of patients who undergo colorectal surgery: a systematic review and meta-analysis. Gastroenterology. 2018;155(2):391–410.e4.

40. Luther A, Gabriel J, Watson RP, Francis NK. The impact of total body prehabilitation on post-operative outcomes after major abdominal surgery: a systematic review. World J Surg. 2018;42(9):2781–91.

41. Tezber K, Aviles C, Eller M, Leitch K, Lanis PD, McClune G, et al. Utilizing FITBIT© technology to monitor patient activity to demonstrate increased activity leads to decreased length of stay following pancreaticoduodenectomy: a pilot study. Clin Nutr. ESPEN. 2018;25:188.

42. Tezber K, Aviles C, Eller M, Cochran A, Iannitti D, Vrochides D, McClune G. Implementing Enhanced Recovery After Surgery (ERAS) Program on a Specialty Nursing Unit. J Nurs Adm. 2018;48(6):303–9.

第 33 章
一名 ERAS 患者的经历

33

Garry Laxdal

这是关乎希望和信念的一章！当我在 2015 年 6 月被诊为直肠癌时，从未听说过腹会阴联合切除术（abdominoperineal resection，APR），更别提加速康复外科（enhanced recovery after surgery，ERAS）了。如果你仅 53 岁，平素体健，却被告知得了癌症，通常会脑袋一片空白。而我在确诊之前，很少接触医疗保健系统。退休后，我每年都还能打 100 场以上的高尔夫球，热衷于秋猎，也还能在业余时间翻修房子。

我的病需要先进行新辅助治疗，然后再进行手术。而从确诊那一刻起我就认为，要想获得好的疗效，我就必须积极参与其中。

我当然对我的医疗团队充满信心，他们都是各自领域的专家，在治疗癌症方面训练有素。他们接受了多年的医学教育，随后又历经多年的临床实践，才成为了专业领域的领导者。为了术后康复得更好，我需要让自己的生理、心理及精神保持在最佳状态，以便接受手术和治疗。那时，我脑子里根本还没有 ERAS 的概念。

在 Alberta Health Services（AHS）就诊最棒的经历，就是那些专业的医疗人士会让你感觉是自己主动参与了治疗过程，而不是被动地接受治疗。我需要先放化疗两个月，短暂休息一段时间后再进行手术。在一次外科会诊中，他们用小宣传册第一次向我介绍了 ERAS。那时我需要做的事情纷沓而至，包括预约、治疗、搞懂各种服务，也包括协调患癌后家庭关系和心理调整。负担太大，所以一开始我并不太理解我所获得的 ERAS 信息。

后来医疗团队又数次向我解释什么是 ERAS，我发现他们不厌其烦的讲解的确对我很有帮助。有效推动 ERAS 的秘诀就在于不断向患者介绍 ERAS，反复讨论它的概念和方案。一开始我们可能会听不明白，或者更有可能根本没有注意听他们在讲什么。但当我终于弄明白的那一刻，就像脑子里的开关被打开了，有一种"原来如此"的顿悟。后来我也听说

ERAS 能够极大程度地减少医疗费用，但那并不是我的动力。术后能尽快出院才是我的原动力。术后预期长达 7~21 天的住院时间，既不符合我的意愿也不符合我的生活方式。我要缩短这段时间。活下来并在术后 3 个月重返高尔夫球场，才是我的目标和动力。

我的人生格言是做事要全身心投入，不能半途而废。所以我的任务是尽可能多地学习治疗、手术以及 ERAS 的相关知识，以保障我将来的康复。通过互联网、AHS 的推荐读物以及加拿大非营利组织 Wellspring 的资源，我逐渐理解了一些直肠癌的信息和 ERAS 的益处。www.errassociety.org、www.patientsafetyinstitute.ca 和 www.albertahealthservices.ca 等网站的信息量也很大。无论是宣传册、在线读物、手术模拟视频，还是其他的学习资源，承载的信息都是有益的，也会让人觉得安心。ERAS 给了我希望，让我有了关注和期待的目标。我要为自己的手术以及之后漫长的康复之路尽可能做好准备。我的目标很简单，就是遵循 ERAS 指南，使我的身体能为肠道手术做好准备。为此，我全身心地投入到 ERAS 训练中，减少了对癌症和手术的焦虑和担忧。患癌后，情绪常常会变得消极，而 ERAS 则可以帮我转移注意力。

那时我并不知道，我其实已经为 ERAS 做好了准备，也为手术和术后康复做了准备。我每天都会遛狗散步 3~5km，经常打高尔夫球，这些都帮助我保持了良好的身体状态。我告诉自己：术前准备越充分，身体条件改善越多，术后的疗效也会越好。

我的"医疗团队"由一位放疗科医生、肿瘤内科医生、外科医生、家庭医生以及我自己组成。我们经常交流，也一起做决定。我还建立了"个人团队"，由我的妻子、女儿们、几个要好的朋友、家庭成员和我的狗组成。通过不断与我的两个团队交流，以及讨论可能存在和担心的问题，我逐步做好了 ERAS 的准备和计划。组建这两个不同的团队让我能够克服诊断后

的许多身心挑战。

为了帮助我在精神和心灵上更好地面对癌症,他们也向我介绍了正念疗法。我从未想过有生之年我会进行冥想训练。他们告诉我,有数据证明练习正念对康复有显著积极的治疗效果。这促使我去学习一些新的东西。我和妻子参加了一个由我们医疗系统(AHS)发起的优秀课程,名为"癌症康复正念课程"。

ERAS 指南还建议了一些其他术前准备事项,包括减少饮酒、多休息、在术前 2~3 周切换到高碳水化合物饮食以及在术后服用医疗团队推荐的止痛药。

在一次术前会诊中,我和他们讨论了即将进行的手术。我们仔细研究了 ERAS 指南中住院期间该做什么以及术后该如何遵循,这些都对我顺利康复至关重要。

不知不觉中,手术日到了。除了在术前三小时喝了一大杯苹果汁来补充碳水化合物以外,其余的准备工作我都是按照 ERAS 指南来进行的。禁食后的苹果汁非常美味,是手术日的良好开端!

住院

手术那天实际上是一种解脱。我终于不用再等待了!当我在麻醉后护理病房(PACU)苏醒时,我愉快地接受了他们给我提供的水、果汁和饼干。几个小时后,我便被送回自己的房间,感觉良好,疼痛也还可控。采用的镇痛方式包括硬膜外麻醉和静脉注射氢吗啡酮。我觉得口渴,喝了几杯水才缓解。幸好他们给了我一根吸管,帮了大忙。嚼口香糖的感觉还不错,这能帮助我的消化系统功能更快地恢复。手术当晚,我就能够在别人的帮助下起床、散步。虽然站起来会觉得恶心,但是能够站起来的感觉真好。因为我觉得很饿,想吃些固体食物,所以在护理人员的同意下,我的家人在手术当晚给我送来了食物。虽然这不在 ERAS 方案中,但并没有什么副作用,事实上的感觉正相反,吃固体食物后感觉完全正常。随后医生给了我一个诱发性肺活量计来帮我增强肺功能。我把它当作一个挑战,每天使用这个设备来让自己更好地恢复。一开始用起来很辛苦,但状态在一天天好起来。

术后第一天状态良好。那一天,我能起床并在病区走廊来回走四五趟。除了医院提供的食物以及似乎源源不断的营养饮料外,我女儿也从家里带来了可口的食物,这让我感觉好多了。手术后疼痛比较轻微(2 级),于是在术后第二天晚上,我要求停用硬膜外及静脉注射的镇痛药。因为它们所导致的头

痛,比 APR 手术切口更痛。每天我都能走得更远,身体变得更强壮。液体摄入量增加了,食欲也完全恢复了,我甚至需要家人和朋友给我带食物进行补充。医生和护士都为此感到高兴。术后第 3 天到第 5 天,我花了很多时间学习如何护理我的造口,在走廊上走路锻炼,做腿部训练以及练习吹肺活量计。我在准备 ERAS 的过程中学到的知识以及遵循的指南都大有帮助。我感觉好极了,这真让人有点儿难以置信。因为我听说过许多患者在术后恢复过程中的可怕故事,而我很高兴自己并没有糟糕的情况可供分享。医疗团队给了我出色的照护,也为我参与 ERAS 治疗计划所取得的成绩感到骄傲。通过冥想持续进行正念练习也帮助我在晚上睡得更好,这有助于更快地恢复身心健康。

术后住院的那些日子也并非都如雨后彩虹般美好。当你和一位病友共用一间半私人病房时,几乎不可能有真正的休息,总有一连串十分嘈杂的活动在进行。无论是实验室人员采血,护理人员查看,房间清洁,还是我室友的声响,都导致我因休息不好而倍感沮丧。我的身体状况正在好转,但精神状态还有待提高,时而会觉得非常疲惫。有一段时间,我似乎不能很快出院,这让我颇为泄气。但我很幸运有自己的个人团队,他们和我一起讨论和应对这些问题,协助我度过了这段艰难时光。

出院后经历

术后第 5 天,我出院回家了。起初我被告知要在医院住 7~21 天,所以第 5 天就能出院的感觉像中彩票一样。这向我有力证明了手术前后所有的 ERAS 准备工作都起效了。

迈进家门,我情不自禁地落泪了。再次回家,感受着家里床单的柔软触感,仿佛是一种恩赐。我从癌症康复正念课程中学到一种练习,即"初学者思维",也就是看待任何事物就像你第一次看到它,那么每件事物都会是一个奇迹,这正是我的感受。休息大半天之后,又做完练习。这一切是多么美好,我为此而沉醉。妻子扶我在附近的街区散步,我没有感到一丝疼痛或恶心。终于解脱了!那天晚上,我们在家吃了一顿丰盛的晚餐,美美地睡了一觉。静静躺在自己的床上,感到无比舒适和无处不在的爱。那晚的感受真是难以用语言来表达。医院是看病的好地方,但比不上家的温馨。

接下来的几天,我遛狗散步的时间越来越长,尽可能恢复我的日常活动。我遵照医生的医嘱,不举比

一罐牛奶更重的东西,如果觉得某些活动过度了,当即停止。很有意思的是,如果活动过多,身体马上会给你颜色看。当然,你得用心体会才感知得到。因为我感觉很好,所以医生开给我的镇痛药很少被使用。

放化疗时,我经历了相当多的疼痛,我甚至担心自己过度使用了镇痛药。当时疼痛非常厉害,感觉镇痛药都失效了。后来团队中的一个内科医生告诉我,学会提前控制疼痛很重要。当我向他表达我是多么害怕镇痛药上瘾时,他让我仔细体会身体的感觉,在疼痛恶化之前服药控制。这不仅能帮我减轻躯体上的疼痛,还有助于我的精神健康。当时我服药了吗?我不确定。但我发现和别人谈论疼痛以及正念练习会有很大的帮助。

唯一的负面影响是我每天需要注射抗凝剂来预防血栓形成,这是我整个康复大计划中的一个小代价。每一天,我都变得更强壮。不久,我就恢复了正常饮食,每天也能够走得更远。对我来说,不断进行正念练习和瑜伽是一个很好的放松方式,可以让我专注于变得更好、更强壮。有时我会对造瘘手术之后的未来感到迷茫,这个时候我会借助冥想和我的个人团队一起来帮我度过这些至暗时刻。回家三天后,我就能保持顺畅的呼吸了,肺部也感觉良好,所以停用了肺活量仪。

随着圣诞节的临近,我开始在家里准备过节,同时也继续我新的全职工作——康复。最初被告知康复需要 8 周时,我甚至认为还不够。时光飞逝,潮起潮落。虽然我康复得不错,但有时候总还会感到疲劳或者状态不好。然而每一天都是一个新的机会,让我们努力比前一天做得更多一些。

术后两周时,我的外科医生打电话告诉我一个极好的消息:病理报告显示所有的肿瘤都被切除了,预后良好。我认为,患者不应被告知他们"现在无癌"了,对这种结论的解释也要保持谨慎。乐观是好的,但在我看来,现实一点的期待和希望,会更好。术后第四周,我开始了为期三个月的辅助化疗。虽然这耗费体力,但我相信会有好的结果。

建议

我对 ERAS 优化的大部分建议都与沟通有关,可以细分成三个时间段进行说明:诊断时、手术准备以及住院。

诊断时

应该尽早为患者介绍 ERAS 及其对手术的好处。

自从我做完手术以来,我有机会以患者顾问的身份与许多结直肠癌患者交谈。他们当中很多人直到术后住到病房里,才想起 ERAS 这回事,这让我感到惊讶。为什么会这样? 正如我前面提到的,一旦有人听到自己得了癌症并需要手术,他们通常会忽略接下来听到的一切。虽然我觉得诊断时可能不是谈 ERAS 及其益处的最佳时机,但等到准备入院手术时再谈可能为时已晚。我们需要抓住术前的每一次机会和患者谈 ERAS,无论是在肿瘤科医生的办公室、放射治疗门诊,还是在外科医生或家庭医生会诊时。患者和医疗机构都能从中获益。我们对它讨论得越多,患者对它的理解就会越透彻,接受该计划的希望越大。

尤其对于男性癌症患者而言,需要在多个环节讨论 ERAS。在所有预约门诊中,有第二个人陪伴是非常有帮助的,这就是拥有自己的个人支持团队的价值所在。为什么? 患者所听到的与照顾者 / 支持者所听到的常常不尽相同。从诊断时到手术后,我的看护者(主要是我妻子)始终与我一起参加每次预约门诊。很多时候,我和妻子在门诊后都要像会议汇报一样来讨论先前的门诊经历,因为我们往往听到了不同的内容和不同的含义。或许是接受化疗的癌症患者有所谓的"脑雾"或"化学雾",让他们意识模糊,影响了他们的判断能力。

手术准备

患者应自我学习,这是有帮助的。我常常听患者说他们不太清楚目前的状况,或者感觉治疗效果不佳,或者对医疗系统感到愤怒。这些通常是沟通不畅以及缺乏信心导致的。患者需要知道他们是医疗团队和个人团队的中心,应当鼓励他们提问以及回答医疗团队的问题。如果患者有能力,可以鼓励他们对自己的健康计划负责。老话说得好:"凡事预则立,不预则废。"这我就有所共鸣了。因为我的确先有一个计划,然后尽我所能地执行。没有人比患者本人更了解自己。患者想要的都一样! 都想在治疗和手术后能活得长久,过上正常且有创意的生活。谁会想要做不能加速康复的手术? 作为患者,我们需要掌握自己的情况,尽可能多地了解自己的诊断、治疗方案,以及术后加速康复的方式,然后为实现目标创建最佳路径。如果患者能为自己的手术准备投入时间和精力,他们的生理和心理情况会好得多。

术前要经常运动,多走路。接受手术治疗前,让身体保持在最佳状态是十分重要的,这再怎么强调都不过分。术前需改用高碳水化合物饮食。营养丰富的饮食不仅味道好,而且有益于术前的身心准备。可寻求诸如正念、冥想和瑜伽的课程,即使你不理解它们,认为它们没有帮助或者觉得你并不适合,但尝试新事物又能有什么损失呢?在开始冥想练习之前,我也是持怀疑态度的,但现在在我说:"得了癌症确实很糟糕,但它却让我看到了生活中许多美好且重要的东西。"

术后住院

这时,所有的计划和准备都将派上用场。ERAS的学习和研究可以让患者不会对即将出现的情况不知所措。术后通常会出现疼痛、恶心和其他方面的情况,但我们还是要有尽快下床的意志和决心。步行锻炼不仅有益于身体,还可以使头脑保持清醒。多运动会促使消化系统运转得更快,预防血栓,还带来很多其他好处。同时也强烈建议尽可能地多吃富有营养的食物。我还从来没有听到哪个患者说他们喜欢医院提供的食物,所以可以让你的亲朋好友把你喜欢吃且习惯吃的食物带到医院来。我很幸运,我的女儿是厨师,在我的康复期给我带来了自制的火鸡汤和三明治。我们病房在饮水机旁配有冰箱,可以用来存放患者的食物,食用前用微波炉加热。手术当晚,一个朋友就从当地一家很棒的餐馆给我带来了一份外卖。如前所说,通过自我学习和寻求帮助将有助于解决这些问题。

患者遵循 ERAS 推荐指南也很重要,包括多饮水、嚼口香糖、在病房周围走动、进食和休息方面。除了医院提供的饮食,还应补充一些营养饮料和家里常吃的食物。作为患者,我们时刻要记住了解自己病情和更快康复。同时强烈建议尽快减少镇痛药的使用。虽然疼痛是真实的,需要解决,但很多时候是一种依赖。尤其在北美,我们都知道阿片类药物的危害。对阿片类药物或其他镇痛药的依赖越少,生活就会越美好。正念在非药物疼痛管理方面发挥着重要作用。尝试写 ERAS 日记,记录日常活动和目标,往往会让你有意想不到的惊喜。最后同样值得一提的是,有条件的话使用肺活量计进行呼吸练习。

术后回家

引用一下电影《绿野仙踪》的话:"没有比家更好的地方"。人们常说,医院不是一个休息的好地方,家里才是。宁静和平和有助于身心重新点燃生命的火焰和加速康复。手术后,我每天都带着我的狗在街区散步,很快就恢复了元气。虽然人行道结冰后变得湿滑,我必须特别小心,但是秋天的新鲜空气确实对我的身心产生了奇效。如前所述,我的目标是在术后 3 个月就能重返高尔夫球场。我的策略是运动、饮食营养均衡及休息充足。我坚持用肺活量计进行呼吸练习,直到恢复术前正常水平。出院后的一周内,我练习瑜伽(主要是呼吸练习和缓慢的身体运动),也继续我的正念癌症康复计划。出院时医生给了我开了镇痛药,但我很少用,2 周内停掉了所有镇痛药。对那些正经历术后康复的结直肠癌患者,我的建议是:谨思慎行。我的意思是,做任何事情都要有条不紊。不要急吼吼地想着康复,放松点。身体是一个奇妙的机器,过于殚精竭虑,反而会欲速则不达。手术前几周的 ERAS 准备终于有了丰厚的回报,我很快就康复了,没有出现任何并发症或者再入院。通过锻炼(散步和瑜伽)和正念练习,我很快就回归患癌之前的生活方式。虽然我的身体已经有所不同,有了个结肠造口,但我依然可以继续多姿多彩的生活,继续做我热衷的事情,比如打高尔夫球和打猎。对我来说这就意味着全世界,直到今天依然如此。

手术后,虽然我也到外科医生和家庭医生安排的门诊随访,但如果医院也能跟进了解我的境况就更好了,哪怕是一个简单的电话随访也能接受。如果我们能将 ERAS 的好处传递给其他患者,他们也就能感受到我的经历了。ERAS 在我的手术准备和术后出色康复中作用巨大。毫无疑问,没有 ERAS 的话,我不可能这么快出院,也不会感觉这么好。终有一天,ERAS 不会再被称为加速康复外科,而是直接被称为外科。谁还需要不能加速康复的外科?

术后六周,我受邀在卡尔加里举行的 ERAS 论坛上发表演讲,讲述我在 ERAS 方面的经历。之后,我在其他几次会议上也报告了 ERAS 的优点,以及遵循简单的指南如何使我们所有人受益。目前,我担任艾伯塔省卫生服务中心(AHS)手术战略临床网络的患者顾问,并担任 AHS 患者参与小组的联合主席。我将利用这些机会,向其他患者和临床医生介绍 ERAS。

术后 3 个月内重返高尔夫球场的目标实现了!有一些地方需要调整,所以我发明了一种新的高尔夫球挥杆,以适应新的躯体。那个冬天,我和妻子在墨西哥度过了一个美好而轻松的假期。我从不后悔,时至今日我每年还像往常一样打 100 场高尔夫球。现在距癌症治疗结束已经 3 年了,我感觉很棒!经常运动锻炼,每天练习正念。人生苦短,我们要享受人生乐趣:做自己喜欢做的事情,与自己喜欢的人在一起。

(吴文川 译)

第七部分

加速康复外科安全性和质量的提升

第 34 章
ERAS 预后评估

Emma L.Court, Caroline Boulind, Nader K.Francis

概述

加速康复外科(ERAS)是一种涉及多学科临床路径的医疗模式,其目的在于通过减少术后应激反应,促进患者术后的快速康复[1-3]。ERAS 最初是由加速结直肠患者术后住院期间的康复发展而来[4],但近年来在患者长期康复护理中受到越来越多的关注。一般来讲 ERAS 是否成功实施可通过临床预后指标,如住院时间(LoS)、并发症、再入院率等来进行评估。但这些指标均不能完整反映患者的体验及整体功能的康复[1,5]。以患者为中心的有效性评估是 ERAS 关键的模式转变。本章中介绍了 ERAS 预后的评估方法,解析评估的重要性,并讨论不同文献中所报道的用于 ERAS 有效性的评估方法。

ERAS 评估

康复是一种涉及身体、心理、经济、社会医疗等多方面的复杂过程,因此准确评估康复水平极具挑战性[6]。不同的职能部门或主体对康复的解释也不同。例如,临床医生一般关注短期在院康复指标,如住院时间以及并发症;ERAS® 协会指南更加强调是否严格执行 ERAS 各项不同措施的重要性[1];患者则往往将康复等同于恢复正常活动[7]。后者是一个长期的过程,延续至患者出院后几周或者数月。

ERAS 预后评估的意义和作用

既然康复是一个复杂的过程,我们为什么要评估 ERAS 的预后?其原因简述如下[8]:

1. 有效性评估:验证项目有效性,识别有待改进的领域,确保患者从康复实践中获益最大化。

2. 评估实践的变异和误差:收集关于能够确定 ERAS 模式有效或者无效的实践变量信息,对于确保 ERAS 的实践质量以及持续改进均很重要。

3. 向现有的或者潜在的投资者展示价值:全球医保系统正在面临财政困难,因此很有必要向投资者或者管理者证明这项措施的有效性,证明 ERAS 康复模式对患者是可接受的并且可在实际预算范围内完成。

4. 促进研究与发展:评估预后有助于促进对具体措施的理解。以清晰、有效的方式评估 ERAS 结果,可以确定需要进一步研究的领域,从而促进以患者整体获益为主的循证医学实践。

评估过程与结果

项目评估就是利用社会研究流程系统性评价健康或社会学领域干预的概念、流程、实施和效用[9]。这一过程利用诸多措施明确地验证项目的结果是由项目本身而不是其他因素造成的[10]。

医疗卫生服务质量评价在当今社会非常重要。包括补偿,奖励措施的质量评价指标应用越发广泛[11]。Donabedian 提出了一个被广泛接受的质量指标模型[12],此模型描述了三种质量指标:结构、过程和结果。结构指标是指提供医疗保健所需的组织结构、人力资源和材料。在 ERAS 过程中,此项指标可应用于团队运作及资源的组织上,以确保 ERAS 的有效实施。过程指标是指为提供或接受医疗保健而采取的相关措施,并体现了 ERAS 元素的的遵守情况。其核心观点为在实施 ERAS 过程中各中优化措施共同作用,减少了术后应激反应并保持术后正常生理功能,从而改善预后[13]。

大量研究明确证实 ERAS 在术后应激反应及在免

疫功能恢复中发挥作用。虽然这些不是结果本身,但或许可以解释 ERAS 模式尤其是在长期生存获益方面的作用。Veenhof 等在对 LAFA 试验的即席分析中发现,通过评估单核细胞人白细胞抗原 -DR(HLA-DR)表达,白介素 6(IL-6)、C 反应蛋白(CRP)和生长激素(GH)水平以及保存的免疫活性,可以防止肿瘤细胞的种植[14]。

　　一般来讲,涉及 ERAS 的不同变量术语以及评估方式均影响 ERAS 的预后评估。ERAS 相关文献中经常提到一组观测值是衡量严格执行 ERAS 计划的指标。明确计划实施的有效性以及存在偏差的地方,对于找出医疗服务过程中存在的弱点具有重要作用。然而评估这些因素不应被认为是 ERAS 的结果,因此有必要改变评估的重点,即从以护理人员为中心改变到以患者为中心。

评估 ERAS 预后的方法

　　在过去的 20 年里,术后评估已经出现了模式转变。除了以临床为导向的指标如住院时间、并发症等以外,患者的体验也得到了重视。患者相关的结果(PRO)可直接用于评估患者特定的健康状况,其中包含了可能受到干预措施影响的一般健康状态。这些包括了如症状(疼痛、恶心、乏力)、健康状态(恢复活动以及身体活动水平)及与健康相关的生活质量指标[10]。

　　由于 ERAS 评估模式的复杂性以及康复评估的困难,在实施 ERAS 后出现了多种不同的预后结果。Messenger 等报道的 159 例预后评估模式中,主要应用了住院时间、并发症以及再入院等指标[15]。其中 10 项研究使用 Clavien-Dindo 系统对并发症的严重程度进行了分级。20 项研究明确了住院时间的定义,即从手术之日到出院的时间(不包括重新入院的时间),或患者被认为符合出院条件的时间[16]。

　　Neville 等比较了 38 项腹部手术后 ERAS 评估指标与传统护理评估指标的差异[17],从这些研究中确定了 23 项预后指标。其中,10 项是生物或生理预后指标,4 项是与临床症状相关的指标,11 项是对功能状态评估的指标,包括生活质量(QoL)评分(表 34.1)。

　　功能状态评估包含了术后长期康复情况的评估。17 项研究报告了出院后的结果,然而仅有 2 项研究报告了出院后 60 天的结果,1 项研究报告了 90 天的结果,还有 10 项研究没有报告随访的持续时间。另外,24 项研究仅报告了术后 30 天的结果。如此短的随访时间表明,研究结果是以外科医生或医院为中心

考虑的,并没有考虑患者的角度。

表 34.1　ERAS 结果与评估方式

明确的结果	定义、评估技术和 / 或仪器
生物和生理变量	
术后并发症	多个定义
肠功能康复	排气 排便
饮食耐受时间	口服耐受(液体、固体饮食)
肺功能	呼吸量测定法
免疫功能	C 反应蛋白 白细胞介素 肿瘤坏死因子 -α HLA-DR 在单核细胞中的表达 淋巴细胞流式细胞术
应激反应	皮质醇 催乳素 生长激素 胰岛素抵抗
营养学指标	白蛋白 氮平衡
身体成分的变化	生物阻抗 吸光测定法
肌肉强度	握力 下肢力量
静息能量消耗	间接测热法
心功能	踏板实验
症状程度	
疼痛	视觉模拟评分 语言反应规模 麦吉尔疼痛问卷
疲劳	视觉模拟评分 语言反应量表 围术期疲劳测评量表 睡眠时间
恶心 / 呕吐	自我报告 语言反应量表
焦虑 / 抑郁	医院焦虑抑郁量表
功能状态	
住院时间	住院天数
30 天再住院率	出院后 30 天内再住院患者数
活动量	起床后的活动时间 走动时间 计步器 每天行走的患者比例 实现主动活动的时间

续表

明确的结果	定义、评估技术和 / 或仪器
能够执行日常生活能力	问卷调查 日常生活工具活动问卷 日常生活活动的子量表 围术期疲劳问卷调查
复工	不明
认知功能	Roth-Hopkins 实验
全科医生访问	不明
心理支持需要	问卷调查
出院康复设施	患者可以出院到自己家以外的地方
总体健康的认知	SF-36 一般健康亚量表 EORTC 总体生活质量量表
总体生活质量和生活质量的健康方面	Spitzer 指数 康复质量评分 克利夫兰诊所全球生活质量问卷 SF-36 一般健康亚量表 胃肠功能质量指数 EQ-5D EORTC QLQ-C30 和 QLQ-STO22 手术康复量表

HLA-DR：human leukocyte antigen-DR isotype，人类白细胞抗原 -DR 同 型；EORTC：European Organisation for Research and Treatment of Cancer，欧洲癌症研究与治疗组织；EQ-5D：EuroQol Group 5-level questionnaire，欧洲五维健康量表；QLQ-C30 ：Quality of Life Questionnaire-Core 30，生活质量问卷 - 核心 30 ；QLQ-STO22 ：Quality of Life Questionnaire-Stomach，生活质量问卷 - 胃。

在报告症状状态的研究中，只有 8 个研究报告了术后状态。功能状态通过多种方式进行评估。除 1 项研究外，所有研究均报告了住院时间（被认为是功能状态的间接评估）。6 项研究报告了对患者活动能力的评估，这些研究通过多种方式进行了评估。这些评估措施包括卧床时间、行走时间、计步器记录和术

后某一天行走的患者比例[17]。

当从患者的角度考虑康复时，执行日常生活活动的能力（包括基本的活动和借助工具的活动）均很重要。在评估功能状态时，除仅有 8 项研究评估了出院后的功能状态外，其余所有病例均在住院期间进行了评估。

有 7 项研究，通过 8 种不同的评估方法评估了生活质量。其中有 5 项研究从三个节点评估 QoL（基线、中期、后期）。尽管生活质量评估是衡量长期预后的指标，但没有任何一项研究在患者出院超过 30 天后继续对患者进行生活质量的评估[17]。

有多项研究报道了医疗服务过程的评估，包括引流管拔除、静脉输液、口服饮食等。这些评估很重要，但不是实施 ERAS 后的结果。相反，它们更有助于解释预后的差异及变化，有助于优化 ERAS 过程中的各项措施。

评估 ERAS 结果的时间点

ERAS 的目的在于在整个过程中改善患者的康复。一个最佳的康复评估应该涉及患者的整个过程（图 34.1），因此需要用一种全面的方法来评估整个恢复过程。这应该包括评估康复早期患者的症状，如疼痛、恶心、乏力等。后期康复评估还应包括健康相关生活质量以及日常生活活动能力。据观察，60 岁以上接受腹部大手术的患者术后康复，需要长达 6 个月的时间才能恢复日常生活器械活动和基本握力[18]。因此，在少于 30 天的时间内观察到的指标，不能充分评估康复全过程，即使是门诊手术也需要长达 1 个月的时间才能完全康复[19]。因此在整个康复过程中，组织机构衡量经济情况对康复的影响时，也应该考虑

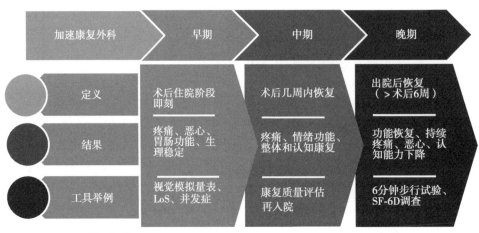

图 34.1　ERAS 预后评估

到后期的评估。

Feldman 在意识到目前对 ERAS 预后评估方法的局限性后,向多个正在进行的 ERAS 预后评估的研究项目推荐了一系列核心指标[20]。近年来这些指标被用于多个专业领域。应用与研究领域相关的一些核心指标,有助于综合分析比较来自多个研究的数据,并识别重要的调查领域。Feldman 的推荐核心指标按时间顺序分为两类:(1)在康复中期阶段的(在院)评估;(2)康复后期的评估(出院后评估)。获益的结果按恢复阶段划分,自然地反映了在患者不同病程节点上,不同程度的获益。后期阶段的预后评估更倾向于评估患者的功能康复、生活质量以及获益程度。

ERAS 预后评估的分期

康复可以分为三个阶段,即早期、中期和后期康复。Bowyer 等定义的早期康复包括了出院所需的重要因素,如疼痛、恶心、胃肠道功能及生理功能等。中期的康复包括术后前 6 周,包括情感、功能和认知的康复。后期康复指术后 6 周以后的康复,主要集中在功能恢复和任何持续性症状或认知能力的下降等[21]。

早期阶段康复的评估

由于手术后即刻恢复过程比较复杂,在早期阶段评估康复情况是具有挑战性的。量化的指标包括住院时间和并发症。很多研究侧重于评估患者的症状,比如疼痛、恶心、疲劳以及评估情绪症状如焦虑和 / 或抑郁。视觉模拟评分法(VAS)已经用于评估术后疼痛与乏力[17]。围术期疲劳测评量表和"睡眠需要"也被用来衡量疲劳程度。

疼痛控制

Neville 等把 ERAS 过程中实施的疼痛评估归纳于临床症状的一部分。其他症状还包括疲劳、恶心、呕吐、焦虑 / 抑郁等[17]。疼痛是报道频率最高的症状指标,38 项研究中有 16 种研究涉及了疼痛,且疼痛是唯一被建议作为核心指标的指标。疲劳、恶心 / 呕吐和焦虑 / 抑郁分别在 9 项研究、6 项研究和 1 项研究中被报道。大多数报道疼痛的研究均使用了视觉模拟评分(16 个研究中的 13 个)。其中 3 项研究使用了言语反应量表,一项研究除了 VAS 之外还使用了问卷。使用 VAS 来评估术后患者的疼痛已被视为急慢性疼痛的衡量标准,可用于比较组间一次性疼痛评分,以及监测疼痛评分随时间的变化[22]。此外为了推荐 VAS 在疼痛评估上的应用,Feldman 等进一步提议疼痛不仅要在休息时评估,在咳嗽或者运动的时候也需要评估[20],有助于进一步区分疼痛的状态,确定患者在日常生活必要的活动时无痛,而不是仅仅躺在床上时无痛。

胃肠道功能的恢复

胃肠功能恢复这一指标有多种评估方法。肠道功能的有效评估包括进食的耐受性和排便排气情况[23]。进食耐受应在研究方案中仔细描述,以便说明这一术语的含义,例如一日三餐,一顿饭,汤等。此外还应明确如何评估以及执行评估的人员,例如由患者记录或由评估员观察进餐时间。今后,通过专家共识确定一系列 ERAS 核心评估指标时,应确定最适合特定患者胃肠道功能的评估。从患者角度,正常的胃肠功能恢复更倾向于定义为正常饮食及正常肠道功能。实际情况是,患者并没必要在出院前就达到这个水平。

并发症

ERAS 经常需要评估并发症。38 项研究中就有 35 项研究在评估指标中包含了并发症[17]。然而仅有 5 项研究使用了公认的指标,如 Clavien-Dindo 量表或综合分类指标[17]。使用公认的指标有助于比较不同研究的结果。

住院时间

住院时间长短直接影响到医院的成本(取决于医疗保健系统,也取决于收入)[22]。住院时间也经常被认为是总体功能状态的间接指标。康复出院意味着至少有能力进行基本的日常生活活动,以及满意的疼痛控制和胃肠道功能恢复。这一信息也可用于计算干预的经济效应,如床位利用率等。由于存在其他混淆因素,比如是否需要临时护理或安置在社区医院等因素,并不能明确适合出院的定义,且适合出院并不等同于实际上的出院。出于这个原因,医师提前制订评估适合出院的标准很重要。此外,出院指征和总住院时间的数据收集统计,有助于更好地了解术后患者延迟出院的非临床意义。

中期康复的评估

在中期、住院阶段的康复评估涉及临床医生和患者的获益。建议评估的内容包括并发症、胃肠功能的恢复、疼痛控制、住院时间和整体康复。

整体康复

整体康复是 ERAS 中期评估推荐指标之一[20]。Myles 等验证了一份评估术后患者整体康复情况的 40 分的问卷（QoR-40）[24]。这份问卷是通过与患者密切接触者（包括患者及其亲属、护理人员和临床工作人员）的讨论得出的。这些患者密切接触者确定了他们认为与术后康复有关的关键因素，包括情绪状态、身体舒适度、心理支持、身体独立和疼痛等。研究者发现患者能够在 10 分钟内完成这份问卷，并不会觉得太烦琐。在对使用 QoR-40 的 17 个研究的心理特性进行评估后，研究人员认为此方法是一种合适的评估方法[25]。然而，QoR-40 只反映在几天到几周内恢复正常的患者康复情况[26]。因此 Feldman 等认为该方法仅适用于中期的评估[20]。

Bowyer 等发表的一篇综述中报告了 11 种评估术后康复质量的方法[21]。术后康复质量量表是一项比较新的测量方法，强调了认知功能[27]，但是其他指标如腹部手术影响量表[28]并未包括在这篇综述中。

后期康复评估

较早期康复相比，有关后期康复评估的文献报道较少。Feldman 等推荐的核心评估指标包括对功能状态、疼痛管理、健康相关生活质量以及再住院率的评估[20]。

功能状态

Feldman 等将功能状态评估定义为"活动与参与"。他们建议使用经专家共识验证过的调查问卷，评估返回岗位以及从事具体活动的时间。有趣的是，在评估功能状态时，这些并不包括在评估功能状态中对术后宣教的评估内容中。这可能是由于缺乏有效评估术后宣教的指标所致。在 Neville 等发表的综述中，很少有报告提及术后宣教这一点[17]。尽管认为术后早期宣教是 ERAS 必不可少的组成部分，但在 38 项研究中仅有 16 项研究报道了这一点。宣教措施可以通过一系列方式评估，包括患者下床或行走时间、计步器记录或患者在术后某天行走时间占全天时间比。许多研究也利用从术后宣教开始到独立活动所需的时间来评估这一指标。尽管有些研究并没有给出明确的评估宣教质量的标准，但多以实施术后宣教后，患者在不需要外力的帮助下，自己行走到洗手间或者走到预先设定距离所需的时间来评估。这个例子清楚地说明了目前在综合 ERAS 研究数据方

面存在的问题，即这些结果均基于未经验证的评估方式。

2 项研究评估了患者的日常生活能力（ADL），即，患者达到自理能力所需的时间。部分研究使用了经过验证的问卷，包括疲劳测评问卷。在 Feldman 等人推荐的一系列核心评估指标中，包括了可用于评估活动与参与的有效指标的案例[20]，其中包括 CHAMPS（老年人的社区健康活动模型项目）问卷的使用[19]。此问卷囊括了 41 个问题来评估在各种活动中花费的时间，即在一周的时间内从轻微到剧烈活动的时间。CHAMPS 已被用于评估年龄在 20~84 岁之间的患者术后康复情况[19]。另一个评估指标是日常生活中工具性活动的量表（IADLS），这个量表要求患者对他们执行各种任务的能力进行评分，并根据患者从无法完全独立完成任务到完全完成任务的情况，将功能状态分成了 4 级，患者可在其中选对应的级别。目前证实患者可能需要长达 6 个月的时间才能恢复 IADLS 上基线的功能水平，这个指标也可用于动态评估[20]。

疼痛控制

疼痛评估除了在康复中期阶段可用外，在后期评估中也可使用。建议在休息、咳嗽、运动时使用 VAS 来评估疼痛，同时也建议在康复早期就进行疼痛评估。此内容已经在前文中讨论过。

健康相关的生活质量

与健康相关的生活质量指标也可作为评估康复情况的有效衡量方式。生活质量评价表（SF-36），已广泛应用于术后康复的评估中。此评价表包括 36 个项目，可以分为 8 个领域，即身体机能、身体角色、身体疼痛、活力、情感角色、心理健康、社会功能和整体健康。有证据显示，上述 8 个领域中的 6 个领域以及躯体健康总评分，可用于评估结直肠术后患者的康复情况[29]。此外也可使用可通过 SF-60 间接评估的质量调整生命年指标，对上述患者进行康复情况的评估。在评估健康相关生活质量时，重要的是要在疾病和特定时间范围内考虑这些项目，以确保准确选择合适的指标。同时了解这些指标的局限性也很重要。病程以及治疗引起的对疾病的认知与预期的变化，也会改变报告的结果，使对某些结果的解释变得困难。例如，患者确诊为癌症后，其生活质量可能比确诊前更差。患有相同疾病的不同患者中，接受手术治疗的患者会更加乐观且充满希望，因此即使术后短期内出

现健康状态的恶化,仍然会被报告成改善了术后与健康相关的生活质量。这种情况被定义为内部标准("重新校准")、价值("重新优先级")或概念化的(概念重建)转变。

在 Neville 的综述[17]中,38 项研究中只有 2 项包括一般健康认知的报告,报告为 SF-36 的一般健康认知子量表,和欧洲癌症研究与治疗组织(EORTC)生活质量问卷的总体生活质量量表[17]。

再入院

术后再入院已在多项研究中被广泛报道,上述综述中有 29 项研究就报道了这个指标。Neville 等将这项指标归类为功能状态的指标,该指标可以反映术后功能状态极差者最终需要再入院的情况[17]。然而,近年来人们关注的焦点已转移到对出院后再入院的影响,但是目前有关这方面的文献报道较少。英国和美国的医疗费用呈指数增长[1,5,6],导致这些国家的患者在出院后 30 天内再入院接受治疗将得不到报销,从而为机构提供了加快出院周转的动力。在美国,2010 版患者保护与平价医疗法案要求医院对出院 30 天内的再入院患者承担财务责任[1]。

另外,除了再入院的额外成本,患者计划外返院还进一步限制了医疗资源。每一个再入院的患者,都会使另一个需要护理的患者失去治疗的机会。再入院对患者的生活质量和整体医疗体验也会产生负面影响[7]。这种影响促使了将评估再入院情况作为患者低质量护理的替代评估指标。因此,在英国和美国,减少再入院率已经成为一个关键的医疗目标[9,10,15]。

一项关于筛选结直肠癌术后再入院因素的研究,将再入院定义为出院后 30 天内再次入院,且与入院指数直接相关。研究表明,未严格实施 ERAS 措施及使用新辅助治疗是预测 30 天内再入院的独立因素。此外,与未接受新辅助治疗的患者相比,接受新辅助治疗的患者住院时间更长且 30 天内再次入院的可能性要高出 4 倍以上[30]。

除前述讨论的 Feldman 等提出的一系列核心指标外[20],还有一些其他指标可能会引起个别研究者的兴趣。

认知功能测试

手术对认知功能产生的影响是负面的,尤其对于老年患者,这种负面影响可能是永久性的[31-34]。与正常人群相比,术后认知障碍包括功能退化,表现为急性谵妄或认知功能障碍。认知康复的评估需要与术前基线测试结果进行比较。认知障碍和非认知康复是相互关联的[35,36]。短期和长期的认知障碍都与远期死亡率相关,出院时的认知功能障碍与 3 个月后的死亡率相关。此外,3 个月时持续的认知功能障碍与 9 个月后的死亡率相关[36]。这种情况在老年患者中更为严重,因为这一组的认知障碍更为持久。在术后患者中识别认知障碍的患者非常重要,这有助于减少相关发病率和死亡率。因此,认知康复的评估应该在术后多个时间点进行,并且应用多种测试方法进行。谵妄评定方法(CAM)已被广泛应用于术后患者认知功能的评估中[37]。更具体地说,Basse 等人在早期出版的 ERAS 中使用了罗斯 - 霍普金斯认知功能测试[38]。

ERAS 的长期影响

有很多研究评估了 ERAS 模式的长期影响。Gustafsson 等通过对 911 例结直肠癌患者进行研究证明,对 ERAS 方案的实施程度超过 70% 与 5 年生存率的提高有关。提高生存率的围术期重要独立风险因子是避免液体负荷和手术当日的口服摄入量。Francis 等人对 845 名患者进行了一项前瞻性研究,并报道腹腔镜手术有益于 5 年总生存率[30]。

预后评估的局限性

评估仅仅只是收集信息以支持并持续改进医疗服务过程的一种手段。考虑到某些局限性,评估本身不应视为一个目标或指标。

相比于衡量指标趋势的方式,"软指标"评估可能更为重要。ERAS 需要基于多学科的相互作用进行。实施 ERAS 期间,在不同的团队成员之间建立联系很重要,而这很难被评估。

进行 ERAS 的预后评估时应充分考虑到不同的医保和财务政策。例如,在某些特定的医保体系中,早期出院可能会受到经济处罚,因此阻碍了医护人员提早让患者出院的做法[39]。在这种情况下,若聚焦于住院时间则不能很好地评估 ERAS 项目的有效性。

预后评估是一个持续的动态过程,需要时间来完成。单一时间点的评估数据仅仅代表了学习曲线或者可持续性问题的一部分,因此仅仅依赖于单一时间点的评估数据可能会对结果产生误导。ERAS 评估应考虑更长时间的结果。这必须与有助于系统性变化的活动保持平衡,而这些活动可能需要数年或者数十年才能实现。此外,预后评估是针对过去的,而决策(预算、政策等)是关于未来的,且动态环境和其他影响因素也在不断地演变。

最后,预后评估仅仅是一个替代性指标,不能代替临床判断和决策。统计分析工具无法复制对这些数据的分析和解析。我们应该用批判性思维来分析预后评估过程中所收集的信息,以便得出 ERAS 计划中的各项措施对患者影响是否均有意义的结论。

结论

　　ERAS 预后评估复杂而具有挑战性,必须以患者为中心。此外应把预后评估视为一个长期的、动态的过程,用来指导患者整个病程中医疗服务的进一步发展。为了对结果进行可靠的解释,选择合适的评估指标很关键。现有研究数据显著的异质性引起的问题,使文献总结、统计数据变得困难。在未来,可通过筛选一系列 ERAS 的核心评估指标,对每个有意义的指标进行明确的定义,并为其评估提供合适的标准,或许可以解决这一问题。

(李华根　洪德飞　译)

参考文献

1. Adamina M, Gie O, Demartines N, Ris F. Contemporary perioperative care strategies. Br J Surg. 2013;100(1):38–54.
2. Varadhan KK, Lobo DN, Ljungqvist O. Enhanced recovery after surgery: the future of improving surgical care. Crit Care Clin. 2010;26(3):527–47, x.
3. Kehlet H, Wilmore DW. Evidence-based surgical care and the evolution of fast-track surgery. Ann Surg. 2008;248(2):189–98.
4. Basse L, Hjort Jakobsen D, Billesbolle P, Werner M, Kehlet H. A clinical pathway to accelerate recovery after colonic resection. Ann Surg. 1999;232(1):51–7.
5. Gustafsson UO, Scott MJ, Schwenk W, Demartines N, Roulin D, Francis N, et al. Guidelines for perioperative care in elective colonic surgery: Enhanced Recovery After Surgery (ERAS(R)) Society recommendations. World J Surg. 2013;37(2):259–84.
6. Lee L, Tran T, Mayo NE, Carli F, Feldman LS. What does it really mean to "recover" from an operation? Surgery. 2014;155:211–6.
7. Kleinbeck SV, Hoffart N. Outpatient recovery after laparoscopic cholecystectomy. AORN J. 1994;60(3):394, 7–8, 401–2.
8. Smart D, Clegg J. Strengthening nonprofits: a capacity builder's resource library measuring outcomes. National Resource Centre Department of Health and Human Services; 2010.
9. Babbie E. The practice of social research. 12th ed: Wadsworth Publishing, Belmont, California; 2010.
10. Macefield RC, Boulind CE, Blazeby JM. Selecting and measuring optimal outcomes for randomised controlled trials in surgery. Langenbeck's Arch Surg. 2014;399(3):263–72.
11. Grant MC, Yang D, Wu CL, Makary MA, Wick EC. Impact of enhanced recovery after surgery and fast track surgery pathways on healthcare-associated infections: results from a systematic review and meta-analysis. Ann Surg. 2017;265(1):68–79.
12. Donabedian A. Evaluating the quality of medical care. Milbank Mem Fund Q. 1966;44(3 Suppl):166–206.
13. Gustafsson UO, Oppelstrup H, Thorell A, Nygren J, Ljungqvist O. Adherence to the ERAS protocol is associated with 5-year survival after colorectal cancer surgery: a retrospective cohort study. World J Surg. 2016;40(7):1741–7.
14. Veenhof AA, Vlug MS, van der Pas MH, Sietses C, van der Peet DL, de Lange-de Klerk ES, et al. Surgical stress response and postoperative immune function after laparoscopy or open surgery with fast track or standard perioperative care: a randomized trial. Ann Surg. 2012;255(2):216–21.
15. Messenger DE, Curtis NJ, Jones A, Jones EL, Smart NJ, Francis NK. Factors predicting outcome from enhanced recovery programmes in laparoscopic colorectal surgery: a systematic review. Surg Endosc. 2017;31(5):2050–71.
16. Curtis NJ, Taylor M, Fraser L, Salib E, Noble E, Hipkiss R, Allison AS, Dalton R, Ockrim JB, Francis NK. Can the combination of laparoscopy and enhanced recovery improve long-term survival after elective colorectal cancer surgery? Int J Colorectal Dis. 2018;33(12):231–4.
17. Neville A, Lee L, Antonescu I, Mayo NE, Vassiliou MC, Fried GM, et al. Systematic review of outcomes used to evaluate enhanced recovery after surgery. Br J Surg. 2014;101(3):159–70.
18. Lawrence VA, Hazuda HP, Cornell JE, Pederson T, Bradshaw PT, Mulrow CD, et al. Functional independence after major abdominal surgery in the elderly. J Am Coll Surg. 2004;199(5):762–72.
19. Feldman LS, Kaneva P, Demyttenaere S, Carli F, Fried GM, Mayo NE. Validation of a physical activity questionnaire (CHAMPS) as an indicator of postoperative recovery after laparoscopic cholecystectomy. Surgery. 2009;146(1):31–9.
20. Feldman LS, Lee L, Fiore J Jr. What outcomes are important in the assessment of Enhanced Recovery After Surgery (ERAS) pathways. Can J Anesth. 2015;62:120–30.
21. Bowyer A, Jakobsson J, Ljungqvist O, Royse C. A review of the scope and measurement of postoperative quality of recovery. Anaesthesia. 2014;69(11):1266–78.
22. Price DD, McGrath PA, Rafii A, Buckingham B. The validation of visual analogue scales as ratio scale measures for chronic and experimental pain. Pain. 1983;17(1):45–56.
23. Van Bree SH, Bemelman W, Hollmann MW. Identification of clinical outcome measures for recovery of gastrointestinal motility in postoperative ileus. Ann Surg. 2014;259:708–14.
24. Myles PS, Weitkamp B, Jones K, Melick J, Hensen S. Validity and reliability of a postoperative quality of recovery score: the QoR-40. Br J Anaesth. 2000;84(1):11–5.
25. Gornall BF, Myles PS, Smith CL, Burke JA, Leslie K, Pereira MJ, et al. Measurement of quality of recovery using the QoR-40: a quantitative systematic review. Br J Anaesth. 2013;111(2):161–9.
26. Kluivers KB, Riphagen I, Vierhout ME, Brolmann HA, de Vet HC. Systematic review on recovery specific quality-of-life instruments. Surgery. 2008;143(2):206–15.
27. Royse CF, Newman S, Chung F, Stygall J, McKay RE, Boldt J, et al. Development and feasibility of a scale to assess postoperative recovery: the post-operative quality recovery scale. Anesthesiology. 2010;113(4):892–905.
28. Urbach DR, Harnish JL, McIlroy JH, Streiner DL. A measure of quality of life after abdominal surgery. Qual Life Res. 2006;15(6):1053–61.
29. Antonescu I, Carli F, Mayo NE, Feldman LS. Validation of the SF-36 as a measure of postoperative recovery after colorectal surgery. Surg Endosc. 2014;28(11):3168–78.
30. Francis NK, Mason J, Salib E, Allanby L, Messenger D, Allison AS, et al. Factors predicting 30-day readmission after laparoscopic colorectal cancer surgery within an enhanced recovery programme.

Color Dis. 2015;17(7):O148–54.

31. Cibelli M, Fidalgo AR, Terrando N, Ma D, Monaco C, Feldmann M, et al. Role of interleukin-1beta in postoperative cognitive dysfunction. Ann Neurol. 2010;68(3):360–8.

32. Xie Z, Dong Y, Maeda U, Alfille P, Culley DJ, Crosby G, et al. The common inhalation anesthetic isoflurane induces apoptosis and increases amyloid beta protein levels. Anesthesiology. 2006;104(5):988–94.

33. Avidan MS, Evers AS. Review of clinical evidence for persistent cognitive decline or incident dementia attributable to surgery or general anesthesia. J Alzheimers Dis. 2011;24(2):201–16.

34. Strøm C, Rasmussen L, Sieber F. Should general anaesthesia be avoided in the elderly? Anaesthesia. 2014;69:35–44.

35. Newman MF, Kirchner JL, Phillips-Bute B, Gaver V, Grocott H, Jones RH, et al. Longitudinal assessment of neurocognitive function after coronary-artery bypass surgery. N Engl J Med. 2001;344(6):395–402.

36. Stygall J, Newman SP, Fitzgerald G, Steed L, Mulligan K, Arrowsmith JE, et al. Cognitive change 5 years after coronary artery bypass surgery. Health Psychol. 2003;22(6):579.

37. Inouye SK, van Dyck CH, Alessi CA, Balkin S, Siegal AP, Horwitz RI. Clarifying confusion: the confusion assessment method. A new method for detection of delirium. Ann Intern Med. 1990;113(12):941–8.

38. Basse L, Raskov HH, Hjort Jakobsen D, Sonne E, Billesbolle P, Hendel HW, et al. Accelerated postoperative recovery programme after colonic resection improves physical performance, pulmonary function and body composition. Br J Surg. 2002;89(4):446–53.

39. Schwenk W, Gunther N, Wendling P, Schmid M, Probst W, Kipfmuller K, et al. "Fast-track" rehabilitation for elective colonic surgery in Germany--prospective observational data from a multi-centre quality assurance programme. Int J Colorectal Dis. 2008;23(1):93–9.

第 35 章
加速康复外科理念下的康复评估

Andrea Bowyer，Colin F.Royse

康复意味着什么？

评估康复质量是一个抽象的概念，其最终目标是反馈每一个患者的围手术期体验。康复评估已从过去单一地关注影响患者安全出院的因素[1]发展到包含功能恢复、症状学、认知功能以及患者报告的结局（patient reported outcome，PRO）在内的多维评价体系。过去，康复不良（poor recovery）的评价指标主要涉及影响患者出院和医疗资源利用的因素，如：基本功能评估、有无不良症状（如疼痛、恶心等）[2-8]、情绪和心理困扰[6,7,9-11]、患者满意度[6,7,12-14]。而当今，康复的时间跨度不局限于术后初期阶段，已发展为一个涵盖了医生和患者双方关注点的多个评价维度的概念。

康复的时间跨度

加速康复外科（enhanced recovery after surgery，ERAS）理念下的康复是一个多维度的、连续的过程，贯穿多个连续的时间段[15-17]。康复过程是以患者机体功能突然下降为开端（与手术的损伤或创伤有关），机体功能随时间进展逐渐康复，随后康复到与患者术前水平相似或有所区别的最佳水平，该过程具有时间依赖性。因此，康复评估的本质是通过对比患者术后与术前（理想状态为同一个体前后对比）的功能差异来判断康复所带来的临床意义。

传统意义上的 ERAS 包含三个康复时期：康复早期、康复中期和康复后期[15]。康复早期为患者转至普通病房前的重要阶段（聚焦重要生理指标的恢复），康复中期是出院前的阶段（可存在不良症状如疼痛、恶心等，基本恢复功能活动，生活自理），康复后期是指患者从出院后直到恢复"正常活动"为止的阶段。前两个阶段是医疗机构和医生最为关注的，在这两个阶段中可使用一些功能评估指标对康复进行评估，同时这些指标的变化也反映资源的利用度[18,19]。患者关注的结局（patient focused outcome）仅在康复后期才被纳入康复评估。此外，是否处于康复早期、康复中期和康复后期也可由是否有影响患者出院的因素（生理功能恢复，无不适症状）、是否能够成功回归家庭生活（疼痛、情绪、功能及认知的恢复）和功能恢复是否达到原有水平（功能恢复不佳、持续疼痛、恶心和认知减退）来判断[20]。尽管用于定义康复的术语存在差异，现代康复评估工具依然需要是多维度的并且是经过反复验证的，从而使康复评估能够涵盖术后初期及长期的阶段。

加速康复外科理念下的康复评估

传统 ERAS 中的康复评估单一地关注影响患者出院的因素 [如住院时间（length of hospital stay，LOS）] 以及资源利用情况（再入院）。两项有关 ERAS 的系统评价[18,19]发现 LOS 及术后并发症是 ERAS 研究都会报道的，而以患者为中心的结局通常未见报道。另两项系统评价发现由于传统的单一维度的术后结局评估缺乏评价患者关注的结局，所以当这一评价体系单独使用时对改善患者的结局鲜有作用[21,22]。这个发现对重新审视传统 ERAS 康复评估尤为重要。

一篇纳入 38 篇文献其中含 25 篇随机对照研究的系统评价[19]分析了用于 ERAS 评估的结局指标，发现 LOS 报道最多，仅有 1 项研究未报道。并且在 18 项研究中，LOS 被当作主要结局指标。其他报道较多的指标也主要是入院时检查的有关指标，即一些生理参数(25 项研究)、肺功能(5 项研究)、基础体力(3 项研究)。有 50% 的研究包含了患者基本功能状态的参数,其中最常见的是住院期间活动情况。尽管这些指标传统上可用于判断患者是否可出院,但患者出院是否意味着就能顺利恢复日常活动还有待进一步明确。在纳入的文献中只有一项研究纳入了对认知功能的评估,由于认知 / 非认知功能康复与增加患者的发病率和死亡率之间有确切的相互关系,所以缺乏此项评估是既往研究的一个重大遗漏[23-25]。有趣的是,7 篇研究包括了生活质量评估(quality of life,QoL),但其中只有 1 篇采用了经过验证的健康相关 QoL 特异性的工具。既往研究对康复情况进行评估的时间主要局限于住院期间和出院初期,尽管所有的研究都报道了上述住院期间的评价指标,但只有 17 项研究报道了与出院后相关的指标。另一篇纳入了多个加速康复外科项目的荟萃分析指出,实施 ERAS 可减少患者住院时间[RR-1.14,95% CI(-1.45,-0.88)]以及 30 天病死率[RR 0.71,95% CI(0.6,0.86)][18]。虽然该分析纳入了 5 099 例手术患者,但由于纳入的研究方案设计不统一,术语不一致以及数据质量不高,尚不能得出其他结论。其中就有一篇综述呼吁未来的 ERAS 研究应该包含以患者为中心的结局,以及为传统结局提供可支撑的数据[19]。尽管这些综述及述评[26,27]强调了传统 LOS 及再入院率是康复评估必不可少的指标,因为它们直接关系到资源的利用,但这些研究缺乏患者关注的结局,不能充分反映现代康复评估的多维度特性。

现代加速康复外科康复评估的概念分析及发展历程

关于什么是现代 ERAS 康复最准确的定义在诸多文献中有过重要的讨论。一种观念认为现代康复过程需要摄入能量,其最终能使患者恢复到相对正常、独立、健康、具有良好自我效能的状态[28],因而康复即是指没有不适症状、重建健康的情绪和恢复日常功能活动。另外一篇概念研究同样将康复定义为无不良症状及恢复身体基本功能[29]。有一篇概念分析特别强调了在 ERAS 框架内进行康复,该文章旨在建立一个用于定义并评估腹部手术后的康复情况的基本概念[17],它首次定义了 22 个康复相关概念,并根据国际功能、残疾和健康分类(International Classification of Functioning,Disability and Health,

ICF)对他们进行分类,并以此为基础判断了 8 项患者报告的结局评估工具的内容有效性。其中 4 个最重要的康复概念(即摄入能量、消除疼痛、一般的活动耐量和完成日常工作的能力)与先前的报道一致,并强调康复是指恢复到以前的活动承受能力。这些概念分析文献与其他文献一致认为患者的康复不仅仅是恢复基本的生理功能,还包括恢复以前“正常状态”的能力和恢复以前的生活角色[30-33]。然而,传统的客观康复评估指标与患者所认知的康复之间常常存在差异,后者很大程度上受每个患者自身内在的认知体系(个性特征、应对机制和整体安全感)以及他们所了解的预期恢复轨迹的影响[31]。因此,现 ERAS 康复评估既必须包括传统指标,如恢复生理和身体功能,也应包含更广泛的维度如伤害感受、情感、社会、满意度和认知等[31,34]。

康复评估的方法

客观和主观评价

现代术后康复评估面临诸多挑战,其一是对主观变量进行客观的评估,其二是在多个评估维度中尽量涵盖对患者和医生都有实际意义的变量。传统意义上的康复评估被单维的客观指标所量化。然而,多维的康复评估理念对患者及医生都有影响,它要求康复评估包括更多的主观(特别是患者报告的)结局指标。

“客观”和“主观”结局在医学文献中已有报道,一篇包含 90 项方法论研究和 200 项临床试验的系统评价发现每类指标都没有统一的定义[35]。然而研究显示每一类都有共同的特征,主观结局被总结为部分依赖于个人(无论是患者还是观察者)的判断,其或由患者主诉,或是一种(患者主观评判的)个体化现象。相反,客观结局是独立于个体(无论是患者还是观察者)判断的结果,并且报告和评估由观察者来判断。以患者为中心的结局(patient centered outcome)是那些对患者有内在价值的,可以客观地或主观地衡量的结果[36-39]。相比之下,患者报告的结局(PRO)本质上是主观的,因为它们是从患者的角度直接报告,不需要外部观察者的推断或判断[36,40]。这种客观变量和主观变量之间的区别具有临床意义,因为主观结果必然是非盲的,特别容易受到报告偏倚和夸大疗效的影响,并且深受医患关系的影响[35,41,42]。

客观结局

临床疗效指标

传统上,医疗机构和医生关注的康复通常采用临床疗效指标(clinical performance indicator,CPI)来衡量。CPI的优势在于它们是客观的结果,易于报告和回顾性审计(如住院时间),并可反映资源利用情况。CPI已经与基于奖励的支付系统相联系,并经常被用作评估康复质量的替代指标[43,44]。然而,它们的主要临床价值是发现并发症、临床差错、诊治是否符合指南,并不是真正用于衡量康复质量[44]。

围手术期相关文献中随处可见临床疗效指标的相关报告,并且是ERAS研究中最常见的报告形式。然而,一项涉及ERAS项目的观察性前后对照研究称,LOS和患者达到出院标准的时间之间存在差异[45],87%的ERAS患者在符合出院标准后1天(中位数)才出院。这凸显出社会、文化、制度和患者因素也可严重影响传统结局变量"LOS"[46]。有趣的是,一项研究证明了将"准备出院的时间"用以评价短期康复的构想是可行的[46],其目的是为了减轻混杂因素对康复评估的影响。这些研究强调了分析这些客观结果(住院时间)时缺乏背景变量(患者合并症和手术复杂性)会导致偏倚,并建议今后的研究纳入这些因素。此外,最近的一项ERAS共识主张传统的临床结果应同时常规记录相关的背景变量,如以病例组合的形式记录[47]。另一项系统评价[17]分析得出,单维度指标有助于评估临床路径的依从性和警讯事件的识别,但必须考虑混杂变量(患者病例组合差异、麻醉和手术复杂性、测量误差或偶然性[43])。重要的是,在单独使用时它们很少能改善患者的预后[21,22]。因此,虽然客观结局指标很容易衡量,但只有结合具体的复杂的临床背景才能真实地从多方面反映康复情况[48]。

主观结局

患者报告的结局

患者报告的结局(PRO)是一类优先考虑患者感受的主观判断指标。在评估康复时是最重要的,同时是提供高水平的以患者为中心的护理所必需的[26,40,49]。这类指标可特异性地反映康复评价的多维性和不同维度间相互关联的本质[40,50]。PRO以患者为核心,增加患者的参与度,最终用于改善患者的预后[51]。

PRO旨在量化传统上没有评估的更抽象的康复概念:术后生活质量、满意度和个人护理体验等[36]。然而,由于其固有的主观性质,缺乏有效的评估工具,以及对反应转移(response shift)和回忆偏倚的敏感性,PRO用于康复评估也存在障碍[37,40]。

患者报告的结局评估(patient-reported outcome measure,PROM)是一种评估PRO的方法。PROM最初用于药理学和卫生服务研究,但现在已普遍应用于临床领域,并融入监管需求和日常护理报告中[36,52,53]。然而,一项系统评价发现22种用于腹部手术后[40]的PROM中有74%的方法尚不完善,大多数都是基于有限或未知的证据。重要的是,尽管有4个康复特异性PROM经证明有良好的内容有效性,但仍没有一个PROM与国际生命质量研究协会[38]最低标准接轨(内部一致性、可靠性、内容有效性、假设检验有效性、响应性)。此外,据报道PROM容易受到事件发生和事件报告之间时间延迟的影响,这将直接导致回忆和反应转移偏倚。为此,患者报告的结局评估信息系统(PROMIS)和牛津大学患者报告结局小组等机构都在致力于调整和标准化当前临床和科研中所应用的PROM[38,50,54-56]。

反应转移和回忆偏倚

主观结局指标在患者出现反应转移和回忆偏倚时特别容易出现测量偏差,这是它的主要局限,但这并非不可克服。此外,还存在以谁的视角来衡量健康状态的问题。康复本质上是以患者术前自身理想的身体状态作为对照,与术后的健康状况(或其中某方面)进行比较。这种术前术后"变化"可用于康复评估,通过对该变化大小的评估来确定康复是否在预期范围内。然而,患者报告的变化评分和观察者的记录之间经常存在差异[37,57],部分原因即是回忆和反应转移偏倚所致。

当评估变化分数时,三个变化分数是可量化的,它们在初始的参考状态和对偏倚的敏感性上是不同的(图35.1)。传统的变化(conventional change,CC)评分是通过比较患者术后(x_1)和术前(x_0)评分而得出的,后者是术前由患者实际评出的分值。CC评分表明评估感兴趣指标最重要的是每个评估的时间点(即术前评分是来源自对患者术前状态的评分,反之为术后评分)。它的好处是不受回忆偏倚的影响,但它容易受反应转移产生的偏倚的影响。相比之下,患者感知变化(patient-perceived change,PPC)评分则是通过比较患者术后评分(x_1)与患者处在术后状态时做出的术后评分(x_{adj})而得出。因此 PPC 评分表明衡量感兴趣指标的最重要的角度来自一个时间点(即术后时间点是患者确定术后和术前评分最合适的时间)。它的优势是不受由反应转移产生的偏倚的影响(因为术前和术后的事件都是根据术后的经验来评估的),但它容易受到回忆偏倚的影响。

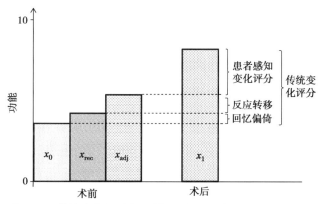

图 35.1　传统变化评分(CC)与患者感知变化评分(PPC)的关系。x_0:患者实际记录的术前评分;x_{rec}:患者回忆记录的术前评分;x_{adj}:患者从术后角度记录的术前评分;x_1,患者记录的术后评分

回忆偏倚是指患者回忆的术前得分(x_{rec})与实际记录的得分(x_0)之间的差异。因此,第三个变化评分,即经回忆偏倚调整的 PPC 评分(PPC_{adj})被提了出来[37],它是 PPC 和回忆偏倚的总和。同样,反应转移可以被量化为 CC 和PPC_{adj}之间的差异(即患者x_{adj}和x_{rec}术前评分之间的差异)。这种术前事件的回顾性评估(即患者在术后评价其术前状态)表明,术前事件最好在后续事件发生后(术后)进行比较,并且最好从经历了手术的患者的角度来观察。它还可以量化回忆和反应转移偏倚。

反应转移最初是应用在教育研究和管理科学领域,随后被应用到临床领域[58]以便量化正常的适应性改变,这些改变发生在患者自身应对时间的推移和应对主要生活压力时(比如重大疾病的外科手术)。反应转移是由于压力因素导致的患者认知范畴的改变,并通过改变的角度来评估后续事件[39]。对于术后患者来说,刺激因素(手术、创伤或重大疾病)会挑战患者体内调节的机制(自身行为、认知和情感过程),从而改变该患者对目标概念(如什么是康复)基本含义的认识[39,59,60]。这种改变发生的机制是进行一次或多次重新校准(过去用于衡量康复的内在标准的改变),再优化(康复相关价值的改变),概念重建(重新阐释恢复的含义)[59,60]。当使用 CC 评分评估患者的康复质量时,会导致测量偏差,因为同一个患者在术前和术后会使用不同的(认知)测量工具测量相同的概念(生活质量、康复)。使用 PPC 评分可以减轻这种偏差。

因此,反应转移会影响 PROM 工具的可靠性、有效性和响应性[58,61,62]。有效性会受到影响是因为它假定两个评估维度间存在持续的相关性,而当两个患者的康复经历截然不同时,这种现象并不会发生。可靠性会受到影响,是因为它要求所有患者共享一个共同的(和恒定的)参考框架和经验,通过它来观察感兴趣的康复维度。因此,当主观结果在不同群体之间进行比较(如治疗组与对照组),或从一个患者的不同角度进行研究(患者与照护者或与家庭成员之间)时,测量误差就产生了。由于个体的经验、恐惧、关注或自身标准的不同,患者、照护者和医生之间的基本认知框架和反应转移幅度都不同[39]。有趣的是,当纠正反应转移对健康相关指标测量的影响时,经常会发现治疗效果有提升,并对导致反应转移发生的机制进行重新归类[63]。

满意度

满意度是一种主观的 PRO,具有内在价值,是以患者为中心的现代护理理念的核心[64],但满意度不能作为康复质量的等效指标。康复质量是一个多维的概念,它通过客观和主观的评估来反映术后体验[65,66]。虽然满意度可以当作康复质量的一个组成部分,但它是一个离散的实体,其本质上是主观的,易受外部事件、患者期望、社会人口变量和患者内部特征的影响[12,37,64,67]。满意度作为一种结局评价指标,会由于其本质上的主观性、缺乏有效的评估工具和缺乏合适的比较方式而受限[68-71]。满意度在很大程度上受到医患关系的影响,可通过移情式关怀、提供个性化的健康信息、实现患者期望、共享决策、情感投入和患者治疗团队的感知响应来改善[59,60,67,68,72-74]。它与康复的客观评估部分相关,高满意度与早期再入院率降低相关[75],而低满意度与持续不良症状和术后并发症相关[6,71,76,77]。因此,即使满意度本身作为具有内在价值的结局指标,它也不能直接用于评估护理质量或康复,其必须使用一种经过验证的工具来评估特定护理领域的满意度[68,70]。

康复的量化评估

康复评估从根本上是比较患者术后与术前的表

现,并据此推断这种差异的大小是否具有临床意义。然而,康复评估工具在评估患者术后表现与术前基线表现的方法上有所不同。

综合变化评分

康复及其基本生理过程是一个连续的过程。因此,康复评估开始于对术后患者在某个维度的表现进行数值评分。这些评估通常采用 Likert 量表或视觉模拟量表的形式,患者的表现由患者或独立观察者评定一个整数值,范围在 1 分到 10 分(或 5 分)之间。使用一个或多个与健康相关的问题或“项目”对每个维度进行评估。在多维康复评估中,所有项目评分汇总后生成每个患者的单一术后评分(综合评分)。然后将这个评分与术前的基线评分进行比较,后者可以是患者自己的基线评分,或者更常见的是一个组(患者所属组或历史组)术前的平均评分。这个传统的变化评分被称为综合变化评分。这个评分的意义在于可以通过两种方式来评估(图 35.2):要么通过比较两组的平均变化分数的差异来确定不同的临床途径是否使患者获益,要么通过对个别患者的变化评分与预先确定的阈值的比较,来确定患者的表现是否符合预期的“正常康复”。在两种评估中,差异有统计学意义被推断为具有临床意义。

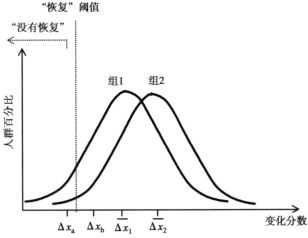

图 35.2　变化评分的构成。Δx_a:患者 a 的个体变化分数;Δx_b:患者 b 的个体变化分数;$\overline{\Delta x_1}$:组 1 平均变化分数;$\overline{\Delta x_2}$:组 2 平均变化分数

通过综合康复评分评估康复也有局限性。首先,虽然综合评分允许在多个维度评估康复,但它给每个量表分配了相同的权重,这可能不能反映其临床意义。例如疼痛和恶心程度的评分分别为 7/10,虽然数学上是相等的,而且对最终的综合得分的贡献也相

同,但可能具有不同的临床意义。其次,每个维度通常使用多个反应项目进行评估,但是每个维度的反应项目的数量可能不相等,例如在美国,疼痛可以用三个反应项目来评估,而认知领域可能只有一个。这会使总体的综合评分偏向于反映由数量最多的反应项目所评估的维度。如在上例中,术后疼痛较差的患者的综合评分比可能有严重认知功能障碍但疼痛控制良好的患者的综合评分差。第三,综合评分有“掩盖”术后功能不佳的潜在可能——患者在某一维度康复欠佳时可由其余维度高于平均水平的表现来弥补[78,79]。最后,被认为是康复不良的综合变化评分只能反映患者存在次优表现,但并不能确定具体在哪个方面。

二分法康复评分

康复评估的另一种方法是对每个维度进行二分类评价,这样每个康复维度都独立于所有其他维度进行评估。这减轻了由于评估各维度的项目数量的差异造成的偏差,也减轻了由于患者在一个维度的不足被他们在其余维度的出色康复所掩盖造成的偏差。就个别患者而言,如果患者的术后表现等于或超过一个预定值(最好是他们自己的术前表现),则认为患者在某个康复项目上已经康复。某一维度的康复要求患者在与该维度有关的所有项目中得分为“已恢复”。全面康复要求患者在所有评估的维度中均被评为康复(图 35.3)。此外,可通过比较总体或每个维度的康复率来评估群体康复。因此,二分法的康复评估具有直接的临床应用价值,因为它不仅能明确哪些患者康复不良(患者是“已经康复”或“尚未康复”),还能具体明确在哪些方面康复不良(如恢复了情绪、功能和认知领域,但疼痛领域没有恢复),从而对那些最获益的患者进行有针对性的干预(对功能康复差的患者进行物理治疗评估;对情绪康复差的患者进行心理检查)。二分法康复评估同样具有局限性,其丢失了数据的丰富性,只能识别尚未康复的患者,而不

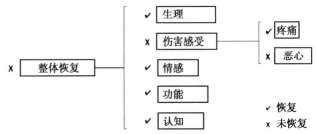

图 35.3　二分类康复评分示意图。在这个例子中,由于持续的恶心(但没有疼痛),患者在伤害感受领域未能恢复,因此整体上没有恢复

能识别他们尚未康复的程度。这可以通过记录有连续变量的原始数据来弥补。通过原始数据能够深入了解患者在哪些方面存在康复不良以及相应的严重程度。

以患者自身基线作为参照的重要性

将患者自身的基线（术前）表现作为术后表现评估的参照是至关重要的。我们假定数学上的等价不仅在各量表之间（疼痛量表的增量与恶心量表的增量相同），还包括各量表内（恶心程度 1 和 2 之间的差异与 9 到 10 一样）以及患者之间（每个患者对恶心程度的每一增量和对疼痛程度的每一增量赋予相同的权重），这些顺序量表才可汇总比较。由于在评估康复质量时每个患者自身认知框架不同，不同的患者为每个量表内和量表之间的变量分配分值的相对大小也不同。当患者的术后表现与他人的术前表现进行比较时，结果会存在偏倚，因为某个患者术后为每个康复量表赋值的内部认知框架与他人术前为各量表赋值的内部认知框架不同（不管是其他的患者，还是一组普通人）。例如，接受根治性手术的患者与接受姑息性手术的患者相比，术后报告的疼痛评分有可能更低。同样，与没有经历过的患者相比，曾经经历过术后恶心的患者可能认为即使多发生一次恶心，都具有更大的意义。此外，使用患者自己的围手术期的术前基线，反应转移和回忆偏倚会进一步减少，因为它最小化了术后和术前评估之间的时间延迟。由于每一次评估围手术期的经历都独立于以前或将来的事件，从而最小化了由于慢性疾病或创伤而导致的患者内部认知框架变化所造成的偏倚。

在评估客观指标时，如果患者该指标基线值与参考人群存在显著差异，那么则需要对比患者自身的术前、术后表现，否则将产生偏倚。康复评估的基础是将患者术后表现和术前（传统上是与对照组术前的平均表现）的进行比较，然后评估这种术前术后差异是否与患者在康复过程中特定时间的预期相一致。因此，必须确定表现差异的阈值，低于阈值则认为出现了次优康复。并且通常使用通用的有统计学意义的阈值（如与参考人群的平均表现相比大于 1 或 2 个标准差的变化）比较，结果才被认为具有临床意义。

即使患者术后功能明显低于其自身术前较高的基线水平，术前基线水平明显高于对照人群的患者也倾向于认为是已经康复。对此的解释是此处康复的判断是以群体参数（对照组平均基线评分和被接受的上下浮动的"正常的"群体差异）为对比，而不是以患者个体的数学模型为对比。术前基线较高的患者，无论其术后功能与术前基线相比是否出现正常或明显的下降，都倾向于认为是在恢复状态（图 35.4）。由于群体的术前参照水平低于某些患者自身的基线水平，这些患者的术后功能必须出现更大幅度的下调（与群体"平均"基线功能相比较）才能使其低于群体不全康复的阈值。例如，一个具有高认知基线的患者可能能够在基线时回忆起 10 个单词中的 9 个（相比之下，群体的平均水平是 6 个，标准差是 2 个），而术后只能回忆起 6 个单词。如果康复不良的阈值是较基线的变化 SD 大于 -1，则使用群体参数评估该患者时，则认为该患者达到康复。但根据他们自己的术前基线进行评估就不一定了。在这种情况下，普通患者得分少于 4 分（较群体的基线有明显下降）则被认为"未康复"。只有每个患者自身前后对比，这种测量偏差才能最小化。

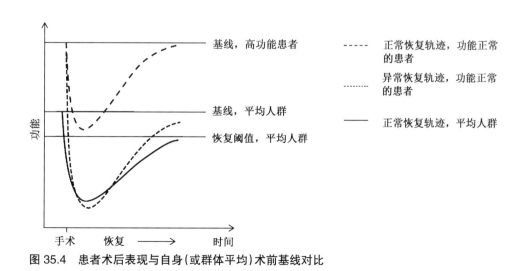

图 35.4　患者术后表现与自身（或群体平均）术前基线对比

基于环境的实时康复：展望现代康复评估

康复评估是传统围手术期风险模型的补充，但却又与之不同。围手术期风险评估的目的是预测患者围手术期并发症（次优康复）的发生，以便使资源合理分配给最能受益的患者。现代风险降低工具利用预测分析方法和患者的电子数据来推动临床决策和改善患者的预后[80,81]。它们有利于医疗机构和医生层面预计资源的利用。对于患者层面，可应用基于群体的风险参数来确定每个患者围手术期事件的风险范围。在某种程度上，围手术期的风险分层与术后结局相关[82,83]，这要求高风险群体中的所有患者都接受治疗以便避免部分患者出现不良事件以及预防围手术期可能发生的本应是低风险的问题（如康复不良）。因此，尽管传统的围手术期风险模型预测了有康复欠佳（suboptimal recovery）风险的患者群体（以及资源利用），但它们并不能识别出可能发生这种情况的个体[84]。

实时恢复（real-time recovery，RTR）评估是对传统风险评估的补充，因为它能识别出正处于康复欠佳状态的个体。RTR 可通过减少康复欠佳识别与纠正措施实施之间的时间延迟[85-92]，来提高患者的参与度，并提升患者的自我效能[93-95]来改善患者结局。

RTR 这个概念起源于信息技术和组织文献，但直接适用于康复，因为康复发生在一个时间依赖的可预测的轨迹上。RTR 可在一段时间内发现并弥补偏离预期标准的偏差，从而使系统损失最小化。对于患者的康复，RTR 需要首先识别康复欠佳的患者以及相关领域，然后针对康复欠佳的原因实施临床治疗。因此，RTR 理想的测量方法是使用二分法康复评估工具，并同时收集和分析数据。这种实时的个体化数据评估与传统的康复评估相互补充又有显著区别，传统的评估已被限于组间（而非个体间）的回顾性康复评估。

RTR 评估所需的基础设施和工具已经在医疗和外科领域中建立，这些包括数据检测设备（自动生物识别技术或收集康复特定参数的电子应用程序）和数字化分析平台。自动生物识别技术项目包括提供连续或高频个性化生物识别设置（心肺和基本生理参数），从中可以查看其他康复相关数据测量结果[96]。康复特异性参数包含了 PROM（疼痛、焦虑）及过程特异性结果（肠功能恢复、屈膝能力）。相关数据可以通过设备本身或外部的复合设备自动上传到数字化平台，或者由患者手动输入到康复专用智能应用程序中，从而每个患者的康复数据都是参照自身的术前基线，根据自身生物特征评估出的。

数字化平台是针对他们所应用临床背景而量身定制的。例如，康复评估可以定制包含外科医生认为与手术相关的或患者认为对手术结果重要的手术相关条目。智能设备有广泛的使用群体，患者对之熟悉[96-99]，并且患者对生物识别技术具有较高的接受度[96]，利用智能设备收集患者康复数据就证明了这一点[100,101]。通过数据的实时收集、上传和分析以及自动预警的使用，临床医生可以在患者康复欠佳时得到提醒，而不受患者的地理位置（住院患者和门诊患者）的影响。此外，通过将患者纳入预警，患者可以随时了解自己的康复进展，这也完整地包含了以患者为中心的护理和患者的参与过程。

术后恢复质量量表

术后恢复质量量表（PostopQRS）是一个二分类的康复多维评估工具，其包含有一个康复实时评分的数字化分析平台。康复评估可以根据使用者（患者或临床医生）的需要来量身制作，包括基本的生理参数和疼痛、情感、功能和认知领域。此外，它将每个患者的术后表现与其术前基线进行比较，从而最大限度地减少测量偏差。这个工具已在临床和研究中应用，其自动警报功能可以识别出目前康复状态欠佳的患者（以及其在哪些领域欠佳）。该工具也可对数据进行回顾性评估，帮助临床医生识别不同患者的康复情况。它已经在不同的患者群体中得到验证，包括一个由标准神经心理学测试评估的认知领域，并经过了反复评估校准，也经过了面对面或电话随访评估的校准[6,102-104]。作为一个患者在多个时间点个体化的康复评估工具，这些属性是必不可少的，无论是在术后初期还是出院后。

PostopQRS 被设计用于多种目的，包括加强患者的参与以及他们与医生的联系。然而，卫生行业中对患者预后改善感兴趣的其他相关人员可以将 PostopQRS 作为基准康复的一种审计或研究工具，研究卫生服务的变化、衡量干预措施的效果。关于这部分的图解在图 35.5 中展示。

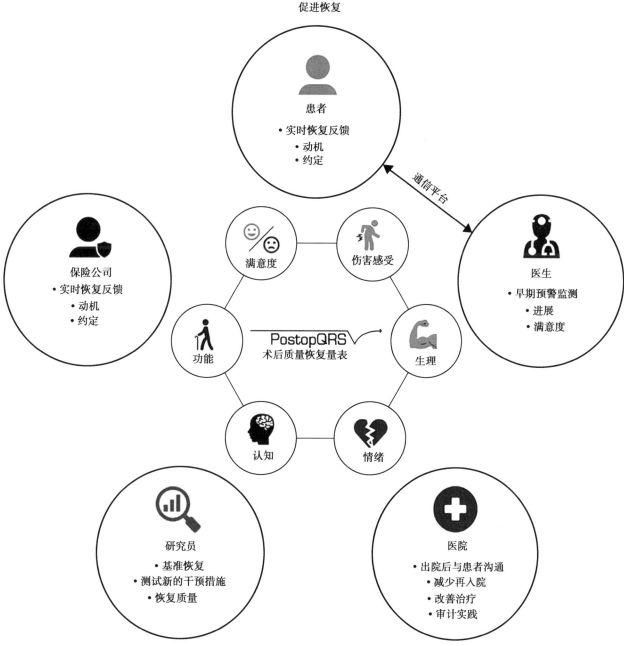

图 35.5　患者及其他人员利用术后质量恢复量表（PostopQRS）加速康复

结论

现代康复理念已经从单维发展到多维，康复过程已经超越了传统的术后早期阶段，沿着可预测的时间轨迹发展。最常报道的用于评估 ERAS 路径的结局指标是住院时间和 30 天再入院率，有人呼吁在 ERAS 项目中对康复的评估应不局限于这些传统的患者康复指标，并应在多维评估中加入以患者为中心的结局指标和背景因素。康复评估指标可能是客观的，也可能是主观的，并且这两类指标分别容易受缺乏背景、反应转移敏感性的影响产生偏倚。康复评估是指比较患者术后表现与术前基线的差异，最好是与患者自身术前基线的对比。评估过程也最好使用多维的二分法，能向患者和临床医生提供实时康复数据的评估工具。

（王槐志　译）

参考文献

1. Aldrete JA, Kroulik D. A postanesthetic recovery score. Anesth Analg. 1970;49(6):924–34.
2. Wu CL, Rowlingson AJ, Partin AW, Kalish MA, Courpas GE, Walsh PC, et al. Correlation of postoperative pain to quality of recovery in the immediate postoperative period. Reg Anesth Pain Med. 2005;30(6):516–22.
3. White PF, Sacan O, Tufanogullari B, Eng M, Nuangchamnong N, Ogunnaike B. Effect of short-term postoperative celecoxib administration on patient outcome after outpatient laparoscopic surgery. Can J Anaesth. 2007;54(5):342–8.
4. Sun T, Sacan O, White PF, Coleman J, Rohrich RJ, Kenkel JM. Perioperative versus postoperative celecoxib on patient outcomes after major plastic surgery procedures. Anesth Analg. 2008;106(3):950–8.
5. Wong J, Tong D, De Silva Y, Abrishami A, Chung F. Development of the functional recovery index for ambulatory surgery and anesthesia. Anesthesiology [Comparative Study Multicenter Study Research Support, Non-U.S. Gov't]. 2009;110(3):596–602.
6. Royse CF, Newman S, Chung F, Stygall J, McKay RE, Boldt J, et al. Development and feasibility of a scale to assess postoperative recovery: the post-operative quality recovery scale. Anesthesiology. 2010;113(4):892–905.
7. Myles PS, Weitkamp B, Jones K, Melick J, Hensen S. Validity and reliability of a postoperative quality of recovery score: the QoR-40. Br J Anaesth. 2000;84(1):11–5.
8. Talamini MA, Stanfield CL, Chang DC, Wu AW. The surgical recovery index. Surg Endosc. 2004;18(4):596–600.
9. Swan BA, Maislin G, Traber KB. Symptom distress and functional status changes during the first seven days after ambulatory surgery. Anesth Analg. 1998;86(4):739–45.
10. Paddison JS, Sammour T, Kahokehr A, Zargar-Shoshtari K, Hill AG. Development and validation of the Surgical Recovery Scale (SRS). J Surg Res. 2011;167(2):e85–91.
11. Oakes CL, Ellington KJ, Oakes KJ, Olson RL, Neill KM, Vacchiano CA. Assessment of postanesthesia short-term quality of life: a pilot study. AANA J. 2002;70(4):267–73.
12. Caljouw MA, van Beuzekom M, Boer F. Patient's satisfaction with perioperative care: development, validation, and application of a questionnaire. Br J Anaesth. 2008;100(5):637–44.
13. Capuzzo M, Gilli G, Paparella L, Gritti G, Gambi D, Bianconi M, et al. Factors predictive of patient satisfaction with anesthesia. Anesth Analg [Comparative Study Multicenter Study Research Support, Non-U.S. Gov't]. 2007;105(2):435–42.
14. Hogue SL, Reese PR, Colopy M, Fleisher LA, Tuman KJ, Twersky RS, et al. Assessing a tool to measure patient functional ability after outpatient surgery. Anesth Analg. 2000;91(1):97–106.
15. Feldman LS, Lee L, Fiore J Jr. What outcomes are important in the assessment of Enhanced Recovery After Surgery (ERAS) pathways? Can J Anaesth [Research Support, Non-U.S. Gov't Review]. 2015;62(2):120–30.
16. Bowyer A, Royse C. The importance of postoperative quality of recovery: influences, assessment, and clinical and prognostic implications. Can J Anaesth [Review]. 2016;63(2):176–83.
17. Lee L, Tran T, Mayo NE, Carli F, Feldman LS. What does it really mean to "recover" from an operation? Surgery [Research Support, Non-U.S. Gov't Review]. 2014;155(2):211–6.
18. Nicholson A, Lowe MC, Parker J, Lewis SR, Alderson P, Smith AF. Systematic review and meta-analysis of enhanced recovery programmes in surgical patients. Br J Surg [Meta-Analysis Research Support, Non-U.S. Gov't Review]. 2014;101(3):172–88.
19. Neville A, Lee L, Antonescu I, Mayo NE, Vassiliou MC, Fried GM, et al. Systematic review of outcomes used to evaluate enhanced recovery after surgery. Br J Surg [Meta-Analysis Review]. 2014;101(3):159–70.
20. Bowyer A, Jakobsson J, Ljungqvist O, Royse C. A review of the scope and measurement of postoperative quality of recovery. Anaesthesia [Review]. 2014;69(11):1266–78.
21. Bahtsevani C, Uden G, Willman A. Outcomes of evidence-based clinical practice guidelines: a systematic review. Int J Technol Assess Health Care [Research Support, Non-U.S. Gov't Review]. 2004;20(4):427–33.
22. Grimshaw JM, Russell IT. Effect of clinical guidelines on medical practice: a systematic review of rigorous evaluations. Lancet [Research Support, Non-U.S. Gov't]. 1993;342(8883):1317–22.
23. Newman MF, Kirchner JL, Phillips-Bute B, Gaver V, Grocott H, Jones RH, et al. Longitudinal assessment of neurocognitive function after coronary-artery bypass surgery. N Engl J Med [Research Support, Non-U.S. Gov't Research Support, U.S. Gov't, P.H.S.]. 2001;344(6):395–402.
24. Monk TG, Weldon BC, Garvan CW, Dede DE, van der Aa MT, Heilman KM, et al. Predictors of cognitive dysfunction after major noncardiac surgery. Anesthesiology [Comparative Study Research Support, N.I.H., Extramural Research Support, Non-U.S. Gov't]. 2008;108(1):18–30.
25. Stygall J, Newman SP, Fitzgerald G, Steed L, Mulligan K, Arrowsmith JE, et al. Cognitive change 5 years after coronary artery bypass surgery. Health Psychol. 2003;22(6):579–86.
26. Miller TE, Mythen M. Successful recovery after major surgery: moving beyond length of stay. Perioper Med. 2014;3:4.
27. Kehlet H. Enhanced Recovery After Surgery (ERAS): good for now, but what about the future? Can J Anaesth. 2015;62(2):99–104.
28. Allvin R, Berg K, Idvall E, Nilsson U. Postoperative recovery: a concept analysis. J Adv Nurs [Review]. 2007;57(5):552–8.
29. Urbach DR, Harnish JL, Long G. Short-term health-related quality of life after abdominal surgery: a conceptual framework. Surg Innov. 2005;12(3):243–7.
30. McLellan AT, Chalk M, Bartlett J. Outcomes, performance, and quality: what's the difference? J Subst Abus Treat. 2007;32(4):331–40.
31. Berg K, Arestedt K, Kjellgren K. Postoperative recovery from the perspective of day surgery patients: a phenomenographic study. Int J Nurs Stud. 2013;50(12):1630–8.
32. Kennedy GD, Tevis SE, Kent KC. Is there a relationship between patient satisfaction and favorable outcomes? Ann Surg. 2014;260(4):592–8; discussion 8-600.
33. Greenblatt DY, Weber SM, O'Connor ES, LoConte NK, Liou JI, Smith MA. Readmission after colectomy for cancer predicts one-year mortality. Ann Surg. 2010;251(4):659–69.
34. Elliott MN, Swartz R, Adams J, Spritzer KL, Hays RD. Case-mix adjustment of the National CAHPS benchmarking data 1.0: a violation of model assumptions? Health Serv Res. 2001;36(3):555–73.
35. Moustgaard H, Bello S, Miller FG, Hrobjartsson A. Subjective and objective outcomes in randomized clinical trials: definitions differed in methods publications and were often absent from trial reports. J Clin Epidemiol [Review]. 2014;67(12):1327–34.
36. Weldring T, Smith SM. Patient-reported outcomes (PROs) and patient-reported outcome measures (PROMs). Health Serv Insights. 2013;6:61–8.
37. McPhail S, Haines T. Response shift, recall bias and their effect on measuring change in health-related quality of life amongst older hospital patients. Health Qual Life Outcomes [Research Support, Non-U.S. Gov't]. 2010;8:65.
38. Reeve BB, Wyrwich KW, Wu AW, Velikova G, Terwee CB, Snyder CF, et al. ISOQOL recommends minimum standards for patient-reported outcome measures used in patient-centered outcomes and comparative effectiveness research. Qual Life Res [Research Support, Non-U.S. Gov't Review]. 2013;22(8):1889–905.
39. Schwartz CE, Andresen EM, Nosek MA, Krahn GL. Response shift theory: important implications for measuring quality of life in people with disability. Arch Phys Med Rehabil [Research Support, U.S. Gov't, Non-P.H.S. Review]. 2007;88(4):529–36.
40. Fiore JF Jr, Figueiredo S, Balvardi S, Lee L, Nauche B, Landry T, et al. How do we value postoperative recovery?: a systematic review of the measurement properties of patient-reported outcomes after abdominal surgery. Ann Surg. 2018;267(4):656–69.

41. Hrobjartsson A, Thomsen AS, Emanuelsson F, Tendal B, Hilden J, Boutron I, et al. Observer bias in randomized clinical trials with measurement scale outcomes: a systematic review of trials with both blinded and nonblinded assessors. CMAJ [Research Support, Non-U.S. Gov't Review]. 2013;185(4):E201–11.

42. Hrobjartsson A, Thomsen AS, Emanuelsson F, Tendal B, Rasmussen JV, Hilden J, et al. Observer bias in randomized clinical trials with time-to-event outcomes: systematic review of trials with both blinded and non-blinded outcome assessors. Int J Epidemiol [Meta-Analysis Research Support, Non-U.S. Gov't Review]. 2014;43(3):937–48.

43. Mant J. Process versus outcome indicators in the assessment of quality of health care. Int J Qual Health Care. 2001;13(6):475–80.

44. Fleisher LA. Improving perioperative outcomes: my journey into risk, patient preferences, guidelines, and performance measures: Ninth Honorary FAER Research Lecture. Anesthesiology [Lectures Research Support, N.I.H., Extramural Research Support, Non-U.S. Gov't]. 2010;112(4):794–801.

45. Maessen JM, Dejong CH, Kessels AG, von Meyenfeldt MF. Length of stay: an inappropriate readout of the success of enhanced recovery programs. World J Surg. 2008;32(6):971–5.

46. Fiore JF Jr, Bialocerkowski A, Browning L, Faragher IG, Denehy L. Criteria to determine readiness for hospital discharge following colorectal surgery: an international consensus using the Delphi technique. Dis Colon Rectum. 2012;55(4):416–23.

47. Moonesinghe SR, Grocott MPW, Bennett-Guerrero E, Bergamaschi R, Gottumukkala V, Hopkins TJ, et al. American Society for Enhanced Recovery (ASER) and Perioperative Quality Initiative (POQI) joint consensus statement on measurement to maintain and improve quality of enhanced recovery pathways for elective colorectal surgery. Perioper Med. 2017;6:6.

48. Haller G, Stoelwinder J, Myles PS, McNeil J. Quality and safety indicators in anesthesia: a systematic review. Anesthesiology [Research Support, Non-U.S. Gov't Review]. 2009;110(5):1158–75.

49. Squitieri L, Bozic KJ, Pusic AL. The role of patient-reported outcome measures in value-based payment reform. Value Health. 2017;20(6):834–6.

50. Lee L, Dumitra T, Fiore JF Jr, Mayo NE, Feldman LS. How well are we measuring postoperative "recovery" after abdominal surgery? Qual Life Res [Research Support, Non-U.S. Gov't]. 2015;24(11):2583–90.

51. Griggs CL, Schneider JC, Kazis LE, Ryan CM. Patient-reported outcome measures: a stethoscope for the patient history. Ann Surg [Research Support, U.S. Gov't, Non-P.H.S.]. 2017;265(6):1066–7.

52. Bottomley A, Jones D, Claassens L. Patient-reported outcomes: assessment and current perspectives of the guidelines of the Food and Drug Administration and the reflection paper of the European Medicines Agency. Eur J Cancer. 2009;45(3):347–53.

53. Black N. Patient reported outcome measures could help transform healthcare. BMJ. 2013;346:f167.

54. Mokkink LB, Terwee CB, Knol DL, Stratford PW, Alonso J, Patrick DL, et al. The COSMIN checklist for evaluating the methodological quality of studies on measurement properties: a clarification of its content. BMC Med Res Methodol [Research Support, Non-U.S. Gov't]. 2010;10:22.

55. Carle AC, Cella D, Cai L, Choi SW, Crane PK, Curtis SM, et al. Advancing PROMIS's methodology: results of the Third Patient-Reported Outcomes Measurement Information System (PROMIS((R))) Psychometric Summit. Expert Rev Pharmacoecon Outcomes Res. 2011;11(6):677–84.

56. Cella D, Yount S, Rothrock N, Gershon R, Cook K, Reeve B, et al. The Patient-Reported Outcomes Measurement Information System (PROMIS): progress of an NIH Roadmap cooperative group during its first two years. Med Care. 2007;45(5 Suppl 1):S3–S11.

57. McPhail S, Comans T, Haines T. Evidence of disagreement between patient-perceived change and conventional longitudinal evaluation of change in health-related quality of life among older adults. Clin Rehabil [Research Support, Non-U.S. Gov't]. 2010;24(11):1036–44.

58. Schwartz CE. Applications of response shift theory and methods to participation measurement: a brief history of a young field. Arch Phys Med Rehabil. 2010;91(9 Suppl):S38–43.

59. Schwartz CE, Sprangers MA. Methodological approaches for assessing response shift in longitudinal health-related quality-of-life research. Soc Sci Med [Research Support, Non-U.S. Gov't Research Support, U.S. Gov't, P.H.S.]. 1999;48(11):1531–48.

60. Sprangers MA, Schwartz CE. Integrating response shift into health-related quality of life research: a theoretical model. Soc Sci Med [Research Support, Non-U.S. Gov't Research Support, U.S. Gov't, P.H.S.]. 1999;48(11):1507–15.

61. Schwartz CE, Rapkin BD. Reconsidering the psychometrics of quality of life assessment in light of response shift and appraisal. Health Qual Life Outcomes. 2004;2:16.

62. Brown M, Dijkers MP, Gordon WA, Ashman T, Charatz H, Cheng Z. Participation objective, participation subjective: a measure of participation combining outsider and insider perspectives. J Head Trauma Rehabil. 2004;19(6):459–81.

63. Oort FJ, Visser MR, Sprangers MA. An application of structural equation modeling to detect response shifts and true change in quality of life data from cancer patients undergoing invasive surgery. Qual Life Res. 2005;14(3):599–609.

64. Heidegger T, Saal D, Nubling M. Patient satisfaction with anaesthesia – Part 1: satisfaction as part of outcome – and what satisfies patients. Anaesthesia [Review]. 2013;68(11):1165–72.

65. Royse CF, Clarke S. Satisfaction is not substantially affected by quality of recovery: different constructs or are we lost in statistics? Anaesthesia [Editorial]. 2017;72(9):1064–8.

66. Bowyer AJ, Royse CF. Postoperative recovery and outcomes-what are we measuring and for whom? Anaesthesia [Review]. 2016;71(Suppl 1):72–7.

67. Capuzzo M, Landi F, Bassani A, Grassi L, Volta CA, Alvisi R. Emotional and interpersonal factors are most important for patient satisfaction with anaesthesia. Acta Anaesthesiol Scand [Research Support, Non-U.S. Gov't Validation Studies]. 2005;49(6):735–42.

68. Nubling M, Saal D, Heidegger T. Patient satisfaction with anaesthesia – Part 2: construction and quality assessment of questionnaires. Anaesthesia [Review]. 2013;68(11):1173–8.

69. Heidegger T, Saal D, Nuebling M. Patient satisfaction with anaesthesia care: what is patient satisfaction, how should it be measured, and what is the evidence for assuring high patient satisfaction? Best Pract Res Clin Anaesthesiol [Review]. 2006;20(2):331–46.

70. Chanthong P, Abrishami A, Wong J, Herrera F, Chung F. Systematic review of questionnaires measuring patient satisfaction in ambulatory anesthesia. Anesthesiology [Review]. 2009;110(5):1061–7.

71. Royse CF, Chung F, Newman S, Stygall J, Wilkinson DJ. Predictors of patient satisfaction with anaesthesia and surgery care: a cohort study using the Postoperative Quality of Recovery Scale. Eur J Anaesthesiol [Multicenter Study Research Support, Non-U.S. Gov't]. 2013;30(3):106–10.

72. Heidegger T, Husemann Y, Nuebling M, Morf D, Sieber T, Huth A, et al. Patient satisfaction with anaesthesia care: development of a psychometric questionnaire and benchmarking among six hospitals in Switzerland and Austria. Br J Anaesth [Multicenter Study Research Support, Non-U.S. Gov't]. 2002;89(6):863–72.

73. Soltner C, Giquello JA, Monrigal-Martin C, Beydon L. Continuous care and empathic anaesthesiologist attitude in the preoperative period: impact on patient anxiety and satisfaction. Br J Anaesth [Randomized Controlled Trial]. 2011;106(5):680–6.

74. Flierler WJ, Nubling M, Kasper J, Heidegger T. Implementation of shared decision making in anaesthesia and its influence on patient satisfaction. Anaesthesia. 2013;68(7):713–22.

75. Boulding W, Glickman SW, Manary MP, Schulman KA, Staelin R. Relationship between patient satisfaction with inpatient care and hospital readmission within 30 days. Am J Manag Care [Comparative Study]. 2011;17(1):41–8.

76. Coyle TT, Helfrick JF, Gonzalez ML, Andresen RV, Perrott DH. Office-based ambulatory anesthesia: factors that influence patient satisfaction or dissatisfaction with deep sedation/general anesthesia. J Oral Maxillofac Surg [Research Support, Non-U.S. Gov't]. 2005;63(2):163–72.

77. Myles PS, Williams DL, Hendrata M, Anderson H, Weeks AM. Patient satisfaction after anaesthesia and surgery: results

of a prospective survey of 10,811 patients. Br J Anaesth. 2000;84(1):6–10.

78. Murkin JM, Newman SP, Stump DA, Blumenthal JA. Statement of consensus on assessment of neurobehavioral outcomes after cardiac surgery. Ann Thorac Surg. 1995;59(5):1289–95.

79. Murkin JM, Stump DA, Blumenthal JA, McKhann G. Defining dysfunction: group means versus incidence analysis--a statement of consensus. Ann Thorac Surg [Consensus Development Conference Review]. 1997;64(3):904–5.

80. Hadjianastassiou VG, Tekkis PP, Poloniecki JD, Gavalas MC, Goldhill DR. Surgical mortality score: risk management tool for auditing surgical performance. World J Surg [Research Support, Non-U.S. Gov't]. 2004;28(2):193–200.

81. Parikh RB, Kakad M, Bates DW. Integrating predictive analytics into high-value care: the dawn of precision delivery. JAMA [Research Support, Non-U.S. Gov't]. 2016;315(7):651–2.

82. Smith TB, Stonell C, Purkayastha S, Paraskevas P. Cardiopulmonary exercise testing as a risk assessment method in non cardio-pulmonary surgery: a systematic review. Anaesthesia [Research Support, Non-U.S. Gov't Review]. 2009;64(8):883–93.

83. Hennis PJ, Meale PM, Grocott MP. Cardiopulmonary exercise testing for the evaluation of perioperative risk in non-cardiopulmonary surgery. Postgrad Med J [Research Support, Non-U.S. Gov't Review]. 2011;87(1030):550–7.

84. Goldhill DR. Preventing surgical deaths: critical care and intensive care outreach services in the postoperative period. Br J Anaesth [Review]. 2005;95(1):88–94.

85. Zaidat OO, Castonguay AC, Nogueira RG, Haussen DC, English JD, Satti SR, et al. TREVO stent-retriever mechanical thrombectomy for acute ischemic stroke secondary to large vessel occlusion registry. J Neurointerv Surg. 2018;10(6):516–24.

86. Powers WJ, Derdeyn CP, Biller J, Coffey CS, Hoh BL, Jauch EC, et al. American Heart Association/American Stroke Association focused update of the 2013 guidelines for the early management of patients with acute ischemic stroke regarding endovascular treatment: a guideline for healthcare professionals from the American Heart Association/American Stroke Association. Stroke [Practice Guideline]. 2015;46(10):3020–35.

87. Lamas GA, Escolar E, Faxon DP. Examining treatment of ST-elevation myocardial infarction: the importance of early intervention. J Cardiovasc Pharmacol Ther [Research Support, Non-U.S. Gov't Review]. 2010;15(1):6–16.

88. Bang A, Grip L, Herlitz J, Kihlgren S, Karlsson T, Caidahl K, et al. Lower mortality after prehospital recognition and treatment followed by fast tracking to coronary care compared with admittance via emergency department in patients with ST-elevation myocardial infarction. Int J Cardiol [Comparative Study]. 2008;129(3):325–32.

89. Sampalis JS, Lavoie A, Williams JI, Mulder DS, Kalina M. Impact of on-site care, prehospital time, and level of in-hospital care on survival in severely injured patients. J Trauma [Research Support, Non-U.S. Gov't]. 1993;34(2):252–61.

90. Dinh MM, Bein K, Roncal S, Byrne CM, Petchell J, Brennan J. Redefining the golden hour for severe head injury in an urban setting: the effect of prehospital arrival times on patient outcomes. Injury. 2013;44(5):606–10.

91. Clarke JR, Trooskin SZ, Doshi PJ, Greenwald L, Mode CJ. Time to laparotomy for intra-abdominal bleeding from trauma does affect survival for delays up to 90 minutes. J Trauma [Research Support, Non-U.S. Gov't]. 2002;52(3):420–5.

92. Clevenger FW, Yarbrough DR, Reines HD. Resuscitative thoracotomy: the effect of field time on outcome. J Trauma. 1988;28(4):441–5.

93. Vissers MM, Bussmann JB, Verhaar JA, Busschbach JJ, Bierma-Zeinstra SM, Reijman M. Psychological factors affecting the outcome of total hip and knee arthroplasty: a systematic review. Semin Arthritis Rheum. 2012;41(4):576–88.

94. Haanstra TM, van den Berg T, Ostelo RW, Poolman RW, Jansma EP, Cuijpers P, et al. Systematic review: do patient expectations influence treatment outcomes in total knee and total hip arthroplasty? Health Qual Life Outcomes. 2012;10:152.

95. Magklara E, Burton CR, Morrison V. Does self-efficacy influence recovery and well-being in osteoarthritis patients undergoing joint replacement? A systematic review. Clin Rehabil. 2014;28(9):835–46.

96. Shinbane JS, Saxon LA. Digital monitoring and care: virtual medicine. Trends Cardiovasc Med [Review]. 2016;26(8):722–30.

97. Saxon LA. Ubiquitous wireless ECG recording: a powerful tool physicians should embrace. J Cardiovasc Electrophysiol. 2013;24(4):480–3.

98. Carroll JK, Moorhead A, Bond R, LeBlanc WG, Petrella RJ, Fiscella K. Who uses mobile phone health apps and does use matter? A secondary data analytics approach. J Med Internet Res. 2017;19(4):e125.

99. Miller DP Jr, Weaver KE, Case LD, Babcock D, Lawler D, Denizard-Thompson N, et al. Usability of a novel mobile health iPad app by vulnerable populations. JMIR Mhealth Uhealth. 2017;5(4):e43.

100. Jaensson M, Dahlberg K, Eriksson M, Nilsson U. Evaluation of postoperative recovery in day surgery patients using a mobile phone application: a multicentre randomized trial. Br J Anaesth. 2017;119(5):1030–8.

101. Nilsson U, Dahlberg K, Jaensson M. The Swedish web version of the quality of recovery scale adapted for use in a mobile app: prospective psychometric evaluation study. JMIR Mhealth Uhealth. 2017;5(12):e188.

102. Royse CF, Williams Z, Purser S, Newman S. Recovery after nasal surgery vs. tonsillectomy: discriminant validation of the Postoperative Quality of Recovery Scale. Acta Anaesthesiol Scand. 2014;58(3):345–51.

103. Royse CF, Newman S, Williams Z, Wilkinson DJ. A human volunteer study to identify variability in performance in the cognitive domain of the postoperative quality of recovery scale. Anesthesiology. 2013;119(3):576–81.

104. Bowyer AJ, Heiberg J, Sessler DI, Newman S, Royse AG, Royse CF. Validation of the cognitive recovery assessments with the Postoperative Quality of Recovery Scale in patients with low-baseline cognition. Anaesthesia. 2018;73(11):1382–91.

第 36 章
依从性评估：数据采集与评估

Julie Perinel，Mustapha Adham

36

引言

2005 年,加速康复外科(enhanced recovery after surgery,ERAS)研究小组首次提出了针对实施结肠手术患者的基于循证医学的护理方案[1]。其中包含了 20 个项目,以期减少术后风险。近 10 年来,诸多的随机对照研究及 meta 分析已充分证明了 ERAS 方案在结直肠手术中的安全性及有效性。与传统的护理方案相比,ERAS 方案减少了术后并发症的发生率及住院时间[2,3]。尽管大量的研究证实了 ERAS 方案的临床获益,却鲜有报道其依从性。对临床结果的持续评估是护理方案的固有组成部分,对提高报告合规性至关重要。2007 年,Maessen 医生等总结发现仅仅提出一个基于循证医学的方案是不足以改变临床路径的[4]。研究结果提示提高 ERAS 方案的依从性可能是最具挑战的部分,但同时也可能得到最好的术后效果。

ERAS 方案的成功实施需要一个多学科团队的共同协作,与此同时更需要一个适当且结构化的实施策略[5]。以下为评估及提高 ERAS 依从性的几个方法(图 36.1):

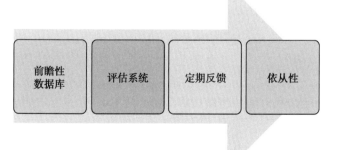

图 36.1 ERAS 计划的结构化应用策略

- 建立一个前瞻性的数据库,其中包括术后效果、住院时间、ERAS 方案的依从性及每个组成部分。
- 定期审计以确定 ERAS 方案实施中的促进因素及实施障碍。ERAS® 互动式审计系统(ERAS® Interactive Audit System,EIAS)是由 Graham 医生等人基于"共识到行动"构架所提出的[6],其中包括了问题的识别;共识理念与临床背景的融合;干预措施的选择、调整和实施;应用监控;效果评估以及应用维持。
- 定期的反馈有利于进一步完善方案。ERAS® 实施计划(ERAS® Implementation Program,EIP)建议在初始实施期间每周召开一次会议。经过一段时间及经验积累,会议开展的频率可以有所减少。尽管如此,参加会议对每个小组成员来说仍是必不可少的[7]。

事实上各国有不同的系统来执行评估和质量控制。2009 年由英国卫生部、国家癌症行动小组及国家卫生服务改革与创新委员会联合推出了加速康复伙伴关系计划(Enhanced Recovery Partnership Program,ERPP)。这是一个为期 2 年的计划。评估系统需要一个由国家癌症服务分析小组开发的前瞻性数据库,数据是通过网络数据输入门户采集的。为了避免数据的丢失,数据的采集有一个固定的输入机制[8]。荷兰 ERAS 研究小组与荷兰医疗保健机构合作,最初使用由美国 Donald Berwick 开发的 ERAS 突破系列方案。这是一个为期 1 年的临床项目,要求医院之间的密切合作。首先,由荷兰医保部门创建一个访问网站,同时搭建一个多学科合作团队。其次,设置一个专家小组,组织 3 次涉及多中心的反馈会议。在这些会议中,专家小组负责排除障碍,医生及医院之间分享各自的经验成果,这使得有效的执行策略得以迅速传播。审计系统还涉及一个前瞻性的网络数据库[9]。2008 年,加拿大普外科医生与多伦多大学共同提出了"普外科最佳实践"(Best Practice in

General Surgery,BPIGS),以优化成人教学医院的患者护理。为了实施多伦多大学的 ERAS 指南,他们使用了由 Graham 医生等提出的"共识到行动"这一框架[6]。报告每 3 个月提交一次,这样每家医院都可以对照其他医院来衡量自己的结果,同时也可以制订明确的策略[10]。2012 年,ERAS® 协会小组提出了特定的评估系统:ERAS 互动式评估系统(EIAS)。这是一个前瞻性的基于互联网数据传输和系统分析,用以监测和评估患者的依从性的系统。它向各中心提供了参与 ERAS 方案的所有患者的实时反馈(图 36.2a-b)。ERAS 实施计划(EIP)包括四个专题研讨会,为期约 8~10 个月。最近,在加拿大的阿尔伯塔省,卫生局开始实施针对结直肠手术的 ERAS 计划。在 ERAS® 交互审计系统及 ERAS® 实施计划中采用了"质量增强研究计划"(Quality Enhancement Research Initiative,QUERI)方法。除了"计划 - 实施 - 学习 - 行动"循环的策略外,加拿大阿尔伯塔省卫生局还使用了共同协作学习的方法,让不同的医院中心能够分享各自的经验成果[11]。在法国,同样的 ERAS 小组也应用了前瞻性的、互动互联网数据库,从而得到依从性及术后结果的定期反馈,每个中心也可以与国内其他中心进行结果对照。到目前为止,进行前瞻性质量评估的最佳模式似乎是一个能够提供实时反馈及分析的并涉及多中心的网络数据库。"共识到行动"框架模式及共同学习协作也同样需要加强实践变革以及特定的干预措施。最初,数据收集主要依赖于国家及地方的质量登记手册,然而,这个体系无法提供有效的反馈及各中心间的相互对照学习模式。最终,由于缺乏外部验证及可再现性,这种"自制"数据库被摒弃。事实上,由于所采集数据的异质性,中心之间的比较受到一定限制。

评估及定期反馈对提高报告可靠性至关重要。加拿大于 2012 年发布一项 Cochrane 研究,旨在确定执行有效评估和反馈的最佳策略。结果表明,五种反馈特性是必需的。首先,如果依从性基线较低同时兼备较高年资的指导者,得到的反馈会更加有效。反馈的形式也非常重要,至少每个月以"口头及书面"的形式开展。而如果反馈结论能得到明确的目标及具体的行动方案,ERAS 计划则将得到更好的临床结果[12]。

依从性评估对于分析 ERAS 方案实施的成功与否至关重要。一些回顾性研究报告了依从性水平与术后结果之间的关系[13-17]。2011 年,Ahmed 医生等首次发表了一篇关于结直肠手术实施加速康复计划依从性的系统综述。尽管 ERAS 计划的组成部分以

及实施 ERAS 方案的依从性各不相同,依从性更高的实施计划能够实现更短的住院时间[18]。在超过 900 个患者的大样本量的实施 ERAS 方案的结直肠手术观察研究中,Gustafsson 医生报道若依从性提高 27% 则相关并发症的发生率能够下降 27%,并且住院时间能缩短 47%。对该方案的遵守程度和手术结果的改善之间也存在着"剂量 - 反应"关系[15]。在接受胰十二指肠切除术的患者中,Braga 发现未发生并发症的患者具有明显较高的依从性,而有严重并发症的患者依从性较低[13]。最近,英国一项多中心报道显示如果依从性能达到 80%,将有效地缩短平均住院时间。该作者表示:"ERAS 方案实施得越严格,患者健康获益就会越大"。

必须理解,ERAS 计划的实施是一个循序渐进的过程,需要整个团队的持续参与及改革。依从性评估对于确定促进因素及实施障碍,并提出针对性的干预措施以保持依从性至关重要。回顾性评估是预防霍桑效应的首选方法[9]。法国里昂在一项定性研究中报告了加速康复的有效实施和高度依从性相关的四个关键点[19](图 36.3):

- 患者相关因素与患者的选择(人口统计学、合并症)以及患者的期待
- 医护人员相关因素(教育背景、态度变化及行为)
- 实施相关因素(沟通、标准化流程)
- 卫生系统资源(医院资源及家庭护理资源)

从现有文献中,我们还确定了一些具体措施来提高依从性。首先,基本的教育是必备的。要改变医务人员的行为,加强医务人员的技能教育。在这个过程中,一个主要的难题在于这样做就要放弃多年来的传统模式及教条。这可以通过定期更新的循证医学计划来实现。除此之外,在团队会议中,定期反馈术后结果将有助于增加实施新计划的信心。另外,对医生及护士的定期教学尤其重要,因为实施过程中的人员存在变动,通常最年轻的医护人员是患者管理的主要参与者[20]。患者也同时需要得到一个明确且规范的关于围手术期路径的术前宣教。外科医生、护士、麻醉医师的术前评估也是 ERAS 计划的组成部分之一[19]。事实上,如果患者对术后治疗过程和护理方案有较高的要求,就更容易达到高依从性。其次,我们强烈建议在每个中心配备一名 ERAS 协调员,以促进多学科团队的沟通和协作,提高实施的持续性[17,20,21]。ERAS 协调员也负责前瞻性数据库的实施情况监测。最后,保持多年的可持续性,定期举行教学会议并提供反馈意见是必需的。在日常生活

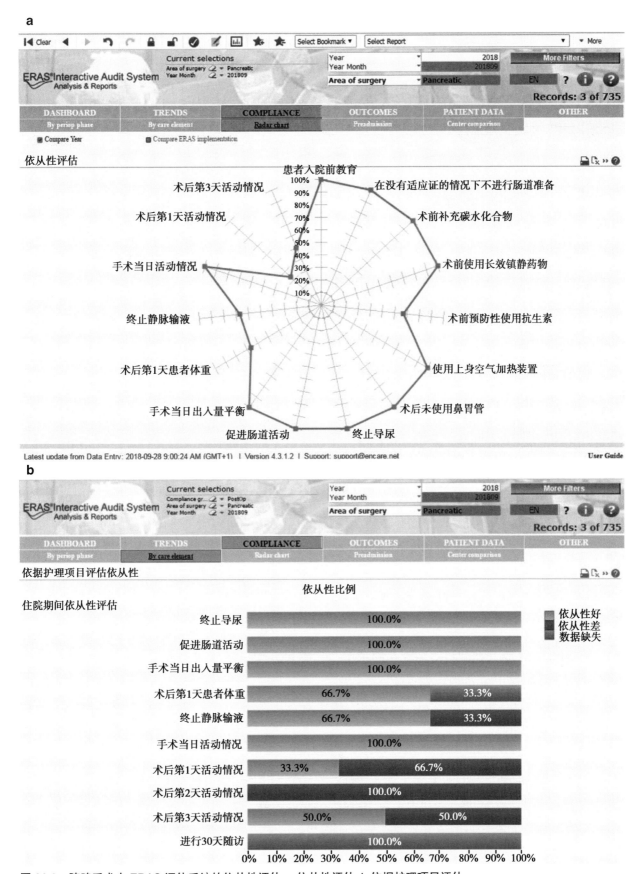

图 36.2　胰腺手术中 ERAS 评估系统的依从性评估：a 依从性评估；b 依据护理项目评估

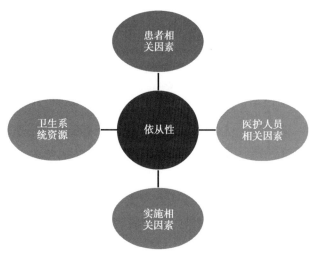

图 36.3　术后加速康复的实施障碍

中实施新的护理方案是一个动态且富有挑战性的过程。在最初的实施之后,往往有重新回到旧的惯例的趋势[22]。研究表明,在公共卫生领域,40% 的创新在最初实施后无法持续[23]。一项多中心队列研究报告表明,ERAS 方案在实施后期,表现为住院时间延长且依从性下降[9]。有两项研究表明了具体措施对依从性的影响[17,21]。Pedziwiatr 在研究中表示,协调员负责前瞻性数据库,并对每 30 名患者进行定期审计和结果分析,经过 2 次审核,90 名患者中的依从性接近 90%。有些内容从一开始就被完全实施,因为它们是 ERAS 实施前标准护理的一部分。换言之,一些实施内容是逐步引入的,只有经过两次审核后才达到较高的依从性。作者认为以下是 ERAS 成功的关键因素:密切的合作、持续的教育、定期的审计和团队的规模[17]。事实上,与大型多功能中心相比,在小部门引入 ERAS 方案更为容易[24]。Bakker 等人报道了实施 ERAS 计划为期 8 年对结直肠癌术后预后的影响。在 2006 年首次实施 ERAS 方案后,作者报告了其依从性的变化。2011 年开始配备一名专业的护士,她必须在患者出院 3 天内给患者打随访电话。2012 年,对外科相关人员进行了多次培训。病例管理员开始参加外科的多学科会议讨论,并参加查房。患者在术前访视期间收到了有关 ERAS 方案的术前宣教。这些具体措施改善了 2012 年至 2013 年的患者依从性[21]。Martin 等人报告了 ERAS 方案中 50% 的偏差,在 78% 的研究参与者中,偏差主要由医疗因素导致[20]。上述结果表明,跟刻板的遵守既定方案流程相比,ERAS 方案的实施应当更加灵活适应患者需求及医疗团队理念[4,25,26]。

尽管术前及围术期的临床项目通常具有更高的依从性,但 ERAS 计划中术后部分往往更难以实施[4,9,13,21]。事实上,大部分的偏差发生在术后[27]。在胰腺手术中,Braga 报告术前和术中的依从性高达 80%。然而,术后依从性则在 38% 到 66% 之间[13]。针对早期进食(53%)、停止静脉输液(38%)、早期活动(44%)和停止使用硬膜外镇痛(66%)的依从性仍未达最佳标准。低依从性患者中,术后并发症发生率为 71.7%。这表明术后依从性低的患者应谨慎处理。在结直肠手术中,Bakker 等人表明,只有规范实施 ERAS 计划的术后组成部分才能显著改善术后结果。它包括无鼻胃管、早期活动、早期进食、早期停用硬膜外镇痛、早期拔除引流管和口服非阿片类药物镇痛[21]。

为了提高术后 ERAS 方案的依从性,医疗工作者们已经确定了几个影响因素。Nadler 等人报告了外科住院医师在选择性结直肠手术患者术后管理中的关键作用。与高年资住院医师相比,低年资的住院医师缺乏知识及临床经验。由于不确定性,他们对加速康复表现得更加犹豫不决。住院医师参与日常临床实践,他们有助于团队了解 ERAS 实施的障碍。医护人员的偏好和手术类型是早期进食的主要决定因素,而患者因素是早期行动和缩短住院时间的主要决定因素。ERAS 指南的实施受到外科医生及医疗团队信念的强烈影响,规范的实践和对住院医师的教育培训是保证依从性的必要条件[28]。一些研究也报道了,对一些术后患者而言,存在术后功能康复时间和出院时间的差距[4,9,28]。在 Maessen 的研究中,只有 31% 的患者在功能恢复当天出院[4]。ERAS 团队的一项多中心定性研究报告称,由于医疗资源的不足(家庭护理和康复中心),29% 的患者无法在实现功能康复的同时出院[20]。这说明了行政支持和财政问题的重要性。最后,Nadler 等表明,患者和家庭期望及医疗团队的理念是早期出院的主要决定因素[28]。与患者相关的障碍包括性格对立、合并症(精神疾病、心血管疾病和残疾)、家庭期望和语言障碍。然而,对立的性格和家庭期望往往是缺乏信息的结果。对患者及其家属的教育是使患者成为健康的积极参与者的关键,而它需要时间和足够的沟通技巧。我们强烈建议术前 ERAS 会诊应该包含多个学科。此外,ERAS 中心还设置了患者教育手册和日常活动日志,以加强信息交流[20]。

结论

在日常实践中实施 ERAS 计划是一个极具挑战

性的过程,其中涉及了个人、医疗团队和机构等层面。它需要一个多学科的团队的参与,成员之间要有良好的合作,不仅需要一个协调员,还要持续性的宣教与学习。依从性是 ERAS 实施是否成功的一个关键因素,同时,依从性水平与术后结果有显著相关性。为了达到良好的依从性,需要同时使用特定策略,如定期依从性评估、前瞻性数据库建立和反馈。依从性评估是 ERAS 计划不可分割的一部分,也是了解是否有改进的唯一途径。定期召开会议对于审计依从性、确定促成因素和障碍、传播信息和促进团队内部沟通至关重要。ERAS 实施的主要问题是可持续性。从现有文献来看,不同层次个体(患者、医务人员、家庭)的宣教及反馈信息的评估是 ERAS 方案成功的关键因素。

（沈柏用　译）

参考文献

1. Fearon KC, Ljungqvist O, Von Meyenfeldt M, Revhaug A, Dejong CH, Lassen K, et al. Enhanced recovery after surgery: a consensus review of clinical care for patients undergoing colonic resection. Clin Nutr. 2005;24(3):466–77.
2. Varadhan KK, Neal KR, Dejong CH, Fearon KC, Ljungqvist O, Lobo DN. The enhanced recovery after surgery (ERAS) pathway for patients undergoing major elective open colorectal surgery: a meta-analysis of randomized controlled trials. Clin Nutr. 2010;29(4):434–40.
3. Spanjersberg WR, Reurings J, Keus F, van Laarhoven CJ. Fast track surgery versus conventional recovery strategies for colorectal surgery. Cochrane Database Syst Rev. 2011;(2):CD007635.
4. Maessen J, Dejong CH, Hausel J, Nygren J, Lassen K, Andersen J, et al. A protocol is not enough to implement an enhanced recovery program for colorectal resection. Br J Surg. 2007;94(2):224–31.
5. Lassen K, Coolsen MM, Slim K, Carli F, de Aguilar-Nascimento JE, Schäfer M, et al. Guidelines for perioperative care for pancreaticoduodenectomy: Enhanced Recovery After Surgery (ERAS®) Society recommendations. World J Surg. 2013;37(2):240–58.
6. Graham ID, Logan J, Harrison MB, Straus SE, Tetroe J, Caswell W, Robinson N. Lost in knowledge translation: time for a map? J Contin Educ Heal Prof. 2006;26(1):13–24.
7. Ljungqvist O, Scott M, Fearon KC. Enhanced recovery after surgery: a review. JAMA Surg. 2017;152(3):292–8.
8. Simpson JC, Moonesinghe SR, Grocott MP, Kuper M, McMeeking A, Oliver CM, et al. Enhanced recovery from surgery in the UK: an audit of the enhanced recovery partnership programme 2009–2012. Br J Anaesth. 2015;115(4):560–8.
9. Gillissen F, Hoff C, Maessen JM, Winkens B, Teeuwen JH, von Meyenfeldt MF, Dejong CH. Structured synchronous implementation of an enhanced recovery program in elective colonic surgery in 33 hospitals in The Netherlands. World J Surg. 2013;37(5):1082–93.
10. McLeod RS, Aarts MA, Chung F, Eskicioglu C, Forbes SS, Conn LG, et al. Development of an enhanced recovery after surgery guideline and implementation strategy based on the knowledge-to-action cycle. Ann Surg. 2015;262(6):1016–25.
11. Gramlich LM, Sheppard CE, Wasylak T, Gilmour LE, Ljungqvist O, Basualdo-Hammond C, et al. Implementation of enhanced recovery after surgery: a strategy to transform surgical care across a health system. Implement Sci. 2017;12(1):67.
12. Ivers N, Jamtvedt G, Flottorp S, Young JM, Odgaard-Jensen J, French SD, et al. Audit and feedback: effects on professional practice and healthcare outcomes. Cochrane Database Syst Rev. 2012;(6):CD000259.
13. Braga M, Pecorelli N, Ariotti R, Capretti G, Greco M, Balzano G, et al. Enhanced recovery after surgery pathway in patients undergoing pancreaticoduodenectomy. World J Surg. 2014;38(11):2960–6.
14. Cakir H, van Stijn MF, Lopes Cardozo AM, Langenhorst BL, Schreurs WH, van der Ploeg TJ, et al. Adherence to Enhanced Recovery After Surgery (ERAS) and length of stay after colonic resection. Color Dis. 2013;15(8):1019–25.
15. Gustafsson UO, Hausel J, Thorell A, Ljungqvist O, Soop M, Nygren J, Enhanced Recovery After Surgery Study Group. Adherence to the enhanced recovery after surgery protocol and outcomes after colorectal cancer surgery. Arch Surg. 2011;146(5):571–7.
16. ERAS Compliance Group. The impact of enhanced recovery protocol compliance on elective colorectal cancer resection: results from an international registry. Ann Surg. 2015;261(6):1153–9.
17. Pędziwiatr M, Kisialeuski M, Wierdak M, Stanek M, Natkaniec M, Matłok M, et al. Early implementation of Enhanced Recovery After Surgery (ERAS®) protocol – compliance improves outcomes: a prospective cohort study. Int J Surg. 2015;21:75–81.
18. Ahmed J, Khan S, Lim M, Chandrasekaran TV, MacFie J. Enhanced recovery after surgery protocols – compliance and variations in practice during routine colorectal surgery. Color Dis. 2012;14(9):1045–51.
19. Lyon A, Solomon MJ, Harrison JD. A qualitative study assessing the barriers to implementation of enhanced recovery after surgery. World J Surg. 2014;38(6):1374–80.
20. Martin D, Roulin D, Grass F, Addor V, Ljungqvist O, Demartines N, Hübner M. A multicentre qualitative study assessing implementation of an Enhanced Recovery After Surgery program. Clin Nutr. 2018;37(6 Part A):2172–7.
21. Bakker N, Cakir H, Doodeman HJ, Houdijk AP. Eight years of experience with Enhanced Recovery After Surgery in patients with colon cancer: impact of measures to improve adherence. Surgery. 2015;157(6):1130–6.
22. Scheirer MA. Is sustainability possible? A review and commentary on empirical studies of program sustainability. Am J Eval. 2005;26:27.
23. Schell SF, Luke DA, Schooley MW, Elliott MB, Herbers SH, Mueller NB, Bunger AC. Public health program capacity for sustainability: a new framework. Implement Sci. 2013;1(8):15.
24. Arroyo A, Ramirez JM, Callejo D, Viñas X, Maeso S, Cabezali R, et al. Influence of size and complexity of the hospitals in an enhanced recovery programme for colorectal resection. Int J Colorectal Dis. 2012;27(12):1637–44.
25. Nicholson A, Lowe MC, Parker J, Lewis SR, Alderson P, Smith AF. Systematic review and meta-analysis of enhanced recovery programmes in surgical patients. Br J Surg. 2014;101(3):172–88.
26. Lyon A, Payne CJ, Mackay GJ. Enhanced recovery programme in colorectal surgery: does one size fit all? World J Gastroenterol. 2012;18(40):5661e3.
27. Kahokehr A, Sammour T, Zargar-Shoshtari K, Thompson L, Hill AG. Implementation of ERAS and how to overcome the barriers. Int J Surg. 2009;7(1):16–9.
28. Nadler A, Pearsall E, Victor C, Aarts MA, Okrainec A, McLeod RS. Understanding surgical residents' postoperative practices and barriers and enablers to the implementation of an Enhanced Recovery After Surgery (ERAS) guideline. J Surg Educ. 2014;71(4):632–8.

第 37 章
ERAS 的成败：预后模型

William B.Lyman，Allyson R.Cochran，Keith Murphy，Brent D.Matthews，Dionisios Vrochides

引言

术后加速康复外科（ERAS）始终遵循的目标是建立标准化的、基于循证医学的围手术期管理方法，从而促进患者的康复。在外科各亚专业中，也都已经证实了 ERAS 的实施有助于患者预后的改善。ERAS 实施的不断成功使我们萌发了一个假设，即对术后患者进行统一化护理可以促进患者的康复。虽然此假设对大多数患者都是适用的，但在一小部分患者中却是失败的[1]。

我们通常使用住院时间延长、再入院率较高、复发率增加等常用指标来定义 ERAS"失败"。各项研究也将继续明确更多与 ERAS 失败相关的独立因素。通常，ERAS 的失败与术中或术后发生并发症密切相关。然而，是这些并发症的发生导致了 ERAS 不适用，还是 ERAS 的不适用导致了这些本可避免的并发症的发生，这一难题将在本章稍后部分进行阐释。正如文献中报道的，必须首先确定并发症发生的高风险人群，才能预防并发症的发生[2]。风险分层已成为预防并发症的基础。为了识别易发生并发症的个体，越来越多的风险分层模型被采用（通常以风险计算形式）[3,4]。利用预测分析和其他更高级的人工智能形式（机器学习、先进的神经网络、深度学习等）来优化临床、住院费用和患者主观疗效已成为现代临床精准医学的宗旨[5,6]。

然而，关于预测分析或风险分层在 ERAS 中的应用研究尚少，迄今为止主要局限于结直肠学科[7-12]。因此，除了对现有文献进行总结之外，下面章节还将通过被称作实用性加速康复（f-ERAS）的高级预测分析来展现作者所在机构实施 ERAS 的经验。

ERAS 的成功和失败定义

本书其他各章已详细介绍了 ERAS 在各亚专业中的成功实施。总的来说，ERAS 通过对疼痛、恶心症状的多模式管理、目标营养、早期活动、避免引流、追求容量平衡和利用量化结果评估等方面提供标准化的、基于循证医学的指导方针而受到欢迎[13]。教条式的或者不规范的围手术期护理都会导致不必要的护理差异现象发生。已有充分的文献报道，消除患者护理差异可显著提高患者的预后[14]。因此，可以说 ERAS 的成功与否取决于其消除变异的内在能力。但是，ERAS 的目的是消除患者护理中不必要的变化，而不是完全消除变化。考虑到患者风险因素和临床表现的多样性，一定程度的差异是可预期的。另一重要结果是，不仅临床医生注意到采用 ERAS 可以改善围手术期结局，管理人员也注意到，并发症发生率降低、再入院率降低、住院时间减少以及许多其他针对性指标得到改善，使得住院费用有所降低[15]。

ERAS 的"成功"通常与术后预后直接相关，最常见的是住院时间长短。此外，许多人将"成功"定义为再入院率不变或降低，发病率或死亡率降低以及医保支出减少。在进行对照研究时遇到的最常见问题之一是缺乏 ERAS 成功实施的标准定义。住院时间常因机构而异，而并发症发生率通常不确定，或者缺乏标准化系统来评定并发症的发生，例如 Clavien-Dindo 评分系统[16]。希望随着 ERAS® 和 ERAS® 美国协会联合声明的关于 ERAS 应用、预后和要素研究的报告（RECOvER）的广泛采用，该问题能够得以解决[17]。

尽管大多数研究集中于上述对"成功"的定义，但它们绝不是衡量的唯一指标。通常，"成功"的定义会因人而异。临床、住院费用或患者主观疗效都可以成为成功实施 ERAS 的标志。尽管临床和患者主观疗效应始终作为患者护理的重中之重，但通过 ERAS 监管财务状况将有助于获得医院管理部门的持续支持，并且在全球医疗保健支出增长的环境中实施 ERAS 尤为重要[18-22]。

确定 ERAS 途径"成功"的另一种方法是通过衡量各个项目条款完成的百分比从而观察总体遵循程度[23,24]。遵循性对于监管 ERAS 实施过程尤其重要，结果的改善通常与项目条款遵循数量增加相关。在许多研究中，总体遵循性达到 70% 通常与结果改善相关[25]。实际上，70% 是一个很好的初始目标。随着总体遵循程度的提高，预后也将逐渐改善，并且总体遵循程度的目标应始终尽可能高[23,24]。为此，如第 36 章所述，住院费用监管在 ERAS 的实施和持续"成功"中都扮演着不可或缺的角色。住院费用监管可确保较高的总体遵循程度，这是 ERAS 实施中一个很好的指标。

并发症对 ERAS 遵循程度的影响

尽管总体遵循性和并发症之间的关系通常被认为是因果关系，但实际上可能要复杂得多[23,26]。我们用以下两种可能的情况来说明这种复杂的关系：

1. 静脉输液不应当作为监测指标。因为过量输液随之而来的是液体超负荷，会导致肺水肿，并延长了住院时间，使患者无法脱离吸氧。

2. 患者因为吻合口瘘出现败血症的临床症状。考虑到患者可能发生低血压，于是进行静脉输液进行复苏。

在这两种情况下，患者在围手术期都没有及时停药。第一种情况是因为没有遵循 ERAS 计划从而导致术后并发症发生，而第二种情况是术后并发症的发生导致无法遵循 ERAS 计划。但是，当把这些主要并发症排除在外时，ERAS 遵循程度的提高仍与改善的临床预后相关，再次表明了遵循程度对于成功实施 ERAS 计划的重要性[10]。

鉴别高并发症风险患者

多年来，在医学上使用了许多评分系统来确定风险，例如，终末期肝病模型（MELD）；CHADS-VASc 评分系统；APACHE 评分系统等等。美国外科医师学会国家手术质量改进计划（ACS-NSQIP）风险计算器也根据术前患者统计和风险因素，将术后并发症的风险引入到外科手术讨论的前沿。其他评分系统，例如 mFI、P-POSSUM 以及 ASA 分级标准等在一定程度可以预测术后并发症或死亡风险。然而目前均没有被 ACS-NSQIP 风险计算器所采纳[27,28]。在过去十年里，从电子病历中获得的可供分析的数据增多，计算能力增强，新的高级统计方法，诸如机器学习、深度学习和神经网络等开始在临床医学中发挥重要作用[29-31]。重要的是，这些新方法并不是一成不变的。对于每个新数据点，统计方程都会进行实时修改，从而获得更准确的预测模型。随着我们以更高的准确性预测哪些个体会有术后并发症的风险，我们将面临的挑战是寻找可变的风险因素和干预措施，以降低并发症的发生率和严重性。

ERAS 途径中的预测分析

迄今为止，在 ERAS 途径中使用预测分析和风险计算器的方式很少，而且大部分限于结直肠学科。Keller 等人表明通过使用 mFI 可以预测住院时间延迟的患者。mFI 值为 0 时意味着腹腔镜结直肠癌术后住院时间最长为 3 天，而 mFI 值为 2 时住院时间将延长至 14 天。而 ERAS "失败"的主要定义是住院时间大于 3 天[7-8]。Boulind 等人表明使用 POSSUM 评分来预测腹腔镜结直肠手术中有可能偏离 ERAS 方案的风险。他们将病理分级和术中并发症作为预测 ERAS 偏离的独立危险因素[9]。Smart 等人根据围手术期的总体 ERAS 遵循性来预测腹腔镜结直肠手术后 ERAS 是否"失败"。他们确定了五个与延迟出院相关的因素（持续静脉输液、缺乏有效的硬膜外麻醉、无法活动、鼻胃管二次插入和导尿管二次插入）。他们使用这五个因素建立了预测评分系统来预测 ERAS 失败和延迟出院风险[10]。在另一项研究中，Lane 等人表明在部分结直肠切除术后的几天中，C 反应蛋白（CRP）水平升高与不良事件的风险增加相关。他们认为术后第 2 天 CRP 值较高并且第 3 天 CRP 值持续上升，预示发生不良事件的可能性增加[32]。Francis 等人的最新研究结合了包括神经网络在内的预测分析方法，以预测腹腔镜结直肠手术后的延迟出院和再入院[12]。所有这些研究都有一个相似点，就是它们本质上是观察性的，如果在术后期间发现这些警告信号,则建议我们提高警惕性。很少有研究建议根据风险分层修改患者的 ERAS 方案。

ERAS 途径中预测分析的机构经验

鉴于美国目前医疗保健支出的不可持续发展,在 2015 年卡罗来纳州医学中心外科领导层认为有必要关注与成本优化相结合的预后改善。肝胆胰手术作为外科中的一个亚专业首先采用结构化治疗途径来改善患者预后。根据结构化和循证指南,选择了 ERAS[33]。ERAS 于 2015 年首次在胰十二指肠切除术中实施,随后是肝切除术和胰体尾切除术。此外,其他外科学科包括结直肠、泌尿外科和头颈外科也都采用了 ERAS。

初始 ERAS 方案实施以及引入的障碍类似于本书第九部分中描述的经验。但是,由于该机构已经在该领域具有丰富的应用经验,因此通过与预测分析相结合会有意识地作出决定,从而增加了实施的复杂性[34-36]。我们对每位参加 ERAS 方案的患者实施遵循性监测和预测分析。这种方法的目的是双重的:首先是要确保以安全有效的方式实施 ERAS,其次是就 ERAS 的成功提供实时反馈。

简要介绍一下,卡罗来纳州医疗中心是美国最大的医疗保健系统之一,涵盖近 50 家急诊医院。在电子病历时代产生了大量可用于分析的数据。在过去的几年中,该机构使用了 REDCap ™数据库来创建风险计算器,该计算器已经超过了全国范围可用的风险计算器的预测能力[34-36]。随着现代统计技术的加入,风险计算器将变得更加准确。此外,自 2015 年来该机构已全面使用 ERAS® 交互式审查系统(EIAS)。

通过使用已建立 REDCap ™数据库和 EIAS,得以在各种高风险手术中(如胰十二指肠切除术、肝切除术等)对 ERAS 实施情况进行监管,以确保预后能够达到既往标准,同时节省成本。实践表明通过我们的 REDCap ™数据库和 EIAS 数据库来监管预后以及成本,ERAS 的实施不仅安全并且在临床上也更经济高效。ERAS 的成功实施使得其在其他外科中也得以发展,包括妇科、移植、儿科和整形外科。

ERAS 途径中预测分析的案例分析

预测分析已经运用到患者的术前评估中,用以识别高风险个体,从而从 ERAS 中受益。而医务人员的目标是采取干预措施或对目前的 ERAS 途径进行修改,从而降低术后并发症的风险。虽然以下一些示例仍处于研究阶段,但 ERAS 的实施在临床、住院费用以及患者主观疗效方面均颇有成效。

下面列出了针对胰十二指肠切除术后恢复情况的干预措施的一些例子,针对这些例子建立了预测算法,包括从特定 ERAS 途径中偏离:

ERAS 途径偏离示例:

- 如果预计胰十二指肠切除术后尿潴留的风险较高,则不要求在术后第 1 天拔除导尿管。
- 如果预计在胰十二指肠切除术后会有中等程度的胃排空延迟风险,则勿拔除鼻胃管。
- 如果预计行胰十二指肠切除术后出现胃排空延迟的高风险(包括但不限于患有慢性胰腺炎或术前胃梗阻的患者),则术中应放置营养管以保证术后营养供应。

ERAS 条款增加示例:

- 如果预计胰十二指肠切除术后肠道吸收不良的风险很高,则将胰酶添加到术后治疗途径中。
- 如果预计在胰十二指肠切除术后再入院的可能性很高,则一旦患者符合出院标准,便应遵循改良的术后随访计划。最开始,患者的随访频率约为 2 次 / 周,医生通过临床和虚拟访问相结合的方式来监测患者术后恢复情况,然后按预定时间进行家访,进行静脉输液(因为在该机构中,脱水是造成近 70% 的胰十二指肠切除术后的再入院的原因)。

传统 ERAS 途径的增项示例

针对术后并发症风险的另一种干预措施被称为"具有临床意义的实验室检查"。最初,该项目是针对接受胰十二指肠切除术和肝切除术的患者实施的,术后实验室测试计划是基于已建立的胰十二指肠切除术和肝切除术的风险分层制订的。被认为具有术后并发症高风险的患者则每天接受实验室检查,而具有术后并发症低风险的患者将接受最少的术后实验室检查。具有临床意义的实验室检查计划可以与 ERAS 途径遵循性相结合。在一个机构中,采用该项目的第一年,仅在实验室费用上就节省了 360 611.75 美元(减少了 54%),同时保证了患者预后,提高了满意度并减少了术后输血的需要[37]。

ACS-NSQIP 手术风险计算器与以往使用的风险

计算器相似,可将胰体尾切除术后患者分为低、中和高风险类别并指导术后实验室检查。尽管目前的结果尚处于初步阶段,但它很有希望减少患者的住院费用。

增强 ERAS 成功的预防策略

越来越多的证据支持在进行大手术之前对患者进行康复训练。虽然从术前优化营养和加强锻炼中可能获得收益,但迄今为止,对于大多数的腹部手术,获益尚未明确(主要是因为新兴的康复领域缺乏文献报道)[38]。关于结直肠的研究已表明,单独或联合进行术前营养优化和锻炼可以显著提高术后功能恢复的速度[39]。然而,仍需进行持续的调查以确定术前锻炼的持续时间、强度和时机,以使患者获得最大的获益[40]。

在我们机构中,术前康复被认为是 ERAS 途径的补充,可以增强手术患者的康复能力[41-44]。作者目前也正在计划进行为接受新辅助化疗的肝胆胰恶性肿瘤患者实施术前康复方案(功能锻炼、优化营养、贫血纠正、血糖控制、戒烟/戒酒、心理疏导、社会支持等)。该项目被称为术前学习和手术准备(POLaRiS),与 ERAS 途径紧密结合。但是并非所有的拟行新辅助化疗的肝胆胰恶性肿瘤患者都被分配到我们的术前康复计划中,入组患者包括预测分析为再入院风险升高患者、出院前往康复机构的患者以及术后住院时间延长的患者(图 37.1)。对 POLaRiS 入组的这些 ERAS "失败"高风险患者首先进行术前优化,从而有望减轻一部分术后并发症的风险。

结论和展望

ERAS 途径的优势在于通过循证医学依据来消除护理中不必要的差异。ERAS 的"失败"或"成功"

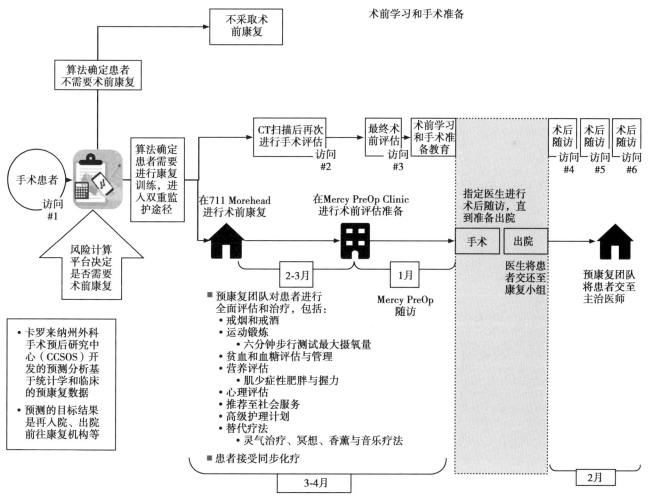

图 37.1　接受新辅助化疗的肝胆胰恶性肿瘤患者实施术前学习和手术准备(POLaRiS)示意图。POLaRiS 整合在肝胆胰手术 ERAS 途径中

不应由术后的单一参数来定义,而应结合临床、住院费用和患者主观疗效来定义。许多 ERAS 的"失败"是由于术后并发症的发生、不必要的偏离方案或方案遵循性差所导致的。现代统计方法和风险计算器在识别有术后并发症风险的患者方面变得越来越准确,并且在 ERAS 途径下导致患者并发症的风险因素研究也逐渐增多。第一个挑战将是基于术前风险分层,在 ERAS 途径中分辨可修改或增加的项目。第二个挑战是在实际中修改这些项目,以减少术后并发症的机会,从而增加 ERAS 协议的"成功率"。

本章介绍了一些将预测分析和风险分层纳入 ERAS 协议的方法。尽管标准化步骤减少了不必要的差异,但由于患者的统计信息、合并症和风险因素的不同,一定程度的差异是难以避免的。当前面临的挑战是如何辨别风险因素从而采取一定的措施来减轻风险。为了使 ERAS 保持在医学的前沿,需要在 ERAS 条款的标准化与干预措施之间取得平衡。

(曹利平　译)

参考文献

1. Oh HK, Ihn MH, Son IT, Park JT, Lee J, Kim DW, et al. Factors associated with failure of enhanced recovery programs after laparoscopic colon cancer surgery: a single-center retrospective study. Surg Endosc. 2016;30(3):1086–93.

2. Kennedy EP, Rosato EL, Sauter PK, Rosenberg LM, Doria C, Marino IR, et al. Initiation of a critical pathway for pancreaticoduodenectomy at an academic institution--the first step in multidisciplinary team building. J Am Coll Surg. 2007;204(5):917–23; discussion 23–4.

3. Liu Y, Cohen ME, Hall BL, Ko CY, Bilimoria KY. Evaluation and enhancement of calibration in the American College of Surgeons NSQIP surgical risk calculator. J Am Coll Surg. 2016;223(2):231–9.

4. McMillan MT, Allegrini V, Asbun HJ, Ball CG, Bassi C, Beane JD, et al. Incorporation of procedure-specific risk into the ACS-NSQIP surgical risk calculator improves the prediction of morbidity and mortality after pancreatoduodenectomy. Ann Surg. 2017;265(5):978–86.

5. Lyman WB, Passeri M, Murphy K, Iannitti DA, Martinie JB, Baker EH, et al., editors. Using deep learning to determine malignant potential of pancreatic cystic neoplasms. In: 2018 North Carolina/South Carolina joint ACS meeting. Myrtle Beach, SC; 2018.

6. Rubin EH, Allen JD, Nowak JA, Bates SE. Developing precision medicine in a global world. Clin Cancer Res. 2014;20(6):1419–27.

7. Keller DS, Bankwitz B, Woconish D, Champagne BJ, Reynolds HL Jr, Stein SL, et al. Predicting who will fail early discharge after laparoscopic colorectal surgery with an established enhanced recovery pathway. Surg Endosc. 2014;28(1):74–9.

8. Keller DS, Bankwitz B, Nobel T, Delaney CP. Using frailty to predict who will fail early discharge after laparoscopic colorectal surgery with an established recovery pathway. Dis Colon Rectum. 2014;57(3):337–42.

9. Boulind CE, Yeo M, Burkill C, Witt A, James E, Ewings P, et al. Factors predicting deviation from an enhanced recovery programme and delayed discharge after laparoscopic colorectal surgery. Colorectal Dis. 2012;14(3):e103–10.

10. Smart NJ, White P, Allison AS, Ockrim JB, Kennedy RH, Francis NK. Deviation and failure of enhanced recovery after surgery following laparoscopic colorectal surgery: early prediction model. Colorectal Dis. 2012;14(10):e727–34.

11. Francis NK, Mason J, Salib E, Allanby L, Messenger D, Allison AS, et al. Factors predicting 30-day readmission after laparoscopic colorectal cancer surgery within an enhanced recovery programme. Colorectal Dis. 2015;17(7):O148–54.

12. Francis NK, Luther A, Salib E, Allanby L, Messenger D, Allison AS, et al. The use of artificial neural networks to predict delayed discharge and readmission in enhanced recovery following laparoscopic colorectal cancer surgery. Tech Coloproctol. 2015;19(7):419–28.

13. Ljungqvist O, Scott M, Fearon KC. Enhanced recovery after surgery: a review. JAMA Surg. 2017;152(3):292–8.

14. Healy MA, Regenbogen SE, Kanters AE, Suwanabol PA, Varban OA, Campbell DA Jr, et al. Surgeon variation in complications with minimally invasive and open colectomy: results from the Michigan surgical quality collaborative. JAMA Surg. 2017;152(9):860–7.

15. Ljungqvist O, Thanh NX, Nelson G. ERAS-value based surgery. J Surg Oncol. 2017;116(5):608–12.

16. Maessen JM, Dejong CH, Kessels AG, von Meyenfeldt MF. Length of stay: an inappropriate readout of the success of enhanced recovery programs. World J Surg. 2008;32(6):971–5.

17. Elias KM, Stone AB, McGinigle K, Tankou JI, Scott MJ, Fawcett WJ, et al. The Reporting on ERAS Compliance, Outcomes, and Elements Research (RECOvER) checklist: a joint statement by the ERAS((R)) and ERAS((R)) USA societies. World J Surg. 2019;43(1):1–8.

18. Joliat GR, Labgaa I, Petermann D, Hubner M, Griesser AC, Demartines N, et al. Cost-benefit analysis of an enhanced recovery protocol for pancreaticoduodenectomy. Br J Surg. 2015;102(13):1676–83.

19. Joliat GR, Labgaa I, Hubner M, Blanc C, Griesser AC, Schafer M, et al. Cost-benefit analysis of the implementation of an enhanced recovery program in liver surgery. World J Surg. 2016;40(10):2441–50.

20. Elshaug AG, Rosenthal MB, Lavis JN, Brownlee S, Schmidt H, Nagpal S, et al. Levers for addressing medical underuse and overuse: achieving high-value health care. Lancet. 2017;390(10090):191–202.

21. Saini V, Brownlee S, Elshaug AG, Glasziou P, Heath I. Addressing overuse and underuse around the world. Lancet. 2017;390(10090):105–7.

22. Stone AB, Grant MC, Pio Roda C, Hobson D, Pawlik T, Wu CL, et al. Implementation costs of an enhanced recovery after surgery program in the United States: a financial model and sensitivity analysis based on experiences at a quaternary academic medical center. J Am Coll Surg. 2016;222(3):219–25.

23. ERAS Compliance Group. The impact of enhanced recovery protocol compliance on elective colorectal cancer resection: results from an international registry. Ann Surg. 2015;261(6):1153–9.

24. Thorn CC, White I, Burch J, Malietzis G, Kennedy R, Jenkins JT. Active and passive compliance in an enhanced recovery programme. Int J Color Dis. 2016;31(7):1329–39.

25. Gustafsson UO, Hausel J, Thorell A, Ljungqvist O, Soop M, Nygren J. Adherence to the enhanced recovery after surgery protocol and outcomes after colorectal cancer surgery. Arch Surg. 2011;146(5):571–7.

26. Feroci F, Lenzi E, Baraghini M, Garzi A, Vannucchi A, Cantafio S, et al. Fast-track colorectal surgery: protocol adherence influences postoperative outcomes. Int J Color Dis. 2013;28(1):103–9.

27. Khuri SF, Daley J, Henderson WG. The comparative assessment and improvement of quality of surgical care in the Department of Veterans Affairs. Arch Surg. 2002;137(1):20–7.

28. Renz BW, Kasparek MS, Seeliger H, Worthley DL, Jauch KW, Kreis ME, et al. The CR-POSSUM risk calculator predicts failure of enhanced recovery after colorectal surgery. Acta Chir Belg. 2015;115(1):20–6.

29. LeCun Y, Bengio Y, Hinton G. Deep learning. Nature.

2015;521(7553):436–44.

30. Litjens G, Sanchez CI, Timofeeva N, Hermsen M, Nagtegaal I, Kovacs I, et al. Deep learning as a tool for increased accuracy and efficiency of histopathological diagnosis. Sci Rep. 2016;6:26286.

31. Wang J, Yang X, Cai H, Tan W, Jin C, Li L. Discrimination of breast cancer with microcalcifications on mammography by deep learning. Sci Rep. 2016;6:27327.

32. Lane JC, Wright S, Burch J, Kennedy RH, Jenkins JT. Early prediction of adverse events in enhanced recovery based upon the host systemic inflammatory response. Colorectal Dis. 2013;15(2):224–30.

33. Lassen K, Coolsen MM, Slim K, Carli F, de Aguilar-Nascimento JE, Schafer M, et al. Guidelines for perioperative care for pancreaticoduodenectomy: Enhanced Recovery After Surgery (ERAS(R)) Society recommendations. Clin Nutr. 2012;31(6):817–30.

34. Fruscione M, Kirks R, Cochran A, Murphy K, Baker EH, Martinie JB, et al. Developing and validating a center-specific preoperative prediction calculator for risk of outcomes following major hepatectomy procedures. HPB (Oxford). 2018;20(8):721–8.

35. Fruscione M, Kirks RC, Cochran A, Murphy K, Baker EH, Martinie JB, et al. Routine versus difficult cholecystectomy: using predictive analytics to assess patient outcomes. HPB (Oxford). 2019;21(1):77–86.

36. Kirks RC, Cochran A, Barnes TE, Murphy K, Baker EH, Martinie JB, et al. Developing and validating a center-specific preoperative prediction calculator for risk of pancreaticoduodenectomy. Am J Surg. 2018;216(3):498–505.

37. Tezber K, Eller M, Aviles C, Cochran A, Murphy K, McClune G, et al., editors. Implementation of clinically meaningful laboratory evaluation initiative to reduce testing in pancreaticoduodenec-tomy and hepatectomy patients. In: World Congress of Enhanced Recovery After Surgery. Lyon, France; 2017.

38. Luther A, Gabriel J, Watson RP, Francis NK. The impact of total body prehabilitation on post-operative outcomes after major abdominal surgery: a systematic review. World J Surg. 2018;42(9):2781–91.

39. Gillis C, Buhler K, Bresee L, Carli F, Gramlich L, Culos-Reed N, et al. Effects of nutritional prehabilitation, with and without exercise, on outcomes of patients who undergo colorectal surgery: a systematic review and meta-analysis. Gastroenterology. 2018;155(2):391–410.e4.

40. Shanahan JL, Leissner KB. Prehabilitation for the enhanced recovery after surgery patient. J Laparoendosc Adv Surg Tech A. 2017;27(9):880–2.

41. Gillis C, Li C, Lee L, Awasthi R, Augustin B, Gamsa A, et al. Prehabilitation versus rehabilitation: a randomized control trial in patients undergoing colorectal resection for cancer. Anesthesiology. 2014;121(5):937–47.

42. Santa Mina D, Scheede-Bergdahl C, Gillis C, Carli F. Optimization of surgical outcomes with prehabilitation. Appl Physiol Nutr Metab. 2015;40(9):966–9.

43. Li C, Carli F, Lee L, Charlebois P, Stein B, Liberman AS, et al. Impact of a trimodal prehabilitation program on functional recovery after colorectal cancer surgery: a pilot study. Surg Endosc. 2013;27(4):1072–82.

44. Santa Mina D, Hilton WJ, Matthew AG, Awasthi R, Bousquet-Dion G, Alibhai SMH, et al. Prehabilitation for radical prostatectomy: a multicentre randomized controlled trial. Surg Oncol. 2018;27(2):289–98.

38

第 38 章
加速康复外科的研究方法

Kevin M.Elias

引言

加速康复外科(enhanced recovery after surgery，ERAS)研究包含了从基础科学研究到基于人群的流行病学评估的转化研究。"转化科学"是一个广义的术语，既包括将实验室发现应用于早期临床试验，也包括将临床试验结果应用到真实世界的实践[1]。在着手进行任何研究项目之前，研究人员必须审视其研究设计是否是以这样一种方式构建，即研究结果将能够以可感知的和实际的方式回答研究问题。因此，研究设计的选择应与研究目的相对应。研究设计的目标是使该研究在时间、成本可控和符合伦理的情况下易于完成且其误差和混淆偏倚风险最低[2]。虽然加速康复外科的研究设计通常被视为层次分明的分层金字塔，但其研究设计类型实际上是一系列方法的重叠，利用这些方法可以逐步产生更广泛和更普遍的可应用于患者护理方面的结论(图 38.1)。

临床前研究

实验室研究通常是宣告临床实践变革的第一步。设计完善的实验室研究可以回答有关生理学、病理学或药理机制的基本问题。如果实验室研究结果与临床相关，那么有用的临床前研究必须是合理的和可检验的[3-5]。越来越多的实验实际上是依据生物信息学进行的，即创建可用于进行预测和提出假设的计算模型或进行模拟计算[6]。其中包括"大数据"科学，它可用最低限度的资源有效地评估假设的生物学合理性[7-9]。

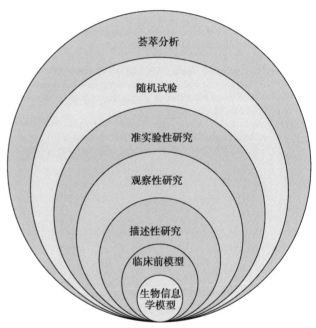

图 38.1 研究设计的过程

在生物活动允许的范围内，发现过程的早期阶段仍然依赖于体外和离体试验。因为这些体外和离体试验方法可以通过对生物学行为(例如基因表达、细胞增殖或信号通路)的实验操作进行直接观察，故该方法为研究提供了内在的机制。典型的体外试验是指无细胞系统或单层细胞培养，而离体检测则指更复杂的结构，如器官切片培养或类器官构建[10,11]。一旦一个理念在体外和离体层面都得到了验证，最终建立起它与人类系统的相关性就需要一个体内模型进行验证。通常情况下体内疾病模型可分为三种类型:(1)生理性(如通过盲肠结扎和穿孔引起败血症)；(2)药理性(如比较七氟醚与依托咪酯麻醉效果)；(3)遗传性(如使用转基因小鼠模型形成肿瘤)[12]。然而，归根结底，任何体内模型的局限性在于其仅仅是一个模型，在取得临床数据之前，直接应用于人体的权利应该受到限制[13]。

描述性研究

描述性研究是临床研究的起点,包括病例报告、病例系列研究、横断面研究、观察性研究和环境与疾病相关性研究。描述性研究的特点是它呈现事件的变化过程而无需考虑预先设定的假设。尽管描述性研究有时因缺乏科学严谨性而受到诟病,但良好的描述性研究对于开创未来研究的先例至关重要。描述性研究应涵盖临床疾病的多个方面,包括"谁、什么、为什么、何时、何地"以及"那又如何"等[14]。描述性研究可能涉及一些具体个体(如开腹乙状结肠切除术"快速通路"的最初经验)或针对某个群体(如美国年度癌症统计报告)[15,16]。一个好的描述性研究可以揭示疾病的趋势并提出可验证的假设[17]。

描述性研究的明显优势是临床数据通常易于获得,并且易于被临床医生解释。然而,描述性研究也容易受到因果推论的诱惑而出现误判[14]。描述性报告应始终强调具有时间关联并非意味着具有因果关系,以避免发生所谓的后此谬误。例如,关于"海鲜过敏与对碘造影剂过敏风险相关"的言论,过敏症相关专家多年来一直在努力辟谣[18]。事实上碘并非过敏原,然而许多医院在诊疗制度中仍将海鲜过敏列为使用碘制剂的禁忌证。产生该种误判的原因是对某种过敏原过敏的患者对其他过敏原也过敏的可能性更大。但由于海鲜是常见的过敏原,许多人便错误地将人群对海鲜过敏与对碘造影剂过敏联系起来而产生误判。

观察性研究

与描述性研究不同,观察性研究是利用临床数据来验证假设。最常见的观察性研究的类型是队列研究、病例对照研究和横断面研究。观察性研究的特征是研究者不以任何方式干预研究对象,而是将其健康相关结局与其潜在的暴露、生活态度或方式相联系起来[19]。

在队列研究中,根据研究对象是否暴露于某种特定危险因素进行分组[20],然后对研究对象进行纵向跟踪观察。但在分组时研究者感兴趣的结局尚未发生。队列研究可以是前瞻性的(即受试者入组时特定结局尚未发生)或回顾性的(即特定结局已发生并进行数据收集),队列研究非常适用于评估与特定单一暴露相关的一系列结局。前瞻性队列研究在研究有害暴露(如吸烟)或伦理规范不允许对研究对象随机分组时尤其适用。队列研究的优点是能够根据预先指定的变量匹配研究对象,同时回忆偏倚的风险相对较低[21]。同时队列研究在描述疾病的发病率以及调查可疑危险因素与健康结局之间的关联时非常有用。著名的队列研究成果包括收缩压与卒中风险相关的研究(Framingham 研究),以及口服避孕药可降低妇女卵巢癌发生风险的研究(护士群体健康研究)[22,23]。在评估可疑风险因素与临床结局间的关联强度时,合适的统计指标包括相对风险或风险比(relative risk/risk ratio,RR),即暴露组发生某结局概率与未暴露组发生某结局概率的比值[24]。

与队列研究不同,横断面研究抓取研究对象在特定时间点的所有资料,而不需沿时间轴进行回溯或随访。描述性研究有助于了解疾病的发生率,而横断面研究更有助于明确疾病流行情况。流行率是指在特定时间点患有某种疾病的人口占所有人口的比例。横断面研究通常使用调查法。当用横断面研究法来调查研究对象反应的比例或分布差异时,通常适用 χ^2 检验进行统计学分析。横断面研究成本低、耗时短,但该研究不能提供事件随时间变化的趋势之类的信息[19]。例如,某横断面研究调查了某中心 3 个专科在 2 个为期 3 个月时间内 ERAS 方案的实行情况[25],结果分析了患者退出 ERAS 临床路径的原因以及 ERAS 与患者预后的相关性,但该研究捕获的特定时间段的患者资料不能回答患者恢复时间是增加还是减少这个问题,也无法将恢复时间的变化与给定干预的效果联系起来。

病例对照研究不同于队列研究和横断面研究,该研究对象在分组时,病例相关结局是已知的。病例对照研究目的是研究某个临床结局与一个或多个可能的危险因素之间的关联性。如果患者在某一特定暴露的发病率明显高于对照组,那么就可以得出该暴露与研究结果的风险增加显著相关的结论[21]。对于病例对照研究,应从相同的研究人群中选择病例和对照。当病例结局数量很少时,使用病例对照研究最为合适。例如,造船业中石棉暴露与发生间皮瘤之间的关系以及长期使用卫生棉条与发生葡萄球菌感染性休克综合征之间的关系都是通过病例对照研究得出的结论[26,27]。在病例对照研究的实施过程中尽可能精准地定义疾病,这点非常重要,因此需要制订明确的纳入和排除标准,以确保观察组和对照组之间具有明确界限。与队列研究不同,病例对照研究不能直接计算发病率的 RR 值。相反,病例对照研究能得出优势比(odds ratio,OR),即特定暴露状态下各种因素发生疾病概率的比值[24]。如果特定暴露发生的结局种类足够少,则 OR 将近似于 RR,但是如果结局类型很多或 OR 特别高,则 OR 值和 RR 值将会不一致[24]。

观察性研究的偏倚

偏倚是指由于突出某一结果超过其他结果而产生的任何系统性倾向[28]。识别和避免偏倚始终是观察性研究的一个挑战。事实上,一定程度的偏倚是不可避免的,但对偏倚的认识提高了研究产生可重复结果的可能性。目前已定义了许多种不同类型的偏倚,其中三种类型的偏倚在观察性研究中最为普遍:即选择偏倚、信息偏倚和混淆偏倚[29,30]。

选择偏倚是由于被研究的群体存在未被研究者考虑到的潜在差异所导致的[31]。例如无应答偏倚(由对调查未做出回应的群体和做出回应的群体可能存在根本性的差异所致)、发病率 - 患病率(由从未到医疗机构就诊过的患者没有纳入研究群体所致)和入组偏倚(由患者可能会选择更经济性的医疗机构就诊而未去研究机构所致)。例如,一项采用问卷调查评估缺血性心脏病患者预后的基于人群的队列研究发现,临床上重要的预后相关变量与潜在研究对象是否同意参与该研究密切相关(这样就可能产生无应答偏倚)[32]。

信息偏倚产生于对研究对象(即观察组和对照组间的个体)未采用相同方法收集信息[33]。信息偏倚包括确认偏倚(观察组通过手术确诊,而对照组被假定是健康的,由此产生的偏差即确认偏倚)、回忆偏倚(与无疾病的病例相比,有疾病的病例更容易回忆起过去那些微不足道的暴露,由此产生的偏差即回忆偏倚)和疑诊偏倚(由于疾病存在会促使研究者寻找特定暴露而产生的偏差即疑诊偏倚)。在某个案例中,一项将使用他汀类药物与阿尔茨海默病患病风险联系起来的研究结果被质疑可能存在确认偏倚。因为使用他汀类药物较多的受试者可能会更经常地转至健康管理机构,他们可能相对对照组本身就更健康,因此质疑者无法认同研究者的结论[34]。

混淆偏倚是由于存在与暴露和结局均关联的第三个未测变量而导致暴露与结局之间产生的虚假关联[35]。例如,许多研究表明,在某些特定疾病如慢性阻塞性肺病或终末期肾病的患者中,肥胖患者的死亡率比正常体型偏瘦患者低。然而,吸烟人群往往体重较低且死于上述疾病的风险较高,这些特点使吸烟成为体重指数与健康结局之间关系的一个重要混淆因素[36]。混淆偏倚通过在暴露和结局间产生的不正确评估,降低了内部有效性,也通过减少一个发现在其他人群进行推广的机会而降低了外在有效性[30]。

临床试验

临床试验与观察性研究的区别在于前者使用了干预措施。临床试验可以设计成准实验性或实验性的。准实验性研究是干预措施不随机的研究。当无法进行随机分组时,准实验性研究可以作为医疗干预措施的重要评估方式,例如评估疫苗对卫生系统结局的影响[37]。与随机试验相比,准实验性研究的研究人群往往具有更多的异质性,但准实验性研究可能更容易类推到“现实世界”的环境中[38]。在准实验性研究中,研究人员不会指定干预任务,然而实验性研究会暗示研究人员积极干预以产生数据,即干扰自然过程[39]。实验性研究具有内部有效性高的优点,这意味着研究结论高度适用于试验的纳入人群。但是,较低的外部有效性可能会影响实验性研究的结论类推到现实世界[38]。

准实验性研究设计

准实验性研究在 ERAS 研究中非常普遍。有时这些研究被称为“自然实验”或“自我分配”设计。准实验性研究的例子包括工具变量研究(治疗随一个独立于主要结局的外部变量变化而变化,例如某个医疗设备只进行研究的医疗机构使用,而其他医疗机构没有,故该设备就是独立于主要结局的外部变量)、断点回归研究(患者是否接受干预基于其评分是否高于或低于某个阈值,例如根据 $CD4^+$ 细胞计数用于判断是否进行抗逆转录病毒治疗)、中断时间序列研究(通常称为“前后”研究,例如施行 ERAS 前后的医疗产出)[40-42]。许多中心对连续患者以中断时间序列研究的方式报告他们 ERAS 的首次经验,以评价引入 ERAS 路径前后疗效的区别[43,44]。

当实验性临床试验不可行时,准实验性研究可以提供有用的数据。例如,随机临床试验假定各治疗手段之间是均衡的,这意味着对于一种疗法是否优于另一种疗法在获得结果前是不确定的[45]。但对许多 ERAS 要素,进行随机分组是不符合伦理的。比如当 ERAS 诸多要素已被视为护理规范时,将患者随机分配到单用阿片类药物治疗或强制患者卧床休息都是不道德的[46]。在大规模的人群范围进行研究时，准实验性研究也很有帮助。例如，研究人员采用准实验性研究调查了加拿大 Alberta 省整个医疗系统在妇科肿瘤治疗方面实施 ERAS 指南前后的效果，得出的结果对临床工作是很有帮助的[47]。最后，当政治或实际情况会阻碍干预措施的施行时，准实验性设计也是有用的。一项关于阿片类药物处方的研究表明，以麻醉医生为中心的 ERAS 干预会更多地使用无阿片麻醉和多模式镇痛，但这些并未影响到外科医生在患者出院时为其开具阿片类药物处方的做法，因为麻醉医生无法强制外科医生的行为[48]。

实验性临床试验

实验性临床试验可分为解释性试验和实用性试验（图 38.2）。解释性试验侧重于疗效，即观察在变量可控的情况下，干预能否在最佳条件下使患者获益。相反，实用性试验衡量有效性，即观察在"现实世界"条件下使用某种干预措施可以有何种获益[49]。虽然临床试验的典范通常被认为是随机对照试验（randomized controlled trial，RCT），但在实践中，诸如 RCT 的解释性试验并不总是最合适乃至最理想的研究设计。

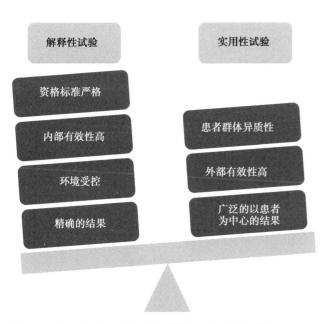

图 38.2　解释性临床试验和实用性临床试验的区别

在 RCT 中，具有特定医疗条件且符合严格的纳入标准的自愿受试者被随机分配到一个或多个实验干预组或某个对照组。对照组可由安慰剂药物或假手术，或仅仅是当前施行的临床护理标准构成。RCT

的基本要素是受试者随机分配接受不同干预，从而最大限度地减少了偏倚产生的机会[50,51]。有以下几点可以将 RCT 与实用性试验相区分开来[52]。第一，是否严格且明确定义纳入和排除标准[53]？如果受试者资格标准定义模糊，则该研究有可能缺乏内部有效性。第二，是否充分解释了具体的分配方案？"分配"是指生成随机分组分配的方法[54]。第三，在具体随机分组时是否对所有参加试验人员严格保密？"隐藏"指的是在干预之前不透露具体分配信息[55]，需隐藏的内容既包括实际分配情况，也包括具体的分配方案。例如，如果已知患者被随机分配到 4 个研究组，那么根据前 3 个受试者的分配就可能猜测下一个受试者分配到了哪个组。"分配"和"隐藏"原则都可以防止产生选择偏倚和混淆偏倚。第四，盲法采取了何种程序？"盲法"是干预后对治疗任务的了解[56]。盲法减少了报告偏倚和确认偏倚[57]。试验通常有单盲（受试者不知道分组方案）、双盲（受试者和研究者都不知道分组方案）或三盲（受试者、研究者和数据分析人员都不知道分组方案）。在实际工作中，以上这些术语均不应该用于报告研究，相反，报告中最好简单明了地说明哪些人员知道分组方案。

以上这些使 RCT 试验严谨的原则（即环境控制、明确的纳入和排除标准、盲法）同时限制了其普遍适用性[58]。临床试验严格规定的条件可能限制了其应用于实际临床实践时的外部有效性。诸如 RCT 之类的解释性试验在检验"干预是否有效以及如何起作用"方面是有用的，而实用性试验则在检验"干预在现实生活中是否确实起效"方面有用[59]。

当研究课题不是为了阐明生物学机制或其合理性，而是为了确定某革新是否具有改善日常医学实践的潜力时，采用实用性试验研究是非常有用的。解释性试验倾向于关注具有单一疾病的特定患者群体。排除复杂的研究对象（如有合并症或服用多种药物的患者）可以最大限度地减少混淆偏倚，这对验证某种生物学理论十分重要。然而，这些情况不能模拟临床实践。实用性试验通常涉及具有多个相互作用成分（例如约束、临床路径或规范）的复杂干预措施[60]，试验中的患者通常被认为与常规护理条件下接受研究干预的患者相似。实用性研究纳入和排除标准通常不那么严格，研究结果往往更广泛，具有更少的生理学性质（这里主要指在 ERAS 方面的研究）。考虑到 ERAS 具有多学科性、多专业性和多维性，相比严格限制的 RCT，许多研究课题更适合使用实用性试验。

研究结局

研究结局是假定与所研究的自变量存在因果关系的因变量。例如,如果自变量是脊柱融合术中静脉输注异丙酚,那么主要结局(因变量)就可以是拔管后24小时内恶心呕吐的发生率,而假设可能是术中输注异丙酚可减少术后恶心。如前所述,尽管大多数ERAS研究提供关联的证据,而非解释机制,但在选择结局时,一个研究仍应致力于确定那些可以合理地与正在研究的变量联系起来的措施。

研究结局分为主要结局或次要结局。在开始研究之前,必须在研究设计中预先指定主要和次要结局。这样做的主要原因有两个:首先,一个明确的主要结局为检验效能的计算提供了合理的基础[61]。简而言之,检验效能就是指样本大小在多大程度上足以揭示真实效应。适当的检验效能可以最大限度地减少假阴性错误(Ⅱ型错误,即否定一个真实存在的关联)的可能性。其次,限制次要结局的数量可以降低发生假阳性错误(Ⅰ型错误)的风险[62]。单纯通过随机试验识别虚假关联的可能性与被测量结果的数量成正相关,这通常被称为多重检验问题。尽管可以通过调整统计显著性差异的阈值来适应被测变量的数量,但一个更好的研究设计应将重点放在最重要的次要结局上,而不是设置多种不同的次要结局[63,64]。

在不损失统计检验效能的情况下评估多个结局的常见策略是使用综合结局。综合结局旨在通过将几个结局指标(如死亡率、严重发病率和再入院率)整合到一个终末结局来提高统计学效能。当给定事件的总发生率(比如死亡率)在研究人群中很低时,这一点尤其有用。然而,当研究结论对组成综合结局的单一结局适用而对综合结局不适用时,尤其是当其中某些单一结局的相关性相反时,应谨慎使用综合结局[65]。

在研究设计中,研究者往往假定主要结局比次要结局更具临床意义。研究者对结局重要程度进行等级排序并按重要程度将结局指定为主要或次要结局[66]。在ERAS研究中,主要结局应始终包含最小临床重要差异(minimal clinically important difference,MCID)的概念[67]。MCID是能给患者带来实质性利益的最小单位[68]。当使用患者报告结局如视觉模拟量表(visual analog scales,VAS)或Likert量表评估研究时,MCID尤其重要。因为如果样本量足够大,量表分数上很小的差异也可能最终具有统计学意义,而

这些差异可能太小以至于对临床实践没有影响。在这方面有一个著名的例子,研究人员通过随机临床试验比较了针灸与假手术治疗膝关节疼痛的效果,其主要结局是分值在0~10间的膝关节疼痛评分的平均值。尽管最终结果发现针灸组与假手术组疼痛评分在统计学上存在显著差异,但由于两者间并未达到作者预先设定的MCID(研究预设的MCID为1.8分,即针灸需比假手术疼痛评分低至少1.8分才能给患者带来实际上能感知到的获益)[69],作者由此得出结论,即在本研究检验效能的范围内,患者并没有从针灸中获得更大益处。

不同ERAS研究的参与者(如资助者、患者和医生)不同,故其选用的结局也常有所区别。结局选择的一个最重要的原则是所选结局应当可以与既往研究相互进行比较。然而由于不同研究在疾病的定义和结局测量方面的变异过大,其结论常常无法相互对比[70]。疗效试验核心结局测量标准(Core Outcome Measures in Effectiveness Trials,COMET)计划旨在定义核心结局集(core outcome sets,COS),核心结局集是某一领域内的所有研究均可以选用的核心结局的集合[71]。虽然研究者在设计研究时并非只能选择核心结局集中包含的内容,但核心结局集的建立确保了研究的发现可用于进行荟萃分析,并为未来的临床试验提供了依据。此外,结局测量也应与过程测量区分开来。过程测量能检测研究是否遵照研究计划进行,而结局测量检验了研究方案是否达到了预期效果。

ERAS研究的研究结局大致可分为四类(表38.1)[72-81]:

1. 与客观临床数据相关的行政性结局。常见的例子包括住院时间、总直接费用、再入院率以及阿片类药物的使用量[72-74]。行政性数据有助于进行成本分析和投资回报计算,但不能直接说明干预措施是否使患者临床获益。

2. 基于研究者对患者评估得到的临床性结局。临床性结局包括有无疾病、存活或死亡、造口功能和并发症发生率等[75,76]。

3. 与患者体验相关的患者报告结局[77-79]。患者能否正常饮食(不伴恶心呕吐)、生活质量调查以及生活态度调查都属于患者报告结局。其既可能是主观性的(如对症状进行的等级评分),也可能是客观性的(如是否存在呕吐)。

4. 功能性结局,即对特定活动执行能力的客观评估。患者能否无协助行走、独立淋浴、驾驶以及能否重返工作岗位都是功能性结局[80,81]。

表 38.1　研究结局的类型

类型	定义	举例	ERAS 参考文献
行政性	客观临床数据	住院时间、费用	[72-74]
临床性	研究者对患者的评估	伤口感染、液体过量	[75,76]
患者报告	患者对症状的评估	焦虑、恶心、生活质量	[77-79]
功能性	对特定活动的执行能力	独立淋浴、驾驶	[80,81]

随着 ERAS 方案的成熟以及更多临床数据的出现,研究主要结局中功能性结局和患者报告结局所占比例与日俱增。这源于人们越发重视以患者为中心的护理模式,并且认识到患者在选择治疗方案时可能有不同的感受[82,83]。

ERAS 研究的报告

ERAS 研究报告的格式是确保数据前后连贯、可解释和可重复的关键要素。一份完整的 ERAS 报告应清晰地描述加速康复中各种要素的执行情况。准确的报告应包括完整的治疗方案清单以及患者对方案中各要素执行的依从性。令人遗憾的是,许多 ERAS 报告忽略了很多的有利于后续研究团队重现结果的信息。Day 等人完成的一份包含 50 项 ERAS 研究的综述发现,只有不到一半的研究提到了加速康复的所有基本概念,在报告中对这些概念进行明确定义或解释的只有不到四分之一,提供了施行 ERAS 方案过程中患者依从性数据的甚至不到 10%[84]。另外报告中的细节不足也妨碍了后续对其进行荟萃分析和系统评价。对荟萃分析的系统评价发现,在生物医学研究的各个领域,超过 80% 的研究报告不符合已出版的该领域内研究报告指南的规定[85]。这增加了系统评价和荟萃分析数据不足或得出模棱两可结论的可能性[86,87]。

为此,ERAS® 协会和 ERAS®USA 发布了一项关于 ERAS 研究报告指南的联合声明,称为"ERAS 依从性、结局和研究要素(the Reporting on ERAS Compliance, Outcomes, and Elements Research, RECOvER)清单"[88]。现已发现研究设计和报告的标准化可提高其结果的可用性[89]。RECOvER 清单不是强制性要求,但 ERAS® 协会建议使用该工具来指导 ERAS 相关研究

的设计、实施和报告。清单包含 20 项内容,应作为 ERAS 报告的补充材料提交(表 38.2)[88]。清单的第 11 项内容总结了在任何 ERAS 方案中均应涉及的 16 个加速康复的基本概念。

表 38.2　报告加速康复研究的 RECOvER 清单[88]

项目		建议	页码
标题			
标题	1	在标题中指出此研究为加速康复研究	
简介			
背景	2	介绍和解释研究试图解决的存在不确定性的领域	
指南	3	如果该研究领域中已存在一系列已发布的加速康复指南,请对这些指南进行引用	
结局	4	确定研究的主要结局和任何需预先指定的关键次要结局	
方法			
IRB 批准	5	提供机构审查委员会/伦理委员会的名称和批准文号,如不需要许可,应说明理由	
研究设计	6	说明研究的类型(随机对照试验、队列、横断面等)以及此研究类型应遵循的指南(如随机对照试验的 CONSORT、队列研究的 STROBE 等)	
设置	7	描述此研究为单中心或多中心、实践类型以及提供者(提供服务的有限群体或所有个人)	
时间点	8	描述受试者招募周期、结局评估以及随访的时间点	
参与者	9	定义研究对象的纳入和排除标准	
加速康复方案	10	描述与研究周期相关的加速康复方案的实施时间	
	11	提供流程图或表格,详细说明加速康复方案,包括以下要素:	
		(a)对患者关于方案的入院前宣教	
		(b)对营养不良、虚弱、贫血、高糖化血红蛋白、吸烟和乙醇摄入患者的入院前筛选和优化	
		(c)空腹和碳水化合物负荷方面的指南	
		(d)超前镇痛(剂量、给药途径、时机)	
		(e)预防呕吐(剂量、途径、时机)	
		(f)术中液体管理策略	
		(g)麻醉剂的种类、剂量和给药途径	
		(h)患者保暖策略	

续表

项目		建议	页码
		(i) 术后液体管理	
		(j) 术后镇痛和止吐策略	
		(k) 减少使用阿片类药物的计划	
		(l) 引流和管路管理	
		(m) 早期活动策略	
		(n) 术后饮食与肠道管理	
		(o) 出院标准	
		(p) 出院后随访	
审核	12	描述加速康复方案的审核系统(评估研究是否严格按方案进行),以及如何评价患者对措施的依从性	
结局	13	(a) 解释评估主要结局和次要结局的标准	
		(b) 区分临床性、功能性、行政性和生活质量结局	
PRO	14	如果使用患者报告结局,提供参考文献来证明研究采用的问卷或量表有效	
结果			
患者群体	15	使用流程图解释研究人群的来源	
		(a) 提供表格,需列出研究人群的主要人口特征和临床特征	
		(b) 说明研究感兴趣的各变量中数据存在缺失的受试者人数	
加速康复依从性	16	提供表格列出每个加速康复方案要素的平均依从性,并对各组间的加速康复依从性变化进行比较	
相关性	17	进行 logistic 回归分析,将主要结果的变化与研究干预相关联	
讨论			
体系	18	解释本研究为加速康复外科体系下的干预措施的优化提供了哪些新知识	
局限性	19	讨论这项研究的局限性,以及这些局限性对研究结果的影响	
其他信息			
经费	20	为研究作者的所有经费来源和潜在的利益冲突源提供文件资料	

　　IRB:institutional review board, 机构审查委员会;CONSORT:Consolidated Standards of Reporting Trials,CONSORT 声明;STROBE:Strengthening the Reporting of Observational studies in Epidemiology,加强流行病学观察研究报告;PRO:patient-reported outcomes,患者报告结局。

结论

　　ERAS 研究正在迅速拓展和改变外科实践。ERAS 的根基是循证医学,因此,ERAS 路径的成功需基于高质量研究的产生。随着大多数外科学科采用 ERAS 原则,在 ERAS 背景下重新评估旧的外科护理模式的需求将越来越大。在构建这些研究时,应特别注意设计、结局选择和报告格式,以充分利用研究得出的结论。

（魏若征　译　吴河水　校）

参考文献

1. Westfall JM, Mold J, Fagnan L. Practice-based research—"blue highways" on the NIH roadmap. JAMA. 2007;297(4):403–6.
2. Hartung DM, Touchette D. Overview of clinical research design. Am J Health Syst Pharm. 2009;66(4):398–408.
3. Lieu CH, Tan AC, Leong S, Diamond JR, Eckhardt SG. From bench to bedside: lessons learned in translating preclinical studies in cancer drug development. J Natl Cancer Inst. 2013;105(19):1441–56.
4. Venkatakrishnan K, von Moltke LL, Obach RS, Greenblatt DJ. Drug metabolism and drug interactions: application and clinical value of in vitro models. Curr Drug Metab. 2003;4(5):423–59.
5. Landgraf M, McGovern JA, Friedl P, Hutmacher DW. Rational design of mouse models for cancer research. Trends Biotechnol. 2018;36(3):242–51.
6. Ekins S, Mestres J, Testa B. In silico pharmacology for drug discovery: methods for virtual ligand screening and profiling. Br J Pharmacol. 2007;152(1):9–20.
7. Ulfenborg B, Karlsson A, Riveiro M, Ameen C, Akesson K, Andersson CX, et al. A data analysis framework for biomedical big data: application on mesoderm differentiation of human pluripotent stem cells. PLoS One. 2017;12(6):e0179613.
8. Gal J, Milano G, Ferrero JM, Saada-Bouzid E, Viotti J, Chabaud S, et al. Optimizing drug development in oncology by clinical trial simulation: why and how? Brief Bioinform. 2018;19(6):1203–17.
9. Hernan MA, Robins JM. Using big data to emulate a target trial when a randomized trial is not available. Am J Epidemiol. 2016;183(8):758–64.
10. Ud-Din S, Bayat A. Non-animal models of wound healing in cutaneous repair: in silico, in vitro, ex vivo, and in vivo models of wounds and scars in human skin. Wound Repair Regen. 2017;25(2):164–76.
11. Blume C, Davies DE. In vitro and ex vivo models of human asthma. Eur J Pharm Biopharm. 2013;84(2):394–400.
12. Andrade EL, Bento AF, Cavalli J, Oliveira SK, Freitas CS, Marcon R, et al. Non-clinical studies required for new drug development—part I: early in silico and in vitro studies, new target discovery and validation, proof of principles and robustness of animal studies. Braz J Med Biol Res. 2016;49(11):e5644.
13. Mestas J, Hughes CC. Of mice and not men: differences between mouse and human immunology. J Immunol. 2004;172(5):2731–8.
14. Grimes DA, Schulz KF. Descriptive studies: what they can and cannot do. Lancet. 2002;359(9301):145–9.
15. Siegel RL, Miller KD, Jemal A. Cancer statistics, 2018. CA Cancer J Clin. 2018;68(1):7–30.
16. Kehlet H, Mogensen T. Hospital stay of 2 days after open sigmoidectomy with a multimodal rehabilitation programme. Br J Surg. 1999;86(2):227–30.

17. Lewis RJ, Bessen HA. Statistical concepts and methods for the reader of clinical studies in emergency medicine. J Emerg Med. 1991;9(4):221–32.

18. Schabelman E, Witting M. The relationship of radiocontrast, iodine, and seafood allergies: a medical myth exposed. J Emerg Med. 2010;39(5):701–7.

19. Sedgwick P. Bias in observational study designs: cross sectional studies. BMJ. 2015;350:h1286.

20. Riffenburgh RH. Statistics in medicine. 3rd ed. Amsterdam: Elsevier/AP; 2012.

21. Aronow WS, McClung JA. Translational research in coronary artery disease: pathophysiology to treatment. Amsterdam; Boston: Elsevier/AP, Academic Press is an imprint of Elsevier; 2016.

22. Kannel WB, Wolf PA, McGee DL, Dawber TR, McNamara P, Castelli WP. Systolic blood pressure, arterial rigidity, and risk of stroke. The Framingham study. JAMA. 1981;245(12):1225–9.

23. Tworoger SS, Fairfield KM, Colditz GA, Rosner BA, Hankinson SE. Association of oral contraceptive use, other contraceptive methods, and infertility with ovarian cancer risk. Am J Epidemiol. 2007;166(8):894–901.

24. Schmidt CO, Kohlmann T. When to use the odds ratio or the relative risk? Int J Public Health. 2008;53(3):165–7.

25. Hammond JS, Humphries S, Simson N, Scrimshaw H, Catton J, Gornall C, et al. Adherence to enhanced recovery after surgery protocols across a high-volume gastrointestinal surgical service. Dig Surg. 2014;31(2):117–22.

26. Tagnon I, Blot WJ, Stroube RB, Day NE, Morris LE, Peace BB, et al. Mesothelioma associated with the shipbuilding industry in coastal Virginia. Cancer Res. 1980;40(11):3875–9.

27. Kehrberg MW, Latham RH, Haslam BT, Hightower A, Tanner M, Jacobson JA, et al. Risk factors for staphylococcal toxic-shock syndrome. Am J Epidemiol. 1981;114(6):873–9.

28. Gerhard T. Bias: considerations for research practice. Am J Health Syst Pharm. 2008;65(22):2159–68.

29. Grimes DA, Schulz KF. Bias and causal associations in observational research. Lancet. 2002;359(9302):248–52.

30. Delgado-Rodriguez M, Llorca J. Bias. J Epidemiol Community Health. 2004;58(8):635–41.

31. Kho ME, Duffett M, Willison DJ, Cook DJ, Brouwers MC. Written informed consent and selection bias in observational studies using medical records: systematic review. BMJ. 2009;338:b866.

32. Buckley B, Murphy AW, Byrne M, Glynn L. Selection bias resulting from the requirement for prior consent in observational research: a community cohort of people with ischaemic heart disease. Heart. 2007;93(9):1116–20.

33. Faillie JL, Ferrer P, Gouverneur A, Driot D, Berkemeyer S, Vidal X, et al. A new risk of bias checklist applicable to randomized trials, observational studies, and systematic reviews was developed and validated to be used for systematic reviews focusing on drug adverse events. J Clin Epidemiol. 2017;86:168–75.

34. Freedman DM, Pfeiffer RM. Ascertainment Bias in statin use and Alzheimer disease incidence. JAMA Neurol. 2017;74(7):868.

35. Kasza J, Wolfe R, Schuster T. Assessing the impact of unmeasured confounding for binary outcomes using confounding functions. Int J Epidemiol. 2017;46(4):1303–11.

36. Yu XY, Song P, Zou MH. Obesity paradox and smoking gun: a mystery of statistical confounding? Circ Res. 2018;122(12):1642–4.

37. Lopez Bernal JA, Andrews N, Amirthalingam G. The use of quasi-experimental designs for vaccine evaluation. Clin Infect Dis. 2019;68(10):1769–76.

38. Barnighausen T, Tugwell P, Rottingen JA, Shemilt I, Rockers P, Geldsetzer P, et al. Quasi-experimental study designs series-paper 4: uses and value. J Clin Epidemiol. 2017;89:21–9.

39. Barnighausen T, Rottingen JA, Rockers P, Shemilt I, Tugwell P. Quasi-experimental study designs series-paper 1: introduction: two historical lineages. J Clin Epidemiol. 2017;89:4–11.

40. Bernal JL, Cummins S, Gasparrini A. Interrupted time series regression for the evaluation of public health interventions: a tutorial. Int J Epidemiol. 2017;46(1):348–55.

41. Bor J, Moscoe E, Mutevedzi P, Newell ML, Barnighausen T. Regression discontinuity designs in epidemiology: causal inference without randomized trials. Epidemiology. 2014;25(5):729–37.

42. Scosyrev E. Identification of causal effects using instrumental variables in randomized trials with stochastic compliance. Biom J. 2013;55(1):97–113.

43. Findlay JM, Tustian E, Millo J, Klucniks A, Sgromo B, Marshall RE, et al. The effect of formalizing enhanced recovery after esophagectomy with a protocol. Dis Esophagus. 2015;28(6):567–73.

44. van Dam RM, Hendry PO, Coolsen MM, Bemelmans MH, Lassen K, Revhaug A, et al. Initial experience with a multimodal enhanced recovery programme in patients undergoing liver resection. Br J Surg. 2008;95(8):969–75.

45. Freedman B. Equipoise and the ethics of clinical research. N Engl J Med. 1987;317(3):141–5.

46. Miralpeix E, Nick AM, Meyer LA, Cata J, Lasala J, Mena GE, et al. A call for new standard of care in perioperative gynecologic oncology practice: impact of enhanced recovery after surgery (ERAS) programs. Gynecol Oncol. 2016;141(2):371–8.

47. Bisch SP, Wells T, Gramlich L, Faris P, Wang X, Tran DT, et al. Enhanced Recovery After Surgery (ERAS) in gynecologic oncology: system-wide implementation and audit leads to improved value and patient outcomes. Gynecol Oncol. 2018;151(1):117–23.

48. Brandal D, Keller MS, Lee C, Grogan T, Fujimoto Y, Gricourt Y, et al. Impact of enhanced recovery after surgery and opioid-free anesthesia on opioid prescriptions at discharge from the hospital: a historical-prospective study. Anesth Analg. 2017;125(5):1784–92.

49. Flay BR. Efficacy and effectiveness trials (and other phases of research) in the development of health promotion programs. Prev Med. 1986;15(5):451–74.

50. Lachin JM, Matts JP, Wei LJ. Randomization in clinical trials: conclusions and recommendations. Control Clin Trials. 1988;9(4):365–74.

51. Broglio K. Randomization in clinical trials: permuted blocks and stratification. JAMA. 2018;319(21):2223–4.

52. Grimes DA, Schulz KF. Methodology citations and the quality of randomized controlled trials in obstetrics and gynecology. Am J Obstet Gynecol. 1996;174(4):1312–5.

53. Ayaz-Shah AA, Hussain S, Knight SR. Do clinical trials reflect reality? A systematic review of inclusion/exclusion criteria in trials of renal transplant immunosuppression. Transpl Int. 2018;31(4):353–60.

54. Schulz KF, Grimes DA. Generation of allocation sequences in randomised trials: chance, not choice. Lancet. 2002;359(9305):515–9.

55. Schulz KF, Grimes DA. Allocation concealment in randomised trials: defending against deciphering. Lancet. 2002;359(9306):614–8.

56. Montori VM, Bhandari M, Devereaux PJ, Manns BJ, Ghali WA, Guyatt GH. In the dark: the reporting of blinding status in randomized controlled trials. J Clin Epidemiol. 2002;55(8):787–90.

57. Hrobjartsson A, Forfang E, Haahr MT, Als-Nielsen B, Brorson S. Blinded trials taken to the test: an analysis of randomized clinical trials that report tests for the success of blinding. Int J Epidemiol. 2007;36(3):654–63.

58. Schwartz D, Lellouch J. Explanatory and pragmatic attitudes in therapeutical trials. J Clin Epidemiol. 2009;62(5):499–505.

59. Patsopoulos NA. A pragmatic view on pragmatic trials. Dialogues Clin Neurosci. 2011;13(2):217–24.

60. Ford I, Norrie J. Pragmatic trials. N Engl J Med. 2016;375(5):454–63.

61. Dumas-Mallet E, Button KS, Boraud T, Gonon F, Munafo MR. Low statistical power in biomedical science: a review of three human research domains. R Soc Open Sci. 2017;4(2):160254.

62. Sedgwick P. Clinical trials: outcome measures. BMJ. 2015;350:h121.

63. Neuhauser M. How to deal with multiple endpoints in clinical trials. Fundam Clin Pharmacol. 2006;20(6):515–23.

64. Vetter TR, Mascha EJ. Defining the primary outcomes and justifying secondary outcomes of a study: usually, the fewer, the better. Anesth Analg. 2017;125(2):678–81.

65. Freemantle N, Calvert M, Wood J, Eastaugh J, Griffin C. Composite outcomes in randomized trials: greater precision but with greater uncertainty? JAMA. 2003;289(19):2554–9.

66. Andrade C. The primary outcome measure and its importance in clinical trials. J Clin Psychiatry. 2015;76(10):e1320–3.

67. Jaeschke R, Singer J, Guyatt GH. Measurement of health status. Ascertaining the minimal clinically important difference. Control Clin Trials. 1989;10(4):407–15.

68. McGlothlin AE, Lewis RJ. Minimal clinically important difference: defining what really matters to patients. JAMA. 2014;312(13):1342–3.

69. Hinman RS, McCrory P, Pirotta M, Relf I, Forbes A, Crossley KM, et al. Acupuncture for chronic knee pain: a randomized clinical trial. JAMA. 2014;312(13):1313–22.

70. Gargon E, Gurung B, Medley N, Altman DG, Blazeby JM, Clarke M, et al. Choosing important health outcomes for comparative effectiveness research: a systematic review. PLoS One. 2014;9(6):e99111.

71. Williamson PR, Altman DG, Bagley H, Barnes KL, Blazeby JM, Brookes ST, et al. The COMET handbook: version 1.0. Trials. 2017;18(Suppl 3):280.

72. Rosenman M, Madsen K, Hui S, Breitfeld PP. Modeling administrative outcomes in fever and neutropenia: clinical variables significantly influence length of stay and hospital charges. J Pediatr Hematol Oncol. 2002;24(4):263–8.

73. Bateman BT, Cole NM, Maeda A, Burns SM, Houle TT, Huybrechts KF, et al. Patterns of opioid prescription and use after cesarean delivery. Obstet Gynecol. 2017;130(1):29–35.

74. Simonelli V, Goergen M, Orlando GG, Arru L, Zolotas CA, Geeroms M, et al. Fast-track in bariatric and metabolic surgery: feasibility and cost analysis through a matched-cohort study in a single centre. Obes Surg. 2016;26(8):1970–7.

75. Wong-Lun-Hing EM, van Woerden V, Lodewick TM, Bemelmans MHA, Olde Damink SWM, Dejong CHC, et al. Abandoning prophylactic abdominal drainage after hepatic surgery: 10 years of no-drain policy in an enhanced recovery after surgery environment. Dig Surg. 2017;34(5):411–20.

76. Gustafsson UO, Oppelstrup H, Thorell A, Nygren J, Ljungqvist O. Adherence to the ERAS protocol is associated with 5-year survival after colorectal cancer surgery: a retrospective cohort study. World J Surg. 2016;40(7):1741–7.

77. Lavallee DC, Chenok KE, Love RM, Petersen C, Holve E, Segal CD, et al. Incorporating patient-reported outcomes into health care to engage patients and enhance care. Health Aff (Millwood). 2016;35(4):575–82.

78. Meyer LA, Lasala J, Iniesta MD, Nick AM, Munsell MF, Shi Q, et al. Effect of an enhanced recovery after surgery program on opioid use and patient-reported outcomes. Obstet Gynecol. 2018;132(2):281–90.

79. Kukreja JB, Shi Q, Chang CM, Seif MA, Sterling BM, Chen TY, et al. Patient-reported outcomes are associated with enhanced recovery status in patients with bladder cancer undergoing radical cystectomy. Surg Innov. 2018;25(3):242–50.

80. Gabbe BJ, Simpson PM, Harrison JE, Lyons RA, Ameratunga S, Ponsford J, et al. Return to work and functional outcomes after major trauma: who recovers, when, and how well? Ann Surg. 2016;263(4):623–32.

81. Schouten R, Lewkonia P, Noonan VK, Dvorak MF, Fisher CG. Expectations of recovery and functional outcomes following thoracolumbar trauma: an evidence-based medicine process to determine what surgeons should be telling their patients. J Neurosurg Spine. 2015;22(1):101–11.

82. Mangin D, Stephen G, Bismah V, Risdon C. Making patient values visible in healthcare: a systematic review of tools to assess patient treatment priorities and preferences in the context of multimorbidity. BMJ Open. 2016;6(6):e010903.

83. Selby JV, Beal AC, Frank L. The Patient-Centered Outcomes Research Institute (PCORI) national priorities for research and initial research agenda. JAMA. 2012;307(15):1583–4.

84. Day RW, Fielder S, Calhoun J, Kehlet H, Gottumukkala V, Aloia TA. Incomplete reporting of enhanced recovery elements and its impact on achieving quality improvement. Br J Surg. 2015;102(13):1594–602.

85. Jin Y, Sanger N, Shams I, Luo C, Shahid H, Li G, et al. Does the medical literature remain inadequately described despite having reporting guidelines for 21 years?—a systematic review of reviews: an update. J Multidiscip Healthc. 2018;11:495–510.

86. Dechartres A, Trinquart L, Atal I, Moher D, Dickersin K, Boutron I, et al. Evolution of poor reporting and inadequate methods over time in 20 920 randomised controlled trials included in Cochrane reviews: research on research study. BMJ. 2017;357:j2490.

87. Ioannidis JP. The mass production of redundant, misleading, and conflicted systematic reviews and meta-analyses. Milbank Q. 2016;94(3):485–514.

88. Elias KM, Stone AB, McGinigle K, Tankou JI, Scott MJ, Fawcett WJ, et al. The Reporting on ERAS Compliance, Outcomes, and Elements Research (RECOvER) checklist: a joint statement by the ERAS((R)) and ERAS((R)) USA societies. World J Surg. 2019;43(1):1–8.

89. Dickersin K, Mayo-Wilson E. Standards for design and measurement would make clinical research reproducible and usable. Proc Natl Acad Sci U S A. 2018;115(11):2590–4.

第 39 章
面向加速康复外科的学习系统：深入实践和学习评估

39

Rohit Ramaswamy，Paul Randall Barach

"组织的成功取决于它们设计自己社会学习系统的能力。"

——Etienne Wenger

引言

现代的结直肠手术往往和较长的住院时间（开腹手术 8 天，腹腔镜手术 5 天）、高费用、接近 20%~30% 的手术部位感染率相联系。在择期结直肠手术住院期间，在有一定危险因素的患者中，围手术期恶心呕吐（PONV）的发生率可高达 80%。既往经验提示，结直肠手术出院后，再入院率高达 35.4%。

20 世纪 90 年代末，术后恢复的多模态方法的概念最初是由 Kehlet 教授提出的，探讨了术后死亡率可能的决定因素[1]。他确定了在围手术期需要被发现并治疗的潜在的危险因素，以尽量减少手术应激对患者的影响。Kehlet 还倡导在一个综合的多学科框架内开展工作。这些努力共同促成了一系列被制订成标准化方案的干预措施，以贯穿患者术前、术中、术后不同部分的整个手术过程[2]。

患者和提供者关注的结果包括免于恶心、在休息时免于疼痛、肠功能的早日恢复改善、伤口愈合及提前出院。更早恢复的基本前提是手术对代谢和内分泌反应系统的影响降低。ERAS 的成功实施可缩短住院时间，并早日恢复劳动能力。ERAS 用于不同类型手术的系统回顾表明，该干预有可能提高患者的预后，但需要实施的一致性[3,4]。在本文中，我们将描述如何利用从实施科学中得到的概念来提高 ERAS 实施的一致性和质量，同时吸引一线临床人员[5,6]。

手术风险和质量改进的管理

今天，人们普遍认为，实施 ERAS 以确保患者安全和护理质量的第一步是解决外科手术本身以外的几个因素。在扩大规模的新的医院和国家，相对于手术干预需要关注的更多并且需要在复杂的体系中引入标准化流程和对实施背景的理解[7]。这些步骤包括：(1) 制订一套在卫生系统内提供 ERAS 所必需的标准的活动（超过临床步骤本身）；(2) 在体系内确定影响 ERAS 实施的操作因素（例如，政治意愿、资源、工作计划、物资、设备等等）；(3) 确定影响实施 ERAS 的组织因素（如工作人员动力、组织文化、创新氛围）；(4) 根据当地的制约因素和优势，制订有针对性、适合当的和自下而上的战略，以解决组织和业务问题。从本质上讲，有效地减少危害和风险管理需要将护理从以医生为中心的任务型服务转变为以系统为基础，以患者为中心的服务，以关注社会技术手术微系统内的实际关系，以及构想和提供护理的中观（可能是宏观）系统的运营和组织特征[8-10]。

首先，这涉及对患者从被动的医疗干预对象转变为健康服务的积极"消费者"或"使用者"，他们共同创造并"拥有"自己的健康[11]。众所周知，医疗保健的风险和危害通常是由于系统设计不合理而导致的，而不是由外科医生和其他个体提供者的表现不佳所致。在健康护理过程中，可预防的错误的发生是由于"潜在"组织系统的失败和一线参与者的"主动"错误之间的相互作用，可能是忽视了或对失败的系统进行了不适当的响应[12]。多个潜在条件或"组织病原体"可能被设计到护理过程和结构中，从而增加患者 - 提供者接合失败 / 错误的可能性 / 风险，有时是因为病原体之间的不可预见的相互作用所致。

ERAS 实现的组织原则：修正的 Donabedian 模型

Donabedian 模型是 1966 年为研究影响保健服务质量的因素而开发的一个著名的概念模型[13]，该模型将卫生系统描述为三个主要的相互联系的组成部分：结构、过程和结果。结构是指提供护理的环境，包括护理提供环境的物理和组织特征。过程不仅包括医生和其他护理提供者执行的临床活动，还包括影响卫生系统内整体患者体验的所有其他方面，如短暂的等待时间、透明和明确的沟通、尊严和尊重患者和家庭或富有同情心的照顾。最后，结果不仅包括外科手术的结果，还包括美国医学研究所确定的其他质量范围，如以患者为中心、时效性、可靠性、公平性或效率[14]。

我们将使用 Donabedian 模型的扩展版本作为本章的组织原则[15]，图 39.1 所示的版本扩展了模型的过程阶段，以说明实现结果所需的干预范围超出了手术范围，甚至超出了与手术准备相关的干预措施，进入了一般的健康系统强化干预措施，例如领导力发展、技术基础设施的开发、沟通培训，或者，在低资源环境下，甚至是基础的设置组成部分，如员工招聘和保留、供应链管理或设备维护。我们将在本章稍后介绍的实施科学领域重点关注我们如何作为一个系统进行学习，并将临床和服务干预定义为"特定于干预的能力"，而将一般干预定义为"一般能力"[16]。成功、可靠和持续提供任何临床干预措施都需要具备一定的能力，而这对于包括医疗、组织和行为干预措施在内的多要素干预措施（例如 ERAS）尤其重要。

ERAS 的成功不仅取决于外科医生和麻醉师以及其他外科团队成员的表现，还取决于向患者提供的有关围手术期护理、出院标准、出院后并发症如何处理以及随访的明确可行信息协议[17]。

干预的每一个组成部分都需要获得有效的 ERAS 结果，例如降低再入院率，这意味着除了外科医生的技能外，还需要有效的沟通，赢得患者的信任，促进出院后的依从性，确保社区已准备好接待患者以及构成目标和通用服务干预组成部分的其他流程[18]。但是，尽管这些组成部分在理论上可能是显而易见的，但事实仍然是它们在实践中难以实施[19]。需要设计流程，需要实施和适应干预措施，以适应当地情况，这在很大程度上取决于当地的文化和背景，同时仍然符合 ERAS 的基本原则[20]。我们将使用一个实施框架来操作扩展的 Donabedian 模型。

以设计为重点的实施框架

研究者们已经开发了超过一百多个框架来指导、评估、维持和改进实施过程[21]。迄今为止，尚无标准的框架选择方法，研究者们会利用其专业知识和判断力来选择最佳框架，以适应独特的临床或组织需求。在本节中，我们选择最适合从头实施干预措施的框架，在这种框架中，不存在关键的分配系统流程，需要从头开始进行设计，例如医院计划开始实施 ERAS 计划（图 39.2）[22]。

该框架由三个部分组成：设计、实施和评估。设计部分依靠基于经验的协同设计（EBCD）的原则来开发最能满足患者及其家人需求的交付流程[23]。实施部分确定了针对特定环境的障碍和促进实施的因

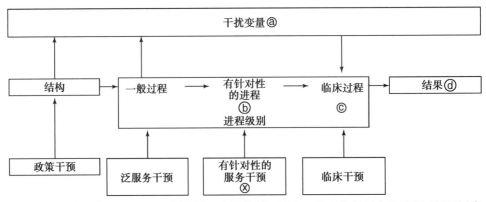

图 39.1　修改后的 Donabedian 因果链。在结构（策略）和一般服务级别上的干预可以通过在链的更下游进行干预变量（例如动机和医患接触时间）来实现效果。例如，在Ⓧ处的干预会在(a)、(b)、(c)和(d)的下游产生影响（好的或坏的）

素，并基于深入的本地知识，制订了克服这些障碍的策略。改进部分通过监测实施过程和实施后的常规系统反馈结果，并使用此反馈对系统进行必要的过程调整。通过综合性的混合方法进行过程评估，来将这三个部分结合在一起。

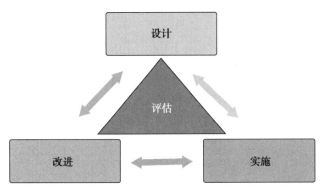

图 39.2　以设计为重点的实施框架（DFIF）

设计系统：基于经验的协同设计方法

让我们考虑一下如何将该框架应用于为实施 ERAS 创建全面的系统。第一步是为整个手术经验创建一套临床标准和组织流程。这些过程可能包括手术前咨询，治疗方向的指导，在手术日期之前进行沟通，在手术当天进行的检查过程，患者映射，出院方案，出院后沟通以及后续除了 ERAS 临床干预本身以外活动的跟进。过程映射的设计考虑了患者及其护理人员的需求，旨在优化患者与卫生系统的交互过程中的体验[24]。EBCD 是一种结构化的流程，将对实施工作流程的详细分析与对患者的视频采访相结合，以创建"触发影片"进行讨论。患者和医务人员一起观看触发影片，来发现改善患者体验的机会，然后组织由临床医生领导的小型共同设计小组来解决出现的优先问题[25]。EBCD 框架将患者的角色转变为设计过程和服务的共同创造者。图 39.3 显示了患者在与卫生系统互动中可以扮演的连续性的角色[23]。当我们从图的左移到右时，卫生系统与患者之间的能量差异会减小，这是因为患者积极参与了共同产生的体验。

实施设计：实施研究的作用

设计过程的结果是一组围绕临床干预措施以促进和支持其成功的一系列过程、协议、组织、物理结构、材料等。但是，除非实施得当，否则仅凭一个好的设计是不够的[5]。实施科学的新兴领域致力于研究影响实施成功的本地和组织因素，并开发和测试适合具体情况的实施策略，以提高组织内部创新的可接受性和采用率[6]。使用实施科学的框架和工具可以更有效地实施 ERAS 系统的设计。最常用的框架之一是实施研究综合框架，也称为 CFIR[26]。CFIR 的基本结构如图 39.4 所示，其定义了五个影响实施质量的因素或领域[27,28]。它们是：(1) 外部环境或实施发生的环境（例如医院）、可能会影响实施完成的国家政策及外科学科之间的差异；(2) 内部环境或组织的特征的差异，例如对创新的渴望或组织文化本身差异（例如，僵化的等级制组织可能无法为个人提供创新的自由）；(3) 干预特征（例如，设计的过程可能太复杂或繁重，以至于即使在患者的支持下也无法实施）；(4) 个人特征（例如，工作人员可能没有动力去实施干预措施，或者可能缺乏针对干预措施的能力）；(5) 实施过程（例如，关于实施的沟通可能会杂乱无章，或者可能没有系统地实施计划）。

对于提升和分析影响特定部门或医院的 ERAS 系统的使用、实施成功性和可持续性等因素，CFIR 之类的框架，其作用是相当重要的。但需要深刻认识到的是图 39.4 中说明的因素不仅可能因位置而异，且会因手术专业而异。CFIR 提供了一个用于每个领域各种结构中的带有测量工具和仪器的框架。使用这些工具可以帮助系统识别必须解决的关键约束，进而识别实施的本身障碍，来提高成功实施的可能性。

我们如何衡量实施的成功？实施研究定义了一组称为"实施结果"的结构，这些结构与健康结果是并不相同且互相分开的。图 39.5 说明了这些结果[29]。如图所示，实施结果充当健康或患者结果的中介者或调节者。与有效的 ERAS 计划相关的一些理想的患者结局可能是患者满意度、手术后并发症、早期出院或患者再入院率降低[30]。如前所述，这些结果既取决于手术过程本身，也取决于众多的系统因素。实施成果提供了一种系统的方法，用于确定在实施之前和在特定组织环境中需要考虑和监视的变量。例如，在一个具有严格的分级组织结构的卫生系

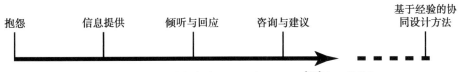

图 39.3　共同设计中患者的连续性角色（经 Bate 与 Robert[23]许可转载）

统中,ERAS(需要信任、诚实的反馈和计划、团队合作和沟通)可能对于手术人员来说是不可接受的。在单个医生可能在多个机构中轮换的医疗保健系统中,ERAS 也许并不可行。

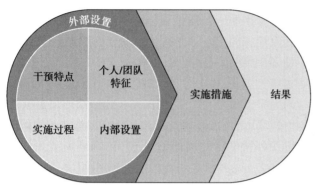

图 39.4　实施研究综合框架(CFIR)(图由 Rojas Smith 等人修改[27])

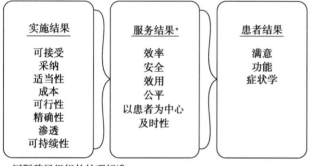

＊国际移民组织的护理标准

图 39.5　实施研究综合框架(经 Proctor 等人许可转载[29])

我们建议,研究评估实施成果并使用 CFIR 等框架来了解影响 ERAS 成功实施的因素的研究,将有助于更深入、更细致地了解如何使临床医生更好地参与有意义的有关变化的对话。这些研究将建立有针对性的和通用的服务干预措施方面的知识,这是成功实施 ERAS 和能持续得到患者结果的最佳前提[31]。

适应和改进:改进和实施的模型

实施结果和患者决定因素是因地制宜的,尽管测量结果和 CFIR 结构的研究可能会加强了解有关成功实施 ERAS 时需要考虑的因素等方面的知识,但解决这些因素的方案必须是局部的[32]。需要调整干预措施来解决和克服与领导力、供者自身需要、变化的信任级别和其他组织环境有关的本地障碍[33]。适应过程并非神奇地发生。它需要对一系列明确的适应措施进行系统和有组织的测试,以得出对当地临床医生有意义并且灵活可行的干预措施[34]。可以在干预

措施的临床和实施方面进行调整,但是当地领导人需要谨记对干预措施的忠诚度以及是否适合临床医生工作流程的本身张力(即,确保干预措施的关键机制没有被修改)。这种自上而下式的方法将支持当地的优势衔接。

对于多组分干预措施,例如 ERAS,临床负责人应仔细考虑 ERAS 方案的每个成分。他们需要根据在该特定社区中先前的吸引临床医生的期望实施步骤的基础知识,来确定其适应性,以及需要对哪些元素进行采纳和定制,并公开如何最好地认识和解决潜在障碍。ERAS 的一些部分,例如在手术前使用抗生素预防措施或避免进行预防治疗,可能不被采纳,但其他组件(例如,早期动员和术后经口早期营养)是可以针对当地文化和报销情况进行调整、实践的。例如,可以设计用于术后经口营养的菜单,以匹配患者的种族和文化偏好。这种方法有助于减轻实践改变的障碍[35]。

成功实施的适应措施可以通过改进和实施模型(MFII)进行指导,如图 39.6 所示[36]。图的左侧是众所周知的 MFI,用于指导改进计划的质量。模型的这一部分有助于确定需要对临床干预本身进行哪些调整。通过询问需要对干预措施进行哪些更改以改善对当地情况和部门/医院文化的适应性,实施者可以开发针对特定地点的仍适用于其核心要素的 ERAS 版本,使其在当地是可以接受和流行的。但是,如果组织还没有准备好或者员工之间彼此不信任并且没有动力改变他们的工作流程,那么即使是适当的干预措施也可能无法成功实施。该图的右侧提出了与实施障碍有关的问题,并试图制订和发展实施策略(例如,领导参与、员工培训和沟通、团队建设等)来解决这些障碍[35]。

计划—执行—学习—反应(PDSA)周期指导反复的变更测试,将这些成分绑定在一起[37]。随着时间的推移,我们建议打算实施 ERAS 的临床系统使用反复 PDSA 周期调整其干预措施,并留出足够的时间来完善本地更改模型。然后,我们鼓励这些卫生系统使用实施方法来识别实施障碍,并使用 PDSA 周期来制订和测试实施策略以解决这些障碍。显然,如图 39.6 所示,这些并不是独立进行的。

实施方面的挑战可能需要对 ERAS 干预措施进行其他调整,而这些调整可能导致需要新的实施方法。图 39.7 说明有效的创新(例如 ERAS)只是实现患者拥有成功且安全的结果的一个方面[38]。有效评估 ERAS 实施和其他组成部分,例如医院的支持政

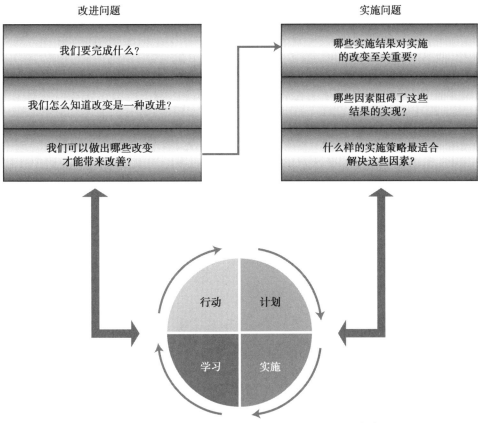

图 39.6　改进和实施模型（MFII）（改编自 Hirschorn and Ramaswamy[36]）

策、以患者为中心、致力于团队合作、专注于学习等，是必要的[15]。MFII 提供了一个可以进行实验并了解如何加强 ERAS 系统各个方面的结构。有八种著名的质量工具可以帮助组织者更好地理解和改善其 ERAS 流程[39,40]。这些工具包括：

- 检查清单
- 因果图
- 工艺流程图
- 帕累托图
- 散点图
- 概率图
- 直方图
- 控制图

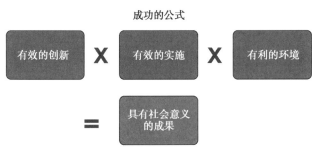

图 39.7　成功实施和更新临床干预措施的公式[38]

这些工具通过在不同级别的细节上绘制服务线，帮助收集数据以弥补性能差距，检查数据中暂时或非暂时的模式可能会导致性能的不一致，了解这些偏差的根本原因是什么，并启动 PDSA 周期来解决它们。在尝试实施 ERAS 之前，应要求所有 ERAS 团队的成员进行这些工具相关的培训[41]。

从评价中持续学习

目前应明确的是，一个成功的 ERAS 项目不仅要求通过临床研究证实相关干预在对照研究中的作用，并且需要一个持续的、有组织的学习平台来理解这些干预是如何以及真正发挥了什么作用[42]。因此，评价 ERAS 有效性的方法既要能够确定患者是否达到了预期的疗效，又要明确实现该疗效的机制、对象以及环境。这就需要创建一个能够记录 PDSA 循环结果、收获学习以及分享给其他部门和系统领导者的内部学习体系，以便使实施相关的知识变得与干预内容一样普及[16]。

学习是通过指导、训练、实践（刻意学习）或经历（偶然学习）获得的相对持久或永恒的行为或行为潜能的转变。Kolb 在 1984 年提出了体验式学习模式，即学习发生在对个人或团队具体经验的反思性观察的循环中,其目的是了解能够从具体经验中学习到什么。这种适应性学习方法支持能够用于将来经历的新理念,更新循环,并且支持临床医生的专业兴趣和实践[43]。

图 39.8 显示了学习评价方法是如何运作的[44]。每个执行 ERAS 的科室或医疗系统应用 MFII 来实施 PDSA 循环,进而创建自身可行的计划。例如发病率和死亡率等 PDSA 结果在每个组织微系统的学习及员工会议上被公开、定期讨论,再经过进一步的调整和改进以实现下一个测试循环。同时,系统中的科室和医院通过共享学习内容构建一个稳健的全体系范围的知识库。建立信任和公正评价每个团队及整个微系统效果的意愿是费时费力的,并且这一过程不会自行发生[45]。用于公共数据收集的基础设施、数据分享和反馈机制、对学习严肃及明确的联合承诺都是成功实施学习评价的先决条件[46]。

基于 Peter Senge、Edwards Deming 和 Don Berwick 的理论,我们建议对 ERAS 项目进行协同研究,以利于推进持续的临床实践改进。例如通过合并注册和/或预先设定准实验设计创建适合的条件,用以支持临床微系统中利用学习循环进行的增量学习[47-49]。我们建议整合重叠的学习循环,这些循环涉及国内外 ERAS 学会制订的各种要素。此类整合能够提供快速积累知识的环境,从而将新理念加入新改进的护理结构和流程中,达到与双循环学习实践相一致的效果[50]。

实施 ERAS:对扩展和可持续性的基本思考

我们已强调过,实施 ERAS 需要扩展出外科本身相对狭隘的视野,它是涵盖了包括患者护理在内的涉及整个系统上下游的活动。为了实现这一点,同时也为了使实施框架内专门设计的方法和工具得以更有效地利用,必须明确落实和强调系统中的一些基本原则,现阐述如下。

原则 1:为组织的顺应性建立信任

任何成功的跨学科合作都是建立在互信基础上的。信任不能仅建立在同一组织雇佣关系的基础上,因为目前大多数先进的 ERAS 护理需要许多临床医生进行团队协助,患者必须信任整个团队以及每个成员[51]。如果团队建设良好,医患间互信的培养就会非常容易。但是许多团队运作的效果并不理想,作者从这些团队的经验中注意到,各专业之间如何以消极的方式看待彼此,篡改数据,相互欺骗,或者主治医师向住院医师评论团队中其他专业的医师不是"真正的医生"[52]。

建立信任是一个缓慢、逐步的过程,并且高度依赖

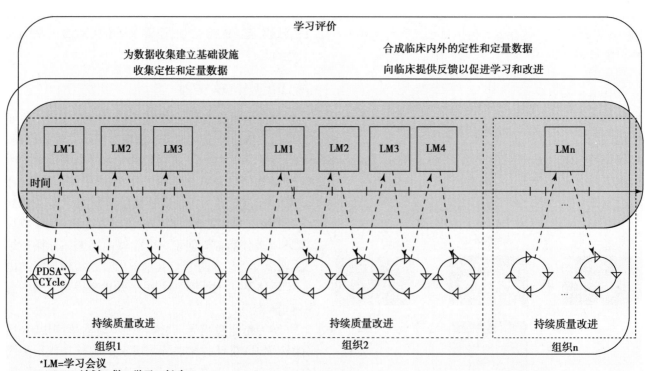

*LM=学习会议
**PDSA=计划,做,学习,行动

图 39.8   学习评价方法体系(经 Balasubramanian 等人许可转载[44])

于人们适应全新专业干预的意愿(意义建构)[53,54],无所畏惧且诚实地报告(心理安全)[55],接受批评意见,为了追求共同目标给他人以时间[56]。Frankel[45]等人提出建立信任的措施包括:

1. 认识到医生之间关系的重要性,医生之间关系应该同医患关系和职业间关系一样被重视。

2. 重视价值观的差异,并将其视作资源加以利用。ERAS 会议期间的无礼行为会妨碍他人的参与或交流,丧失了通过真实交谈来创造适合自身 ERAS 协议的机会,最终伤害了每个人,尤其是患者的利益。

3. 当开展 ERAS 项目时,关注外科团队关系的质量,使自己和他人为创造尊重专业分歧、共同合作的尊重模式负责。

与他人一样,医生只专注于工作中的技术方面,以至于有时忽略了人际关系。信任的建立需要多年的协同合作。随着人际关系熟悉度的增加,各专业间的了解也随之增加,并最终形成强有力的承诺。最近加拿大 Alberta 的研究表明,通过建立信任、改变外科护理来恰当地应用理论领域框架(Theoretical Domains Framework,TDF)和质量提高研究计划(Quality Enhancement Research Initiative,QUERI),有利于对结直肠外科患者实施全系统范围的 ERAS 项目,并已在多地取得了成功[31,57]。

原则 2:设计多方利益相关的合作和真正的学习合作关系

临床微系统提供了一个理论联合实践的绩效和测量框架,用来思考 ERAS 项目的组织和集成交付。临床微系统是为治疗特定患者而共同工作且相互信任的一个小型工作群体,它围绕相同的患者服务路径和临床需求而形成,并嵌入在更大的组织中[10]。临床微系统的特点是有共同目标,共享工作流程和信息环境。运行最佳的 ERAS 临床微系统通过所有人员(临床和管理)的深入参与来提供最优质的医疗保健服务。因此,他们了解每个流程和失败的结果,也能够理解对于临床微系统组成人员来说持续的进取是至关重要的[58]。在这种环境下,学习的主要驱动力是内部坚定的学习氛围、高度透明和进取的文化。因此,成员意识到微系统的存在并支持它,以及组织领导对微系统的支持都是 ERAS 微系统得以最佳运行的必要条件。近期研究表明,通过建立互信以及当地临床医生的参与,结直肠癌 ERAS 指南能够在医疗体系中成功实施并改善患者预后,这与在较小的独立机构中取得的效果相似[57]。研究中遵循 ERAS 方案的

依从性为 60%,而对术后护理部分的依从性则更低,这为整个医疗团队的实践改变提供了良机。

原则 3:选择和培训 ERAS 团队

ERAS 的有效实施依赖于不同背景的一线医生在不同临床环境(例如门诊、手术室、重症监护室、外科病房)下的合作,以及为了共同的目标而有效交流、工作和改进的意愿[59]。为了实施能够高度可靠且一致,每个团队成员必须做到:(1)预见他人的需要[60];(2)适应彼此的行为以及变化的环境;(3)监督彼此的活动,动态分配工作量;(4)对承担的流程及如何完成达成共识。

ERAS 的有效实施需要熟悉个人及团队在日常和危机情况下如何表现。实施者必须以审慎的方式讨论如何优化患者周转、有效沟通、协商可用资源、培养动态决策的技巧、人际关系和团队合作,以达到理想的效果[61]。

提高医疗质量和患者安全的团队策略和工具包(Team Strategies and Tools to Enhance Performance and Patient Safety,TeamSTEPPS)培训计划为 ERAS 团队训练提供了一个标准化的、以证据为基础的课程[62]。TeamSTEPPS 旨在借助模拟患者场景、案例分析、多媒体教授团队合作的四种基本能力(领导力、情境监控、相互支持和有效沟通)[63,64]。应用于各种外科系统的 TeamSTEPPS 计划已被证实能够加强手术室的团队合作、提高手术室效率、降低患者在治疗过程中的安全隐患[65,66]。表 39.1 列出了在评价 ERAS 团队表现时需考虑的问题。

表 39.1 评价 ERAS 团队表现时需考虑的问题

1. 团队的规模和组成是否合适?
2. 是否有足够水平进行技能互补?
3. 团队是否有共同目标?
4. 是否每个人都理解团队目标?
5. 是否对 ERAS 特定的目标达成一致?
6. 团队成员是否彼此对团队行动和结果负责?
7. 是否有共享协议和表现的基本准则?
8. 团队成员之间是否相互尊重和信任?
9. 团队成员是否能够高效沟通,定期开会回顾和汇报团队表现?
10. 团队成员是否了解并欣赏彼此的角色和职责?
11. 当一个团队成员缺席或不能执行分配的任务时,其他成员是否能够提供适当的帮助?

原则 4：建立学习合作

基于合作的横向学习能够有力提升 ERAS 学习，是一种对多学科"行动研究"的创新且全面的学习方法，并将研究人员、临床医生和政策制订者聚集在一起，创建一个"实践社区"[67]。有证据表明"实践社区"可以建立互信，分享知识，为创新的质量改进措施提供实用的经验性证据。这种方法代表了一种根本模式的转变，因为它能够主动寻求弥补学科间的隔阂，解决 ERAS 医疗服务系统内外的知识差距。同时它支持开创综合性研究，能够实现从院前护理到长期随访的连续性，进而转变医疗服务，传播和吸纳创新[68]。

原则 5：将人因工程学的实践整合到 ERAS 微系统的功能中

根据合理的人为因素原则和限制条件为 ERAS 的成功实施设计物理环境。设计时要考虑到人类的认知缺陷和疲劳、光线差、噪音环境等表现 - 塑造因素的影响。对人为因素的可用性评价和干预应在系统设计开发的早期进行，具体应包括诸如工作领域分析、功能分配、概率风险评估和可用性测试等工具的使用[69,70]。

结论和研究建议

ERAS® 协会业已证明，术后加速康复外科项目代表了一种外科治疗模式上的转变，以及这些实践中的转变是如何被推广和执行的。这些成果的取得依赖于能够改进团队合作和连续审计，以及支持数据驱动变更的新方法[19]。

真正的挑战仍是如何将这些研究结果转换成新的系统设置。推广和实施 ERAS 实践是一个复杂的挑战，需要 Deming 所谓的"渊博的知识"[71]，主要包括四个关键部分：(1)对 ERAS 系统的运行有深入的了解；(2)理解系统的变化以及何种变化是允许或必需的(如适应)，何种是需要淘汰的；(3)乐于尝试，不断改进，勇于提出可检验的改进理论；(4)让一线员工透明地参与改进过程，讲真话，建立互信。

最新的数据表明，审慎地实施 ERAS 能够增加患者术后快速恢复、无并发症发生的机会，降低再入院率，显著节约花费，使患者短期和长期都能获益。如果不使用及时、可靠的方法来改进系统和临床医生的参与，

以便将 ERAS 快速推广，这些益处将无法大规模实现。

例如 ERAS 这类复杂系统推广的本质是小改变的输入可能造成整个系统的大变革。因此，由参与性学习群组强化的、着眼于系统关键点的审慎的实施一旦达到"临界点"，可能会导致 ERAS 运行的急剧加速。同样地，负反馈循环可能导致运行的迅速恶化，而系统却难以恢复。ERAS 实施工具需要审慎地应用：它不适合在所有情况下普遍使用，其本身也不是目的。相反地，它为系统反馈、员工参与、深化信任和员工支持提供了一个起点，并建立了深厚而有意义的持续进取文化。ERAS 实施过程是重复和周期性的，能够促进临床医生、工作人员、管理人员和患者之间的衔接。同时它也是系统的，并基于检测和所有利益相关者的协商。

即使已取得初步成果，实践活动也能够决定如何产生更好的结果，或者以更低的成本更有效地实现。持续质量改进(continuous quality improvement，CQI)是必要的，要求在外科治疗上有显著变化。它让团队在当前环境下要做到最好。员工对 ERAS 改进过程的所有权，以及对未来质量结果干预的适应性，被认为是核心优势。

研究 ERAS 指南

本章节表明了关于 ERAS 设计、实施和为在复杂环境中实施复杂干预而改进的工具和框架。同时表明信任、同事之间的坦诚以及团队内部的合作对于有效且可持续发展的 ERAS 项目是至关重要的，这不仅会影响患者的治疗结果，还会导致工作方式的转变。然而如前所述，这些工具不能在复杂环境下提出预制解决方案来复制革新的实践，并且不能被直接应用于 ERAS，除非额外的研究证实它们如何被要求适应不同背景和外科手术的特殊环境[72]。

我们在下面强调了一些尚未解决的关于如何优化 ERAS 应用、规模、可持续性和有效性的研究问题。我们将这些问题分为近期研究中需要解决的和初步研究阶段结束后可以考虑的两类。

近期研究问题

1. 一般的 ERAS 过程是什么样的？它有什么变化？基于 ERAS 的关键原则，我们可否开发一个流程和服务图作为部门实施的指南？

2. 在 ERAS 过程中，与患者接触的关键时刻是什么("真实瞬间")？患者在此刻的期望是什么？用来表明这些期望正在得到满足的可测量的质量要

求是什么（例如时效性、一致性、同情心等）？

3. 对于 ERAS 的实施，主要的障碍和组织挑战是什么？我们如何开发标准工具，以便在不同的手术类型和环境中轻松地检测这些障碍？

4. 何种实施策略最有效？它们如何因不同的组织结构、保险覆盖和文化差异而改变，进而解决这些问题？我们如何快速检测这些实施策略，而不需要复杂、昂贵和费时的研究设计？

5. 什么样的方法适合测定 ERAS 的哪些方面是合适的？哪些方面需要忠实执行？哪些方面可以变通执行？

6. 对于医疗系统和利益相关者能够迅速学习的 ERAS，收获、记录和分享最佳实践的机制是什么？

远期研究问题

1. 因为 ERAS 是一个包含多个组件的复杂干预，我们如何确定每个组件在实现 ERAS 中的相对贡献？我们如何理解这些组件之间的相互作用以及它们的相对贡献？

2. ERAS 流程中的不同组件（例如临床流程、操作流程、团队成员之间的关系）使患者长期获益的机制是什么？对这些机制的理解如何能够帮助更好地设计 ERAS 项目？

3. 哪些一般性的服务干预（例如系统强化干预，诸如领导力发展、沟通流程、透明的组织控制面板、公平的决策等等）需要实施到位，才能使 ERAS 项目成功植根于临床并为医生所掌握？在 ERAS 背景下，开发、激励和实施这些干预措施的最佳方法是什么？

4. 在何种程度上，诸如 ERAS 这样的项目能够促进外科组织文化的改变，从而向提供有效外科、麻醉和护理方式的道路长期转变？发生这种转变的机制是什么？

5. 适合于资源贫乏国家的 ERAS 的关键要素是什么？鉴于文化和工作价值观的巨大差异，如何才能迅速加快 ERAS 的开展、扩大和可持续发展[73]？

（谭　广　罗海峰　译）

参考文献

1. Bardram L, Funch-Jensen P, Jensen P, Crawford ME, Kehlet H. Recovery after laparoscopic colonic surgery with epidural analgesia, and early oral nutrition and mobilisation. Lancet. 1995;345(8952):763–4.

2. Serclova Z, Dytrych P, Marvan J, Nova K, Hankeova Z, Ryska O, Slegrova Z, Buresova L, Travnikova L, Antos F. Fast-track in open intestinal surgery: prospective randomized study (Clinical Trials Gov Identifier no. NCT00123456). Clin Nutr. 2009;28(6):618–24.

3. Gatt M, Anderson AD, Reddy BS, Hayward-Sampson P, Tring IC, MacFie J. Randomized clinical trial of multimodal optimization of surgical care in patients undergoing major colonic resection. Br J Surg. 2005;92(11):1354–62.

4. Greco M, Capretti G, Beretta L, Gemma M, Pecorelli N, Braga N. Enhanced recovery program in colorectal surgery: a meta-analysis of randomized controlled trials. World J Surg. 2014;38(6):1531–41.

5. Eccles MP, Mittman BS. Welcome to implementation science. Implement Sci. 2006;1(1):1–1.

6. Bauer MS, Damschroder L, Hagedorn H, Smith J, Kilbourne AM. An introduction to implementation science for the non-specialist. BMC Psychol. 2015;3:32.

7. Plsek PE, Greenhalgh T. The challenge of complexity in health care. BMJ. 2001;323(7313):625–8.

8. Nelson EC, Batalden PB, Huber TP, Mohr JJ, Godfrey MM, Headrick LA, et al. Microsystems in health care: part 1. Learning from high-performing front-line clinical units. Jt Comm J Qual Improv. 2002;28(9):472–93.

9. Nelson EC, Batalden PB, Homa K, Godfrey MM, Campbell C, Headrick LA, et al. Microsystems in health care: part 2. Creating a rich information environment. Jt Comm J Qual Saf. 2003;29(1):5–15.

10. Mohr JJ, Barach P, Cravero JP, Blike GT, Godfrey MM, Batalden PB, et al. Microsystems in health care: part 6. Designing patient safety into the microsystem. Jt Comm J Qual Saf. 2003;29(8):401–8.

11. Batalden M, Batalden P, Margolis P, Seid M, Armstrong G, Opipari-Arrigan L, et al. Coproduction of healthcare service. BMJ Qual Saf. 2016;25(7):509–17.

12. Reason J. Managing the risks of organisational accidents. Aldershot: Ashgate Publishing Limited; 1997.

13. Donabedian A. Explorations in quality assessment and monitoring. Ann Arbor: Health Administration Press; 1980.

14. National Academies of Sciences, Engineering, and Medicine (U.S.). Committee on Improving the Quality of Health Care Globally. Crossing the global quality chasm: improving health care worldwide. Washington, DC: National Academies Press; 2018. ISBN 978-0-309-47789-5.

15. Lilford R, Chilton PJ, Hemming K, Girling AJ, Taylor CA, Barach P. Evaluating policy and service interventions: a methodological classification. BMJ. 2010;341:c4413.

16. Kleinman L, Barach P. Towards a learning system for pediatric cardiomyopathy: harvesting meaning from evidence. Prog Pediatr Cardiol. 2018;49:20–6. https://doi.org/10.1016/j.ppedcard.2018.05.002.

17. Lopez C, Hanson C, Yorke D, Johnson J, Mill M, Brown K, Barach P. Improving communication with families of patients undergoing pediatric cardiac surgery. Prog Pediatr Cardiol. 2017;45:83–90. https://doi.org/10.1016/j.ppedcard.2016.11.001.

18. Hesselink G, Schoonhoven L, Barach P, Spijker A, Gademan P, Kalkman C, Liefers J, Vernooij-Dassen M, Wollersheim W. Improving patient handovers from hospital to primary care. A systematic review. Ann Intern Med. 2012;157(6):417–28.

19. Ljungqvist O, Scott M, Fearon K. Enhanced recovery after surgery: a review. JAMA Surg. 2017;152(3):292–8.

20. Hesselink G, Vernooij-Dassen M, Barach P, Pijnenborg L, Gademan P, Johnson JK, Schoonhoven L, Wollersheim H. Organizational culture: an important context for addressing and improving hospital to community patient discharge. Med Care. 2013;51(1):90–8.

21. Nilsen P. Making sense of implementation theories, models and frameworks. Implement Sci. 2015;10(53):1–13.

22. Ramaswamy R, Shidhaye R, Nanda S. Making complex interventions work in low resource settings: developing and applying a design focused implementation approach to deliver mental health through primary care in India. Int J Ment Health Syst. 2018;12:5.

23. Bate P, Robert G. Experience-based design: from redesigning the system around the patient to co-designing services with the patient. Qual Saf Health Care. 2006;15(5):307–10.

24. Johnson J, Farnan J, Barach P, Hesselink G, Wollersheim H, Pijnenborg L, Kalkman C, Arora V, HANDOVER Research Collaborative. Searching for the missing pieces between the hospital and primary care: mapping the patient process during care transitions. BMJ Qual Saf. 2012;21(Suppl 1):i97–105.

25. Borgstrom E, Barclay S. Experience-based design, co-design and experience-based co-design in palliative and end-of-life care. BMJ Support Palliat Care. 2019;9(1):60–6.

26. Smith LR, Damschroder L, Lewis CC, Weiner B. The consolidated framework for implementation research: advancing implementation science through real-world applications, adaptations, and measurement. Implement Sci. 2015;10(Suppl 1):A11.

27. Rojas Smith L, Ashok M, Morss Dy S, Wines RC, Teixeira-Poit S. Contextual frameworks for research on the implementation of complex system interventions. Rockville: Agency for Healthcare Research and Quality (US); 2014.

28. Damschroder LJ, Aron DC, Keith RE, Kirsh SR, Alexander JA, Lowery JC. Fostering implementation of health services research findings into practice: a consolidated framework for advancing implementation science. Implement Sci. 2009;4:50.

29. Proctor E, Silmere H, Raghavan R, Hovmand P, Aarons G, Bunger A, et al. Outcomes for implementation research: conceptual distinctions, measurement challenges, and research agenda. Admin Pol Ment Health. 2011;38(2):65–76.

30. Teeuwen PH, Bleichrodt RP, Strik C, Groenewoud JJ, Brinkert W, van Laarhoven CJ, et al. Enhanced recovery after surgery (ERAS) versus conventional postoperative care in colorectal surgery. J Gastrointest Surg. 2010;14(1):88–95.

31. Gramlich LM, Sheppard CE, Wasylak T, Gilmour LE, Ljungqvist O, Basualdo-Hammond C, et al. Implementation of Enhanced Recovery After Surgery: a strategy to transform surgical care across a health system. Implement Sci. 2017;12(1):67.

32. Allen JD, Shelton RC, Emmons KM, Linnan LA. Fidelity and its relationship to implementation effectiveness, adaptation, and dissemination. In: Brownson RC, Colditz GA, Proctor EK, editors. Dissemination and implementation research in health: translating science to practice, Oxford Scholarship Online. Oxford/New York: Oxford University Press; 2017. http://www.oxfordscholarship.com/view/10.1093/oso/9780190683214.001.0001/oso-9780190683214-chapter-16.

33. Amalberti R, Auroy Y, Berwick D, Barach P. Five systems barriers to achieving ultrasafe health care. Ann Intern Med. 2005;142(9):756–64.

34. Castro FG, Barrera M Jr, Martinez CR Jr. The cultural adaptation of prevention interventions: resolving tensions between fidelity and fit. Prev Sci. 2004;5(1):41–5.

35. Barach P. Addressing barriers for change in clinical practice. In: Guidet B, Valentin A, Flaatten H, editors. Quality management in intensive care: a practical guide. Cambridge: Cambridge University Press; 2016. ISBN 978-1-107-50386-1.

36. Hirschorn L, Ramaswamy R. Quality improvement in resource poor countries. In: Johnson J, Sollecito W, editors. McLaughlin and Kaluzny's continuous quality improvement in health care. 5th ed. Burlington: Jones & Bartlett Learning; 2018.

37. Reed JE, Card AJ. The problem with Plan-Do-Study-Act cycles. BMJ Qual Saf. 2016;25(3):147–52.

38. Peterson HB, Haidar J, Fixsen D, Ramaswamy R, Weiner BJ, Leatherman S. Implementing innovations in global women's, children's, and adolescents' health. Obstet Gynecol. 2018;131(3):423–30.

39. Popovich E, Wiggins H, Barach P. The patient flow physics framework. In: Johnson J, Sollecito W, editors. McLaughlin and Kaluzny's continuous quality improvement in health care. 5th ed. Burlington: Jones & Bartlett Learning; 2018.

40. Barach P, Kleinman L. Measuring and improving comprehensive pediatric cardiac care: learning from continuous quality improvement methods and tools. Prog Pediatr Cardiol. 2018;48:82–92.

41. Barach P, Johnson J. Assessing risk and preventing harm in the clinical microsystem. In: Johnson J, Sollecito W, editors. McLaughlin and Kaluzny's continuous quality improvement in health care. 5th ed. Burlington: Jones & Bartlett Learning; 2018. p. 235–52.

42. Dixon Woods M, Bosk CL, Aveling EL, Goeschel CA, Pronovost PJ. Explaining Michigan: developing an ex post theory of a quality improvement program. Milbank Q. 2011;89(2):167–205.

43. Kolb D. Experiential learning: experience as a source of learning and development. Englewood Cliffs: Prentice Hall; 1984.

44. Balasubramanian BA, Cohen DJ, Davis MM, Gunn R, Dickinson LM, Miller WL, Stange KC. Learning evaluation: blending quality improvement and implementation research methods to study healthcare innovations. Implement Sci. 2015;10:31.

45. Frankel RM, Tilden VP, Suchman A. Physicians' trust in one another. JAMA. 2019;321:1345–6. https://doi.org/10.1001/jama.2018.20569. [Epub ahead of print].

46. Schraagen JM, Schouten T, Smit M, Haas F, van der Beek D, van de Ven J, et al. A prospective study of paediatric cardiac surgical microsystems: assessing the relationships between non-routine events, teamwork and patient outcomes. BMJ Qual Saf. 2011;20(7):599–603.

47. Senge PM. The fifth discipline: the art and practice of the learning organization. New York: Doubleday, a division of Random House Inc; 2006.

48. Deming WE. Out of the crisis. Cambridge, MA: MIT Press; 2000.

49. Berwick DM. Harvesting knowledge from improvement. JAMA. 1996;275(11):877–8.

50. Argyris C, Schön D. Organizational learning II: theory, method and practice. Reading: Addison Wesley; 2006.

51. Lee T, McGlynn E, Safran D. A framework for increasing trust between patients and the organizations that care for them. JAMA. 2019;321(6):539–40.

52. Nurok M, Lee YY, Ma Y, Kirwan A, Wynia M, Segal S. Are surgeons and anesthesiologists lying to each other or gaming the system? A national random sample survey about "truth-telling practices" in the perioperative setting in the United States. Patient Saf Surg. 2015;9:34. https://doi.org/10.1186/s13037-015-0080-7.

53. Weick KE. Sensemaking in organizations. Thousand Oaks: Sage Publications; 1995.

54. Barach P, Phelps G. Clinical sensemaking: a systematic approach to reduce the impact of normalised deviance in the medical profession. J R Soc Med. 2013;106(10):387–90.

55. Edmondson AC. Speaking up in the operating room: how team leaders promote learning in interdisciplinary action teams. J Manag Stud. 2003;40:1419–52.

56. Philibert I, Barach P. Balancing scientific rigor, con text and trust in a multi-nation program to improve patient handovers. BMJ Qual Saf. 2012;21(Suppl. 1):i1–6.

57. Nelson G, Kiyang LN, Crumley ET, Chuck A, Nguyen T, Faris P, et al. Implementation of Enhanced Recovery After Surgery (ERAS) across a provincial healthcare system: the ERAS Alberta colorectal surgery experience. World J Surg. 2016;40(5):1092–103.

58. Barach P, Small SD. Reporting and preventing medical mishaps: lessons from non-medical near miss reporting systems. BMJ. 2000;320:753–63.

59. Barach P, Johnson J. Team based learning in microsystems—an organizational framework for success. Technol Instr Cogn Learn. 2006;3:307–21.

60. Rattray N, Militello L, Gordon H, Flanagan M, Frankel R, Rehman S, Franks Z, Barach P. "Do You Know What I Know": How Implicit Communication Norms Shape Patient Handoff Content and Quality. J. Gen. Intern. Med. 2018. https://doi.org/10.1007/s11606-018-4755-5.

61. Schraagen JM, Schouten A, Smit M, van der Beek D, Van de Ven J, Barach P. A prospective study of paediatric cardiac surgical microsystems: assessing the relationships between non-routine events, teamwork and patient outcomes. BMJ Qual Saf. 2011;20(7):599–603.

62. King H, Battles J, Baker DP, Alonso A, Salas E, Webster J, et al. TeamSTEPPS™: team strategies and tools to enhance performance and patient safety. In: Henriksen K, Battles JB, Keyes MA, Grady ML, editors. Advances in patient safety: new directions and alterna-

tive approaches (Vol. 3: Performance and tools). Rockville: Agency for Healthcare Research and Quality (US); 2008.

63. Baker DP, Gustafson S, Beaubien JM, Salas E, Barach P. Medical team training programs in health care. In: Henriksen K, Battles JB, Marks ES, Lewin DI, editors. Advances in patient safety: from research to implementation (Vol. 4: Programs, tools, and products). Rockville: Agency for Healthcare Research and Quality (US); 2005.

64. Baker DP, Salas E, Battles JB, et al. The relation between teamwork and patient safety. In: Carayon P, editor. Handbook of human factors and ergonomics in health care and patient safety. 2nd ed. Boca Raton: CRC Press; 2011. p. 185–98.

65. Weaver SJ, Rosen MA, DiazGranados D, Lazzara EH, Lyons R, Salas E, et al. Does teamwork improve performance in the operating room? A multilevel evaluation. Jt Comm J Qual Patient Saf. 2010;36(3):133–42.

66. Weld LR, Stringer MT, Ebertowski JS, Baumgartner TS, Kasprenski MC, Kelley JC, et al. TeamSTEPPS improves operating room efficiency and patient safety. Am J Med Qual. 2016;31(5):408–14.

67. Anderson JB, Beekman RH 3rd, Kugler JD, Rosenthal GL, Jenkins KJ, Kiltzner TS, et al. Improvement in interstage survival in a national pediatric cardiology learning network. National Pediatric Cardiology Quality Improvement Collaborative. Circ Cardiovasc Qual Outcomes. 2015;8(4):428–36.

68. Greenhalgh T, Robert G, Macfarlane F, Bate P, Kyriakidou O. Diffusion of innovations in service organizations: systematic review and recommendations. Milbank Q. 2004;82(4):581–629.

69. Mohr J, Barach P. The role of microsystems. In: Carayon P, editor. Handbook of human factors and ergonomics in health care and patient safety. Mahwah: Lawrence Erlbaum Associates, Inc; 2006. p. 95–107.

70. Barach P, Van Zundert A. The crucial role of human factors engineering in the future of safe perioperative care and resilient providers. Eur Soc Anesth Newsl. 2019;76:1–5.

71. Deming WE. A system of profound knowledge. In: The economic impact of knowledge. Boston: Butterworth-Heinemann; 1998. p. 161–74. https://doi.org/10.1016/b978-0-7506-7009-8.50015-x.

72. Horton TJ, Illingworth JH, Warburton WHP. Overcoming challenges in codifying and replicating complex health care interventions. Health Aff (Millwood). 2018;37(2):191–7.

73. Hofstede G. Culture's consequences: international differences in work-related values. Newbury Park: Sage Publications Inc.; 1984.

第八部分
加速康复计划在特定领域中的应用

40

第 40 章
术后加速康复在结直肠外科中的应用

Ulf O.Gustafsson

背景

首先在结直肠外科中引入术后加速康复理念并不是偶然。结直肠癌患者通常年龄较高,并且大多数手术创伤较大,并发症风险很高。二十世纪九十年代末至二十一世纪初,由于外科手术技术的进步,患者的预后已经得到了很大的改善,但仍然存在很多问题,如并发症发生率高、术后恢复慢、住院时间较长(可达 14 天)[1-3]。

主要问题之一是目前缺乏围手术期护理的指南。传统的围手术期护理仅依靠医生的经验与相互交流。这不仅导致不同医院操作流程不同,而且还限制了对不同医院围手术期过程和结果进行统一评估。由于没有统一的标准,有的报告仅描述了主要的并发症,有的报告则将并发症分为局部并发症、全身并发症和手术并发症。对同一并发症的不同定义进一步阻碍了对术后结果的分析。这导致了报道术后并发症的方式差异很大,并且文献中并发症发生率差异很大,使得分析与评估术后并发症非常困难。例如,有的研究报道结直肠手术后发生并发症的概率为 10%~20%[4],也有的报道为 45%~48%[5,6],甚至还有的是 8%~75%[7]。

各地的围手术期护理缺乏一致性,术后恢复令人不满意,报告结果的质量参差不齐,因此,除了目前的传统围手术期护理之外,我们还需要新的围手术期治疗方案。

ERAS 方案的实施

来自丹麦的 Henrik Kehlet 团队最先发表了文章,表示应用术后加速康复方案后,患者在结肠手术后48 小时(而不是传统的 7~14 天)即可出院[8]。许多结直肠外科医师对此感到难以置信,这是真的吗?该团队声称可以将住院时间(LOS)缩短至当时常规时间的七分之一,并且该结果很快被欧洲和美国的其他研究者证实。

由于围手术期缺乏统一的评价标准,并且不同医院的术后结局差异很大,因此,受到 Kehlet 的启发,术后加速康复(ERAS)联盟于 2000 年成立,并于2010 年发展为 ERAS® 组织(请参考第 65 章)。该组织的目的不仅是开发、改进和推广 ERAS,也是为了在所有医院中实施相同的围手术期治疗方案,从而产生可以比较的结果。为此,他们设计了一个数据库,来收集围手术期的数据(现在已有 300 多个不同的变量)[9]。数据的收集采用严格的标准,可以对术前、术中和术后结果进行统一的、更可靠的审核。非临床医生不会像许多临床医生一样报低发病率,是更好的数据收集者[10,11],因此在该组织中,由经过训练的护士前瞻性地收集数据并将其登记到数据库中。

自从 ERAS 组织成立以来,已经有来自全世界的100 多个结直肠手术中心接受了 ERAS 组织的培训,并在数据库中录入了相关数据。如今,该数据库已拥有 7 万多名注册患者。

ERAS 方案与影响因素数量

多项研究表明,与传统围术期护理相比,采取ERAS 方法有利于大肠切除术后患者尽早康复和出院。在一项荟萃分析中,与传统护理方案相比,48% 的接受 ERAS 方案的结直肠手术患者术后发生并发症的风险比(RR)显著降低[RR 0.52(0.38~0.71)][12],住院时间为 -2.51 天(-3.54~-1.47)天[13]。

但是,支持 ERAS 方案的证据仅针对整个方案,而不适用于其中的每个因素。到目前为止,ERAS 方案中的数据大部分都是来源于不同的计划,采取了不同的措施,这具体取决于作者选择的护理标准或当地的治疗方案。一项综述[7]总结了一些使用不同影响因素的研究,影响因素数量从 4 个到 12 个不等。因此,ERAS 中应使用的影响因素的数量一直存在争议。为了在此问题上达成共识,ERAS 组织会根据被证明对结果有影响的因素对指南进行周期性更新,并仅提供了每个影响因素的证据。

在最新发布的 2018 版指南中,ERAS 方案中影响因素的数量为 25,每项都是强推荐或是弱推荐。推荐的依据是证据的质量(高、中、低),但也考虑了证据的利弊权衡以及参与者的偏好。因此,可以从低质量的数据中得到强推荐,反之亦然(图 40.1)。

尽管不同的 ERAS 方案中各项影响因素的证据水平有所不同,但 ERAS 组织成员当前的观点是:为了规范化地遵循 ERAS,应该考虑全部的因素。为了更好地理解为什么所有 ERAS 因素都可能很重要,需要对 ERAS 方案的内容进行更详细的介绍。

ERAS 中的项目及其在优化结直肠手术围手术期护理中的重要性

ERAS 中的项目或干预措施分为四类:入院前、术前、术中和术后项目(图 40.1 和图 40.2)。该图表有助于了解 ERAS 的基本情况。同时,也有助于比较、分析和了解手术的结果数据。例如,出于科学性,需要分析入院前、术前和术中数据来评估方案的依从性,因为医生通常已经了解了患者的术后数据。另一方面,术后数据虽然可以视为衡量结果的指标,但如果没有遵循前述的流程要素,通常很难实现。然而,由于临床原因,术后因素很重要,即使会有一定偏倚。

入院前项目

毋庸置疑,进行大手术之前应充分告知患者病情。但如果没有按照结构化的程序进行入院前通知、教育和咨询,很有可能导致患者认知和参与度不足。由于患者通常对未知的事物感到恐惧,因此正确而完整的信息可以减少麻醉和手术过程中的焦虑,也可能会影响对疼痛的敏感度[14]。详细的、准确的、以患者为核心的信息对住院时间和术后结果均有积极影响[15,16]。因此,患者应定期接受专门的术前教育。

尽管人们坚信优化术前诊疗对于获得良好的手术效果非常重要,但提到术前风险评估方法的文献很少。没有足够的证据来推荐任何有效的评估工具。但是,术前准备包括许多不同的可以改进的方面。例如,吸烟患者的术中和术后并发症风险增加[17]。尽管尚不清楚最佳的术前干预措施、持续时间和强度,但似乎需要戒烟 4~8 周以减少呼吸系统和伤口愈合方面的并发症[17]。酗酒会增加术后感染风险,因此建议术前戒酒 4 周[18]。

虽然术前身体状况不良是造成严重的术后并发症和长期残疾的危险因素[19],并且一些研究表明康复性训练效果很好[20],可以促进身心健康,降低术后损伤的发生率和严重程度,但是目前这方面的推荐依据并不充分。但是,相关研究仍在不断发展进步(请参见第 10 章)。

营养不良一直是结直肠手术中一个被忽略的问题。体重减轻 5%~10% 或更多的患者发生并发症的风险增加,这些患者可以从术前营养治疗中受益[21]。应该在术前进行常规营养评估,来纠正营养不良。有营养不良风险的患者应接受营养治疗,最好是口服营养素 7~10 天。

结直肠手术的大多数患者由于失血或慢性炎症而缺铁,甚至有许多人发生贫血,这可能是发生并发症和死亡的危险因素[22]。围手术期贫血最常见的治疗方法是输血。但是,由于输血后手术部位感染、败血性休克的风险增加,患者 5 年生存率可能降低,因此输血治疗受到了一些质疑[23]。因此,术前改善患者的血红蛋白至关重要。由于许多患者可能存在慢性病或严重的食欲不振,且口服铁剂效果不佳,应静脉注射铁。

术前项目

多达 50% 的外科手术患者术后会出现恶心和呕吐(PONV),而高风险患者(女性,既往有 PONV 病史、晕车、非吸烟者)发生 PONV 的风险高达 80%[24]。计划进行结直肠手术的所有患者均应采用多种方法预防 PONV。对于有 1~2 个危险因素的患者,建议联合使用两种一线止吐药进行预防;如果有 2 个以上危险因素,则建议使用 2~3 种止吐药。总体而言,采用多种阿片类药物进行术后镇痛可显著降低术后 PONV 的风险。

传统上,术前患者焦虑可以使用长效或短效镇静药物治疗。但是,抗焦虑药(如苯二氮草类)可能会使术后运动功能受损,对患者的活动产生负面影响。在大

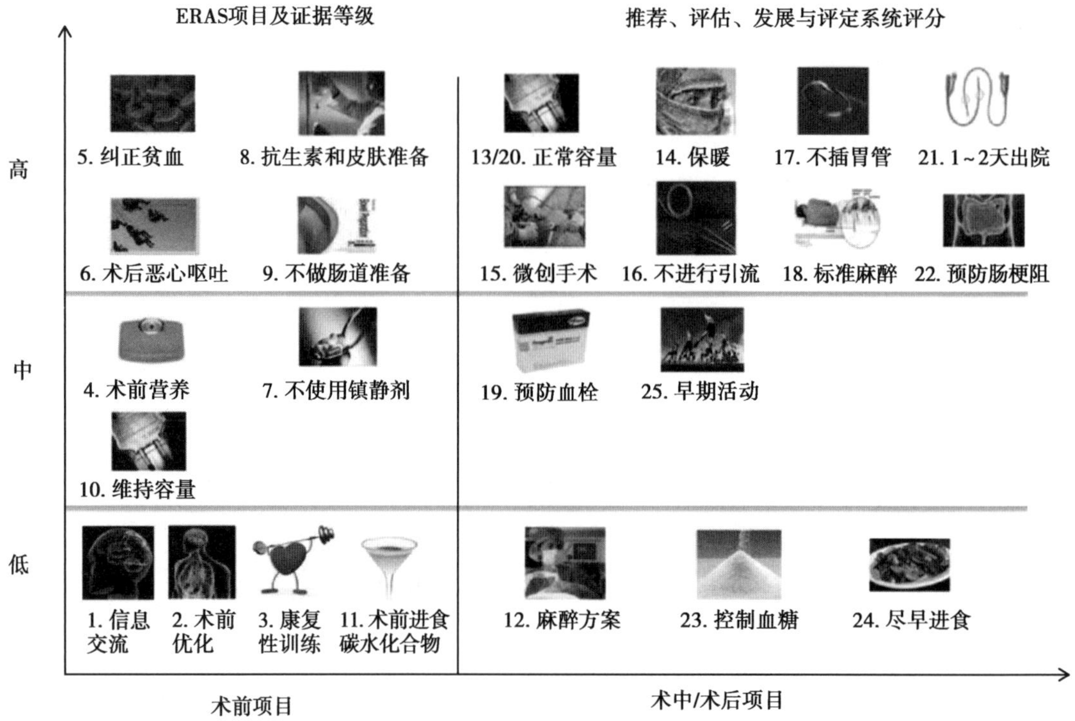

图 40.1   ERAS 项目(见文末彩插)

入院前项目:

1. 入院前信息和咨询

证据等级:中

推荐等级:强

2. 术前优化

证据等级:低

推荐等级:强

3. 康复性训练

证据等级:低

推荐等级:弱

4. 术前营养

证据等级:中

推荐等级:强

5. 纠正贫血

证据等级:高

推荐等级:强

术前项目:

6. 预防术后恶心和呕吐(PONV)

证据等级:高

推荐等级:强

7. 术前非镇静类麻醉

证据等级:中

推荐等级:强

8. 静脉注射抗生素和皮肤准备

证据等级:高

推荐等级:强

9. 避免结肠手术肠道准备

证据等级:高

推荐等级:强

10. 术前水和电解质平衡

证据等级:中

推荐等级:强

11. 术前进食碳水化合物

证据等级:低

推荐等级:强

术中项目:

12. 标准麻醉方案

证据等级:低

推荐等级:强

13. 水电解质平衡

证据等级:高

推荐等级:强

14. 预防术中低体温

证据等级:高

推荐等级:强

15. 微创手术

证据等级:高

推荐等级:强

16. 不放置腹盆腔引流

证据等级:高

推荐等级:强

术后项目:

17. 避免插胃管

证据等级:高

推荐等级:强

18. 术后标准镇痛

证据等级:高

推荐等级:强

19. 预防血栓形成

证据等级:低 / 高

推荐等级:强

20. 水电解质平衡

证据等级:高

推荐等级:强

21. 缩短导尿时间

证据等级:高

推荐等级:强

22. 预防术后肠梗阻

证据等级:高

推荐等级:强

23. 术后控制血糖

证据等级:低

推荐等级:强

24. 术后营养

证据等级:低

推荐等级:强

25. 尽早活动

证据等级:中

推荐等级:强

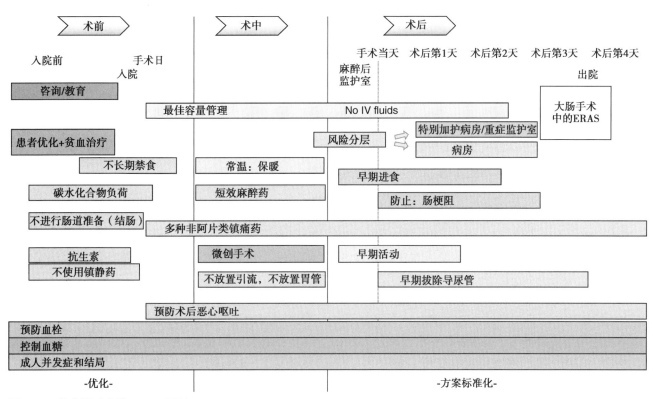

图 40.2　结直肠手术的 ERAS 原则

多数情况下无须使用抗焦虑药物,仅凭术前教育即可减缓患者的焦虑。一些患者可能需要联合使用对乙酰氨基酚、非甾体抗炎药(NSAID)和加巴喷丁类药物等多种药物,以减轻术后疼痛、减少阿片类药物的应用。

很多证据和共识表明,预防性使用抗生素可以减少术后手术部位感染(SSI)[25]。问题是抗生素应该通过静脉注射还是口服或是两种途径同时给药。同时口服肠道准备药物以及抗生素对发生感染的影响仍存在争议,使得这个问题更加复杂。大多数关于口服抗生素的研究均建立在患者进行肠道准备的基础上,目前尚无足够证据支持未经事先肠道准备的患者仅口服抗生素来进行肠道清理的做法。然而,在接受肠道准备的患者中,已有口服或静脉给予抗生素的好处的相关报道。这种治疗通常在手术前 18~24 小时进行,其作用是在开放结肠前抑制肠腔内的机会致病菌。如今,世界上大多数医院仅在手术前 60 分钟向所有接受结直肠手术的患者单次静脉注射抗生素,二次给药并无更多的益处。

皮肤消毒应使用氯己定酒精,并无充足的证据支持其他措施(如消毒淋浴、常规剃刮和黏合切割板)的使用。

避免机械性肠道准备(MBP)一直是 ERAS 方案的基础之一。原因是这种肠道准备会引起脱水和不适,进而削弱恢复能力。使用 MBP 会使患者损失多达 2L 的水,但是患者进入麻醉室时应尽量保持等容状态,术前要纠正患者体液和电解质过多或不足的情况。

尽管避免机械肠道准备是 ERAS 建议的一部分,但这一点一直受到质疑;尤其是在美国,避免 MBP 从未被完全接受。但是,在最新、最大的荟萃分析(包含 36 项研究,21 568 名患者)中[26],接受 MBP 与未接受 MBP 的成年患者的重要结局均无显著差异。与未接受 MBP 的患者相比,接受 MBP 患者吻合口瘘率(OR 0.90,95% CI 0.74~1.10)、手术部位感染率(OR 0.99,95% CI 0.80~1.24)、死亡率(OR 0.85,95% CI 0.57~1.27)、住院天数(总体平均差 0.11 天,95% CI 0.51~0.73 天)均无明显差异。分析随机对照试验(RCT)时,结论也是如此。因此,仍提倡在结肠手术中避免 MBP。

直肠手术则有所不同。直肠手术中可以使用 MBP,因为残余粪便对结肠改道的影响仍不能确定。

禁食过夜的方法已经过时,应建议患者在麻醉和手术前 2 小时饮用清水。术前 6 小时仍可饮食。为患者提供口服碳水化合物[在麻醉诱导前 2~3 个小时服用碳水化合物(12.5% 的麦芽糊精,285mOsm/kg,400mL]是为了改善术前状态,降低术后胰岛素抵抗,减少蛋白质分解,更好地保持去脂体重和肌肉力量,并且对心脏有益。对于糖尿病患者,仍不确定是否推荐口服碳水化合物。

术中项目

多年以来,由于缺乏标准化的麻醉方案,每位麻醉医师均根据自己的偏好对患者进行麻醉,导致恢复结果的异质性。在 ERAS 方案中,使用短效麻醉药(如丙泊酚)诱导麻醉,并结合使用短效阿片类药物(如芬太尼、阿芬太尼和舒芬太尼),可在麻醉结束时最大限度地降低残留麻醉剂的作用。该方案结合术中脑部监测,可以提高恢复能力并降低术后谵妄的风险。并且在 ERAS 麻醉方案中,必须全程监测神经肌肉阻滞的水平直至苏醒。

自从 ERAS 合作开始以来,避免在术中使用过多的液体一直是围手术期护理的基石。到目前为止,在 ERAS 研究已发表的大多数著作中,术中和术后液体过多已被证明是预后不良的决定因素。另一方面,这些研究的数据来源于传统护理中在手术当天用 6~7L 液体进行治疗的情况,现在已经不常见。

如今,人们已经认识到了术中限制液体量的重要性。当前,液体疗法的重点应该是保持液体体内平衡,避免液体过多和器官灌注不足,特别是应该避免液体过多导致围手术期体重增加超过 2.5kg。高危患者建议采用定向液体疗法,但对于大多数患者,围手术期接近零的液体平衡方法足以维持手术需要。

在患者术中出现轻微的体温过低(<36℃)也会产生不良反应,例如血管收缩、后负荷增加、心肌缺血、心律不齐、内脏血流减少以及减慢药物代谢[27]。因此,所有患者在结直肠外科手术中均应进行温度监测,并应采取积极的保温措施以避免患者体温低于36℃(静脉输液和灌注以及保温毯等设备)。

手术方案

微创手术对结直肠手术产生了根本影响,并在许多方面为 ERAS 方案奠定了基础。在 20 世纪 90 年代末期,术后尽早进食和术后早期运动都首先在腹腔镜结直肠外科手术中被证明是可行的。几项腹腔镜与开腹手术治疗结直肠癌的研究[28-30]都支持腹腔镜在恢复速度、住院时间、失血量和并发症方面均有优势。没有证据表明腹腔镜手术在肿瘤学上有不利之处(至少在结肠手术中没有),而直肠癌手术的数据仍然不确定。在多中心 RCT 中研究了 ERAS 方案和腹腔镜手术对预后的影响:LAFA 研究中[31],回归分析表明,腹腔镜手术是减少住院时间和发病率的唯一预测因素,同时也是微创手术中对免疫系统影响最小、恢复最快的方法。

机器人手术是微创手术的一种较新形式。到目前为止,小型队列研究显示机器人手术在直肠癌手术中结果很好(转换次数少、住院时间短)。然而,一项大型随机试验[32]显示,机器人手术与腹腔镜手术相比,临床结局无差异,但成本效益却不高。

如今腹腔或盆腔引流已经成为历史,因为引流对临床结局无影响,不需要常规使用。

术后项目

使用鼻胃管(NG)的目的是减少因胃胀气和呕吐引起的术后不适。但是,有可靠的数据表明鼻胃管带来了一系列负面影响。避免使用鼻胃管可以减少术后发生肺部并发症和延迟肠内营养的风险。因此,术后不应常规使用鼻胃管。如果在手术期间插入鼻胃管,应在麻醉苏醒前将其取出。但是,对于患有术后麻痹性肠梗阻的患者,胃肠减压可以防止误吸,这是使用鼻胃管的指征。

在 ERAS 方案中,提倡采用多种方法进行术后疼痛管理。有几种方法可以实现术后镇痛,但方法都提倡少用阿片类药物。因为少用阿片类药物与早期运动、肠功能快速恢复、减少并发症以及减少住院时间相关。

实际上,利用多种镇痛技术和药物联合可以获得最佳的镇痛效果。对乙酰氨基酚和非甾体抗炎药是多种镇痛方式中的两种基本的非阿片类药物。除此之外,还有其他经常使用的药物,如利多卡因输注液、α_2 激动剂(如右美托咪定)、氯胺酮、硫酸镁、高剂量类固醇或加巴喷丁。药物治疗应与硬膜外阻滞、脊柱麻醉、利多卡因输注或腹部阻滞相结合,具体取决于患者的状况以及手术过程中采用了哪种手术方法(开放或微创)。避免疼痛是获得患者满意度和缩短住院时间的关键因素之一,在术后早期就应该重视。

自从在大手术中引入血栓预防以来,治疗的持续时间一直是医师们争论的主题。血栓形成的危险因素包括溃疡性结肠炎、晚期恶性肿瘤(Ⅲ、Ⅳ期)、高凝状态、使用类固醇、高龄和肥胖。这意味着大多数接受结直肠手术的患者应在住院期间接受低分子量肝素(LMWH)、弹力袜和 / 或间歇充气加压(ICP)的治疗。常用的 LMWH 长期治疗(28 天)的证据水平很低。但是,由于血栓形成及其后遗症非常严重,并且缺乏数据表明短时间预防是否有益或不预防是否有害,因此建议在术后 28 天每天进行 LMWH 预防。

术后体液管理遵循与术中相同的原则,即保持患者等容状态,这意味着术后应停止静脉输液。同时应鼓励患者在清醒后不恶心的情况下立即饮水,通常可以在手术后 4 小时内开始进食。

在结直肠外科手术中,尿液引流已成为预防尿潴留和监测尿量的标准术后治疗方法。据报道,大型手术后尿潴留的风险在 10% 至 20% 之间,其中男性和术后硬膜外镇痛是尿潴留的重要的独立预测因子。在围术期,传统上将少尿定义为尿量<0.5mL/(kg·h),通常要补液,以达到该尿量以上为目标。但是,几乎没有证据支持这种治疗方案。最近的报道表明,即使只有不到一半的尿量,患者也可以耐受[33]。接受了术后可以少尿的意见后,几乎不再需要监测尿量了。另外,长期导尿增加了尿路感染的风险。因此,建议在较短的时间内进行常规的经尿道导尿。低危风险患者应在手术后的第一天常规拔除导尿管,而中 - 高危风险患者则需要保留导尿管 3 天。

术后肠梗阻是阻碍快速恢复的主要原因之一,导致患者遭受痛苦并延迟出院。因此,预防肠梗阻是术后加速康复的主要目标。方案中的许多项目均支持肠道功能的恢复,从而间接防止术后肠梗阻,如通过联合应用多种镇痛技术以限制阿片类药物的使用、不放置鼻胃管、使用微创手术以及维持体液平衡的液体疗法。为了针对性地解决肠梗阻,外周 μ 阿片受体(PAM-OR)拮抗剂(如爱维莫潘、甲基纳曲酮、纳洛酮和纳洛醇醚可加速胃肠道恢复。嚼口香糖已经使用了很多年,但是最近的研究表明缺乏效果。另一方面,比沙可啶、氧化镁和咖啡都可以在一定程度上缓解肠梗阻。

所谓的假性糖尿病损伤或胰岛素抵抗会影响每位接受大手术的患者,并持续数周。围手术期胰岛素抵抗引起的高血糖是出现并发症的危险因素,因此最好避免。术前碳水化合物、胸中硬膜外镇痛和早期进食等治疗均有助于最大限度地降低胰岛素抵抗。这些干预措施可降低胰岛素抵抗和高血糖症,使用胰岛素也可以缓解高血糖,并将血糖控制在正常水平。

结直肠手术后早期进食(4 小时)已被证明是安全的。由于主动摄入食物很少超过 1 200~1 500kcal/d[34],因此应提供额外的口服营养补充剂(ONS)。最近有研究表明,如果营养不良的患者接受所谓的免疫营养治疗(口服营养补充剂加上 L- 精氨酸、L- 谷氨酰胺、ω-3 脂肪酸和核苷酸),结局会得到改善。即使支持免疫营养的证据水平很低,一些医院现在仍在常规使用该方案。

为了使患者在手术后尽快恢复正常,术后加速康复支持术后的早期运动。尽管现有的有关早期运动的研究结果相互矛盾,但人们普遍认为,术后长时间不运动会产生多种不良影响,例如出现肺部并发症、骨骼肌力下降、血栓栓塞和胰岛素抵抗,因此应鼓励患者术后尽早活动。患者应在手术当天至少下地活动 2 小时。术后第一天活动时间应增加到 6 小时。

ERAS 方案的审核和执行

几十年来,大型手术都在无法对结局进行正确可靠评估的情况下进行。过去,一直缺乏关于围手术期护理的共识,而且关于如何改善结局的知识也很匮乏。然而,在最近的几十年中,解决这一问题的方法出现了。方法之一就是开始构建围手术期护理流程,并为该流程的审计、实施和进一步研究构建了平台。ERAS 研究小组和协会构建了用于交互式审核的通用数据库(ERAS 交互式审计系统)。通用数据库的主要目的不仅是为了与其他医院的手术结果进行比较,还旨在获得持续的反馈,以改善围手术期护理,并不断改进当地医院的围术期护理流程。通过不断在数据库中录入患者的情况,告知不同医院对标准化围手术期方案的遵守情况。由工作人员反复进行审计和反馈(每月 1 次)并以书面和口头形式汇报,该方式具有良好的效果。此外,还可以制订具有针对性的多方面改进和干预措施。

许多单位声称他们正在使用 ERAS 方案,但是只有少数几个单位能够证明他们是按细节要求完成了方案。因此,ERAS 的大多数早期工作都是在未进行规范的测量和计算的情况下进行的。患者是否完成了他们应有的所有项目? 如果没有,结果如何? 这是至关重要的,因为方案的依从性和结直肠手术的短期结局之间或多或少存在剂量反应关系[35](图 40.3)。

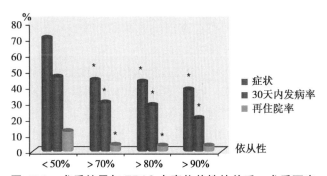

图 40.3　术后结局与 ERAS 方案依从性的关系。术后不良结局发生率(延长住院时间症状的发生率、30 天内主要或次要发病率与再住院率)随着 ERAS 方案依从性的提升而降低。多因素逻辑斯蒂回归,经过年龄、性别、ASA、BMI、手术类型、腹腔镜手术等变量校正。症状:非特异性发热、疼痛、无力、便秘、眩晕、腹泻造成住院时间延长。再住院:需要住院治疗的临床情况。* 显著差异(改编自 Gustafsson 等[35])

此外,在分析数据以研究长期存活率时,发现相较于其他患者(依从性<70%),ERAS项目达标率≥70%的患者,5年结直肠癌特异性死亡率降低了42%,*HR*为0.58(0.39~0.88,Cox回归)[36]。

在ERAS领域进行研究,必须遵守该方案的数据,但是在评估临床围手术期的工作时也必须这样做。实施ERAS方案的大多数医院依从性可以达到70%,这似乎是改善结局的重要节点。有了有关每个项目规范的详细信息和反馈,通常仅需要进行较小但目标明确的工作来进一步改善ERAS依从性和结局。

有很多证据表明ERAS计划的优势,但在外科病房中实施这一计划仍然很缓慢。传统的围手术期护理在大多数医院都很普遍,有时会参考ERAS方案修改一些部分,以期花费更少的精力达到相同的术后结果。

但是,这种情况正在不断改善。越来越多的结直肠中心看到正确实施ERAS的好处,并认识到收集可靠数据的价值,这不仅可以改善当地围手术期护理水平,并与其他中心达到同质化标准,还可以为研究新的手术技术和新的治疗方式提供便利。

(林国乐　邱小原　译)

ERAS方案在结直肠手术中的未来展望

在外科手术中,近十年来,很少有亚专业像结直肠外科手术那样发展迅猛。也有越来越多的人认识到了结直癌筛查的重要性,尽管已经有一些国家/地区正在开展结直肠癌筛查,但目前结直肠癌筛查依从性仅约50%。未来的新技术将允许在更早期阶段检测出肿瘤,因此可以使用内镜方法将其切除。内镜下黏膜下剥离术(ESD)等技术可以切除越来越多的晚期肿瘤,在某些医院,大型手术已减少了25%。在直肠癌治疗中,放射治疗技术正在不断改善。在之前接受放射治疗和大手术的患者中,多达15%的患者仅在放疗后即可完全缓解,并且可以避免手术。这样的治疗方法未来可能会越来越多。

在炎性肠病(IBD)治疗领域,具有免疫作用的新药可能会进一步减少手术需求。近年来,关于结肠细菌的研究已经得到了全面发展。使用基因组学和代谢组学方法获得细菌基因组数据将为筛查和治疗结肠直肠疾病打开新的大门。

即使将来切除手术的需求减少,仍然有一些患者需要进行大手术。另外,近年来大多数术式已经有了显著发展。腹腔镜结直肠癌手术目前在世界范围内应用广泛,它的短期结局比开放手术更好或是相同。如果腹腔镜手术的发展需要一段时间才能在结直肠癌治疗方面被完全接受,那么机器人手术在许多医院的批准速度会更快。即使目前支持机器人手术的证据很少,许多人仍认为该技术将在未来外科手术中占主导地位。此外,在人工智能(AI)领域的发展可能会推动第一个全自动机器人的问世。

ERAS方案必须不断适应这一发展。然而,尽管

参考文献

1. Birkmeyer JD, Dimick JB, Staiger DO. Operative mortality and procedure volume as predictors of subsequent hospital performance. Ann Surg. 2006;243(3):411–7.
2. Khuri SF, Henderson WG, Daley J, Jonasson O, Jones RS, Campbell DA Jr, et al. The patient safety in surgery study: background, study design, and patient populations. J Am Coll Surg. 2007;204(6):1089–102.
3. Main DS, Henderson WG, Pratte K, Cavender TA, Schifftner TL, Kinney A, et al. Relationship of processes and structures of care in general surgery to postoperative outcomes: a descriptive analysis. J Am Coll Surg. 2007;204(6):1157–65.
4. Bokey EL, Chapuis PH, Fung C, Hughes WJ, Koorey SG, Brewer D, et al. Postoperative morbidity and mortality following resection of the colon and rectum for cancer. Dis Colon Rectum. 1995;38(5):480–6; discussion 6–7.
5. Muller S, Zalunardo MP, Hubner M, Clavien PA, Demartines N. A fast-track program reduces complications and length of hospital stay after open colonic surgery. Gastroenterology. 2009;136(3):842–7.
6. Serclova Z, Dytrych P, Marvan J, Nova K, Hankeova Z, Ryska O, et al. Fast-track in open intestinal surgery: prospective randomized study (Clinical Trials Gov Identifier no. NCT00123456). Clin Nutr. 2009;28(6):618–24.
7. Wind J, Polle SW, Fung Kon Jin PH, Dejong CH, von Meyenfeldt MF, Ubbink DT, et al. Systematic review of enhanced recovery programmes in colonic surgery. Br J Surg. 2006;93(7):800–9.
8. Basse L, Raskov HH, Hjort Jakobsen D, Sonne E, Billesbolle P, Hendel HW, et al. Accelerated postoperative recovery programme after colonic resection improves physical performance, pulmonary function and body composition. Br J Surg. 2002;89(4):446–53.
9. Maessen J, Dejong CH, Hausel J, Nygren J, Lassen K, Andersen J, et al. A protocol is not enough to implement an enhanced recovery programme for colorectal resection. Br J Surg. 2007;94(2):224–31.
10. Dindo D, Hahnloser D, Clavien PA. Quality assessment in surgery: riding a lame horse. Ann Surg. 2010;251(4):766–71.
11. Russell EM, Bruce J, Krukowski ZH. Systematic review of the quality of surgical mortality monitoring. Br J Surg. 2003;90(5):527–32.
12. Spanjersberg WR, Reurings J, Keus F, van Laarhoven CJ. Fast track surgery versus conventional recovery strategies for colorectal surgery. Cochrane Database Syst Rev. 2011;2:CD007635.
13. Varadhan KK, Lobo DN. A meta-analysis of randomised controlled trials of intravenous fluid therapy in major elective open abdominal surgery: getting the balance right. Proc Nutr Soc. 2010;69(4):488–98.
14. Hounsome J, Lee A, Greenhalgh J, Lewis SR, Schofield-Robinson OJ, Coldwell CH, et al. A systematic review of information format and timing before scheduled adult surgery for peri-operative anxiety. Anaesthesia. 2017;72(10):1265–72.

15. Forsmo HM, Pfeffer F, Rasdal A, Ostgaard G, Mohn AC, Korner H, et al. Compliance with enhanced recovery after surgery criteria and preoperative and postoperative counselling reduces length of hospital stay in colorectal surgery: results of a randomized controlled trial. Color Dis. 2016;18(6):603–11.

16. Powell R, Scott NW, Manyande A, Bruce J, Vogele C, Byrne-Davis LM, et al. Psychological preparation and postoperative outcomes for adults undergoing surgery under general anaesthesia. Cochrane Database Syst Rev. 2016;(5):CD008646.

17. Thomsen T, Villebro N, Moller AM. Interventions for preoperative smoking cessation. Cochrane Database Syst Rev. 2014;27(3):CD002294.

18. Shabanzadeh DM, Sorensen LT. Alcohol consumption increases post-operative infection but not mortality: a systematic review and meta-analysis. Surg Infect. 2015;16(6):657–68.

19. Wilson RJ, Davies S, Yates D, Redman J, Stone M. Impaired functional capacity is associated with all-cause mortality after major elective intra-abdominal surgery. Br J Anaesth. 2010;105(3):297–303.

20. Barberan-Garcia A, Ubre M, Roca J, Lacy AM, Burgos F, Risco R, et al. Personalised Prehabilitation in high-risk patients undergoing elective major abdominal surgery: a randomized blinded controlled trial. Ann Surg. 2018;267(1):50–6.

21. Jie B, Jiang ZM, Nolan MT, Zhu SN, Yu K, Kondrup J. Impact of preoperative nutritional support on clinical outcome in abdominal surgical patients at nutritional risk. Nutrition. 2012;28(10):1022–7.

22. Smilowitz NR, Oberweis BS, Nukala S, Rosenberg A, Zhao S, Xu J, et al. Association between anemia, bleeding, and transfusion with long-term mortality following noncardiac surgery. Am J Med. 2016;129(3):315–23 e2.

23. Acheson AG, Brookes MJ, Spahn DR. Effects of allogeneic red blood cell transfusions on clinical outcomes in patients undergoing colorectal cancer surgery: a systematic review and meta-analysis. Ann Surg. 2012;256(2):235–44.

24. Gan TJ, Diemunsch P, Habib AS, Kovac A, Kranke P, Meyer TA, et al. Consensus guidelines for the management of postoperative nausea and vomiting. Anesth Analg. 2014;118(1):85–113.

25. Nelson RL, Gladman E, Barbateskovic M. Antimicrobial prophylaxis for colorectal surgery. Cochrane Database Syst Rev. 2014;9(5):CD001181.

26. Rollins KE, Javanmard-Emamghissi H, Lobo DN. Impact of mechanical bowel preparation in elective colorectal surgery: a meta-analysis. World J Gastroenterol. 2018;24(4):519–36.

27. Rajagopalan S, Mascha E, Na J, Sessler DI. The effects of mild perioperative hypothermia on blood loss and transfusion requirement. Anesthesiology. 2008;108(1):71–7.

28. Bonjer HJ, Deijen CL, Abis GA, Cuesta MA, van der Pas MH, de Lange-de Klerk ES, et al. A randomized trial of laparoscopic versus open surgery for rectal cancer. N Engl J Med. 2015;372(14):1324–32.

29. Green BL, Marshall HC, Collinson F, Quirke P, Guillou P, Jayne DG, et al. Long-term follow-up of the Medical Research Council CLASICC trial of conventional versus laparoscopically assisted resection in colorectal cancer. Br J Surg. 2013;100(1):75–82.

30. Guillou PJ, Quirke P, Thorpe H, Walker J, Jayne DG, Smith AM, et al. Short-term endpoints of conventional versus laparoscopic-assisted surgery in patients with colorectal cancer (MRC CLASICC trial): multicentre, randomised controlled trial. Lancet. 2005;365(9472):1718–26.

31. Vlug MS, Wind J, Hollmann MW, Ubbink DT, Cense HA, Engel AF, et al. Laparoscopy in combination with fast track multimodal management is the best perioperative strategy in patients undergoing colonic surgery: a randomized clinical trial (LAFA-study). Ann Surg. 2011;254(6):868–75.

32. Jayne D, Pigazzi A, Marshall H, Croft J, Corrigan N, Copeland J, et al. Effect of robotic-assisted vs conventional laparoscopic surgery on risk of conversion to open laparotomy among patients undergoing resection for rectal cancer: the ROLARR randomized clinical trial. JAMA. 2017;318(16):1569–80.

33. Klahr S, Miller SB. Acute oliguria. N Engl J Med. 1998;338(10):671–5.

34. Gustafsson UO, Thorell A, Soop M, Ljungqvist O, Nygren J. Haemoglobin A1c as a predictor of postoperative hyperglycaemia and complications after major colorectal surgery. Br J Surg. 2009;96(11):1358–64.

35. Gustafsson UO, Hausel J, Thorell A, Ljungqvist O, Soop M, Nygren J, et al. Adherence to the enhanced recovery after surgery protocol and outcomes after colorectal cancer surgery. Arch Surg. 2011;146(5):571–7.

36. Gustafsson UO, Oppelstrup H, Thorell A, Nygren J, Ljungqvist O. Adherence to the ERAS protocol is associated with 5-year survival after colorectal cancer surgery: a retrospective cohort study. World J Surg. 2016;40(7):1741–7.

第 41 章
食管切除术后加速康复推荐

Piers R.Boshier , Fredrik Klevebro , Donald E.Low

引言

手术切除食管良性或恶性肿瘤目前仍然是一个艰巨的挑战。由于食管手术的技术复杂,患者在治疗过程中所产生的生理心理压力巨大,食管切除手术一直是所有肿瘤手术中具有较高的围手术期并发症发生率和死亡率的典型代表。

由于这些挑战,人们认识到标准化管理对食管切除患者的重要性[1,2]。对于复杂手术,如食管切除术,在患者的围手术期管理中行标准化干预,可以将每个小的临床获益逐渐累积,从而显著改善总体结局。

要建立食管手术的标准化路径,必须始终强调多学科团队合作,包括患者及其家属的护理。该多学科团队的所有成员必须严格遵循标准化路径进行管理,并共同努力保证措施的落实。

许多中心已经建立了食管切除手术患者的标准化治疗路径。有些路径是从其他肿瘤路径中吸取的。然而,由于各中心设计和实施的路径不同,对总结数据以获得可以更广泛推广的路径产生了限制。尽管如此,许多报道说明标准化管理能够有效改善食管切除术患者的预后,包括吻合口瘘率和住院时间[1]。在认识到在食管切除术中设置 ERAS 原则的重要性后,ERAS® 协会最近发表了食管手术围手术期管理[4]指南。这些指南由一个多学科的国际专家工作组制订,是食管切除术患者标准化管理的重要参考。关键的是,该指南针对高危的食管疾病患者提出了专门的管理建议。

在这篇综述中,我们将讨论适用于恶性和良性疾病的食管切除术 ERAS 的核心要素(图 41.1)。虽然我们将它分为术前、术中和术后,但在现实中,ERAS 原则应被视为一个连续的整体,而不是孤立的事件。

术前

多学科合作

虽然多学科合作管理在术后总体预后和生存率方面的好处尚未完全明确,但它们已成为许多中心患者管理的重要组成部分。一些研究表明,接受多学科会诊的患者通常会得到更协调的治疗,这与指南的推荐[4]一致。更准确的癌症分期以及多学科合作治疗,能够改善食管切除患者的预后[5,6]。有一些研究表明多学科合作治疗可以在确定患者的最终治疗计划中发挥重要作用[7]。

除了肿瘤学方面的考虑外,患者照护的其他重要决定因素包括基础疾病的管理、心肺功能储备以及营养,也通常是肿瘤多学科合作管理的组成部分。根据患者的情况,应该有选择地挑选多学科合作的参与者,而且患者本人应该是讨论的中心焦点,需随时告知推荐的意见。但我们不能忽略那些没有得到多学科讨论的患者群体的需要,例如那些患有良性食管疾病或进行急诊食管切除术的患者。我们还应监督多学科会诊意见的执行情况,以确保最佳的方案够被顺利完成[7]。

手术前康复训练

由于需要对食管癌患者进行多种方式的治疗,食管切除术的患者出现生理衰弱的风险增加,表现为一种复杂的与年龄和疾病相关的综合征,这共同导致了更严重的不良健康结果[8,9]。该结果的特点是,患者将缺乏对术后应激的适应能力,导致了术后并发症发生率、死亡率的增高,加大了医疗资源的投入[10-13]。食管切除术作为一种高度侵入性的手术,给患者带来

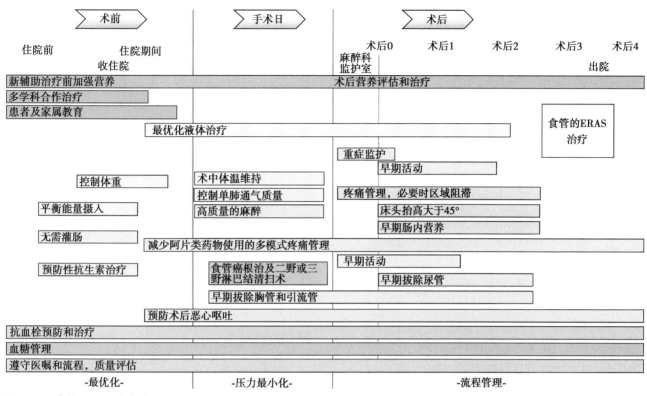

图 41.1　食管 ERAS 治疗建议

了巨大的生理负担。手术前康复计划是指在手术前增加抵抗生理衰弱的能力(另见第 10 章)。

表 41.1 概述了手术前康复计划的拟议组成部分,包括了营养、身体表现、基础疾病、风险行为和心理健康等干预措施。虽然干预措施应符合结构化和目标导向化的要求,但在治疗过程中应该是个性化的,尽可能地满足每个患者的需求。

表 41.1　食管切除术前康复方案的拟议组成部分

领域	干预
营养	饮食建议 补充蛋白质和能量 完善营养配方,考虑加入营养辅料
身体表现	运动计划,包括: 　有氧运动 　力量训练
基础疾病	控制: 　血压 　血糖
风险行为	戒烟 限制酒精摄入
心理健康	抑郁症的治疗 减小情绪压力 建立心理弹性

许多随机临床试验和观察性研究表明,手术前康复能改善术后患者的生理状态[14-18],尽管临床结果改善的证据尚不充分。最近针对结直肠手术的患者进行的一项 meta 分析表明,术前加入运动及饮食康复计划,可以显著减少患者的住院时间[19]。

需要认识到患者参与和遵守术前康复计划的决定是会改变的。因此,需要设定合理的康复计划,增加监督的范围和方法,以及在住院治疗和家庭康复之间做出选择,这些因素可能会影响患者的依从性。

目前几项正在进行的试验的初步结果表明,食管切除患者的手术前康复计划的有效性证据仍然有限。在此期间,借鉴其他外科学科,可以推测这种干预在未来治疗此类患者中可能具有重要地位。由于食管切除术后鼓励患者早期活动,应术前建议所有患者开始与年龄和生理相匹配的有氧运动计划。

营养

食管癌是营养不良发生率最高的恶性肿瘤之一[20,21],因而将导致围手术期情况和长期预后不佳[22]。与其他实体肿瘤一样,食管癌患者无法保持足够的营养摄入,通常反映为一定程度的厌食症,可能与消化代谢功能的潜在改变和炎症刺激有关[21,23]。营养不良也可能是病理性食管梗阻的结果,以及多模式治疗干预与新辅助化疗或放化疗的联合作用的结果。

营养状况的评估应该由合格的营养师执行,并针对每一名接受食管切除术的患者。评估应该包括测量患者的基线体重和治疗中体重。但更重要的是,提供一个合适的饮食方案。通过使用欧洲临床营养和代谢学会(ESPEN)[24]公布的既定指导方针,可以帮助确定因营养不良而有特别高的不良后果风险的患者。有新的证据表明,使用常规计算机断层扫描(CT)图像对身体组成进行评估可以提供关于患者营养状况及手术不良结果的风险信息[22]。

对于营养不良低风险的患者来说(低风险定义为体重无减轻,经口进食摄入量无下降),简单的饮食建议可能就足够了。对于有营养不良中风险因素的患者(中风险定义为 5%~9% 的体重下降和/或轻度至中度吞咽困难),建议补充蛋白质和能量。对于营养不良的高风险患者[高风险患者定义为>10% 的体重减轻,严重吞咽困难和/或低体重指数(BMI<18.5kg/m^2)],考虑营养支持,且最好是肠内营养[3]。在等待手术的食管癌患者中,术前营养支持的实施保持了患者的体重,减少了严重术后并发症的发生[25]。

手术因素

手术时机

关于食管切除术最佳手术时机的选择,应该综合平衡两个因素:在肿瘤进展前尽早手术,或留出充裕的时间使肿瘤降期和让患者从新辅助治疗中恢复。如前所述,术前准备阶段同时也是建立患者信心的重要时间段。

对 II 或 III 期的食管癌患者进行术前新辅助治疗目前已经成为常规,需要仔细平衡患者治疗后毒副反应恢复以及肿瘤退缩时间与肿瘤进展以及解剖平面纤维化形成之间的关系。根据随机研究及 meta 分析的证据,新辅助放化疗后 6~10 周是手术的最佳时机[3]。在单纯新辅助化疗情况下,基于组织学证据的相关临床研究,推荐 6 周为术前间期[26,27]。

手术方式

在过去的 25 年中,微创或混合的食管癌手术比例逐渐增加。现有的来自 14 个国家的大型中心的数据表明食管癌手术的微创手术率为 48%[28]。但是,

关于食管切除手术的最佳方式目前仍存在争议。

共有 11 项 meta 分析讨论了关于开放或微创食管切除手术的结果[29-39]。综合来看,结果均显示微创手术在围手术期出血量[29,31,33,34,37]、总术后并发症[29,31,34,35,37]、肺部并发症[29,31,33,34,36-38]、早期死亡率[29,37,38],以及住院时间[29,34,36,37]上存在优势。微创手术时间延长,淋巴结获取率与开放手术相当[33,36,37]。微创手术在总体生存时间方面等同[30,31]或优于[33]开放手术。不论是 TIME(传统开放与微创食管切除手术相比)的研究结果还是 MIRO(食管癌微创切除手术)的研究结果,均显示不论是完全或联合微创食管切除手术术后并发症均低于开放手术,且术后 3 年生存率相当[40-43]。日本临床肿瘤协作组正在进行的1409(JCOG1409)研究预计会取得关于食管微创切除手术是否获益的进一步结论。

淋巴结清扫

由于在黏膜下存在丰富的淋巴管网,食管癌可以很早出现区域淋巴结转移。在累及黏膜下(T$_1$)的食管癌患者中约 1/5 可以出现局域淋巴结转移,而在累及食管肌层(T$_2$)的患者中这个比例可以达到 3/5[44]。证据表明淋巴结清扫可以减少局部复发从而改善延长长期生存时间,同时提供更准确的病理分期[45-48]。提倡更保守治疗的医生认为淋巴结清扫提高了并发症的发生率,而没有确切证据证明改善了长期生存。现有观点认为在食管癌切除手术时应该根据肿瘤的分期和位置确定淋巴结清扫的范围[45-47,49]。

食管重建

食管的重建通常使用管状胃,主要是操作便捷并只需一个吻合口。当肿瘤明确累及近端胃或之前有胃切除病史时,可以通过结肠或空肠进行消化道重建。在大多数情况下,重建的管道按食管的位置走行于后纵隔。当有手术史或活动性感染时可以选择胸骨后路径。两个关于吻合技术的 meta 分析确定直线切割缝合器吻合(杂交)技术优于手工吻合[50],而圆形吻合器吻合效果与手工吻合相当[51]。

引流管、鼻胃管以及尿管的放置

虽然缺乏基于循证医学证据的指南,但大多数食管切除术都会放置外科引流管。尽管引流管除了常规引流作用外,可以帮助发现并治疗吻合口瘘、乳糜瘘,但也会增加疼痛以及限制患者活动[52]。

不管是在胸腔或是颈部放置吻合口周围引流,

均不会影响瘘的发生率。在一项大型回顾性分析中,吻合口附近的胸引管确实可以在不附加有创操作的情况下帮助早期发现并处理吻合口瘘[53]。同样,颈部引流管通常在出现吻合口瘘的临床表现出现前就已经被拔掉了,因此其临床获益是有待商榷的[54]。

现有的食管及肺切除手术的证据支持放置单根引流管并在没有漏气及乳糜瘘的情况下将其拔除。一项最新的研究证实食管微创手术后不放置胸腔引流的患者的满意度更高并且不增加术后并发症发生率[55]。

胃肠道术后不放置鼻胃管已经成为 ERAS 的常规。食管癌术后放置鼻胃管的传统观点是可以防止管状胃扩张造成误吸及吻合口瘘。一项研究表明食管切除术后第二天拔除鼻胃管不会产生负面影响[56]。现在的推荐是对于鼻胃管应该根据患者的情况尽早拔除。

在食管切除手术时放置尿管是常规做法。尽早拔除尿管可以减少泌尿系感染的发生率,在开胸手术并放置了硬膜外镇痛装置的患者中,尿潴留的发生率会显著升高,因此需要延长尿管放置时间,尤其在男性患者中[3]。在食管癌术后的 ERAS 流程中,涉及早期拔除尿管(<48 小时)时,需要一个关于膀胱功能评估及再插管的明确共识。在尿管留置超过四天时可以考虑经耻骨上穿刺置管。基于腹部术后的meta 分析表明,该方式感染的发生率较低,患者满意度较高[57]。

食管切除术后的营养支持

出于对误吸和吻合口瘘的担心会延缓食管切除术后患者的经口进食时间。因此,为了避免患者术后早期营养不良,应该在术前为所有患者制订适当的营养支持计划。几项随机对照研究比较了全静脉及肠内营养支持,认为经中心静脉及经肠内营养的并发症相当。一项研究证实接受全静脉营养的患者严重并发症的发生率较高[58]。减轻手术应激反应并保护肠黏膜屏障及免疫功能是肠内营养的又一优势。

另外的一些研究探讨了食管切除术后早期经口进食的安全性和可行性。对比术后 5 天经口进食的患者,术后第一天进食的患者吻合口瘘和肺炎等并发症的发生率并没有显著升高[59,60]。早期经口进食的患者 ICU 及住院时间均明显缩短,但在术后 5 天时中位卡路里摄入只有需要量的 58%[61]。

目前推荐通过经皮空肠营养管或鼻 - 空肠 / 鼻 - 十二指肠营养管为食管术后的患者提供早期肠内营养[3]。一旦建立肠内营养通路,应该在术后 3~6 天内达到全量[60]。没有明确证据显示使用药物营养优于传统肠内营养,因此目前不做推荐[3]。对于食管切除术后早期进食的安全性和有效性还需要进一步研究证实。

麻醉管理

食管切除手术的麻醉管理是所有 ERAS 中的核心步骤,其主旨是减轻术中心肺应激反应及术后早期安全拔管[3]。

尽管选择特定的麻醉药物并未对食管切除手术患者的预后产生影响,但是脑电图监测[62]和应用短 - 中效肌松剂可以帮助术后早期拔管[63]。

食管切除术中经常需要阶段性单肺通气,使得通气策略变得相对复杂。有确切证据支持在双肺通气时使用 6~8mL/kg 预计体重的潮气量。虽然常规使用呼气末正压(2~5cmH₂O)以及肺复张的证据有限,但术中维持低压通气的肺保护措施已逐渐被广泛接受[64]。单肺通气带来特殊的挑战。维持正常氧合避免高碳酸血症可能造成通气侧肺的过度通气以及氧浓度的过高。努力优化萎陷侧肺灌注可以平衡血液分流及低氧造成的血管收缩效应的风险(该效应可以进一步加重缺血及相应的再灌注损伤)。一项随机对照研究显示在单肺通气时,5mL/kg 的潮气量和 5cmH₂O 的呼气末正压与非保护性的通气策略(术中始终保持潮气量 9mL/kg)对比,可以减轻术后的炎症反应,改善肺功能,帮助早期拔管[65]。在维持血氧饱和度>92% 的情况下尽量降低吸入氧浓度。相对于高潮气量和呼吸频率,轻微的高碳酸血症是可以接受的。低氧可以通过提高通气侧呼气末正压、间断膨肺,或在必要时暂时恢复萎陷侧肺通气来纠正。条件允许的情况下尽量缩短单肺通气时间。

应该避免术中及术后液体的过量输入,因为可以造成组织水肿,影响心血管及胃肠道功能。较为平衡的液体输注方案应限制在体重增加 2kg/d 以内。包含目标指导性的平衡液体治疗可以产生临床获益。目标指导性液体治疗就是根据心输出量及其他客观的血流动力学指标来优化液体输注。Taniguchi 等最近报道,对比传统治疗患者,使用 ERAS 方案中目标指导性液体治疗虽然不能影响食管手术患者的住院时间及并发症的发生率,但可以改善胃肠道功能和动力[66]。在一项 meta 分析中,对 9 项关于腹部择期手术患者的随机对照研究根据是否采用平衡液体治疗对患者进行重新分组[67]。在该研究中,那些达到"液体平衡"的患者对比低或高液体摄入的患者,并发症发生率较低,住院时间缩短。目前推荐体重增加最小化的平衡液体治疗,首选晶体液而不是生理盐水和胶体液[68,69]。在容量正常的低血压中,可以使用升压药,这种情况常见于硬膜外麻醉时。一般情况下,目标是维持平均动脉压 70mmHg,尿量>0.5mL/(kg·h),如果患者没有急性肾损伤的危险因素,也可以允许尿量偏低[70]。对于容量正常的患者,可以使用升压药以提高平均动脉压[71]。

术后因素

镇痛

由于食管切除手术同时涉及胸腹部,因此术后镇痛也成为 ERAS 中较为复杂的环节[72]。充分的镇痛对防止术后并发症的发生尤为重要[73]。多模式的镇痛方案中应首选局部或区域阻滞技术而减少阿片类药物的应用。

虽然在择期的大手术中常规放置膜外镇痛装置但是由于操作或患者自身因素的原因经常导致置管位置不佳。文献报道,硬膜外置管的"失败"率达14%~43%[74-78]。在特定的患者中使用硬膜外造影技术可以确定镇痛管的位置[74]。对于已经确认硬膜外管位置的患者,避免使用单剂量给药而采用稀释的局麻药或阿片类药物可以防止运动或交感神经阻滞等副作用。多模式镇痛团队需要在术后每天评估镇痛效果。镇痛应该首先保证置管准确以及优化局麻药或阿片类药物的浓度。对乙酰氨基酚应按六小时间隔给药。没有肾衰竭的患者经过评估后可以使用非甾体抗炎药(NSAIDs)。总体治疗策略的目标是减少术后口服或静脉使用阿片类药物。

椎旁阻滞是除硬膜外镇痛外的另一个有效方法。该方法的优势在于在直视下操作,避免了硬膜外镇痛的副作用[79-81]。

术后活动

食管切除术后的患者应该根据具体情况进行适当的活动。正如之前所述,术前康复性训练可以改善手术患者的体能并设定术后康复的预期指标。术后患者的活动最好在手术当天开始并逐渐加量至术前设定的并经过患者认同的目标(首选患者自主运动)。影响目标实现的因素在于延迟脱机,镇痛不充分,术

后并发症,以及血流动力学不稳定等,这些需要根据治疗小组的事先预案以及之前讨论过的各种指南来处理。至少在术后早期,患者的活动应该在专业的物理治疗或康复治疗师监督下进行,最终转交给护士以及相关医护人员执行。所有参与治疗团队的成员,包括患者及家庭成员,都应该知晓康复运动的目标及好处,并积极参与到术后的康复运动中。一定不要忘记术后康复锻炼是少数患者及家属可以自行"掌控"的环节并且能够显著改善恢复进程。

术前因素

药物预防

对于所有食管切除手术的患者都应该考虑预防性使用药物降低术后常见并发症的风险。例如防止栓塞事件、术后恶心呕吐,以及切口感染等。

血栓的预防

推荐在术前 2~12 小时应用低分子量肝素预防血栓并延续治疗至术后四周。

术后恶心呕吐(PONV)的预防

对于高风险的患者应考虑预防。如果 PONV 已经发生,推荐使用 5-羟色胺受体抑制剂治疗。

预防性使用抗生素

推荐预防性使用抗生素以降低术后切口感染风险。所有患者均应该按恰当的剂量使用静脉或口服抗生素。目前没有证据支持长时间预防性使用抗生素。

术前禁食

应避免术前禁食超过 8 小时,术前两小时前可进食清流食,包括特定的高碳水化合物的饮料。严重吞咽困难的患者在术前应接受肠内或静脉营养支持治疗。

审查评价

ERAS 学会特别强调本指南是基于联合多中心的回顾性结果作为指导性依据的。各中心在建立

ERAS 程序时需要结合自身的实践和结果,从而增加医疗质量。在实践中需要遵循指南的推荐,这可以减少死亡率和平均住院日,增加患者长期生存率[82-86],该指南还需要更广泛的实践和反馈,从而成为地区、国家或世界的参照标准。

结论

即使在手术量较大的专业中心,食管癌切除术后并发症的发生率接近 2/3,术后 90 天死亡率为 4.5%[28]。为了降低食管切除术后的并发症和死亡率,很多中心启动了 ERAS 项目,为这些患者提供标准的术后支持治疗。鉴于食管切除手术的本质及其复杂性,很多现行的推荐尚缺乏强有力的证据或仅借鉴了其他领域的手术。最近由 ERAS 学会发布的食管切除手术指南(表 41.2)仅供参考[3]。

随着食管癌治疗中放化疗的广泛应用,手术治疗的"决定性"地位受到了挑战。为了维护手术治疗目前所占据的重要地位,必须进一步努力以提高其安全性和有效性。上述目标需要更多的应用 ERAS 措施,使食管切除患者获得更多的边际获益来实现。

表 41.2　食管切除手术 ERAS 程序中的因素

ERAS 因素	推荐	级别	等级
多学科肿瘤联合讨论会	应用于所有患者	中	强
预康复训练	预计可以从预康复训练中受益的患者	低	中
术前营养支持	强调评估的重要性,对于有指征的患者应给予营养支持治疗	低	强
手术时机	新辅助化疗后 3~6 周,新辅助放化疗后 6~10 周	中	中
手术方式	开放或微创手术均被推荐	中	中
淋巴结清扫	食管中、下段腺癌推荐两野清扫 在大型中心,食管上段鳞癌推荐三野清扫	中	强
食管重建	首选管状胃,结肠及空肠为次要选择	低 / 中	强
引流管	避免放置颈部引流,推荐放置胸腔引流但应该在没有漏气和乳糜瘘时拔除	中	强
鼻胃管	推荐放置并在临床允许的情况下尽早拔除(术后第二天)	中	强
尿管	在留置硬膜外镇痛时推荐使用	高	强
食管切除术后营养支持	推荐早期使用肠内营养	中	强
术后镇痛	硬膜外使用局麻或阿片类药物,联合使用对乙酰氨基酚	中	强
术后活动	根据临床需要对没有肾功能衰竭的患者使用非甾体抗炎药 推荐术后早期活动	中	强
血栓预防	推荐术前 12~24 小时使用低分子量肝素预防血栓并持续至术后 4 周	高	强
术后恶心呕吐	对高危患者进行预防	低	强
预防性使用抗生素	推荐,但应避免长时间预防性使用抗生素	高	强
术前禁食	推荐术前 8 小时禁食固体食物,2 小时禁食液体	高	强

(李　力　译)

参考文献

1. Markar SR, Karthikesalingam A, Low DE. Enhanced recovery pathways lead to an improvement in postoperative outcomes following esophagectomy: systematic review and pooled analysis. Dis Esophagus. 2015;28(5):468–75.

2. Munasinghe A, Markar SR, Mamidanna R, Darzi AW, Faiz OD, Hanna GB, et al. Is it time to centralize high-risk cancer care in the United States? Comparison of outcomes of esophagectomy between England and the United States. Ann Surg. 2015;262(1):79–85.

3. Low DE, Allum W, De Manzoni G, Ferri L, Immanuel A, Kuppusamy M, et al. Guidelines for perioperative care in esophagectomy: Enhanced Recovery After Surgery (ERAS®) Society recommendations. World J Surg. 2019;43:299–330.

4. Taylor C, Munro AJ, Glynne-Jones R, Griffith C, Trevatt P, Richards M, et al. Multidisciplinary team working in cancer: what is the evidence? BMJ. 2010;340:c951.

5. Davies AR, Deans DA, Penman I, Plevris JN, Fletcher J, Wall L, et al. The multidisciplinary team meeting improves staging accuracy and treatment selection for gastro-esophageal cancer. Dis Esophagus. 2006;19(6):496–503.

6. Stephens MR, Lewis WG, Brewster AE, Lord I, Blackshaw GR, Hodzovic I, et al. Multidisciplinary team management is associated with improved outcomes after surgery for esophageal cancer. Dis Esophagus. 2006;19(3):164–71.

7. Schmidt HM, Roberts JM, Bodnar AM, Kunz S, Kirtland SH, Koehler RP, et al. Thoracic multidisciplinary tumor board routinely impacts therapeutic plans in patients with lung and esophageal cancer: a prospective cohort study. Ann Thorac Surg. 2015;99(5):1719–24.

8. Fried LP, Ferrucci L, Darer J, Williamson JD, Anderson G. Untangling the concepts of disability, frailty, and comorbidity: implications for improved targeting and care. J Gerontol A Biol Sci Med Sci. 2004;59(3):255–63.

9. Rockwood K, Song X, MacKnight C, Bergman H, Hogan DB, McDowell I, et al. A global clinical measure of fitness and frailty in elderly people. CMAJ. 2005;173(5):489–95.

10. Gani F, Buettner S, Margonis GA, Sasaki K, Wagner D, Kim Y, et al. Sarcopenia predicts costs among patients undergoing major abdominal operations. Surgery. 2016;160(5):1162–71.

11. Lu J, Zheng HL, Li P, Xie JW, Wang JB, Lin JX, et al. High preoperative modified frailty index has a negative impact on short- and long-term outcomes of octogenarians with gastric cancer after laparoscopic gastrectomy. Surg Endosc. 2018;32(5):2193–200.

12. McIsaac DI, Bryson GL, van Walraven C. Association of frailty and 1-year postoperative mortality following major elective non-cardiac surgery: a population-based cohort study. JAMA Surg. 2016;151(6):538–45.

13. Mosquera C, Spaniolas K, Fitzgerald TL. Impact of frailty on surgical outcomes: the right patient for the right procedure. Surgery. 2016;160(2):272–80.

14. Santa Mina D, Hilton WJ, Matthew AG, Awasthi R, Bousquet-Dion G, Alibhai SMH, et al. Prehabilitation for radical prostatectomy: a multicentre randomized controlled trial. Surg Oncol. 2018;27(2):289–98.

15. Minnella EM, Bousquet-Dion G, Awasthi R, Scheede-Bergdahl C, Carli F. Multimodal prehabilitation improves functional capacity before and after colorectal surgery for cancer: a five-year research experience. Acta Oncol. 2017;56(2):295–300.

16. Gillis C, Li C, Lee L, Awasthi R, Augustin B, Gamsa A, et al. Prehabilitation versus rehabilitation: a randomized control trial in patients undergoing colorectal resection for cancer. Anesthesiology. 2014;121(5):937–47.

17. Carli F, Charlebois P, Stein B, Feldman L, Zavorsky G, Kim DJ, et al. Randomized clinical trial of prehabilitation in colorectal surgery. Br J Surg. 2010;97(8):1187–97.

18. Dunne DF, Jack S, Jones RP, Jones L, Lythgoe DT, Malik HZ, et al. Randomized clinical trial of prehabilitation before planned liver resection. Br J Surg. 2016;103(5):504–12.

19. Gillis C, Buhler K, Bresee L, Carli F, Gramlich L, Culos-Reed N, et al. Effects of nutritional Prehabilitation, with and without exercise, on outcomes of patients who undergo colorectal surgery: a systematic review and meta-analysis. Gastroenterology. 2018;155:391–410.e4.

20. Sun L, Quan XQ, Yu S. An epidemiological survey of cachexia in advanced cancer patients and analysis on its diagnostic and treatment status. Nutr Cancer. 2015;67(7):1056–62.

21. Anandavadivelan P, Lagergren P. Cachexia in patients with oesophageal cancer. Nat Rev Clin Oncol. 2016;13(3):185–98.

22. Boshier PR, Heneghan R, Markar SR, Baracos VE, Low DE. Assessment of body composition and sarcopenia in patients with esophageal cancer: a systematic review and meta-analysis. Dis Esophagus. 2018;31. https://doi.org/10.1093/dote/doy047.

23. Donohoe CL, Ryan AM, Reynolds JV. Cancer cachexia: mechanisms and clinical implications. Gastroenterol Res Pract. 2011;2011:601434.

24. Weimann A, Braga M, Carli F, Higashiguchi T, Hubner M, Klek S, et al. ESPEN guideline: clinical nutrition in surgery. Clin Nutr. 2017;36(3):623–50.

25. Ligthart-Melis GC, Weijs PJ, te Boveldt ND, Buskermolen S, Earthman CP, Verheul HM, et al. Dietician-delivered intensive nutritional support is associated with a decrease in severe postoperative complications after surgery in patients with esophageal cancer. Dis Esophagus. 2013;26(6):587–93.

26. Cunningham D, Allum WH, Stenning SP, Thompson JN, Van de Velde CJ, Nicolson M, et al. Perioperative chemotherapy versus surgery alone for resectable gastroesophageal cancer. N Engl J Med. 2006;355(1):11–20.

27. Medical Research Council Oesophageal Cancer Working Group. Surgical resection with or without preoperative chemotherapy in oesophageal cancer: a randomised controlled trial. Lancet. 2002;359(9319):1727–33.

28. Low DE, Kuppusamy MK, Alderson D, Cecconello I, Chang AC, Darling G, et al. Benchmarking complications associated with esophagectomy. Ann Surg. 2017;269(2):291–8.

29. Biere SS, Cuesta MA, van der Peet DL. Minimally invasive versus open esophagectomy for cancer: a systematic review and meta-analysis. Minerva Chir. 2009;64(2):121–33.

30. Dantoc M, Cox MR, Eslick GD. Evidence to support the use of minimally invasive esophagectomy for esophageal cancer: a meta-analysis. Arch Surg. 2012;147(8):768–76.

31. Guo W, Ma X, Yang S, Zhu X, Qin W, Xiang J, et al. Combined thoracoscopic-laparoscopic esophagectomy versus open esophagectomy: a meta-analysis of outcomes. Surg Endosc. 2016;30(9):3873–81.

32. Kauppila JH, Xie S, Johar A, Markar SR, Lagergren P. Meta-analysis of health-related quality of life after minimally invasive versus open oesophagectomy for oesophageal cancer. Br J Surg. 2017;104(9):1131–40.

33. Lv L, Hu W, Ren Y, Wei X. Minimally invasive esophagectomy versus open esophagectomy for esophageal cancer: a meta-analysis. Onco Targets Ther. 2016;9:6751–62.

34. Nagpal K, Ahmed K, Vats A, Yakoub D, James D, Ashrafian H, et al. Is minimally invasive surgery beneficial in the management of esophageal cancer? A meta-analysis. Surg Endosc. 2010;24(7):1621–9.

35. Sgourakis G, Gockel I, Radtke A, Musholt TJ, Timm S, Rink A, et al. Minimally invasive versus open esophagectomy: meta-analysis of outcomes. Dig Dis Sci. 2010;55(11):3031–40.

36. Xiong WL, Li R, Lei HK, Jiang ZY. Comparison of outcomes between minimally invasive oesophagectomy and open oesophagectomy for oesophageal cancer. ANZ J Surg. 2017;87(3):165–70.

37. Yibulayin W, Abulizi S, Lv H, Sun W. Minimally invasive oesophagectomy versus open oesophagectomy for resectable esophageal cancer: a meta-analysis. World J Surg Oncol. 2016;14(1):304.

38. Zhou C, Zhang L, Wang H, Ma X, Shi B, Chen W, et al. Superiority of minimally invasive oesophagectomy in reducing in-hospital

mortality of patients with resectable oesophageal cancer: a meta-analysis. PLoS One. 2015;10(7):e0132889.

39. Zhou C, Ma G, Li X, Li J, Yan Y, Liu P, et al. Is minimally invasive esophagectomy effective for preventing anastomotic leakages after esophagectomy for cancer? A systematic review and meta-analysis. World J Surg Oncol. 2015;13:269.

40. Biere SS, van Berge Henegouwen MI, Maas KW, Bonavina L, Rosman C, Garcia JR, et al. Minimally invasive versus open oesophagectomy for patients with oesophageal cancer: a multicentre, open-label, randomised controlled trial. Lancet. 2012;379(9829):1887–92.

41. Straatman J, van der Wielen N, Cuesta MA, Daams F, Roig Garcia J, Bonavina L, et al. Minimally invasive versus open esophageal resection: three-year follow-up of the previously reported randomized controlled trial: the TIME trial. Ann Surg. 2017;266(2):232–6.

42. Briez N, Piessen G, Bonnetain F, Brigand C, Carrere N, Collet D, et al. Open versus laparoscopically-assisted oesophagectomy for cancer: a multicentre randomised controlled phase III trial – the MIRO trial. BMC Cancer. 2011;11:310.

43. Mariette C, Markar SR, Dabakuyo-Yonli TS, Meunier B, Pezet D, Collet D, et al. Abstract 615O; Hybrid Minimally Invasive vs. Open Esophagectomy for patients with Esophageal Cancer: Long-term outcomes of a multicenter, open-label, randomized phase III controlled trial, the MIRO trial. Ann Oncol. 2017;28(suppl_5):v605–49.

44. Giugliano DN, Berger AC, Pucci MJ, Rosato EL, Evans NR, Meidl H, et al. Comparative quantitative lymph node assessment in localized esophageal cancer patients after R0 resection with and without Neoadjuvant Chemoradiation Therapy. J Gastrointest Surg. 2017;21:1377–84.

45. Visser E, van Rossum PSN, Ruurda JP, van Hillegersberg R. Impact of lymph node yield on overall survival in patients treated with neoadjuvant chemoradiotherapy followed by esophagectomy for cancer: a population-based cohort study in the Netherlands. Ann Surg. 2017;266(5):863–9.

46. Peyre CG, Hagen JA, DeMeester SR, Altorki NK, Ancona E, Griffin SM, et al. The number of lymph nodes removed predicts survival in esophageal cancer: an international study on the impact of extent of surgical resection. Ann Surg. 2008;248(4):549–56.

47. Schwarz RE, Smith DD. Clinical impact of lymphadenectomy extent in resectable gastric cancer of advanced stage. Ann Surg Oncol. 2007;14(2):317–28.

48. Rizk NP, Ishwaran H, Rice TW, Chen LQ, Schipper PH, Kesler KA, et al. Optimum lymphadenectomy for esophageal cancer. Ann Surg. 2010;251(1):46–50.

49. Tachimori Y, Ozawa S, Numasaki H, Matsubara H, Shinoda M, Toh Y, et al. Efficacy of lymph node dissection by node zones according to tumor location for esophageal squamous cell carcinoma. Esophagus. 2016;13:1–7.

50. Deng XF, Liu QX, Zhou D, Min JX, Dai JG. Hand-sewn vs linearly stapled esophagogastric anastomosis for esophageal cancer: a meta-analysis. World J Gastroenterol. 2015;21(15):4757–64.

51. Wang Q, He XR, Shi CH, Tian JH, Jiang L, He SL, et al. Hand-sewn versus stapled esophagogastric anastomosis in the neck: a systematic review and meta-analysis of randomized controlled trials. Indian J Surg. 2015;77(2):133–40.

52. Refai M, Brunelli A, Salati M, Xiume F, Pompili C, Sabbatini A. The impact of chest tube removal on pain and pulmonary function after pulmonary resection. Eur J Cardiothorac Surg. 2012;41(4):820–2; discussion 3.

53. Tang H, Xue L, Hong J, Tao X, Xu Z, Wu B. A method for early diagnosis and treatment of intrathoracic esophageal anastomotic leakage: prophylactic placement of a drainage tube adjacent to the anastomosis. J Gastrointest Surg. 2012;16(4):722–7.

54. Choi HK, Law S, Chu KM, Wong J. The value of neck drain in esophageal surgery: a randomized trial. Dis Esophagus. 2017;11(1):40–2.

55. Kinjo Y, Masamoto H, Nitta H, Kinjo T, Tamaki T, Yoshimi N, et al. Fetal Sirenomelia associated with an abdominal cyst originating from a saccular cloaca. Case Rep Obstet Gynecol. 2018;2018:7513287.

56. Weijs TJ, Kumagai K, Berkelmans GH, Nieuwenhuijzen GA, Nilsson M, Luyer MD. Nasogastric decompression following esophagectomy: a systematic literature review and meta-analysis. Dis Esophagus. 2017;30(3):1–8.

57. McPhail MJ, Abu-Hilal M, Johnson CD. A meta-analysis comparing suprapubic and transurethral catheterization for bladder drainage after abdominal surgery. Br J Surg. 2006;93(9):1038–44.

58. Baigrie RJ, Devitt PG, Watkin DS. Enteral versus parenteral nutrition after oesophagogastric surgery: a prospective randomized comparison. Aust N Z J Surg. 1996;66(10):668–70.

59. Sun HB, Liu XB, Zhang RX, Wang ZF, Qin JJ, Yan M, et al. Early oral feeding following thoracolaparoscopic oesophagectomy for oesophageal cancer. Eur J Cardiothorac Surg. 2015;47(2):227–33.

60. Weijs TJ, Berkelmans GH, Nieuwenhuijzen GA, Ruurda JP, van Hillegersberg R, Soeters PB, et al. Routes for early enteral nutrition after esophagectomy. A systematic review. Clin Nutr. 2015;34(1):1–6.

61. Weijs TJ, Berkelmans GH, Nieuwenhuijzen GA, Dolmans AC, Kouwenhoven EA, Rosman C, et al. Immediate postoperative oral nutrition following esophagectomy: a multicenter clinical trial. Ann Thorac Surg. 2016;102(4):1141–8.

62. Punjasawadwong Y, Phongchiewboon A, Bunchungmongkol N. Bispectral index for improving anaesthetic delivery and postoperative recovery. Cochrane Database Syst Rev. 2014;17(6):CD003843.

63. Brull SJ, Murphy GS. Residual neuromuscular block: lessons unlearned. Part II: methods to reduce the risk of residual weakness. Anesth Analg. 2010;111(1):129–40.

64. Neto AS, Hemmes SN, Barbas CS, Beiderlinden M, Fernandez-Bustamante A, Futier E, et al. Association between driving pressure and development of postoperative pulmonary complications in patients undergoing mechanical ventilation for general anaesthesia: a meta-analysis of individual patient data. Lancet Respir Med. 2016;4(4):272–80.

65. Michelet P, D'Journo XB, Roch A, Doddoli C, Marin V, Papazian L, et al. Protective ventilation influences systemic inflammation after esophagectomy: a randomized controlled study. Anesthesiology. 2006;105(5):911–9.

66. Taniguchi H, Sasaki T, Fujita H, Kobayashi H, Kawasaki R, Ogata T, et al. Effects of goal-directed fluid therapy on enhanced postoperative recovery: an interventional comparative observational study with a historical control group on oesophagectomy combined with ERAS program. Clin Nutr ESPEN. 2018;23:184–93.

67. Varadhan KK, Lobo DN. A meta-analysis of randomised controlled trials of intravenous fluid therapy in major elective open abdominal surgery: getting the balance right. Proc Nutr Soc. 2010;69(4):488–98.

68. Shaw AD, Bagshaw SM, Goldstein SL, Scherer LA, Duan M, Schermer CR, et al. Major complications, mortality, and resource utilization after open abdominal surgery: 0.9% saline compared to Plasma-Lyte. Ann Surg. 2012;255(5):821–9.

69. Senagore AJ, Emery T, Luchtefeld M, Kim D, Dujovny N, Hoedema R. Fluid management for laparoscopic colectomy: a prospective, randomized assessment of goal-directed administration of balanced salt solution or hetastarch coupled with an enhanced recovery program. Dis Colon Rectum. 2009;52(12):1935–40.

70. Puckett JR, Pickering JW, Palmer SC, McCall JL, Kluger MT, De Zoysa J, et al. Low versus standard urine output targets in patients undergoing major abdominal surgery: a randomized noninferiority trial. Ann Surg. 2017;265(5):874–81.

71. Klevebro F, Boshier PR, Low DE. Application of standardized hemodynamic protocols within enhanced recovery programs to improve outcomes associated with anastomotic leak and conduit necrosis in patients undergoing esophagectomy. J Thorac Dis. 2019;11(Suppl 5):S692–701.

72. Feltracco P, Bortolato A, Barbieri S, Michieletto E, Serra E, Ruol A, et al. Perioperative benefit and outcome of thoracic epidural in esophageal surgery: a clinical review. Dis Esophagus. 2017;31. https://doi.org/10.1093/dote/dox135.

73. Popping DM, Elia N, Marret E, Remy C, Tramer MR. Protective effects of epidural analgesia on pulmonary complications after

abdominal and thoracic surgery: a meta-analysis. Arch Surg. 2008;143(10):990–9; discussion 1000.

74. Yeager MP, Bae EE, Parra MC, Barr PA, Bonham AK, Sites BD. Fluoroscopy-assisted epidural catheter placement: an exploratory analysis of 303 pre-operative epidurograms. Acta Anaesthesiol Scand. 2016;60(4):513–9.

75. Visser E, Marsman M, van Rossum PSN, Cheong E, Al-Naimi K, van Klei WA, et al. Postoperative pain management after esophagectomy: a systematic review and meta-analysis. Dis Esophagus. 2017;30(10):1–11.

76. Thangamuthu A, Russell IF, Purva M. Epidural failure rate using a standardised definition. Int J Obstet Anesth. 2013;22(4):310–5.

77. Heinink TP, Baker BG, Yates VF, Addison DC, Williams JP. The effect of anaesthetist grade and frequency of insertion on epidural failure: a service evaluation in a United Kingdom teaching hospital. BMC Anesthesiol. 2015;15:5.

78. Motamed C, Farhat F, Remerand F, Stephanazzi J, Laplanche A, Jayr C. An analysis of postoperative epidural analgesia failure by computed tomography epidurography. Anesth Analg. 2006;103(4):1026–32.

79. Davies RG, Myles PS, Graham JM. A comparison of the analgesic efficacy and side-effects of paravertebral vs. epidural blockade for thoracotomy–a systematic review and meta-analysis of randomized trials. Br J Anaesth. 2006;96(4):418–26.

80. Ding X, Jin S, Niu X, Ren H, Fu S, Li Q. A comparison of the analgesia efficacy and side effects of paravertebral compared with epidural blockade for thoracotomy: an updated meta-analysis. PLoS One. 2014;9(5):e96233.

81. Baidya DK, Khanna P, Maitra S. Analgesic efficacy and safety of thoracic paravertebral and epidural analgesia for thoracic surgery: a systematic review and meta-analysis. Interact Cardiovasc Thorac Surg. 2014;18(5):626–35.

82. Gustafsson UO, Hausel J, Thorell A, Ljungqvist O, Soop M, Nygren J, et al. Adherence to the enhanced recovery after surgery protocol and outcomes after colorectal cancer surgery. Arch Surg. 2011;146(5):571–7.

83. Nelson G, Kiyang LN, Crumley ET, Chuck A, Nguyen T, Faris P, et al. Implementation of Enhanced Recovery After Surgery (ERAS) across a provincial healthcare system: the ERAS Alberta Colorectal Surgery Experience. World J Surg. 2016;40(5):1092–103.

84. Thanh NX, Chuck AW, Wasylak T, Lawrence J, Faris P, Ljungqvist O, et al. An economic evaluation of the Enhanced Recovery After Surgery (ERAS) multisite implementation program for colorectal surgery in Alberta. Can J Surg. 2016;59(6):415–21.

85. Group EC. The impact of enhanced recovery protocol compliance on elective colorectal cancer resection: results from an international registry. Ann Surg. 2015;261(6):1153–9.

86. Gustafsson UO, Oppelstrup H, Thorell A, Nygren J, Ljungqvist O. Adherence to the ERAS protocol is associated with 5-year survival after colorectal cancer surgery: a retrospective cohort study. World J Surg. 2016;40(7):1741–7.

第 42 章

胃切除术的加速康复

Kim Erlend Mortensen

简介及方法

尽管有零星文献报道加速康复（enhanced recovery）或加速康复路径（fast-track pathways）在择期胃癌手术中的应用[1,2]，但基于循证医学的较为全面的加速康复框架仍较少。大量的文献表明，类似的加速康复框架在改善患者预后方面至关重要。本章内容基于一个国际工作小组，该工作组由 ERAS® 协会（ERAS® Society）内具有丰富加速康复经验的专家组成，基础扎实广泛，所得出的结论具国际适用性。《英国外科杂志》（British Journal of Surgery）的核心小组对相关的文献进行了全面的检索，并基于 1985 年至 2013 年间发表的报告构建了一套初步方案。整个本章节起草小组于 2018 年春重新进行文献检索，增加有关科学内容，调整证据评价和结论强度。

本章节的重点基于高质量的出版物和论文：中、高质量的 RCT 研究和大型、高质量的队列研究，以及对这些研究的系统评价和荟萃分析。如果缺少质量较好的数据，则纳入回顾性研究。

起草组仅纳入择期胃癌手术（elective gastric cancer surgery）的相关文献。这是因为恶性肿瘤的手术与良性疾病的手术（如减肥手术）所需的解剖范围存在很大差异，恶性肿瘤与良性疾病手术后的病程及临床结局也不同，因此对围手术期治疗指南的需求也不同。这其中不包括任何类型的急诊手术。

质量评价与分级

证据和建议的分级根据 GRADE（Grading of Recommendations, Assessment, Development and Evaluation）系统来确定[3-6]。这些推荐不仅基于证据的质量（高，中，低，非常低），而且还基于预想和非预想的结果之间的平衡以及价值观和偏好。后者意味着，在某些情况下，可以强有力的建议来自于低质量的数据，反之亦然。

加速康复的手术特异性项目与上腹部手术的通用项目

有关加速康复的一些项目可能与特定的腹部手术无关，或不针对特定的腹部手术，在这里被称为"通用（general）"康复项目，而不是"手术特异（procedure-specific）"的康复项目。最近的一项报道评估了[7]大量的通用性加速康复相关的护理项目，并就胰十二指肠切除术围手术期治疗及护理达成了共识。在缺乏运用特定手术证据的情况下，这些更新的建议中的一些内容被认为对择期胃手术患者也是有效的（图 42.1）。这些相关的加速康复护理项目会在结果的第 2 部分中介绍。

结果第 1 部分：特定手术相关的康复项目

具体手术特异的康复项目汇总见表 42.1。

术前营养

2009 年欧洲临床营养和代谢学会（European Society for Clinical Nutrition and Metabolism, ESPEN）指南建议对营养不良进行一个统一的定义，以确定哪些人将从术前营养支持中受益[8]。营养不良与术后并发症的发生率增加有关[9]。虽然支持进行营养干预的数据很弱，但识别这些患者并给予肠内营养支持（可通过口服、鼻胃管或鼻肠管摄入）是较为明智的做法[10]。若存在肿瘤导致的十二指肠梗阻，可以考虑给予肠外营养。对于没有显著营养不良的患者，尚无

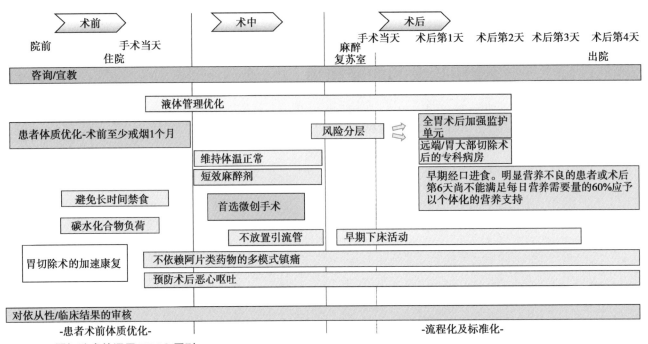

图 42.1　胃切除术的通用 ERAS 原则

表 42.1　胃切除术围手术期护理操作指南:ERAS® 协会推荐

	总结和推荐	证据级别	推荐级别
术前营养	术前常规使用人工营养并不是必要的,但明显营养不良的患者应在术前进行口服营养补剂或给予肠内营养	非常低	强
术前口服免疫营养	免疫营养在胃肠道恶性肿瘤大手术中可能的益处尚未在胃切除术患者的专门的临床试验中得到证实。虽然不能排除这一益处,但目前尚无充分证据支持在此类患者中常规给药	中	弱
手术方式选择	远端胃切除术:目前的相关证据支持 LADG 应用于早期胃癌,其并发症少,恢复快,在肿瘤学效果上可与开放手术相当	高	强
	对于进展期、T2-T4a 期胃癌,比较 LADG 和 ODG 孰优孰劣,仍需要更多的长期生存数据	中	弱
	全胃切除术:有一些证据支持 LATG,因为它可以降低术后并发症、缩短住院时间和且具备肿瘤学安全性,然而 LATG 对技术要求较高	中	弱
切口镇痛导管和腹横肌平面阻滞	关于腹部手术中的切口镇痛导管的应用,目前的证据是相互矛盾的	切口导管:低至中等	弱
	尽管只有在手术后的前 48 小时内效果明显,并且没有证据来自胃切除术,但总体上有强有力证据支持 TAP 阻滞用于腹部手术	TAP 阻滞:低	弱
静脉镇痛	目前报道的有几种可供选择的静脉镇痛方法,大多数与传统的 EDA 和阿片类药物具有类似的镇痛效果	中	强
鼻胃管/鼻空肠管减压	在胃外科手术中加速康复方案中,不推荐常规使用鼻胃管减压	高	强
吻合口旁引流管	避免使用腹腔引流管可减少胃术后引流管相关并发症,并缩短术后住院时间	高	强
术后早期进食及人工营养	全胃切除术的患者应从术后第 1 天便开始饮食。并且建议他们开始时应较为谨慎,并根据耐受性逐步增加摄入量	中	弱
	明显营养不良的患者或术后第 6 天尚不能满足每日营养需要量的 60% 的患者应予以个体化的营养支持	中	强
加速康复方案质量审核	对加速康复方案的系统审核提高了患者的依从性和临床结局	低	强

　　LADG laparoscopically assisted distal gastrectomy 腹腔镜辅助远端胃切除术,ODG open distal gastrectomy 开腹远端胃切除术,LATG laparoscopically assisted total gastrectomy 腹腔镜辅助全胃切除术,TAP transversus abdominis plane 腹横肌平面,EDA epidural analgesia 硬膜外镇痛。

证据支持术前营养治疗能明显获益[8]。

术前常规使用人工营养(artificial nutrition)并不是必要的,但明显营养不良的患者应在术前进行口服营养补剂或给予肠内营养。

术前免疫营养

药物营养(pharmaconutrition)或免疫营养(immunonutrition,IN),指使用免疫刺激营养素(一般是精氨酸、谷氨酰胺、Ω-3 脂肪酸和 / 或核苷酸),这已经在大手术中进行了广泛的评估,已有 20 多个针对消化道手术患者的 RCT 研究[11]。由于在不同的试验分组中给药的时间不同,药物的剂量以及不同药物之间的联合使用存在差异,对照制剂的含氮量不同质的原因,要得到可靠的临床结论是比较困难的。许多临床试验已经进行了 10 年以上,很少是采用盲法的,也很少有只研究单一营养成分的作用。对于恶性肿瘤的腹部大手术而言,从营养不良患者感染相关并发症的发生率来看,围手术期肠内免疫营养似乎有益,但不同的研究其结果并不一致[11-17]。最近的一项双盲随机对照试验显示[18],术前免疫营养对患者没有任何益处,其纳入的患者中约三分之二接受了上消化道或肝胆胰(hepatopancreatobiliary,HPB)恶性肿瘤的大手术,且术前都存在营养风险。此外,术前免疫营养能否降低围手术期死亡率尚未被证实。2011 年的一项荟萃分析[11]发现,只有一项双盲试验对胃癌手术中的免疫营养进行了充分的盲法评估。该试验显示[19]术后免疫营养能够降低手术伤口相关并发症的发生。最近的两篇综述[20,21]对食管术后的免疫营养疗效得出了相互矛盾的结论;一项纳入以胃食管手术(esophagogastric surgery)为主的双盲 RCT 研究[22]提示免疫营养没有明显益处。在最近的两项大型随机对照试验中[23,24],胃或食管术后给予 5~7 天的免疫营养不会带来任何好处。最近一项从 2017 年开始的随机临床试验比较了胃癌全胃切除术患者的标准饮食和基于富含二十碳五烯酸的免疫营养饮食(eicosapentaenoic acid-enriched diet),结果发现两组术后 3 月体重降低的百分比无差异[25]。就免疫营养的围手术运用开展进一步的临床试验是很有必要的,这是一个很适合开展双盲 RCT 的问题,从研究设计来看也理应如此。今后的试验应在现代化的围手术期护理条件下进行,并尽量研究单一的免疫营养物的作用。

免疫营养在减少胃肠道肿瘤手术后感染和创面愈合并发症中可能的益处尚未在胃切除术患者的专门、高质量临床试验中得到证实。虽然不能排除这一

益处,但目前尚无充分证据支持在此类患者中常规给药,因此不推荐使用。

远端胃切除术

根据最新日本胃癌治疗指南(Japanese Gastric Cancer Treatment Guidelines),远端胃切除术是指切除胃下部三分之二及胃周淋巴结(D1、D1+ 和 D2)[26]。早期胃癌(early gastric cancer)定义为 T1 期,包括任何 N 分期;T2-T4 期(任何 N 分期)定义为进展期胃癌(advanced gastric cancer)。

六项荟萃分析(包括 6 项 RCT、8 项前瞻性研究和 32 项回顾性研究)对腹腔镜辅助远端胃切除术(laparoscopically assisted distal gastrectomy,LADG)和开放式远端胃切除术(open distal gastrectomy,ODG)进行了比较[27-32]。综合这些 meta 分析发现,共比较了 4 574 例行 LADG 和 4 260 例接受 ODG 的早期胃癌患者。尽管有三项研究[28-30]指出腹腔镜手术时间延长(平均延长 71 分钟),但均报告腹腔镜手术可显著减少术中出血量。其中三项研究[27,28,31]提示腹腔镜手术能够缩短术后开始进食的时间(平均缩短 1 天),降低住院时间(平均降低 4.5 天)。术后总的并发症率(特别是肺部并发症)也相应降低。两项分析[28-30,32]提示腹腔镜手术后镇痛药物的使用显著减少。LADG 与 ODG 吻合口相关并发症率无明显差异。LADG 是否能够获取足够的淋巴结清扫数目在许多文献中备受关注。有三项荟萃分析指出 LADG 的淋巴结获取数目较 ODG 平均减少 4.2 个[28-30],而另外三项荟萃分析[27,31,32]则显示,LADG 和 ODG 之间在淋巴结获取方面没有差异。有 3 项同时纳入早期和进展期胃癌的 RCT[33-35]报道了 LADG 和 ODG 的长期生存数据(24~62 个月),结果发现两者相似。最近韩国一项大型 RCT[36]显示,对临床 I 期胃癌患者使用 LADG 是安全的,与传统 ODG 相比,其切口相关并发症的发生率更低。

目前的相关证据支持 LADG 应用于早期胃癌,其并发症少,恢复快,在肿瘤学效果上可与开放手术相当。对于进展期的 T2~T4 期胃癌,比较 LADG 和 ODG 孰优孰劣,仍需要更多的长期生存数据。

全胃切除术

三项荟萃分析[37-39]比较了 1 497 例腹腔镜辅助全胃切除术(laparoscopically assisted total gastrectomy,LATG)和 1 486 例开腹全胃切除术(open total gastrectomy,OTG)治疗早期及进展期胃癌的结果。所有的研究

均提示,腹腔镜手术的手术时间延长(平均延长 54 分钟),但腹腔镜手术患者的术中出血量降低(平均减少 120mL),住院时间缩短(平均减少 5 天)。一项研究提示[39]腔镜术后疼痛较轻,另外两项研究则[37,39]提示腹腔镜术后排气时间缩短,平均缩短了 1.2 天。一项研究[39]报道腔镜术后并发症(切口感染和肠梗阻)较少,另一项研究则提示[37]两者无差异。目前尚无相关的荟萃分析提示 LATG 和 OTG 在清除的淋巴结数量上有上存在差异,有两项荟萃分析[38,39]发现 LATG 和 OTG 在 60 个月的无复发生存率上(recurrence-free survival)接近。同时,另一篇文章指出 LATG 术后吻合口瘘率更高,值得重视[40]。尽管腹腔镜远端胃和全胃手术的结果令人鼓舞,但必须注意的是,由于缺乏更多的 RCT 数据,以及目前所看到的这些趋势所基于的前瞻性和回顾性系列数据之间存在的异质性,其证据级别仅是中等水平。

大多数文献表明,腹腔镜手术可以降低术后并发症发生率,缩短住院时间。关于进展期胃癌的肿瘤安全性数据尚不确定。对于早期胃癌,在外科医生熟练掌握腹腔镜手术的技术并制订了规范的手术流程的基础上,推荐行腹腔镜手术。

切口镇痛导管和腹横肌平面阻滞

切口导管(Wound Catheters)腹横肌平面(Transversus Abdominis Plane,TAP)阻滞无需硬膜外镇痛(epidural analgesia,EDA)等更具侵入性的方法,为切口镇痛提供了可能。这项技术为 EDA 提供了一个有吸引力的替代方案,它可以实现周围感觉神经的阻滞而不会引起潜在危险的低血压。除此之外,还避免了硬膜外血肿和脓肿形成等并发症的相关风险。尽管尚缺乏关于胃切除术 TAP 阻滞镇痛效果的具体数据,一些荟萃分析[41-43]已经评估了切口灌注局部麻醉剂对腹部手术后镇痛的效果。一项荟萃分析[42]显示,患者术后疼痛、阿片类药物的使用,以及术后恶心呕吐(postoperative nausea and vomiting,PONV)的发生率明显减少。该荟萃分析纳入了较为广泛的外科手术,包括普通外科开腹手术。同样,在接受结直肠手术的患者中,被随机分到放置腹膜前镇痛导管(preperitoneal wound catheter placement)组[44]的患者,其阿片类药物的使用量和住院时间均降低。然而,最近的一项荟萃分析[41]并没有显示切口灌注镇痛法对术后疼痛强度或剖腹手术后阿片类药物的使用有任何影响。这些结果的不一致性可能反映了这项技术使用过程中存在的异质性,包括导管放置的位

置(皮下、筋膜下、腹膜前)和局麻药的类型、浓度和剂量。此外,使用切口导管镇痛的患者和对照组相比,感染并发症的风险没有差异[41,43-45]。

多项 RCT 研究和荟萃分析[46-49]表明,在术后最初 24~48 小时内,使用 TAP 阻滞显著减少了术后疼痛和阿片类药物的使用。目前 TAP 阻滞还没有专门针对胃切除术的相关研究,这些临床试验中纳入的大多数手术(如胆道切除、阑尾切除和剖腹产)不管是在腹壁切口的大小,还是在手术的解剖分离范围方面确实比胃癌的开放胃切除术要小[46-49]。目前暂没有证据表明其术后镇痛效果能够持续超过 48 小时,这也是 TAP 阻滞在胃切除术后镇痛中的另一个局限性[46-49]。目前尚无研究表明 TAP 阻滞会增加感染风险[46-49]。一项 RCT[50]对开放肝切除术后的伤口浸润(wound infiltration)镇痛和使用阿片类药物的患者自控镇痛(patient-controlled analgesia,PCA)与 EDA 进行了对比,发现后者获得更好的镇痛效果,但不能更快地运动(mobilization)或恢复。

尽管只有在手术后的前 48 小时内效果明显,并且没有证据来自胃切除术,但总体上有强有力证据支持 TAP 阻滞用于腹部手术。

静脉镇痛

2013 年的一项 RCT 研究表明,腹腔镜胃切除术的患者术前和术中接受 PCA 注射利多卡因治疗,减少了芬太尼的用量[51]。2016 年的一项双盲 RCT 比较了在腹腔镜胃癌根治术后患者自控的静脉镇痛中使用羟考酮(oxycodone)和舒芬太尼(sufentanil)的情况。羟考酮组患者总体满意度较高,而两组的副作用的发生率相当[52]。在同一年发表的另一项 RCT 中,术前输注羟考酮具有类似的效果[53]。在 2017 年的一项 RCT 研究中,将 171 例计划行开放性胃切除术的患者随机分为三组:常规胸部 E-PCA(E-PCA 组,n=57),右美托咪定(dexmedetomidine)联合基于芬太尼的 IV-PCA(dIV-PCA 组,n=57),仅基于芬太尼的 IV-PCA(IV-PCA 组,n=57)。右美托咪定联合芬太尼为基础的 IV-PCA 可以显著改善血流动力学稳定的开放胃切除术患者的术后镇痛效果,这与胸部 E-PCA 相当[54]。2018 年的一项 RCT 发现,术中使用奈福泮(nefopam)可减少腹腔镜胃切除术后急性疼痛和阿片类药物的用量[55]。

目前报道的有几种可供选择的静脉镇痛方法,大多数与传统的 EDA 和阿片类药物具有类似的镇痛效果。

鼻胃管 / 鼻空肠管减压

十项 RCT[1,56-61] 和两项荟萃分析[62,63] 专门研究了胃切除术中鼻胃管 / 鼻空肠管的应用。其中一项未被纳入的 RCT[64] 所显示的结果与随机对照试验和荟萃分析的结果一致。一项 Cochrane 综述[65] 对几种手术后的鼻胃管 / 鼻空肠管进行了评估，并对"胃十二指肠手术"进行了亚组分析。

有强有力的证据反对胃切除术后常规使用鼻胃 / 鼻空肠减压。减压并没有显著降低术后并发症发生率[62,63,65]。相反，最新的 meta 分析[62] 和 Cochrane 综述[65] 得出结论：不常规留置胃管或鼻肠管减压的患者肺部并发症明显减少，术后排气时缩短，恢复进食时间提前，且住院时间缩短。然而这在另一项荟萃分析中没有得到证实[63]。

在胃外科手术中加速康复方案中，不推荐常规使用鼻胃 / 鼻空肠管。

吻合口旁引流管

两项 RCT 研究[66,67]，共纳入 278 例接受 D1 或 D2 淋巴结清扫的胃癌根治术的患者，术后留置与不留置引流管组在术后排气时间，术后开始进食时间或住院时间长短方面无统计学差异；术后 30 天的并发症率也相似。另一项纳入 60 例 D2 胃癌根治术的 RCT 研究[68] 发现，术后留置引流管的患者住院时间更长，术后并发症率更高，再次手术率更高，且术后恢复进食的时间更长。

一项基于 4 个随机分为留置引流管组与不留置引流管组的 RCT 研究的荟萃分析[69]，共纳入 438 例患者，发现两组在切口感染、术后肺部感染、腹腔脓肿、围手术期死亡率、术后排气和进食时间上无统计学差异。无引流组的术后并发症发生率和住院时间均较低。2011 年的一项 Cochrane 分析[70] 表明，没有令人信服的证据支持胃癌根治术后需常规使用引流管。2015 年发表的一项新的 Cochrane 综述中重申了这一观点[71]。

避免使用腹腔引流管可减少胃术后引流管相关并发症，并缩短术后住院时间。

术后早期进食及人工营养

拟行全胃切除术的患者在手术前合并营养不良和恶病质的概率可能比其他腹部肿瘤的患者更大[20]。这可能是由于肿瘤位置的关系，也可能是很大一部分患者接受了新辅助化疗的缘故。对于这些

患者传统的治疗方法是术后几天不予经口摄食[72]。大多数挑战术后禁食的试验都是在远端胃切除术[73,74] 或术后第 1 天（POD）仅引入少量食物的情况下进行的[21,75,76]。来自西方的相关数据很少，挪威一项大型多中心临床试验[77] 随机选取接受上消化道和 HPB 手术的患者，从术后 1 天开始随意进食。在 447 名患者中，77 名患者接受了全胃切除手术，在这个亚组中，那些术后予以早期进食的患者腹腔脓肿的发生率显著减少。重要的是，没有一项试验报告有关胃切除术后患者早期进食的不良结果。

可以假设患者术后最初几天总热量摄入是较为低下的，一些患者将需要额外营养补充。最近的一项关于食管和胃手术患者营养护理的教育评论[20] 建议在术后第一周未达到期望摄入量百分比的患者，应该给予营养支持。营养支持最好是口服高能量的营养液。患者不能口服的情况下可予以肠内营养支持，肠外营养只有在肠道不工作或无法进食的情况下再考虑进行。虽然缺乏可靠的数据，但在术前和术后为严重营养不良的患者提供更密集的营养支持是确切和安全的。

全胃切除术的患者应从术后第 1 天便允许其根据意愿少量饮水和进食。告知他们谨慎开始，并根据耐受性逐步增加摄入量。如上文所述，明显营养不良的患者或术后第 6 天尚不能进食每日营养需要量的 60% 的患者，应予以个体化的营养支持。

加速康复方案的质量审核

对围手术期加速康复方案进行定期的审核（audit）对于确定临床结果、确定护理方案的实施和持续使用是至关重要的。有迹象表明，审核本身可以通过反馈改善临床效果，现在有几种实时图形化的方法可用于监测胃食管外科手术的治疗效果[78]。如果结果没有达到预期的质量标准，应正确地区分哪些加速康复的方案没能成功执行，哪些方案成功执行了但没有效果，这是至关重要的。多中心的共同的循证治疗平台和前瞻性数据库的联合使用是加速康复方案审计和研究的有力工具。

对加速康复方案的系统审核提高了患者的依从性和临床结局。

结果第 2 部分：通用的（非手术特异的）加速康复项目

起草小组发现，先前发表的关于胰十二指肠切除

术患者的数据和建议似乎对胃切除术患者也是有效的[79]。下面各节重申这些建议,并简要介绍每项建议的背景。为了更全面地考虑带有扩展参考文献的可用文献,读者可以参考上述出版物。表 42.2 列出了通用项目的摘要。

表 42.2　最近关于胰十二指肠切除术围手术期加速康复常规护理项目(非手术特异性)的建议

	总结和推荐	证据级别	推荐级别
术前吸烟与饮酒	对于酗酒者,手术前禁酒 1 个月有益于术后恢复	戒酒:低	强
	对于长期吸烟患者,术前至少 1 个月戒烟是有益的	戒烟:中	强
	对于相应的患者群体,戒烟禁酒应同时进行		强
术前禁食和术前碳水化合物	推荐择期围手术麻醉前 2 小时摄入清水,这不会增加胃液残余量	清水摄入:高	
	麻醉前 6 小时停止摄入固体食物	固体食物摄入:低	空腹:强
	有关大手术的研究的数据表明,非糖尿病患者术前应给予口服碳水化合物治疗	碳水化合物:低	碳水化合物:强
预防血栓的形成	LMWH 可以降低围手术期血栓相关并发症的风险。同时使用 EDA 的患者需要严格遵守安全指南。对于血栓高危患者,可适当增加物理预防措施	高	强
预防性抗生素及备皮	术前抗生素可预防手术部位感染,应在皮肤切开前 1 小时以单剂量方式使用。根据药物的半衰期和手术的时间长短,可能需要术中多次追加抗生素剂量	高	强
硬膜外镇痛	基于大型腹部开放手术的研究数据显示,推荐使用胸中段硬膜外麻醉,与静脉使用阿片类药物相比,能更好地缓解疼痛,减少呼吸道并发症	疼痛:高 减少呼吸道并发症:中 总体并发症:低	弱
麻醉管理	推荐使用短效的麻醉诱导剂、阿片类药物和肌肉松弛剂。麻醉的维持应由 BIS 为指导	BIS:高	强
	术中建议采用低潮量通气	低潮量通气:高	强
PONV	关于有 PONV 风险的胃肠道手术患者的文献数据显示,根据患者 PONV 的病史、手术类型和麻醉类型,从而选择不同的药物是有益的。在手术期间和术后通过多模式干预是必要的	低	强
避免低体温	建议进行皮肤加温来避免术中低体温,如采用风热系统或循环水加温系统的形式	高	强
术后血糖控制	胰岛素抵抗和高血糖与术后并发症率和死亡率密切相关。在 ICU 用静脉注射胰岛素治疗高血糖可以改善预后,但低血糖仍然是一个风险。一些加速康复方案的项目可减轻胰岛素抵抗和促进血糖控制,而没有低血糖的风险。在不引入低血糖风险的情况下,尽量避免高血糖	低	强
围手术期液体平衡	围手术期接近零的液体平衡,避免盐和水超负荷可改善患者预后	液体平衡:高	强
	围手术期经食管多普勒监测心脏每搏输出量(stroke volume)来指导补液,以优化心输出量,可改善患者预后	经食管多普勒:中	强
	平衡晶体液优于 0.9% 的生理盐水	平衡晶体液对比 0.9% 的生理盐水:中	强

在这些项目缺乏手术特异性证据的情况下,作者小组认为外推这些建议对全胃切除术患者是安全可行的。如需讨论和参考,请参阅原文

LMWH low-molecular-weight heparin 低分子量肝素,BIS bispectral index 双谱指数,PONV postoperative nausea and vomiting 术后恶心呕吐,ICU intensive care unit 重症监护室。

术前吸烟与饮酒

研究表明,嗜酒患者的术后总体并发症率显著增加[80],对于每天饮用5杯或5杯以上含酒精饮料(60g乙醇)且既往无临床或酒精相关疾病的患者,术前4周的戒酒可改善患者预后[81]。每天吸烟的患者并发症的风险更高[82,83]。有相关的RCT[83-85]显示术前戒烟1个月可以降低术后并发症率。术前物理治疗(physiotherapy)可减少择期心脏手术后肺部并发症和住院时间[86],肺癌患者术前肺康复锻炼(pulmonary rehabilitation)可降低术后呼吸系统疾病和并发症的发生[87,88]。

对于酗酒者,手术前禁酒1月有益于术后恢复。对于长期吸烟患者,术前至少1月戒烟是有益的。对于相应的患者群体,戒烟禁酒应同时进行。建议术前进行肺康复锻炼。

术前禁食和术前碳水化合物

尚无证据支持术前从午夜(midnight)开始禁食[89],这会增加胰岛素抵抗(insulin resistance)和腹部手术后的不适感[90,91]。指南[92]推荐在麻醉诱导前禁饮至少2小时,禁食6小时。研究表明,一种设计于麻醉前2小时内使用的复合透明的富含碳水化合物的饮料,可以减少饥饿感、干渴感、焦虑感、住院时间以及术后胰岛素抵抗[93-95]。最新的荟萃分析[96]显示住院并发症发生率并没有降低。有关胃切除术患者的数据尚不够充足,对于糖尿病患者的相关数据也尚缺乏[97,98]。

术前禁食策略应限制为禁饮(清水)2小时,禁食6小时(固体食物)。有关大手术的研究的数据表明,非糖尿病患者术前应给予口服碳水化合物治疗。

预防血栓的形成

肿瘤负荷较大、大手术、化疗和长时间卧床是静脉血栓形成(venous thromboembolism,VTE)的危险因素。肝素可有效预防VTE的发生[99],低分子量肝素(low-molecular-weight heparin,LMWH)具有更好的患者依从性(每日一次)[100]。LMWH的使用通常在手术前2~12小时开始,直至患者开始活动。有相应的数据甚至支持出院后长达数周的抗凝治疗[101]。低分子量肝素和硬膜外导管(epidural catheters)的使用尚存在争议[102-105],低分子量肝素的使用和导管的插入或取出或许应间隔12小时。一些物理预防措施(间歇性的腿部气动加压和弹性袜)对于静脉血栓风

险高的患者能带来额外的益处[106,107]。

LMWH可以降低围手术期血栓相关并发症的风险。出院后给药应持续4周。同时使用EDA的患者需要严格遵守安全指南。对于血栓高危患者,可适当增加物理预防措施。

预防性抗生素及备皮

有足够的证据支持对腹部大手术预防性使用抗生素[108,109]。最近的研究推荐单次给药的方式[109],通常提倡在划皮前1小时内使用;然而,最近的数据表明,抗生素使用的时机可能并不是关键的[110]。如果使用半衰期较短的药物,应在术中每3~4小时追加抗生素的使用[111]。抗生素的选择根据当地的指南有所不同,但应不同于用于治疗已确诊感染的药物。通过洗必泰-酒精(chlorhexidine-alcohol)擦洗的方式备皮在预防手术部位感染方面优于聚维酮碘(povidone-iodine)[112]。

术前抗生素可预防手术部位感染,应在皮肤切开前以单剂量方式使用。根据药物的半衰期和手术的时间的长短,可能需要术中追加抗生素剂量。

硬膜外镇痛

开腹手术后,持续的硬膜外镇痛(epidural analgesia,EDA)(有或没有阿片类药物)与肠外阿片类药物相比,能显著降低术后疼痛感[113]。一项Cochrane综述[114]表明,在开腹术后的72小时内,EDA的镇痛效果优于患者控制的静脉阿片类药物。此外,与全身性或硬膜外使用阿片类药物相比,硬膜外局部麻醉的应用能够降低剖腹术后肠梗阻的发生率[115]。EDA的应用还可以降低术后并发症,改善肺功能,降低术后肺炎发生的风险,改善腹部或胸部手术后的动脉氧合[116],降低胰岛素抵抗[117]。最近一项RCT[118]的数据表明,对于因恶性肿瘤行胃切除术的患者,患者自控的EDA似乎比患者自控的静脉镇痛更能缓解疼痛,减轻应激反应。

EDA的不良灌注效应(adverse perfusion effects)可能是交感神经阻滞时间延长而引起的。这表明,通过血管升压药物充分控制血流动力学使之稳定的情况下,EDA的有益作用可以得到保留[119]。EDA是否会对结直肠手术后吻合口愈合产生影响已经引起相应的关注,但一项荟萃分析[120]并未发现接受术后局部硬膜外麻醉的患者与接受全身或硬膜外阿片类药物的患者之间吻合口瘘发生率的差异。EDA的一个潜在缺点是,多达三分之一的硬膜外麻醉可能没有起效[120,121],这可能是由于导管错位、剂量不足或

泵故障所致。对于上腹部切口，硬膜外导管应插入在 T5 和 T8 神经根水平之间，且在全麻诱导前进行感觉阻滞测试。EDA 一般持续 48 小时，然后在进行停药测试后，改为口服多模式镇痛（oral multimodal analgesia）。如果需要，有效的硬膜外导管可以使用更长的时间。

根据大型腹部开放手术的研究数据，写作组推荐使用胸中段硬膜外麻醉（mid-thoracic epidurals），它与静脉使用阿片类药物相比，能更好地缓解疼痛，减少呼吸道并发症。

麻醉管理

虽然尚无临床试验，但短效的麻醉诱导药物如丙泊酚、右美托咪定和阿片类药物如舒芬太尼、瑞芬太尼等被广泛使用。同样，也建议使用短效肌肉松弛剂（muscle relaxants）。深部神经肌肉阻滞（deep neuro-muscular block）通常是必要的，以确保最佳的手术方式的选择，特别是在腹腔镜手术中。麻醉剂的滴定可通过双谱指数（bispectral index, BIS）来实现，从而避免了过深的镇静作用，过深的麻醉镇静对老年患者是有害的[122]。最近的数据表明，术中低潮量通气（low-tidal-volume ventilation）可以降低术后并发病率[123]。

推荐使用短效的麻醉诱导剂、阿片类药物和肌肉松弛剂。麻醉的维持应由 BIS 为指导。术中建议采用低潮量通气。

术后恶心呕吐

一项非随机的对照研究[124]表明，涵盖早期下床活动、使用甲氧氯普胺和术后第 1 天或第 2 天拔除鼻胃管等措施的 ERAS 方案能够降低胰十二指肠切除术后恶心呕吐（postoperative nausea and vomiting, PONV）的发生率。在没有更多证据可用于胃癌手术之前，对于结直肠手术患者的建议[7]对胃癌手术患者应该是适用的。存在有以下其中两种危险因素的患者，即非吸烟者、女性、有晕动症（或 PONV）史、术后服用阿片类药物[125,126]，应在麻醉诱导后使用地塞米松进行预防或在手术结束时使用 5- 羟色胺受体拮抗剂[127]。高危人群（存在 3 个危险因素）应使用异丙酚（propofol）和瑞芬太尼（remifentanil），不使用挥发性麻醉剂，手术开始时使用 4~8mg 地塞米松，并在手术结束前 30~60 分钟加入 5- 羟色胺受体拮抗剂或氟哌利多（droperidol）[127]或 25~50mg 甲氧氯普胺[128]。单剂量地塞米松或其他围手术期类固醇可能引起吻合口愈合障碍的风险值得关注，但具体机制与原因尚不清楚[129-132]。

关于有 PONV 风险的胃肠道手术患者的文献数据显示，根据患者 PONV 的病史、手术类型和麻醉类型，选择不同的药物是有益的。在手术期间和术后通过多模式干预是必要的。

避免低体温

大量 meta 分析和 RCT 显示，在大型腹部手术中预防低体温可以减少切口感染[133,134]、心脏并发症[134-136]、出血和输血量[134-137]，以及缩短术后麻醉苏醒时间[138]。延长围手术期（术前和术后 2 小时）的全身保暖时间可带来更多的益处[139]。甚至有证据表明，循环水加温服（circulating-water garments）比风热系统（forced-air warming systems）具备更好的温度控制[140-142]。

建议采用风热系统或循环水加温系统的形式进行皮肤加温来避免术中低体温。

术后血糖控制

胃肠大手术后的并发症率和死亡率与胰岛素抵抗[143]和血糖水平[144]有关。在重症监护病房，尽管仍然存在低血糖的风险，静脉运用胰岛素治疗高血糖可以改善患者预后。加速康复方案核心要素的运用可以缓解术后胰岛素抵抗，因此可以降低血糖水平[145,146]。加速康复项目中与胰岛素抵抗及血糖最为相关的便为避免术前长时间禁食和口服肠道准备；一方面通过术前口服碳水化合物，另一方面通过维持最佳体液平衡及避免全身性阿片类药物使用，从而刺激肠道功能的恢复。其次，EDA 的运用能够减轻围手术期应激反应。葡萄糖的目标控制阈值尚存在争议，但当血糖超过肾阈值 12mmol/L 时会出现尿糖，存在继发低血容量的风险[147]。在开创性研究中，这一血糖水平被用作对照方案，且无论具体情况如何，该血糖水平应被视为围术期血糖控制的上限[148,149]。

胰岛素抵抗和高血糖与术后的并发症率和死亡率有关。在不引起低血糖风险的情况下，应尽量避免过度的高血糖。

围手术期液体平衡

围手术期钠、水超负荷和血容量不足将增加术后并发症的发生率[150-153]，这表明在手术前后应尽量达到平衡。由于 EDA 的运用会引起血管扩张和低血容量并伴有低血压——这通常会被错误地诊断为液体不足而作相应治疗。因此，使用 EDA 的情况下很难正确评估液体需要量。这可能导致不必要的大量输液[154]。为了避免不必要的液体超负荷,硬膜外麻醉引起的低血压的术中和术后处理应考虑血管加压药物的使用,同时也要考虑到药物可能会引起内脏血管收缩的风险[155]。一些心输出量监测装置提供流体反应性和血流动力学评估的动态指标。这些技术包括有创肺动脉导管、无创脉压分析、生物阻抗(bioimpedance)、应用 Fick 原理(applied Fick principle)和多普勒成像等[156]。经食管多普勒超声术中引导液体治疗以准确评估和监测液体状态已被证明可以减少腹部大手术后的并发症和住院时间[157,158]。目前所有提供血流动力学监测的设备都只能显示输液量的增加是否确实会导致心输出量的改善,而不能显示患者是否真的存在需要治疗的低灌注状态。目前尚缺乏有关高危患者(ASA Ⅲ级)的数据。与平衡晶体液(balanced crystalloids)相比,过度使用 0.9% 的生理盐水会导致术后并发症的增加[159-161]。尽管使用胶体比使用晶体更能改善血容量扩张,减少组织间间隙液体积聚[162],但尚无临床试验或荟萃分析的证据表明它们有助于更好的临床结果[163]。

手术前后接近零的液体平衡以及避免过多的钠盐输入可改善患者临床结局。高危患者需要由经验丰富的团队进行专门的、个性化的目标导向的液体治疗,以确保最佳的组织灌注。多普勒引导技术的运用可改善围术期结果。平衡晶体液优于 0.9% 的生理盐水。

点评

尽管这些指南的成功实施所产生的效果还有待确定,但它们提供了目前最好的、最新的围手术期实践应用于并发症高风险的患者群体的机会。

对于上述所述的许多加速康复相关项目,目前证据较少且证据质量较为低下,国际作者小组运用基于共识的程序,试图将这些缺陷最小化。

除了免疫营养和手术方式选择外(腔镜还是开放的问题),这些指南中涵盖的大多数手术特异性康复项目的共识都没有问题。关于前一主题(免疫营养)的文献并不一致,需要进一步高质量的 RCT 研究来得出更明确的结论和建议。选择腔镜还是开放手术,这个话题是较为复杂的。虽然有大量的文献证实了腹腔镜在围手术期的益处和在远端胃切除术中的安全性,但腹腔镜手术具有特定的学习曲线,且描述腹腔镜全胃切除术后临床结局的研究仍然较缺乏。此外,在 RCT 中,对于近端胃癌(proximal gastric cancer)

的微创手术的肿瘤学方面仍未见文献报道;目前报道的关于全胃切除术后长期生存的文献是有限的,仍需要进一步的临床研究。通过开展 RCT 来比较腹腔镜手术和开放手术的优劣具有一定挑战性,因为这些干预措施具有技术依赖性,其结果的可预测性较低[164]。然而,胃癌微创手术的实施为患者的术后临床进程提供了一个潜在的发展方向。

最近一篇关于上消化道手术加速康复的综述[165]呼吁制订临床路径标准化的国际指南,允许各中心之间和国家之间的结果比较。目前基于共识的胃切除术后加速康复指南提供了这样一个框架,允许建立多中心的前瞻性队列登记库。

（陈科 译,牟一平 校）

参考文献

1. Jiang ZW, Li JS, Wang ZM, Li N, Liu XX, Li WY, et al. The safety and efficiency of fast track surgery in gastric cancer patients undergoing D2 gastrectomy. Zhonghua Wai Ke Za Zhi. 2007;45(19):1314–7.
2. Yamada T, Hayashi T, Cho H, Yoshikawa T, Taniguchi H, Fukushima R, et al. Usefulness of enhanced recovery after surgery protocol as compared with conventional perioperative care in gastric surgery. Gastric Cancer. 2012;15(1):34–41.
3. Guyatt GH, Oxman AD, Kunz R, Falck-Ytter Y, Vist GE, Liberati A, et al. Going from evidence to recommendations. BMJ. 2008;336(7652):1049–51.
4. Guyatt GH, Oxman AD, Kunz R, Jaeschke R, Helfand M, Liberati A, et al. Incorporating considerations of resources use into grading recommendations. BMJ. 2008;336(7654):1170–3.
5. Guyatt GH, Oxman AD, Kunz R, Vist GE, Falck-Ytter Y, Schunemann HJ. What is "quality of evidence" and why is it important to clinicians? BMJ. 2008;336(7651):995–8.
6. Guyatt GH, Oxman AD, Vist GE, Kunz R, Falck-Ytter Y, Onso-Coello P, et al. GRADE: an emerging consensus on rating quality of evidence and strength of recommendations. BMJ. 2008;336(7650):924–6.
7. Lassen K, Soop M, Nygren J, Cox PB, Hendry PO, Spies C, et al. Consensus review of optimal perioperative care in colorectal surgery: Enhanced Recovery After Surgery (ERAS) Group recommendations. Arch Surg. 2009;144(10):961–9.
8. Braga M, Ljungqvist O, Soeters P, Fearon K, Weimann A, Bozzetti F, et al. ESPEN guidelines on parenteral nutrition: surgery. Clin Nutr. 2009;28(4):378–86.
9. Heys SD, Schofield AC, Wahle KW, Garcia-Caballero M. Nutrition and the surgical patient: triumphs and challenges. Surgeon. 2005;3(3):139–44.
10. Kondrup J, Rasmussen HH, Hamberg O, Stanga Z, Ad Hoc EWG. Nutritional risk screening (NRS 2002): a new method based on an analysis of controlled clinical trials. Clin Nutr. 2003;22(3):321–36.
11. Cerantola Y, Hubner M, Grass F, Demartines N, Schafer M. Immunonutrition in gastrointestinal surgery. Br J Surg. 2011;98(1):37–48.
12. Chen B, Zhou Y, Yang P, Wan HW, Wu XT. Safety and efficacy of fish oil-enriched parenteral nutrition regimen on postoperative patients undergoing major abdominal surgery: a meta-analysis of randomized controlled trials. JPEN J Parenter Enteral Nutr.

2010;34(4):387–94.

13. Marik PE, Zaloga GP. Immunonutrition in high-risk surgical patients: a systematic review and analysis of the literature. JPEN J Parenter Enteral Nutr. 2010;34(4):378–86.

14. Marimuthu K, Varadhan KK, Ljungqvist O, Lobo DN. A meta-analysis of the effect of combinations of immune modulating nutrients on outcome in patients undergoing major open gastrointestinal surgery. Ann Surg. 2012;255:1060.

15. Wang Y, Jiang ZM, Nolan MT, Jiang H, Han HR, Yu K, et al. The impact of glutamine dipeptide-supplemented parenteral nutrition on outcomes of surgical patients: a meta-analysis of randomized clinical trials. JPEN J Parenter Enteral Nutr. 2010;34(5):521–9.

16. Wei C, Hua J, Bin C, Klassen K. Impact of lipid emulsion containing fish oil on outcomes of surgical patients: systematic review of randomized controlled trials from Europe and Asia. Nutrition. 2010;26(5):474–81.

17. Zhang Y, Gu Y, Guo T, Li Y, Cai H. Perioperative immunonutrition for gastrointestinal cancer: a systematic review of randomized controlled trials. Surg Oncol. 2012;21(2):e87–95.

18. Hubner M, Cerantola Y, Grass F, Bertrand PC, Schafer M, Demartines N. Preoperative immunonutrition in patients at nutritional risk: results of a double-blinded randomized clinical trial. Eur J Clin Nutr. 2012;66(7):850–5.

19. Farreras N, Artigas V, Cardona D, Rius X, Trias M, Gonzalez JA. Effect of early postoperative enteral immunonutrition on wound healing in patients undergoing surgery for gastric cancer. Clin Nutr. 2005;24(1):55–65.

20. Mariette C, De Botton ML, Piessen G. Surgery in esophageal and gastric cancer patients: what is the role for nutrition support in your daily practice? Ann Surg Oncol. 2012;19(7):2128–34.

21. Mudge L, Isenring E, Jamieson GG. Immunonutrition in patients undergoing esophageal cancer resection. Dis Esophagus. 2011;24(3):160–5.

22. Lobo DN, Williams RN, Welch NT, Aloysius MM, Nunes QM, Padmanabhan J, et al. Early postoperative jejunostomy feeding with an immune modulating diet in patients undergoing resectional surgery for upper gastrointestinal cancer: a prospective, randomized, controlled, double-blind study. Clin Nutr. 2006;25(5):716–26.

23. Fujitani K, Tsujinaka T, Fujita J, Miyashiro I, Imamura H, Kimura Y, et al. Prospective randomized trial of preoperative enteral immunonutrition followed by elective total gastrectomy for gastric cancer. Br J Surg. 2012;99(5):621–9.

24. Sultan J, Griffin SM, Di FF, Kirby JA, Shenton BK, Seal CJ, et al. Randomized clinical trial of omega-3 fatty acid-supplemented enteral nutrition versus standard enteral nutrition in patients undergoing oesophagogastric cancer surgery. Br J Surg. 2012;99(3):346–55.

25. Ida S, Hiki N, Cho H, Sakamaki K, Ito S, Fujitani K, et al. Randomized clinical trial comparing standard diet with perioperative oral immunonutrition in total gastrectomy for gastric cancer. Br J Surg. 2017;104(4):377–83.

26. Sano T, Aiko T. New Japanese classifications and treatment guidelines for gastric cancer: revision concepts and major revised points. Gastric Cancer. 2011;14(2):97–100.

27. Ding J, Liao GQ, Liu HL, Liu S, Tang J. Meta-analysis of laparoscopy-assisted distal gastrectomy with D2 lymph node dissection for gastric cancer. J Surg Oncol. 2012;105(3):297–303.

28. Memon MA, Khan S, Yunus RM, Barr R, Memon B. Meta-analysis of laparoscopic and open distal gastrectomy for gastric carcinoma. Surg Endosc. 2008;22(8):1781–9.

29. Ohtani H, Tamamori Y, Noguchi K, Azuma T, Fujimoto S, Oba H, et al. A meta-analysis of randomized controlled trials that compared laparoscopy-assisted and open distal gastrectomy for early gastric cancer. J Gastrointest Surg. 2010;14(6):958–64.

30. Vinuela EF, Gonen M, Brennan MF, Coit DG, Strong VE. Laparoscopic versus open distal gastrectomy for gastric cancer: a meta-analysis of randomized controlled trials and high-quality nonrandomized studies. Ann Surg. 2012;255(3):446–56.

31. Yakoub D, Athanasiou T, Tekkis P, Hanna GB. Laparoscopic assisted distal gastrectomy for early gastric cancer: is it an alterna-

tive to the open approach? Surg Oncol. 2009;18(4):322–33.

32. Zeng YK, Yang ZL, Peng JS, Lin HS, Cai L. Laparoscopy-assisted versus open distal gastrectomy for early gastric cancer: evidence from randomized and nonrandomized clinical trials. Ann Surg. 2012;256(1):39–52.

33. Cai J, Wei D, Gao CF, Zhang CS, Zhang H, Zhao T. A prospective randomized study comparing open versus laparoscopy-assisted D2 radical gastrectomy in advanced gastric cancer. Dig Surg. 2011;28(5–6):331–7.

34. Huscher CG, Mingoli A, Sgarzini G, Sansonetti A, Di PM, Recher A, et al. Laparoscopic versus open subtotal gastrectomy for distal gastric cancer: five-year results of a randomized prospective trial. Ann Surg. 2005;241(2):232–7.

35. Lee JH, Han HS, Lee JH. A prospective randomized study comparing open vs laparoscopy-assisted distal gastrectomy in early gastric cancer: early results. Surg Endosc. 2005;19(2):168–73.

36. Kim W, Kim HH, Han SU, Kim MC, Hyung WJ, Ryu SW, et al. Decreased morbidity of laparoscopic distal gastrectomy compared with open distal gastrectomy for stage I gastric cancer: short-term outcomes from a multicenter randomized controlled trial (KLASS-01). Ann Surg. 2016;263(1):28–35.

37. Bracale U, Rovani M, Bracale M, Pignata G, Corcione F, Pecchia L. Totally laparoscopic gastrectomy for gastric cancer: meta-analysis of short-term outcomes. Minim Invasive Ther Allied Technol. 2012;21(3):150–60.

38. Martinez-Ramos D, Miralles-Tena JM, Cuesta MA, Escrig-Sos J, Van der Peet D, Hoashi JS, et al. Laparoscopy versus open surgery for advanced and resectable gastric cancer: a meta-analysis. Rev Esp Enferm Dig. 2011;103(3):133–41.

39. Wei HB, Wei B, Qi CL, Chen TF, Huang Y, Zheng ZH, et al. Laparoscopic versus open gastrectomy with D2 lymph node dissection for gastric cancer: a meta-analysis. Surg Laparosc Endosc Percutan Tech. 2011;21(6):383–90.

40. Kim KM, An JY, Kim HI, Cheong JH, Hyung WJ, Noh SH. Major early complications following open, laparoscopic and robotic gastrectomy. Br J Surg. 2012;99(12):1681–7.

41. Gupta A, Favaios S, Perniola A, Magnuson A, Berggren L. A meta-analysis of the efficacy of wound catheters for post-operative pain management. Acta Anaesthesiol Scand. 2011;55(7):785–96.

42. Karthikesalingam A, Walsh SR, Markar SR, Sadat U, Tang TY, Malata CM. Continuous wound infusion of local anaesthetic agents following colorectal surgery: systematic review and meta-analysis. World J Gastroenterol. 2008;14(34):5301–5.

43. Liu SS, Richman JM, Thirlby RC, Wu CL. Efficacy of continuous wound catheters delivering local anesthetic for postoperative analgesia: a quantitative and qualitative systematic review of randomized controlled trials. J Am Coll Surg. 2006;203(6):914–32.

44. Beaussier M, El'Ayoubi H, Schiffer E, Rollin M, Parc Y, Mazoit JX, et al. Continuous preperitoneal infusion of ropivacaine provides effective analgesia and accelerates recovery after colorectal surgery: a randomized, double-blind, placebo-controlled study. Anesthesiology. 2007;107(3):461–8.

45. Yndgaard S, Holst P, Bjerre-Jepsen K, Thomsen CB, Struckmann J, Mogensen T. Subcutaneously versus subfascially administered lidocaine in pain treatment after inguinal herniotomy. Anesth Analg. 1994;79(2):324–7.

46. Charlton S, Cyna AM, Middleton P, Griffiths JD. Perioperative transversus abdominis plane (TAP) blocks for analgesia after abdominal surgery. Cochrane Database Syst Rev. 2010;(12):CD007705.

47. Johns N, O'Neill S, Ventham NT, Barron F, Brady RR, Daniel T. Clinical effectiveness of transversus abdominis plane (TAP) block in abdominal surgery: a systematic review and meta-analysis. Color Dis. 2012;14(10):e635–e42.

48. Petersen PL, Mathiesen O, Torup H, Dahl JB. The transversus abdominis plane block: a valuable option for postoperative analgesia? A topical review. Acta Anaesthesiol Scand. 2010;54(5):529–35.

49. Siddiqui MR, Sajid MS, Uncles DR, Cheek L, Baig MK. A meta-analysis on the clinical effectiveness of transversus abdominis

plane block. J Clin Anesth. 2011;23(1):7–14.

50. Revie EJ, McKeown DW, Wilson JA, Garden OJ, Wigmore SJ. Randomized clinical trial of local infiltration plus patient-controlled opiate analgesia vs. epidural analgesia following liver resection surgery. HPB (Oxford). 2012;14(9):611–8.

51. Kim TH, Kang H, Choi YS, Park JM, Chi KC, Shin HY, et al. Pre- and intraoperative lidocaine injection for preemptive analgesics in laparoscopic gastrectomy: a prospective, randomized, double-blind, placebo-controlled study. J Laparoendosc Adv Surg Tech A. 2013;23(8):663–8.

52. Wang N, Zhou H, Song X, Wang J. Comparison of oxycodone and sufentanil for patient-controlled intravenous analgesia after laparoscopic radical gastrectomy: a randomized double-blind clinical trial. Anesth Essays Res. 2016;10(3):557–60.

53. Wang J, Fu Y, Zhou H, Wang N. Effect of preoperative intravenous oxycodone on sufentanil consumption after laparoscopic radical gastrectomy. J Opioid Manag. 2016;12(3):181–5.

54. Kim NY, Kwon TD, Bai SJ, Noh SH, Hong JH, Lee H, et al. Effects of dexmedetomidine in combination with fentanyl-based intravenous patient-controlled analgesia on pain attenuation after open gastrectomy in comparison with conventional thoracic epidural and fentanyl-based intravenous patient-controlled analgesia. Int J Med Sci. 2017;14(10):951–60.

55. Na HS, Oh AY, Ryu JH, Koo BW, Nam SW, Jo J, et al. Intraoperative nefopam reduces acute postoperative pain after laparoscopic gastrectomy: a prospective, randomized study. J Gastrointest Surg. 2018;22(5):771–7.

56. Carrere N, Seulin P, Julio C, Bloom E, Gouzi J, Pradere B. Is nasogastric or nasojejunal decompression necessary after gastrectomy? A prospective randomized trial. World J Surg. 2007;31(1):122–7.

57. Doglietto GB, Papa V, Tortorelli AP, Bossola M, Covino M, Pacelli F. Nasojejunal tube placement after total gastrectomy: a multicenter prospective randomized trial. Arch Surg. 2004;139(12):1309–13.

58. S H, C YJ, W CT, J CS, F HH, C CD. Role of nasogastric tube insertion after gastrectomy. Chirurgische Gastroenterologie Interdisziplinar. 2007:303–6.

59. Lee JH, Hyung WJ, Noh SH. Comparison of gastric cancer surgery with versus without nasogastric decompression. Yonsei Med J. 2002;43(4):451–6.

60. Yoo CH, Son BH, Han WK, Pae WK. Nasogastric decompression is not necessary in operations for gastric cancer: prospective randomised trial. Eur J Surg. 2002;168(7):379–83.

61. Pacelli F, Rosa F, Marrelli D, Morgagni P, Framarini M, Cristadoro L, et al. Naso-gastric or naso-jejunal decompression after partial distal gastrectomy for gastric cancer. Final results of a multicenter prospective randomized trial. Gastric Cancer. 2014;17(4):725–32.

62. Chen K, Mou YP, Xu XW, Xie K, Zhou W. Necessity of routine nasogastric decompression after gastrectomy for gastric cancer: a meta-analysis. Zhonghua Yi Xue Za Zhi. 2012;92(26):1841–4.

63. Yang Z, Zheng Q, Wang Z. Meta-analysis of the need for nasogastric or nasojejunal decompression after gastrectomy for gastric cancer. Br J Surg. 2008;95(7):809–16.

64. Li C, Mei JW, Yan M, Chen MM, Yao XX, Yang QM, et al. Nasogastric decompression for radical gastrectomy for gastric cancer: a prospective randomized controlled study. Dig Surg. 2011;28(3):167–72.

65. Nelson R, Edwards S, Tse B. Prophylactic nasogastric decompression after abdominal surgery. Cochrane Database Syst Rev. 2007;2007(3):CD004929.

66. Kumar M, Yang SB, Jaiswal VK, Shah JN, Shreshtha M, Gongal R. Is prophylactic placement of drains necessary after subtotal gastrectomy? World J Gastroenterol. 2007;13(27):3738–41.

67. Kim J, Lee J, Hyung WJ, Cheong JH, Chen J, Choi SH, et al. Gastric cancer surgery without drains: a prospective randomized trial. J Gastrointest Surg. 2004;8(6):727–32.

68. Alvarez UR, Molina H, Torres O, Cancino A. Total gastrectomy with or without abdominal drains. A prospective randomized trial. Rev Esp Enferm Dig. 2005;97(8):562–9.

69. Liu HP, Zhang YC, Zhang YL, Yin LN, Wang J. Drain ver-

sus no-drain after gastrectomy for patients with advanced gastric cancer: systematic review and meta-analysis. Dig Surg. 2011;28(3):178–89.

70. Wang Z, Chen J, Su K, Dong Z. Abdominal drainage versus no drainage post gastrectomy for gastric cancer. Cochrane Database Syst Rev. 2011;2011(8):CD008788.

71. Wang Z, Chen J, Su K, Dong Z. Abdominal drainage versus no drainage post-gastrectomy for gastric cancer. Cochrane Database Syst Rev. 2015;11(5):CD008788.

72. Lassen K, Dejong CH, Ljungqvist O, Fearon K, Andersen J, Hannemann P, et al. Nutritional support and oral intake after gastric resection in five northern European countries. Dig Surg. 2005;22(5):346–52.

73. Hirao M, Tsujinaka T, Takeno A, Fujitani K, Kurata M. Patient-controlled dietary schedule improves clinical outcome after gastrectomy for gastric cancer. World J Surg. 2005;29(7):853–7.

74. Hur H, Si Y, Kang WK, Kim W, Jeon HM. Effects of early oral feeding on surgical outcomes and recovery after curative surgery for gastric cancer: pilot study results. World J Surg. 2009;33(7):1454–8.

75. Jo DH, Jeong O, Sun JW, Jeong MR, Ryu SY, Park YK. Feasibility study of early oral intake after gastrectomy for gastric carcinoma. J Gastric Cancer. 2011;11(2):101–8.

76. Suehiro T, Matsumata T, Shikada Y, Sugimachi K. Accelerated rehabilitation with early postoperative oral feeding following gastrectomy. Hepato-Gastroenterology. 2004;51(60):1852–5.

77. Lassen K, Kjaeve J, Fetveit T, Trano G, Sigurdsson HK, Horn A, et al. Allowing normal food at will after major upper gastrointestinal surgery does not increase morbidity: a randomized multicenter trial. Ann Surg. 2008;247(5):721–9.

78. Collins GS, Jibawi A, McCulloch P. Control chart methods for monitoring surgical performance: a case study from gastro-oesophageal surgery. Eur J Surg Oncol. 2011;37(6):473–80.

79. Lassen K, Coolsen MM, Slim K, Carli F, de Aguilar-Nascimento JE, Schafer M, et al. Guidelines for perioperative care for pancreaticoduodenectomy: Enhanced Recovery After Surgery (ERAS((R))) Society recommendations. Clin Nutr. 2012;31(6):817–30.

80. Tonnesen H, Kehlet H. Preoperative alcoholism and postoperative morbidity. Br J Surg. 1999;86(7):869–74.

81. Tonnesen H, Rosenberg J, Nielsen HJ, Rasmussen V, Hauge C, Pedersen IK, et al. Effect of preoperative abstinence on poor postoperative outcome in alcohol misusers: randomised controlled trial. BMJ. 1999;318(7194):1311–6.

82. Bluman LG, Mosca L, Newman N, Simon DG. Preoperative smoking habits and postoperative pulmonary complications. Chest. 1998;113(4):883–9.

83. Sorensen LT, Karlsmark T, Gottrup F. Abstinence from smoking reduces incisional wound infection: a randomized controlled trial. Ann Surg. 2003;238(1):1–5.

84. Lindstrom D, Sadr Azodi O, Wladis A, Tonnesen H, Linder S, Nasell H, et al. Effects of a perioperative smoking cessation intervention on postoperative complications: a randomized trial. Ann Surg. 2008;248(5):739–45.

85. Mastracci TM, Carli F, Finley RJ, Muccio S, Warner DO, Members of the Evidence-Based Reviews in Surgery G. Effect of preoperative smoking cessation interventions on postoperative complications. J Am Coll Surg. 2011;212(6):1094–6.

86. Hulzebos EH, Smit Y, Helders PP, van Meeteren NL. Preoperative physical therapy for elective cardiac surgery patients. Cochrane Database Syst Rev. 2012;11:CD010118.

87. Harada H, Yamashita Y, Misumi K, Tsubokawa N, Nakao J, Matsutani J, et al. Multidisciplinary team-based approach for comprehensive preoperative pulmonary rehabilitation including intensive nutritional support for lung cancer patients. PLoS One. 2013;8(3):e59566.

88. Morano MT, Araujo AS, Nascimento FB, da Silva GF, Mesquita R, Pinto JS, et al. Preoperative pulmonary rehabilitation versus chest physical therapy in patients undergoing lung cancer resection: a pilot randomized controlled trial. Arch Phys Med Rehabil. 2013;94(1):53–8.

89. Ljungqvist O, Soreide E. Preoperative fasting. Br J Surg.

2003;90(4):400–6.

90. Smith I, Kranke P, Murat I, Smith A, O'Sullivan G, Soreide E, et al. Perioperative fasting in adults and children: guidelines from the European Society of Anaesthesiology. Eur J Anaesthesiol. 2011;28(8):556–69.

91. Svanfeldt M, Thorell A, Brismar K, Nygren J, Ljungqvist O. Effects of 3 days of "postoperative" low caloric feeding with or without bed rest on insulin sensitivity in healthy subjects. Clin Nutr. 2003;22(1):31–8.

92. Committee. ASoA. Practice guidelines for preoperative fasting and the use of pharmacologic agents to reduce the risk of pulmonary aspiration: application to healthy patients undergoing elective procedures: an updated report by the American Society of Anesthesiologists Comittee on Standards and Practice Parameters. Anesthesiology. 2011;(114):495–511.

93. Ljungqvist O, Nygren J, Thorell A. Modulation of post-operative insulin resistance by pre-operative carbohydrate loading. Proc Nutr Soc. 2002;61(3):329–36.

94. Hausel J, Nygren J, Lagerkranser M, Hellstrom PM, Hammarqvist F, Almstrom C, et al. A carbohydrate-rich drink reduces preoperative discomfort in elective surgery patients. Anest Analg. 2001;93(5):1344–50.

95. Helminen H, Viitanen H, Sajanti J. Effect of preoperative intravenous carbohydrate loading on preoperative discomfort in elective surgery patients. Eur J Anaesthesiol. 2009;26(2):123–7.

96. Awad S, Varadhan KK, Ljungqvist O, Lobo DN. A meta-analysis of randomised controlled trials on preoperative oral carbohydrate treatment in elective surgery. Clin Nutr. 2013;32(1):34–44.

97. Gustafsson UO, Nygren J, Thorell A, Soop M, Hellstrom PM, Ljungqvist O, et al. Pre-operative carbohydrate loading may be used in type 2 diabetes patients. Acta Anaesthesiol Scand. 2008;52(7):946–51.

98. Breuer JP, von Dossow V, von Heymann C, Griesbach M, von Schickfus M, Mackh E, et al. Preoperative oral carbohydrate administration to ASA III-IV patients undergoing elective cardiac surgery. Anesth Analg. 2006;103(5):1099–108.

99. Clagett GP, Anderson FA Jr, Geerts W, Heit JA, Knudson M, Lieberman JR, et al. Prevention of venous thromboembolism. Chest. 1998;114(5 Suppl):531S–60S.

100. Koch A, Bouges S, Ziegler S, Dinkel H, Daures JP, Victor N. Low molecular weight heparin and unfractionated heparin in thrombosis prophylaxis after major surgical intervention: update of previous meta-analyses. Br J Surg. 1997;84(6):750–9.

101. Rasmussen MS, Jorgensen LN, Wille-Jorgensen P. Prolonged thromboprophylaxis with low molecular weight heparin for abdominal or pelvic surgery. Cochrane Database Syst Rev. 2009;21(1):CD004318.

102. Horlocker TT, Wedel DJ, Benzon H, Brown DL, Enneking FK, Heit JA, et al. Regional anesthesia in the anticoagulated patient: defining the risks (the second ASRA consensus conference on neuraxial anesthesia and anticoagulation). Reg Anesth Pain Med. 2003;28(3):172–97.

103. Horlocker TT, Wedel DJ, Rowlingson JC, Enneking FK, Kopp SL, Benzon HT, et al. Regional anesthesia in the patient receiving antithrombotic or thrombolytic therapy: American Society of Regional Anesthesia and Pain Medicine Evidence-Based Guidelines (third edition). Reg Anesth Pain Med. 2010;35(1):64–101.

104. Liu SS, Mulroy MF. Neuraxial anesthesia and analgesia in the presence of standard heparin. Reg Anesth Pain Med. 1998;23(6 Suppl 2):157–63.

105. Tryba M. European practice guidelines: thromboembolism prophylaxis and regional anesthesia. Reg Anesth Pain Med. 1998;23(6 Suppl 2):178–82.

106. Kakkos SK, Caprini JA, Geroulakos G, Nicolaides AN, Stansby GP, Reddy DJ. Combined intermittent pneumatic leg compression and pharmacological prophylaxis for prevention of venous thromboembolism in high-risk patients. Cochrane Database Syst Rev. 2008;8(4):CD005258.

107. Lippi G, Favaloro EJ, Cervellin G. Prevention of venous thromboembolism: focus on mechanical prophylaxis. Semin Thromb Hemost. 2011;37(3):237–51.

108. Bratzler DW, Houck PM, Surgical Infection Prevention Guideline Writers W. Antimicrobial prophylaxis for surgery: an advisory statement from the National Surgical Infection Prevention Project. Am J Surg. 2005;189(4):395–404.

109. Nelson RL, Glenny AM, Song F. Antimicrobial prophylaxis for colorectal surgery. Cochrane Database Syst Rev. 2009;21(1):CD001181.

110. Hawn MT, Richman JS, Vick CC, Deierhoi RJ, Graham LA, Henderson WG, et al. Timing of surgical antibiotic prophylaxis and the risk of surgical site infection. JAMA Surg. 2013;148(7):649–57.

111. Fujita S, Saito N, Yamada T, Takii Y, Kondo K, Ohue M, et al. Randomized, multicenter trial of antibiotic prophylaxis in elective colorectal surgery: single dose vs 3 doses of a second-generation cephalosporin without metronidazole and oral antibiotics. Arch Surg. 2007;142(7):657–61.

112. Darouiche RO, Wall MJ Jr, Itani KM, Otterson MF, Webb AL, Carrick MM, et al. Chlorhexidine-alcohol versus povidone-iodine for surgical-site antisepsis. N Engl J Med. 2010;362(1):18–26.

113. Block BM, Liu SS, Rowlingson AJ, Cowan AR, Cowan JA Jr, Wu CL. Efficacy of postoperative epidural analgesia: a meta-analysis. JAMA. 2003;290(18):2455–63.

114. Werawatganon T, Charuluxanun S. Patient controlled intravenous opioid analgesia versus continuous epidural analgesia for pain after intra-abdominal surgery. Cochrane Database Syst Rev. 2005;25(1):CD004088.

115. Jorgensen H, Wetterslev J, Moiniche S, Dahl JB. Epidural local anaesthetics versus opioid-based analgesic regimens on postoperative gastrointestinal paralysis, PONV and pain after abdominal surgery. Cochrane Database Syst Rev. 2000;4:CD001893.

116. Popping DM, Elia N, Marret E, Remy C, Tramer MR. Protective effects of epidural analgesia on pulmonary complications after abdominal and thoracic surgery: a meta-analysis. Arch Surg. 2008;143(10):990–9; discussion 1000.

117. Uchida I, Asoh T, Shirasaka C, Tsuji H. Effect of epidural analgesia on postoperative insulin resistance as evaluated by insulin clamp technique. Br J Surg. 1988;75(6):557–62.

118. Zhu Z, Wang C, Xu C, Cai Q. Influence of patient-controlled epidural analgesia versus patient-controlled intravenous analgesia on postoperative pain control and recovery after gastrectomy for gastric cancer: a prospective randomized trial. Gastric Cancer. 2013;16(2):193–200.

119. Hiltebrand LB, Koepfli E, Kimberger O, Sigurdsson GH, Brandt S. Hypotension during fluid-restricted abdominal surgery: effects of norepinephrine treatment on regional and microcirculatory blood flow in the intestinal tract. Anesthesiology. 2011;114(3):557–64.

120. Burstal R, Wegener F, Hayes C, Lantry G. Epidural analgesia: prospective audit of 1062 patients. Anaesth Intensive Care. 1998;26(2):165–72.

121. McLeod G, Davies H, Munnoch N, Bannister J, MacRae W. Postoperative pain relief using thoracic epidural analgesia: outstanding success and disappointing failures. Anaesthesia. 2001;56(1):75–81.

122. Punjasawadwong Y, Boonjeungmonkol N, Phongchiewboon A. Bispectral index for improving anaesthetic delivery and postoperative recovery. Cochrane Database Syst Rev. 2007;17(4):CD003843.

123. Futier E, Constantin JM, Paugam-Burtz C, Pascal J, Eurin M, Neuschwander A, et al. A trial of intraoperative low-tidal-volume ventilation in abdominal surgery. N Engl J Med. 2013;369(5):428–37.

124. Balzano G, Zerbi A, Braga M, Rocchetti S, Beneduce AA, Di Carlo V. Fast-track recovery programme after pancreatico-duodenectomy reduces delayed gastric emptying. Br J Surg. 2008;95(11):1387–93.

125. Apfel CC, Kranke P, Eberhart LH, Roos A, Roewer N. Comparison of predictive models for postoperative nausea and vomiting. Br J Anaesth. 2002;88(2):234–40.

126. Rusch D, Eberhart L, Biedler A, Dethling J, Apfel CC. Prospective application of a simplified risk score to prevent postoperative nau-

sea and vomiting. Can J Anaesth. 2005;52(5):478–84.

127. Carlisle JB, Stevenson CA. Drugs for preventing postoperative nausea and vomiting. Cochrane Database Syst Rev. 2006;19(3):CD004125.

128. Wallenborn J, Gelbrich G, Bulst D, Behrends K, Wallenborn H, Rohrbach A, et al. Prevention of postoperative nausea and vomiting by metoclopramide combined with dexamethasone: randomised double blind multicentre trial. BMJ. 2006;333(7563):324.

129. De Oliveira GS Jr, Almeida MD, Benzon HT, RJ MC. Perioperative single dose systemic dexamethasone for postoperative pain: a meta-analysis of randomized controlled trials. Anesthesiology. 2011;115(3):575–88.

130. Engelman E, Maeyens C. Effect of preoperative single-dose corticosteroid administration on postoperative morbidity following esophagectomy. J Gastrointest Surg. 2010;14(5):788–804.

131. Eubanks TR, Greenberg JJ, Dobrin PB, Harford FJ, Gamelli RL. The effects of different corticosteroids on the healing colon anastomosis and cecum in a rat model. Am Surg. 1997;63(3):266–9.

132. Polat A, Nayci A, Polat G, Aksoyek S. Dexamethasone downregulates endothelial expression of intercellular adhesion molecule and impairs the healing of bowel anastomoses. Eur J Surg. 2002;168(8–9):500–6.

133. Kurz A, Sessler DI, Lenhardt R. Perioperative normothermia to reduce the incidence of surgical-wound infection and shorten hospitalization. Study of Wound Infection and Temperature Group. N Engl J Med. 1996;334(19):1209–15.

134. Scott EM, Buckland R. A systematic review of intraoperative warming to prevent postoperative complications. AORN J. 2006;83(5):1090–104, 107-13.

135. Frank SM, Fleisher LA, Breslow MJ, Higgins MS, Olson KF, Kelly S, et al. Perioperative maintenance of normothermia reduces the incidence of morbid cardiac events. A randomized clinical trial. JAMA. 1997;277(14):1127–34.

136. Nesher N, Zisman E, Wolf T, Sharony R, Bolotin G, David M, et al. Strict thermoregulation attenuates myocardial injury during coronary artery bypass graft surgery as reflected by reduced levels of cardiac-specific troponin I. Anesth Analg. 2003;96(2):328–35, table of contents.

137. Rajagopalan S, Mascha E, Na J, Sessler DI. The effects of mild perioperative hypothermia on blood loss and transfusion requirement. Anesthesiology. 2008;108(1):71–7.

138. Lenhardt R, Marker E, Goll V, Tschernich H, Kurz A, Sessler DI, et al. Mild intraoperative hypothermia prolongs postanesthetic recovery. Anesthesiology. 1997;87(6):1318–23.

139. Wong PF, Kumar S, Bohra A, Whetter D, Leaper DJ. Randomized clinical trial of perioperative systemic warming in major elective abdominal surgery. Br J Surg. 2007;94(4):421–6.

140. Galvao CM, Liang Y, Clark AM. Effectiveness of cutaneous warming systems on temperature control: meta-analysis. J Adv Nurs. 2010;66(6):1196–206.

141. Perez-Protto S, Sessler DI, Reynolds LF, Bakri MH, Mascha E, Cywinski J, et al. Circulating-water garment or the combination of a circulating-water mattress and forced-air cover to maintain core temperature during major upper-abdominal surgery. Br J Anaesth. 2010;105(4):466–70.

142. Taguchi A, Ratnaraj J, Kabon B, Sharma N, Lenhardt R, Sessler DI, et al. Effects of a circulating-water garment and forced-air warming on body heat content and core temperature. Anesthesiology. 2004;100(5):1058–64.

143. Sato H, Carvalho G, Sato T, Lattermann R, Matsukawa T, Schricker T. The association of preoperative glycemic control, intraoperative insulin sensitivity, and outcomes after cardiac surgery. J Clin Endocrinol Metab. 2010;95(9):4338–44.

144. Jackson RS, Amdur RL, White JC, Macsata RA. Hyperglycemia is associated with increased risk of morbidity and mortality after colectomy for cancer. J Am Coll Surg. 2012;214(1):68–80.

145. Ljungqvist O. Insulin resistance and outcomes in surgery. J Clin Endocrinol Metab. 2010;95(9):4217–9.

146. Ljungqvist O, Jonathan E. Rhoads lecture 2011: insulin resistance and enhanced recovery after surgery. JPEN J Parenter Enteral

Nutr. 2012;36(4):389–98.

147. Van den Berghe G, Schetz M, Vlasselaers D, Hermans G, Wilmer A, Bouillon R, et al. Clinical review: intensive insulin therapy in critically ill patients: NICE-SUGAR or Leuven blood glucose target? J Clin Endocrinol Metab. 2009;94(9):3163–70.

148. van den Berghe G, Wouters P, Weekers F, Verwaest C, Bruyninckx F, Schetz M, et al. Intensive insulin therapy in critically ill patients. N Engl J Med. 2001;345(19):1359–67.

149. Van den Berghe G, Wilmer A, Hermans G, Meersseman W, Wouters PJ, Milants I, et al. Intensive insulin therapy in the medical ICU. N Engl J Med. 2006;354(5):449–61.

150. Brandstrup B, Tonnesen H, Beier-Holgersen R, Hjortso E, Ording H, Lindorff-Larsen K, et al. Effects of intravenous fluid restriction on postoperative complications: comparison of two perioperative fluid regimens: a randomized assessor-blinded multicenter trial. Ann Surg. 2003;238(5):641–8.

151. Chowdhury AH, Lobo DN. Fluids and gastrointestinal function. Curr Opin Clin Nutr Metab Care. 2011;14(5):469–76.

152. Lobo DN. Fluid overload and surgical outcome: another piece in the jigsaw. Ann Surg. 2009;249(2):186–8.

153. Varadhan KK, Lobo DN. A meta-analysis of randomised controlled trials of intravenous fluid therapy in major elective open abdominal surgery: getting the balance right. Proc Nutr Soc. 2010;69(4):488–98.

154. Holte K, Foss NB, Svensen C, Lund C, Madsen JL, Kehlet H. Epidural anesthesia, hypotension, and changes in intravascular volume. Anesthesiology. 2004;100(2):281–6.

155. Low J, Johnston N, Morris C. Epidural analgesia: first do no harm. Anaesthesia. 2008;63(1):1–3.

156. Alhashemi JA, Cecconi M, Hofer CK. Cardiac output monitoring: an integrative perspective. Crit Care. 2011;15(2):214.

157. Abbas SM, Hill AG. Systematic review of the literature for the use of oesophageal Doppler monitor for fluid replacement in major abdominal surgery. Anaesthesia. 2008;63(1):44–51.

158. Giglio MT, Marucci M, Testini M, Brienza N. Goal-directed haemodynamic therapy and gastrointestinal complications in major surgery: a meta-analysis of randomized controlled trials. Br J Anaesth. 2009;103(5):637–46.

159. Chowdhury AH, Cox EF, Francis ST, Lobo DN. A randomized, controlled, double-blind crossover study on the effects of 2-L infusions of 0.9% saline and plasma-lyte(R) 148 on renal blood flow velocity and renal cortical tissue perfusion in healthy volunteers. Ann Surg. 2012;256(1):18–24.

160. Shaw AD, Bagshaw SM, Goldstein SL, Scherer LA, Duan M, Schermer CR, et al. Major complications, mortality, and resource utilization after open abdominal surgery: 0.9% saline compared to plasma-lyte. Ann Surg. 2012;255(5):821–9.

161. McCluskey SA, Karkouti K, Wijeysundera D, Minkovich L, Tait G, Beattie WS. Hyperchloremia after noncardiac surgery is independently associated with increased morbidity and mortality: a propensity-matched cohort study. Anesth Analg. 2013;117(2):412–21.

162. Lobo DN, Stanga Z, Aloysius MM, Wicks C, Nunes QM, Ingram KL, et al. Effect of volume loading with 1 liter intravenous infusions of 0.9% saline, 4% succinylated gelatine (Gelofusine) and 6% hydroxyethyl starch (Voluven) on blood volume and endocrine responses: a randomized, three-way crossover study in healthy volunteers. Crit Care Med. 2010;38(2):464–70.

163. Senagore AJ, Emery T, Luchtefeld M, Kim D, Dujovny N, Hoedema R. Fluid management for laparoscopic colectomy: a prospective, randomized assessment of goal-directed administration of balanced salt solution or hetastarch coupled with an enhanced recovery program. Dis Colon Rectum. 2009;52(12):1935–40.

164. Lassen K, Hvarphiye A, Myrmel T. Randomised trials in surgery: the burden of evidence. Rev Recent Clin Trials. 2012;7(3):244–8.

165. Dorcaratto D, Grande L, Pera M. Enhanced recovery in gastrointestinal surgery: upper gastrointestinal surgery. Dig Surg. 2013;30(1):70–8.

第43章
减 重 手 术

Erik Stenberg，Anders Thorell

历史背景

肥胖与多种心血管代谢相关合并症息息相关，并可能导致患者患癌风险的增加及预期寿命的缩短。在过去的几十年里，肥胖已经成为影响世界各地公共卫生安全的主要因素。对绝大多数肥胖患者来说，施行减重手术可以获得长期有效的减重效果。并且，减重手术可以同时改善或治愈心血管代谢合并症、降低肿瘤发生率和患者总体死亡率。

自1952年Henriksson开展第一例减重手术以来[1]，其手术方法不断进步，新的技术也不断涌现。在20世纪90年代，微创减重手术得到迅速发展。手术方法的进步在改善患者术后恢复的同时，也缩短了住院时间、降低了术后并发症发生率及患者死亡率。过去的几十年中，微创减重手术方法的进步以及符合手术适应证患者数量的增加，极大地促进了减重手术的发展。

如今，每年约有50万世界各地的患者接受减重手术[2]。虽然现代减重手术由于围手术期并发症发生率和患者死亡率低而被视为是安全的，但是严重的术后不良反应仍然时有发生。鉴于每年施行的减重手术数量很多，所以仍有大量患者遭受术后并发症的困扰，不仅对患者产生严重威胁，同时还对医疗卫生系统造成巨大经济负担。

虽然，与患者特征相关的一些因素可能会增加其术后并发症的风险，但仅有少数术中和围手术期因素对减重手术疗效具有显著影响[3,4]。围手术期循证干预研究的引入可能对选择符合手术适应证的患者、提高手术安全性和疗效有所帮助[5]。目前，仅有一项随机临床试验进行了减重手术中加速康复措施（enhanced recovery after surgery，ERAS）与标准护理措施的比较研究，发现加速康复措施可以降低患者住院费用，并缩短1天的住院时间[6]。

加速康复措施的应用

尽管目前没有关于减重手术患者的详细围手术期护理共识，但是加速康复措施的应用已经被证实可以降低手术创伤应激反应。加速康复措施的应用可以降低并发症发生率、控制疼痛和恶心症状、促进患者尽早下地活动且缩短康复所需时间（图43.1）。

随着手术技术与围手术期护理的进展，减重手术循证指南得以持续更新（表43.1），目前患者的并发症发生率及死亡率都较低。虽然减重手术领域已经有少数围手术期护理措施研究得较为透彻，但仍然有很多方面需要借鉴外科的其他领域。

术前干预措施

即使是在术前，也可以通过某些措施以尽可能达到最佳的围手术期疗效。这些措施包括患者的选择、术前告知、减重、预康复、戒烟戒酒，以及对其他合并症的治疗。如今，虽然我们已经认识到一些导致术后不良反应的患者相关因素，但是这些伴有严重心血管、肺部或精神疾病合并症而应避免进行手术治疗的患者数量较少。对于绝大多数患者，这些合并症所带来的风险与围手术期护理措施的作用相比要小，而且目前也没有模型可以预测患者个体发生并发症的风险。患者的选择将在下面的章节中展开讨论（见"结论及未来研究重点"部分）。

术前告知

在现代医学中，患者不能仅是接受手术治疗，其参与诊疗决策的制订是很重要的。虽然大多数符合

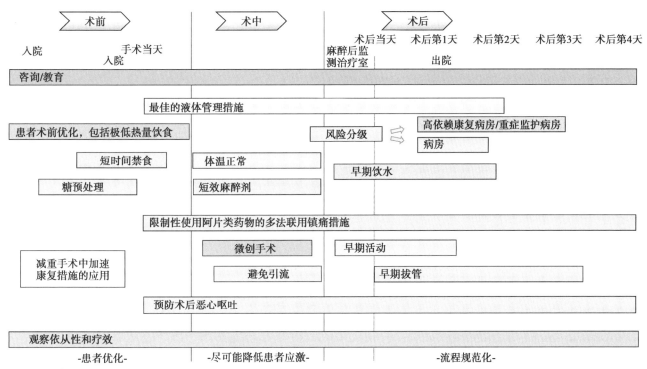

图 43.1　减重手术中加速康复措施的常规原则

表 43.1　减重手术建议的总结

措施	建议	证据级别	推荐程度
术前护理:			
术前告知	应按照患者的需要进行适当的术前告知和术前教育。其应该包括术前准备、生活方式的改变、手术方法、预期的围手术期流程、手术并发症、手术实际疗效和长期管理。	中	强
预康复和锻炼	由于减重手术数据量有限,目前还没有关于预康复方面的建议。	低	弱
戒烟戒酒	手术前为期至少 4 周的戒烟戒酒可以降低患者围手术期并发症的风险。患者教育、反复咨询、尼古丁替代治疗(针对吸烟患者)和戒断预防(针对酒精依赖患者)方法的结合似乎是最有效的方法。由于减重手术后患者酒精滥用的风险增加,有酗酒史的患者应在术前至少戒酒 2 年。	高(对于戒烟) 中(对于戒酒)	强(对于戒烟) 强(对于戒酒)
术前减重	以达到减重 5%~10% 为目标的为期 2~4 周的术前低热量饮食减重方案,与降低围手术期并发症发生风险和更好的长期减重效果有关,因此建议患者坚持术前减重方案。	高(对于术后并发症) 低(对于术后体重减轻)	强(对于术后并发症) 强(对于术后体重减轻)
术前禁食	手术前 2 小时和 6 小时分别禁止饮水和禁食。	高(对于非糖尿病肥胖患者) 中(对于没有自主神经病变的糖尿病患者) 低(对于自主神经病变的糖尿病患者)	强(对于非糖尿病肥胖患者) 弱(对于糖尿病患者,无论是否存在自主神经病变)
糖预处理	由于减重手术数据量有限,目前还没有明确建议。	低	强

续表

措施	建议	证据级别	推荐程度
术前用药	糖皮质激素可以安全有效地用于预防术后恶心呕吐,但如果患者完全遵守加速康复措施的其他所有建议,其效果就不十分明显。目前还没有关于预防性镇痛的建议。除了在某些患者恢复延迟的情况下,应避免使用苯二氮䓬类药物。	低	强
术中护理:			
麻醉	气管插管是减重手术的标准措施。建议使用丙泊酚诱导麻醉,避免挥发性麻醉剂和及尽量减少阿片类药物的使用,同时避免患者体液容量超负荷。深部神经肌肉阻滞应同时使用"四个成串刺激"监测麻醉程度。药物逆转麻醉阻滞有助于患者早期恢复,因此建议使用。	低	强
体液管理	避免体液容量超负荷的保守方法应作为首选。	中	强
手术方法	腹腔镜应作为一种标准方法尽可能地在传统减重手术中使用。在学习曲线期,手术并发症发生率较高,但在有经验的减重手术医生的积极监督下可以降低。术中应使用鼻胃管进行瘘口检查。而在情况简单的减重手术中,术后应避免使用鼻胃管和腹腔引流。	高(对于腹腔镜方法) 低(对于鼻胃管) 低(对于腹腔引流)	强(对于腹腔镜方法) 强(对于鼻胃管) 弱(对于腹腔引流)
术后护理:			
血栓预防	低分子量肝素结合弹力袜、早期下床活动、药物预防可以降低静脉血栓栓塞的风险,因此建议使用。	高	强
术后镇痛	推荐切口局部浸润麻醉的应用,其无论在切开皮肤之前还是术后使用都可以减少术后疼痛。术后应该使用对乙酰氨基酚、非甾体抗炎药 / COX-2 抑制剂和阿片类药物(如有必要)的联用方案。	高	强
营养	应该在手术当天就开始经口饮水,并逐步引入流质饮食,以增加蛋白质的摄入来源。	中	强
补充维生素和矿物质	减重手术后,应常规服用维生素 B_{12}、复合维生素以及钙和维生素 D。维生素和矿物质应每年检测,必要时进行补充。	高	强

TOF train of four 四个成串刺激,*LMWH* low-molecular-weight heparin 低分子量肝素,*VTE* venous thromboembolism 静脉血栓,*NSAID* nonsteroidal anti-inflammatory drug 非甾体抗炎药。

减重手术适应证的患者认为他们没有其他可替代的治疗方法,但是下定决心接受这种大型腹部手术以及由此导致的生活方式的改变和终身营养补充对患者来说仍是艰难的[7]。

因此,术前告知和术前教育对患者来说是非常必要的措施,它可以帮助患者了解相关知识、明确风险认知、减少决策困惑以及确保自主选择。术前告知同样可以减少患者焦虑、提高术后依从性,并且缩短住院时间。术前告知更应该聚焦于患者的术前准备、必

要的生活方式改变、手术方法、预期的围手术期流程、可能出现的并发症、手术实际疗效以及患者长期管理等方面。这些内容可以通过患者个体或小组会议的形式从网上提供,同时辅以针对患者个体需求的书面材料以保证医生与患者单独交谈时更能解决患者的个体化问题。医生获知和理解不同患者信息的能力可能会影响其术后康复。而且,医生应该不断调整告知内容和沟通方式以确保所有患者能够理解其中的重要信息。术前告知过程中家属的参与有可能利于

患者及家属的术后配合。

虽然术前教育与实施手术的间隔时间过长可能导致患者遗忘相关告知内容,但是何时进行术前告知才能达到最佳效果仍不清楚。

预康复

包括锻炼、营养评估和焦虑干预措施在内的多种预康复方法可能会改善患者手术时的功能状态,曾经报道过其与大型腹部和心胸手术后患者并发症发生率低及住院时间短相关[8]。虽然术前预康复引人注目,但是目前只有有限的数据可以证明其有效性。因此,预康复对于进行减重手术的肥胖患者是否适用仍需要进一步研究。

戒烟戒酒

长期抽烟会损害肺功能和免疫系统,戒烟后这种损伤也有可能被修复。吸烟会增加减重手术后严重并发症的风险,尤其是术后感染相关并发症。术前为

期4~8周的戒烟可以降低非减重手术后并发症(主要包括需要二次手术的切口及心血管相关并发症)的发生[9,10]。虽然类似的风险降低并未在减重手术患者中被具体评估,但是似乎有理由认为减重手术患者可以达到同样的效果。每周咨询和尼古丁替代疗法至少需要在术前4周开始进行,这两种方法最有可能影响患者术后并发症及长期戒烟情况[11]。

大量饮酒(每天饮酒超过两标准杯)会增加术后不良事件发生的风险,主要与感染、心肺并发症和切口愈合相关。虽然这些不良事件的发生风险在减重手术领域没有被具体研究,但是在绝大多数其他类型手术后都有所增加,而且与术前几周内的饮酒尤其相关。酒精对器官功能的损伤大多都能在戒酒后几周内恢复。实际上,酗酒患者戒酒1个月就可以大幅降低术后并发症的风险[12]。通过患者教育、戒酒和双硫仑药物联合应用可以达到很高的戒酒成功率[13]。除了术后并发症风险增高外,胃旁路手术(图43.2)和胃袖状切除术(图43.3)后患者酒精吸收能力的改变

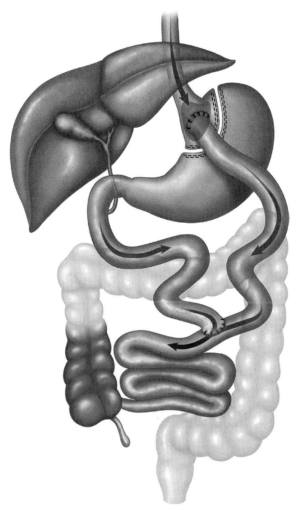

图43.2 胃旁路手术图示(经 Ethicon-Johnson & Johnson 许可发表)(见文末彩插)

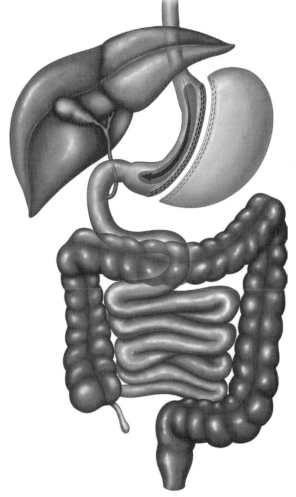

图43.3 胃袖状切除术图示(经 Ethicon-Johnson & Johnson 许可发表)(见文末彩插)

都可能增加患者过度饮酒及酒精依赖的风险。目前仍不清楚术前戒酒是否会降低减重手术后患者过度饮酒的风险,但是考虑到酒精依赖的风险增加,术前戒酒1~2年对于有酗酒史的患者是非常必要的[5]。

术前减重

患者在术前最后几周内体重的快速下降可以缩小肝脏体积和减少腹内脂肪,随之手术的复杂性也得以改善。患者通常被建议通过术前低热量饮食(1 000~1 200kcal/d)或者极低热量饮食(800kcal/d)达成总体重下降5%~10%的目标[5]。曾有研究报道术前体重减轻可以减少12%~56%的术后并发症[14,15],同时也有可能改善患者长期减重效果。

根据目前的证据,为期2~4周的低热量饮食被推荐作为术前减重方案。然而需要关注的问题是,如果被推荐这种饮食方案的患者并没有达到满意的术前减重效果,那么是否需要推迟手术或延长低热量饮食方案。另外,目前仍缺少针对服用降糖药物的高血糖患者(存在低血糖风险)和卟啉症患者(存在复发风险)的术前减重循证指南。

术前禁食

麻醉协会建议患者在诱导麻醉前6小时禁食、2小时禁水即可[16,17]。最近的研究表明残液量、pH值和胃排空率在肥胖患者和体型瘦弱患者间没有差异。更重要的是,术前2小时前进水与禁食过夜健康人的胃残液量和pH值并无明显差异。胃残液量与pH值在肥胖糖尿病患者(伴或不伴自主神经紊乱)与非糖尿病患者间也无差异。因此,诱导麻醉前6小时禁食、2小时禁水对接受减重手术的肥胖患者也同样适用[17]。

糖预处理

麻醉诱导前2~3个小时饮用含有复合碳水化合物的等渗液体的糖预处理方法可以降低大型腹部手术后胰岛素抵抗发生,减少氮和蛋白质丢失,同时维持患者去脂体重。近年来的荟萃分析证实糖预处理方法同样可以减少患者术后住院时间[18,19],且在接受大型手术的患者中效果尤为明显。术前糖预处理方法可以安全地用于减重手术患者,即使是2型糖尿病患者也同样适用。在给予糖预处理后,2型糖尿病患者与健康人的胃排空率并没有差异。糖预处理可能不会增加患者高血糖症或吸入的风险,但是在一项比较研究中发现2型糖尿病患者的餐后血糖峰值更高且降低到正常水平的速度更慢[20]。减重手术患者

对术前糖预处理方法的依从性低至15%,但其术后总体并发症发生率并没有差异[6,21]。当前的研究对糖预处理方法影响患者术后恶心和不适症状持有不同观点。因此,目前仍缺少糖预处理方法在减重手术术前应用的循证建议。

术前用药

术前用药的主要目的是减少患者术前焦虑,控制术后疼痛及恶心症状。

由于糖皮质激素的抗炎和止吐作用,它可以减少择期手术产生的应激反应和预防术后恶心呕吐症状(postoperative nausea and vomiting,PONV)。在一项包含11个随机对照试验的荟萃分析研究中,并未发现术前用药对患者并发症发生率和住院时间的影响[22]。然而,在另一项纳入2 000位减重手术患者的回顾性研究中发现激素冲击治疗可以作为患者出院的预测指标[23]。但是在一项对100位接受胃分流术及加速康复措施患者的研究中,并未发现糖皮质激素对控制术后恶心症状的作用[24]。糖皮质激素并不会增加不良反应的风险,有两项荟萃分析已经证明了其单剂量用药的安全性[22,25]。但是,如果给予患者糖皮质激素治疗,就必须在术中及术后监测血糖以防患者发生高血糖症状,而高血糖可以增加术后并发症(主要是感染)的风险。

术中及术后疼痛可能会引起患者痛觉过敏,并有可能随之转化为慢性疼痛。然而,疼痛治疗的主要目的是为了减轻患者不适和焦虑。预先镇痛可以减轻患者术后痛觉过敏,从而降低术后疼痛的程度和持续时间。虽然预先镇痛在理论上是有好处的,但是临床试验的结果并不一致,故推广这一措施仍存在问题。最近的研究已证实如果在术前给予非阿片类镇痛药(尤其是COX-2抑制剂和加巴喷丁)可以减轻术后疼痛。一项纳入60位患者的随机临床试验表明术前给予300mg加巴喷丁可以减轻患者术后疼痛和恶心呕吐症状,并且可以减少阿片类药物的服用[26]。

焦虑是一种术前常见症状,药物治疗(以前是使用苯丙胺类药物)为缓解焦虑提供了可能。但是在一项对1 062位患者的随机试验中,苯二氮䓬类药物并没有改善患者焦虑症状,反而与气管插管时间延长及患者认知恢复延迟相关[27]。褪黑素可能是替代苯二氮䓬类药物的一种选择。在一项包括12个随机对照实验的荟萃分析中,与安慰剂相比术前给予褪黑素可以减轻患者焦虑症状,但是术后给予褪黑素的疗效并不明显[28]。在一项比较褪黑素与安慰剂在减重手术

中作用的小规模随机试验中,发现褪黑素可以缓解患者术后疼痛及改善患者术后恢复[29]。

术中干预措施

麻醉

减重手术患者通常存在一些引起术后恶心呕吐的危险因素,包括患者气道难以进入或者难以进行球囊面罩通气。气管内插管是维持减重手术患者气道通畅的标准措施。气管插管的大小应适合患者,以减少微量吸入及肺部并发症的风险[5]。在直接喉镜检查时,患者耳道与胸骨切迹呈水平的"斜坡"样姿势可以使喉部结构显露更加清晰。

曾有研究比较多种吸入性麻醉剂在减重手术中的应用,发现吸收率较低的短效麻醉剂在早期拔管及患者精神功能恢复上存在优势[5]。在一项对119位患者的随机对照试验中,丙泊酚(一种非阿片类药物)静脉麻醉诱导和维持与复合麻醉相比可以显著减轻患者术后恶心呕吐症状[30]。虽然目前仍缺少有关减重手术中麻醉技术的其他前瞻性研究,但是应用丙泊酚、避免使用吸入性麻醉剂、尽可能减少阿片类药物的使用以及避免体液容量超负荷(见下文)等措施是被推荐的。

虽然在减重手术中缺少低潮气量通气的相关研究,但是它能够提高存在中高风险肺部并发症的患者在大型腹部手术后的临床疗效。呼气末正压通气与肺复策略张联用可能会提高组织氧合及改善患者肺功能。

良好的手术视野有助于腹腔镜手术的实施。然而,高压气腹可能会影响心输出量以及肠道和肾皮质的微循环。深度神经肌肉阻滞可以在确保手术进程及良好手术视野的同时,避免高压气腹的发生,但是残余神经肌肉阻滞经常发生于术后早期,并会增加肺部并发症的风险。"四个成串刺激"(Train of four,TOF)可以客观反映神经肌肉阻滞程度,最好在腹腔镜减重手术中常规监测。四个成串刺激反应比值大于0.9与患者早期恢复、满意度提高、残余神经肌肉阻滞风险及术后肺部并发症风险的降低相关。使用乙酰胆碱抑制剂或舒更葡糖(sugammadex)是降低术后残余神经肌肉阻滞发生率及促进早期恢复的安全有效措施。

液体管理

病态肥胖患者可以通过术前迅速降低体重以适应减重手术要求,但据报道高达71%的此类患者在手术时可能出现血容量不足的情况[31]。横纹肌溶解症与其他危险因素(如男性、身体质量指数过高($>52kg/m^2$)、尤其是手术时间延长)合并发生可能是急性肾衰竭的高危因素。但是在一项单中心回顾性研究中,所有术前肾功能正常患者的急性肾衰竭发生率只有2.3%[32]。

虽然肥胖患者的总血容量增加,但其容量/体重比值比非肥胖患者要小(介于50mg/kg和75mg/kg之间)。在择期开腹手术后,肥胖患者因大量输液而引起的短暂性高血容量风险相对较高,并可能导致术后并发症和住院时间延长。在减重手术中,积极的液体疗法($>2\,000$mL/h)可能会降低患者发生横纹肌溶解、术后恶心呕吐和肾功能衰竭的风险,并可以缩短患者住院时间[33]。但在比较保守的液体疗法(15mL/kg/h)和术中大量液体治疗(40mL/kg/h)时,并没有发现横纹肌溶解症发生率存在差异。在一项比较低容量(4mL/kg/h)和高容量(10mL/kg/h)液体治疗的随机临床试验中,患者的排尿量也并没有差异[34]。

因此,在常规的腹腔镜减重手术中,保守的、小容量的液体疗法是被推荐的。

手术方法

与开腹手术相比,腹腔镜在减重手术中的应用可以缩短患者住院时间、降低术后并发症发生率,并且与加快患者康复和提高生活质量相关,同时也显著减少了腹壁疝的发生。然而,由于腹腔镜手术破坏了器官粘连状态,会增加由腹内疝引起的小肠梗阻的风险,而术中常规关闭肠系膜缺损将显著降低其发生率。腹腔镜手术相关的较高费用可以获得患者并发症发生率降低、住院时间缩短和康复加快的术后效果[36]。

在手术学习曲线期间,手术时间较长且并发症发生率较高。单个术者实施胃旁路达到50~100例可以度过学习曲线,而对于一个中心来讲,实施胃旁路手术达400例时可以度过学习曲线。如果术者有大量腹腔镜下手术经验并且在有经验的减重外科医生积极监督指导下,这一学习曲线可以被缩短。此外,每年在该中心进行的减重手术数量与患者术后并发症风险较低相关,而这一手术量至少应达到每年200例。

腹腔引流和鼻胃管

腹腔引流是为了检查术后胃肠瘘或出血,其灵敏度在0%~94%之间。保守的、非手术处理胃肠瘘失败的风险同样很高。目前,仍然缺乏评估减重手术中常规腹腔引流的随机对照试验。在现代腹腔镜减重手术中,胃肠瘘发生率有望降至 0.8%~1.6%,预防性引流的应用可能并不能减少胃肠瘘和再次手术率。尽管在减重手术中缺乏相应证据,但常规腹腔引流可能是不必要的。

虽然术后吻合口瘘相对少见,但其可能造成严重后果。在胃分流术中,胃窦吻合缝合线、胃后壁等部位都可能发生瘘(图 43.2)。大部分吻合口瘘都可以通过术中使用空气或亚甲蓝进行瘘口检查,或者胃镜联合空气注入进行观察。但这些检查方法似乎不能降低胃袖状切除术后发生吻合口瘘的风险(图 43.3)。

在一项荟萃分析中,建议术后鼻胃管只能在开腹手术中有选择性地使用,其对胃十二指肠手术的亚组分析显示术后常规鼻胃管插管会增加患者肺部并发症的风险[37]。此外,常规使用鼻胃管可延长因癌症行胃切除后恢复经口饮食的时间。但在一项单中心回顾性研究中,术后未使用鼻胃管与常规使用鼻胃管患者的并发症发生率并无差异[38]。基于当前的经验,在情况简单的减重手术中不推荐常规使用腹腔内引流或鼻胃管插管。

术后干预措施

为了降低严重并发症的发生风险,术后早期应重点关注充分止痛和患者早期活动。与非肥胖患者相比,肥胖患者术后组织氧合较低[39]。因此,术后 24 些小时内可能需要进行吸氧。此外,患者应采用抬头、半坐或俯卧的姿势以防止肺不张。

血栓预防

病态肥胖本身就是静脉血栓栓塞(venous thromboembolism,VTE)的危险因素,而血栓栓塞也是减重手术后常见的死亡原因之一。此外,病态肥胖患者通常还伴有其他危险因素,如行动受限和久坐不动的生活方式。其他血栓栓塞危险因素还包括静脉血栓栓塞史、静脉功能不全、慢性心衰、男性和年龄较大等。尽管出院后患者的依从性可能较低,但预防用药可以降低非骨科手术和减重手术后静脉血栓栓塞的风险。与普通肝素相比,低分子量肝素(low-molecular-weight heparin,LMWH)具有更可预测的剂量反应、更高的生物利用度和更长的血浆半衰期,可以每日只给一次药。低分子量肝素在安全性和有效性方面与普通肝素相当或更好,应当在现代减重手术中常规应用。高危患者可能会在 3~4 周的长期血栓预防中获

益,尽管其疗效可能在应用加速康复措施的围术期护理中存在争议。穿戴弹力袜和早期下床活动进行机械性预防可进一步降低术后静脉血栓栓塞的风险。通过这些预防措施的应用,静脉血栓栓塞率有望降至 0.1%~0.25%。

尽管从理论上讲,腔静脉滤器对静脉血栓栓塞并发症的高危患者具有一定应用前景,但由于发生不良事件的风险以及有效性证据的缺乏,目前仍不被推荐使用。

低分子量肝素、弹力袜和早期下床活动是现代减重手术的标准血栓预防措施。

术后镇痛

有效的术后疼痛控制可以促进患者早期下床活动,改善肺功能和手术整体体验。围术期急性疼痛可继发于组织损伤和直接神经损伤导致的中枢和周围神经疼痛。使用镇静剂和阿片类药物可以有效地减轻疼痛,但可能发生药物相关副作用、上呼吸道阻塞和术后低氧血症等情况。使用药物和局部麻醉多方式联用的麻醉方法可能会达到最佳的疼痛控制效果[40]。同时,应该识别有术后疼痛风险的患者。据报道,女性、早前存在疼痛的患者和较年轻的患者在进行各种手术后,其发生术后疼痛的风险增加。有研究提示在腹腔镜减重手术后,年轻患者和已经存在的疼痛是术后严重疼痛发生的主要危险因素。

与标准的阿片类药物单药治疗相比,阿片类药物、非类固醇抗炎药物(nonsteroidal anti-inflammatory drugs,NSAIDs)/COX-2 抑制剂和对乙酰氨基酚/对乙酰氨基酚的药物组合可以降低疼痛强度和减少阿片类药物的用量。非类固醇抗炎药/COX-2 抑制剂应谨慎用于有出血风险的患者,因为大型开腹手术后患者发生出血和肾衰竭的风险会稍增加。虽然在小规模观察研究中报道了血红蛋白的少量降低的案例,但是在减重手术中尚未有道溃疡和有限剂量非类固醇抗炎药造成的肛门泄漏所引起严重并发症的报道。此外,在减重手术中将酮咯酸作为多方式联用镇痛的一部分可以有效地减轻术后第一天疼痛[41,42]。

切口的局部浸润麻醉可以安全使用,并且还可以减轻术后 4~8 小时内的疼痛。虽然局部浸润麻醉证据较弱,但是无论在切皮之前还是在手术结束时使用,其麻醉效果似乎并没有区别。没有确切证据表明在术后几个小时后使用局部麻醉剂可以改善患者疼痛或缩短恢复正常活动的时间。

胸椎硬膜外镇痛能改善开腹手术后患者的肺功

能,但是其效果可能不如腹腔镜手术患者自控镇痛或者静脉吗啡镇痛,因此不推荐作为腹腔镜减重手术中的常规应用[5]。

维生素和矿物质的补充

接受减重手术的患者应在手术当天饮水,术后前两周应该坚持流质饮食,之后应该进食软的、湿润的或切碎的含蛋白质食物,尽管其证据水平较低。在4周之后,患者通常可以正常饮食。

术前缺乏维生素和矿物质在病态肥胖患者中是很常见的,且可能在术后加重。维生素 B_{12} 的吸收取决于自身因素,如果不给予相应替代物,患者在胃旁路术、胃袖状切除术和十二指肠转位术后有可能会发生维生素和矿物质缺乏。铁缺乏的患者也并不少见,尤其是在经期妇女及青少年患者中。如果没有钙和维生素 D 的补充,患者就有继发甲状旁腺功能亢进的风险,从而引起骨吸收的发生,并最终导致发生骨裂缝的风险增加。所有减重手术患者应该补充维生素 B_{12} (每天 1mg),复合维生素(含有 1.4mg 维生素 B_1、400μg 叶酸和 14mg 锌,每天两次),500mg 钙和800 单位维生素 D(每天两次)(尽管维生素 D 和钙的最佳剂量仍然存在争议。)铁储备在必要时应进行监测和补充。据报道,术后 5 年坚持微生物和矿物质补充的患者比例低至 52%~83%[43]。

需要特殊考虑的患者

糖尿病患者

根据糖尿病的定义,其发生率在接受减重手术患者中为 15%~34%。胃旁路术、十二指肠转位术和胃袖状切除术均是治疗糖尿病的有效方法。葡萄糖稳态改善发生在术后早期,可能是由于热量限制、肠道激素分泌和营养流动的共同作用[44]。对于Ⅱ型糖尿病患者,有低级别证据支持停用胰岛素分泌促进剂,而术后应调整胰岛素剂量以将患者发生低血糖的风险降到最低。患者应持续使用二甲双胍治疗,直到糖尿病得到长期控制。应密切监测患者血糖,必要时使用胰岛素治疗,目标是使患者空腹血糖<6.1mmol/L(<110mg/dL),餐后血糖<10mmol/L(<180mg/dL)[45]。

睡眠呼吸暂停患者

在减重手术患者中,高达 40%~44% 的患者可能会患有中度至重度睡眠呼吸暂停,其中许多患者以前并未被确诊过。围手术期未得到治疗的睡眠呼吸暂停和低氧血症与术后并发症高风险相关。STOP-Bang 问卷对于术前筛查睡眠呼吸暂停具有很高的预测价值,推荐用于术前评估减重手术患者[46]。单纯氧疗可能会增加患者术后呼吸暂停的风险。对于睡眠呼吸暂停患者,首选吸氧和气道正压支持联合治疗。在家中使用持续气道正压通气的患者应在术后继续治疗。然而,患者对持续气道正压通气治疗的依从性可能低至 50%~80%[47]。存在睡眠呼吸暂停症状但没有给予气道正压支持治疗的患者应该密切监测,术后患者氧气饱和率<90% 可能表明需要积极的气道正压支持治疗。术中麻醉和手术相关因素对睡眠呼吸暂停患者患者是否需要正压呼吸机支持有重要影响,可以考虑对这部分患者使用短效麻醉药和限制性使用阿片类药物[5]。

结论及未来研究重点

随着术前循证干预措施的应用,大多数患者的体重持续下降、肥胖相关合并症得到改善,证明减重手术是安全有效的。然而,与手术护理的所有领域一样,部分患者的手术疗效仍然不尽如人意,例如那些患有术后并发症或体重改善不明显的患者。此外,存在数量不多但仍有相当一部分患者会发生长期不良事件,包括慢性腹痛、餐后低血糖或营养缺乏。

因此,为了进一步改善减重手术疗效,一些围手术期的特定方面可能值得特别注意,比如患者的选择、坚持随访和应用最佳手术方法。

已知一些与患者相关的危险因素可能与不良预后的风险增加有关,例如高龄、心血管和肺部疾病、糖尿病、抑郁症、胃食管反流、活动限制、早期存在的静脉血栓栓塞、出血性疾病和极端的体重指数[3,48-50]。这些危险因素应在术前评估中明确,如果可能,应在术前进行处理,其已经被证明可以降低并发症的发生率。然而,对于预测术后有慢性腹痛、体重控制不佳、失访、营养不良等情况的患者,目前仍缺少足够认识,因此这是未来研究的一个重要领域。随着认识的增加,对肥胖患者最佳治疗方法(手术或非手术治疗)的选择将成为可能。

另一个有待改进的重要领域是如何得到关于最佳手术方法选择的客观数据。在世界范围内,Roux-en Y 胃旁路术和胃袖状切除术是两种最常用的手术方法(图 43.2 与图 43.3),几乎占所有减重手术的90% 以上。虽然现有数据表明在短期或中期随访中,这两种术式在疗效或不良事件方面没有明显差异。但仍需要对比确认这两种手术方法在长期随访中的效果。为了解决这个问题以及其他类似的研究问题,需要开展拥有高质量长期随访数据的大规模多中心随机对照试验。瑞典正在进行一项相关研究,其包含 17 个中心的随机分配进行 Roux-en Y 胃旁路术和胃袖状切除术的患者,其随访时间为 5 年(Clin Trials.gov Identifier NCT02060630)。重要的是该研究纳入的患者数量应该足够多,以确保可以将患者按照性别、身体质量指数、年龄或有无糖尿病进行亚组分析。如果可以将一个国家或地区注册登记的研究作为研究数据注册登记的基础,这可能与之前 Scandinavian 肥胖手术注册中心(scandinavian obesity surgery register, SOReg)关于胃旁路手术中关闭肠系膜缺陷的研究的主要优势相关[35]。在常规减重手术中引入其他领域的技术,如单吻合胃旁路术或机器人手术等新技术,是需要提前进行适当评估的。

(吴文铭　译)

参考文献

1. Henrikson V. Kan tunntarmsresektion försvaras som terapi mot fettsot? Nord Med. 1952;47:744.
2. Angrisani L, Santonicola A, Iovino P, Formisano G, Buchwald H, Scopinaro N. Bariatric surgery worldwide 2013. Obes Surg. 2015;25(10):1822–32.
3. Stenberg E, Szabo E, Agren G, Naslund E, Boman L, Bylund A, et al. Early complications after laparoscopic gastric bypass surgery: results from the scandinavian obesity surgery registry. Ann Surg. 2014;260(6):1040–7.
4. Geubbels N, de Brauw LM, Acherman YI, van de Laar AW, Bruin SC. Risk stratification models: how well do they predict adverse outcomes in a large Dutch bariatric cohort? Obes Surg. 2015;25(12):2290–301.
5. Thorell A, MacCormick AD, Awad S, Reynolds N, Roulin D, Demartines N, et al. Guidelines for perioperative care in bariatric surgery: Enhanced Recovery After Surgery (ERAS) society recommendations. World J Surg. 2016;40(9):2065–83.
6. Lemanu DP, Singh PP, Berridge K, Burr M, Birch C, Babor R, et al. Randomized clinical trial of enhanced recovery versus standard care after laparoscopic sleeve gastrectomy. Br J Surg. 2013;100(4):482–9.
7. Barry MJ, Edgman-Levitan S. Shared decision making–pinnacle of patient-centered care. N Engl J Med. 2012;366(9):780–1.
8. Valkenet K, van de Port IG, Dronkers JJ, de Vries WR, Lindeman E, Backx FJ. The effects of preoperative exercise therapy on postoperative outcome: a systematic review. Clin Rehabil. 2011;25(2):99–111.
9. Moller AM, Villebro N, Pedersen T, Tonnesen H. Effect of preoperative smoking intervention on postoperative complications: a randomised clinical trial. Lancet. 2002;359(9301):114–7.
10. Lindstrom D, Sadr Azodi O, Wladis A, Tonnesen H, Linder S, Nasell H, et al. Effects of a perioperative smoking cessation intervention on postoperative complications: a randomized trial. Ann Surg. 2008;248(5):739–45.
11. Thomsen T, Villebro N, Moller AM. Interventions for preoperative smoking cessation. Cochrane Database Syst Rev. 2014;27(3):CD002294.
12. Tonnesen H, Rosenberg J, Nielsen HJ, Rasmussen V, Hauge C, Pedersen IK, et al. Effect of preoperative abstinence on poor postoperative outcome in alcohol misusers: randomised controlled trial. BMJ. 1999;318(7194):1311–6.
13. Oppedal K, Moller AM, Pedersen B, Tonnesen H. Preoperative alcohol cessation prior to elective surgery. Cochrane Database Syst Rev. 2012;11(7):CD008343.
14. Van Nieuwenhove Y, Dambrauskas Z, Campillo-Soto A, van Dielen F, Wiezer R, Janssen I, et al. Preoperative very low-calorie diet and operative outcome after laparoscopic gastric bypass: a randomized multicenter study. Arch Surg. 2011;146(11):1300–5.
15. Cassie S, Menezes C, Birch DW, Shi X, Karmali S. Effect of preoperative weight loss in bariatric surgical patients: a systematic review. Surg Obes Relat Dis. 2011;7(6):760–7.
16. American Society of Anesthesiologists C. Practice guidelines for preoperative fasting and the use of pharmacologic agents to reduce the risk of pulmonary aspiration: application to healthy patients undergoing elective procedures: an updated report by the American Society of Anesthesiologists Committee on Standards and Practice Parameters. Anesthesiology. 2011;114(3):495–511.
17. Smith I, Kranke P, Murat I, Smith A, O'Sullivan G, Soreide E, et al. Perioperative fasting in adults and children: guidelines from the European Society of Anaesthesiology. Eur J Anaesthesiol. 2011;28(8):556–69.
18. Awad S, Varadhan KK, Ljungqvist O, Lobo DN. A meta-analysis of randomised controlled trials on preoperative oral carbohydrate treatment in elective surgery. Clin Nutr. 2013;32(1):34–44.
19. Smith MD, McCall J, Plank L, Herbison GP, Soop M, Nygren J. Preoperative carbohydrate treatment for enhancing recovery after elective surgery. Cochrane Database Syst Rev. 2014;14(8):CD009161.
20. Gustafsson UO, Nygren J, Thorell A, Soop M, Hellstrom PM, Ljungqvist O, et al. Pre-operative carbohydrate loading may be used in type 2 diabetes patients. Acta Anaesthesiol Scand. 2008;52(7):946–51.
21. Azagury DE, Ris F, Pichard C, Volonte F, Karsegard L, Huber O. Does perioperative nutrition and oral carbohydrate load sustainably preserve muscle mass after bariatric surgery? A randomized control trial. Surg Obes Relat Dis. 2015;11(4):920–6.
22. Srinivasa S, Kahokehr AA, Yu TC, Hill AG. Preoperative glucocorticoid use in major abdominal surgery: systematic review and meta-analysis of randomized trials. Ann Surg. 2011;254(2):183–91.
23. McCarty TM, Arnold DT, Lamont JP, Fisher TL, Kuhn JA. Optimizing outcomes in bariatric surgery: outpatient laparoscopic gastric bypass. Ann Surg. 2005;242(4):494–8.
24. Nordin L, Nordlund A, Lindqvist A, Gislason H, Hedenbro JL. Corticosteroids or not for postoperative nausea: a double-blinded randomized study. J Gastrointest Surg. 2016;20(8):1517–22.
25. Sauerland S, Nagelschmidt M, Mallmann P, Neugebauer EA. Risks and benefits of preoperative high dose methylprednisolone in surgical patients: a systematic review. Drug Saf. 2000;23(5):449–61.
26. Alimian M, Imani F, Faiz SH, Pournajafian A, Navadegi SF, Safari S. Effect of oral pregabalin premedication on post-operative pain in laparoscopic gastric bypass surgery. Anesth Pain Med. 2012;2(1):12–6.
27. Maurice-Szamburski A, Auquier P, Viarre-Oreal V, Cuvillon P, Carles M, Ripart J, et al. Effect of sedative premedication on patient experience after general anesthesia: a randomized clinical trial. JAMA. 2015;313(9):916–25.
28. Hansen MV, Halladin NL, Rosenberg J, Gogenur I, Moller AM. Melatonin for pre- and postoperative anxiety in adults. Cochrane Database Syst Rev. 2015;9(4):CD009861.
29. Ivry M, Goitein D, Welly W, Berkenstadt H. Melatonin premedication improves quality of recovery following bariatric surgery – a double blind placebo controlled prospective study. Surg Obes Relat Dis. 2017;13(3):502–6.
30. Ziemann-Gimmel P, Goldfarb AA, Koppman J, Marema RT. Opioid-free total intravenous anaesthesia reduces postoperative

nausea and vomiting in bariatric surgery beyond triple prophylaxis. Br J Anaesth. 2014;112(5):906–11.

31. Poso T, Kesek D, Aroch R, Winso O. Morbid obesity and optimization of preoperative fluid therapy. Obes Surg. 2013;23(11):1799–805.

32. Sharma SK, McCauley J, Cottam D, Mattar SG, Holover S, Dallal R, et al. Acute changes in renal function after laparoscopic gastric surgery for morbid obesity. Surg Obes Relat Dis. 2006;2(3):389–92.

33. Wool DB, Lemmens HJ, Brodsky JB, Solomon H, Chong KP, Morton JM. Intraoperative fluid replacement and postoperative creatine phosphokinase levels in laparoscopic bariatric patients. Obes Surg. 2010;20(6):698–701.

34. Matot I, Paskaleva R, Eid L, Cohen K, Khalaileh A, Elazary R, et al. Effect of the volume of fluids administered on intraoperative oliguria in laparoscopic bariatric surgery: a randomized controlled trial. Arch Surg. 2012;147(3):228–34.

35. Stenberg E, Szabo E, Agren G, Ottosson J, Marsk R, Lonroth H, et al. Closure of mesenteric defects in laparoscopic gastric bypass: a multicentre, randomised, parallel, open-label trial. Lancet. 2016;387(10026):1397–404.

36. Sussenbach SP, Silva EN, Pufal MA, Casagrande DS, Padoin AV, Mottin CC. Systematic review of economic evaluation of laparotomy versus laparoscopy for patients submitted to Roux-en-Y gastric bypass. PLoS One. 2014;9(6):e99976.

37. Nelson R, Edwards S, Tse B. Prophylactic nasogastric decompression after abdominal surgery. Cochrane Database Syst Rev. 2007;18(3):CD004929.

38. Huerta S, Arteaga JR, Sawicki MP, Liu CD, Livingston EH. Assessment of routine elimination of postoperative nasogastric decompression after Roux-en-Y gastric bypass. Surgery. 2002;132(5):844–8.

39. Fleischmann E, Kurz A, Niedermayr M, Schebesta K, Kimberger O, Sessler DI, et al. Tissue oxygenation in obese and non-obese patients during laparoscopy. Obes Surg. 2005;15(6):813–9.

40. American Society of Anesthesiologists Task Force on Acute Pain M. Practice guidelines for acute pain management in the perioperative setting: an updated report by the American Society of Anesthesiologists Task Force on Acute Pain Management. Anesthesiology. 2012;116(2):248–73.

41. Kamelgard JI, Kim KA, Atlas G. Combined preemptive and preventive analgesia in morbidly obese patients undergoing open gastric bypass: a pilot study. Surg Obes Relat Dis. 2005;1(1):12–6.

42. Govindarajan R, Ghosh B, Sathyamoorthy MK, Kodali NS, Raza A, Aronsohn J, et al. Efficacy of ketorolac in lieu of narcotics in the operative management of laparoscopic surgery for morbid obesity. Surg Obes Relat Dis. 2005;1(6):530–5.

43. Aaseth E, Fagerland MW, Aas AM, Hewitt S, Risstad H, Kristinsson J, et al. Vitamin concentrations 5 years after gastric bypass. Eur J Clin Nutr. 2015;69(11):1249–55.

44. Nguyen KT, Korner J. The sum of many parts: potential mechanisms for improvement in glucose homeostasis after bariatric surgery. Curr Diab Rep. 2014;14(5):481.

45. Mechanick JI, Youdim A, Jones DB, Garvey WT, Hurley DL, McMahon MM, et al. Clinical practice guidelines for the perioperative nutritional, metabolic, and nonsurgical support of the bariatric surgery patient–2013 update: cosponsored by American Association of Clinical Endocrinologists, The Obesity Society, and American Society for Metabolic & Bariatric Surgery. Obesity (Silver Spring). 2013;21(Suppl 1):S1–27.

46. Chung F, Yang Y, Liao P. Predictive performance of the STOP-Bang score for identifying obstructive sleep apnea in obese patients. Obes Surg. 2013;23(12):2050–7.

47. Lindberg E, Berne C, Elmasry A, Hedner J, Janson C. CPAP treatment of a population-based sample–what are the benefits and the treatment compliance? Sleep Med. 2006;7(7):553–60.

48. Finks JF, Kole KL, Yenumula PR, English WJ, Krause KR, Carlin AM, et al. Predicting risk for serious complications with bariatric surgery: results from the Michigan Bariatric Surgery Collaborative. Ann Surg. 2011;254(4):633–40.

49. Gupta PK, Franck C, Miller WJ, Gupta H, Forse RA. Development and validation of a bariatric surgery morbidity risk calculator using the prospective, multicenter NSQIP dataset. J Am Coll Surg. 2011;212(3):301–9.

50. Stenberg E, Cao Y, Szabo E, Naslund E, Naslund I, Ottosson J. Risk prediction model for severe postoperative complication in bariatric surgery. Obes Surg. 2018;28(7):1869–75.

44

第 44 章
泌尿外科主要手术的 ERAS：证据总结与建议

Francois Crettenand，Paul Martel，Ilaria Lucca，Siamak Daneshmand，
Yannick Cerantola

ERAS 在泌尿外科中的应用：背景

泌尿外科中加速康复途径的理念

近年来，尽管麻醉和外科手术技术在各个领域都有实质性的改进，但术后并发症仍然是外科手术的主要弊端之一。不仅对患者，对外科医生和护理团队也是如此。假如手术和麻醉没有失败，所谓的手术应激反应是导致术后并发症的主要发病因素之一[1]。

加速康复外科（ERAS）是一个多模式的概念，它结合了术前、围手术期和术后的循证医学概念，旨在减轻手术应激。20 世纪 90 年代，ERAS 概念首次被提出并应用于结直肠外科手术[2]，并已被证明可以显著降低并发症发生率、住院时间（Length of stay，LOS）和总费用[3-5]。

双侧盆腔淋巴结扩大清扫术的根治性膀胱切除术（Radical cystectomy，RC）至今仍是一种创伤较大的手术，被认为是泌尿外科最易出现并发症的手术之一。无论是开放还是机器人辅助根治性膀胱切除术（Robotic-assisted RC，RARC）以及尿流改道或新膀胱重建术的术后并发症发病率预计高达 60%[6,7]。因此，接受根治性膀胱切除术的患者可能是 ERAS 路径的理想候选者（图 44.1），可以减少手术应激和术后并发症的发生。

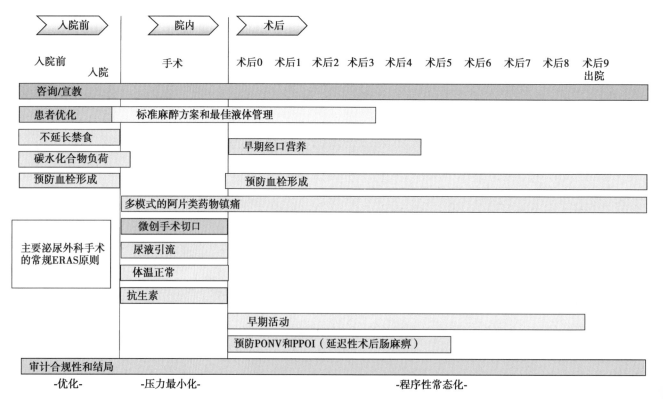

图 44.1　泌尿外科的常规 ERAS 原则

源自结直肠外科的 ERAS 指南可能不适用于膀胱癌患者，因为手术本身差异很大（小肠吻合术、膀胱肿瘤梗阻导致肾功能不全的风险、术中和术后腹腔内的尿液、经腹腔和腹膜外的手术入路、更长的手术时间、失血风险增加）。另外，结肠直肠 ERAS 路径中，如避免保留尿管和腹腔引流，可能不完全能适用于 RC 患者[8]。因此，重要的是针对具体的手术，制订适合的 ERAS 流程。在泌尿外科，首要任务是应针对手术难度大的开放 RC 制订具体的 ERAS 方案，而不是更常见、创伤较小的前列腺癌根治术（Radical prostatectomy，RP）或肾切除术[8,9]。

ERAS® 协会的社会背景和历史 - 泌尿外科篇

基于 Kehlet 的工作和通过多模式、循证的围手术期护理减少手术应激可以改善患者康复的假设，一组先行者在 2001 年创建了 ERAS 研究小组。他们很快发现，实际的工作不仅和文献中已知的最佳做法之间存在巨大差异，而且各机构之间的工作也存在巨大差异[10]。ERAS 研究小组经过多年发展，于 2010 年成立了 ERAS® 协会。2012 年，首届国际 ERAS® 世界协作大会在法国戛纳举行，包括来自外科不同亚专业的领军人物在内的 28 个国家的 237 名代表参加了本次大会。在这次会议期间，泌尿科医师和麻醉科医师组成的小组决定采纳 ERAS 原则，将其修改并应用于 RC。他们进行了系统的文献综述，达成了卓有成效的合作结果，并于 2013 年首次发布了 RC 的 ERAS 推荐[9]。ERAS® 协会——泌尿外科分会在 2014 年正式成立。此后，已有许多采用 ERAS 指南的原始研究公开发表[11]。随后泌尿外科 ERAS 指南更新适用于 RARC[12]。目前，ERAS 泌尿外科团队已发展成为一个 10~12 人的核心小组，参与了 RC 的 ERAS 指南改进并且制订了新的根治性肾切除术和 RP 的 ERAS 指南，其目标是提高全世界泌尿外科对 ERAS 路径的认识。值得注意的是，这一合作和结构化的努力，对于泌尿外科加速康复原则的发展，既不是第一次，也不是唯一一次。据悉，ERAS 泌尿外科指南是第一个完整文档化的方案，其中纳入了 20 余个基于循证医学的要素（表 44.1）。

表 44.1　ERAS 项目的护理计划和建议干预措施概述

ERAS 项目	外科医师	麻醉科医师	护士 / 营养师 / 造口专家
1. 咨询和宣教	咨询，造口教育和最佳（造口）位置确定		
2. 医疗优化	危险因素矫正和预防		如有营养不良，应干预纠正
3. 经口机械性肠道准备	应避免		
4. 术前禁食		固体：6 小时为宜 无渣液体：2 小时为宜	
5. 糖预处理			术前 2 小时
6. 麻醉前用药		避免长时间用药	
7. 血栓预防	术前 12 小时、术后 6 小时予 LMWH。抗凝至出院后 1 月		弹力袜或间歇气压泵
8. 镇痛	CWI	TEA	
9. 微创入路	在肾切除中有明确证据，使用手术医师最擅长的方法进行 RP 和 RC		
10. 切除位置引流	不常规使用		
11. 预防性抗生素和皮肤准备	围术期单次应用 2 代或 3 代头孢菌素		
12. 标准麻醉方案	参见共识		
13. 围术期液体管理		是否需要限制仍有待评估	
14. 预防术中体温过低		充气式保温	
15. 留置鼻胃肠管	不常规使用		
16. 尿液引流	输尿管回肠支架		

续表

ERAS 项目	外科医师	麻醉科医师	护士 / 营养师 / 造口专家
17. 预防术后肠梗阻	多模式综合法 爱维莫潘 微创 输尿管回肠支架	优化液体管理	早期经口进食 早期活动
18. 预防 PONV	多模式综合法	优化液体管理	
19. 术后镇痛	对乙酰氨基酚 /NSAID CWI	TAP TEA	
20. 早期活动	推荐		
21. 早期经口进食	推荐		
22. 审查	推荐		

　　LMWH low-molecular-weight heparin 低分子量肝素,CWI continuous wound infiltration 持续伤口浸润,TEA thoracic epidural analgesia 硬膜外镇痛,RP radical prostatectomy 根治性前列腺切除术,RC radical cystectomy 根治性膀胱切除术,PONV postoperative nausea and vomiting 术后恶心呕吐,NSAID nonsteroidal anti-inflammatory drug 非甾体抗炎药,TAP transversus abdominis plane 腹横平面阻滞

泌尿外科手术 ERAS 指南概要

　　我们着重筛选了 2012—2017 年关于泌尿外科 ERAS 研究文章的数据,使用关键词 "ERAS"、"根治性膀胱切除术"、"根治性前列腺切除术"、"根治性肾切除术"、"增强康复"、"手术"、"结直肠"、"预后"和"生存",通过数据库 MEDLINE、EMBASE 和 Web of Science 进行非系统的文献综述。本章所包括的证据是基于所有文章作者的一致意见。

术前阶段

术前咨询

　　口头或使用书面材料进行充分的术前咨询,可以减少焦虑和术后并发症,减少平均住院时间[13,14]。事实上,让患者积极参与自己的术后恢复可能对术后康复愈合过程有积极的影响,因为这样更好地遵守了 ERAS 标准[14-17]。社会状况评估、造口管理或新膀胱护理可能是早期出院的关键点。

术前优化

　　如高血压、糖尿病和贫血等合并症应在手术前进行评估和纠正,特别是在新辅助化疗时代。戒烟和减少饮酒有益于提高手术疗效和减少并发症[15,16]。此外,改善术前营养状况也是一个关键。据估计,大约五分之一的泌尿外科患者存在营养不良,他们可以从术前营养补充中获益,从而降低吻合口瘘和感染的风险[17]。在 RC 患者中,营养不良可能是 3 个月死亡率的一个强有力的预测因素(HR 2.91 ;p<0.01)[18]。在结直肠手术中,术前免疫营养与常规营养补充剂相比,可能降低 LOS 和感染性并发症的发生率[19],但关于 RC 的数据很少[20-22]。对 RC 患者进行术前肠内免疫营养有助于减少感染、肠梗阻等主要并发症[23]。最近的研究证据表明,术前进行体育锻炼、营养支持和造口护理宣教可以提高健康相关的生活质量[24]。这些干预措施被认为是对所有接受主要泌尿外科手术患者的 ERAS 方案的扩展,也可成为减轻康复负担的途径。

经口机械性肠道准备

　　有高级别的证据建议,RC 前应避免任何肠道准备[25,26]。在需要进行尿道重建的 RARC 术前 24 小时,仅需避免进食蔬菜和任何富含纤维的营养要素,以减少腹腔内开放回肠时内容物的溢出[12]。

术前禁食

　　术前 6 小时和 2 小时内必须分别禁食固体食物和无渣液体(包括术前碳水化合物负荷[preoperative carbohydrate loading,PCL]),以确保插管安全。然而,延长术前禁食的时间不利于优化术前准备[27]。

术前碳水化合物负荷

　　在麻醉前 2~4 小时给予 PCL 可能减少患者焦虑和术后胰岛素抵抗,并维持体重,同时减少 LOS。对于结直肠手术,PCL 是改善术后临床转归的独立预测

因子[15,28,29]。然而，目前还没有和泌尿外科手术相关的数据。在糖尿病患者中实施 PCL 的效果仍有待需进一步研究。

麻醉前用药

经过仔细评估后，手术前对焦虑的患者可进行药物治疗，例如应用短效镇静药物。术前应用长效镇静药物可导致下地活动和经口进食时间延迟，进而降低对康复指导的依从性。由于存在诱发认知障碍和谵妄的风险，故对老年患者应谨慎应用镇静药[15,30]。

血栓形成的预防

接受 RC 的患者是术后深静脉血栓形成（deep vein thrombosis，DVT）的高危人群；但即使进行充分的预防，术后 30 天内 DVT 发生率仍达 5%。年龄、种族、性别、吸烟、内科合并症、扩大的淋巴结清扫和手术时长是独立的危险因素[31,32]。术前接受基于顺铂的新辅助化疗更增加了术后 DVT 的风险，因此需要进行严密随访[33]。

推荐术前 12 小时注射一次低分子量肝素（low-molecular-weight herparin，LMWH），术后 6 小时即可再次应用 LMWH 而不增加出血风险[34]。因为 VTE 和术后 30 天和术后 2 年死亡率的增加相关，所以推荐高风险患者延长预防性抗凝的时间[35-37]。应用弹力袜可加强预防性药物抗凝的效果，尤其当患者下地活动延迟时更是如此[38]。间歇充气加压可以作为机械性预防的方法用于行高风险肿瘤手术的患者中[39]。

手术阶段

麻醉

充分的证据显示，48~72 小时的胸部硬膜外镇痛（thoracic epidural analgesia，TEA）可以减少并发症和阿片类药物使用率，从而达到更好的镇痛效果，促进开腹结直肠手术患者术后恢复[15,40]。在 RC 中，TEA 比静脉吗啡镇痛效果更好[41,42]。在泌尿外科手术中，腹直肌鞘导管镇痛是 TEA 的一种安全有效的替代方法[43,44]。一项随机临床研究正在对比 36 小时布比卡因 / 芬太尼 TEA 和腹直肌鞘导管镇痛在 RC 等腹部大手术中的效果[45]。

微创入路

RARC 联合体外或体内尿流改道的早期康复流程受到越来越多的重视。从外科的角度看，RARC 和开腹手术的主要并发症相似。然而，一些临床研究显示 RARC 的术中出血量、腹壁相关并发症发生率和 LOS 较低[7,12,46]。这些结果还需要有经验的外科医生在合适的研究中进一步评价。从肿瘤学角度来讲，RARC 似乎和开放手术有相近的疾病复发率、肿瘤特异性生存和总生存期[47]。有趣的是，对复发模式的分析发现，RARC 患者的腹腔内局部复发的风险可能升高。根据 LAFA 研究的结果，接受微创手术且执行 ERAS 方案可以最大限度减少 LOS[48]。在行机器人辅助胰十二指肠切除术的患者中也有相似的证据[49]。

切除部位的引流

一项关于结直肠手术的 meta 分析显示，无论是否放置腹腔或盆腔引流，吻合口瘘和总结局无明显差异。因此，推荐不常规放置切除部位的引流。目前尚没有针对膀胱根治性切除的患者的数据，但由于进行了输尿管回肠吻合和扩大的淋巴结清扫，引流可能有助于诊断尿漏。根据已有的数据，仍应放置引流[15]。

预防性抗感染和备皮

由于肠道受到打扰，所以抗生素需覆盖氧菌和厌氧菌。由于 RC 是"清洁 - 污染"手术，因此推荐围术期应用一次二代或三代头孢菌素[50]。感染病专家需评估当地常见细菌的耐药谱，以确定合适的预防性抗感染方案。预防性抗感染时间的延长可能增加医院获得性艰难梭菌感染风险[51]。

标准麻醉流程

由于缺乏专门研究来调查不同镇痛方案对 RC 的效果，我们推荐按照 ERAS® 协会对胃肠手术的共识声明来处理[13,15,52]。

围手术期液体管理

自从 20 年前学术界引入血流动力学指标（收缩压或脉压差）评价容量反应性并指导麻醉医师制订策略，液体管理得到了持续的发展。起初，随意的液体治疗带来了患者术后明显的体重增加，尽管尚无明确的定义，但人们还是提出了许多严格的管理措施[53]。尽管研究来源不同，但目标导向的液体治疗（Goal-directed fluid therapy，GDFT）这种基于最小的液体输入以维持血流动力学稳定的方法，更可能降低手术和术后并发症发生率，同时减少术后重症监护的需求[54]。液体的缺少和过多可能导致麻痹性肠梗阻，这被认为是术后恢复早期的主要关注点之一。因此，所谓的液体零平衡策略被认为是一种理想的围手术期液体管理方法[55]。

对于 RC，去甲肾上腺素联合严格的液体输入可以改善手术的结局[56,57]。在干预的过程中应用经食管多普勒超声能够优化术中液体管理。近似最大每搏输出量能够降低肠梗阻发生率，这可能是由于更好的优化心输出量，特别是在术中第一个小时[58]。有趣的是，这种策略在结直肠手术的应用当中并没有显示出任何优势[59]。

近来，随着在主要的腹部手术中 GDFT 获益被 ERAS 方案弱化，严格的液体管理也受到强烈的挑战[60,61]。近期的前瞻性研究表明，在接受 RC 的患者中，并没有发现手术并发症发生率的增加与术中经静脉液体输注量的增加存在关联[62]。另外，当腹部大手术采用了严格的液体管理，可能会潜在增加急性肾功能损害的风险[63]。尽管在 Myles 研究中，ERAS 亚群分析在泌尿外科患者群体中已经证实了这些结果[64]，但前瞻性研究仍需要严格地评价针对 RC/ 肾切除术的 ERAS 方案中不同的液体管理策略，以避免目前尚存的争议。

预防术中低体温

已经证实，在结直肠手术中，术中低体温能够增加术后并发症的发生率，因此在大手术中维持稳定的体温显得非常重要[13]。术前开始使用充气式温风机保暖，并在术中积极监测是最有效和便捷的方法，特别是对体弱的患者[65]。

术后期

鼻胃管

在 RC 中，鼻胃管（NGI）可能对患者无益[66-70]。一篇评价 NGI 在腹部大手术中影响的 Cochrane meta 分析指出，NGI 会增加并发症发生率，特别是肺部并发症，因此并无优势。因此，在保证安全的情况下应避免常规延长 NGI 的使用时间[71]。

尿液引流

如果不考虑尿流改道的方式，在 RC 中输尿管回肠吻合术支架（UAS）可能更有助于减少术后上尿路扩张以及代谢性酸中毒的风险[72]。另外，与无支架患者相比，围手术期应用支架的患者的肠道功能恢复明显改善。UAS 可能对术后早期狭窄的风险并没有影响。尚无特定的研究评价适当的 UAS 留置时间。

预防迟发肠梗阻

术后迟发肠梗阻（prolonged postoperative ileus，PPOI）是 RC 患者早期离院的主要障碍和 ERAS 方案的关键特点。据估计，在 RC 术后阶段，超过 50% 的患者会发生 PPOI[58]。PPOI 的定义尚缺乏共识，从术后第四天的临床肠梗阻，到重新放置鼻胃管，其定义不一[73]。PPOI 明确的危险因素包括年龄、男性、术前低蛋白、阿片类药物的使用、既往腹部手术史、较长的手术时间以及失血[74]。对于 RC 来说，与接受传统术后护理的患者相比，ERAS 患者可能有更低的 PPOI 发生率[75,76]。

PPOI 重点在于预防。术中液体管理（内脏器官低灌注 / 电解质和液体超负荷）、微创手术（减少肠道牵拉、创伤和炎症）以及输尿管支架管的使用能够带来更早期的肠道恢复[72,74,77]。在术后阶段，促胃动力药如甲氧氯普胺和地塞米松能够预防恶心和呕吐，但对肠道功能的恢复可能并无作用。红霉素的应用在排气时间以及经口摄入耐受度等方面并没有观察到获益。另一方面，导泻剂的使用可能是有益的。非甾体抗炎药（NSAIDs）或许是阿片类镇痛方案的合适替代选择，但也有人担心其会损害吻合术后的愈合过程。

在同样的趋势下，在较大的开放性手术后，与全身性应用阿片类药物相比，TEA 能够降低 PPOI 的发生率[78]。在胃肠手术后，硫酸镁也能够减少对阿片类药物使用的需求，从而降低 PPOI 的发生率[79]。对于结直肠手术，早期经口营养能够缩短 LOS 并且降低并发症的发生率，但对重新置入鼻胃管的风险并无影响[80]。一篇大规模的 Cochrane 综述证明了嚼口香糖对增强肠道恢复的益处[81]。在 RC 中，也观察到首次排气和肠蠕动时间明显缩短[82,83]。

爱维莫潘（Alvimopan）是一种作用域外周神经系统的 μ- 阿片受体拮抗剂，在预防 PPOI 方面显示出了非常值得关注的效果。μ- 阿片受体在肠道内广泛存在，并且爱维莫潘保留了全身阿片类药物的镇痛作用的同时对中枢神经系统的作用有限。自 2013 年被美国食品和药物管理局（Food and Drug Administration，FDA）批准用于一期肠吻合术以来，一些随机临床试验表明，它可以降低 RC 患者术后持续性肠梗阻和鼻胃管再置入的发生率[84-87]。然而，潜在的心血管事件增加与爱维莫潘有关。最终，成本效益研究分析报告了获益一般但统计学有意义的结论[88]。

术后恶心呕吐的预防

建议采用多模式方法预防术后恶心呕吐（Postoperative nausea and vomiting，PONV）。麻醉气体和阿片类药物的联合使用会促进术后恶心呕吐的发生，女性患者、有过术后恶心呕吐或晕动病病史、不吸烟者和长期阿片类药物使用者的风险更高[9]。围手术期液体优化和 UAS 似乎能降低术后恶心呕吐的发生[58,72]。

术后镇痛

阿片类药物的应用和滥用是一个严重的公共卫生问题，特别是在美国，阿片类药物滥用已导致公共卫生危机[89]。疼痛管理和慎用阿片类药物策略是两个 ERAS 方案的基石[13]。慎用阿片类药物策略的 ERAS 方案可能低 PPOI 和 LOS[90]。

作为慎用阿片类药物策略的一部分，副切口腹壁下导管的应用越来越重要。最近一项包括 2 059 名患者的 meta 分析证明了持续伤口浸润（continuous wound infiltration，CWI）的有效性、可靠性和花费成本效益[91]。更好的恢复指标，更少的阿片类药物用量，降低了低血压的发生率，甚至患者满意度，似乎都提示了支持提倡使用腹膜 CWI。对于术后加速康复，这些结果尤其令人满意[92,93]。

据我们所知，目前还没有针对泌尿外科手术的相关研究，但考虑到与腹部手术的一些明显相似之处，可以预期获益。在腹腔镜 RP 中，对乙酰氨基酚/非甾体抗炎药联合腹部横切面阻滞显示出良好的镇痛效果，并可能实现"零阿片"疼痛控制[94,95]。

早期活动

尽管迄今为止还没有明确的研究表明术后结局改善与早期活动有关，但卧床休息会导致血栓栓塞、肌肉骨骼和肺部并发症[96]。对于 RC 和 RP 的患者，早期活动作为外科术后加速康复方案的一部分，可以降低再入院率[66,75,97,98]。精心组织安排运动计划和多学科方法至关重要[99]。

早期进食

在 ERAS 方案中，避免术后饥饿是改善术后结局的关键步骤。禁食所致的分解代谢状态和胰岛素抵抗导致伤口愈合不良和术后应激反应增强[100]。在泌尿外科手术中，早期进食越来越多地被认可采用。在最近的一系列研究中，使用全肠外营养制剂时，感染并发症发生率更高，LOS 和胃肠功能没有得到改善[101]。

对于早期进食，目前还没有专门针对 RC 患者的研究。在结直肠手术中，伤口感染、腹腔内脓肿或吻合口瘘的发生率在早期肠内营养时没有增加[102,103]。因此，

应尽快恢复 RC 患者术后正常进食，避免长时间禁食。

审查

在医疗保健领域，审查和反馈会导致微小但潜在重要的质量改进，尤其是当对现有方案的基线依从率较低时[104]。ERAS 方案的优点之一是应用了专用审查系统，即 ERAS 交互审查系统（EIAS®-Encare AB，斯德哥尔摩，瑞典），尽管合规性评价在 ERAS 开始时似乎显得严苛[103]。最近发表的一项回顾性研究表明，高度遵守 ERAS 方案（即>70%）提高了结直肠癌手术后 5 年肿瘤相关生存率[104]。

指南真的有用吗？"后指南"时代的临床结果（2014—2018）

在 2013 年针对 RC 的第一版 ERAS 指南发布之前，其他的外科术后加速康复方案已经在泌尿外科患者中应用。然而，在包括 ERAS® 协会指南建议的所有 20 个左右的项目，依从性很低或没有报道依从性，与所谓的完整的 ERAS 方案相差甚远。RC 的具体指南的提出提高了对共识的依从性。

在最近一项关于 ERAS 对 RC 患者康复影响的 meta 分析中[11]，标准化路径的实施明显提高早期出院率，并改善了肠道功能，同时减少了术后并发症。

泌尿外科的 ERAS 指南发表后，在已发表的研究中，对外科术后加速康复项目的依从性逐步提高。Daneshmand 等人随访了使用 17 项 ERAS 项目的患者，住院时间从 8 天减少到 4 天，没有影响并发症或再入院率[105]。为了达到这些显著的结果，研究方案中加入了家庭静脉补液和使用爱维莫潘等具体项目。然而在许多欧洲国家，患者不愿意带着静脉输液等设备出院回家，由于个体文化和医疗体系的差异，这些结果很难重复。

如前所述，由于 ERAS 方案的高度依从性可能与更好的结局相关，因此必须作出重要评述。在最近的一项调查中，68% 的外科医生认为自己是"ERAS 外科医生"，而只有五分之一的人认可所有 11 项外科术后加速康复核心原则[106]。不愿依从 ERAS 的两个主要原因是缺乏令人信服的证据和认为完整的 ERAS 方案不能改善术后恢复。

通过对实施中心的质量和结果进行内部审查，汇集收集的结果来不断地挑战最佳实践内容，ERAS 概念的形成得以不断发展。为了这个目标，考虑到泌尿

外科的专业性,需要多中心、前瞻性、强有力的研究。

泌尿外科特色亮点

RC 的 ERAS 指南是根据结直肠经验制订的,所以仍有一些要点有待解决。尽管有优化和标准化的程序,RC 仍然是一种高发病率的外科手术。事实上,即使在大病例中心进行手术,50%~60% 的患者也会出现一些术后并发症[105]。正如 Danna 等人所指出的,多种因素可能导致高并发症发生率并影响最佳康复[107]。肌层浸润性膀胱癌的患者往往是健康状况较差的老年人。此外,RC 本身是一个复杂而富有挑战性的手术,包括广泛的淋巴结清扫,消化道吻合,以及需要尿流改道的情况下长时间的重建过程。与结肠手术相比,微创技术不是先决条件,因为没有可靠的数据显示在 RC 病例中有显著的益处。此外,在泌尿外科手术中使用腹腔内引流、输尿管支架和经尿道导尿管是有用的——即使外科术后加速康复理念更倾向于避免这些操作。因为在进行基准测试和研究时,引流和导管插入术的依从性通常很低。

迄今为止,RP 仍是局限性前列腺癌的主要治疗方法之一,是全世界范围内进行最广泛的泌尿外科手术之一。现今文献中关于 ERAS 概念对前列腺癌根治术影响的数据极少。Abou Haidar 等人的研究显示无论手术入路如何,住院天数从 3 天减少到 2 天,没有增加并发症发生率或再入院率[108]。机器人辅助前列腺癌根治术(robot-assisted RP, RARP)的发展趋势使此病在全球范围内的平均住院天数显著降低。RARP 通常术后 1 到 3 天出院,但 ERAS 方案能否在减少住院天数方面增加获益仍存在争议[109]。我们认为经典的终点,如住院天数或并发症发生率可能不适合机器人辅助前列腺癌根治术[110]。其他终点,如成本效益、患者满意度、肿瘤相关性生存率等,应在随机临床试验中明确评估由 ERAS 途径产生的积极影响。对于 RC、RARP 的预处理程序是可行的和安全的,可以提高身体和心理健康水平[111]。

对于根治性肾切除术也可以得出类似的结论。一些研究报告说,如果应用 ERAS 原则,开放手术中的住院天数降低率在 40% 到 50% 之间[112,113]。自从 20 世纪 90 年代微创技术推广以来,尽管研究人群(活体供肾者,小或大肾肿块)存在异质性,住院天数、疼痛控制和并发症的发生率已经显著改善[114,115]。因此,对于这种类型手术,ERAS 共识的作用潜力可能会降低。

结论和展望

ERAS 原则允许变革。在许多纳入 RC 的研究中,这种基于现存和已获得证据的多学科方法成功地降低了住院时间,并发症发生率,并有助于肠道功能恢复。考虑围手术期的优化,而不是把所有的精力集中在手术阶段,使得临床结局得到改善。虽然最近泌尿学界对 ERAS 的兴趣与日俱增,但全球上仍缺乏证据和认识。我们坚信,临床路径标准化、沟通、基准化分析以及对新策略和新技术的严格科学评估将有助于改善患者的预后。我们认为,只有作出多学科和多机构的努力,才能实现这一目标。最后,为了制订一个标准化的 ERAS 方案,大多数研究都是评估短期的结局,如发病率、30 天死亡率或住院天数。在未来的研究中,应加以考虑长期结局,如 90 天的发病率,患者的满意度,以及总生存时间或肿瘤相关生存率等。

（纪志刚　译）

参考文献

1. Kehlet H, Dahl JB. Anaesthesia, surgery, and challenges in postoperative recovery. Lancet Lond Engl. 2003;362(9399):1921–8.
2. Bardram L, Funch-Jensen P, Jensen P, Crawford ME, Kehlet H. Recovery after laparoscopic colonic surgery with epidural analgesia, and early oral nutrition and mobilisation. Lancet Lond Engl. 1995;345(8952):763–4.
3. Varadhan KK, Neal KR, Dejong CHC, Fearon KCH, Ljungqvist O, Lobo DN. The enhanced recovery after surgery (ERAS) pathway for patients undergoing major elective open colorectal surgery: a meta-analysis of randomized controlled trials. Clin Nutr Edinb Scotl. 2010;29(4):434–40.
4. Greco M, Capretti G, Beretta L, Gemma M, Pecorelli N, Braga M. Enhanced recovery program in colorectal surgery: a meta-analysis of randomized controlled trials. World J Surg. 2014;38(6):1531–41.
5. Roulin D, Donadini A, Gander S, Griesser A-C, Blanc C, Hübner M, et al. Cost-effectiveness of the implementation of an enhanced recovery protocol for colorectal surgery. Br J Surg. 2013;100(8):1108–14.
6. Novara G, Catto JWF, Wilson T, Annerstedt M, Chan K, Murphy DG, et al. Systematic review and cumulative analysis of perioperative outcomes and complications after robot-assisted radical cystectomy. Eur Urol. 2015;67(3):376–401.
7. Bochner BH, Dalbagni G, Sjoberg DD, Silberstein J, Keren Paz GE, Donat SM, et al. Comparing open radical cystectomy and robot-assisted laparoscopic radical cystectomy: a randomized clinical trial. Eur Urol. 2015;67(6):1042–50.
8. Patel HRH, Cerantola Y, Valerio M, Persson B, Jichlinski P, Ljungqvist O, et al. Enhanced recovery after surgery: are we ready, and can we afford not to implement these path-

ways for patients undergoing radical cystectomy? Eur Urol. 2014;65(2):263–6.

9. Cerantola Y, Valerio M, Persson B, Jichlinski P, Ljungqvist O, Hubner M, et al. Guidelines for perioperative care after radical cystectomy for bladder cancer: Enhanced Recovery After Surgery (ERAS(®)) society recommendations. Clin Nutr Edinb Scotl. 2013;32(6):879–87.

10. History [Internet]. ERAS. [cited 2018 Jul 16]. Available from: http://erassociety.org/about/history/.

11. Tyson MD, Chang SS. Enhanced recovery pathways versus standard care after cystectomy: a meta-analysis of the effect on perioperative outcomes. Eur Urol. 2016;70(6):995–1003.

12. Collins JW, Patel H, Adding C, Annerstedt M, Dasgupta P, Khan SM, et al. Enhanced recovery after robot-assisted radical cystectomy: EAU robotic urology section scientific working group consensus view. Eur Urol. 2016;70(4):649–60.

13. Gustafsson UO, Scott MJ, Schwenk W, Demartines N, Roulin D, Francis N, et al. Guidelines for perioperative care in elective colonic surgery: Enhanced Recovery After Surgery (ERAS®) society recommendations. Clin Nutr Edinb Scotl. 2012;31(6):783–800.

14. Smart NJ, White P, Allison AS, Ockrim JB, Kennedy RH, Francis NK. Deviation and failure of enhanced recovery after surgery following laparoscopic colorectal surgery: early prediction model. Colorectal Dis Off J Assoc Coloproctology G B Irel. 2012;14(10):e727–34.

15. Nygren J, Thacker J, Carli F, Fearon KCH, Norderval S, Lobo DN, et al. Guidelines for perioperative care in elective rectal/pelvic surgery: Enhanced Recovery After Surgery (ERAS®) society recommendations. Clin Nutr Edinb Scotl. 2012;31(6):801–16.

16. Hollenbeck BK, Miller DC, Taub D, Dunn RL, Khuri SF, Henderson WG, et al. Identifying risk factors for potentially avoidable complications following radical cystectomy. J Urol. 2005;174(4 Pt 1):1231–7; discussion 1237.

17. Maloney I, Parker DC, Cookson MS, Patel S. Bladder cancer recovery pathways: a systematic review. Bladder Cancer Amst Neth. 2017;3(4):269–81.

18. Gregg JR, Cookson MS, Phillips S, Salem S, Chang SS, Clark PE, et al. Effect of preoperative nutritional deficiency on mortality after radical cystectomy for bladder cancer. J Urol. 2011;185(1):90–6.

19. Xu J, Sun X, Xin Q, Cheng Y, Zhan Z, Zhang J, et al. Effect of immunonutrition on colorectal cancer patients undergoing surgery: a meta-analysis. Int J Color Dis. 2018;33(3):273–83.

20. Lyon TD, Turner I I RM, McBride D, Wang L, Gingrich JR, Hrebinko RL, et al. Preoperative immunonutrition prior to radical cystectomy: a pilot study. Can J Urol. 2017;24(4):8895–901.

21. Bertrand J, Siegler N, Murez T, Poinas G, Segui B, Ayuso D, et al. Impact of preoperative immunonutrition on morbidity following cystectomy for bladder cancer: a case-control pilot study. World J Urol. 2014;32(1):233–7.

22. Hamilton-Reeves JM, Bechtel MD, Hand LK, Schleper A, Yankee TM, Chalise P, et al. Effects of Immunonutrition for cystectomy on immune response and infection rates: a pilot randomized controlled clinical trial. Eur Urol. 2016;69(3):389–92.

23. Crettenand F, Martel P, Cerantola Y. Meta-analysis of perioperative enteral immunonutrition and morbidity in radical cystectomy. Clin Nutr ESPEN. 2018;25:181.

24. Jensen BT, Lauridsen SV, Jensen JB. Prehabilitation for major abdominal urologic oncology surgery. Curr Opin Urol. 2018;28(3):243–50.

25. Xu R, Zhao X, Zhong Z, Zhang L. No advantage is gained by preoperative bowel preparation in radical cystectomy and ileal conduit: a randomized controlled trial of 86 patients. Int Urol Nephrol. 2010;42(4):947–50.

26. Tabibi A, Simforoosh N, Basiri A, Ezzatnejad M, Abdi H, Farrokhi F. Bowel preparation versus no preparation before ileal urinary diversion. Urology. 2007;70(4):654–8.

27. Smith I, Kranke P, Murat I, Smith A, O'Sullivan G, Søreide E, et al. Perioperative fasting in adults and children: guidelines from the European Society of Anaesthesiology. Eur J Anaesthesiol. 2011;28(8):556–69.

28. Awad S, Varadhan KK, Ljungqvist O, Lobo DN. A meta-analysis of randomised controlled trials on preoperative oral carbohydrate treatment in elective surgery. Clin Nutr Edinb Scotl. 2013;32(1):34–44.

29. Weimann A, Braga M, Carli F, Higashiguchi T, Hübner M, Klek S, et al. ESPEN guideline: clinical nutrition in surgery. Clin Nutr Edinb Scotl. 2017;36(3):623–50.

30. Walker KJ, Smith AF. Premedication for anxiety in adult day surgery. Cochrane Database Syst Rev. 2009;4:CD002192.

31. Novotny V, Hakenberg OW, Wiessner D, Heberling U, Litz RJ, Oehlschlaeger S, et al. Perioperative complications of radical cystectomy in a contemporary series. Eur Urol. 2007;51(2):397–401; discussion 401–2.

32. Alberts BD, Woldu SL, Weinberg AC, Danzig MR, Korets R, Badani KK. Venous thromboembolism after major urologic oncology surgery: a focus on the incidence and timing of thromboembolic events after 27,455 operations. Urology. 2014;84(4):799–806.

33. Zareba P, Patterson L, Pandya R, Margel D, Hotte SJ, Mukherjee SD, et al. Thromboembolic events in patients with urothelial carcinoma undergoing neoadjuvant chemotherapy and radical cystectomy. Urol Oncol. 2014;32(7):975–80.

34. Rasmussen MS, Jørgensen LN, Wille-Jørgensen P. Prolonged thromboprophylaxis with low molecular weight heparin for abdominal or pelvic surgery. Cochrane Database Syst Rev. 2009;1:CD004318.

35. Sandhu R, Pan C-X, Wun T, Harvey D, Zhou H, White RH, et al. The incidence of venous thromboembolism and its effect on survival among patients with primary bladder cancer. Cancer. 2010;116(11):2596–603.

36. Sun AJ, Djaladat H, Schuckman A, Miranda G, Cai J, Daneshmand S. Venous thromboembolism following radical cystectomy: significant predictors, comparison of different anticoagulants and timing of events. J Urol. 2015;193(2):565–9.

37. VanDlac AA, Cowan NG, Chen Y, Anderson RE, Conlin MJ, La Rochelle JC, et al. Timing, incidence and risk factors for venous thromboembolism in patients undergoing radical cystectomy for malignancy: a case for extended duration pharmacological prophylaxis. J Urol. 2014;191(4):943–7.

38. Sachdeva A, Dalton M, Amaragiri SV, Lees T. Elastic compression stockings for prevention of deep vein thrombosis. Cochrane Database Syst Rev. 2010 Jul 7;7:CD001484.

39. Gould MK, Garcia DA, Wren SM, Karanicolas PJ, Arcelus JI, Heit JA, et al. Prevention of VTE in nonorthopedic surgical patients: Antithrombotic Therapy and Prevention of Thrombosis, 9th ed: American College of Chest Physicians Evidence-Based Clinical Practice Guidelines. Chest. 2012;141(2 Suppl):e227S–77S.

40. Carli F, Kehlet H, Baldini G, Steel A, McRae K, Slinger P, et al. Evidence basis for regional anesthesia in multidisciplinary fast-track surgical care pathways. Reg Anesth Pain Med. 2011;36(1):63–72.

41. Toren P, Ladak S, Ma C, McCluskey S, Fleshner N. Comparison of epidural and intravenous patient controlled analgesia in patients undergoing radical cystectomy. Can J Urol. 2009;16(4):4716–20.

42. Maffezzini M, Campodonico F, Capponi G, Manuputty E, Gerbi G. Fast-track surgery and technical nuances to reduce complications after radical cystectomy and intestinal urinary diversion with the modified Indiana pouch. Surg Oncol. 2012;21(3):191–5.

43. Wilkinson KM, Krige A, Brearley SG, Lane S, Scott M, Gordon AC, et al. Thoracic epidural analgesia versus rectus sheath catheters for open midline incisions in major abdominal surgery within an enhanced recovery programme (TERSC): study protocol for a randomised controlled trial. Trials [Internet]. 2014 Oct 21 [cited 2018 Jul 22];15. Available from: https://www.ncbi.nlm.nih.gov/pmc/articles/PMC4223757/.

44. Dutton TJ, McGrath JS, Daugherty MO. Use of rectus sheath catheters for pain relief in patients undergoing major pelvic urological surgery. BJU Int. 2014;113(2):246–53.

45. Peri-operative Rectus Sheath Block Versus TEA Abdominal Surgeries. [cited 2018 Jul 22] Available from https://clinicaltrials.gov/ct2/show/NCT03460561.

46. Tan WS, Khetrapal P, Tan WP, Rodney S, Chau M, Kelly JD. Robotic assisted radical cystectomy with extracorporeal urinary diversion does not show a benefit over open radical cystectomy: a systematic review and meta-analysis of randomised controlled trials. PLoS One [Internet]. 2016 Nov 7 [cited 2018 Jul 22];11(11):e0166221. Available from: https://www.ncbi.nlm.nih.gov/pmc/articles/PMC5098822/.

47. Bochner BH, Dalbagni G, Marzouk KH, Sjoberg DD, Lee J, Donat SM, et al. Randomized trial comparing open radical cystectomy and robot-assisted laparoscopic radical cystectomy: oncologic outcomes. Eur Urol. 2018;74:465.

48. Vlug MS, Wind J, Hollmann MW, Ubbink DT, Cense HA, Engel AF, et al. Laparoscopy in combination with fast track multimodal management is the best perioperative strategy in patients undergoing colonic surgery: a randomized clinical trial (LAFA-study). Ann Surg. 2011;254(6):868–75.

49. Kowalsky SJ, Zenati MS, Steve J, Esper SA, Lee KK, Hogg ME, et al. A combination of robotic approach and ERAS pathway optimizes outcomes and cost for Pancreatoduodenectomy. Ann Surg. 2019;269(6):1138–45.

50. Grabe M, Bartoletti R, Bjerklund Johansen TE, Cai T, Cek M, Koves B, et al. Guidelines on urological infections. European Association of Urology 2015. https://uroweb.org/wp-content/uploads/19-Urological-infections_LR2.pdf.

51. Calvert JK, Holt SK, Mossanen M, James AC, Wright JL, Porter MP, et al. Use and outcomes of extended antibiotic prophylaxis in urological cancer surgery. J Urol. 2014;192(2):425–9.

52. Feldheiser A, Aziz O, Baldini G, Cox BPBW, Fearon KCH, Feldman LS, et al. Enhanced Recovery After Surgery (ERAS) for gastrointestinal surgery, part 2: consensus statement for anaesthesia practice. Acta Anaesthesiol Scand. 2016;60(3):289–334.

53. Brandstrup B, Tønnesen H, Beier-Holgersen R, Hjortsø E, Ørding H, Lindorff-Larsen K, et al. Effects of intravenous fluid restriction on postoperative complications: comparison of two perioperative fluid regimens: a randomized assessor-blinded multicenter trial. Ann Surg. 2003;238(5):641–8.

54. Benes J, Giglio M, Brienza N, Michard F. The effects of goal-directed fluid therapy based on dynamic parameters on post-surgical outcome: a meta-analysis of randomized controlled trials. Crit Care Lond Engl. 2014;18(5):584.

55. Giglio MT, Marucci M, Testini M, Brienza N. Goal-directed haemodynamic therapy and gastrointestinal complications in major surgery: a meta-analysis of randomized controlled trials. Br J Anaesth. 2009;103(5):637–46.

56. Wuethrich PY, Burkhard FC, Thalmann GN, Stueber F, Studer UE. Restrictive deferred hydration combined with preemptive norepinephrine infusion during radical cystectomy reduces postoperative complications and hospitalization time: a randomized clinical trial. Anesthesiology. 2014;120(2):365–77.

57. Wuethrich PY, Burkhard FC. Improved perioperative outcome with norepinephrine and a restrictive fluid administration during open radical cystectomy and urinary diversion. Urol Oncol. 2015;33(2):66.e21–4.

58. Pillai P, McEleavy I, Gaughan M, Snowden C, Nesbitt I, Durkan G, et al. A double-blind randomized controlled clinical trial to assess the effect of Doppler optimized intraoperative fluid management on outcome following radical cystectomy. J Urol. 2011;186(6):2201–6.

59. Brandstrup B, Svendsen PE, Rasmussen M, Belhage B, Rodt SÅ, Hansen B, et al. Which goal for fluid therapy during colorectal surgery is followed by the best outcome: near-maximal stroke volume or zero fluid balance? Br J Anaesth. 2012;109(2):191–9.

60. Rollins KE, Lobo DN. Intraoperative goal-directed fluid therapy in elective major abdominal surgery: a meta-analysis of randomized controlled trials. Ann Surg. 2016;263(3):465–76.

61. Xu C, Peng J, Liu S, Huang Y, Guo X, Xiao H, et al. Goal-directed

fluid therapy versus conventional fluid therapy in colorectal surgery: a meta analysis of randomized controlled trials. Int J Surg Lond Engl. 2018;56:264–73.

62. Bazargani ST, Ghodoussipour S, Tse B, Miranda G, Cai J, Schuckman A, et al. The association between intraoperative fluid intake and postoperative complications in patients undergoing radical cystectomy with an enhanced recovery protocol. World J Urol. 2018;36(3):401–7.

63. Hübner M, Schäfer M, Demartines N, Müller S, Maurer K, Baulig W, et al. Impact of restrictive intravenous fluid replacement and combined epidural analgesia on perioperative volume balance and renal function within a Fast Track program. J Surg Res. 2012;173(1):68–74.

64. Myles PS, Bellomo R, Corcoran T, Forbes A, Peyton P, Story D, et al. Restrictive versus liberal fluid therapy for major abdominal surgery. N Engl J Med. 2018;378(24):2263–74.

65. Moola S, Lockwood C. Effectiveness of strategies for the management and/or prevention of hypothermia within the adult perioperative environment. Int J Evid Based Healthc. 2011;9(4):337–45.

66. Dutton TJ, Daugherty MO, Mason RG, McGrath JS. Implementation of the Exeter enhanced recovery programme for patients undergoing radical cystectomy. BJU Int. 2014;113(5):719–25.

67. Pruthi RS, Chun J, Richman M. Reducing time to oral diet and hospital discharge in patients undergoing radical cystectomy using a perioperative care plan. Urology. 2003;62(4):661–5; discussion 665–6.

68. Park HK, Kwak C, Byun S-S, Lee E, Lee SE. Early removal of nasogastric tube after cystectomy with urinary diversion: does postoperative ileus risk increase? Urology. 2005;65(5):905–8.

69. Donat SM, Slaton JW, Pisters LL, Swanson DA. Early nasogastric tube removal combined with metoclopramide after radical cystectomy and urinary diversion. J Urol. 1999;162(5):1599–602.

70. Adamakis I, Tyritzis SI, Koutalellis G, Tokas T, Stravodimos KG, Mitropoulos D, et al. Early removal of nasogastric tube is beneficial for patients undergoing radical cystectomy with urinary diversion. Int Braz J Urol Off J Braz Soc Urol. 2011;37(1):42–8.

71. Nelson R, Edwards S, Tse B. Prophylactic nasogastric decompression after abdominal surgery. Cochrane Database Syst Rev. 2007;3:CD004929.

72. Mattei A, Birkhaeuser FD, Baermann C, Warncke SH, Studer UE. To stent or not to stent perioperatively the ureteroileal anastomosis of ileal orthotopic bladder substitutes and ileal conduits? Results of a prospective randomized trial. J Urol. 2008;179(2):582–6.

73. Vather R, Trivedi S, Bissett I. Defining postoperative ileus: results of a systematic review and global survey. J Gastrointest Surg Off J Soc Surg Aliment Tract. 2013;17(5):962–72.

74. Bragg D, El-Sharkawy AM, Psaltis E, Maxwell-Armstrong CA, Lobo DN. Postoperative ileus: recent developments in pathophysiology and management. Clin Nutr Edinb Scotl. 2015;34(3):367–76.

75. Persson B, Carringer M, Andrén O, Andersson S-O, Carlsson J, Ljungqvist O. Initial experiences with the enhanced recovery after surgery (ERAS) protocol in open radical cystectomy. Scand J Urol. 2015;49(4):302–7.

76. Bazargani ST, Djaladat H, Ahmadi H, Miranda G, Cai J, Schuckman AK, et al. Gastrointestinal complications following radical cystectomy using enhanced recovery protocol. Eur Urol Focus. 2017;4(6):889–94.

77. Traut U, Brügger L, Kunz R, Pauli-Magnus C, Haug K, Bucher HC, et al. Systemic prokinetic pharmacologic treatment for postoperative adynamic ileus following abdominal surgery in adults. Cochrane Database Syst Rev. 2008;1:CD004930.

78. Jørgensen H, Wetterslev J, Møiniche S, Dahl JB. Epidural local anaesthetics versus opioid-based analgesic regimens on postoperative gastrointestinal paralysis, PONV and pain after abdominal surgery. Cochrane Database Syst Rev. 2000;4:CD001893.

79. Shariat Moharari R, Motalebi M, Najafi A, Zamani MM, Imani F, Etezadi F, et al. Magnesium can decrease postoperative physiological ileus and postoperative pain in major non laparoscopic gas-

trointestinal surgeries: a randomized controlled trial. Anesthesiol Pain Med. 2014;4(1):e12750.

80. Zhuang C-L, Ye X-Z, Zhang C-J, Dong Q-T, Chen B-C, Yu Z. Early versus traditional postoperative oral feeding in patients undergoing elective colorectal surgery: a meta-analysis of randomized clinical trials. Dig Surg. 2013;30(3):225–32.

81. Short V, Herbert G, Perry R, Atkinson C, Ness AR, Penfold C, et al. Chewing gum for postoperative recovery of gastrointestinal function. Cochrane Database Syst Rev. 2015;2:CD006506.

82. Kouba EJ, Wallen EM, Pruthi RS. Gum chewing stimulates bowel motility in patients undergoing radical cystectomy with urinary diversion. Urology. 2007;70(6):1053–6.

83. Choi H, Kang SH, Yoon DK, Kang SG, Ko HY, Moon DG, et al. Chewing gum has a stimulatory effect on bowel motility in patients after open or robotic radical cystectomy for bladder cancer: a prospective randomized comparative study. Urology. 2011;77(4):884–90.

84. Hamilton Z, Parker W, Griffin J, Isaacson T, Mirza M, Wyre H, et al. Alvimopan in an enhanced recovery program following radical cystectomy. Bladder Cancer Amst Neth. 2015;1(2):137–42.

85. Altobelli E, Buscarini M, Gill HS, Skinner EC. Readmission rate and causes at 90-day after radical cystectomy in patients on early recovery after surgery protocol. Bladder Cancer Amst Neth. 2017;3(1):51–6.

86. Sultan S, Coles B, Dahm P. Alvimopan for recovery of bowel function after radical cystectomy. Cochrane Database Syst Rev. 2017;5:CD012111.

87. Cui Y, Chen H, Qi L, Zu X, Li Y. Effect of alvimopan on accelerates gastrointestinal recovery after radical cystectomy: a systematic review and meta-analysis. Int J Surg Lond Engl. 2016;25:1–6.

88. Hilton WM, Lotan Y, Parekh DJ, Basler JW, Svatek RS. Alvimopan for prevention of postoperative paralytic ileus in radical cystectomy patients: a cost-effectiveness analysis. BJU Int. 2013;111(7):1054–60.

89. Soelberg CD, Brown RE, Du Vivier D, Meyer JE, Ramachandran BK. The US opioid crisis: current federal and state legal issues. Anesth Analg. 2017;125(5):1675–81.

90. Xu W, Daneshmand S, Bazargani ST, Cai J, Miranda G, Schuckman AK, et al. Postoperative pain management after radical cystectomy: comparing traditional versus enhanced recovery protocol pathway. J Urol. 2015;194(5):1209–13.

91. Mungroop TH, Bond MJ, Lirk P, Busch OR, Hollmann MW, Veelo DP, et al. Preperitoneal or subcutaneous wound catheters as alternative for epidural analgesia in abdominal surgery: a systematic review and meta-analysis. Ann Surg. 2018;269(2):252–60.

92. Bertoglio S, Fabiani F, Negri PD, Corcione A, Merlo DF, Cafiero F, et al. The postoperative analgesic efficacy of preperitoneal continuous wound infusion compared to epidural continuous infusion with local anesthetics after colorectal cancer surgery: a randomized controlled multicenter study. Anesth Analg. 2012;115(6):1442–50.

93. Jouve P, Bazin J-E, Petit A, Minville V, Gerard A, Buc E, et al. Epidural versus continuous preperitoneal analgesia during fast-track open colorectal surgery: a randomized controlled trial. Anesthesiology. 2013;118(3):622–30.

94. Hong J-Y, Yang SC, Yi J, Kil HK. Epidural ropivacaine and sufentanil and the perioperative stress response after a radical retropubic prostatectomy. Acta Anaesthesiol Scand. 2011;55(3):282–9.

95. Dudderidge TJ, Doyle P, Mayer EK, Taylor J, Agrawal S, Stolzenburg JU, et al. Evolution of care pathway for laparoscopic radical prostatectomy. J Endourol. 2012;26(6):660–5.

96. Harper CM, Lyles YM. Physiology and complications of bed rest. J Am Geriatr Soc. 1988;36(11):1047–54.

97. Pang KH, Groves R, Venugopal S, Noon AP, Catto JWF. Prospective implementation of enhanced recovery after surgery protocols to radical cystectomy. Eur Urol. 2017;73(3):363–71.

98. Gralla O, Haas F, Knoll N, Hadzidiakos D, Tullmann M, Romer

A, et al. Fast-track surgery in laparoscopic radical prostatectomy: basic principles. World J Urol. 2007;25(2):185–91.

99. Gatt M, Anderson ADG, Reddy BS, Hayward-Sampson P, Tring IC, MacFie J. Randomized clinical trial of multimodal optimization of surgical care in patients undergoing major colonic resection. Br J Surg. 2005;92(11):1354–62.

100. Schroeder D, Gillanders L, Mahr K, Hill GL. Effects of immediate postoperative enteral nutrition on body composition, muscle function, and wound healing. JPEN J Parenter Enteral Nutr. 1991;15(4):376–83.

101. Roth B, Birkhäuser FD, Zehnder P, Thalmann GN, Huwyler M, Burkhard FC, et al. Parenteral nutrition does not improve postoperative recovery from radical cystectomy: results of a prospective randomised trial. Eur Urol. 2013;63(3):475–82.

102. Basse L, Hjort Jakobsen D, Billesbølle P, Werner M, Kehlet H. A clinical pathway to accelerate recovery after colonic resection. Ann Surg. 2000;232(1):51–7.

103. Andersen HK, Lewis SJ, Thomas S. Early enteral nutrition within 24h of colorectal surgery versus later commencement of feeding for postoperative complications. Cochrane Database Syst Rev. 2006;4:CD004080.

104. Ivers N, Jamtvedt G, Flottorp S, Young JM, Odgaard-Jensen J, French SD, et al. Audit and feedback: effects on professional practice and healthcare outcomes. Cochrane Database Syst Rev. 2012;6:CD000259.

105. Daneshmand S, Ahmadi H, Schuckman AK, Mitra AP, Cai J, Miranda G, et al. Enhanced recovery protocol after radical cystectomy for bladder cancer. J Urol. 2014;192(1):50–5.

106. Baack Kukreja JE, Messing EM, Shah JB. Are we doing "better"? The discrepancy between perception and practice of enhanced recovery after cystectomy principles among urologic oncologists. Urol Oncol. 2016;34(3):120.e17–21.

107. Danna BJ, Wood EL, Baack Kukreja JE, Shah JB. The future of enhanced recovery for radical cystectomy: current evidence, barriers to adoption, and the next steps. Urology. 2016;96:62–8.

108. Abou-Haidar H, Abourbih S, Braganza D, Qaoud TA, Lee L, Carli F, et al. Enhanced recovery pathway for radical prostatectomy: implementation and evaluation in a universal healthcare system. Can Urol Assoc J J Assoc Urol Can. 2014;8(11–12):418–23.

109. Yaxley JW, Coughlin GD, Chambers SK, Occhipinti S, Samaratunga H, Zajdlewicz L, et al. Robot-assisted laparoscopic prostatectomy versus open radical retropubic prostatectomy: early outcomes from a randomised controlled phase 3 study. Lancet Lond Engl. 2016;388(10049):1057–66.

110. Narita S, Tsuchiya N, Kumazawa T, Maita S, Numakura K, Obara T, et al. Comparison of surgical stress in patients undergoing open versus laparoscopic radical prostatectomy by measuring perioperative serum cytokine levels. J Laparoendosc Adv Surg Tech A. 2013;23(1):33–7.

111. Santa Mina D, Hilton WJ, Matthew AG, Awasthi R, Bousquet-Dion G, Alibhai SMH, et al. Prehabilitation for radical prostatectomy: a multicentre randomized controlled trial. Surg Oncol. 2018;27(2):289–98.

112. Firoozfard B, Christensen T, Kristensen JK, Mogensen S, Kehlet H. Fast-track open transperitoneal nephrectomy. Scand J Urol Nephrol. 2003;37(4):305–8.

113. Tarin T, Feifer A, Kimm S, Chen L, Sjoberg D, Coleman J, et al. Impact of a common clinical pathway on length of hospital stay in patients undergoing open and minimally invasive kidney surgery. J Urol. 2014;191(5):1225–30.

114. Wolf JS, Merion RM, Leichtman AB, Campbell DA, Magee JC, Punch JD, et al. Randomized controlled trial of hand-assisted laparoscopic versus open surgical live donor nephrectomy. Transplantation. 2001;72(2):284–90.

115. Burgess NA, Koo BC, Calvert RC, Hindmarsh A, Donaldson PJ, Rhodes M. Randomized trial of laparoscopic v open nephrectomy. J Endourol. 2007;21(6):610–3.

45

第 45 章
乳房重建术后的加速康复

Claire Temple-Oberle , Carmen Webb

什么是乳房重建?

乳房重建包括一系列的操作,可在乳房切除术的同时(即刻)进行,或在肿瘤治疗结束后的某个时间(延迟)进行。乳房重建可使用植入物(异体重建)、患者自身组织——"皮瓣"(自体重建),或二者结合使用。乳房重建很少是单次手术,随着时间的推移通常需要多次计划内或计划外的手术操作[1]。

为什么选择重建?

每个女性的决定都是基于个人健康或处境等个体化因素。妇女接受乳房重建手术的原因各不相同,包括使衣服更合身、避免不舒服或不方便的假体、心理上感觉"完整"或"正常",以及避免时刻提醒自己患有乳腺癌[2]。有些女性自述(乳房重建)恢复了自我形象、女性气质[3],还有的认为(乳房重建)提高了生活质量[4]。

乳房重建是一种选择性非必要手术,并不是所有的女性都对重建感兴趣。一些患者具有一些无法即刻

重建的癌症因素,如预计乳房切除术后需要放疗。有些女性,如合并多种并发者,甚至延迟重建也无法实施[5]。患者可以提前了解重建的美观和功能结果,可能会觉得这样的结果和手术并发症风险不匹配。风险可能从轻微到严重不等,但发生的概率相对较高[6]。

当考虑重建时,必须记住肿瘤的治疗是第一位的,包括手术切除以及所需的任何新辅助或辅助治疗。在早期乳腺癌患者中,由于后续治疗的可能性不大,通常可以进行一期重建[7]。然而在晚期的情况下,最好在患者完成肿瘤治疗后再择期重建以避免重建相关的风险。通常最佳的重建时机需要多学科讨论来确定。

乳房重建有哪些可选方式?

异体乳房重建通常需要一期在胸肌组织下方放置临时扩张器[8]。通过数周至数月的逐步扩张,适当拉伸软组织后,再将扩张器取出,并用永久性植入物代替。在后续的手术中,最常用的方法是通过隆乳、缩减或提拉对侧乳房以保持双乳对称[9]。此外,即刻乳房重建的一期直接假体植入也是异体重建的另一种选择(图 45.1)[10]。在这种情况下,通常脱细胞真

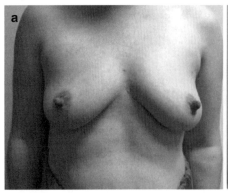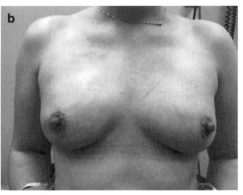

图 45.1　该患者具有乳腺癌遗传易感性。(a)双侧保留乳头全乳切除术 + 一期脱细胞真皮假体植入术的术前照片;(b)术后效果(见文末彩插)

皮基质可有效延长胸大肌以代替组织扩张过程[11]。在选用一期假体植入时必须权衡相关并发症增加的风险[12]。最近更新的一种技术可以在大块脱细胞真皮基质下进行胸肌前假体植入[13]。对组织灌注的正确评估有利于直接假体植入技术的实现,并且有利于最大限度地减少坏死并发症[14,15]。

　　自体乳房再造从该女性身体其他部位切取、移植组织,并以此塑造出新的乳房。常见的自体重建选择腹壁皮瓣,该皮瓣血供来源于腹壁下深动脉(deep inferior epigastric artery,DIEA)的循环。这类皮瓣的常见类型包括横行腹直肌(transverse abdominis myocutaneous,TRAM)皮瓣和腹壁下动脉穿支(deep inferior epigastric artery perforator,DIEP)皮瓣(图45.2和图45.3)。TRAM皮瓣需要切除整个腹直肌,以保证其浅层下腹皮瓣的血流灌注。而DIEP皮瓣则需切开并保留腹直肌,找出主要血管蒂连续血管系统中的小穿支。这两种方法都破坏了腹壁筋膜,因此除了乳房手术并发症外,还有发生腹肌及筋膜切开术后导

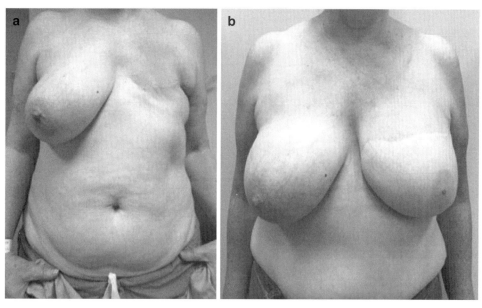

图45.2　该患者既往曾行左侧改良乳腺癌根治术。(a)延迟腹壁下动脉穿支(DIEP)皮瓣重建的术前照片;(b)术后结果(见文末彩插)

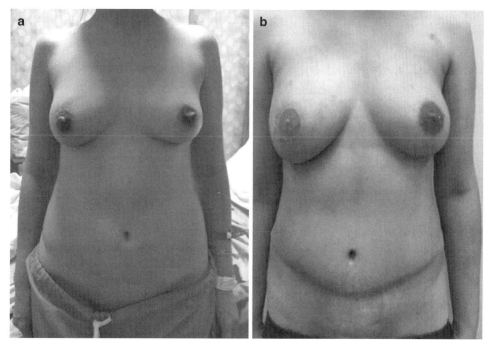

图45.3　(a)该患者计划进行右侧保留皮肤的全乳切除术和即刻腹壁下动脉穿支(DIEP)皮瓣乳房重建术;(b)右乳头重建和乳晕文身后的效果(见文末彩插)

致的其他风险,如腹壁薄弱、膨出、或直疝[16]。此外,这些皮瓣的移植通常需要使用显微血管技术,这增加了手术时长[17]和液体输注过量的风险。过度积极的液体复苏是腹部皮瓣重建术后皮瓣移植失败和其他并发症的已知危险因素[18]。

　　背阔肌(latissimus dorsi,LD)肌皮瓣是另一种常见的重建选择(图45.4)。LD皮瓣的手术时长比采用腹部皮瓣短,因为在将背部组织转移到乳房的过程中血液循环保持附着(有蒂)。该瓣通常与植入物联合使用以增加体积;因此,这种联合方式会带来与植入

物相关的风险(感染、裂开、皮肤坏死、包膜挛缩、植入物破裂)以及背阔肌皮瓣相关的不良后果(血清肿、局部皮瓣坏死、肩部无力)[19]。还有一种新的技术是通过脂肪填充胸大肌或背阔肌[20]来替代假体。其他可供选择的微血管皮瓣使用较少,包括基于浅表血管系统的腹部组织(superficial inferior epigastric artery flap,SIEA,腹壁下浅动脉皮瓣)、大腿上部内侧组织(transverse upper gracilis flap,TUG,上股薄肌横皮瓣)和臀部组织(superior gluteal artery perforator flap,SGAP,臀上动脉穿支皮瓣),此处仅列举此几类。

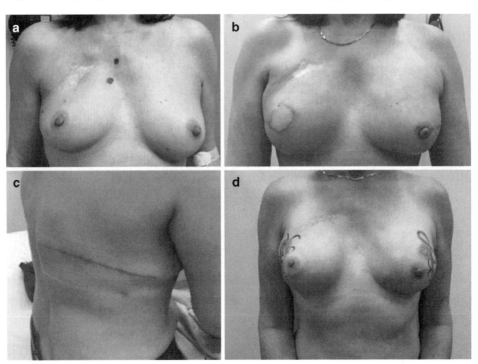

图45.4　该患者在进行了肿物切除和放疗后右乳腺癌复发。(a)右侧保留皮肤的全乳切除术+左侧保留乳头预防性全乳切除术的术前照片;(b)右侧一期背阔肌(LD)皮瓣+假体植入重建、左侧一期脱细胞真皮基质+假体植入后的早期效果;(c)右背部供体部位的瘢痕;(d)从左至右乳头共享移植、右乳晕文身和瘢痕修饰文身后的最终效果(见文末彩插)

为什么接受乳房重建的女性需要术后加速康复?

康复过程中的意外事件无法预料

　　接受乳房再造的女性,她们并没有为康复过程中意料之外的挑战做好充足的准备[21]。恢复过程中无法预料的张力导致患者对乳房重建结果的满意度降低[22]。通过矫正后的BRECON-31(乳房重建满意度调查表)报告显示,当患者采用传统的恢复途径时,各种乳房重建方案的恢复评分都较低[23]。

现在更多女性接受乳房手术

　　患有单侧乳腺癌的女性越来越多地选择双侧乳房切除术,原因是担心对侧发生乳腺癌并希望术后对称性更好[24]。然而双侧重建使手术创伤和应激反应加倍,并增加了手术时间[25]。而双侧显微血管乳房重建的手术时间延长,增加了静脉血栓栓塞的风险[26]。

　　患者进行两次胸部外科手术造成创伤翻倍,这使得医疗机构缩短住院时间的压力越来越大。三十年前,加拿大艾伯塔接受乳腺癌手术治疗的女性平均住院15天[27]。到2000年,住院时间减少到2.9天,且并没有增加并发症或再入院率,患者满意度维持不变。到2013年,在有或没有一期异体重建的情

况下,艾伯塔三级医院进行全乳切除术的平均住院时间为 2.1 天[28]。在美国,选择异体植入的患者会同时进行双侧全乳切除、淋巴结手术以及双侧乳房重建并计划在同一天出院[29]。即使考虑到相关并发症,该住院时长也已被证明是安全的。为了缩短住院时间,医生需要对患者进行这种仔细而全面的围手术期管理——术后加速康复,旨在确保有效地管理她们的疼痛、恶心和呕吐,以便患者康复期生活质量达到可在家进行恢复的水平。现在,美国和国际的趋势是将全乳切除术和植入性乳房重建术患者的标准护理转移到门诊,同时确保不会对并发症或再入院率产生负面影响,并保持患者满意度[30-35]。

对于采用腹部皮瓣的患者,其过程涉及腹部和乳房等手术部位,需要全天手术,具有较高的疼痛、深静脉血栓形成(deep vein thrombosis,DVT)和肺栓塞(pulmonary embolism,PE)风险。这类大手术如同其他腹部大手术一样可从 ERAS 中受益[36]。一个多伦多团队贯彻 ERAS 方案,成功地使他们非显微血管腹部皮瓣重建的患者仅留院观察一夜[37]。

该患者人群的术后恶心和呕吐风险很高

乳房重建患者都是女性,通常是非吸烟者,且曾行乳房手术,因此术后恶心和呕吐的风险很高[38]。

乳房重建需多次系列手术,导致需多次康复期

乳房重建很少能仅一次手术完成。放置扩张器需要进行二次手术来用假体替代扩张期。由于术后不对称或患者对大小偏好的变化,使用脱细胞真皮基质的一期假体植入通常需要术后再次进行调整。腹部皮瓣手术偶尔会因血管吻合口凝血而需要急诊返修,而在非紧急情况下,通常需要进行再次手术以修复腹部瘢痕以及调整乳房隆起的程度。对于单侧重建的患者,通常需要进行额外的手术以使对侧的健康乳房与重建侧对称。随着时间的推移,重建侧乳房和健康侧乳房所受的年龄影响可能会有所不同而再次发展为双侧不对称,这可能需要进一步的手术调整。最后,植入物可能会随时间的推移而老化并需要更换。这些额外的手术都可能会很痛苦且引起恶心等术后反应,并且每一次手术都有其后的康复期。在乳房重建患者中,使每次康复最优是一个重要目标。

《ERAS© 指南》中有哪些针对乳房重建的推荐?

来自加拿大、美国、巴西、比利时和瑞典的专家共同制订了 ERAS® 乳房重建指南[39]。该指南制订了18 条建议,其中许多与其他手术指南相似[40]。对于这类患者,该指南制订了一些针对乳房的推荐,如下所示,这些建议、支持建议的证据级别和建议等级均见表 45.1(关于乳房重建的一般 ERAS 原则,另请参见图 45.5)。

表 45.1　ERAS®Society 为加快术后康复对于乳房重建围手术期护理的建议

项目	推荐	证据级别	推荐等级
1. 术前信息、宣教、咨询	患者需要进行详细的术前咨询	中	强
2. 术前优化	对于每日吸烟的患者,术前一个月戒烟为佳	中(吸烟者)	强
	对于肥胖患者,术前减重至 BMI ≤ 30kg/m² 为佳	高(肥胖者)	
	对于酗酒患者,术前一个月戒酒为佳	低(酗酒者)	
	对于适当人群应予以相应的术前行为改善建议		
3. 穿支皮瓣设计	如需术前设计穿支皮瓣,建议行 CTA	中	强
4. 围术期禁食	围术期禁食应最小化,患者术前 2 小时前可允许饮用纯净水	中	强
5. 术前碳水负荷	术前 2 小时应给予患者以麦芽糊精为基础的饮料	低	强
6. 预防静脉血栓形成	应该评估患者的静脉血栓形成风险。除非有禁忌证或有出血风险,否则高危患者应接受低分子量肝素或普通肝素,直至术后下地或出院。也可以使用物理预防方法	中	强
7. 预防性抗生素使用	术前予以氯己定进行术区皮肤准备,并在切开后 1 小时内静脉注射能覆盖表皮常见微生物的抗生素	中	强
8. 术后恶心、呕吐的预防	女性应在术前和术中用药以减轻术后恶心·呕吐	中	强

续表

项目	推荐	证据级别	推荐等级
9. 术前和术中镇痛	女性应予以多模式镇痛以减轻疼痛	中	强
10. 标准麻醉流程	推荐静脉全身麻醉(TIVA)	中	强
11. 预防术中低体温	采取术前和术中措施,例如风热系统预防低体温,监测体温并保持在 36℃以上	中	强
12. 围术期静脉输液量的管理	循环量过负荷或不足均应避免,应保持水电解质平衡。目标导向疗法是实现该目标的有效方法。建议使用平衡晶体溶液替代生理盐水。建议使用血管收缩药物以支持液体管理,并且避免对游离瓣产生不良影响	中	强
13. 术后镇痛	术后应使用多模式疼痛处理方案以减少阿片类药物的使用	高	强
14. 早期进食	应鼓励患者在术后 24 小时内尽快经口进食、进水	中	强
15. 术后皮瓣监测	术后 72 小时内应加强皮瓣监测。临床评估足以进行监测,建议在埋入皮瓣的情况下使用植入式多普勒仪	中	强
16. 术后伤口管理	对于切口闭合建议使用常规缝合线	高(缝合)	强
	皮肤坏死后的复杂伤口可通过清创术和伤口负压吸引等方式治疗	中(NPWT)	
17. 早期活动	患者应在术后 24 小时内开始活动	中	强
18. 出院后家庭支持及理疗	出院后进行早期理疗、有指导的运动以及其他支持治疗措施	中	强

经 Temple-Oberle 等人[39]许可转载。

BMI:body mass index,体重指数;CTA:computed tomographic angiography,计算机体层摄影血管造影;TIVA:total intravenous anesthesia,全静脉麻醉;NPWT:negative-pressure wound therapy,负压吸引伤口治疗。

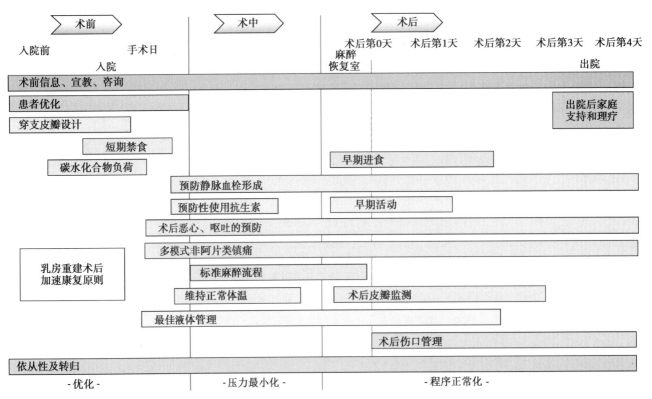

图 45.5　乳房重建术后加速康复的基本原则

术前准备

对于此类患者,入院前提供详细的信息、宣教和咨询至关重要。除了标准的 ERAS 咨询外,还需要进行有关乳房重建选择的详细咨询。有关乳房重建的类型、时机、效果和恢复等特定信息的了解程度会影响患者对其重建结果的满意度[21]。适当的术前信息和共同的决策过程可以使各种重建方案的满意度最大化[9]。肥胖、吸烟和控制不佳的糖尿病都是乳房重建后并发症的独立危险因素,因此提前进行相关准备也很重要[41]。但是考虑到癌症手术的时效性,可能无法做到完全优化。

术前

缩短乳房重建患者术前的空腹时间并确保术前碳水化合物供给与其他加速康复(enhanced recovery after surgery,ERAS)的原则一致,但静脉血栓栓塞(venous thromboembolism,VTE)的预防值得注意。应使用整形外科 Caprini 评分对患者进行有效评估[42]。即使是一个看似低风险的患者——一名 45 岁拟行乳房切除、前哨淋巴结活检及即刻假体植入乳房重建手术的早期乳腺癌女性——也可得到较高的 Caprini 评分。因此这个患者需要机械和药物 VTE 预防治疗。延长静脉血栓栓塞药物预防治疗的疗效尚不清楚[43]。

为控制手术部位感染,应在切皮肤一小时内和术后 24 小时内静脉应用抗生素。延长抗生素使用时间的效果尚不确定[44]。备皮溶液应含有氯己定以避免假体乳房植入物周围感染[45]。由于乳房切除术后血清肿较常见,普遍使用引流管进行预防[46]。血清肿具有很高的手术部位感染风险,尤其不利于细胞真皮基质的血运重建[47]。由于这些患者具有多种术后恶心呕吐的危险因素,包括女性性别、非吸烟史(一般是选择性的)和乳房手术史,预防术后恶心和呕吐就更加关键[48]。

术中

多模式镇痛是尽量减少阿片类药物的必要手段。保持正常体温是所有 ERAS 原则的共同要素。目标导向的液体复苏非常重要,特别是微血管乳房重建的手术耗时较长,这与补液速度和自由瓣乳房重建的并发症风险直接相关[18]。给进行微血管乳房重建的普通患者应用血管收缩剂是安全的[49]。应尽量减少含盐溶液的使用。标准的麻醉方案,尤其是全静脉麻醉(total intravenous anesthetic,TIVA)的使用,可进一步减少 PONV 的发生。椎旁阻滞[50]可有效降低阿片类药物的使用,但具有罕见的诱发气胸而延迟手术的风险[51]。胸肌阻滞的安全性和有效性尚有争议[52,53]。腹部供体部位的腹横肌平面(transversus abdominis plane,TAP)阻滞在减少阿片类药物需求方面的作用尚不明确[54]。现行的关于区域麻醉是否降低乳腺癌复发的研究可能会进一步倾向于乳房重建手术中区域辅助手段的应用[55,56]。

术后

术后多模式镇痛对于继续减少阿片类药物的使用非常重要。乙酰氨基酚、非甾体抗炎药(nonsteroidal anti-inflammatory drugs,NSAIDs)和加巴喷丁联合用药通常可最大限度地降低麻醉药物的需求[57]。避免使用患者自行控制的镇痛装置,因为其将延缓患者离床活动的时间[58]。对于显微外科重建术,早期识别灌注问题对于挽救皮瓣至关重要。大多数血栓形成发生于术后 72 小时内。在这段时间内,应密切监测以尽早干预尚可挽救的皮瓣[59]。过去微血管外科医生限制患者术后 24 小时内的经口摄食以防患者需要二次手术。然而这种情况并不常见,所以建议在患者能够承受的情况下,尽快恢复口服进食。假体植入的患者在术后 24 小时内的早期活动尚可承受,但对于腹部重建的患者来说,这可能有一定难度。尽量容许游离皮瓣患者下床活动十分必要,可避免卧床休息导致的多种并发症[60]。伤口闭合建议采用标准的逐层缝合法。皮肤坏死的慢性伤口采用真空辅助闭合法疗效较好[61,62]。

出院后

乳房再造术患者的居家恢复有一定难度[63]。应用物理治疗可促进患者早日恢复基线功能状态[64]。包括医生团队的诊治在内的出院后治疗支持非常重要,并可以提高患者的满意度[65]。

在乳房重建研究中的 ERAS® 疗效如何?

自体乳房重建

2013 年首次报道了 ERAS 在带蒂 TRAM 瓣乳房重建中的应用,Davidge[37]通过回顾性试验证实了在带蒂腹部皮瓣患者中加快出院的安全性。40% 的女性在 24 小时内实现快速出院。此外,随着 ERAS 流程经验的增加,早期出院率也在增加。在一个较大的前瞻性试验中,Davidge[66]展示了这种非住院护理模式的良好恢复质量。

2015 年首次报道了 ERAS 在显微血管乳房再造术中的应用,Batdorf[67]证实,ERAS 队列的疼痛评分稳定、麻醉剂使用减少和住院时间缩短。Bonde[68]的研究证实了相似的结果,并通过诊疗常规的完善进一步缩短了患者的住院时间[69]。此外,Alfonso[70]、Astanehe[71]和 Kaoutzanis[72]等其他学者证实了相同结论,包括阿片类药物使用和住院时间的减少。2018 年的一项系统回顾通过对 9 项研究和 1 191 名患者分析证实了在阿片类药物滥用的背景下,ERAS 可以缩短患者住院时间和减少阿片类药物的应用[73]。

异体乳房重建

2017 年,Dumestre[44]发表了第一篇基于植入物的重建方案转变为门诊手术的 ERAS 诊疗报道。与传统住院相比,该研究证实了 ERAS 能够改善术后恢复体验。传统住院治疗患者和 ERAS 门诊患者完成了 Quality of Recovery 15 量表[74],证实 ERAS 组患者的恶心率低、饮食状态更好、疼痛更轻且休息质量更高。在更大的患者队列中,Dumestre[75]证实了该方案的安全性,即使是在双侧乳房切除和即刻植入重建等手术范围更大的患者中,并发症发生率或急诊就诊次数也没有增加。Chiu[76]的研究进一步证实术后留观 23 小时的 ERAS 模式在植入式乳房重建的女性患者中有效,表现为疼痛、恶心和呕吐的发生率降低。

乳房重建 ERAS 的下一个前景是什么?

一致性

optiFLAPP 组织中的一个英国研究团队对英国的执业者进行了调查,结果显示在显微血管乳房再造术患者中应用 ERAS 原则的情况存在显著差异[77]。乳房重建术后 ERAS® 交互式核查系统可帮助医生团队甄别不符合 ERAS® 要求的地方,并通过调控不符合要求的因素来减少并发症的发生。目前在全球范围内和常见的乳房重建手术中,ERAS 的获益已得到广泛证实,团队核查和反馈是进一步改善女性围手术期护理的有效手段。

更好的家庭支持

加快出院可能降低女性患者对于术后护理的主观满意度。通过 ERAS 流程就诊的门诊乳房重建患者反馈,术后一个简单的电话随访就可以使他们感觉到与传统住院患者一样程度的医护人员的关怀[43]。Armstrong[78]通过研究证实,患者在家中通过智能手机应用进行虚拟访问,可以减少患者来医院就诊的次数。报告中患者满意度较高,且该技术具有相当好的成本效益[79]。

远程医疗应用在医疗卫生领域的作用越来越大,并可明确减少患者出院后的焦虑,对潜在的可能发生的术后并发症进行早期预警,方便患者轻松就医并降低医疗成本[66,80]。通过技术创新减轻医疗系统和患者个人的负担,包括延时数字医疗[81],都是医疗系统提升医疗质量和患者安全的重要手段[82]。通过整合 ERAS 与远程医疗,实现居家医疗支持,是加速康复的下一个前景所在。

（孙　强　沈松杰　译）

参考文献

1. Roberts A, Baxter N, Camacho Z, Lau C, Zhong T. Once is rarely enough: a population-based study of reoperations after postmastectomy breast reconstruction. Ann Surg Oncol. 2015;22(10):3302–7.
2. Ishak A, Yahya MM, Halim AS. Breast reconstruction after mastectomy: a survey of surgeons' and patients' perceptions. Clin Breast Cancer. 2018;18(5):e1011–21.
3. Crompvoets S. Comfort, control, or conformity. Health Care Women Int. 2006;27:75–93.
4. Santosa KB, Qi J, Kim HM, Hamill JB, Wilkins EG, Pusic AL. Long-term patient-reported outcomes in postmastectomy breast reconstruction. JAMA Surg. 2018;153(10):891–9.
5. Mathelin C, Bruant-Rodier C. Indications for breast reconstruction after mastectomy according to the oncological situation. Ann Chir Plast Esthet. 2018;63(5–6):580–4.
6. Wilkins EG, Hamill JB, Kim JY, Greco RJ, Qi J, Pusic AL. Complications in postmastectomy breast reconstruction: one-year outcomes of the mastectomy reconstruction outcomes consortium (MROC) study. Ann Surg. 2018;267(1):164–70.
7. Shea-Budgell M, Quan ML, Mehling B, Temple-Oberle C. Breast reconstruction following prophylactic or therapeutic mastectomy for breast cancer: recommendations from an evidence-based provincial guideline. Plast Surg. 2014;22(2):103–11.
8. Bellini E, Pesce M, Santi P, Raposio E. Two-stage tissue-expander breast reconstruction: a focus on the surgical technique. Biomed Res Int. 2017;2017:1791546.
9. Chang EI, Selber JC, Chang EI, Nosrati N, Zhang H, Robb GL, Chang DW. Choosing the optimal timing for contralateral symmetry procedures after unilateral free flap breast reconstruction. Ann Plast Surg. 2015;74(1):12–6.
10. Meshulam-Derazon S, Shay T, Lewis S, Adler N. Immediate breast reconstruction: comparative outcome study of one-stage

direct-to-implant and two-stage/tissue expander techniques. Isr Med Assoc J. 2018;20(6):340–4.

11. Zenn MR, Salzberg CA. A direct comparison of alloderm-ready to use (RTU) and DermACELL in immediate breast implant reconstruction. Eplasty. 2016;16:e23.

12. Basta MN, Gerety PA, Serletti JM, Kovach SJ, Fischer JP. A systematic review and head-to-head meta-analysis of outcomes following direct-to-implant versus conventional two-stage implant reconstruction. Plast Reconstr Surg. 2015;135(6):1135–44.

13. Rebowe RE, Allred LJ, Nahabediam MY. The evolution from subcutaneous to prepectoral prosthetic breast reconstruction. Plast Reconstr Surg Glob Open. 2018;6(6):e1797.

14. Yang CE, Chung SW, Lee DW, Lew DH, Song SY. Evaluation of the relationship between flap tension and tissue perfusion in implant-based breast reconstruction user laser-assisted indocyanine green angiography. Ann Surg Oncol. 2018;25(8):2235–40.

15. Temple-Oberle C, Campbell E, Hayward V. A novel, non-invasive technique for assessing tissue perfusion in flap reconstruction. Plastic. Surgery. 2018;26(3):207–8.

16. Shubinets V, Fox JP, Sarik JR, Kovach SJ, Fischer JP. Surgically treated hernia following abdominally based autologous breast reconstruction: prevalence, outcomes and expenditures. Plast Reconstr Surg. 2016;137(3):749–57.

17. Bassiouny MM, Maamoun SI, El-Shazly Sel-D, Youssef OZ. TRAM flap for immediate post mastectomy reconstruction: comparison between pedicled and free transfer. J Egypt Natl Canc Inst. 2005;17(4):231–8.

18. Zhong T, Neinstein R, Massey C, McCluskey SA, Lipa J, Neligan P, Hofer SO. Intravenous fluid infusion rate in microsurgical breast reconstruction: important lessons learned from 354 free flaps. Plast Reconstr Surg. 2011;128(6):1153–60.

19. Eyjolfsdottir H, Haraldsdottir B, Ragnarsdottir M, Asgeirsson KS. A prospective analysis on functional outcomes following extended latissimus dorsi flap breast reconstruction. Scand J Surg. 2017;106(2):152–7.

20. Zhu L, Mohan AT, Vijayasekaran A, Hou C, Sur YJ, Morsy M, Saint-Cyr M. Maximising the volume of latissimus dorsi flap in autologous breast reconstruction with simultaneous multisite fat grafting. Aesthet Surg J. 2016;36(2):169–78.

21. Spector DJ, Mayer DK, Knafl K, Pusic A. Women's recovery experiences after breast cancer reconstruction surgery. J Psychosoc Oncol. 2011;29(6):664–76.

22. Flitcroft K, Brennan M, Spillane A. Women's expectations of breast reconstruction following mastectomy for breast cancer: a systematic review. Support Care Cancer. 2017;25(8):2631–61.

23. Temple-Oberle C, Ayeni O, Webb C, Bettger-Hahn M, Ayeni O, Mychailyshyn N. Shared decision-making: applying a person-centered approach to tailored breast reconstruction information provides high satisfaction across a variety of breast reconstruction options. J Surg Oncol. 2014;110(7):796–800.

24. Wright FC, Look Hong NJ, Quan ML, Beyfuss K, Temple S, Covelli A, Baxter N, Gagliardi AR. Indications for contralateral prophylactic mastectomy: a consensus statement using modified Delphi methodology. Ann Surg. 2018;267(2):271–9.

25. Kwok AC, Edwards K, Donato DP, Tatro E, Xu Y, Presson AP, Agarwal JP. Operative time and flap failure in unilateral and bilateral free flap breast reconstruction. J Reconstr Microsurg. 2018;34(6):428–35.

26. Qiu CS, Jordan SW, Dorfman RG, Vu MM, Alghoul MS, Kim JYS. Surgical duration impacts venous thromboembolism risk in microsurgical breast reconstruction. J Reconstr Microsurg. 2018;34(1):47–58.

27. Neutel CI, Gao R, Gaudette L, Johansen H. Shorter hospital stays for breast cancer. Health Rpts. 2004;16(1):19–31.

28. As per DIMR generated stats, Foothills Hospital, Calgary.

29. Cordeiro E, Zhong T, Jackson T, Cil T. The safety of same-day breast reconstruction surgery: an analysis of short-term outcomes. Am J Surg. 2017;214(3):495–500.

30. Weber WP, Barry M, Junqueira LSS, Mazzella AM, Sclafani LM. Initial experiences with a multidisciplinary approach to decreasing the length of hospital stay for patients undergoing uni-

31. Tirone A, Cesaretti M, Vuolo G, Gaggelli I, Guarnieri A, Piccolomini A, Verre L, Savelli V, Varrone F, D'Onofio PD, Bella C, Carli AF. The treatment of breast cancer in one day surgery: a four year experience. Ann Ital Chir. 2013;84(2):149–52.

32. Ament SM, Gillissen F, Maessen JM, Dirksen CD, Bell AV, Vissers YL, et al. Sustainability of short stay after breast cancer surgery in early adopter hospitals. Breast. 2014;23(4):429–34.

33. De Kok M, van der Weijden KA, Dirksen C, van de Velde C, Roukema J, van der Ent F, Bell A, Von Meyenfeldt M. Implementation of an ultra-short-stay program after breast cancer surgery in four hospitals. World J Surg. 2008;32:2541–8.

34. Goldschmidt Mertz B, Williams HBH. Implementation of an ultra-short hospital stay for breast cancer patients. Eur J Oncol Nurs. 2010;14(3):197–9.

35. Simpson SA, Ying BL, Ross LA, Friedman DJ, Quraishi MI, Rizva AA, Bernik SF. Incidence of complications in outpatient mastectomy with immediate reconstruction. J Am Coll Surg. 2007;205(3):463–7.

36. Lassen K, Soop M, Nygren J, Cox PB, Hendry PO, Spies C, von Meyenfeldt MF, Fearon KC, Revhaug A, Norderval S, Ljungqvist O, Lobo DN, Dejong CH. Enhanced recovery after surgery (ERAS) group. Consensus review of optimal perioperative care in colorectal surgery: enhanced recovery after surgery (ERAS) group recommendations. Arch Surg. 2009;144(10):961–9.

37. Davidge KM, Brown M, Morgan P, Semple JL. Processes of care in autogenous breast reconstruction with pedicled TRAM flaps: expediting postoperative discharge in an ambulatory setting. Plast Reconstr Surg. 2013;132(3):339e–44e.

38. Wesmiller SW, Bedner CM, Conley YP, Bovbjerg DH, Ahrendt G, Bonaventura M, Sereika SM. A prospective study of nausea and vomiting after breast cancer surgery. J Perianesth Nurs. 2017;32(3):169–76.

39. Temple-Oberle C, Shea-Budgell MA, Tan M, Sempel JL, Schrag C, Barreto M, Blondeel P, Hamming J, Dayan J, Ljungqvist O. Concensus review of optimal perioperative care in breast reconstruction: enhanced recovery after surgery (ERAS) society recommendations. Plast Reconstr Surg. 2017;139(5):1056e–71e.

40. Gustafsson UO, Scott MJ, Schwenk W, Demartines N, Roulin D, Francis N, McNaught CE, Macfie J, Liberman AS, Soop M, Hill A, Kennedy RH, Lobo DN, Fearon K, Ljungqvist O. Guidelines for perioperative care in elective colonic surgery: enhanced recovery after surgery (ERAS) society recommendations. World J Surg. 2013;37(2):259–84.

41. Ilonzo N, Tsang A, Tsantes S, Estabrook A, Thu Ma AM. Breast reconstruction after mastectomy: a ten-year analysis of trends and immediate postoperative outcomes. Breast. 2017;32:7–12.

42. Pannucci CJ, Bailey SH, Dreszer G, Fisher Wachtman C, Zumsteg JW, Jaber RM, Hamill JB, Hume KM, Rubin JP, Neligan PC, Kalliainen LK, Hoxworth RE, Pusic AL, Wilkins EG. Validation of the Caprini risk assessment model in plastic and reconstructive surgery patients. J Am Coll Surg. 2011;212(1):105–12.

43. Faltas B. Prolonged and increased postoperative risk of venous thromboembolism: rationale for even more 'extended' prophylaxis? Expert Rev Hematol. 2010;3(2):161–3.

44. Ranganathan K, Sears ED, Zhong L, Chung TT, Chung KC, Kozlow JH, Momoh AO, Waljee JF. Antibiotic prophylaxis after immediate breast reconstruction: the reality of its efficacy. Plast Reconstr Surg. 2018;141(4):865–77.

45. Craft RO, Damjanovic B, Colwell AS. Evidence-based protocol for infection control in immediate implant-based breast reconstruction. Ann Plast Surg. 2012;69(4):446–50.

46. Ollech CJ, Block LM, Afifi AM, Poore SO. Effect of drain placement on infection, seroma, and return to operating room in expander-based breast reconstruction. Ann Plast Surg. 2017;79(6):536–40.

47. Song JH, Kim YS, Jung BK, Lee DW, Song SY, Roh TS, Lew DH. Salvage of infected breast implants. Arch Plast Surg. 2017;44(6):516–22.

48. Tateosian VS, Champagne K, Gan TJ. What is new in the battle against postoperative nausea and vomiting? Best Pract Res Clin

Anaesthesiol. 2018;32(2):137–48.

49. Nelson JA, Fischer JP, Grover R, Nelson P, Au A, Serletti JM, Wu LC. Intraoperative vasopressors and thrombotic complications in free flap breast reconstruction. J Plast Surg Hand Surg. 2017;51(5):336–41.

50. Parikh RP, Myckatyn TM. Paravertebral blocks and enhanced recovery after surgery protocols in breast reconstructive surgery: patient selection and perspectives. J Pain Res. 2018;11:1567–81.

51. Schnabel A, Reichl SU, Kranke P, Pogatzki-Zahn EM, Zahn PK. Efficacy and safety of paravertebral blocks in breast surgery: a meta-analysis of randomized controlled trials. Br J Anaesth. 2010;105(6):842–52.

52. Wng K, Zhang X, Hang T, Yue H, Sun S, Zhao H, Zhou P. The efficacy of ultrasound-guided type II pectoral nerve blocks in perioperative pain management for immediate reconstruction after modified radical mastectomy: a prospective, randomized study. Clin J Pain. 2018;34(3):231–6.

53. Lanier ST, Lewis KC, Kendall MC, Vierira BL, De Oliveira G Jr, Nader A, Kim JYS, Alghoul M. Plast Reconstr Surg. 2018;141(3):590–7.

54. Hunter C, Shakir A, Momeni A, Luan A, Steffel L, horn JL, Nguyen D, Lee GK. Transversus abdominis plane block and free flap abdominal tissue breast reconstruction: is there a true reduction in postoperative narcotic use? Ann Plast Surg. 2017;78(3):254–9.

55. Eden C, Esses G, Katz D, DeMaria S Jr. Effects of anesthetic interventions on breast cancer behavior, cancer-related patient outcomes, and postoperative recovery. Surg Oncol. 2018;27(2):266–74.

56. Karmakar MK, Samy W, Lee A, Li JW, Chan WC, Chen PP, Tsui BCH. Survival analysis of patients with breast cancer undergoing a modified radical mastectomy with or without a thoracic paravertebral block: a 5-year follow-up of a randomized controlled trial. Anticancer Res. 2017;37(10):5813–20.

57. Shea-Budgell M, Schrag C, Dumestre D, Astanehe A, Temple-Oberle C. Order sets for enhanced recovery after surgery protocol. Plast Reconstr Surg Glob Open. 2017;5(5):e1323.

58. Bar-Meir ED, Yueh JH, Hess PE, Hartmann CE, Maia M, Tobias AM, Lee BT. Postoperative pain management in DIEP flap breast reconstruction: identification of patients with poor pain control. Eplasty. 2010;51(10):e59.

59. Karinja SJ, Lee BT. Advances in flap monitoring and impact of enhanced recovery protocols. J Surg Oncol. 2018;18(5):758–67.

60. Ni CY, Wang ZH, Huang ZP, Zhou H, Fu LJ, Cai H, Huang XX, Yang Y, Li HF, Zhou WP. Early enforced mobilization after liver resection: a prospective randomized controlled trial. Int J Surg. 2018;54(pt A):254–8.

61. Stoeckel WT, David L, Levine EA, Argenta AE, Perrier ND. Vacuum-assisted closure for the treatment of complex breast wounds. Breast. 2006;15(5):610–3.

62. Giacaone PL, El Gareh N, Rihaoui S, Giovannini U. Transverse rectus abdominis myocutaneous flap wound-healing complications in breast reconstruction: assisted closure using foam suction dressing. Breast J. 2006;12(5):481–4.

63. Carr TL, Groot G, Cochran D, Vancoughnett M, Holtslander L. Exploring women's support needs after breast reconstruction surgery: a qualitative study. Cancer Nurs. 2019;42(2):E1–E9.

64. Nelson JA, Lee IT, Disa JJ. The functional impact of breast reconstruction: and overview and update. Plast Reconstr Surg Glob Open. 2018;6(3):e1640.

65. Dumestre DO, Webb CE, Temple-Oberle C. Improved recovery experience achieved for women undergoing implant-based breast reconstruction using an enhanced recovery after surgery model. Plast Reconstr Surg. 2017;139(3):550–9.

66. Davidge K, Armstrong KA, Brown M, Morgan P, Li M, Cunningham L, Sempe JL. Shifting autologous breast reconstruction into an ambulatory setting: patient-reported quality of recovery. Plast Recosntr Surg. 2015;136(4):657–65.

67. Batdorf NJ, Lemaine V, Lovely JK, Ballman KV, Goede WJ, Martinez-Jorge J, Booth-Kowalczyk AL, Grubbs PL, Bungum LD, Saint-Cyr M. Enhanced recovery after surgery in microvascular breast reconstruction. J Plast Reconstr Aesthet Surg. 2015;68(3):395–402.

68. Bonde C, Khorasani H, Eriksen K, Wolthers M, Kehlet H, Elberg J. Introducing the fast track surgery principles can reduce length of stay after autologous breast reconstruction using fee flaps: a case control study. J Plast Surg Hand Surg. 2015;49(6):367–71.

69. Bonde CT, Khorasani H, Elberg J, Kehlet H. Perioperative optimization of autologous breast reconstruction. Plast Reconstr Surg. 2016;137(2):411–4.

70. Afonso A, Oskar S, Tan KS, Disa JJ, Mehrara BJ, Ceyhan J, Dayan JH. Is enhanced recovery the new standard of care in microsurgical breast reconstruction? Plast Reconstr Surg. 2017;139(5):1053–61.

71. Astanehe A, Temple-Oberle C, Nielsen M, De Haas W, Lindsay R, Mathews J, McKenzie DC, Yeung J, Schrag C. An enhanced recovery after surgery pathway for microvascular breast reconstruction is safe and effective. Plast Reconstr Surg Glob Open. 2018;6(1):e1634.

72. Kaoutzanis C, Ganesh Kumar N, O'Neill D, Wormer B, Winocour J, Layliev J, McEvoy M, King A, Braun SA, Higdon KK. Enhanced recovery pathway in microvascular autologous tissue-based breast reconstruction: should it become the standard of care? Plast Reconstr Surg. 2018;141(4):841–51.

73. Offodile AC, Gu C, Boukovalas S, Cononeos CJ, Chatterjee A, Largo RD, Butler C. Enhanced recovery after surgery (ERAS) pathways in breast reconstruction: systematic review and meta-analysis of the literature. Breast Cancer Res Treat. 2019;173(1):65–77.

74. Stark PA, Myles PS, Burke JA. Development and psychometric evaluation of a postoperative quality of recovery score: the QoR-15. Anesthesiology. 2013;118(6):1332–40.

75. Dumestre DO, Redwood J, Webb CE, Temple-Oberle C. Enhanced recovery after surgery (ERAS) protocol enables safe same-day discharge after alloplastic breast reconstruction. Plast Surg. 2017;25(4):249–54.

76. Chiu C, Aleshi P, Esserman LJ, Inglis-Arkell C, Yap E, Whitlock EL, Harbell MW. Improved analgesia and reduced post-operative nausea and vomiting after implementation of an enhanced recovery after surgery (ERAS) pathway for total mastectomy. BMC Anesthesiol. 2018;18(1):41.

77. optiFLAPP Collaborative. Variation in the perioperative care of women undergoing abdominal-based microvascular breast reconstruction in the United Kingdom (the optiFLAPP study). J Plast Reconstr Aesthet Surg. 2019;72(1):35–42.

78. Armstrong KA, Coyte PC, Bhatia RS, Semple JL. The effect of mobile app home monitoring on number of in-person visits following ambulatory surgery. JMIR Res Protoc. 2015;4(2):1–11.

79. Armstrong KA, Semple JL, Coyte PC. Replacing ambulatory surgical follow-up visits with mobile app home monitoring: modelling cost-effective scenarios. J Med Internet Res. 2014;16(9):e213.

80. Simpao AF, Lingappan AM, Ahumada LM, Rehman MA, Gálvez JA. Perioperative smartphone apps and devices for patient-centered care. J Med Syst. 2015;39:101–2.

81. Nohr C. Stewardship in an integrated healthcare system. Alberta Doctor's Digest. 2016; September-October:6–9.

82. Alberta Health Services. Quality summit 2016. October 24–25, 2016. MacEwan Conference and Event Centre, University of Calgary.

第 46 章
妇科 / 妇瘤外科

Gregg Nelson，Jamie Bakkum-Gamez，Alon D.Altman，Larissa Meyer，Javier Lasala，Gabriel Mena，Basile Pache，Michael J.Scott，Pedro T.Ramirez，Sean C.Dowdy

引言

加速康复外科(enhanced recovery after surgery，ERAS)对胃肠道手术的优势已有目共睹[1]。但迄今为止，很少有文献关注 ERAS 在妇科手术中的应用[2,3]。一篇关于妇科肿瘤加速康复途径的综述总结道，由于纳入的人群及加速康复方案的不同，不同研究的结果难以进行横向比较。虽然这些研究采取的措施最终都能够给患者带来获益，但不同方案间尚存在差异。这也提示我们需要为 ERAS 在妇科肿瘤手术中的应用提供一个标准的基于循证医学的指南[4]。

妇科 / 妇瘤外科加速康复外科指南

2014 年 3 月，一个国际专家组宣告成立，旨在为 ERAS 在妇科 / 妇瘤外科手术中的应用制订指南。该组织于 2014 年 7 月召开会议，讨论妇瘤手术 ERAS 需要纳入的主题。主题列表基于结肠 ERAS[5]和直肠 / 盆腔 ERAS[6]指南制订。使用 Embase 和 PubMed 数据库检索了 1966—2014 年间的文献，检索的医学主题词包括"妇科""妇科肿瘤"以及所有术前、术中和术后 ERAS 元素。每个单独的主题都会考虑纳入多种研究，如荟萃分析、系统综述、随机对照研究、非随机对照研究。证据和建议的等级根据 Grading of Recommendations，Assessment，Development and Evaluation(GRADE)系统进行评估[7]。最终版本的指南分为两部分：第一部分为术前和术中建议[8]，第二部分[9]为术后建议。表 46.1(也可参见图 46.1)对常见的元素进行了总结。有关纳入主题的完整列表，请参阅原版指南[8,9]。

这些指南文章一经发表，便成为了 *Gynecologic Oncology* 杂志下载次数最多的文章(至 2018 年 8 月，已有大于 60 000 次下载)，这也体现了人们对妇科 / 妇瘤外科 ERAS 指南的浓厚兴趣。尽管如此，许多临床机构仍在为如何启动他们的 ERAS 项目而绞尽脑汁，特别是如何将这些指南转化为实际的临床方案。为了解决这个问题，Nelson 和他的同事最近发表

表 46.1　妇科 / 妇瘤外科加速康复外科指南内容

术前	
入院前患者教育	患者术前了解到足够的 ERAS 的知识了吗？（应为"是"）
避免肠道准备	患者术前进行了肠道准备吗？（应为"否"）
经口补充碳水化合物饮品	患者术前经口补充富含碳水化合物的液体了吗？（应为"是"）
避免使用长效镇静剂	患者在手术当日零点后使用过长效镇静剂吗？（应为"否"）
血栓预防	患者术前进行了血栓预防吗？（应为"是"）
预防性使用抗生素	切皮前预先使用过抗生素吗？（应为"是"）
预防术后恶心呕吐	术前进行过预防恶心呕吐的治疗吗？（应为"是"）

续表

术中	
避免使用全身阿片类药物	患者术中使用过长效阿片类药物吗？（应为"否"）
使用上半身保温罩	患者术中使用上半身保温罩吗？（应为"是"）
避免使用鼻胃管	患者术后还留置胃管吗？（应为"否"）
避免手术部位引流	使用腹盆腔引流吗？（应为"否"）
术后	
尽早拔除尿管	何时拔除的尿管？（应为术后第一天）
促进肠道蠕动	刺激患者胃肠蠕动了吗？（应使用通便药物、嚼口香糖）
术后第一天记录体重	术后第一天（上午）体重是多少？（增重应小于2kg）
尽早停止静脉输液	何时终止静脉输液？（应在手术当日停止）
术后营养	术后24小时内恢复正常规律饮食了吗？（应为"是"）
手术当天正常活动	患者术后当日即正常下地活动了吗？（应为"是"）

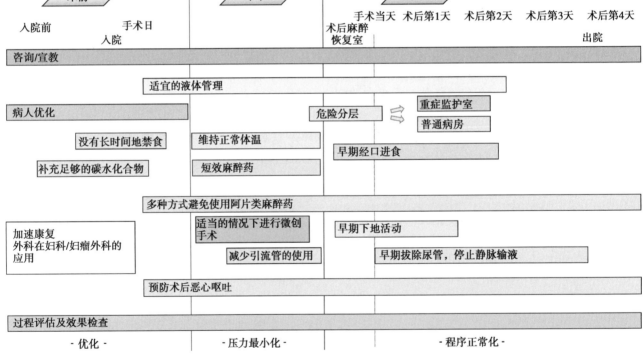

图46.1　妇科/妇瘤外科加速康复外科的一般原则

了一系列文章,意在为ERAS项目的统筹安排、团队建设、项目评估提供更为实用的建议[10]。

　　妇科/妇瘤外科ERAS指南现已催生了ERAS交互评估系统（ERAS Interactive Audit System,EIAS）。Bisch等人首先在妇科手术患者中使用该系统,并发现519例患者中ERAS各元素的实现率从56%提高到77%（P<0.000 1）。所有手术的中位住院时间（median length of stay）从4天减少到3天（P<0.000 1）。在中/高复杂性手术中,中位住院时间减少2天（P=0.000 5）。出院前并发症发生率由53%减少到36%（P=0.000 3）。两组患者在再入院率、出院后30天内的并发症或病死率方面没有显著差异。实施ERAS可为医疗保健系统节省净成本总计350 784美元,投资回报比约为2.1[11]。

　　Meyer等人比较了607名接受开放式妇科手术

的患者在实施 ERAS 前后的临床结果。患者接受 ERAS 后,平均住院时间减少了 25%($P<0.001$)。总的来说,ERAS 组患者阿片类药物的中位消耗量减少了 72%,16% 的患者在入院至术后第 3 天内没有使用阿片类药物($P<0.001$)。在并发症、再入院率、再手术率等方面,ERAS 组与对照组无显著差异[12]。

指南中的新进展及未来需要纳入的领域

妇科/妇瘤外科 ERAS 指南发布后,该领域已经有了许多重要的进展,这些进展应该被充分讨论并被纳入下一个版本的指南。下面将着重介绍这些新进展。

围术期营养管理

在妇科肿瘤和卵巢癌领域中已进行多项关于早期恢复饮食的随机研究[13-18]。一般推荐在术后维持适宜的营养状态[19]。其好处在于可加速肠道活动的恢复并缩短住院时间,且不影响伤口愈合、吻合口瘘或肺部感染等并发症的发生率[15,16]。早期喂食被定义为术后 24 小时内摄入液体或食物。需要注意的是,早期喂食与恶心的高发生率有关,但与呕吐、腹胀发生率或鼻胃管使用率无关。一项研究表明,ERAS 组患者恶心的发病率高,但 90% 的患者能够很好地避免呕吐[2]。最后,在结直肠患者中,术后第 1 天经口喂食是 5 年生存率和病死率的独立预后因素[19-21]。许多妇科肿瘤中心已允许患者术后立即恢复标准饮食。

围手术期营养补充及免疫营养是另一个新兴领域。目前的研究主要探讨多不饱和脂肪酸、精氨酸、谷氨酰胺、抗氧化剂和核苷酸对炎症和术后伤口愈合的影响[19,22,23]。一项大型系统综述研究表明,精氨酸补充饮食可改善血管扩张和组织氧合,还可减少感染的总体发生率($RR=0.59$)并缩短住院时间,而对病死率没有影响[24]。虽然这些数据大多来自胃/结肠手术的研究,但一项妇科肿瘤学研究也支持这些结果[25]。在结直肠癌患者中进行的几项大型随机试验比较了免疫营养/高蛋白饮食与高热量饮食的差异,结果发现研究组的感染率和住院时间都较低[26,27]。目前对于外科患者的蛋白质需求没有明确的指南,然而在急性损伤治疗中,指南推荐的摄入标准为 2.0g 蛋白质/(kg·d) 和 25~30kcal/(kg·d)[19,28]。目前的

研究表明术后高蛋白饮食可减少并发症的发生率。而对于免疫营养和精氨酸补充的作用,人们也正在不断深入了解。

妇瘤手术的静脉血栓栓塞风险

肿瘤患者中,静脉血栓栓塞(venous thromboembolism,VTE)是第二大死因[29]。上皮性卵巢癌(epithelial ovarian cancer,EOC)的诊断是接受妇科癌症手术的妇女发生静脉血栓的独立预测因子[30]。最近的研究表明,高达 10% 的上皮性卵巢癌女性在诊断时即存在明显的静脉血栓栓塞,而在接受新辅助化疗的上皮性卵巢癌患者中,首轮治疗过程发生静脉血栓栓塞的风险高达 27%[31]。在接受初次手术的上皮性卵巢癌患者中,术后 30 天内发生静脉血栓栓塞的风险为 7.5%[32],诊断后的 6 个月内,静脉血栓的发生风险可高达 42%[33]。目前对妇科癌症手术患者围手术期静脉血栓栓塞的预防建议遵循美国胸科医师学会(American College of Chest Physicians,ACCP)[34]、美国临床肿瘤学会(American Society of Clinical Oncology,ASCO)[35]和美国国家综合癌症网络(National Comprehensive Cancer Network,NCCN)的指南。所有指南都推荐围手术期双重预防:使用顺序加压装置的机械预防和采用普通肝素或低分子量肝素(low-molecular-weight heparin,LMWH)的化学预防。此外,对于 Caprini 风险评估模型中评分 ≥5 分的静脉血栓极高风险患者,应在术后 28 天内每天接受预防性剂量低分子量肝素治疗[34,35]。ENOXACAN 2 随机对照试验为 28 天预防剂量低分子量肝素治疗提供了一级证据支持。该试验表明,接受 28 天低分子量肝素预防性治疗的患者术后 30 天和 90 天静脉血栓栓塞发生率均减少 60%[37]。(译者注:此处英文原文中,参考文献 37 出现在 36 前面,应为原文错误。)

接受妇科癌症手术的女性通常属于美国胸科医师学会指南的最高风险类别[34]。然而,Caprini 风险评估主要针对开腹手术[36]。随着微创手术在妇科癌症治疗中的广泛应用,这种风险评估工具的普适性逐渐受到了质疑。回顾性研究表明,微创妇科癌症手术后静脉血栓栓塞的风险非常低,可能不需要延长预防时间[38]。然而,目前还没有明确的预防微创手术静脉血栓形成的指南。

由于被诊断为恶性实体肿瘤的患者在手术后经常需要辅助化疗,有两项随机对照研究比较了延长预防措施对辅助化疗期间静脉血栓形成的干预作用。

在 PROTECHT 试验中,实体肿瘤(肺、乳腺、胃肠、卵巢、头颈部、胰腺)患者在接受门诊化疗时,以 2:1 的比例进入预防剂量低分子量肝素组与安慰剂组[39]。虽然静脉血栓栓塞减少了 50%,但仅有 4% 的基础风险却最终导致大量患者需要治疗[40]。因为根据 Khorana 评分,这些患者为低风险或中等风险[41]。这一结果也被另一项名为 SAVE-ONCO 的随机对照试验证实。该研究主要研究相比于安慰剂,实体瘤患者使用 semuloparin(肝素钠替代药)能否降低血栓的形成[42]。基于上述临床研究,ASCO 和 NCCN 指南不建议在化疗过程中对实体肿瘤患者进行静脉血栓栓塞预防[35]。但是前述的两个临床试验只纳入了 12% 的卵巢癌患者[39,42],最近的研究表明,上皮性卵巢癌患者在癌症治疗过程中发生静脉血栓的风险较高[31,33],因此前述临床试验可能并不具有足够的代表性。基于此,未来尚需要更多的针对卵巢癌患者的静脉血栓预防的前瞻性研究,而这些新的研究也需要关注 Ⅹa 因子抑制剂等新的药物。

术前肠道准备:当前结论和可选措施

20 世纪 70 年代,Nichols 和 Condon 首先发表了一篇联合使用口服抗生素制剂(oral antibiotic preparation,OAP)及机械性肠道准备(mechanical bowel preparation,MBP)进行术前肠道准备的文章。肠道准备潜在的好处包括减少结肠内的细菌负荷和促进结肠排空,从而使得术中能够更好地触及腔内病变[43]。此后,该联合方案的术前肠道准备已被证明与减少手术部位感染(surgical site infection,SSI)、吻合口瘘、肠梗阻和再入院率有关[44-48]。然而,肠道准备可导致脱水、电解质异常并降低患者满意度[49,50]。随着 ERAS 理念在结直肠手术中的引入,在全美范围内出现了放弃结直肠手术肠道准备的趋势。然而,美国外科医师学会国家手术质量改进计划(ACS-NSQIP)的两项针对结肠切除术的队列研究[47,51]却又为进行结肠手术肠道准备提供了数据支持。

进行肠道准备的益处可能大部分来自口服抗生素制剂,因为单独使用该制剂即可提高减少手术部位感染,并与吻合口瘘的减少有关。在 ACS-NSQIP 的最近的一项纳入 28 000 名结肠切除术患者的队列中,无论肠道准备方案是单用口服抗生素制剂还是联用抗生素和机械性肠道准备,感染和吻合口瘘的发生率相似。然而联合方案可以降低伤口裂开的发生率[51]。机械性肠道准备理论上可以增强口服抗生素制剂在胃肠道内的转运,使其作用更好地发挥。

联合方案的使用可减少术后手术部位感染和吻合口瘘,但单独进行机械性肠道准备可能是弊大于利的。规范的机械性肠道准备需要多种口服药物,如高渗性泻药(如柠檬酸镁)、非吸收的渗透剂(如聚乙二醇)、刺激性泻药(如比沙可啶),或者是渗透剂和泻药联用[52]。有 1 类证据表明仅靠机械性肠道准备不仅无法减少术后并发症,而且有潜在的危害。一个纳入 7 项随机对照试验的荟萃分析表明,单独进行机械性肠道准备与未进行肠道准备相比,包括吻合口瘘、手术部位感染、二次手术等并发症的发生率更高[53]。此外,机械性肠道准备还会导致术前脱水、运动能力下降和电解质异常[49]。一篇有关妇科手术的系统回顾总结道,机械性肠道准备对手术并无裨益,却给患者带来极度不愉快的体验[50]。ACS-NSQIP 最近的一项关于肠道准备的研究表明,单用机械性肠道准备并不能减少手术部位感染、切口裂开、吻合口瘘等术后并发症的发生[51]。综上所述,肠道准备不应仅进行机械性肠道准备,还需要联合使用口服抗生素制剂。

虽然目前结直肠手术的研究结果认为联合应用上述肠道准备措施可减少某些术后并发症的发生,但在妇科肿瘤 ERAS 理念下,是否进行肠道准备仍然众说纷纭。ERAS 强调保证患者的循环容量,但肠道准备可能导致的脱水会削弱 ERAS 的效果。重要的是,目前没有任何的随机对照试验比较单用口服抗生素制剂与联合方案在肠道准备中孰优孰劣。即使是目前最大的回顾性病例系列研究也无法实现脱水与循环容量的平衡[51]。此外,对于妇科肿瘤 ERAS,即使不进行肠道准备,也有针对减少吻合口瘘、手术部位感染、肠梗阻等并发症的措施。

吻合口瘘和手术部位感染等并发症的出现是多因素导致的。在一项旨在降低接受妇瘤手术的患者中行直肠乙状结肠切除后吻合口瘘发生率的质量改进项目中,对危险因素的识别可促进以指南为基础的方法的发展。对于存在盆腔放疗史、低白蛋白血症、吻合口距肛缘 ≤6cm 等危险因素的患者,加行保护性回肠造口术,可使吻合口瘘的发生率由 7.8% 降至 2.6%[54]。手术部位感染的危险因素包括患者一般状况、定植和内源性菌群、手术程序变量、手术团队以及医院实践等因素。因此,减少手术部位感染的方法需从多处着手。疾病控制和预防中心(Centers for Disease Control and Prevention)推荐的 1A 类措施包括适当的静脉注射抗生素预防、皮肤消毒、维持正常体温、血糖控制、戒烟和增加氧合等[55-62]。执行 CDC

推荐的相关措施可明显减少结直肠手术及妇瘤手术（伴或不伴肠切除）的手术部位感染的发生[63,64]。

即使不进行肠道准备，肠梗阻的发生率一样可以控制。在一项回顾性队列研究中，将脂质体丁哌卡因加入 ERAS 方案中，可减少阿片类药品消耗，并可减少近 50% 接受高度复杂卵巢癌减瘤手术妇女的肠梗阻出现[65]。此外，新药爱维莫潘（alvimopan，外周作用的选择性 5- 羟色胺阿片拮抗剂）可将结直肠术和根治性膀胱切除术肠梗阻相关发病率分别降低56% 和 72%[66,67]。爱维莫潘被美国食品药品管理局（Food and Drug Administration，FDA）批准用于择期结直肠或小肠切除术患者的肠梗阻预防。一项随机对照试验表明，爱维莫潘可降低 70% 的卵巢癌手术后肠梗阻的发生[68]。

总之，术前肠道准备的应用仍存在争议。口服抗生素制剂可能发挥主要作用，但目前尚没有 1 级证据比较单用口服抗生素制剂与联用口服抗生素及机械性肠道准备的效果。有 1 级证据表明，单用机械性肠道准备弊大于利。因此，如果将肠道准备纳入围手术期护理，联合应用方案似乎可使优势最大化。然而，长期以来人们所认为的肠道准备所展示出的好处，如降低手术部位感染、吻合口瘘和肠梗阻发生率等，是可以在没有肠道准备副作用的情况下实现的。即使对于最复杂的妇瘤手术，这些并发症依然可以通过基于风险的指南使用、组合式干预和使用新药等方法实现。

多维疼痛控制：减少术后阿片类药物使用的策略

如何达到满意的术后镇痛效果是大多数患者手术前后最关心的问题之一。腹腔镜手术、阴式手术和机器人手术等微创技术，可以显著减少疼痛。因此，这也是在开腹手术前尽可能采用微创手术的原因之一。虽然阿片类药物可能会持续成为多维疼痛控制的主要方式之一，但美国目前的阿片类药物危机凸显了使用最少量阿片类药物以降低依赖和转移的风险的重要性。因此，术后疼痛不应仅关注如何降低疼痛评分，还应尽可能减少阿片类药物用量。而如何减少患者自控镇痛的使用（patient-controlled analgesia，PCA）即为其中重要的一环。虽然有些人主张在围手术期完全禁用阿片类药物，但实现起来实属不易。

减少阿片类药物用量进行疼痛控制的策略包括使用协同的非阿片类药物替代品、局部注射和区域镇痛。这些方案对于术前未使用阿片类药物的患者尤为重要。其中最广泛应用的方案为联合使用非甾体抗炎药（nonsteroidal anti-inflammatory drug，NSAID）和对乙酰氨基酚，该方案已被证实效果优于单独使用其中任何一种药物[69]。相似地，一些妇瘤 ERAS 指南推荐优先使用口服对乙酰氨基酚、环氧合酶 -2 抑制剂（塞来昔布或帕瑞昔布）及加巴喷丁的联合用药方案[2,70]。其他辅助药物如静脉注射利多卡因、可乐定、镁剂和地塞米松也可有效降低阿片类药物需求、恶心呕吐和炎症的发生，尽管这些药物的最佳使用时间、剂量和潜在风险尚有待研究[71-74]。

胸段或腰段硬膜外麻醉能有效控制术后疼痛，降低患者对阿片类药物的需求，并能加速胃肠道功能的恢复[75,76]。然而，最近的研究对其与多种口服药物方案相比的有效性及其自身潜在的副作用提出了质疑。理想情况下，疼痛管理不应影响功能恢复，包括行走，但有些硬膜外麻醉的患者可能较晚才能下床活动。高达 30% 的硬膜外麻醉可能无效，许多患者仍然需要镇痛泵[77]。此外，硬膜外麻醉经常导致术中低血压，而术中低血压通常需要补液，从而影响体液平衡。而且许多患者即使进行了硬膜外麻醉仍需要服用全身阿片类药物[78]。

在联用口服药的情况下，伤口局部麻醉或腹横肌平面阻滞可能发挥奇效。虽然一项随机试验并没有显示腹横肌平面阻滞比切口局部给药效果更优，但这种方法仍受到不少人的推崇[79]。这两种干预措施副作用极小，因此如果使用的是脂质体丁哌卡因等长效麻醉剂，便可提供持续的镇痛效果。对于阿片类药物耐药的患者，应强烈推荐该镇痛方式。在一项针对接受高难度肿瘤细胞减灭术的卵巢癌患者的研究中，切口部位注射脂质体丁哌卡因可将镇痛泵的使用率降至 5% 以下[65]。

全静脉麻醉

在妇科肿瘤手术中使用全静脉麻醉（total intravenous anesthesia，TIVA）的趋势方兴未艾。全静脉麻醉可以减少阿片类药物的使用，减少术后恶心、呕吐的出现，并可使患者术后快速觉醒。此外，Wigmore 等人还发现了全静脉麻醉在患者的长期生存率方面的优势。这项回顾性分析表明，吸入麻醉患者的病死率比静脉麻醉患者高约 50%，调整后的危险比为 1.46（1.29~1.66）[80]。静脉麻醉需联合使用多种药物，一般为了避免阿片类药物的使用，需要联用丙泊酚（静脉麻醉常规用药）和右美托咪定、氯胺酮和利多卡因等辅助用药。

丙泊酚是全静脉麻醉的首选药物,具有良好的药效学和药代动力学特征。相比于吸入麻醉药,丙泊酚的优势在于减少麻醉苏醒时的咳嗽[81],并可抑制全身麻醉时支气管黏液的分泌[82]。此外,使用丙泊酚麻醉的患者肺泡巨噬细胞的应激激素反应[83]和促炎细胞因子的表达[84]低于使用吸入麻醉剂的患者。众所周知的是,丙泊酚也可作为有既往术后恶心、呕吐病史患者的全静脉麻醉药物。

右美托咪定是一种 α₂ 受体激动剂类镇静镇痛药,可抑制内源性去甲肾上腺素的释放。右美托咪定对 α₂ 受体的选择性比可乐定高 8 倍,α_2/α_1 受体亲和力比为 1 600∶1[85]。有研究表明,其主要作用于蓝斑(发挥镇静作用)和脊髓(发挥镇痛作用)。有趣的是,右美托咪定在高二氧化碳刺激下的反应和自然睡眠状态下高二氧化碳觉醒现象相似[86]。右美托咪定不仅能直接镇静镇痛,还降低了患者对阿片类药物的使用[87-94],并能减少吸入麻醉药的最小肺泡浓度水平[95-97]。

氯胺酮是一种 N- 甲基 -D- 天冬氨酸受体拮抗剂,可诱导一种"分离状态"。在这种状态下,患者的感官输入(视觉、听觉、触觉)被阻断,无法进入意识状态。由于其强效的镇痛、镇静和遗忘特性,它偶尔会作为全静脉麻醉时丙泊酚的附加物。氯胺酮具有扩张支气管的特性,它不抑制呼吸,可减轻术后疼痛,降低麻醉需求并发挥拟交感作用。氯胺酮有可能在减轻术后慢性疼痛方面发挥作用,但不同手术的最佳给药时间和给药剂量尚未确定[98]。

静脉注射利多卡因也是全静脉麻醉的用药选择之一。利多卡因具有镇痛、抗痛觉过敏和抗炎特性。对利多卡因静脉注射的作用机制和镇痛机制的研究,揭示了其在全静脉麻醉中的潜在优势。围手术期静脉注射利多卡因比较安全,且能降低术中麻醉需求,降低疼痛评分,降低术后镇痛需求,加速恢复肠道功能,缩短住院时间等[99-106]。静脉注射利多卡因具有镇痛效果的原因很多。它的中枢镇痛作用继发于外周抗躯体疼痛的作用和中枢神经源性疼痛的脱敏。

一般全静脉麻醉是通过可提供单位时间的给药剂量的静脉泵进行管理的。用药剂量根据年龄和体重确定的最小输液率为基准,并通过测量血流动力学指标和患者主观评价进行调整。然而,静脉药物的治疗窗较小,难以维持[107]。因此,计算机控制的静脉给药系统或靶控输注系统应运而生,它可以克服静脉泵的缺点[108]。靶控输注系统基于实时药代动力学模型来实施静脉麻醉,这些模型的构建依赖于针对每种药物的大量的人群研究。虽然靶控输注系统已在全世界广泛使用(至少 96 个国家),但它们还没有在美国进行商业推广。由于该系统在本质上包含药物和医疗器材,FDA 不确定是将其作为药物还是医疗器材来进行管理,因此叫停了该系统的审批,而这一监管障碍也影响了这一技术推向美国市场的商业利益[108-110]。

麻醉深度监测仪可记录患者的自发脑电和 / 或中潜伏期听觉诱发电位,并以此来监测睡眠深度[111]。然而,迄今为止研究未能证明麻醉深度监测仪能够检测到术中意识或区分不同意识状态[112]。另一方面,通过 Brice interview 问卷调查表也未发现全静脉麻醉患者有更高的术中知晓风险[113]。

总之,妇瘤手术的全静脉麻醉是一种平衡策略,它可以减少麻醉药的用量,尤其是阿片类药物的使用。

目标导向的补液策略

低血容量和继发的组织灌注不足可能发生在高危手术中和手术后。低血容量如果未被发现,可能会导致器官功能障碍、住院时间延长和病死率增加[114-116]。通过使用目标导向的心脏每搏输出量优化术中液体管理,高危手术患者的结局获得改善[117-122]。两项荟萃分析表明,术中血流动力学稳定可大幅降低术后并发症的发生,降低病死率[123]并减少术后感染的出现[124]。目标导向补液也可以减少术后器官功能障碍,如胃肠道并发症[122,125]和肾功能不全[126]。不同的研究控制不同的生理学参数,如心排血量、氧浓度、混合静脉血氧饱和度。但这些研究的结果不尽相同[127-130],因此一种更为个体化的方法应运而生[122]。低血容量是围手术期血流动力学不稳定的主要原因[131]。但另一方面,高血容量也并不适宜[132]。容积管理是必需的,并可通过测量多种指标变化来实现,如每搏输出量变化、脉压变化或收缩压变化[133]。基于每搏输出量变化调控补液量可维持血流动力学稳定,降低乳酸水平并减少术后器官并发症的发生[134]。

对于高危手术患者,目标导向补液策略(goal-directed fluid therapy,GDFT)旨在通过补液和使用正性肌力药物来调控血流动力学参数,以改善组织灌注和氧合。这与改善术后短期和长期预后相关[135,136]。

在术中进行目标导向补液策略来优化终末器官组织灌注是 ERAS 的关键组成之一[137,138]。运用该技术后,ERAS 患者不需要长时间禁食或接受机械性肠道准备。此外,口服富含碳水化合物的饮品可使患者更好地水化,维持正常血容量,并减少麻醉诱导时低血压的出现。

目标导向补液策略未被证实有明显不良后果。与传统监测方法相比,使用高级血流动力学监测设备更加便于制订临床策略[138]。有研究关注了在这些高级监测设备引导下目标导向补液策略的效果。在一项纳入 335 名结直肠 ERAS 患者的研究中,使用高级监测设备与传统微创设备相比,住院时间或并发症发生率并无差异。大量研究未证实目标导向补液策略会产生不良后果[138-141]。

术中目标导向补液策略可缩短住院时间并减少并发症的出现。此外,由于大多数用于该补液策略的设备对患者几乎没有风险,因此这种方案应尽可能多地进行。具体在妇瘤手术中使用常规监护仪还是微创和非侵入性心排血量监测设备需根据患者及手术情况进行个性化管理[138]。

最近,Lasala 等人使用 RIFLE 标准调查了 582 名接受妇瘤 ERAS 患者的急性肾损伤(acute kidney injury,AKI)的发病率,并与 74 名未接受 ERAS 的患者进行了对比。ERAS 组急性肾损伤的发生率为 9.6%,非 ERAS 组为 9.5%。ERAS 组患者补液量(P<0.006 2)和输注血液制品量(P<0.002 8)较少。他们的结论是,在妇瘤 ERAS 手术中实施目标导向补液策略不会导致急性肾损伤发生率的增加,对患者影响较小[142]。最近的一项纳入大量腹部外科手术患者的研究显示,限制性补液可能与急性肾损伤的发生有关[143]。由于这项研究的结果与其他研究结果存在差异,因此对其始终争议不断[144-146]。值得注意的是,这项研究并没有严格按照 ERAS 的标准进行。ERAS 围手术期补液主张通过目标导向补液策略来改善血液容量,优化围手术期的每搏输出量,从而优化器官和组织灌注,同时避免高血容量和液体过剩。

减少手术部位感染的组合措施

外科手术部位感染会给社会带来巨大的经济损失,仅在美国就花费大约 35 亿至 100 亿美元,而且是导致多种并发症和患者死亡的重要原因[147,148]。大多数感染是可预防的,因此需要实施多项干预措施以减少妇科手术后的手术部位感染。手术部位感染的原因包括患者因素(如肥胖、高血糖、免疫抑制)、医源性因素(无菌操作、医疗设备)和不理想的围手术期管理。本节将集中讨论围手术期管理,在这一方面医师有较大的改善空间。但值得强调的是,如果不能保证

无菌操作,任何措施都不会降低感染率,而这也可能是不同机构间手术部位感染率差异如此之大的一个重要原因。围手术期的许多因素都会导致手术部位感染,因此减少感染通常需要一系列干预措施(至少 3~5 项),而不是某一项措施。虽然这套组合拳无法确定哪项措施最重要,但可明显降低感染率。

目前已有三项干预性研究关注在妇瘤手术患者(伴或不伴肠切除)中应用这些措施的结果。各机构的感染率差异很大,基线感染率从 6% 到 37% 不等,这与患者因素及医源性因素有关。所有组合干预措施都是成功的,可将手术部位感染率降低到 1.1%~12%[64,149,150]。值得注意的是,不同研究的方案不尽相同,但仍有许多相同的举措。这些措施包括标准化的患者教育;每天淋浴时使用 4% 的葡萄糖酸氯己定;术前和术中使用预防性抗生素;术前和术中用 4% 葡萄糖酸氯己定进行皮肤准备;在 Ⅱ 型切口的筋膜和皮肤缝合中,使用新的无菌器械,并更换手套和手术衣;注意围手术期血糖控制(目标是<180mg/dL);护理团队保持良好的手卫生;术后至少使用无菌敷料 24~48 小时;出院后早期随访等。虽然这些研究主要纳入的是开腹手术的患者,但对于接受微创手术的患者,也应遵循这些原则。微创手术本身在减少手术部位感染方面是非常有效的,在一项调查中,接受开腹手术的患者发生感染的概率是微创手术患者的 14 倍[151]。

患者报告结果的评估

术后恢复涉及生理、社会、心理和经济因素等多个方面[152]。患者报告结果(patient-reported outcome,PRO)定义为直接从患者处获得信息来衡量患者的健康状况的各个方面[153]。因此,在术后恢复的某些方面,患者自评有许多独特的优势。到目前为止,对妇瘤 ERAS 的研究较少关注这一领域。一项利用 MD-Anderson 医院症状量表来评估症状负担的研究表明,ERAS 患者术后症状更少,功能恢复更快[12]。

选择合适的患者报告量表需要考虑量表内容、量表目的、人群代表性、评估周期、评估方式等方面。术前需留基线数据,术后评估频率需结合症状变化及患者依从性综合决定。美国加速康复及围术期质量促进会的一份声明建议,对 ERAS 患者,医疗机构需要持续评估患者报告结果[154]。具体建议包括在术后即刻使用 QoR-15 量表[155]进行评估,在术后 30 天及 90 天分别使用 WHODAS 2.0[156] 及 PROMIS 量表[154,157]。值得注意的是,QoR-15 量表对大部分妇

瘤患者并不适用。因此,对已有的其他量表尚需要重新评估,当然也可设计新的量表来评估患者症状改善及术后恢复的情况。

微创手术

目前还不清楚 ERAS 是否对微创手术(minimally invasive surgery,MIS)患者大有裨益,或者 MIS 是否应纳入为 ERAS 的一个方面。手术创伤会引起生理应激反应,造成激素和代谢的级联变化以及器官功能的改变[158]。ERAS 的一个关键原则就是通过降低应激反应,调控代谢变化来减少并发症[1]。与开放手术相比,腹腔镜手术可降低炎症和免疫调节反应[159,160]。虽然一些研究表明经典的内分泌代谢受微创手术的影响较小,但也有研究表明,与中型和大型开腹手术相比,微创手术可降低皮质醇应激反应[161]。考虑到微创手术对降低应激有益,微创手术已被纳入妇科肿瘤 ERAS 实践指南中。具体来说,该指南指出"当具有专业医师和足够医疗资源时,建议适宜的患者接受微创手术"[8]。目前很少有研究关注 ERAS 对微创妇科手术的影响。在一个回顾性的研究中,ERAS 在微创手术中的实施与缩短住院时间和降低医疗成本有关[162]。另有研究表明,ERAS 的实施可减少术中和术后吗啡类似物的使用,降低医疗成本并提高患者满意度[163]。但在实际工作中,应准确把握指南中的"适宜的"一词。最近的一项随机对照试验表明,接受微创手术的早期宫颈癌患者有更高的复发率和病死率。因此 ERAS 的益处需要与肿瘤治疗结局权衡[164]。

结论

妇瘤外科 ERAS 指南将理论与临床实际紧密结合,指导患者的围术期管理。后续研究将填补其在某些领域的空白,并注定会大幅改善患者预后。

（邵禹铭　向阳　译）

参考文献

1. Ljungqvist O, Scott M, Fearon KC. Enhanced recovery after surgery: a review. JAMA Surg. 2017;152(3):292–8.
2. Kalogera E, Bakkum-Gamez JN, Jankowski CJ, Trabuco E, Lovely JK, Dhanorker S, et al. Enhanced recovery in gynecologic surgery. Obstet Gynecol. 2013;122:319–28.
3. Wijk L, Franzen K, Ljungqvist O, Nilsson K. Implementing a structured Enhanced Recovery After Surgery (ERAS) protocol reduces length of stay after abdominal hysterectomy. Acta Obstet Gynecol Scand. 2014;93:749–56.
4. Nelson G, Kalogera E, Dowdy SC. Enhanced recovery pathways in gynecologic oncology. Gynecol Oncol. 2014;135(3):586–94.
5. Gustafsson UO, Scott MJ, Schwenk W, Demartines N, Roulin D, Francis N, et al. Guidelines for perioperative care in elective colonic surgery: Enhanced Recovery After Surgery (ERAS®) society recommendations. Clin Nutr. 2012;31(6):783–800.
6. Nygren J, Thacker J, Carli F, Fearon KC, Norderval S, Lobo DN, et al. Guidelines for perioperative care in elective rectal/pelvic surgery: Enhanced Recovery After Surgery (ERAS®) society recommendations. Clin Nutr. 2012;31(6):801–16.
7. Guyatt GH, Oxman AD, Vist GE, Kunz R, Falck-Ytter Y, Alonso-Coello P, et al. GRADE: an emerging consensus on rating quality of evidence and strength of recommendations. BMJ. 2008;336(7650):924–6.
8. Nelson G, Altman AD, Nick A, Meyer LA, Ramirez PT, Achtari C, et al. Guidelines for pre- and intra-operative care in gynecologic/oncology surgery: Enhanced Recovery After Surgery (ERAS®) society recommendations–Part I. Gynecol Oncol. 2016;140(2):313–22.
9. Nelson G, Altman AD, Nick A, Meyer LA, Ramirez PT, Achtari C, et al. Guidelines for postoperative care in gynecologic/oncology surgery: Enhanced Recovery After Surgery (ERAS®) society recommendations–Part II. Gynecol Oncol. 2016;140(2):323–32.
10. Nelson G, Dowdy SC, Lasala J, Mena G, Bakkum-Gamez J, Meyer LA, et al. Enhanced recovery after surgery (ERAS®) in gynecologic oncology – practical considerations for program development. Gynecol Oncol. 2017;147(3):617–20.
11. Bisch SP, Wells T, Gramlich L, Faris P, Wang X, Tran DT, et al. Enhanced Recovery After Surgery (ERAS) in gynecologic oncology: system-wide implementation and audit leads to improved value and patient outcomes. Gynecol Oncol. 2018;151(1):117–23. pii: S0090-8258(18)31096-5.
12. Meyer LA, Lasala J, Iniesta MD, Nick AM, Munsell MF, Shi Q, et al. Effect of an enhanced recovery after surgery program on opioid use and patient-reported outcomes. Obstet Gynecol. 2018;132(2):281–90.
13. Cutillo G, Maneschi F, Franchi M, Giannice R, Scambia G, Benedetti-Panici P. Early feeding compared with nasogastric decompression after major oncologic gynecologic surgery: a randomized study. Obstet Gynecol. 1999;93(1):41–5.
14. Charoenkwan K, Matovinovic E. Early versus delayed oral fluids and food for reducing complications after major abdominal gynaecologic surgery. Charoenkwan K, editor. Cochrane Database Syst Rev. 2014;12:CD004508.
15. Minig L, Biffi R, Zanagnolo V, Attanasio A, Beltrami C, Bocciolone L, et al. Early oral versus traditional postoperative feeding in gynecologic oncology patients undergoing intestinal resection: a randomized controlled trial. Ann Surg Oncol. 2009;16(6):1660–8.
16. Minig L, Biffi R, Zanagnolo V, Attanasio A, Beltrami C, Bocciolone L, et al. Reduction of postoperative complication rate with the use of early oral feeding in gynecologic oncologic patients undergoing a major surgery: a randomized controlled trial. Ann Surg Oncol. 2009;16(11):3101–10.
17. Pearl ML, Valea FA, Fischer M, Mahler L, Chalas E. A randomized controlled trial of early postoperative feeding in gynecologic oncology patients undergoing intra-abdominal surgery. Obstet Gynecol. 1998;92(1):94–7.
18. Schilder JM, Hurteau JA, Look KY, Moore DH, Raff G, Stehman FB, et al. A prospective controlled trial of early postoperative oral intake following major abdominal gynecologic surgery. Gynecol Oncol. 1997;67(3):235–40.
19. Wischmeyer PE, Carli F, Evans DC, Guilbert S, Kozar R, Pryor A, et al. American Society for Enhanced Recovery and Perioperative Quality Initiative Joint Consensus Statement on nutrition screening and therapy within a surgical enhanced recovery pathway. Anesth Analg. 2018;126(6):1883–95.
20. Gustafsson UO, Oppelstrup H, Thorell A, Nygren J, Ljungqvist

O. Adherence to the ERAS protocol is associated with 5-year survival after colorectal cancer surgery: a retrospective cohort study. World J Surg. 2016;40(7):1741–7.

21. Lewis SJ, Andersen HK, Thomas S. Early enteral nutrition within 24 h of intestinal surgery versus later commencement of feeding: a systematic review and meta-analysis. J Gastrointest Surg. 2009;13(3):569–75.

22. Scott MJ, Fawcett WJ. Oral carbohydrate preload drink for major surgery – the first steps from famine to feast. Anaesthesia. 2014;69(12):1308–13.

23. Kratzing C. Pre-operative nutrition and carbohydrate loading. Proc Nutr Soc. 2011;70(3):311–5.

24. Drover JW, Dhaliwal R, Weitzel L, Wischmeyer PE, Ochoa JB, Heyland DK. Perioperative use of arginine-supplemented diets: a systematic review of the evidence. J Am Coll Surg. 2011;212(3):385–99, 399.e1.

25. Celik JB, Gezginç K, Ozçelik K, Celik C. The role of immunonutrition in gynecologic oncologic surgery. Eur J Gynaecol Oncol. 2009;30(4):418–21.

26. Moya P, Soriano-Irigaray L, Ramirez JM, Garcea A, Blasco O, Blanco FJ, et al. Perioperative standard oral nutrition supplements versus immunonutrition in patients undergoing colorectal resection in an Enhanced Recovery (ERAS) protocol: a multicenter randomized clinical trial (SONVI study). Medicine (Baltimore). 2016;95(21):e3704.

27. Yeung SE, Hilkewich L, Gillis C, Heine JA, Fenton TR. Protein intakes are associated with reduced length of stay: a comparison between Enhanced Recovery After Surgery (ERAS) and conventional care after elective colorectal surgery. Am J Clin Nutr. 2017;106(1):44–51.

28. McClave SA, Taylor BE, Martindale RG, Warren MM, Johnson DR, Braunschweig C, et al. Guidelines for the provision and assessment of nutrition support therapy in the adult critically ill patient: Society of Critical Care Medicine (SCCM) and American Society for Parenteral and Enteral Nutrition (A.S.P.E.N.). JPEN J Parenter Enteral Nutr. 2016;40(2):159–211.

29. Pruemer J. Prevalence, causes, and impact of cancer-associated thrombosis. Am J Health Syst Pharm. 2005;62:S4–6.

30. Peedicayil A, Weaver A, Li X, Carey E, Cliby W, Mariani A. Incidence and timing of venous thromboembolism after surgery for gynecological cancer. Gynecol Oncol. 2011;121:64–9.

31. Greco PS, Bazzi AA, McLean K, Reynolds RK, Spencer RJ, Johnston CM, et al. Incidence and timing of thromboembolic events in patients with ovarian cancer undergoing neoadjuvant chemotherapy. Obstet Gynecol. 2017;129:979–85.

32. Mokri B, Mariani A, Heit JA, Weaver AL, McGree ME, Martin JR, et al. Incidence and predictors of venous thromboembolism after debulking surgery for epithelial ovarian cancer. Int J Gynecol Cancer. 2013;23:1684–91.

33. Pant A, Liu D, Schink J, Lurain J. Venous thromboembolism in advanced ovarian cancer patients undergoing frontline adjuvant chemotherapy. Int J Gynecol Cancer. 2014;24:997–1002.

34. Gould MK, Garcia DA, Wren SM, Karanicolas PJ, Arcelus JI, Heit JA, et al. Prevention of VTE in nonorthopedic surgical PatientsPrevention of VTE in Nonorthopedic Surgery PatientsAntithrombotic Therapy and Prevention of Thrombosis, 9th ed: American College of Chest Physicians Evidence-Based Clinical Practice Guidelines. Chest J. 2012;141:e227S–77S.

35. Lyman GH, Bohlke K, Khorana AA, Kuderer NM, Lee AY, Arcelus JI, et al. Venous thromboembolism prophylaxis and treatment in patients with cancer: American Society of Clinical Oncology clinical practice guideline update 2014. J Clin Oncol. 2015;33:654–6.

36. Caprini JA. Risk assessment as a guide for the prevention of the many faces of venous thromboembolism. Am J Surg. 2010;199:S3–S10.

37. Bergqvist D, Agnelli G, Cohen AT, Eldor A, Nilsson PE, Le Moigne-Amrani A, et al. Duration of prophylaxis against venous thromboembolism with enoxaparin after surgery for cancer. N Engl J Med. 2002;346:975–80.

38. Kumar S, Al-Wahab Z, Sarangi S, Woelk J, Morris R, Munkarah A, et al. Risk of postoperative venous thromboembolism after minimally invasive surgery for endometrial and cervical cancer is low: a multi-institutional study. Gynecol Oncol. 2013;130:207–12.

39. Agnelli G, Gussoni G, Bianchini C, Verso M, Mandalà M, Cavanna L, et al. Nadroparin for the prevention of thromboembolic events in ambulatory patients with metastatic or locally advanced solid cancer receiving chemotherapy: a randomised, placebo-controlled, double-blind study. Lancet Oncol. 2009;10:943–9.

40. Verso M, Agnelli G, Barni S, Gasparini G, LaBianca R. A modified Khorana risk assessment score for venous thromboembolism in cancer patients receiving chemotherapy: the Protecht score. Intern Emerg Med. 2012;7:291–2.

41. Khorana AA, Kuderer NM, Culakova E, Lyman GH, Francis CW. Development and validation of a predictive model for chemotherapy-associated thrombosis. Blood. 2008;111:4902–7.

42. Agnelli G, George DJ, Kakkar AK, Fisher W, Lassen MR, Mismetti P, et al. Semuloparin for Thromboprophylaxis in patients receiving chemotherapy for cancer. N Engl J Med. 2012;366:601–9.

43. Nichols R, Condon R. Preoperative preparation of the colon. Surg Gynecol Obstet. 1971;132:323–37.

44. Kiran RP, Murray ACA, Chiuzan C, Estrada D, Forde K. Combined preoperative mechanical bowel preparation with oral antibiotics significantly reduces surgical site infection, anastomotic leak, and ileus after colorectal surgery. Ann Surg. 2015;262:416–25.

45. Hendren S, Fritze D, Banerjee M, Kubus J, Cleary RK, Englesbe MJ, Campbell DAJ. Antibiotic choice is independently associated with risk of surgical site infection after colectomy: a population-based cohort study. Ann Surg. 2013;257:469–75.

46. Cannon JA, Altom LK, Deierhoi RJ, Morris M, Richman JS, Vick CC, Itani KMF, Hawn MT. Preoperative oral antibiotics reduce surgical site infection following elective colorectal resections. Dis Colon Rectum. 2012;55:1160–6.

47. Scarborough JE, Mantyh CR, Sun Z, Migaly J. Combined mechanical and oral antibiotic bowel preparation reduces incisional surgical site infection and anastomotic leak rates after elective colorectal resection: an analysis of colectomy-targeted ACS NSQIP. Ann Surg. 2015;262:331–7.

48. Toneva GD, Deierhoi RJ, Morris M, Richman J, Cannon JA, Altom LK, Hawn MT. Oral antibiotic bowel preparation reduces length of stay and readmissions after colorectal surgery. J Am Coll Surg. 2013;216:756–62.

49. Reumkens A, Masclee AA, Winkens B, van Deursen CT, Sanduleanu S, Bakker CM. Prevalence of hypokalemia before and after bowel preparation for colonoscopy in high-risk patients. Gastrointest Endosc. 2017;86:673–9.

50. Arnold A, Aitchison LP, Abbott J. Preoperative mechanical bowel preparation for abdominal, laparoscopic, and vaginal surgery: a systematic review. J Minim Invasive Gynecol. 2015;22:737–52.

51. Klinger AL, Green H, Monlezun DJ, Beck D, Kann B, Vargas HD, Whitlow C, Margolin D. The role of bowel preparation in colorectal surgery: results of the 2012–2015 ACS-NSQIP data. Ann Surgery. 2019;269(4):671–7.

52. Kumar AS, Kelleher DC, Sigle GW. Bowel preparation before elective surgery. Clin Colon Rectal Surg. 2013;26:146–52.

53. Bucher P, Mermillod B, Gervaz P, Morel P. Mechanical bowel preparation for elective colorectal surgery: a meta-analysis. Arch Surg. 2004;139:1359–64.

54. Kalogera E, Nitschmann CC, Dowdy SC, Cliby WA, Langstraat CL. A prospective algorithm to reduce anastomotic leaks after rectosigmoid resection for gynecologic malignancies. Gynecol Oncol. 2017;144:343–7.

55. Kwon S, Thompson R, Dellinger P, Yanez D, Farrohki E, Flum D. Importance of perioperative glycemic control in general surgery: a report from the surgical care and outcomes assessment program. Ann Surg. 2013;257:8–14.

56. Gandhi GY, Nuttall GA, Abel MD, et al. Intensive intraoperative insulin therapy versus conventional glucose management during cardiac surgery: a randomized trial. Ann Intern Med. 2007;146:233–43.

57. Melling AC, Ali B, Scott EM, Leaper DJ. Effects of preoperative

warming on the incidence of wound infection after clean surgery: a randomised controlled trial. Lancet. 2001;358:876–80.

58. Kurz A, Sessler DI, Lenhardt R. Perioperative Normothermia to reduce the incidence of surgical-wound infection and shorten hospitalization. N Engl J Med. 1996;334:1209–16.

59. Stulberg JJ, Delaney CP, Neuhauser DV, Aron DC, Fu P, Koroukian SM. Adherence to surgical care improvement project measures and the association with postoperative infections. JAMA. 2010;303:2479–85.

60. Hawn MT, Houston TK, Campagna EJ, Graham LA, Singh J, Bishop M, Henderson WG. The attributable risk of smoking on surgical complications. Ann Surg. 2011;254:914–20.

61. Ingraham AM, Cohen ME, Bilimoria KY, Dimick JB, Richards KE, Raval MV, et al. Association of Surgical Care Improvement Project Infection-Related Process Measure Compliance with risk-adjusted outcomes: implications for quality measurement. J Am Coll Surg. 2010;211:705–14.

62. Darouiche RO, Wall MJ, Itani KMF, Otterson MF, Webb AL, Carrick MM, et al. Chlorhexidine–alcohol versus povidone–iodine for surgical-site antisepsis. N Engl J Med. 2010;362:18–26.

63. Cima R, Dankbar E, Lovely J, Pendlimari R, Aronhalt K, Nehring S, et al. Colorectal surgery surgical site infection reduction program: a National Surgical Quality Improvement Program–Driven Multidisciplinary Single-Institution Experience. J Am Coll Surg. 2013;216:23–33.

64. Johnson MP, Kim SJ, Langstraat CL, Jain S, Habermann EB, Wentink JE, et al. Using bundled interventions to reduce surgical site infection after major gynecologic cancer surgery. Obstet Gynecol. 2016;127:1135–44.

65. Kalogera E, Bakkum-Gamez JN, Weaver AL, Moriarty JP, Borah BJ, Langstraat CL, et al. Abdominal incision injection of liposomal bupivacaine and opioid use after laparotomy for gynecologic malignancies. Obstet Gynecol. 2016;128:1009–17.

66. Wolff BG, Weese JL, Ludwig KA, Delaney CP, Stamos MJ, Michelassi F, Du W, Techner L. Postoperative ileus-related morbidity profile in patients treated with Alvimopan after bowel resection. J Am Coll Surg. 2007;204:609–16.

67. Lee CT, Chang SS, Kamat AM, Amiel G, Beard TL, Fergany A, Karnes RJ, Kurz A, Menon V, Sexton WJ, Slaton JW, Svatek RS, Wilson SS, Techner L, Bihrle R, Steinberg GD, Koch M. Alvimopan accelerates gastrointestinal recovery after radical cystectomy: a multicenter randomized placebo-controlled trial. Eur Urol. 2014;66:265–72.

68. Bakkum-Gamez JN, Langstraat CL, Lemens MA, Weaver AL, McGree M, Mariani A, Gostout BS, Wilson TO, Cliby BA, Dowdy SC. Accelerating gastrointestinal recovery in women undergoing ovarian cancer debulking: a randomized, double-blind, placebo-controlled trial. Gynecol Oncol. 2016;141:16.

69. Ong CK, Seymour RA, Lirk P, Merry AF. Combining paracetamol (acetaminophen) with nonsteroidal antiinflammatory drugs: a qualitative systematic review of analgesic efficacy for acute postoperative pain. Anesth Analg. 2010;110(4):1170–9.

70. Alayed N, Alghanaim N, Tan X, Tulandi T. Preemptive use of gabapentin in abdominal hysterectomy: a systematic review and meta-analysis. Obstet Gynecol. 2014;123(6):1221–9.

71. Weibel S, Jelting Y, Pace NL, Helf A, Eberhart LH, Hahnenkamp K, et al. Continuous intravenous perioperative lidocaine infusion for postoperative pain and recovery in adults. Cochrane Database Syst Rev. 2018;6:CD009642.

72. Sanchez Munoz MC, De Kock M, Forget P. What is the place of clonidine in anesthesia? Systematic review and meta-analyses of randomized controlled trials. J Clin Anesth. 2017;38:140–53.

73. De Oliveira GS Jr, Castro-Alves LJ, Khan JH, McCarthy RJ. Perioperative systemic magnesium to minimize postoperative pain: a meta-analysis of randomized controlled trials. Anesthesiology. 2013;119(1):178–90.

74. Jokela RM, Ahonen JV, Tallgren MK, Marjakangas PC, Korttila KT. The effective analgesic dose of dexamethasone after laparoscopic hysterectomy. Anesth Analg. 2009;109(2):607–15.

75. Jørgensen H, Fomsgaard JS, Dirks J, Wetterslev J, Andreasson B,

Dahl JB. Effect of peri- and postoperative epidural anaesthesia on pain and gastrointestinal function after abdominal hysterectomy. Br J Anaesth. 2001;87(4):577–83.

76. Ferguson SE, Malhotra T, Seshan VE, Levine DA, Sonoda Y, Chi DS, et al. A prospective randomized trial comparing patient-controlled epidural analgesia to patient-controlled intravenous analgesia on postoperative pain control and recovery after major open gynecologic cancer surgery. Gynecol Oncol. 2009;114(1):111–6.

77. Ready LB. Acute pain: lessons learned from 25,000 patients. Reg Anesth Pain Med. 1999;24(6):499–505.

78. Hübner M, Blanc C, Roulin D, Winiker M, Gander S, Demartines N. Randomized clinical trial on epidural versus patient-controlled analgesia for laparoscopic colorectal surgery within an enhanced recovery pathway. Ann Surg. 2015;261(4):648–53.

79. Gasanova I, Alexander J, Ogunnaike B, Hamid C, Rogers D, Minhajuddin A, et al. Transversus abdominis plane block versus surgical site infiltration for pain management after open total abdominal hysterectomy. Anesth Analg. 2015;121(5):1383–8.

80. Wigmore TJ, Mohammed K, Jhanji S. Long-term survival for patients undergoing volatile versus IV anesthesia for cancer surgery: a retrospective analysis. Anesthesiology. 2016;124(1):69–79.

81. Hohlrieder M, Tiefenthaler W, Klaus H, Gabl M, Kavakebi P, Keller C, et al. Effect of total intravenous anaesthesia and balanced anaesthesia on the frequency of coughing during emergence from the anaesthesia. Br J Anaesth. 2007;99(4):587–91.

82. Ledowski T, Paech MJ, Patel B, Schug SA. Bronchial mucus transport velocity in patients receiving propofol and remifentanil versus sevoflurane and remifentanil anesthesia. Anesth Analg. 2006;102(5):1427–30.

83. Ledowski T, Bein B, Hanss R, Paris A, Fudickar W, Scholz J, et al. Neuroendocrine stress response and heart rate variability: a comparison of total intravenous versus balanced anesthesia. Anesth Analg. 2005;101(6):1700–5.

84. Kotani N, Hashimoto H, Sessler DI, Yasuda T, Ebina T, Muraoka M, et al. Expression of genes for proinflammatory cytokines in alveolar macrophages during propofol and isoflurane anesthesia. Anesth Analg. 1999;89(5):1250–6.

85. Kamibayashi T, Maze M. Clinical uses of alpha2 -adrenergic agonists. Anesthesiology. 2000;93(5):1345–9.

86. Hsu YW, Cortinez LI, Robertson KM, Keifer JC, Sum-Ping ST, Moretti EW, et al. Dexmedetomidine pharmacodynamics: part I: crossover comparison of the respiratory effects of dexmedetomidine and remifentanil in healthy volunteers. Anesthesiology. 2004;101(5):1066–76.

87. Jalonen J, Hynynen M, Kuitunen A, Heikkila H, Perttila J, Salmenpera M, et al. Dexmedetomidine as an anesthetic adjunct in coronary artery bypass grafting. Anesthesiology. 1997;86(2):331–45.

88. McCutcheon CA, Orme RM, Scott DA, Davies MJ, McGlade DP. A comparison of dexmedetomidine versus conventional therapy for sedation and hemodynamic control during carotid endarterectomy performed under regional anesthesia. Anesth Analg. 2006;102(3):668–75.

89. Aho M, Erkola O, Kallio A, Scheinin H, Korttila K. Dexmedetomidine infusion for maintenance of anesthesia in patients undergoing abdominal hysterectomy. Anesth Analg. 1992;75(6):940–6.

90. Alhashemi JA, Kaki AM. Dexmedetomidine in combination with morphine PCA provides superior analgesia for shockwave lithotripsy. Can J Anaesth. 2004;51(4):342–7.

91. Arain SR, Ruehlow RM, Uhrich TD, Ebert TJ. The efficacy of dexmedetomidine versus morphine for postoperative analgesia after major inpatient surgery. Anesth Analg. 2004;98(1):153–8.

92. Sturaitis MK, Kroin JS, Swamidoss CP, Cerullo LJ, Tuman KJ. Effects of intraoperative Dexmedetomidine infusion on hemodynamic stability during brain tumor resection. Anesthesiology. 2002;97:A310.

93. Unlugenc H, Gunduz M, Guler T, Yagmur O, Isik G. The effect of pre-anaesthetic administration of intravenous dexmedetomidine on postoperative pain in patients receiving patient-controlled mor-

phine. Eur J Anaesthesiol. 2005;22(5):386–91.

94. Wahlander S, Frumento RJ, Wagener G, Saldana-Ferretti B, Joshi RR, Playford HR, et al. A prospective, double-blind, randomized, placebo-controlled study of dexmedetomidine as an adjunct to epidural analgesia after thoracic surgery. J Cardiothorac Vasc Anesth. 2005;19(5):630–5.

95. Aantaa R, Jaakola ML, Kallio A, Kanto J. Reduction of the minimum alveolar concentration of isoflurane by dexmedetomidine. Anesthesiology. 1997;86(5):1055–60.

96. Fragen RJ, Fitzgerald PC. Effect of dexmedetomidine on the minimum alveolar concentration (MAC) of sevoflurane in adults age 55 to 70 years. J Clin Anesth. 1999;11(6):466–70.

97. Ramsay MA, Luterman DL. Dexmedetomidine as a total intravenous anesthetic agent. Anesthesiology. 2004;101(3):787–90.

98. Reddi D. Preventing chronic postoperative pain. Anaesthesia. 2016;71(Suppl 1):64–71.

99. Groudine SB, Fisher HA, Kaufman RP Jr, Patel MK, Wilkins LJ, Mehta SA, et al. Intravenous lidocaine speeds the return of bowel function, decreases postoperative pain, and shortens hospital stay in patients undergoing radical retropubic prostatectomy. Anesth Analg. 1998;86(2):235–9.

100. Kaba A, Laurent SR, Detroz BJ, Sessler DI, Durieux ME, Lamy ML, et al. Intravenous lidocaine infusion facilitates acute rehabilitation after laparoscopic colectomy. Anesthesiology. 2007;106(1):11–8; discussion 5–6.

101. Koppert W, Weigand M, Neumann F, Sittl R, Schuettler J, Schmelz M, et al. Perioperative intravenous lidocaine has preventive effects on postoperative pain and morphine consumption after major abdominal surgery. Anesth Analg. 2004;98(4):1050–5.

102. Lauwick S, Kim DJ, Michelagnoli G, Mistraletti G, Feldman L, Fried G, et al. Intraoperative infusion of lidocaine reduces postoperative fentanyl requirements in patients undergoing laparoscopic cholecystectomy. Can J Anaesth. 2008;55(11):754–60.

103. Saadawy IM, Kaki AM, Abd El Latif AA, Abd-Elmaksoud AM, Tolba OM. Lidocaine vs. magnesium: effect on analgesia after a laparoscopic cholecystectomy. Acta Anaesthesiol Scand. 2010;54(5):549–56.

104. Vigneault L, Turgeon AF, Cote D, Lauzier F, Zarychanski R, Moore L, et al. Perioperative intravenous lidocaine infusion for postoperative pain control: a meta-analysis of randomized controlled trials. Can J Anaesth. 2011;58(1):22–37.

105. Wu CT, Borel CO, Lee MS, Yu JC, Liou HS, Yi HD, et al. The interaction effect of perioperative cotreatment with dextromethorphan and intravenous lidocaine on pain relief and recovery of bowel function after laparoscopic cholecystectomy. Anesth Analg. 2005;100(2):448–53.

106. Bakan M, Umutoglu T, Topuz U, Uysal H, Bayram M, Kadioglu H, et al. Opioid-free total intravenous anesthesia with propofol, dexmedetomidine and lidocaine infusions for laparoscopic cholecystectomy: a prospective, randomized, double-blinded study. Braz J Anesthesiol. 2015;65(3):191–9.

107. Viviand X, Leone M. Induction and maintenance of intravenous anaesthesia using target-controlled infusion systems. Best Pract Res Clin Anaes. 2001;15(1):19–33.

108. Egan TD. Target-controlled drug delivery: progress toward an intravenous "vaporizer" and automated anesthetic administration. Anesthesiology. 2003;99(5):1214–9.

109. Dryden PE. Target-controlled infusions: paths to approval. Anesth Analg. 2016;122(1):86–9.

110. Absalom AR, Glen JI, Zwart GJ, Schnider TW, Struys MM. Target-controlled infusion: a mature technology. Anesth Analg. 2016;122(1):70–8.

111. Bruhn J, Myles PS, Sneyd R, Struys MM. Depth of anaesthesia monitoring: what's available, what's validated and what's next? Br J Anaesth. 2006;97(1):85–94.

112. Schneider G, Gelb AW, Schmeller B, Tschakert R, Kochs E. Detection of awareness in surgical patients with EEG-based indices–bispectral index and patient state index. Br J Anaesth. 2003;91(3):329–35.

113. Nordstrom O, Engstrom AM, Persson S, Sandin R. Incidence of awareness in total i.v. anaesthesia based on propofol, alfentanil

and neuromuscular blockade. Acta Anaesthesiol Scand. 1997;41(8):978–84.

114. Thom O, Taylor DM, Wolfe RE, Myles P, Krum H, Wolfe R. Pilot study of the prevalence, outcomes and detection of occult hypoperfusion in trauma patients. Emerg Med J. 2010;27(6):470–2.

115. Davies SJ, Wilson RJ. Preoperative optimization of the high-risk surgical patient. Br J Anaesth. 2004;93(1):121–8.

116. Bennett-Guerrero E, Welsby I, Dunn TJ, Young LR, Wahl TA, Diers TL, et al. The use of a postoperative morbidity survey to evaluate patients with prolonged hospitalization after routine, moderate-risk, elective surgery. Anesth Analg. 1999;89(2):514–9.

117. Pearse RM, Harrison DA, James P, Watson D, Hinds C, Rhodes A, et al. Identification and characterization of the high-risk surgical population in the United Kingdom. Crit Care. 2006;10(3):R81.

118. Jhanji S, Thomas B, Ely A, Watson D, Hinds CJ, Pearse RM. Mortality and utilisation of critical care resources amongst high risk surgical patients in a large NHS trust. Anaesthesia. 2008;63(7):695–700.

119. Gan TJ, Soppitt A, Maroof M, el-Moalem H, Robertson KM, Moretti E, et al. Goal-directed intraoperative fluid administration reduces length of hospital stay after major surgery. Anesthesiology. 2002;97(4):820–6.

120. McKendry M, McGloin H, Saberi D, Caudwell L, Brady AR, Singer M. Randomised controlled trial assessing the impact of a nurse delivered, flow monitored protocol for optimisation of circulatory status after cardiac surgery. BMJ. 2004;329(7460):258.

121. Grocott MP, Mythen MG, Gan TJ. Perioperative fluid management and clinical outcomes in adults. Anesth Analg. 2005;100(4):1093–106.

122. Bundgaard-Nielsen M, Holte K, Secher NH, Kehlet H. Monitoring of peri-operative fluid administration by individualized goal-directed therapy. Acta Anaesthesiol Scand. 2007;51(3):331–40.

123. Hamilton MA, Cecconi M, Rhodes A. A systematic review and meta-analysis on the use of preemptive hemodynamic intervention to improve postoperative outcomes in moderate and high-risk surgical patients. Anesth Analg. 2011;112(6):1392–402.

124. Dalfino L, Giglio MT, Puntillo F, Marucci M, Brienza N. Haemodynamic goal-directed therapy and postoperative infections: earlier is better. A systematic review and meta-analysis. Crit Care. 2011;15(3):R154.

125. Giglio MT, Marucci M, Testini M, Brienza N. Goal-directed haemodynamic therapy and gastrointestinal complications in major surgery: a meta-analysis of randomized controlled trials. Br J Anaesth. 2009;103(5):637–46.

126. Brienza N, Giglio MT, Marucci M, Fiore T. Does perioperative hemodynamic optimization protect renal function in surgical patients? A meta-analytic study. Crit Care Med. 2009;37(6):2079–90.

127. Gattinoni L, Brazzi L, Pelosi P, Latini R, Tognoni G, Pesenti A, et al. A trial of goal-oriented hemodynamic therapy in critically ill patients. N Engl J Med. 1995;333(16):1025–32.

128. Heyland DK, Cook DJ, King D, Kernerman P, Brun-Buisson C. Maximizing oxygen delivery in critically ill patients: a methodologic appraisal of the evidence. Crit Care Med. 1996;24(3):517–24.

129. Ziegler DW, Wright JG, Choban PS, Flancbaum L. A prospective randomized trial of preoperative "optimization" of cardiac function in patients undergoing elective peripheral vascular surgery. Surgery. 1997;122(3):584–92.

130. Sandham JD, Hull RD, Brant RF, Knox L, Pineo GF, Doig CJ, et al. A randomized, controlled trial of the use of pulmonary-artery catheters in high-risk surgical patients. N Engl J Med. 2003;348(1):5–14.

131. Kreimeier U. Pathophysiology of fluid imbalance. Crit Care. 2000;4(Suppl 2):S3–7.

132. Holte K, Sharrock NE, Kehlet H. Pathophysiology and clinical implications of perioperative fluid excess. Br J Anaesth. 2002;89(4):622–32.

133. Marik PE, Cavallazzi R, Vasu T, Hirani A. Dynamic changes in arterial waveform derived variables and fluid responsiveness in

mechanically ventilated patients: a systematic review of the literature. Crit Care Med. 2009;37(9):2642–7.

134. Benes J, Chytra I, Altmann P, Hluchy M, Kasal E, Svitak R, et al. Intraoperative fluid optimization using stroke volume variation in high risk surgical patients: results of prospective randomized study. Crit Care. 2010;14(3):R118.

135. Michard F. The burden of high-risk surgery and the potential benefit of goal-directed strategies. Crit Care. 2011;15:447.

136. Pearse R, Dawson D, Fawcett J, Rhodes A, Grounds RM, Bennett ED. Early goal-directed therapy after major surgery reduces complications and duration of hospital stay. A randomised, controlled trial [ISRCTN38797445]. Crit Care. 2005;9:R687–93.

137. Miralpeix E, Nick A, Meyer L, Cata J, Lasala J, Mena G, et al. A call for new standard of care in perioperative gynecologic oncology practice: impact of enhanced recovery after surgery (ERAS) programs. Gynecol Oncol. 2016;141(2):371–8.

138. Thiele R, Raghunathan K, Brudney C, Lobo D, Martin D, Senagore A, et al. American Society for Enhanced Recovery (ASER) and Perioperative Quality Initiative (POQI) joint consensus statement on perioperative fluid management within an enhanced recovery pathway for colorectal surgery. Perioper Med (Lond). 2016;5:24.

139. Srinivasa S, Taylor MH, Singh PP, Yu TC, Soop M, Hill AG. Randomized clinical trial of goal-directed fluid therapy within an enhanced recovery protocol for elective colectomy. Br J Surg. 2013;100(1):66–74.

140. Brandstrup B, Svendsen PE, Rasmussen M, Belhage B, Rodt SA, Hansen B, et al. Which goal for fluid therapy during colorectal surgery is followed by the best outcome: near-maximal stroke volume or zero fluid balance? Br J Anaesth. 2012;109:191–9.

141. Phan TD, D'Souza B, Rattray MJ, Johnston MJ, Cowie BS. A randomised controlled trial of fluid restriction compared to oesophageal Doppler-guided goal-directed fluid therapy in elective major colorectal surgery within an Enhanced Recovery After Surgery program. Anaesth Intensive Care. 2014;42(6):752–60.

142. Lasala J, Mena G, Iniesta M, Rodriguez-Restrepo A, Meyer L, Salvo G, et al. Impact of an Enhanced Recovery After Surgery (ERAS) Program on postoperative renal function. (Poster presented at the 5th ERAS World Congress, Lyon, France, May 2017).

143. Myles PS, Bellomo R, Corcoran T, Forbes A, Peyton P, Story D, et al. Restrictive versus liberal fluid therapy for major abdominal surgery. N Engl J Med. 2018;378(24):2263–74.

144. Miller TE, Roche AM, Mythen M. Fluid management and goal-directed therapy as an adjunct to Enhanced Recovery After Surgery (ERAS). Can J Anaesth. 2015;62(2):158–68.

145. Marcotte JH, Patel K, Desai R, Gaughan JP, Rattigan D, Cahill KW, et al. Acute kidney injury following implementation of an enhanced recovery after surgery (ERAS) protocol in colorectal surgery. Int J Color Dis. 2018;33(9):1259–67.

146. Gao R, Qin H. Fluid balance in major abdominal surgery deserves more exploration. Hepatobiliary Surg Nutr. 2018;7(3):189–91.

147. Thompson KM, Oldenburg WA, Deschamps C, Rupp WC, Smith CD. Chasing zero: the drive to eliminate surgical site infections. Ann Surg. 2011;254(3):430–6.

148. Tran CW, McGree ME, Weaver AL, Martin JR, Lemens MA, Cliby WA, et al. Surgical site infection after primary surgery for epithelial ovarian cancer: predictors and impact on survival. Gynecol Oncol. 2015;136(2):278–84.

149. Lippitt MH, Fairbairn MG, Matsuno R, Stone RL, Tanner EJ 3rd, Wick EC, et al. Outcomes associated with a five-point surgical site infection prevention bundle in women undergoing surgery for ovarian cancer. Obstet Gynecol. 2017;130:756–64.

150. Schiavone MB, Moukarzel L, Leong K, Zhou QC, Afonso AM, Iasonos A, et al. Surgical site infection reduction bundle in patients with gynecologic cancer undergoing colon surgery. Gynecol Oncol. 2017;147:115–9.

151. Bakkum-Gamez JN, Dowdy SC, Borah BJ, Haas LR, Mariani A, Martin JR, et al. Predictors and costs of surgical site infections in patients with endometrial cancer. Gynecol Oncol. 2013;130(1):100–6.

152. Feldman LS, Lee L, Fiore J Jr. What outcomes are important in the assessment of Enhanced Recovery After Surgery (ERAS) pathways? Can J Anaesth. 2015;62(2):120–30.

153. U.S. Department of Health and Human Services FDA Center for Drug Evaluation and Research, et al. Guidance for industry: patient-reported outcome measures: use in medical product development to support labeling claims: draft guidance. Health Qual Life Outcomes. 2006;4:79.

154. Abola RE, Bennett-Guerrero E, Kent ML, Feldman LS, Fiore JF Jr, Shaw AD, et al. American society for enhanced recovery and perioperative quality initiative joint consensus statement on patient-reported outcomes in an enhanced recovery pathway. Anesth Analg. 2018;126(6):1874–82.

155. Stark PA, Myles PS, Burke JA. Development and psychometric evaluation of a postoperative quality of recovery score: the QoR-15. Anesthesiology. 2013;118(6):1332–40.

156. Ustün TB, Chatterji S, Kostanjsek N, Rehm J, Kennedy C, Epping-Jordan J, et al. Developing the World Health Organization disability assessment schedule 2.0. Bull World Health Organ. 2010;88(11):815–23.

157. Jones RS, Stukenborg GJ. Patient-reported outcomes measurement information system (PROMIS) use in surgical care: a scoping study. J Am Coll Surg. 2017;224(3):245–254.e1.

158. Desborough JP. The stress response to trauma and surgery. Br J Anaesth. 2000;85(1):109–17.

159. Kehlet H, Nielsen HJ. Impact of laparoscopic surgery on stress responses, immunofunction, and risk of infectious complications. New Horiz. 1998;6(2 Suppl):S80–8.

160. Holub Z. Impact of laparoscopic surgery on immune function. Clin Exp Obstet Gynecol. 2002;29(2):77–81.

161. Prete A, Yan Q, Al-Tarrah K, Akturk HK, Prokop LJ, Alahdab F, et al. The cortisol stress response induced by surgery: a systematic review and meta-analysis. Clin Endocrinol. 2018;89:554.

162. Chapman JS, Roddy E, Ueda S, Brooks R, Chen LL, Chen LM. Enhanced recovery pathways for improving outcomes after minimally invasive gynecologic oncology surgery. Obstet Gynecol. 2016;128(1):138–44.

163. Modesitt SC, Sarosiek BM, Trowbridge ER, Redick DL, Shah PM, Thiele RH, et al. Enhanced recovery implementation in major gynecologic surgeries: effect of care standardization. Obstet Gynecol. 2016;128(3):457–66.

164. Ramirez PT, Frumovitz M, Pareja R, Lopez A, Vieira M, Ribeiro R, et al. Minimally invasive versus abdominal radical hysterectomy for cervical cancer. N Engl J Med. 2018;379(20):1895–904.

第 47 章
加速康复外科：剖宫产

R.Douglas Wilson，Jeffrey Huang，Cathy Cao，Gregg Nelson

引言

加速康复外科（enhanced recovery after surgery，ERAS）是标准化的围手术期诊疗路径，是由专门的多学科团队结合使用（肯定结果）和不使用（否定结果）的审计（测量）/评估系统，可减少手术应激，加快患者生理和功能恢复，减少住院时间和并发症[1-4]。

ERAS 在产科手术中很少应用。最近的一项非对照性、观察性研究表明，加速康复路径可成功整合到产科中。该方案使择期剖宫产（cesarean delivery，CD）术后第 1 天出院的患者数量比术后第 2 天出院的患者数量大幅增加[4]，并且两组的再入院率无差异。这一结果表明，ERAS 可在产科成功实施[4]。

2014 年，加拿大卫生信息研究所（Canadian Institute for Health Information，CIHI）和 healthydebate.ca 报告称，新生儿剖宫产率已从 1995 年的 17% 上升到 2010/2011 年的 29%[5]。2010/2011 年的重复剖宫产率（考虑到择期改良剖宫产的情况）为 76%~90%，占 2007—2011 年加拿大五个省所有分娩量的 11.3%[6]。

什么时候开始 ERAS 剖宫产流程？

关于什么时候开始 ERAS 剖宫产（ERAS CD）流程有很多争论。争论的"焦点"直接集中在剖宫产手术过程上，而不是从更大的"优化"的角度来考虑妇女、妊娠和母婴结局。

图 47.1 总结了建议与 ERAS CD 相关的"重点和优化"的过程 / 要素。

一些可变和不可变的产科混杂因素增加了分娩 CD 率，如产妇身体质量指数（body mass index，

BMI）>40 和其他产妇合并症（表 47.1，图 47.2）。

表 47.1 剖宫产手术 ERAS：术前可调整的临床因素

无法调整的临床因素	可调整的临床因素
孕妇年龄	
配偶年龄	
既往史（产科 / 内科 / 外科 / BMI）	对特定合并症进行优化（高血压 / 糖尿病 / 贫血 / 吸烟）（SGA/LGA/SB/PTB<34 周）
家族史（遗传 / 出生缺陷 / 多因素疾病）	围手术期临床路径（术前 / 术中 / 术后）
孕 0~20 周（染色体 / 出生缺陷 / 流产）	

BMI：body mass index，体质量指数；SGA：small for gestational age，小于胎龄儿；LGA：large for gestational age，大于胎龄儿；SB，stillborn，死产；PTB：preterm birth，早产。

每个 ERAS CD 要素（重点 / 优化）都有关于证据级别 / 推荐等级的推荐。表 47.2 总结了 ERAS CD 的建议（关于 GRADE 工作组证据级别和强度定义见第 46 章）。

优化孕前和产前保健期

患者和家庭教育

在孕前和产前教育中，妇幼保健人员应当为孕前和妊娠妇女提供有循证依据的教育信息和支持。这些关于计划剖宫产的循证信息可以帮助孕妇认识到自己的产科护理要求，也可以帮助孕妇做出知情决策[7]。

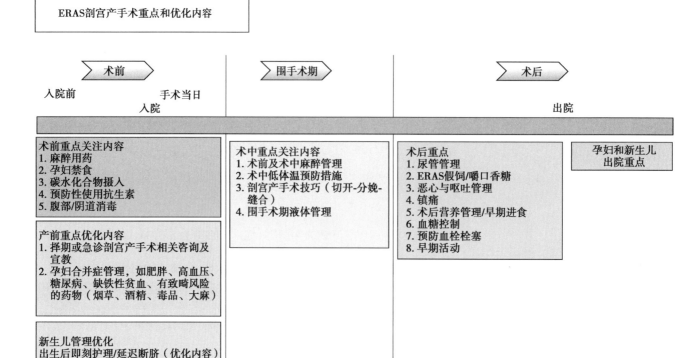

图 47.1　ERAS 剖宫产手术（CD）的重点和优化内容[36-38]

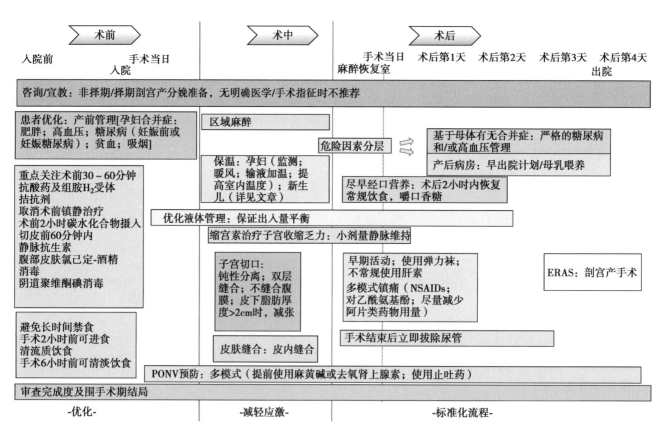

图 47.2　剖宫产手术 ERAS 临床路径。PACU:post-anesthesia care unit, 麻醉恢复室;IV:intravenous, 静脉通路;PONV: postoperative nausea and vomiting,术后恶心呕吐;NSAIDs:nonsteroidal anti-inflammatory drugs,非甾体消炎药;OR:operating room,手术室

表 47.2　剖宫产手术 ERAS 推荐：重点和优化方案

剖宫产手术 ERAS 推荐	证据级别	推荐强度
"重点的" 术前推荐		
1. 虽然缺乏高级别证据,但良好的临床实践包括告知患者剖宫产术前、术中以及术后有关的流程。这些信息应根据剖宫产是计划外手术还是计划内手术进行调整	极低~低	强
2. 在未对母婴危害和获益进行可靠的入院前评估的情况下,不建议进行无医学指征的剖宫产	极低~低	强
3. 建议术前使用抗酸药及组胺 H_2 受体拮抗剂,以降低吸入性肺炎风险	低	强
4. 择期剖宫产不宜术前应用镇静药物,因为可能会对母亲和新生儿造成不利影响	低	强
5. 鼓励患者在手术 2 小时之前饮用清流质食物(无渣果汁、咖啡、不含奶的茶饮)	高	强
6. 患者可清淡饮食直至术前 6 小时	高	强
7. 非糖尿病孕妇可在术前 2 小时补充碳水化合物液体	低	弱
8. 应在剖宫产切皮前 60min 内常规静脉给予抗生素。对于所有产妇,推荐使用第一代头孢菌素;对临产或胎膜破裂的患者,建议加用阿奇霉素以进一步减少术后感染发生率	高	强
9. 术前皮肤消毒,氯己定 - 酒精溶剂效果优于聚维酮碘水溶剂	低	强
10. 术前使用聚维酮碘消毒阴道可进一步降低剖宫产术后感染发生率	中	弱
"重点的" 术中推荐		
1. 区域麻醉是剖宫产的首选麻醉方法,是加速康复方案之一	低	强
2. 需要对患者进行适当的监测,应用保暖设备,避免低体温	低	强
3. 使用暖风加热、静脉输液加温及提高手术室温度均推荐用于预防剖宫产术中低体温	高	强
4. 推荐剖宫产术中钝性分离延长子宫下段横切口,以减少术中出血	中	弱
5. 双侧缝合子宫切口可能会降低子宫破裂风险	低	弱
6. 腹膜不需要关闭,因为关闭腹膜与改善结局无关,而且会延长手术时间	低	弱
7. 患者皮下组织厚度 ≥ 2cm 时,应进行减张	中	弱
8. 多数情况下采用皮内缝合方法缝合皮肤,与皮钉缝合并于术后 4 天拆除相比,前者切口开裂风险更低	中	弱
9. 围手术期及术中出入量平衡是围手术期管理的重要内容,能改善剖宫产术后母胎结局	中低	强
"重点的" 术后推荐		
1. 如术中放置尿管,手术结束后应立即拔除	低	强
2. 补液、静脉使用麻黄碱或去氧肾上腺素、下肢加压等可有效降低低血压及术中、术后恶心与呕吐的发生率	中(多种措施)	强
3. 止吐药物可有效预防 PONV 发生,应使用多模式方法治疗 PONV	中	强
4. 应当使用弹力袜预防剖宫产患者血栓形成	低	强
5. 不推荐剖宫产术后常规使用肝素预防静脉血栓形成	低	弱
6. 推荐使用包括 NSAIDs 和对乙酰氨基酚在内的多模式镇痛方案,促进患者术后恢复	中	强
7. 建议剖宫产术后 2 小时恢复常规饮食	高	强
8. 咀嚼口香糖看似有效且安全。如能早期恢复饮食,没有必要咀嚼口香糖。然而,如延迟进食可考虑咀嚼口香糖	低	弱
9. 推荐严格控制末梢血糖	低	强
10. 推荐剖宫产术后早期活动	极低	弱

续表

剖宫产手术 ERAS 推荐	证据级别	推荐强度
11. 应使用标准书面出院指南,便于出院咨询	低	弱
"优化的"推荐		
产前		
1. 产妇肥胖(身体质量指数>40kg/m²)显著增加母亲风险和胎儿并发症。应使用理想的孕期体重管理来控制孕期体重。手术复杂性需要多学科合作制订方案	高	强
2. 孕期应对孕妇血压进行管理,因为孕妇慢性高血压将显著增加母胎发病率及剖宫产发生率	高	强
3. 妊娠合并糖尿病将增加母胎发病率。糖尿病孕妇在怀孕之前和妊娠期间需要接受及时有效的管理	高	强
4. 孕妇妊娠期间贫血与低出生体重和早产相关,并增加围手术期发病率和死亡率。应及时识别并纠正贫血的病因	中	强
5. 吸烟与多种疾病及不良妊娠结局相关,应鼓励女性在孕前或早孕期戒烟	高	强
即刻新生儿护理		
1. 足月新生儿应至少延迟 1min 断脐	中	强
2. 早产儿应至少延迟 30s 断脐	中低	强
3. 新生儿出生后应进行体温测量,住院期间应维持在 36.5~37.5℃之间	中低	强
4. 应避免常规抽吸气道和胃,仅用于新生儿有气道阻塞症状时(气道内有分泌物或胎粪)	低	强
5. 推荐新生儿常规呼吸室内空气,氧气吸入可能对新生儿有害	中低	强
6. 在所有实施剖宫产的环境中,都必须具备新生儿即刻复苏条件	高	强

IV:intravenous,静脉通路;PONV:postoperative nausea and vomiting,术后恶心呕吐;VTE:venous thromboembolism,静脉血栓形成;NSAIDs:nonsteroidal anti-inflammatory drugs,非甾体消炎药。

优化产前保健

为减少手术相关的风险,产前医学优化是必要的。应对营养状况不佳、肥胖、高血压、糖尿病、缺铁性贫血和药物(烟草、大麻、酒精)滥用的备孕妇女及孕妇,在孕前或怀孕前三个月进行定期评估和咨询[8-20]。

术前重点时期:30~60min

择期或非择期剖宫产

麻醉药物

抑酸药和组胺 H_2 受体拮抗剂应作为术前用药,以减少吸入性肺炎风险[21]。择期剖宫产术前不常规应用镇静剂,以免对母婴产生不利影响[22]。

一项包括 22 项随机对照试验(randomized controlled trials,RCTs)的 Cochrane 荟萃分析显示,

与空腹过夜相比,手术 2 小时前摄入清流质食物并不会增加胃内容物、降低胃液 pH 值或增加并发症发生率[23]。美国麻醉医师协会(American Society of Anesthesiologists,ASA)建议接受择期手术的孕妇在食用固体食物后应禁食 6~8 小时,具体时间应根据摄入的食物类型进行判断;麻醉诱导前 2 小时之前可进食清流质饮食流质食物[24]。术前可考虑及时给予非颗粒性的抑酸药、组胺 H_2 受体拮抗剂和 / 或甲氧氯普胺预防吸入性肺炎[24]。

一项 RCT 显示,术前进食碳水化合物,能够加快恢复,减少术后胰岛素抵抗和与之相关并发症风险的增加,从而缩短住院时间(LOS)[25]。目前还没有研究评估在择期剖宫产术前饮用碳水化合物饮料的效果。

一项评估术前口服碳水化合物的 RCT 研究显示其可改善剖宫产后首次母乳喂养的时间、母乳喂养的频率和持续时长[26]。

预防性抗生素及阴道 / 腹部皮肤准备

与新生儿脐带夹闭后才开始使用抗生素相比,在剖宫产术前预防性应用抗生素可显著降低母体感染

的发生率，尤其是子宫内膜炎和伤口感染[27-29]。一项RCT显示，在剖宫产前预防性应用抗生素的标准方案中加用500mg阿奇霉素静脉注射，可进一步降低子宫内膜炎、伤口感染和严重的产妇不良事件的发生率[29]。

一项RCT显示，使用氯己定-酒精进行术前皮肤消毒，可显著降低剖宫产术后手术部位感染（surgical site infection，SSI）的风险，明显优于使用碘酒-酒精消毒[30]。

剖宫产术中重点

产科麻醉方式选择

剖宫产手术区域麻醉相比于全身麻醉的优势已被证实。一项前瞻性研究表明，择期剖宫产术中腰麻与术后住院时间缩短有关[31]。区域麻醉可通过减少催产素用量，并延长首次需要镇痛的间隔时间使患者更早经口进食，尽早恢复胃肠道（gastrointestinal，GI）功能[31]。

预防孕妇和新生儿低体温

据估计，60%以上的剖宫产患者会出现围手术期低体温[32]。围手术期低体温与手术部位感染、心肌缺血、药物代谢改变、凝血障碍、住院时间延长、寒战、皮肤完整性减低和患者满意度差有关[33,34]。

一项RCT显示对腰麻下择期剖宫产的孕妇给予加温静脉输液（intravenous，IV）和下肢温毯可提高产妇到达麻醉恢复室（postanesthesia care unit，PACU）时的体温，最大限度地降低围术期低体温的发生率，提高产妇的热舒适性[35]。

手术技巧与腹部入路

ERAS是一个系统性的质量改进过程，目前已发布了三项指南，其内容包括重点（切皮前30~60min到产妇/新生儿出院）和优化（产前、产妇合并症管理）的剖宫产术前、术中、术后路径，包括分娩时的新生儿即时护理路径[36-38]。表47.3总结了更详细的ERAS腹部入路、子宫切口入路和关腹技术及其证据和推荐级别[37,39-41]。

表47.3 ERAS腹壁、子宫入路及关闭技巧[37,39-41]

术中	ERAS要素/处理	推荐	不推荐	参考文献
腹部入路	皮肤切口选择	中 弱		[40,41]
	Pfannenstiel	中 强		[39]
	Joel-Cohen	中 强		[39]
	第二把手术刀		中 强	[40]
			弱	[39]
	切开腹直肌		中 强	[40]
子宫切口	子宫切口：横切口	中 弱		[38]
	钝性分离：头侧-尾侧	中 弱		[37（ERAS CD）]
		高 强		[39,40]
	缝合：双层缝合	低 弱		[37（ERAS CD）]
		中 弱		[39,40]
	连续缝合	中 弱		[40]
腹壁缝合	膀胱陷窝		中 强	[40]
	不缝合腹膜	低 弱		[37（ERAS CD）]
		中 强/弱		[39,40]
	腹直肌		低 弱	[40]
	筋膜	中 强		[39]
	皮下组织厚度 ^2cm	中 弱		[37（ERAS CD）]
		高 强		[39,40]
	切口冲洗		低 弱	[40]
	皮下皮肤缝合	中 弱		[37（ERAS CD）]
		中 弱		[40]
	缩宫素	低 弱		[39]

母体的液体管理

维持母体体液平衡是术后达到最佳预后的关键。血管内容量是心排血量和供氧量的重要因素之一。最理想的子宫灌注不仅是胎儿充分供氧的需要,也是输送营养物质及排出子宫肌层收缩产生的废物所需要的[42]。孕妇体液过多也与心血管负荷增加和肺水肿有关[43]。还有一个额外的顾虑是,当母亲接受了大量的静脉输液时,会出现新生儿出生后的头 3 天内体重下降的情况[44]。

因此,应用血管升压药物进行充分的液体治疗可有效减少剖宫产脊髓麻醉期间低血压的发生率和严重度[45]。微创血流动力学监测仪已被用于检测与液体反应性有关的血流相关参数,来优化终末器官组织灌注[目标导向的静脉液体治疗(GDFT)][46,47]。然而,关于剖宫产 GDFT 疗效的数据很少。需要进行高质量的研究试验来证实这一建议。

预防子宫张力过低: 催产素的剂量

新生儿娩出后给予催产素可减少产后失血量和发生产后出血的风险。然而,最佳的给药剂量和途径(如剖宫产时单次大剂量与静脉输注催产素)是有争议的[48]。由于择期剖宫产极少需要顾及先前长时间的催产素暴露和相关脱敏症状,所以没有必要使用负荷量催产素,这样可以避免由此导致低血压、恶心呕吐,甚至心电图的改变。

拔除 Foley 尿管

留置 Foley 尿管的传统适应证包括需要测尿量(如出血、高血压)、尿路损伤和 / 或术后尿潴留 / 排尿障碍。

一项前瞻性临床试验表明,立即拔尿管的妇女与 12 小时后拔除尿管的妇女相比,术后的平均下床活动时间、第一次排尿时间和住院时间都明显缩短[49]。

手术室内新生儿即时护理

这项优化的剖宫产 ERAS 因素很重要,因为这些手术过程对产妇和新生儿结局都有影响。该复苏过程通常远离母亲的手术术野,但需要与母亲密切沟通。儿科 / 新生儿医疗和护理的小组成员一般都应到场,但这也取决于地点和医院的标准政策[37]。

剖宫产术后的重点

预防产妇术后恶心和呕吐

恶心和呕吐是局部麻醉下剖宫产的常见症状。在局部麻醉或全身麻醉下剖宫产术后均会发生[50]。剖宫产分娩的恶心呕吐有多种潜在原因。术后恶心和呕吐(PONV)会降低患者满意度以及推迟出院时间。目前尚无前瞻性观察研究来评估剖宫产时及其术后恶心呕吐的确切发生率。已确定的危险因素是低血压、主动脉压迫导致的心排血量减少、手术刺激和术中用药,如阿片类药物和子宫收缩剂,包括催产素,尤其是麦角新碱[51]。

预防 PONV 的多模式方法有望成为未来的一项护理标准。这些干预措施包括 5- 羟色胺受体(5-HT₃)拮抗剂、多巴胺拮抗剂和镇静剂[51]。

产妇血栓栓塞的预防

静脉血栓栓塞(VTE)与相当多的孕产妇发病率和病死率相关。妊娠与许多生理和解剖上的变化相关,增加了 VTE 的风险,包括高凝状态、静脉血流淤滞增加、静脉输出量减少、增大的子宫压迫下腔静脉和盆腔静脉以及活动减少[52]。其他已知的与妊娠相关的危险因素包括多胎妊娠、子痫前期、产程延长和剖宫产[53]。

药物,如肝素、依诺肝素和阿司匹林,由于其抗凝血特性已用于 VTE 的预防,但与神经阻滞药一起应用时需谨慎[54]。非药物方法,如弹力袜、间歇气动加压或静脉足泵,因其可通过外部压迫促进静脉血流以减少静脉淤滞和血液停滞,已得到广泛应用[54]。

术后镇痛(多模式镇痛)

多模式镇痛的目标是尽量减少阿片类药物的使用和副作用,加快术后整体康复质量[55]。由于疼痛处理不当而引起的生理和心理的不良后果可能会导致康复延迟、产后沮丧和抑郁,同时也会导致母亲与新生儿的情感疏离[56]。

在剖宫产术后医嘱套中口服阿片类药物分次给药可减少 48 小时内阿片类药物 56% 的应用量[57]。非阿片类疼痛管理的评审与管理要求定向用药[58,59]。

非甾体消炎药

非甾体消炎药（NSAIDs）是一种强效止痛药，可以抑制环氧合酶和前列腺素的合成。理论上，在给予神经长效阿片类药物后，NSAIDs 应作为突破性疼痛的首选。如果剖宫产是在没有硬膜外麻醉的情况下进行的，那么静脉注射和 / 或口服 NSAIDs 都应该取代静脉注射阿片类药物成为计划性的全天候一线止痛药。最近的荟萃分析表明，剖宫产患者围术期静脉或肌内注射 NSAIDs 可显著降低疼痛评分，减少阿片类药物用量，减少嗜睡 / 药物镇静，但与未使用 NASIDs 的患者相比，恶心或呕吐没有差异[60]。

尽管理论上 NSAIDs 与血小板功能障碍、胃肠道应激反应或出血以及肾功能障碍有关，但临床上用酮咯酸治疗产后患者是安全的。最近的荟萃分析显示，静脉注射酮咯酸并不会增加出血风险[61]。

对乙酰氨基酚

与 NSAIDs 一样，静脉或口服对乙酰氨基酚应该按照"计划"给药，以达到最佳效果。对乙酰氨基酚和 NSAIDs 联合应用即使不是协同镇痛，也会带来附加效果[62]。有一点需要注意的是其潜在的肝脏毒性——产科患者的最大剂量应限制在 3~4g/d ［即 60mg/（kg·d）］。

阿片类镇痛药

传统上，在未使用神经阻滞技术或神经阻滞技术失败后，静脉 PCA（患者自控镇痛）已被作为剖宫产术后患者的金标准方案。初次使用阿片类药物的产妇不建议连续背景输注，因为可能存在较高的呼吸抑制风险[63]。然而，考虑到阿片类药物相关的多种副作用，例如恶心、呕吐、胃肠道运动减弱、瘙痒、尿潴留、镇静和呼吸抑制，阿片类药物已成为加速康复外科时代最不推荐的方案[63]。

其他辅助药物

- 加巴喷丁胺[64]
- 曲马多[63]
- N- 甲基 -D- 天冬氨酸（NMDA）受体拮抗剂：氯胺酮[65]
- α_2- 激动剂[66]
- 糖皮质激素[67]

经口营养

剖宫产术后到达麻醉恢复室后，只要患者完全清醒，就应鼓励她们喝水。如果她们可以耐受口服的液体，可以提前摄入正常饮食。肠道中液体和半消化食物的存在会通过视觉、嗅觉、味觉、唾液、咀嚼和吞咽，引起所有自然的肠道刺激反射。补充良好并且均衡的营养将有助于分泌健康的乳汁来喂养婴儿。剖宫产术后尽早经口进食是安全的，可增强肠功能的恢复，且不会增加术后肠梗阻的发生率[68]。监测糖尿病患者的血糖水平，纠正异常血糖对于预防胃轻瘫也很重要。一项荟萃分析（81 项研究和 9 000 名参与者）显示，与未咀嚼口香糖的患者相比，术后咀嚼口香糖的患者排便更快，住院时间更短[69]。咀嚼口香糖可能无法在所有试验中均显示出明显的益处，但它是一种廉价且简单干预的方法，没有明确的副作用。

预防术后肠梗阻

鉴于术后肠梗阻（POI）的确切病因尚不清楚，且受多因素影响，当实施 ERAS 途径防治 POI 时，需要考虑许多复杂的相互作用，包括对应激反应的自主神经功能障碍、肠道阿片受体的激活、肠肽改变引起的胃肠激素失衡、电解质紊乱、胃肠道收缩力受损和水肿所致肠壁紧绷伴水肿，以及肥大细胞、单核细胞和巨噬细胞的激活，释放组胺和细胞因子[70]。

尽管目前的研究数据还没有给出明确的证据表明 ERAS 策略会导致 POI 发生率降低，但间接证据表明住院时间缩短和推定的肠梗阻诱导应激因素缓解支持了加速康复原则的实施，进一步降低了 POI 发生率[71]。

围术期血糖控制

妊娠糖尿病与不良结局有关，包括增加母亲和胎儿的发病率和病死率[72,73]。糖尿病患者剖宫产术后并发症增加，包括伤口感染、住院时间延长和死亡[74]。

毛细血管血糖（capillary blood glucose，CBG）的控制水平稍为复杂，建议在分娩时将下限控制在 4~8mmol/L，以减少胎儿低血糖[75]。患者可使用可调节的胰岛素静脉输注，以前称为"滑动量表"（sliding scale），通常是在内分泌专家指导下使用。接受胰岛素治疗的 1 型糖尿病患者切勿停止胰岛素治疗，因为其可能很快发展为酮症酸中毒。围手术期胰岛素的使用很复杂，仅有少量证据支持其在剖宫产患者中的应用[76]。

口服碳水化合物的预负荷在血糖控制受损患者中的应用是一个有争议的领域，在非糖尿病手术人群中它已显示出降低并发症和住院时间的价值。

胎儿和胎盘分娩后，母体对胰岛素需求量迅速下降,如果患者正在使用胰岛素,应进行 CBG 检测。需要糖尿病专家对母婴进行管理[77]。

早期运动和康复

术前的身体运动和呼吸练习与术后患者活动能力增强和预后改善相关。术后疼痛和疲劳会导致活动能力下降,进而导致心肺和肌肉骨骼系统功能下降。剖宫产术后尽早运动可最大限度地减少压抑和不适;促进母亲和新生儿之间高质量的交流;加快患者恢复到身体基础状态;达到更好的身体、心理和经济整体效果的目标[78,79]。

早期活动有助于患者保持灵活性、力量和耐力。加速康复(enhanced recovery pathways,ERPs)的随机对照试验表明,其可减少肺不张、肺炎、血栓栓塞疾病和谵妄(delirium),增加肌肉力量和组织氧合,减少阿片类药物的使用,预防压疮,预防肠梗阻等。所有的加速康复都包括早期的活动。活动时间至关重要。作者建议在剖宫产当天至少 15 分钟,在术后第一天至少 3 小时,即步行六次,每次 30 分钟。最终,患者的术后活动能力和出院后的康复治疗应根据每个患者的需求进行个体化调整[38]。

确保产妇和新生儿出院后的安全至关重要。一项针对选择性剖宫产术后第 1 天和第 2 天出院产妇的随机对照研究观察了两个主要结局:患者满意度评分和产后 6 周纯母乳喂养率。他们发现两组之间在这两个结果上无统计学差异[79]。

在让患者提前回家之前,有两个问题需要解决。一个是新生儿全面检查的最佳时机。大多数专家认为新生儿检查最好在剖宫产术后 24 小时内进行[80]。另一个需要预先声明的问题是,出院后提供的安全、有力的后续社区护理将抵消一部分因减少院内护理所节省的费用[81]。

在加速康复中,出院护理的目标要与患者和家属明确沟通。出院指导应包括但不限于营养建议、药物调整、疼痛控制、血压和血糖监测与控制,还包括产科医生、儿科医生和初级保健医师的随访信息以及运动建议等。

结论

根据本综述获得的证据,加速康复外科有望在剖宫产手术中成功实施。剖宫产加速康复知识的传播和实施需要在术前、术中和术后阶段多学科团队的合作以及制订正式的加速康复指南。指南需要与审核程序配合(如 ERAS® Interactive Audit System),以使团队能够定期检查指南的执行情况。加速康复团队(典型的团队至少由一名手术医生、一名麻醉师和一名护士组成)寻找依从性低的地方所在,集中精力提高实施的依从性,从而改善临床结果。

(付晨薇　译)

参考文献

1. Ljungqvist O, Scott M, Fearon KC. Enhanced recovery after surgery: a review. JAMA Surg. 2017;152(3):292–8.
2. Eskicioglu C, Forbes SS, Aarts MA, Okrainec A, Mcleod RS. Enhanced Recovery after Surgery (ERAS) Programs for patients having colorectal surgery: a meta-analysis of randomized trials. J Gastrointest Surg. 2009;13:2321–9.
3. Bisch SP, Wells T, Gramlich L, Faris P, Wang X, Tran DT, et al. Enhanced Recovery After Surgery (ERAS) in gynecologic oncology: system-wide implementation and audit leads to improved value and patient outcomes. Gynecol Oncol. 2018;151(1):117–23.
4. Wrench IJ, Allison A, Galimberti A, Radley S, Wilson MJ. Introduction of enhanced recovery for elective caesarean section enabling next day discharge: a tertiary centre experience. Int J Obstet Anesth. 2015;24(2):124–30.
5. Giving Birth in Canada. Canadian Institute for Health Information (CIHI) www.cihi.ca ISBN 1-55392-395-2; 2004; https://secure.cihi.ca/free_products/GBC2004_report_ENG.pdf. Accessed 8 July 2019.
6. Kelly S, Sprague A, Fell DB, Murphy P, Aelicks N, Guo Y, et al. Examining caesarean section rates in Canada using the Robson classification system. J Obstet Gynaecol Can. 2013;35(3):206–14.
7. Horey D, Weaver J, Russell H. Information for pregnant women about caesarean birth. Cochrane Database Syst Rev. 2004;1:CD003858.
8. Hedderson MM, Weiss NS, Sacks DA, Pettitt DJ, Selby JV, Quesenberry CP, et al. Pregnancy weight gain and risk of neonatal complications: macrosomia, hypoglycemia, and hyperbilirubinemia. Obstet Gynecol. 2006;108(5):1153–61.
9. Cedergren M. Effects of gestational weight gain and body mass index on obstetric outcome in Sweden. Int J Gynecol Obstet. 2006;93(3):269–74.
10. Weiss JL, Malon FD, Emig D, Ball RH, Nyberg DA, Comstock CH, et al. Obesity, obstetrical complications, and cesarean delivery rate: a population-based screening study. FASR-ER Research Consortium. Am J Obstet Gynecol. 2004;190:1091–7.
11. Stothard KJ, Tennant PW, Bell R, Rankin J. Maternal overweight and obesity and the risk of congenital anomalies: a systematic review and meta-analysis. JAMA. 2009;301:636–50.
12. Bramham K, Parnell B, Nelson-Piercy C, Seed PT, Poston L, Chappell LC. Chronic hypertension and pregnancy outcomes: systematic review and meta-analysis. BMJ. 2014;348:g2301.
13. Landon MB, Spong CY, Thom E, Carpenter MW, Ramin SM, Casey B, et al. National Institute of Child Health and Human Development Maternal-Fetal Medicine Units Network. A multicenter, randomized trial of treatment for mild gestational diabetes. N Engl J Med. 2009;361(14):1339–48.
14. Evans E, Patry R. Management of gestational diabetes mellitus and pharmacists' role in patient education. Am J Health Syst Pharm. 2004;61(14):1460–5.
15. Cogswell ME, Parvanta I, Ickes L, Yip R, Brittenham GM. Iron

supplementation during pregnancy, anemia, and birthweight: a randomised controlled trial. Am J Clin Nutr. 2003;78:773–81.

16. Arnold DL, Williams MA, Miller RS, Qiu C, Sorensen TK. Maternal iron deficiency anaemia is associated with an increased risk of abruption placentae – a retrospective case control study. J Obstet Gynaecol Res. 2009;35:446–52.

17. Pavord S, Myers B, Robinson S, Allard S, Strong J, Oppenheimer C. British Committee for Standards in Haematology. UK guidelines on the management of iron deficiency in pregnancy. Br J Haematol. 2012;156(5):588–600.

18. NHS Blood Transfusion Committee. Patient blood management – an evidence-based approach to patient care. 2014, June. https://www.transfusionguidelines.org/uk-transfusion-committees/national-blood-transfusion-committee. Accessed 8 July 2019.

19. US Department of Health and Human Services. The health consequences of involuntary exposure to tobacco smoke: a report of the surgeon general. Atlanta: US Department of Health and Human Services, Centers for Disease Control and Prevention, Coordinating Center for Health Promotion, National Center for Chronic Disease Prevention and Health Promotion, Office on Smoking and Health; 2006.

20. US Department of Health and Human Services. The health consequences of smoking: a report of the surgeon general. Atlanta: US Department of Health and Human Services, Centers for Disease Control and Prevention, Coordinating Center for Health Promotion, National Center for Chronic Disease Prevention and Health Promotion, Office on Smoking and Health; 2004.

21. Paranjothy S, Griffiths JD, Broughton HK, Olyte GM, Brown HC, Thomas J. Interventions at cesarean section for reducing the risk of aspiration pneumonitis. Cochrane Database Syst Rev. 2014:CD004943.

22. Walker KJ, Smith AF. Premedications for anxiety in adult day surgery. Cochrane Database Syst Rev. 2009;(4):CD002192.

23. Brady M, Kinn S, Stuart P. Preoperative fasting for adults to prevent perioperative complications. Cochrane Database Syst Rev. 2003;(4). CD004423.

24. Practice guidelines for obstetric anesthesia: an updated report by the American Society of Anesthesiologists Task Force on Obstetric Anesthesia. Anesthesiology. 2016;124(2):270–300.

25. Noblett SE, Snowden CP, Shenton BK, Horgan AF. Randomized clinical trial assessing the effect of Doppler-optimized fluid management on outcome after elective colorectal resection. Br J Surg. 2006;93(9):1069–76.

26. Fard RK, Tabassi Z, Qorbani M, Hosseini S. The effect of preoperative carbohydrate on breastfeeding after cesarean section: a double-blind, randomized controlled clinical trial. J Diet Suppl. 2018;15(4):445–51.

27. Wloch C, Wilson J, Lamagni T, Harrington P, Charlett A, Sheridan E. Risk factors for surgical site infection following caesarean section in England: results from a multicentre cohort study. BJOG. 2012;119(11):1324–33.

28. Mackeen AD, Packard RE, Ota E, Berghella V, Baxter JK. Timing of intravenous prophylactic antibiotics for preventing postpartum infectious morbidity in women undergoing cesarean delivery. Cochrane Database Syst Rev. 2014;(12):Art. No.: CD009516.

29. Tita AT, Szychowski JM, Boggess K, Saade G, Longo S, Clark E, et al. C/SOAP trial consortium. Adjunctive azithromycin prophylaxis for cesarean delivery. N Engl J Med. 2016;375(13):1231–41.

30. Tuuli MG, Liu J, Stout MJ, Martin S, Cahill AG, Odibo AO, et al. Randomized trial comparing skin antiseptic agents at cesarean delivery. N Engl J Med. 2016;374(7):647–55.

31. Havas F, Orhan Sungur M, Yenigün Y, Karadeniz M, Kılıç M, Özkan Seyhan T. Spinal anesthesia for elective cesarean section is associated with shorter hospital stay compared to general anesthesia. Agri. 2013;25(2):55–63.

32. Petsas A, Vollmer H, Barnes R. Peri-operative warming in Caesarean sections. Anaesthesia. 2009;64:921–2.

33. Frank SM, Fleisher LA, Breslow MJ, Higgins MS, Olson KF, Kelly S, et al. Perioperative maintenance of normothermia reduces the incidence of morbid cardiac events. A randomized clinical trial. JAMA. 1997;277:1127–34.

34. Melling AC, Ali B, Scott EM, Leaper DJ. Effects of preoperative warming on the incidence of wound infection after clean surgery: a randomized controlled trial. Lancet. 2001;358:876–80.

35. Cobb B, Cho Y, Hilton G, Ting V, Carvalho B. Active warming utilizing combined IV fluid and forced-air warming decreases hypothermia and improves maternal comfort during cesarean delivery: a randomized control trial. Anesth Analg. 2016;122(5):1490–7.

36. Wilson RD, Caughey AB, Wood SL, Macones GA, Wrench IJ, Huang J, et al. Guidelines for antenatal and preoperative care in cesarean delivery: Enhanced Recovery After Surgery Society Recommendations (Part 1). Am J Obstet Gynecol. 2018;219(6):523.e1–523.e15.

37. Caughey AB, Wood SL, Macones GA, Wrench IJ, Huang J, Norman M, et al. Guidelines for intraoperative care in cesarean delivery: Enhanced Recovery After Surgery Society Recommendations (Part 2). Am J Obstet Gynecol. 2018;219(6):533–44.

38. Macones GA, Caughey AB, Wood SL, Wrench IJ, Huang J, Norman M, et al. Guidelines for postoperative care in cesarean delivery: Enhanced Recovery After Surgery (ERAS) Society recommendations (Part 3). Am J Obstet Gynecol. 2019. pii: S0002–9378(19)30572–1.

39. Pandit SN, Khan RJ. Surgical techniques for performing caesarean section including CS at full dilatation. Best Pract Res Clin Obstet Gynaecol. 2013;27(2):179–95.

40. Dahlke JD, Mendez-Figueroa H, Rouse DJ, Berghella V, Baxter JK, Chauhan SP. Evidence-based surgery for cesarean delivery: an updated systematic review. Am J Obstet Gynecol. 2013;209(4):294–306.

41. Corso E, Hind D, Beever D, Fuller G, Wilson MJ, Wrench IJ, Chambers D. Enhanced recovery after elective caesarean: a rapid review of clinical protocols, and an umbrella review of systematic reviews. BMC Pregnancy Childbirth. 2017;17(1):91.

42. Dawood F, Dowswell T, Quenby S. Intravenous fluids for reducing the duration of labour in low risk nulliparous women. Cochrane Database Syst Rev. 2013;(6):Art. No.: CD007715.

43. Carvalho JC, Mathias RS. Intravenous hydration in obstetrics. Int Anesthesiol Clin. 1994;32(2):103–15.

44. Chantry CJ, Nommsen-Rivers LA. Excess weight loss in first-born breastfed newborns relates to maternal intrapartum fluid balance. Pediatrics. 2011;127(1):171–9.

45. Mercier FJ. Cesarean delivery fluid management. Curr Opin Anaesthesiol. 2012;25(3):286–91.

46. Ramsingh DS, Sanghvi C, Gamboa J, Cannesson M, Applegate RL. Outcome impact of goal directed fluid therapy during high risk abdominal surgery in low to moderate risk patients: a randomized controlled trial. J Clin Monit Comput. 2013;27:249–57.

47. Scheeren TW, Wiesenack C, Gerlach H, Marx G. Goal-directed intraoperative fluid therapy guided by stroke volume and its variation in high-risk surgical patients: a prospective randomized multicentre study. J Clin Monit Comput. 2013;27:225–33.

48. Sheehan SR, Montgomery AA, Carey M, McAuliffe FM, Eogan M, Gleeson R, et al. Oxytocin bolus versus oxytocin bolus and infusion for control of blood loss at elective caesarean section: double blind, placebo controlled, randomised trial. BMJ. 2011;343:d4661.

49. Onile TG, Kuti O, Orji EO, Ogunniyi SO. A prospective randomized clinical trial of urethral catheter removal following elective cesarean delivery. Int J Gynaecol Obstet. 2008;102(3):267–70.

50. Abdallah FW, Laffey JG, Halpern SH, Brull R. Duration of analgesic effectiveness after the posterior and lateral transversus abdominis plane block techniques for transverse lower abdominal incisions: a meta-analysis. Br J Anaesth. 2013;111:721–35.

51. Griffiths JD, Gyte GML, Paranjothy S, Brown HC, Broughton HK, Thomas J. Interventions for preventing nausea and vomiting in women undergoing regional anaesthesia for caesarean section. Cochrane Database Syst Rev. 2012;(9):Art. No.: CD007579.

52. The American College of Obstetricians and Gynecologists (ACOG) Committee on Practice Bulletins-Obstetrics. Thromboembolism in pregnancy practice bulletin. Obstet

Gynecol. 2011;118(3):718–29.

53. Simpson EL, Lawrenson RA, Nightingale AL, Farmer RD. Venous thromboembolism in pregnancy and the puerperium: incidence and additional risk factors from a London perinatal database. Br J Obstet Gynecol. 2001;108(1):56–60.

54. Bain E, Wilson A, Tooher R, Gates S, Davis LJ, Middleton P. Prophylaxis for venous thromboembolic disease in pregnancy and the early postnatal period. Cochrane Database Syst Rev. 2014;(2):Art. No.: CD001689.

55. Pöpping DM, Elia N, Van Aken HK, Marret E, Schug SA, Kranke P, et al. Impact of epidural analgesia on mortality and morbidity after surgery: systemic review and meta-analysis of randomized controlled trials. Ann Surg. 2014;259:1056–67.

56. Mkontwana N, Novikova N. Oral analgesia for relieving post-caesarean pain. Cochrane Database Syst Rev. 2015;29(3):CD010450.

57. Nanji JA, Guo N, Riley ET, Faulkner B, Do C, Carvalho B. Evaluation of opioid use with split dises of oral opioids in a postcesarean delivery analgesia oder set. Obstet Gynecol. 2019;134:120–7.

58. Black E, Khor KE, Kennedy D, Chutatape A, Sharma S, Vancaille T, Demirkol A. Medication use and pain management in pregnancy: a critical review. Pain Pract. 2019;26. [Epub ahead of print].

59. Finnerup NB. Nonnarcotic methods of pain management. N Engl J Med. 2019;380:2440–8.

60. Zeng AM, Nami NF, Wu CL, Murphy JD. The analgesia efficacy of nonsteroidal anti-inflammatory agents (NSAIDs) in patients undergoing cesarean deliveries: a meta-analysis. Reg Anesth Pain Med. 2016;41(6):763–72.

61. Gobble RM, Hoang HL, Kachniarz B, Orgill DP. Ketorolac does not increase perioperative bleeding: a meta-analysis of randomized controlled trials. Plast Reconstr Surg. 2014;133:741–55.

62. Kalogera E, Bakkum-Gamez JN, Jankowski CJ. Enhanced recovery in gynecologic surgery. Obstet Gynecol. 2013;122(201):319–28.

63. Hughes MJ, Ventham NT, McNally S, Harrison E, Wigmore S. Analgesia after open abdominal surgery in the setting of enhanced recovery surgery: a systemic review and meta-analysis. JAMA Surg. 2014;149:1224–30.

64. Mishriky BM, Waldron NH, Habib AS. Impact of pregabalin on acute and persistent postoperative pain: a systemic review and meta-analysis. Br J Anaesth. 2015;114:10–31.

65. Bell RF, Dahl JB, Moore RA, Kalso E. Perioperative ketamine for acute postoperative pain. Cochrane Database Syst Rev. 2006;1:CD004603.

66. Blaudszun G, Lysakowski C, Elia N, Tramer MR. Effect of perioperative systemic α2 agonists on postoperative morphine consumption and pain intensity: systemic review and meta-analysis of randomized controlled trials. Anesthesiology. 2012;116:1312–22.

67. Waldron NH, Jones CA, Gan TJ, Allen TK, Habib AS. Impact of perioperative dexamethasone on postoperative analgesia and side-effects: systemic review and meta-analysis. Br J Anaesth. 2013;110:191–200.

68. Hsu YY, Hung HY, Chang SC, Chang YJ. Early oral intake and gastrointestinal function after cesarean delivery: a systematic review and meta-analysis. Obstet Gynecol. 2013;121(6):1327–34.

69. Short V, Herbert G, Perry R, Atkinson C, Ness AR, Penfold C, Thomas S, Andersen HK, Lewis SJ. Chewing gum for postoperative recovery of gastrointestinal function. Cochrane Database Syst Rev. 2015;(2):CD006506.

70. Blumenfeld YJ, El-Sayed YY, Lyell DJ, Nelson LM, Butwick AJ. Risk factors for prolonged postpartum length of stay following cesarean delivery. Am J Perinatol. 2015;32(9):825–32130.

71. Vather R, Bissett IP. Management of prolonged post-operative ileus: evidence-based recommendations. ANZ J Surg. 2013;83:319–24.

72. HAPO Study Cooperative Research Group. Hyperglycemia and adverse pregnancy outcomes. N Engl J Med. 2008;358:1991–2002.

73. Negrato CA, Mattar R, Gomes MB. Adverse pregnancy outcomes in women with diabetes. Diabetol Metab Syndr. 2012;4(1):41.

74. Frisch A, Chandra P, Smiley D, Peng L, Rizzo M, Gatcliffe C, et al. Prevalence and clinical outcome of hyperglycemia in the perioperative period in non-cardiac surgery. Diabetes Care. 2010;33(8):1783–8.

75. Modi A, Levy N, Hall GM. Controversies in the peripartum management of diabetes. Anaesthesia. 2016;71(7):750–5.

76. Membership of the Working Party, Barker P, Creasey PE, Dhatariya K, Levy N, Lipp A, Nathanson MH, et al. Peri-operative management of the surgical patient with diabetes 2015. Anaesthesia. 2015;70(12):1427–40.

77. Diabetes in pregnancy: management from preconception to the postnatal period. NICE guideline (NG3). February 2015. https://www.nice.org.uk/guidance/ng3. Accessed 8 July 2019.

78. Neville A, Lee L, Antonescu I, Mayo NE, Vassiliou MC, Fried GM, et al. Systematic review of outcomes used to evaluate enhanced recovery after surgery. Br J Surg. 2014;101:159–70.

79. Tan PC, Norazilah MJ, Omar SZ. Hospital discharge on the first compared with the second day after a planned cesarean delivery: a randomized controlled trial. Obstet Gynecol. 2012;120:1273–82.

80. NHS population screening standards. https://www.gov.uk/government/collections/nhs-population-screening-programme-standards. Accessed 8 July 2019.

81. Lucas DN, Gough KL. Enhanced recovery in obstetrics--a new frontier? Int J Obstet Anesth. 2013;22(2):92–5.

第 48 章
脊柱手术加速康复

G.Damian Brusko，Michael Y.Wang

引言

脊柱外科手术是近年来开始应用加速康复外科（enhanced recovery after surgery，ERAS）理念的领域之一。加速康复理念在其他外科领域的应用促进了其在脊柱外科的推广，以应对脊柱外科领域中越来越多的挑战。更为重要的是，全球范围内手术需求增长，医疗支出剧增，以及不同医院间住院时间（length of stay，LOS）差异巨大，迫使我们不断革新。快速康复理念被认为是最有前景的解决方案[1]。除了加速康复理念所带来的广泛优点以外（包括降低医疗成本、缩短恢复时间），加速康复理念的标准化疼痛干预也使脊柱外科手术大获裨益。脊柱外科手术，尤其是腰椎融合手术，被认为是疼痛最严重的手术之一[2]。反过来，这又容易增加脊柱手术患者的麻醉药物消耗和滥用的风险。不管怎样，全面推广加速康复理念也可以遏制阿片类药物危机，这在美国尤为重要[3]。

现如今，在脊柱外科领域虽然有许多践行快速康复理念的措施已经应用于临床，但尚无公开出版的指南。因此，脊柱外科领域完整、全面的快速康复方案尚待进一步阐明，但这方面的文献仍较为有限。本章节收集了相关研究成果，用于奠定未来脊柱外科手术快速康复的基础，并推动全世界 ERAS 理念、技术以及实施策略的讨论。

本章节将会探讨脊柱外科领域有关快速康复的多个话题。此外，本章节将着重探讨该领域已经被证实行之有效的快速康复原则。最后，本章节将会明确脊柱外科快速康复的重点问题，为以后进一步探究讨论奠定基础。

针对脊柱外科手术的建议

本章节关于腰椎融合手术 ERAS 的综述是依据严格的文献纳入标准进行文献搜集并撰写的，所收集的关于腰椎融合手术及快速康复的相关文献均依据 PRISMA 原则进行审查及筛选。严格的纳入、排除标准缩小了文献范围，每篇文献均经过了全文通篇阅读及审查。接下来的章节梗概了腰椎融合手术快速康复现有的知识体系。

术前

所有 ERAS 专业指南的第一条重要干预措施都是对患者进行快速康复教育。在腰椎手术中，由于大众普遍认为手术效果以及恢复时间不确切，因此患者教育极具挑战[4]，但是术前患者教育已经被证实可以改善患者满意度以及降低医疗费用[5,6]。应用认知行为疗法和合理的目标设定，辅以有效的患者教育，可以带来一加一大于二的效果[7,8]。除了术前帮助患者正确认知期待疗效以外，如有必要，也建议通过减重和预康复计划来优化患者的健康状况。尽管目前没有哪一个减重计划被认为是最出众的，但有研究表明，在物理治疗师指导下进行术前预康复训练可以缩短住院时间，提高满意度评分和结果指标，例如：腰痛 ODI 评分（Oswestry Disability Index）、视觉模拟评分（visual analogue scale）[9,10]。作为脊柱手术围手术期优化患者健康状况的一部分，推荐采用均衡的肠内膳食补充剂和维持围手术期血糖正常的营养方案，以预防营养不良并降低并发症发生率[11,12]。脊柱外科的诸多文献已经充分揭示了吸烟在生化水平以及临床上的有害影响，包括显著增加了假关节形成、感染以及邻近节段退变的风险[13]。为了降低并发症发生率以及进一步优化患者健康状况，应鼓励患者术前至少4周即开始戒烟，并维持到术后[14]。

此外，腰椎融合手术中两个不可或缺的要素被证实是有效的 ERAS 干预措施：术前启动多模式镇痛，以及围手术期液体管理。非麻醉性镇痛药方案，包括普瑞巴林[15]、非甾体消炎药（nonsteroidal anti-inflammatory drugs，NSAIDs）[16]以及氯胺酮[17]等，展现出强大的镇痛能力。一项研究验证了超前镇痛方案可以显著减少术后麻醉性镇痛药物的使用，该方案用药包括塞来昔布、普瑞巴林、羟考酮缓释剂以及对乙酰氨基酚[18]。此外，目标导向液体治疗在复杂的普外科手术中已经普遍应用，但在脊柱外科手术中这方面的文章仍然较为有限。一项研究显示液体管理对于涉及五个及以上节段的脊柱手术确有获益[19]，但其他研究表明对于节段较少的脊柱手术，液体管理没有获益[20,21]。

术中

术中，ERAS 相关的建议主要集中在三方面。首先是关于预防性使用抗生素的问题，不同研究的结果不尽相同。切皮之前静脉应用抗生素会增加额外费用，但并无明显获益[22]。虽然术中手术区应用万古霉素粉剂十分常见，但并不能显著降低脊柱术区感染的发生概率[23,24]。类似的，对于术中应用氨甲环酸[25]和自体血液回输[26]并未展现出明显的成本效益优势，也无法显著降低三个节段以下腰椎融合手术的出血量，因此也不推荐在术中使用。

一种推荐应用的干预措施是术中局部注射镇痛技术，包括切口局部浸润麻醉、区域神经阻滞以及椎管内麻醉，这也与多模式镇痛相适应。经硬膜外应用各种镇痛药物的方法被广泛采用，而且很多研究已经表明硬脊膜外给药在缩短住院时间及减少麻醉性镇痛药物使用方面均具有明显优势[27,28]。联合应用丁哌卡因及可乐定进行区域神经阻滞也可以显著减轻疼痛[29]。最近，有研究验证了长效脂溶性丁哌卡因可以显著缩短住院时间、降低医疗费用以及减少麻醉性镇痛药物用量[30,31]。

术后

在术后，有许多 ERAS 推荐的干预措施，大部分和其他领域 ERAS 指南相似。所有术后 ERAS 推荐措施中最核心的仍然是多模式镇痛，这在本章前面

术前及术中部分已经进行过讨论。术后镇痛推荐用药方案与术前相似，即联合应用多种非麻醉性镇痛药物，包括对乙酰氨基酚、NSAIDs、加巴喷丁、氯胺酮、地塞米松、昂丹司琼、经硬膜外镇痛药物和包含吗啡的患者自控镇痛泵等[32]。应用多模式镇痛不仅减少了阿片类药物的使用，也有助于减缓术后常见的恶心呕吐症状（PONV）[32]。尽管雷莫司琼被认为是更加有效的止吐药，但目前在美国尚不可用，因此昂丹司琼仍然是推荐的首选药物[33]。而且，对于非气管插管患者，全静脉麻醉可降低 PONV 的发生率[34]。

留置导尿管是手术中的另一种常见做法，可以帮助我们监测患者出量以密切监测肾功能和尿量，同时也减轻行动困难患者术后的不适感。然而，建议尽早拔除导尿管，以减少住院时间及感染等并发症[35]。术后静脉应用预防性抗凝药物也被推荐，多模式预防下肢深静脉血栓的方法包括应用低分子量肝素、下肢机械性腿泵以及早期活动[36-38]。

早期活动是脊柱手术 ERAS 指南推荐的另一重要方面。手术后即可在理疗师指导辅助下于床旁练习站立，然后，在随后的几天进行辅助和独立的强化物理治疗[9,39]。如此早期活动策略为术后康复训练奠定基础，并可显著改善患者术后康复成果。

表48.1 汇集了文献中推荐的腰椎融合手术 ERAS 措施。上述内容是对脊柱外科快速康复措施的首次综述。这些措施可进一步发展为专家共识，以供广大临床医生研究验证。这为我们提供了一个绝佳的角度去寻找最有利于恢复的康复策略，从而引领脊柱外科手术 ERAS 的发展。

表48.1 腰椎融合手术 ERAS 措施概述

术前	
患者教育	推荐术前对患者进行快速康复理念教育
减重	推荐术前减重
术前康复	推荐术前康复训练
心理优化	推荐通过行为认知疗法进行心理优化并设定合理预期
营养优化	推荐通过肠内膳食补充剂、维持血糖正常以及严格戒烟优化营养状况
非麻醉性药物	推荐术前使用多模式镇痛，包括普瑞巴林、非甾体消炎药以及氯胺酮等
围手术期液体管理	目标导向液体治疗方法推荐对涉及五个节段及以上的脊柱手术患者应用，但不推荐应用于1~2个节段脊柱手术患者

续表	
术中	
预防性抗菌药物	推荐切皮前静脉预防性应用抗生素
局部注射性镇痛技术	推荐应用长效局麻药进行切口局部麻醉,如脂溶性丁哌卡因。推荐应用硬膜外镇痛以及局部区域阻滞镇痛
出血控制方案	不推荐使用氨甲环酸、氨基己酸以及自体血液回输装置
术后	
恶心呕吐预防方案	推荐应用昂丹司琼治疗术后恶心呕吐。推荐应用多模式镇痛方案以减少阿片类药物使用并避免术后恶心呕吐
多模式镇痛方案	推荐应用包括氯胺酮及对乙酰氨基酚在内的多模式镇痛。不推荐腰椎融合术后患者应用NSAIDs
尿管管理	推荐早期拔出尿管
预防下肢深静脉血栓形成	推荐应用多模式组合预防下肢深静脉血栓,包括低分子量肝素、下肢机械性腿泵以及早期活动
早期活动	推荐术后当天即开始强化功能锻炼
康复训练	推荐参与系统化的物理康复计划

现今实施策略

近期一篇关于脊柱手术的文献综述发现,只有少数研究描述了各种不同脊柱手术的 ERAS 的实施情况[40]。一项来自英国的文章讨论了应用于多种脊柱手术的快速康复计划,该医院在实施髋关节和膝关节置换的快速康复方面经验丰富[41]。该计划旨在根据不同脊柱手术种类制订不同的快速干预措施,使外科医生、护士以及理疗师之间的快速康复护理标准化。该计划显著缩短了患者的住院时长,从平均 6 天缩短至 2.9 天,并将再入院率从 7% 降至 3%。更重要的是,几乎全部患者对他们所接受的治疗表示"满意"或"特别满意"。另一项来自英国的研究对接受快速康复治疗的腰椎和颈椎手术患者进行调查,发现 95%的患者可被评定为无须卧床,另外 5% 的患者被评定为短期卧床[42]。作者认为脊柱手术患者应用快速康复原则,可以显著缩短住院时长,且不会增加并发症

发生率及再入院率。美国的一项针对脊柱转移瘤手术患者的 ERAS 研究也表明,ERAS 可以缩短 2 天住院时长[43]。

源自同一中心的两项针对青少年特发脊柱侧凸手术的 ERAS 研究显示,除了可以缩短住院时长,两项研究均证实多模式镇痛可以减少阿片类药物用量以及促进早期活动[44,45]。此外,Gornitzky 等人通过研究 ERAS 方案的依从性发现,依从性好的患者临床疗效也更好[44]。

近期,来自中国的一个团队研究了 ERAS 在可动式显微内镜下经椎间孔椎体间融合术(MMED-TLIF)患者中的应用[46]。他们得出的结论是:微创 TLIF 手术辅以快速康复措施可以显著改善包括术中失血、术后疼痛评分以及住院时长等多个结局指标。与之类似的是,Wang 等人先前的研究表明,快速康复措施可以显著改善一到两个节段脊柱内镜下经椎间孔腰椎椎体间融合术的临床结局,并且还可以降低医疗成本[31,47]。

基于前期研究的基础,Wang 等人推出了一种全新的方案,可在同一时间点完成原本需要分期完成的三个 ERAS 步骤。所纳入的患者均接受一到三个节段腰椎融合手术,由三位脊柱外科医生其中之一完成手术,术中局部注射脂溶性丁哌卡因,术后即刻静脉注射对乙酰氨基酚 1g,术后由 ERAS 小组中的一位医师每天查房。实施该方案的头 3 个月内,通过对尚未发表的数据进行初步分析发现,与对照组相比,ERAS 队列中患者每天的疼痛评分始终较低,尤其是术后第一天(ERAS 队列为 4.35,对照组为 6.52,图48.1)。ERAS 组羟考酮和哌替啶的用量也减少。此外,ERAS 队列中,患者自主行走距离相比于对照组明显增加,尤其是术后第二天(ERAS 队列为 186 英尺,对照组为 90.5 英尺)(1 英尺≈0.304 8 米)和术后第三天(ERAS 队列为 290.4 英尺,对照组为 113.0 英尺,图 48.2)具有显著性差异。ERAS 组的平均住院时长也短于对照组(ERAS 队列为 3.09 天,对照组为 3.72 天),但并没有显著性差异。

这一部分中所描述的研究结果以及尚未发表的初步研究表明脊柱手术的 ERAS 发展前景广阔,而且突出了指南的重要性。一套全球可使用的标准快速康复措施,需要临床科研人员对干预措施的效果进行严密监测,以决定哪些措施可以带来益处,哪些措施没有效果。此外,提高医患间的协作能力,增强患者依从性,可以克服许多 ERAS 实施过程中的困难。

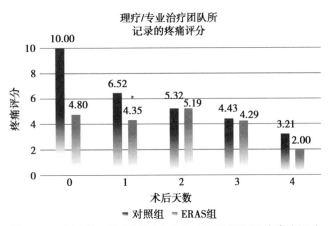

图 48.1　术后每一天，理疗 / 专业治疗团队所记录的疼痛评分（ * 代表 *P* < 0.01 ）

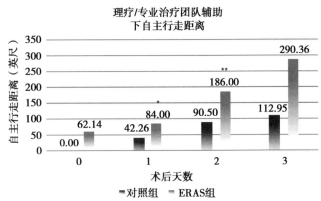

图 48.2　患者在理疗 / 专业治疗团队辅助下平均自主行走距离（ * 代表 *P* < 0.05，** 代表 *P* < 0.01 ）

未来需进一步讨论的话题

由于在脊柱外科领域 ERAS 理念刚刚起步，有关最有效干预措施和实施计划的讨论尚未深入。尽管全世界有少数团队已经开始将快速康复理念应用于脊柱外科手术，但其实每个团队仅仅是应用了其他外科领域的 ERAS 指南中最核心的一些措施（图 48.3）。因此，脊柱外科特定指南的出版可能会促进更有针对性干预措施的讨论，这些干预措施可使脊柱手术患者获益最大化。

在制订指南的过程中发现，一些临床问题在脊柱外科领域内的文献十分有限。例如，关于优化营养和液体管理的讨论，尽管对于其他领域来说尤为重要，但在脊柱外科领域内却鲜有论证。此外，有关预防性抗生素的最佳使用方案，现有的文献也没有准确的答案，而且很多经验还停留在临床共识层面。但是，有关脊柱外科手术多模式镇痛和止吐的方案已经被广泛研究。应用非麻醉性镇痛药物是所有外科手术 ERAS 方案中术后镇痛的基础，但在脊柱外科手术中，有关 NSAIDs 药物对术后骨融合的作用一直存在着长期的争论。因此，我们需要进行更进一步的研究，以探索针对所有脊柱外科手术患者的更加全面的

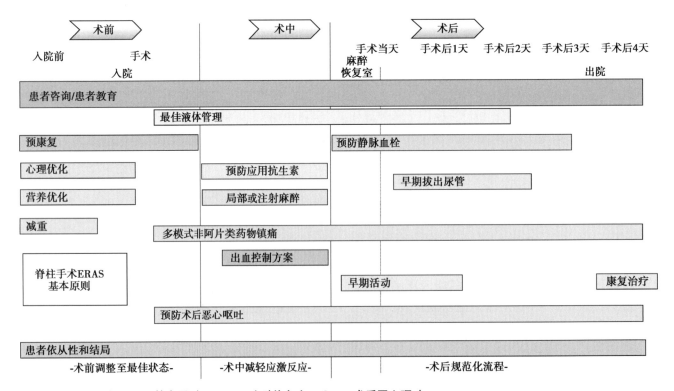

图 48.3　脊柱手术 ERAS 基本原则。PACU：麻醉恢复室；PONV：术后恶心呕吐

ERAS 方案。这将开启脊柱外科领域的 ERAS 时代。

总结

脊柱外科是较晚引入 ERAS 理念的几个亚专科之一。快速康复的目标是通过多重手段联合应用，以达到减轻疼痛，加速康复以及提高患者满意度的效果，这将有助于为接受脊柱手术的患者提供更大益处。基于现有证据的推荐措施将进一步完善，并形成指南性文件。现有的临床实践是未来成熟的干预措施和实施计划的基础，并可以推动进一步完善脊柱外科 ERAS 的探讨。多个研究团队已经将快速康复理念用于脊柱外科手术患者，临床效果令人鼓舞。随着手术需求的增加和对医疗保健的重视，ERAS 将会在脊柱外科手术未来的发展中起到不可或缺的作用。

（仉建国　杜　悠　译）

参考文献

1. Wainwright TW, Immins T, Middleton RG. Enhanced recovery after surgery (ERAS) and its applicability for major spine surgery. Best Pract Res Clin Anaesthesiol. 2016;30(1):91–102.
2. Devin CJ, McGirt MJ. Best evidence in multimodal pain management in spine surgery and means of assessing postoperative pain and functional outcomes. J Clin Neurosci. 2015;22(6):930–8.
3. Gomes T, Tadrous M, Mamdani MM, Paterson JM, Juurlink DN. The burden of opioid-related mortality in the United States. JAMA Netw Open. 2018;1(2):e180217.
4. Landers MR, Puentedura E, Louw A, McCauley A, Rasmussen Z, Bungum T. A population-based survey of lumbar surgery beliefs in the United States. Orthop Nurs. 2014;33(4):207–16.
5. Louw A, Diener I, Landers MR, Puentedura EJ. Preoperative pain neuroscience education for lumbar radiculopathy: a multicenter randomized controlled trial with 1-year follow-up. Spine. 2014;39(18):1449–57.
6. Rolving N, Sogaard R, Nielsen CV, Christensen FB, Bunger C, Oestergaard LG. Preoperative cognitive-behavioral patient education versus standard care for lumbar spinal fusion patients: economic evaluation alongside a randomized controlled trial. Spine. 2016;41(1):18–25.
7. Ickmans K, Moens M, Putman K, Buyl R, Goudman L, Huysmans E, et al. Back school or brain school for patients undergoing surgery for lumbar radiculopathy? Protocol for a randomised, controlled trial. J Physiother [serial on the Internet]. 2016;62(3). Available from: http://onlinelibrary.wiley.com/o/cochrane/clcentral/articles/788/CN-01337788/frame.html.
8. Rolving N, Nielsen CV, Christensen FB, Holm R, Bunger CE, Oestergaard LG. Preoperative cognitive-behavioural intervention improves in-hospital mobilisation and analgesic use for lumbar spinal fusion patients. BMC Musculoskelet Disord. 2016;17:217.
9. Nielsen PR, Jorgensen LD, Dahl B, Pedersen T, Tonnesen H. Prehabilitation and early rehabilitation after spinal surgery: randomized clinical trial. Clin Rehabil. 2010;24(2):137–48.
10. Lindback Y, Tropp H, Enthoven P, Abbott A, Oberg B. PREPARE: presurgery physiotherapy for patients with degenerative lumbar spine disorder: a randomized controlled trial. Spine J. 2017;18(8):1347–55.
11. Sugrue PA, Halpin RJ, Koski TR. Treatment algorithms and protocol practice in high-risk spine surgery. Neurosurg Clin N Am. 2013;24(2):219–30.
12. Adogwa O, Elsamadicy AA, Mehta AI, Cheng J, Bagley CA, Karikari IO. Preoperative nutritional status is an independent predictor of 30-day hospital readmission after elective spine surgery. Spine (03622436). 2016;41(17):1400–4.
13. Berman D, Oren JH, Bendo J, Spivak J. The effect of smoking on spinal fusion. Int J Spine Surg. 2017;11:29.
14. Truntzer J, Vopat B, Feldstein M, Matityahu A. Smoking cessation and bone healing: optimal cessation timing. Eur J Orthop Surg Traumatol. 2015;25(2):211–5.
15. Fujita N, Tobe M, Tsukamoto N, Saito S, Obata H. A randomized placebo-controlled study of preoperative pregabalin for postoperative analgesia in patients with spinal surgery. J Clin Anesth [serial on the Internet]. 2016;31. Available from: http://onlinelibrary.wiley.com/o/cochrane/clcentral/articles/003/CN-01154003/frame.html.
16. Siribumrungwong K, Cheewakidakarn J, Tangtrakulwanich B, Nimmaanrat S. Comparing parecoxib and ketorolac as preemptive analgesia in patients undergoing posterior lumbar spinal fusion: a prospective randomized double-blinded placebo-controlled trial. BMC musculoskelet Disord [serial on the Internet]. 2015;16. http://onlinelibrary.wiley.com/o/cochrane/clcentral/articles/168/CN-01256168/frame.html.
17. Nielsen RV, Fomsgaard JS, Siegel H, Martusevicius R, Nikolajsen L, Dahl JB, et al. Intraoperative ketamine reduces immediate postoperative opioid consumption after spinal fusion surgery in chronic pain patients with opioid dependency: a randomized, blinded trial. Pain. 2017;158(3):463–70.
18. Kim SI, Ha KY, Oh IS. Preemptive multimodal analgesia for postoperative pain management after lumbar fusion surgery: a randomized controlled trial. Eur Spine J. 2016;25(5):1614–9.
19. Bacchin MR, Ceria CM, Giannone S, Ghisi D, Stagni G, Greggi T, et al. Goal-directed fluid therapy based on stroke volume variation in patients undergoing major spine surgery in the prone position: a cohort study. Spine. 2016;41(18):E1131–7.
20. Kiely PD, Mount LE, Du JY, Nguyen JT, Weitzman G, Memstoudis S, et al. The incidence and risk factors for post-operative ileus after spinal fusion surgery: a multivariate analysis. Int Orthop. 2016;40(6):1067–74.
21. Munch JL, Zusman NL, Lieberman EG, Stucke RS, Bell C, Philipp TC, et al. A scoring system to predict postoperative medical complications in high-risk patients undergoing elective thoracic and lumbar arthrodesis. Spine J. 2016;16(6):694–9.
22. Ulu-Kilic A, Alp E, Cevahir F, Tucer B, Demiraslan H, Selçuklu A, et al. Economic evaluation of appropriate duration of antibiotic prophylaxis for prevention of neurosurgical infections in a middle-income country. Am J Infect Control. 2015;43(1):44–7.
23. Ghobrial GM, Thakkar V, Andrews E, Lang M, Chitale A, Oppenlander ME, et al. Intraoperative vancomycin use in spinal surgery: single institution experience and microbial trends. Spine (03622436). 2014;39(7):550–5.
24. Ehlers AP, Khor S, Shonnard N, Oskouian RJ, Sethi RK, Cizik AM, et al. Intra-wound antibiotics and infection in spine fusion surgery: a report from Washington State's SCOAP-CERTAIN collaborative. Surg Infect. 2016;17(2):179–86.
25. Colomina M, Koo M, Basora M, Pizones J, Mora L, Bago J. Intraoperative tranexamic acid use in major spine surgery in adults: a multicentre, randomized, placebo-controlled trial. Br J Anaesth [serial on the Internet]. 2017;118(3). Available from: http://onlinelibrary.wiley.com/o/cochrane/clcentral/articles/703/CN-01370703/frame.html.
26. Owens RK 2nd, Crawford CH 3rd, Djurasovic M, Canan CE, Burke LO, Bratcher KR, et al. Predictive factors for the use of autologous cell saver transfusion in lumbar spinal surgery. Spine (03622436). 2013;38(4):E217–22.
27. Kang H, Jung HJ, Lee JS, Yang JJ, Shin HY, Song KS. Early post-

operative analgesic effects of a single epidural injection of ropivacaine administered preoperatively in posterior lumbar interbody spinal arthrodesis: a pilot randomized controlled trial. J Bone Joint Surg Am. 2013;95(5):393–9.

28. Sekar C, Rajasekaran S, Kannan R, Reddy S, Shetty T, Pithwa Y. Preemptive analgesia for postoperative pain relief in lumbosacral spine surgeries: a randomized controlled trial. Spine J [serial on the Internet]. 2004;4(3). Available from: http://onlinelibrary. wiley.com/o/cochrane/clcentral/articles/962/CN-00481962/ frame.html.

29. Abdel Hay J, Kobaiter-Maarrawi S, Tabet P, Moussa R, Rizk T, Nohra G, et al. Bupivacaine field block with clonidine for postoperative pain control in posterior spine approaches: a randomized double-blind trial. Neurosurgery. 2017;82(6):790–8.

30. Kim J, Burke SM, Kryzanski JT, Roberts RJ, Roguski M, Qu E, et al. The role of liposomal bupivacaine in reduction of postoperative pain after transforaminal lumbar interbody fusion: a clinical study. World Neurosurg. 2016;91:460–7.

31. Wang MY, Chang HK, Grossman J. Reduced acute care costs with the ERAS(R) minimally invasive transforaminal lumbar interbody fusion compared with conventional minimally invasive transforaminal lumbar interbody fusion. Neurosurgery. 2017;83(4):827–34.

32. Mathiesen O, Dahl B, Thomsen BA, Kitter B, Sonne N, Dahl JB, et al. A comprehensive multimodal pain treatment reduces opioid consumption after multilevel spine surgery. Eur Spine J. 2013;22(9):2089–96.

33. Choi Y, Shim J-K, Ahn S-H, Kwak Y. Efficacy comparison of ramosetron with ondansetron on preventing nausea and vomiting in high-risk patients following spine surgery with a single bolus of dexamethasone as an adjunct. Korean J Anesthesiol [serial on the Internet]. 2012;62(6). Available from: http://onlinelibrary. wiley.com/o/cochrane/clcentral/articles/168/CN-00904168/ frame.html.

34. Peng K, Liu H-Y, Liu S-L, Ji F-H. Dexmedetomidine-fentanyl compared with midazolam-fentanyl for conscious sedation in patients undergoing lumbar disc surgery. Clin Ther [serial on the Internet]. 2016;38(1). Available from: http://onlinelibrary.wiley. com/o/cochrane/clcentral/articles/328/CN-01134328/frame.html.

35. Bradywood A, Farrokhi F, Williams B, Kowalczyk M, Blackmore CC. Reduction of inpatient hospital length of stay in lumbar fusion patients with implementation of an evidence-based clinical care pathway. Spine. 2017;42(3):169–76.

36. Epstein NE. Efficacy of pneumatic compression stocking prophylaxis in the prevention of deep venous thrombosis and pulmonary embolism following 139 lumbar laminectomies with instrumented fusions. J Spinal Disord Tech. 2006;19(1):28–31.

37. Akeda K, Matsunaga H, Imanishi T, Hasegawa M, Sakakibara T, Kasai Y, et al. Prevalence and countermeasures for venous thromboembolic diseases associated with spinal surgery: a follow-up study of an institutional protocol in 209 patients. Spine (03622436). 2014;39(10):791–7.

38. Cox JB, Weaver KJ, Neal DW, Jacob RP, Hoh DJ. Decreased incidence of venous thromboembolism after spine surgery with early multimodal prophylaxis. J Neurosurg Spine. 2014;21(4):677–84.

39. Shields LBE, Clark L, Glassman SD, Shields CB. Decreasing hospital length of stay following lumbar fusion utilizing multidisciplinary committee meetings involving surgeons and other caretakers. Surg Neurol Int. 2017;8:5.

40. Wainwright TW, Wang MY, Immins T, Middleton RG. Enhanced recovery after surgery (ERAS)—concepts, components, and application to spine surgery. Seminars Spine Surg. 2018;30(2):104–10.

41. Blackburn J, Madhavan P, Leung Y, Walburn M. An enhanced recovery program for elective spinal surgery patients. JCOM. 2016;23(10):462–9.

42. Venkata HK, van Dellen JR. A perspective on the use of an enhanced recovery program in open, non-instrumented day surgery for degenerative lumbar and cervical spinal conditions. J Neurosurg Sci. 2018;62(3):245–54.

43. Popat K, Grasu R, Tatsui C, Bird J, Cahoun J, Cata J, et al. Implementation of an enhanced recovery programme in spine surgery. Clin Nutr ESPEN. 2016;12:e47.

44. Gornitzky AL, Flynn JM, Muhly WT, Sankar WN. A rapid recovery pathway for adolescent idiopathic scoliosis that improves pain control and reduces time to inpatient recovery after posterior spinal fusion. Spine Deform. 2016;4(4):288–95.

45. Muhly WT, Sankar WN, Ryan K, Norton A, Maxwell LG, DiMaggio T, et al. Rapid recovery pathway after spinal fusion for idiopathic scoliosis. Pediatrics. 2016;137:e20151568.

46. Zhang CH, Yan BS, Xu BS, Ma XL, Yang Q, Liu Y, et al. Study on feasibility of enhanced recovery after surgery combined with mobile microendoscopic discectomy-transforaminal lumbar interbody fusion in the treatment of lumbar spondylolisthesis. Zhonghua Yi Xue Za Zhi. 2017;97(23):1790–5.

47. Wang MY, Chang PY, Grossman J. Development of an Enhanced Recovery After Surgery (ERAS) approach for lumbar spinal fusion. J Neurosurg Spine. 2017;26(4):411–8.

第 49 章
骨科手术后加速康复

Thomas W.Wainwright , Tikki Immins

ERAS 在骨科手术中的背景和历史

系统实施有循证证据的围手术期管理路径——加速康复外科（ERAS）路径（也称为快速通道）——已经被证明，可以减少住院时间和并发症，而且不会增加患者再入院风险[1]。最早使用 ERAS 路径的骨科手术是全髋关节置换术（total hip arthroplasty，THA）和全膝关节置换术（total knee arthroplasty，TKA）。选择这些手术是因为它们均手术量大，住院时间长，承担费用高。ERAS 路径首先在丹麦和英国[2-5]等国家被广泛采用，在国家集中组织的预后改善项目中推广。它们的成功应用推动了 ERAS 在国际上的传播，现在已被广泛接受为髋关节和膝关节置换术的最佳康复路径（图 49.1）。

ERAS 的目标是减少患者术后的恢复时间，改善患者的预后。为了做到这一点，骨科 ERAS 路径鼓励患者在康复过程中更为积极地活动。多学科团队专注于将循证临床步骤与所需的流程和系统改变相结合，以便为每个患者提供一致的管理，优化每个患者的流程和临床步骤，加快术后恢复，降低并发症与不良事件的发生率。

骨科 ERAS 路径的总体原则可分为四个阶段。在术前阶段，重点是优化术前健康管理（如贫血的纠正、告知戒烟）、术前宣教、提前做好出院安排。术中使用非创伤性外科技术，优化麻醉和镇痛方案，采用多模式非阿片类镇痛机制，控制出血，纠正血容量和控制体温正常，这样可避免组织氧供不足。术后鼓励早期下床，给予有效的镇痛，尽可能避免使用阿片类药物，尽早拔出或避免使用导管、引流管，尽量避免静脉输液，并鼓励患者尽早开始吃饭和喝水，尽快能自

己洗漱、穿衣和社交。采用多学科小组管理的商定标准，所有患者均出院回家，并配备独立和明确的出院指导和支持。这些 ERAS 细节[2]此前已被报道。

ERAS 路径在缩短住院时间方面非常成功，现在越来越多的证据表明，对特定患者进行 THA 和 TKA 门诊手术是可行的。最近的一项前瞻性研究[6]发现，在 557 例未经选择转诊手术的患者中，有 13%~15% 的患者于手术当天即出院。54% 的患者被确定为有可能进行门诊手术。28% 的患者经确定符合门诊行全髋关节置换术的条件，24% 的患者经确定符合门诊行全膝关节置换术的条件。报告指出，25% 的患者最初被确定为符合门诊手术条件，但不能在手术当天出院，是因为他们在出院后超过 24 小时里没有找到合适的陪护。不能当日出院最常见的原因是缺乏动力、未达到出院标准和无法安全活动。

最近的两项系统回顾[7,8]也表明，门诊关节置换术对于精心挑选的患者是一种安全有效的方法。然而，为了严格检查其安全性和节约成本的可能性，还需要进行更多的研究。

全髋和全膝关节置换术中的 ERAS

临床预后

据报道，ERAS 可通过一系列效果指标来反应骨科手术后患者的恢复改善情况。但应记住，快速通道和 ERAS 始终基于"先好后快"的概念。医疗保健的预后是复杂和多方面的；然而，通常可通过六个维度（安全性、有效性、以患者为中心、及时性、效率和公平性）来反映其预后效果。在 THA 和 TKA 路径中，实行 ERAS 路径均可提升这六个维度。

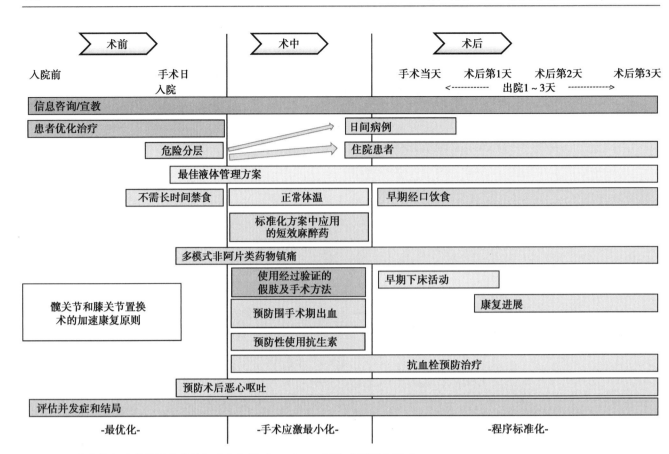

图 49.1　髋关节和膝关节置换术的加速康复原则。PONV：预防术后恶心呕吐

住院时间、再入院风险和并发症

全髋关节置换术（THA）和全膝关节置换术（TKA）是常见的主要外科手术方法，常用于有复杂并发症的老年患者。ERAS 在过去的 20 年中不断发展，已被证明能有效地将住院时间（length of hospital stay，LOS）从 4~12 天缩短到 1~3 天[9,10]，而不会增加并发症或再入院率，也不会影响患者安全[11]。在一项关于接受加速康复路径的髋关节和膝关节置换术后患者再入院的最全面的报告中，Husted 等人[2]发现，在快速通道方案中，再入院率和并发症没有增加，例如全髋关节置换术后脱位和 TKA 术后活动受限。

已发表的文献一致发现，再入院率不会随着 ERAS 的实施而增加。然而，应该仔细分析这些研究，以确保再入院原因的准确性。此外，比较分析不同国家和不同机构在不同时期后的再入院率有一定困难，因为这些患者再入院可能有不同的原因。例如，一个疑似深静脉血栓（DVT）的患者，可能在一些医院需要住院，而在其他医院被视为门诊患者。同样也有一些患者群体即使实行 ERAS，仍然比其他群体更有可能再次入院。一项对 2 734 名接受加速康复路径的髋关节置换术患者的研究发现，75 岁及以上

的患者，以及接受药物治疗的精神疾病患者，脱位的风险增加[12]。在另一项研究中，同一研究小组得出结论，与手术相关的跌倒以及髋 / 膝关节置换术后的再入院与患者本身特征有关，而不取决于是否采用加速康复措施[13]。

病死率

从历史来看，髋关节和膝关节置换术的病死率相对较低，但 ERAS 的实施可进一步降低病死率。英国一项高质量大型研究比较了 3 000 例未经选择的 ERAS 患者和 3 000 例采用已报道能降低病死率的传统治疗方案的患者[10]，发现 ERAS 组 30 天和 90 天的病死率分别为 0.1% 和 0.5%；相比之下，采用传统治疗方案的患者病死率分别为 0.5% 和 0.8%（$P=0.03$ 和 $P=0.1$）。此研究的随访中[14]，患者 2 年病死率为 2.7%，而传统方案治疗的患者为 3.8%（$P=0.05$）。作者认为，降低应激反应、缩短住院时间、改善疼痛控制可能是 ERAS 队列病死率降低的原因。另一项重要的研究是在丹麦进行的大样本 THA 和 TKA 患者队列，该研究比较了 17 000 多例采用了 ERAS 路径和近 62 000 例采用传统路径的患者。虽然该研究结果未能证明在 90 天内可降低手术病死率，但采用

ERAS 路径的患者病死率并未增加[11]。

患者报告测量

患者报告的结果指标(PROMs)和患者报告的体验指标(PREMs)被认为是衡量 ERAS 路径中以患者为中心的质量指标的方法[15,16]。在英国,作为国家监测计划的一部分,医院现在被要求收集所有原发性全髋关节和膝关节置换术患者的 PROMs。在英国,使用的指标包括通用的指标(例如 EQ5D-5 L、EQ-VAS)和特定情况的指标(例如,牛津髋关节和膝关节评分)。

一项对采用 ERAS 路径的骨科手术患者的系统回顾发现,术后患者的数据仍然缺失[17]。他们的综述囊括了 8 篇论文中 2 208 例 THR 和 TKR 患者的数据,其中六篇文章报道了患者的满意度。其得分总体较高,也不受住院时间的影响。据两篇论文报道,患者的术后生活质量在 12 个月内持续改善,有一篇论文强调了患者出院后需要获得必要的支持。

然而,在进行术后功能评估时,使用 PROMs 作为指标存在一定的问题。在最近一项针对 80 例患者的研究中[18],当于 THA 术后 14 天和 TKA 术后 21 天进行评估时,客观功能评价结果与 PROMs 的改善之间没有相关性。尽管手术后 PROMs 得到了改善,但当使用 40 米踱步测试、30 秒坐 - 站测试、9 步爬楼梯测试和活动记录仪记录活动水平时,这些客观的能力指标是下降的。鉴于 THA 和 TKA 术后患者医疗成本增加且收入降低[19],尤其是近期研究中几乎没有证据表明术后患者的体力活动能够增加,因此未来从人口和经济学的角度看,客观功能数据将越来越重要[20-22]。

经济学

在考虑 THA 和 TKA 时,经济因素是很重要的。这两种手术被认为是最成功的手术之一,因此在世界各地进行的手术数量逐年增加,以减少患者疼痛,改善功能[23]。尽管 ERAS 路径已被证明能在不增加并发症和再入院的情况下减少 LOS,但很少有研究调查实施这些方案的成本效益。一项对 ERAS 在不同外科成本效益进行的系统评估发现,ERAS 在短期内似乎具有较好的成本效益,然而,关于出院后费用的数据和研究仍相对缺乏[24]。

丹麦的一项研究[25]使用了时间驱动的作业成本方法,分析了两家医院在 ERAS 路径中参与 THA 和 TKA 治疗的不同工作人员所消耗的时间。该研究发现 THA 的平均费用(不包括假体)是 2 511 美元,而 TKA 是 2 551 美元。尽管由于过程和物流的不同,这些成本不能直接与传统途径的成本相对比,但重要的是 ERAS 路径成本更低[26,27]。

实践

ERAS 路径已被证明可以安全地将住院时间缩短至 1~3 天,且对于未经选择的患者群体,门诊手术是可行的[6]。尽管如此,有证据显示只有 40% 的医院在为全髋 / 全膝关节置换术的患者提供的信息中详细介绍了 ERAS[28],这表明该做法可能还不普遍。因此,除了研究如何进一步优化可能影响患者早期康复的病理生理学因素外,还应考虑 ERAS 在临床实践中实施的现状。这个建议很中肯,因为要实现“无痛苦和风险的手术”的目标,需要结合临床证据和实施情况,这样才能使“正确的措施得到正确的应用”(图 49.2)。然而,在过去 20 年内,尽管在 THA 和 TKA 中已逐渐积累了循证依据,而且 ERAS 路径的理念也被广泛接受,但在像英国医疗服务制度(NHS)下 THA 和 TKA 手术的平均住院时间仍然超过 4 天[29]。此前已经介绍了导致 ERAS 推广缓慢的原因[30],包括缺乏理解、缺乏接受意愿、缺乏实施能力、缺乏领导、没有组织愿意改变现状以及糟糕的审计制度。因此对 NHS 等医疗系统来说,优先推广实施已被证明有效的 ERAS 手段将是当前改善医疗质量的主要挑战。

髋关节和膝关节置换术 ERAS® 指南

在过去的 15 年中,ERAS 路径的系统实施可以减少许多手术的住院时间和并发症[1]。并且,ERAS 路径已经在直肠、泌尿、胰腺、胃、乳腺及其重建、头颈癌、减肥和肝脏手术中成功实施[31-38]。

对于髋关节和膝关节置换术,目前只有关于快速 / 增强恢复方案的叙述性综述[39-41]。一个系统的、基于循证依据的指南刚刚出炉[42]。ERAS 委员会最近召集了一批国际 ERAS 专家,以制订髋关节和膝关节置换术的 ERAS 方案。这些建议[42,43]归纳总结了关于髋关节和膝关节置换术中 ERAS 方案大量重要的异质文献。具体的建议见表 49.1,并在图 49.2 中做了简要说明。许多原则与 ERAS 在其他外科手术中的核心原则是一致的。

这些指南总共包括 17 个主题领域。成功的内容包括优化术前患者教育、麻醉技术、输血策略、非阿片类药物的多模式镇痛方案和早期下床活动等方

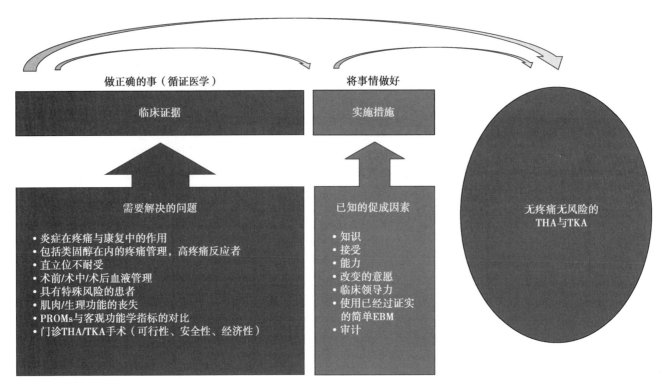

图 49.2 膝关节 / 髋关节置换术 (THA 与 TKA) 中的 ERAS: 对于未来发展的推荐。EBM: 循证医学; QI: 质量改进; PROMs: 患者报告的结果指标; Out-pt: 门诊

表 49.1 ERAS® 协会对髋关节和膝关节置换术的推荐

序号	项目	推荐	证据等级	推荐等级
1	术前宣教	需常规对患者进行术前宣教	低	强
2	术前优化调整	术前戒烟 4 周以上; 酗酒者应有计划地戒酒	吸烟: 高	强
			饮酒: 低	强
		积极识别并纠正贫血	高	强
3	术前禁食	麻醉前 6 小时允许进食, 麻醉 2 小时前允许饮水	中等	强
4	标准麻醉	全身麻醉和神经轴向可作为多模式麻醉的一部分	标准麻醉: 中 神经轴向麻醉: 中	强
5	局部麻醉在浸润镇痛和神经阻滞中的应用	在非阿片类药物的多模式镇痛方案中, 推荐在膝关节置换术常规使用 LIA, 但不用于髋关节置换术。尚无神经阻滞技术优于 LIA 的证据	LIA 用于膝关节置换术: 高	强
6	术后恶心呕吐	患者应进行 PONV 筛查并给予多模式预防和治疗	中	强
7	预防围手术期失血	氨甲环酸可减少围手术期失血量和术后异体输血量	高	强
8	围手术期口服镇痛药	应采用多模式非阿片类药物镇痛方法。对于无禁忌证的患者, 建议常规使用对乙酰氨基酚和非甾体抗炎药	对乙酰氨基酚: 中 非甾体抗炎药: 高	强
9	维持体温	围手术期应维持患者体温	高	强
10	预防性使用抗生素	患者应进行系统的预防性抗生素治疗	中	强
11	预防性抗血栓	患者深静脉血栓风险提升, 应根据当地政策进行药物和物理预防	中	强

续表

序号	项目	推荐	证据等级	推荐等级
12	围手术期外科因素	推荐外科医生使用已验证的假肢和手术入路	高	强
13	围手术期液体管理	围手术期应维持患者出入量平衡	中	强
14	术后营养	应推动患者早期回归正常饮食	低	强
15	早期活动	患者应尽早下床活动,以尽快满足出院标准	中	强
16	出院标准	推荐使用基于团队的功能性出院标准,以帮助患者直接出院回家	低	强
17	持续改进与评估	建议对过程措施、临床结果、成本效益、患者满意度/体验以及路径变更进行常规审核	低	强

LIA 局部浸润镇痛;PONV 术后恶心呕吐;VTE 静脉血栓栓塞

法。没有足够的证据证明一种手术技术(入路类型、微创技术、假体的选择或计算机辅助手术的使用)能比另一种更好地达到出院标准。该指南与其他领域的 ERAS 手术一致,建议术前限制禁食,术中优化液体管理、维持正常体温、预防感染和血栓形成,术后早期活动且建议早期进食。已发表的指南[43]将提供对所有现有文献的详细评述,并解释为什么某些方法已经被纳入,而其他方法目前不被推荐。

这些建议为新开展 ERAS 的团队提供了一个实施的起点,同时还可帮助具有实施 ERAS 经验的团队总结和反思其既往工作。正如在其他领域的 ERAS一样,通过系统的前瞻性数据收集和临床试验,这些指南所推荐的措施将有希望在实践中得到巩固,并进一步产生新的证据。

未来的研究方向

未来关于 ERAS 在髋关节和膝关节置换术中的研究主要致力于达到"无疼痛和无风险"的目标[44]。为了做到这一点,需要更好地了解康复的病理生理机制以改善出院后的功能预后。在一些 ERAS 参数的设置上,亟需一些设计良好的随机对照研究来验证。

更具体地说,Wainwright 和 Kehlet[45]已经指出,未来的临床试验应该加强术前对高炎症反应者的预测,包括对高炎症反应者使用糖皮质激素的具体方案或其他抗炎药物的使用[46],并对高疼痛反应者(术前阿片类药物使用者、疼痛激发剂、致敏患者等)进行更具体的研究[47]。

此外,还需要了解如何减少术后体力活动带来的损害及快速改善功能;如何更好地识别因精神疾病、慢性肾衰竭和直立不耐受而有并发症的高风险患者;贫血和输血阈值;术后尿潴留及膀胱导尿;如何改善

睡眠。与此相关的是,需要进一步研究当天手术的可行性以及出院后物理治疗的类型、实施时间和持续时长[45,48]。图 49.2 总结了未来研究方向的建议,以及本章前面确定的实施因素。

其他骨科手术的快速康复

由于髋关节和膝关节置换术患者的 ERAS 实施效果良好,因此将 ERAS 推广到每一个矫形外科手术似乎是明智的,这样所有此类患者都可以从该方法中获益。鉴于骨科手术量大,如果 ERAS 路径得到更广泛的实施,将有很大的空间来改善患者的预后,并显著提高医院的效率。参与治疗和护理关节成形术患者的团队通常与照顾所有其他类型骨科患者的团队相同。因此,让这些人来改变路径,从而改善其他手术的效果应当更直接、更容易达成共识。

股骨颈骨折

尽管股骨颈骨折(fractured neck of femur,FNOF)是一种急诊手术,但考虑到其与初次/翻修髋关节置换术的相似性以及巨大的改进空间,ERAS 在这一人群中的应用仍需引起重视。在全国性髋部骨折数据库报告中,仅 2016 年,英格兰、威尔士和北爱尔兰有超过 65 000 人因髋部骨折接受治疗。一项针对 2013 年 11 月至 2014 年 10 月英格兰 NHS 所属机构的研究发现,NHS 所属机构的住院周期为 12.3~33.7 天。即使根据病例进行校正,这些 NHS 所属机构的住院周期也长达 21.5~24.4 天[49]。其他研究发现在创伤患者的治疗和护理实践中也存在显著差异[50,51]。Wainwright 等认为[49],引入并实施 FNOF 特异性的 ERAS 路径可以减

少实践中的差异,从而减少总体住院时间。

与其他骨科手术一样,疼痛是 FNOF 患者延迟活动和恢复的主要原因,Wainwright[49]强调周围神经阻滞在这一途径中的作用。最近的队列回顾发现,与其他镇痛方式相比,用于治疗 FNOF 的周围神经阻滞能在 30 分钟内更好地减轻运动时的疼痛,术后肺炎的风险降低,髋部骨折手术后首次活动的时间提前(大约 11 小时),且单次注射的外周神经阻滞可以减少止痛药的使用[52]。

一项新西兰的队列研究进一步支持对此类患者实施 ERAS 路径[53]。在实施 ERAS 路径后,FNOF 患者的总体住院时间减少了 4 天。其康复的总时间减少了 3~7 天(根据机构的不同有所差别),急诊室停留的时间减少了 30 分钟。相比前 3 年采取常规路径的患者,采用 ERAS 路径后患者在医院的时间减少了 95 小时。针对 FNOF 的 ERAS 路径强调多学科协作。鼓励在骨科病房进行专科评估,而不是在急诊;应尽一切可能尝试在当天或次日上午对患者进行手术。应尽快完善检查,以便患者能够迅速进行手术。所有患者在术后 48 小时内均应进行适当康复和负重。康复团队是多学科的,包括护士、医疗人员、职业治疗师、物理治疗师和社会工作者。关于患者的电子数据应实时可用,以便工作人员每周进行分析,同时能够跨团队讨论流程问题,并就继续改善临床效果的行动达成一致。Haugan 等[54]在挪威进行的第二项研究比较了 1 032 例采用 ERAS 路径的患者和 788 例采用常规路径的患者,发现两组患者在首次入院后 365 天内的病死率和再入院率没有差异,而 ERAS 组的住院时间减少了 3.4 天。

这些在 FNOF 中使用 ERAS 路径的初步研究结果令人振奋。如果能够在 FNOF 治疗中成功实施 ERAS 路径,将在资源和成本消耗等方面对卫生系统产生重大影响,并有助于降低部分产能和经济压力。

肩关节置换术

全肩关节置换术(TSA)越来越普遍。据报道,从 1993 年到 2007 年,美国的手术率增加了 319%[55]。然而到目前为止,很少有研究报告将 ERAS 概念应用于全肩关节置换术。根据 2015 年 4 月至 2016 年 3 月医院的数据统计发现[56],NHS 所属机构的 TSA 患者的住院时间在 1.0 至 6.4 天之间[57]。病例组合调整后的预期住院时间范围在 3.9 到 10.0 天之间,因此引入 ERAS 可以减少 TSA 患者的住院时间。

与所有类型的手术一样,在 TSA 中实施 ERAS 路径需要有特定的指导程序,一些在 THA/TKA 术中适应的原则被改编并添加到 TSA 术中。其中一个例子就是在 TSA 中成功应用和实施的多模式疼痛治疗策略[58,59]。Routman 等[60]发现对于全麻下实施 TSA 的患者,同时静脉注射地塞米松和手术部位注射脂质体丁哌卡因,并同时在斜角肌间沟内进行单剂量区域阻滞,可以将平均住院日从 2 天减少到 1 天,并减少疼痛和阿片类药物的使用。与其他骨科手术一样,在全肩关节置换术中最有效的区域阻滞组合仍存在争议[61,62]。

美国的一项回顾性研究[63]将三级转诊中心(TRC)的 136 名 TSA 患者与骨科专科医院(OSH,其方案与 ERAS 相似)的 136 名患者进行匹配。他们发现,尽管再入院率相似,OSH 的住院时间低于 TRC[OSH(1.3±0.5)天,TRC(1.9±0.6)天,$P<0.001$]。此前,德国的一项研究[64]发现,在疼痛管理、引流和导尿管管理、理疗和早期活动等方面引入了 ERAS 概念后,住院时间和患者及工作人员满意度有所改善。

尽管最近的研究大多是回顾性的,但也表明在经过适当选择的门诊 TSA 患者中实施 ERAS 的部分概念是可行的,如多模式疼痛策略和最小量失血[65,66]。

踝关节置换术

直到现在,关节融合术一直是终末期踝关节骨关节炎的常规治疗方法。然而,随着手术技术和康复训练的改进,以及第三代三间室活动垫片的出现,全踝关节置换术(total ankle arthroplasty,TAA)越来越普遍[67,68]。英国 NHS 所属机构从 2015 年 4 月至 2016 年 3 月的医院数据统计显示,TAA 的平均住院日为 3.3 天,最低和最高平均住院日之间的范围为惊人的 17.3 天[69]。经病例组合调整的预期住院时间范围仅为 3.7 天。这表明住院时间较长的医院并不是由于病例因素造成的异常值,而是由于护理途径差异所导致的。因此引入 ERAS 可能会有改善。

文献中很少将 ERAS 概念应用于全踝关节置换术。但有一些证据支持使用区域麻醉和镇痛而非全身应用阿片类药物[70-72],且疼痛管理是全踝关节置换术患者的一个重要考虑因素。然而到目前为止,在全踝关节置换中应用 ERAS 路径中的多模式疼痛证据有限。作为新引入的 ERAS 路径的一部分,最近的一项小型研究给患者 30~50mL 丁哌卡因用于术中局部浸润镇痛。引入新路径后住院时间从 3.6 天减少到 2.3 天,疼痛评分有显著改善[73]。有一些小型回顾性研究则关注了门诊接受全踝关节置换术的患者。他们在手术结束时使用罗哌卡因进行一次性腘窝阻滞,然后在关节周围使用丁哌卡因脂质体[74],或在手术前使用腘窝和隐神经阻滞[75]。但这方面还需要进一步的研究。

综上,这些研究提供的证据表明,如果团队经验丰富,且有良好的术后支持网络,门诊全踝关节置换术可以成功地应用于特定的患者[75,76]。当然未来还需进行更多的工作,特别是在康复期间。患者由于社会/家庭环境因素可能会延迟出院,而出院后的康复改善是期望获得良好活动功能所必需的。

脊柱手术

复杂脊柱手术的需求一直在增加[77,78],并且可以在骨科和神经外科进行。据报道,其住院时间、并发症发生率、术后疼痛和功能恢复水平有很大的差异[77,79],因此,鉴于 ERAS 路径在全肩关节置换术和全踝关节置换术中的效果,在脊柱手术中实施 ERAS 路径具有强有力的临床和经济学依据。

到目前为止,在脊柱手术中实施 ERAS 路径的文献比较少[80]。一项研究在 42 例单节段或双节段脊柱融合的患者中应用了 ERAS 路径,证明在这种新型微创手术中是可行的[81]。另一项高质量的临床研究选择了一家在全髋/全膝关节置换术中应用 ERAS 经验丰富的医院,开展相关脊柱手术的 ERAS 研究[82]。这项研究包括更复杂的手术,如后路脊柱侧凸矫正。该研究的 ERAS 组成部分具有一张总表,内容包括了手术后的预期、碳水化合物饮料、泻药、微创手术技术、在手术时间较长时使用氨甲环酸,以及预估出院日期。手术实施了标准化的多模式麻醉和镇痛方案,并避免术中使用大剂量阿片类药物。结果显示 ERAS 路径是成功的,总平均住院日从 6 天减少至 3 天,再入院率从 7% 下降到 3%。此外,几乎所有患者对 ERAS 路径的满意度均为良好或优秀。该研究还表明 ERAS 路径还可以成功应用于青少年特发性脊柱侧凸手术[83,84]。

这些初步的成功表明 ERAS 路径应该适用于所有脊柱手术患者,但需要制订相关的指南,以便得到更广泛的应用。制订这些指南时需要考虑到如何适应不同的手术和不同程度的术前残疾和疼痛[42]。本书中另有一章更详细地介绍了脊柱外科和神经外科方面的内容。

结论

本章详细说明了 ERAS 是一种已被广泛采用的

提高髋关节和膝关节置换术疗效的技术。虽然在过去 10 年中手术结果已有了显著的改善,但要真正广泛采用和实施已知的方法仍然存在挑战,而且需要进一步了解影响恢复因素(如炎症反应和疼痛)的病理生理学的原因,以及未来的研究挑战和最有效的康复机制。新的 ERAS 指南将有助于弥合 ERAS 新手在执行水平上的差距,并有助于了解已有的循证证据的特质性。由于这些证据与目前使用的 ERAS 路径有如此多的差异,所以很难对 ERAS 的组成部分进行直接比较。ERAS 在其他择期和急诊骨科手术中的应用和发展是一个令人兴奋的新兴领域,它将为更多的患者带来益处。

(翁习生　译)

参考文献

1. Ljungqvist O, Scott M, Fearon KC. Enhanced recovery after surgery: a review. JAMA Surg. 2017;152(3):292–8.
2. Husted H, Solgaard S, Hansen TB, Soballe K, Kehlet H. Care principles at four fast-track arthroplasty departments in Denmark. Dan Med Bull. 2010;57(7):A4166.
3. Campbell J, McDonald D, Smith R, James K, Musculoskeletal Audit. Optimal patient pathways for hip and knee arthroplasties: Use of Enhanced Recovery After Surgery principles – 2013. A report from the Musculoskeletal Audit on behalf of the Scottish Government.: National Services Scotland; 2013 [August 21, 2018]; Available from: http://www.qihub.scot.nhs.uk/media/576341/orthopaedics%20-%20sosdg%20-%20enhanced%20recovery%20-%20msk%20audit%204%20-%20report%20-%20march%202014.pdf.
4. McDonald DA, Siegmeth R, Deakin AH, Kinninmonth AW, Scott NB. An enhanced recovery programme for primary total knee arthroplasty in the United Kingdom–follow up at one year. Knee. 2012 Oct;19(5):525–9.
5. Wainwright T, Middleton R. An orthopaedic enhanced recovery pathway. Curr Anaesth Crit Care. 2010;21(3):114–20.
6. Gromov K, Kjaersgaard-Andersen P, Revald P, Kehlet H, Husted H. Feasibility of outpatient total hip and knee arthroplasty in unselected patients. Acta Orthop. 2017;88(5):516–21.
7. Hoffmann JD, Kusnezov NA, Dunn JC, Zarkadis NJ, Goodman GP, Berger RA. The shift to same-day outpatient joint arthroplasty: a systematic review. J Arthroplast. 2018;33(4):1265–74.
8. Lazic S, Boughton O, Kellett CF, Kader DF, Villet L, Riviere C. Day-case surgery for total hip and knee replacement: how safe and effective is it? EFORT Open Rev. 2018;3(4):130–5.
9. Kehlet H. Fast-track hip and knee arthroplasty. Lancet. 2013;381(9878):1600–2.
10. Khan SK, Malviya A, Muller SD, Carluke I, Partington PF, Emmerson KP, et al. Reduced short-term complications and mortality following enhanced recovery primary hip and knee arthroplasty: results from 6,000 consecutive procedures. Acta Orthop. 2014;85(1):26–31.
11. Glassou EN, Pedersen AB, Hansen TB. Risk of re-admission, reoperation, and mortality within 90 days of total hip and knee arthroplasty in fast-track departments in Denmark from 2005 to 2011. Acta Orthop. 2014;85(5):493–500.
12. Jorgensen CC, Kjaersgaard-Andersen P, Solgaard S, Kehlet H. Hip

dislocations after 2,734 elective unilateral fast-track total hip arthroplasties: incidence, circumstances and predisposing factors. Arch Orthop Trauma Surg. 2014;134(11):1615–22.

13. Jorgensen CC, Kehlet H. Fall-related admissions after fast-track total hip and knee arthroplasty – cause of concern or consequence of success? Clin Interv Aging. 2013;8:1569–77.

14. Savaridas T, Serrano-Pedraza I, Khan SK, Martin K, Malviya A, Reed MR. Reduced medium-term mortality following primary total hip and knee arthroplasty with an enhanced recovery program. A study of 4,500 consecutive procedures. Acta Orthop. 2013;84(1):40–3.

15. Larsen K, Hansen TB, Soballe K, Kehlet H. Patient-reported outcome after fast-track hip arthroplasty: a prospective cohort study. Health Qual Life Outcomes. 2010;8:144.

16. Larsen K, Hansen TB, Soballe K, Kehlet H. Patient-reported outcome after fast-track knee arthroplasty. Knee Surg Sports Traumatol Arthrosc. 2012;20(6):1128–35.

17. Jones EL, Wainwright TW, Foster JD, Smith JR, Middleton RG, Francis NK. A systematic review of patient reported outcomes and patient experience in enhanced recovery after orthopaedic surgery. Ann R Coll Surg Engl. 2014;96(2):89–94.

18. Luna IE, Kehlet H, Peterson B, Wede HR, Hoevsgaard SJ, Aasvang EK. Early patient-reported outcomes versus objective function after total hip and knee arthroplasty: a prospective cohort study. Bone Joint J. 2017;99-B(9):1167–75.

19. Kjellberg J, Kehlet H. A nationwide analysis of socioeconomic outcomes after hip and knee replacement. Dan Med J. 2016;63(8):pii: A5257.

20. Almeida GJ, Khoja SS, Piva SR. Physical activity after total joint arthroplasty: a narrative review. Open Access J Sports Med. 2018;9:55–68.

21. Hammett T, Simonian A, Austin M, Butler R, Allen KD, Ledbetter L, et al. Changes in physical activity after Total hip or knee arthroplasty: a systematic review and meta-analysis of six- and twelve-month outcomes. Arthritis Care Res (Hoboken). 2018;70(6):892–901.

22. Smith T, Withers T, Luben R, Sackley C, Jones A, MacGregor A. Changes in physical activity following total hip or knee arthroplasty: a matched case-control study from the EPIC-Norfolk cohort. Clin Rehabil. 2017;31(11):1548–57.

23. Culliford D. The past, present and future of total hip and knee arthroplasty in the UK: a population-based statistical analysis [Doctoral]: University of Southampton; 2016.

24. Stowers MD, Lemanu DP, Hill AG. Health economics in enhanced recovery after surgery programs. Can J Anaesth. 2015;62(2):219–30.

25. Andreasen SE, Holm HB, Jorgensen M, Gromov K, Kjaersgaard-Andersen P, Husted H. Time-driven activity-based cost of fast-track total hip and knee arthroplasty. J Arthroplast. 2017;32(6):1747–55.

26. Akhavan S, Ward L, Bozic KJ. Time-driven activity-based costing more accurately reflects costs in arthroplasty surgery. Clin Orthop Relat Res. 2016;474(1):8–15.

27. Chen A, Sabharwal S, Akhtar K, Makaram N, Gupte CM. Time-driven activity based costing of total knee replacement surgery at a London teaching hospital. Knee. 2015;22(6):640–5.

28. Wainwright TW, Burgess LC. To what extent do current total hip and knee replacement patient information resources adhere to enhanced recovery after surgery principles? Physiotherapy. 2018;104(3):327–37.

29. Wainwright T, Burgess L. Is ERAS now the routine standard care in English NHS Hospitals for total hip replacement and total knee replacement? Clin Nutr ESPEN. 2018;25:199.

30. Kehlet H. ERAS implementation-time to move forward. Ann Surg. 2018;267(6):998–9.

31. Dort JC, Farwell DG, Findlay M, Huber GF, Kerr P, Shea-Budgell MA, et al. Optimal perioperative care in major head and neck cancer surgery with free flap reconstruction: a consensus review and recommendations from the enhanced recovery after surgery society. JAMA Otolaryngol Head Neck Surg. 2017;143(3):292–303.

32. Cerantola Y, Valerio M, Persson B, Jichlinski P, Ljungqvist O, Hubner M, et al. Guidelines for perioperative care after radical cystectomy for bladder cancer: Enhanced Recovery After Surgery(ERAS®)society recommendations. Clin Nutr. 2013 Dec; 32(6):879–87.

33. Lassen K, Coolsen MM, Slim K, Carli F, de Aguilar-Nascimento JE, Schafer M, et al. Guidelines for perioperative care for pancreaticoduodenectomy: Enhanced Recovery After Surgery (ERAS(R)) society recommendations. World J Surg. 2013;37(2):240–58.

34. Melloul E, Hubner M, Scott M, Snowden C, Prentis J, Dejong CH, et al. Guidelines for perioperative care for liver surgery: Enhanced Recovery After Surgery (ERAS) society recommendations. World J Surg. 2016;40(10):2425–40.

35. Mortensen K, Nilsson M, Slim K, Schafer M, Mariette C, Braga M, et al. Consensus guidelines for enhanced recovery after gastrectomy: Enhanced Recovery After Surgery (ERAS(R)) society recommendations. Br J Surg. 2014;101(10):1209–29.

36. Nygren J, Thacker J, Carli F, Fearon KC, Norderval S, Lobo DN, et al. Guidelines for perioperative care in elective rectal/pelvic surgery: Enhanced Recovery After Surgery (ERAS®) society recommendations. World J Surg. 2013;37(2):285–305.

37. Temple-Oberle C, Shea-Budgell MA, Tan M, Semple JL, Schrag C, Barreto M, et al. Consensus review of optimal perioperative care in breast reconstruction: Enhanced Recovery After Surgery (ERAS) society recommendations. Plast Reconstr Surg. 2017;139(5):1056e–71e.

38. Thorell A, MacCormick AD, Awad S, Reynolds N, Roulin D, Demartines N, et al. Guidelines for perioperative care in bariatric surgery: Enhanced Recovery After Surgery (ERAS) society recommendations. World J Surg. 2016;40(9):2065–83.

39. Ibrahim MS, Twaij H, Giebaly DE, Nizam I, Haddad FS. Enhanced recovery in total hip replacement: a clinical review. Bone Joint J. 2013;95-B(12):1587–94.

40. Ibrahim MS, Alazzawi S, Nizam I, Haddad FS. An evidence-based review of enhanced recovery interventions in knee replacement surgery. Ann R Coll Surg Engl. 2013;95(6):386–9.

41. Sprowson A, McNamara I, Manktelow A. (v) Enhanced recovery pathway in hip and knee arthroplasty: "fast track" rehabilitation. Orthop Trauma. 2013;27(5):296–302.

42. Wainwright TW, Gill M, McDonald DA, Middleton RG, Reed M, Sahota O, Yates P, Ljungqvist O. Consensus statement for perioperative care in total hip replacement and total knee replacement surgery: Enhanced Recovery After Surgery (ERAS®) society recommendations. Acta Orthop. 2020;91(1):3–19.

43. Wainwright TW, Wang MY, Immins T, Middleton RG. Enhanced recovery after surgery (ERAS)—concepts, components, and application to spine surgery. Semin Spine Surg. 2018;30(2):104–10.

44. Kehlet H, Jorgensen CC. Advancing surgical outcomes research and quality improvement within an enhanced recovery program framework. Ann Surg. 2016;264(2):237–8.

45. Wainwright TW, Kehlet H. Fast-track hip and knee arthroplasty - have we reached the goal? Acta Orthop. 2019;90(1):3–5.

46. Lindberg-Larsen V, Kehlet H, Pilely K, Bagger J, Rovsing ML, Garred P. Preoperative methylprednisolone increases plasma Pentraxin 3 early after total knee arthroplasty: a randomized, double-blind, placebo-controlled trial. Clin Exp Immunol. 2018;191(3):356–62.

47. Gilron I, Carr DB, Desjardins PJ, Kehlet H. Current methods and challenges for acute pain clinical trials. Pain Rep. 2018;4(3):e647.

48. Bandholm T, Wainwright TW, Kehlet H. Rehabilitation strategies for optimisation of functional recovery after major joint replacement. J Exp Orthop. 2018;5(1):44.

49. Wainwright TW, Immins T, Middleton RG. Enhanced recovery after surgery: an opportunity to improve fractured neck of femur management. Ann R Coll Surg Engl. 2016;98(7):500–6.

50. Egerod I, Rud K, Specht K, Jensen PS, Trangbaek A, Ronfelt I, et al. Room for improvement in the treatment of hip fractures in Denmark. Dan Med Bull. 2010;57(12):A4199.

51. Holt PJ, Sinha S, Ozdemir BA, Karthikesalingam A, Poloniecki JD, Thompson MM. Variations and inter-relationship in outcome from emergency admissions in England: a retrospective analysis of

hospital episode statistics from 2005–2010. BMC Health Serv Res. 2014;14:270.

52. Guay J, Parker MJ, Griffiths R, Kopp S. Peripheral nerve blocks for hip fractures. Cochrane Database Syst Rev. 2017;5:CD001159.

53. Gilchrist N, Dalzell K, Pearson S, Hooper G, Hoeben K, Hickling J, et al. Enhanced hip fracture management: use of statistical methods and dataset to evaluate a fractured neck of femur fast track pathway-pilot study. N Z Med J. 2017;130(1455):91–101.

54. Haugan K, Johnsen LG, Basso T, Foss OA. Mortality and readmission following hip fracture surgery: a retrospective study comparing conventional and fast-track care. BMJ Open. 2017;7(8):e015574.

55. Day JS, Lau E, Ong KL, Williams GR, Ramsey ML, Kurtz SM. Prevalence and projections of total shoulder and elbow arthroplasty in the United States to 2015. J Shoulder Elb Surg. 2010;19(8):1115–20.

56. Hospital Episode Statistics (HES). NHS Digital; [August 30, 2018]; Available from: https://digital.nhs.uk/data-and-information/data-tools-and-services/data-services/hospital-episode-statistics.

57. Wainwright TW, Immins T, Antonis JHA, Hartley R, Middleton RG. Enhanced Recovery after Surgery (ERAS): concepts and application to total shoulder replacement. Orthopaedic Nursing. 2019;38(6):375–80. https://doi.org/10.1097/NOR.0000000000000609.

58. Codding JL, Getz CL. Pain management strategies in shoulder arthroplasty. Orthop Clin North Am. 2018;49(1):81–91.

59. Huang Y, Chiu F, Webb CA, Weyker PD. Review of the evidence: best analgesic regimen for shoulder surgery. Pain Manag. 2017;7(5):405–18.

60. Routman HD, Israel LR, Moor MA, Boltuch AD. Local injection of liposomal bupivacaine combined with intravenous dexamethasone reduces postoperative pain and hospital stay after shoulder arthroplasty. J Shoulder Elb Surg. 2017;26(4):641–7.

61. Chalmers PN, Salazar D, Fingerman ME, Keener JD, Chamberlain A. Continuous interscalene brachial plexus blockade is associated with reduced length of stay after shoulder arthroplasty. Orthop Traumatol Surg Res. 2017;103(6):847–52.

62. Thompson M, Simonds R, Clinger B, Kobulnicky K, Sima AP, Lahaye L, et al. Continuous versus single shot brachial plexus block and their relationship to discharge barriers and length of stay. J Shoulder Elb Surg. 2017;26(4):656–61.

63. Padegimas EM, Zmistowski BM, Clyde CT, Restrepo C, Abboud JA, Lazarus MD, et al. Length of stay after shoulder arthroplasty-the effect of an orthopedic specialty hospital. J Shoulder Elb Surg. 2016;25(9):1404–11.

64. Jerosch J, Goddertz J, Herwig M, Linke C, Schwegel P, Lang K. Rapid Recovery – an innovative approach for patients in shoulder arthroplasty. OUP. 2012;1(4):167–72.

65. Basques BA, Gardner EC, Toy JO, Golinvaux NS, Bohl DD, Grauer JN. Length of stay and readmission after Total shoulder arthroplasty: an analysis of 1505 cases. Am J Orthop (Belle Mead NJ). 2015;44(8):E268–71.

66. Brolin TJ, Mulligan RP, Azar FM, Throckmorton TW. Neer Award 2016: outpatient total shoulder arthroplasty in an ambulatory surgery center is a safe alternative to inpatient total shoulder arthroplasty in a hospital: a matched cohort study. J Shoulder Elb Surg. 2017;26(2):204–8.

67. Easley ME, Adams SB Jr, Hembree WC, DeOrio JK. Results of total ankle arthroplasty. J Bone Joint Surg Am. 2011;93(15):1455–68.

68. Zaidi R, Cro S, Gurusamy K, Siva N, Macgregor A, Henricson A, et al. The outcome of total ankle replacement: a systematic review and meta-analysis. Bone Joint J. 2013;95-B(11):1500–7.

69. Wainwright TW, Immins T, Antonis JHA, Taylor H, Middleton RG. Can the introduction of Enhanced Recovery After Surgery (ERAS) reduce the variation in length of stay after total ankle replacement surgery? Foot Ankle Surg. 2017;25(3):294–7.

70. DeOrio JK, Gadsden J. Total ankle arthroplasty and perioperative pain. J Surg Orthop Adv. 2014;23(4):193–7.

71. Gallardo J, Lagos L, Bastias C, Henriquez H, Carcuro G, Paleo M. Continuous popliteal block for postoperative analgesia in total ankle arthroplasty. Foot Ankle Int. 2012;33(3):208–12.

72. Young DS, Cota A, Chaytor R. Continuous infragluteal sciatic nerve block for postoperative pain control after total ankle arthroplasty. Foot Ankle Spec. 2014;7(4):271–6.

73. Jain K, Murphy P, Karim T, Karski M, Clough TM. Results of enhanced recovery after primary ankle replacements. Foot (Edinb). 2017;31:13–5.

74. Mulligan RP, Morash JG, DeOrio JK, Parekh SG. Liposomal bupivacaine versus continuous popliteal sciatic nerve block in total ankle arthroplasty. Foot Ankle Int. 2017;38(11):1222–8.

75. Gonzalez T, Fisk E, Chiodo C, Smith J, Bluman EM. Economic analysis and patient satisfaction associated with outpatient total ankle arthroplasty. Foot Ankle Int. 2017;38(5):507–13.

76. Mulligan RP, Parekh SG. Safety of outpatient total ankle arthroplasty vs traditional inpatient admission or overnight observation. Foot Ankle Int. 2017;38(8):825–31.

77. Deyo RA, Mirza SK, Martin BI, Kreuter W, Goodman DC, Jarvik JG. Trends, major medical complications, and charges associated with surgery for lumbar spinal stenosis in older adults. JAMA. 2010;303(13):1259–65.

78. Katz JN. Lumbar spinal fusion. Surgical rates, costs, and complications. Spine (Phila Pa 1976). 1995;20(24 Suppl):78S–83S.

79. Rushton A, White L, Heap A, Heneghan N. Evaluation of current surgeon practice for patients undergoing lumbar spinal fusion surgery in the United Kingdom. World J Orthop. 2015;6(6):483–90.

80. Wainwright TW, Immins T, Middleton RG. Enhanced recovery after surgery (ERAS) and its applicability for major spine surgery. Best Pract Res Clin Anaesthesiol. 2016;30(1):91–102.

81. Development of an Enhanced Recovery After Surgery (ERAS) approach for lumbar spinal fusion. J Neurosurg Spine. 2017;26(4):411–8.

82. Blackburn J, Madhaven P, Leung YL, Walburn M. An enhanced recovery program for elective spinal surgery patients. J Clin Outcomes Manag. 2016;23(10):462–9.

83. Gornitzky AL, Flynn JM, Muhly WT, Sankar WN. A rapid recovery pathway for adolescent idiopathic scoliosis that improves pain control and reduces time to inpatient recovery after posterior spinal fusion. Spine Deform. 2016;4(4):288–95.

84. Muhly WT, Sankar WN, Ryan K, Norton A, Maxwell LG, DiMaggio T, et al. Rapid recovery pathway after spinal fusion for idiopathic scoliosis. Pediatrics. 2016;137(4):e20151568.

50

第 50 章
耳鼻咽喉头颈外科术后加速康复

Joseph C.Dort

背景

时至今日,现代医疗水平已日趋完善。现在,西方国家男性和女性的预期寿命已超过 80 岁,并且一些重大疾病如心脏病、卒中和癌症等的病死率也持续改善。当与麻醉学和重症医学结合时,现代手术学为众多患者提供了出色的疗效。然而,尽管结果令人鼓舞,但是临床诊疗方案的设计、实施和有效性仍然存在问题。医疗设计和实施中的偏倚是一个长期且普遍的问题[1,2]。在外科领域中,外科手术实施过度和不足的情况比较常见,同样,经常观察到围手术期护理的差异。2000 年和 2001 年,医学研究所(IOM)发表了两份报告,重点强调了美国医院发生严重不良事件的频率,并提出了解决这些问题的方法[3-5]。随后的一项国家研究发现,在拥有政府资助的加拿大公共医疗体系中,也出现了类似的结果,说明这样的问题并不局限于一个国家或医疗体系[6]。同样明显的是,这些挑战中有许多不是由于缺乏知识导致的,而是由于我们未能将所知道的付诸实践[7]。

为什么现代医疗不能满足我们自己和我们患者的期望?许多人认为其根本原因是医学的"文化",但原因其实更为复杂。医学知识的扩展速度远远超出了人脑获取知识的能力,因此,能够提供"最佳诊疗"或"循证医学"支持的系统是解决不适当变化和知识转化差距的潜在办法之一。本章将探讨协助外科诊疗提升的路径和方案进展,并检验它们的使用效果。本章将侧重于耳鼻咽喉头颈外科,同时其他外科领域的知识和证据也将被用来说明协作的、基于团队的诊疗工作的价值,并将着重关注术后"快速康复(ERAS)"方案作为优化围手术期诊疗和改善临床治疗效果的方法。

自 20 世纪 90 年代初以来,诊疗路径和临床流程就已经发表。使用这些方案的早期经验来自 Intermountain 医学诊疗中心以及其他中心[8],构成诊疗路径的因素也同样是重要的考虑因素。在本章中,诊疗路径被定义为一种工具,为特定人群提供具体的干预措施和时间轴。此外,诊疗路径还必须包括评估、核查和反馈机制,以便医务人员了解其临床干预的结果。反馈系统也有助于相关人员根据数据更正和改善临床路径。由于诊疗路径的设计、实施和维护是耗时和昂贵的,因此重要的是为临床工作选择高优先级别的临床流程[9]。

耳鼻咽喉头颈外科(ORL)是一门涉及面广泛的外科专业,许多患者的诊疗工作是在门诊或日间手术进行的。这些类型的日间手术可能不是术后快速康复流程的首选。另一方面,需行游离皮瓣重建的大型头颈部手术代表了耳鼻咽喉头颈外科的一个领域,此类术式是一种复杂、昂贵、耗时且存在潜在风险的手术。接受此类手术的多为肿瘤患者,他们的住院时长通常为 14 天或者更长。认识到这一需要,1997 年 Cohen 等人首次发表了诊疗路径在接受头颈部大手术治疗患者中的应用研究[10]。结果显示,在不同的头颈外科患者中,这种临床诊疗路径在患者住院时长和医疗费用方面具有显著的改善作用。除了这些优点,作者还评述了他们的诊疗路径对团队合作、组织和诊疗实施的积极作用。另一项对喉切除患者的研究显示这种诊疗路径对住院时长和医疗费用也有类似的改善,这项研究不包括需要皮瓣修复的患者[11]。在 1999 年的一项研究中,Husbands 和他的同事将接受临床路径治疗的患者与未接受路径治疗的患者进行对比[12,13]。本研究虽然公布具体路径的细节较少,但接受临床路径治疗患者的住院时长和费用降低。另一项针对颈清扫患者的研究表明,与历史队列相比,接受临床路径患者的住院时长有降低,但有趣的是,与同期未接受临床路径组相比没有差异[14]。

在 2000—2004 年间,有 7 份相关论文侧重于肿瘤临床治疗路径对头颈部肿瘤手术恢复的影响[12,14-19]。每一项研究都显示出治疗路径的不同的优点,包括更好的团队满意度、住院时长以及诊疗费用的降低。Yueh 在 2003 年的研究中利用一个有趣的设计,比较了两家医院(一家路径医院和一家非路径医院)并得出诊疗路径并不影响住院时间的结论[19]。但这项研究排除了复杂的患者,使结果难以做出合理解释。Calgary 团队发表了一系列研究,显示出诊疗路径对术后并发症、气管切开管理和成本效益等方面的影响[20-23]。Calgary 的项目还证明了以诊疗路径为导向的头颈疾病患者管理与患者出院后健康诊疗之间的关联[24],表明路径导向的治疗在患者出院后仍能持续存在益处。2016 年,Gordon 对头颈部诊疗路径进行了系统回顾并得出结论,诊疗路径似乎是减少住院时长和诊疗成本的有力工具[24,25]。然而,研究的异质性和总体质量较低,无法进行正式的荟萃分析或结果汇总。

Bater 团队发表了一篇关于头颈部手术患者快速康复方案的相关研究[26]。这一研究首次提出,围手术期三个阶段(术前、术中、术后)的外科诊疗干预措施对于接受头颈部游离皮瓣重建术的患者的重要影响,研究表明接受快速康复诊疗的患者的住院时间更短,但并发症发生率无差异,可能由于该组患者相对更年轻,且大多只需要软组织重建。Yetzer 等人得出结论认为诊疗路径是有益的,但他们的研究有显著的设计缺陷,结果可能不具有普适性[27]。

什么是 ERAS,它是如何有别于目前的头颈外科诊疗路径的?

上一节讨论的所有研究都表明,诊疗路径(CP)是头颈外科研究中的兴趣焦点。然而,在头颈外科的文献中尚无比较路径管理与非路径管理的前瞻性研究发表。而且这类研究很难实施,因为有大量证据表明路径管理的患者有更好的结果。目前没有研究调查了完整的快速康复计划及其对临床疗效的影响。

因此,诊疗路径和术后快速康复之间的区别是什么? 从根本上讲,CP 和 ERAS 都是指导特定患者群体诊疗本质和时间安排的指南。然而,ERAS 是建立在改善外科诊疗的不同阶段的基础上,包括:入院前、术前、术中和术后。ERAS 流程的目的为减少手术应激反应,通过优化对患者的教育,在可行的情况下应用预康复,避免禁食和术前碳水化合物负荷管理,平衡液体管理和多模式疼痛管理,从而减少术后恶心和呕吐。ERAS 的原理和实践首先发展和应用于结直肠手术。

丹麦普通外科医生 Henrik Kehlet 设计并发布了"快速通道"方案,这构成了 ERAS 的雏形[28,29]。Kehlet 的"快速通道"方案得到了 Fearon、Ljungqvist 和其他人的进一步扩展,形成了现在被公认为 ERAS 的概念和流程。广泛的研究表明,有益的代谢、生理和临床影响构成了 ERAS 的科学基础[30-32]。国际 ERAS® 协会于 2010 年正式成立,目前已扩展到多个外科专业,包括需要多专科参与的游离皮瓣重建的大型头颈外科手术。关于结直肠和其他外科领域的 ERAS 的细节在本书的其他章节已有详细叙述,在这里不再赘述。敬请读者阅读这些章节,以了解更多内容。

目前游离皮瓣重建的大型头颈部手术的 ERAS 指南

在 2010 年之后,ERAS 在结直肠和其他外科领域的结果得到广泛发表。随着这些文献的普及,接受大型头颈部手术并进行游离皮瓣重建的患者显然非常适合在 ERAS 指导下进行诊疗。从文献和我们自己的经验中可以清楚地看出,为这一患者群体设计和实施诊疗路径可以大幅改善临床效果,降低治疗花费。因此,有假设认为,在 ERAS 指导的护理中固有的其他诊疗元素有可能进一步提高护理效果。2015 年,由头颈外科、基本外科、麻醉科、重症医学科、营养科、文献综合等专业组组成国际专家小组。该头颈部工作组接洽 ERAS® 协会,并开始制订适用于需行游离皮瓣重建的大型头颈外科手术的 ERAS 指南[33]。

方法学

该工作组于 2015 年 5 月至 11 月期间定期举行会议。小组讨论由修订过的德尔菲流程管理,所有讨论均需达成共识。最初,该小组着重于了解通用的 ERAS 诊疗项目,并确定接受头颈部手术患者与其他外科手术患者的主要区别。显而易见的是,将结直肠手术相关的 ERAS 流程照搬到头颈部手术既不可取,也不可行。

工作组分析了管理头颈部切除和重建患者所固有的诊疗流程,并确定了 17 个制订 ERAS 指南所必需的关键诊疗项目,例如术前宣教、禁食指导和术后护理等一系列"标准"诊疗项目,显然对于头颈部手术患者是有益的。然而,其他诊疗项目,如气管切开管理、皮瓣监测、供区处理等,必须为头颈外科手术的患者个体化定制(须视头颈外科手术患者具体情况而定)。

工作组在确定诊疗项目后,进行了全面的、有组织的文献检索,将主题分配给小组成员,并使用标准化的质量评估方法对文献进行评估。每个专题编写完成后,所有小组成员都会进行讨论并撰写建议。在达成共识之前,需要进行多轮修订,撰写终稿并投稿发表。详细的方法说明在发表的共识声明中可以找到[33]。

指南摘要

诊疗项目和推荐详见表 50.1[33]。工作组面临的挑战是在头颈文献中发现的证据质量相对较低。很多研究都是回顾性的,通常队列规模相对较小。这与 ERAS 结直肠文献不同,后者更成熟,因此质量更高。

表 50.1　游离皮瓣重建的头颈肿瘤手术患者术后快速康复指南

项目	建议	证据	建议
1. 入院前宣教	所有接受游离皮瓣重建的大型头颈肿瘤手术的患者应接受专业医务工作者的系统宣教	低	强
2. 围手术期营养护理	所有接受大型头颈肿瘤手术的患者应进行术前全面营养评估,特别关注吞咽困难和再喂养综合征的风险。对于营养不良者,建议术前营养干预	高	强
	对于不能经口腔进食的患者,应在术后 24 小时内开始管饲饮食。营养干预应与多学科小组协商,并根据营养状况和手术过程进行个体化制订	中等	强
	术前禁食水的时间应当被缩短。在适合经口进食的患者中,最晚在麻醉前 2h 可进食清流质食物,麻醉 6h 前允许固体食物。术前碳水化合物(CHO)治疗适用于头颈部癌症患者,同时对那些出现吞咽困难或再喂养综合征风险的患者进行适当的筛选和管理	高:流食 低:固体食物 低:碳水化合物	强:流食 强:固体食物 条件:碳水化合物
3. 预防血栓栓塞	游离皮瓣重建的大型头颈肿瘤手术的患者发生静脉血栓栓塞(VTE)的风险增加,应进行药物预防;然而,有出血的风险,须结合患者情况权衡利弊	高	强
4. 预防性使用抗生素	对于时间较短的、清洁的头颈部肿瘤手术,围手术期不建议使用抗生素;对于清洁-污染的手术,围手术期抗生素应在手术前 1 小时给予,并持续 24 小时	高	强
5. 预防术后恶心/呕吐	头颈部癌症手术患者应接受术前和术中药物治疗,以减轻术后恶心呕吐。也可考虑与皮质类固醇和止吐剂联用	高	强
6. 麻醉前用药	不应给予患者短期抗焦虑药物,应该给予静脉注射和输液以达到所需效果	高	强
	多模式镇痛,包括对乙酰氨基酚、塞来昔布或加巴喷丁,可用于减轻术后疼痛	高	强
7. 标准麻醉方案	患者应进行气道评估。建议采用全麻,但是文献中很少有推荐特定的麻醉方案	低	强
8. 预防低体温	术中应维持体温正常,温度监测是必要的,以确保体温正常	高	强
9. 围手术期容量管理	应以目标导向的方式进行液体管理,避免液体过量或不足	中	强
10. 术后常规转入重症监护病房	不建议为了在术后即刻获得深度镇静和人工通气而常规入住 ICU 完成术后恢复。一些低风险患者术后可在高危病房或专科病房中安全地完成术后的麻醉复苏,接受充分的护理和医疗服务	低	弱
11. 术后镇痛	患者自控的镇痛方式是控制术后疼痛的有效方法,可用于头颈部癌症手术患者。多模式镇痛方法也是有效的,可以减少对麻醉镇静剂的需求。不推荐通过额外的神经阻滞麻醉进行术后镇痛	高	强

续表

项目	建议	证据	建议
12. 术后皮瓣监测	术后第一个 24 小时应至少每小时进行游离皮瓣监测。应在患者住院期间进行持续监测,在第一个 24 小时后监测频率逐渐下降。监测方法中至少应包括有游离皮瓣经验的工作人员的临床检查,并考虑采用辅助监测技术	中	强
13. 术后活动	接受大型头颈部癌症手术的患者,如果可能的话,建议在术后 24 小时内早期活动	中	强
14. 术后伤口处理	对于复杂的颈部伤口,建议采用负压辅助闭合	高	强
	负压辅助闭合可考虑用于游离皮瓣供区	中	强
	植皮供区可使用聚氨酯薄膜或水胶体敷料	高	强
15. 尿管植入	理想情况下,手术完成后 24 小时内,当患者能够排尿时,应立即拔除尿管	高	强
16. 气管造口管理	推荐气管切开术后拔管和造口闭合	高	强
	建议利用外科方法关闭气管切开部位	中	强
17. 术后肺部物理治疗	头颈部重建后应尽早开始肺部物理治疗,以避免肺部并发症	高	强

营养评估和优化是头颈部诊疗的一个重要方面,由于多种原因,人们常常忽略了这一点。其他项目,如静脉血栓栓塞预防、抗生素预防、强化皮瓣监测等常见诊疗项目在主要的头颈肿瘤治疗过程中都是强烈推荐的。

麻醉操作的标准化,以及与多模式镇痛和术后恶心呕吐预防相协调,是重要的诊疗内容,需要诊疗团队成员之间密切的沟通和合作。同时,液体管理同样重要,也需要外科医生、麻醉师和重症监护病房之间的密切沟通。以目标导向的液体治疗是术中管理体液平衡的一种方法,但在头颈肿瘤患者中尚未得到很好的研究。

从工作组和文献中可以明显看出,头颈部患者疼痛管理方案存在显著差异。大多数治疗方案严重依赖麻醉剂来控制疼痛,目前很少使用多模式镇痛方案。早期活动则是另一个存在较大差异的方面。工作组认为,尽管缺乏强有力的证据支持早期活动,但这一患者群体应在手术后 24 小时内尽早活动。早期活动有助于减少肺部并发症,有助于患者的健康并能使者尽早过渡到自我护理的状态。早期拔除尿管可以降低尿路感染的风险,也有利于早期活动。

气管切开的护理在这个患者群体中非常重要,并且气管切开管理有很大的差异。专家组成员一致认为,尽早移除气切管是减少并发症和加快患者出院的一项良好策略。拔管后早期缝合气管切开部位也是一种简单的可以促进吞咽和术后伤口愈合的方法。

实施方法

制订和发布指南为改善诊疗提供了知识框架,是为改变实践迈出的重要一步。然而,将指南应用到临床工作中仍然具有挑战,需要多学科协作的诊疗方法[34]。ERAS 已在加拿大艾伯塔省用于结直肠手术 5 年,并在全省多地实施[35,36]。艾伯塔省结直肠经验建立成了一种方法,该方法成为指导艾伯塔省其他医院的外科准则。支持评估、核查和反馈是实施计划的重要组成部分。ERAS 交互式核查系统(EIAS)是一种基于 ERAS® 协会开发的用于收集、分析和报告结直肠外科手术数据的商业产品。该产品已经进行了相关修改以用于其他外科专科,并且现在头颈部手术模块已经可以应用。Gramlich 和他的同事强调团队合作和及时反馈对于 ERAS 成功实施的重要性[35]。

实践应用和早期结果

正如本章的背景部分所述,很少有头颈外科治疗团队在诊疗路径的开发和实施上有长期的经验。Calgary 团队实施术后诊疗路径的经验已有 8 年,该路径包括前瞻性评估、核查和反馈系统。事实证明,这种背景是启动完整的 ERAS 程序有用的平台。其他有类似经验的程序也准备好向 ERAS 过渡。

自头颈部共识发布以来,指导小组一直在合作定制头颈部版本的 ERAS 交互式核查系统(EIAS)。自 2017 年 12 月以来,在 Calgary 的 Foothills 医疗中心(Foothills Medical Centre,FMC)全面实施了头颈部

ERAS项目。尽管术后路径已经实践多年,但FMC没有正式的术前管理、多模式镇痛和术中液体管理方案。开发ERAS的这些方面需要与所有提供者举行会议、报告和专题小组会议。患者的反馈意见也将收集并整合到流程中。重症医师和麻醉师也需要积极参与ERAS的制订,在达成共识之前,需要对方案进行多版修订。最后,为了便于采用,这些协议和流程被转换成了外科预约表和计算机化的医嘱组套。

患者在第一次与外科医生见面时会确定其是否符合"ERAS标准"。然后开展ERAS相关的术前医嘱和流程,在术前评估门诊对患者进行相关宣教,以便患者熟悉ERAS。同时,现行禁食方案和碳水化合物储备的相关医嘱也在这次门诊中进行回顾。在进入手术室之前,先给予患者对乙酰氨基酚和非甾体抗炎药(NSAID)以及加巴喷丁类止痛药,在肾功能受损的患者中,应停用NSAID。目前,虽然FMC还没有针对头颈部外科患者正式的"预康复"项目,但这样的计划正在制订中。随后,在术前安全报告中,将会讨论术中ERAS项目采取的干预措施,以便外科和麻醉团队可以讨论术中和术后早期管理计划,发现任何需要明确的方面。术后大多数患者被送往重症监护室进行夜间监护,在大多数情况下,患者完全清醒且不需要机械通气。术后护理由专门的头颈部护理团队管理。在图50.1和图50.2中总结了针对ERAS头颈部肿瘤患者的总体工作流程。

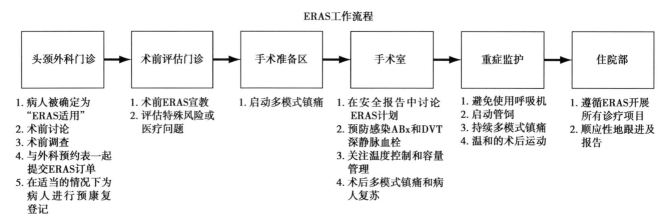

图50.1　ERAS的头颈部工作流程概况及患者路径在每个检查点的主要活动总结

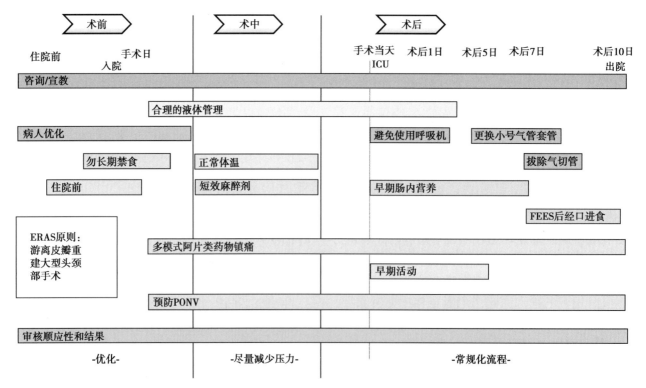

图50.2　ERAS用于游离皮瓣重建大型头颈部手术。ICU:重症监护病房;Trach:气管切开;FEES:光纤内镜下吞咽评估;PONV:术后恶心呕吐

ERAS 实施的前 7 个月初步结果是令人鼓舞的。然而,与我们的标准术后诊疗路径相比,没有太多数据可以得出关于 ERAS 影响有意义的结论。此外,EIAS 系统与我们目前的核查系统区别较大,我们正在努力适应和学习 EIAS 的细微差别。在 2017 年 12 月至 2018 年 6 月期间,共有 34 名患者被纳入头颈部外科 ERAS 项目。所有患者均行游离皮瓣重建大型头颈部手术。将 ERAS 患者与 2016 年 9 月至 2017 年 9 月期间进行类似手术的 50 名患者的基线队列进行比较,基线队列患者的平均年龄为 61.4 岁,80% 为男性,ERAS 队列患者的平均年龄为 61.9 岁,62% 为男性。

表 50.2 显示了几项 ERAS 措施的总体和特定项目的执行情况,总体来看,执行情况正在改善。此外,由于缺少程序的操作说明和 EIAS 中操作定义的不断变化,基线组的一些执行情况不甚理想。

实施 ERAS 之前的住院时长中位数为 12 天,而 ERAS 组为 10 天。ERAS 组需要气管切开术的患者较少,这降低了该组整体住院时长。我们的 ERAS 尚处于初期阶段,仍需要更多的数据收集、分析和反馈工作。

表 50.2　若干 ERAS 措施的总体和具体项目合规性

6.1. 医院合规措施		6.2. 合规性	
		基线	ERAS 后
总体合规性		39.9%	60.5%
术前	共计	52.9%	86.6%
术前	入院前患者宣教	0.0%	79.4%
术前	术前口服碳水化合物治疗	0.0%	76.5%
术前	血栓预防	96.0%	94.1%
术前	术前预防性使用抗生素	96.0%	97.1%
术前	PONV 预防治疗	72.7%	85.7%
术中	共计	45.3%	48.0%
术中	未给予长效全身阿片类药物	34.0%	47.1%
术中	空气气流加热覆盖物	100.0%	97.1%
术中	容量管理指南	2.0%	0.0%
术后	共计	35.6%	55.6%
术后	尿路引流终止时间	62.0%	76.5%
术后	术后 24 小时内肠 / 鼻胃开始营养	75.0%	87.5%
术后	气管切开部位缝合术	40.9%	80.0%
术后	术后 24 小时内每 1 小时一次皮瓣监测	26.5%	88.2%

续表

6.1. 医院合规措施		6.2. 合规性	
		基线	ERAS 后
术后	术后 2 天皮瓣监测	81.6%	93.9%
术后	术后 3 天皮瓣监测	79.6%	97.0%
术后	术后 1 天的体重变化	4.0%	18.2%
术后	手术当天静脉液体总量	34.0%	50.0%
术后	肺部物理治疗实施	68.0%	85.3%
术后	手术当天运动	6.0%	0.0%
术后	术后 1 天运动	52.0%	90.9%
术后	术后第 2 天运动	0.0%	54.5%
术后	术后第 3 天运动	0.0%	51.5%
术后	30 天随访	89.8%	97.1%

PONV:postoperative nausea and vomiting, 术后恶心呕吐;IV:intravenous, 静脉注射。

知识差距

目前的文献为推荐的 ERAS 干预措施提供了一些令人信服的证据。Kehlet2002 年的文章综述了鼻胃插管的避免、术中维持体温、疼痛控制、抗生素预防和术后恶心呕吐(PONV)管理[29]的证据和原理。最近的几项研究为常用的 ERAS 干预措施提供了生理和病理基础[31,32]。

然而,对于接受大型头颈部手术并进行游离皮瓣重建的患者,人们对 ERAS 产生的影响知之甚少。在头颈外科患者中,特别是气管切开管理、吞咽功能恢复、伤口和皮瓣护理、疼痛和术后恶心呕吐的管理等诊疗项目都需要进一步研究。头颈外科患者术前优化也是需要进一步探索的领域。头颈外科患者的手术等待时间通常比许多其他癌症要短:通常的等待时间为 2~4 周。因此,设计和实施一个合适的时间框架并让患者获益的预康复计划是主要的研究内容。我们相信,通过在头颈部人群中采用 ERAS,将有可能以严格的且循证的方式回答这些问题,并制订出更好的方法来管理这一具有挑战性的患者群体。

组织背景和支持

一个具有凝聚力的多学科团队能够制订出高质量的 ERAS 流程。回顾文献、召开会议、专题小组讨论以及设计诊疗路径,是包括头颈外科在内的任何外科领域启动 ERAS 计划的重要步骤。然而,设计和实施该计划是两种截然不同的工作。实施需要一个坚定的临床团队以及一个重视质量管理并提供适当资源支持的组织环境。所需要的资源包括对持续评估、核查和反馈的支持。这些支持工作不仅在起始阶段,更需要在后续临床操作过程中开展。缺乏持续的机构支持是 ERAS 和其他诊疗路径失败的主要原因。

Brent James 和他的同事详细描述了 Intermountain 医学诊疗中心向世界上最好的诊疗系统转变的过程[9]。其中,高效运行的微系统和深度参与并提供支持的中间系统作为必要的组成部分相结合,保证了系统的成功实施和实施效果的持续改进。ERAS® 协会在执行 ERAS 实施方案中采用了突破性的方法,推动了世界许多国家在围手术期诊疗工作的变革(www.erassociety.org)。

在加拿大艾伯塔省,ERAS® 协会在 2013 年首次在结直肠外科引入了 ERAS,目前已扩展到包括头颈外科在内的许多其他外科领域。目前对 ERAS 的评估、核查与反馈支持处于省级层面。这种持续的组织支持带来了可观的投资回报。Thanh 等人也表明,在艾伯塔省,在 ERAS 上每投入 1 美元,便可为医学诊疗系统[36]节省 4 美元。此外,临床疗效大幅改善。若没有这种组织支持,ERAS 是行不通的。

随后,艾伯塔省的一项研究强调了在 "现实世界" 中的大型卫生系统中实施 ERAS 时出现的一些重要问题[37]。在这项大型回顾性队列研究中,作者发现 ERAS 与医院住院时长减少有关,但减少的原因可能是由于当代医疗大趋势而不是由于实施 ERAS。但实施 ERAS 并不会导致任何有害的结果,且 ERAS 的实施与出院后病死率的降低、出院后再入院和急诊科的就诊之间没有显著的相关性。ERAS 之所以明显缺乏应有的效果可能是由于患者对诊疗项目的顺应性仅有 60%,而目前认为,达到 70% 及以上才可能产生最佳的临床效果。然而,这项研究强调了真实世界的研究作为扩大随机对照试验所学内容的方法的重要性。因此,将 ERAS 从一个医院推广到卫生系统颇具挑战,需要从系统层面上予以关注,以保持在多家医疗机构之间实施时的一致性。

耳鼻咽喉头颈外科其他领域的 ERAS

长期的诊疗路径经验和最近在 FMC 全面实施

ERAS 的结果清晰地表明,更好地组织和实施诊疗工作,并结合稳健的评估、核查和反馈机制,对接受游离皮瓣重建大型头颈外科手术的患者是有益的。很明显,团队成员中的 "ERAS 思维模式" 也应用到耳鼻喉头颈外科其他患者群体的住院管理中。喉切除术的临床路径借鉴了 ERAS 的许多原理,并将其应用于最近实施的患者群体中。同时,耳鼻喉科其他领域的诊疗也可以从 ERAS 方法中获益。

耳鼻咽喉头颈外科作为一个专业,主要是日间或门诊手术。此外,设计和实现 ERAS 流程是耗时且昂贵的。以其目前的形式,ERAS 旨在支持住院手术患者的管理。虽然 ERAS 带来了许多益处,但它不太可能应用于所有的外科领域。因此,将 ERAS 主要用于高成本和 / 或高风险手术能是开始设计和实现这些流程的最佳方法。

关于日间或门诊手术 / 患者是否可以受益于 ERAS,这一问题是有趣的且尚未经过周密研究的。大量耳鼻咽喉头颈外科手术,如扁桃体切除术、内镜鼻窦手术,以及经口手术等的不断发展,都值得进一步研究。调整和改良 ERAS 原则以适应耳鼻咽喉外科的这些领域是合理的,也是未来研究的一个重要领域。

结论

ERAS 和诊疗路径以及快速通道流程是提高外科诊疗质量、安全性和有效性的公认且有效的方法。至少在高强度的外科手术中,这些方法代表了所有高级别中心都应该努力实施的诊疗标准。大型卫生系统 ERAS 实施过程中的新证据表明,系统层面的改进具有挑战性。有条理地关注评估、核查和反馈以及确保实施是实现持续改进的关键步骤。更广泛地将 ERAS 原理应用于耳鼻咽喉头颈外科的其他领域需要进一步的研究,也是未来临床研究的重要领域。

(王靓雅　崔亚楠　译　朱智慧　张　韬　校)

参考文献

1. Wennberg J, Gittelsohn. Small area variations in health care delivery. Science. 1973;182(4117):1102–8.
2. Wennberg JE, Fisher ES, Skinner JS. Geography and the debate over Medicare reform. Health Aff (Millwood). 2002 Jul-Dec;Suppl Web Exclusives:W96–114.

3. Medicine Io. In: Kohn LT, Corrigan JM, Donaldson MS, editors. To err is human: building a safer health system. Washington, DC: The National Academies Press; 2000.

4. Schumann R, Shikora S, Weiss JM, Wurm H, Strassels S, Carr DB. A comparison of multimodal perioperative analgesia to epidural pain management after gastric bypass surgery. Anesth Analg. 2003;96(2):469–74, table of contents.

5. Institute of Medicine (U.S.). Committee on Quality of Health Care in America. Crossing the quality chasm : a new health system for the 21st century. Washington, D.C.: National Academy Press; 2001.

6. Baker GR, Norton PG, Flintoft V, Blais R, Brown A, Cox J, et al. The Canadian adverse events study: the incidence of adverse events among hospital patients in Canada. CMAJ. 2004;170(11):1678–86.

7. McGlynn EA, Asch SM, Adams J, Keesey J, Hicks J, DeCristofaro A, et al. The quality of health care delivered to adults in the United States. N Engl J Med. 2003;348(26):2635–45.

8. Morris AH. Adult respiratory distress syndrome and new modes of mechanical ventilation: reducing the complications of high volume and high pressure. New Horiz. 1994;2(1):19–33.

9. James BCL, Lazar JS. Sustaining and extending clinical improvements: a health system's use of clinical programs to build quality infrastructure. In: Nelson ECB, Batalden PB, Lazar JS, editors. Practice-based learning and improvement: a clinical improvement action guide. 2nd ed. Oakbrook Terrance: Joint Commission Resources Mission; 2007. p. 95–108.

10. Cohen J, Stock M, Andersen P, Everts E. Critical pathways for head and neck surgery. Development and implementation. Arch Otolaryngol Head Neck Surg. 1997;123(1):11–4.

11. Hanna E, Schultz S, Doctor D, Vural E, Stern S, Suen J. Development and implementation of a clinical pathway for patients undergoing total laryngectomy: impact on cost and quality of care. Arch Otolaryngol Head Neck Surg. 1999;125(11):1247–51.

12. Gendron KM, Lai SY, Weinstein GS, Chalian AA, Husbands JM, Wolf PF, et al. Clinical care pathway for head and neck cancer: a valuable tool for decreasing resource utilization. Arch Otolaryngol Head Neck Surg. 2002;128(3):258–62.

13. Husbands JM, Weber RS, Karpati RL, Weinstein GS, Chalian AA, Goldberg AN, et al. Clinical care pathways: decreasing resource utilization in head and neck surgical patients. Otolaryngol Head Neck Surg. 1999;121(6):755–9.

14. Chen AY, Callender D, Mansyur C, Reyna KM, Limitone E, Goepfert H. The impact of clinical pathways on the practice of head and neck oncologic surgery: the University of Texas M. D. Anderson Cancer Center experience. Arch Otolaryngol Head Neck Surg. 2000;126(3):322–6.

15. Rogers SN, Naylor R, Potter L, Magennis P. Three years' experience of collaborative care pathways on a maxillofacial ward. Br J Oral Maxillofac Surg. 2000;38(2):132–7.

16. Sherman D, Matthews TW, Lampe H, LeBlanc S. Laryngectomy clinical pathway: development and review. J Otolaryngol. 2001;30(2):115–20.

17. Chalian AA, Kagan SH, Goldberg AN, Gottschalk A, Dakunchak A, Weinstein GS, et al. Design and impact of intraoperative pathways for head and neck resection and reconstruction. Arch Otolaryngol Head Neck Surg. 2002;128(8):892–6.

18. Kagan SH, Chalian AA, Goldberg AN, Rontal ML, Weinstein GS, Prior B, et al. Impact of age on clinical care pathway length of stay after complex head and neck resection. Head Neck. 2002;24(6):545–8; discussion.

19. Yueh B, Weaver EM, Bradley EH, Krumholz HM, Heagerty P, Conley A, et al. A critical evaluation of critical pathways in head and neck cancer. Arch Otolaryngol Head Neck Surg. 2003;129(1):89–95.

20. Dautremont JF, Rudmik LR, Yeung J, Asante T, Nakoneshny SC, Hoy M, et al. Cost-effectiveness analysis of a postoperative clinical care pathway in head and neck surgery with microvascular reconstruction. J Otolaryngol Head Neck Surg = Le Journal d'oto-rhino-laryngologie et de chirurgie cervico-faciale. 2013;42:59.

21. Smith KA, Matthews TW, Dube M, Spence G, Dort JC. Changing practice and improving care using a low-risk tracheotomy clinical pathway. JAMA Otolaryngol Head Neck Surg. 2014;140(7):630–4.

22. Smith MD, McCall J, Plank L, Herbison GP, Soop M, Nygren J. Preoperative carbohydrate treatment for enhancing recovery after elective surgery. Cochrane Database Syst Rev. 2014;8:CD009161.

23. Yeung JK, Dautremont JF, Harrop AR, Asante T, Hirani N, Nakoneshny SC, et al. Reduction of pulmonary complications and hospital length of stay with a clinical care pathway after head and neck reconstruction. Plast Reconstr Surg. 2014;133(6):1477–84.

24. Dautremont JF, Rudmik LR, Nakoneshny SC, Chandarana SP, Matthews TW, Schrag C, et al. Understanding the impact of a clinical care pathway for major head and neck cancer resection on postdischarge healthcare utilization. Head Neck. 2016;38(Suppl 1):E1216–20.

25. Gordon SA, Reiter ER. Effectiveness of critical care pathways for head and neck cancer surgery: a systematic review. Head Neck. 2016;38(9):1421–7.

26. Bater M, King W, Teare J, D'Souza J. Enhanced recovery in patients having free tissue transfer for head and neck cancer: does it make a difference? Br J Oral Maxillofac Surg. 2017;55(10):1024–9.

27. Yetzer JG, Pirgousis P, Li Z, Fernandes R. Clinical pathway implementation improves efficiency of care in a Maxillofacial Head and Neck Surgery Unit. J Oral Maxillofac Surg. 2017;75(1):190–6.

28. Kehlet H, Mogensen T. Hospital stay of 2 days after open sigmoidectomy with a multimodal rehabilitation programme. Br J Surg. 1999;86(2):227–30.

29. Kehlet H, Wilmore DW. Multimodal strategies to improve surgical outcome. Am J Surg. 2002;183(6):630–41.

30. Fearon KC, Ljungqvist O, Von Meyenfeldt M, Revhaug A, Dejong CH, Lassen K, et al. Enhanced recovery after surgery: a consensus review of clinical care for patients undergoing colonic resection. Clin Nutr. 2005;24(3):466–77.

31. Feldheiser A, Aziz O, Baldini G, Cox BP, Fearon KC, Feldman LS, et al. Enhanced Recovery After Surgery (ERAS) for gastrointestinal surgery, part 2: consensus statement for anaesthesia practice. Acta Anaesthesiol Scand. 2016;60(3):289–334.

32. Scott MJ, Baldini G, Fearon KC, Feldheiser A, Feldman LS, Gan TJ, et al. Enhanced Recovery After Surgery (ERAS) for gastrointestinal surgery, part 1: pathophysiological considerations. Acta Anaesthesiol Scand. 2015;59(10):1212–31.

33. Dort JC, Farwell DG, Findlay M, Huber GF, Kerr P, Shea-Budgell MA, et al. Optimal perioperative care in major head and neck cancer surgery with free flap reconstruction: a consensus review and recommendations from the enhanced recovery after surgery society. JAMA Otolaryngol Head Neck Surg. 2017;143(3):292–303.

34. Coyle MJ, Main B, Hughes C, Craven R, Alexander R, Porter G, et al. Enhanced recovery after surgery (ERAS) for head and neck oncology patients. Clin Otolaryngol. 2016;41(2):118–26.

35. Gramlich LM. Implementation of Enhanced Recovery after Surgery: a strategy to transform surgical care across a health system. Implement Sci. 2017;12:1–17.

36. Thanh NX, Chuck AW, Wasylak T, Lawrence J, Faris P, Ljungqvist O, et al. An economic evaluation of the Enhanced Recovery After Surgery (ERAS) multisite implementation program for colorectal surgery in Alberta. Can J Surg. 2016;59(6):415–21.

37. AlBalawi Z, Gramlich L, Nelson G, Senior P, Youngson E, McAlister FA. The impact of the implementation of the Enhanced Recovery After Surgery (ERAS®) Program in an entire health system: a natural experiment in Alberta, Canada. World J Surg. 2018;42(9):2691–700.

第 51 章
心脏手术的 ERAS

Alexander J.Gregory，Daniel T.Engelman，Judson B.Williams，Rakesh C.Arora，Edward M.Boyle Jr.

引言

在以结局为依据实施多模式干预方面，心外科有着丰富的历史。在 20 世纪 90 年代，为了缩短 ICU 住院时间而实施的平衡性麻醉策略降低了阿片类药物的依赖性，标志着心脏手术中的"快车道"尝试。在 Dr.Richard Engelman 的牵头下出版的首部"快车道"方案，推荐了包括患者教育、多靶点预防用药、早期拔管和早期活动在内的一系列措施，并报告了方案的早、中期随访结果[1]。这一方案的实施使得心外科术后带管时间缩短了 30%，ICU 住院时间和总住院时间缩短了 20%。随着"快车道"策略的广泛应用，术后带管时间和 ICU 住院时间不断缩短，而并未观察到并发症发生率和病死率的上升[2,3]。

除了"快车道"方案外，心脏外科界历史性地开展了一系列尝试，尽管未冠以"加速康复"之名，其关注重点同样是优化患者管理。例如建立风险分层模型[4-7]、建立大规模跨国数据库[8,9]、创新手术技术[10]、接纳新科技，以及在大量多学科实践指南的基础上积极寻求共识[11-14]。在规范的 ERAS 框架下制订标准治疗流程，已取得了一定进展。根据这一多学科协作的结果，发表了 ERAS® Cardiac Society（www.erascardiac.org）心脏手术患者的循证医学建议（表 51.1）[15]。

表 51.1　心脏外科 ERAS 推荐

ERAS 要素	推荐	推荐等级	证据等级
止血	推荐体外循环心脏手术中应用氨甲环酸或 ε-氨基己酸止血	高	强
药物优化	推荐围术期血糖控制	中	中
预防感染	推荐一系列基于最佳研究证据的实践以减少手术区域感染	中	中
液体平衡	为减少术后并发症，推荐使用目标导向的液体管理策略	中	中
多模态少阿片类药物镇痛方案	推荐术后使用减少阿片类药物用量的多模态镇痛方案	中	中
体温控制	体外循环手术后早期应避免出现持续低温	中	中
引流管	推荐保证胸腔引流管通畅以防止积存血液	中	中
术后优化	推荐每个护理班至少进行一次系统的谵妄评估	中	中
院前优化	择期手术前 4 周应戒烟限酒	低	中
术后优化	推荐术后早期监测肾脏应激并干预以防术后急性肾损伤	中	中
术后优化	坚固的胸骨固定有助于加速胸骨愈合，减少纵隔切口相关并发症	中	中
院前优化	推荐对合并症复杂或基础状态差的择期手术患者进行适应性训练	中	中
药物优化	所有术后高血糖患者推荐使用胰岛素控制血糖	中	中
术后优化	推荐可确保术后 6 小时内脱机拔管的策略	中	中
患者参与	推荐使用有助于患者教育、反馈、报告随访等的线上或手机 APP 工具	低	中
预防血栓	推荐术后使用药物预防血栓	低	中

续表

ERAS 要素	推荐	推荐等级	证据等级
院前优化	推荐使用糖化血红蛋白来辅助风险分层	低	中
院前优化	推荐术前在有可行性的基础上纠正营养不良	低	中
术前优化	术前补液持续至全麻前 2~4 小时	低	弱
术前优化	术前应评估患者的碳水负荷	低	弱
引流管	不推荐为了清除血凝块而切断或破坏引流管的无菌环境	高	无获益
体温控制	体外复温出现高热（>37.9℃）有潜在危害,应该予以避免	中	有害

特殊的挑战

在 ERAS 程序的设计和实施上,心外专科面临着特殊的挑战。ERAS 研究的结果常面临矛盾:能使心脏手术患者从标准化 ERAS 方案获益的原因,通常也导致标准 ERAS 方案难以实施。

心外科手术的复杂性

心脏外科手术分类复杂,涵盖了多种手术技术和围术期管理的技巧(表 51.2),若要开创一体适用的

表 51.2　从 ERAS 角度对心脏外科复杂的手术技术进行分类

冠脉	瓣膜	主动脉	经皮	心衰	其他
冠状动脉搭桥术 冠脉搭桥 + 瓣膜 不停跳搭桥 机器人辅助搭桥 冠脉去顶术	单瓣置换 单瓣修复 多瓣手术 小切口瓣膜手术	主动脉根部 升主动脉 主动脉弓 胸降主动脉、胸腹主动脉杂交手术修复(开放 +TEVAR)	TAVI/TAVR MitraClip 瓣中瓣植入 房间隔缺损封堵 左心耳封堵 肺静脉消融 TEVAR	左室辅助 右室辅助 双心室辅助装置 全人工心脏 心脏移植	心律失常手术(Cox-Maze 消融、Convergent 消融) 房间隔缺损修补 室间隔缺损修补 肺静脉畸形矫治 其他小儿或成人先天性心血管病手术

TAVI:transcatheter aortic valve implantation,经导管主动脉瓣植入术;TAVR:transcatheter aortic valve replacement,经导管主动脉瓣置换术;TEVAR:thoracic endovascular aortic repair,胸主动脉腔内修复术。

ERAS 策略,其面临的挑战是显而易见的。针对结直肠、胰腺、肝胆外科亚专科的改良 ERAS 方案现已获得了广泛的认可[16-18]。那么在未来,为了广泛顾及各种手术方式,在心外专科设计和实施类似的 ERAS 专科方案或将至关重要。

日益多见的复杂基础疾病

接受心脏手术的患者中,患有复杂合并症的老年人日益增多,为心脏外科带来了许多挑战,这当中很大一部分是心脏外科的特点决定的。心脏疾病很少为孤立表现,而通常合并多种累及其他系统的异常(表 51.3)。这些合并症将会增加手术风险,并影响短期和长期病死率,也正因如此,这些合并症应当成为 ERAS 策略试图改善的重要目标。同时,复杂合并症的存在也要求 ERAS 方案必须兼顾患者合并的五花八门的基础疾病、对多器官系统的作用,以及对患者术后恢复进程的总体影响,故而增加了 ERAS 策略设计的难度。

表 51.3　心脏手术患者的常见合并症

血管疾病
高血压
脑血管病
外周血管病
静脉功能不全

呼吸系统疾病
充血性心力衰竭
慢性阻塞性肺疾病
间质性肺疾病
阻塞性睡眠呼吸暂停
肺动脉高压

续表

肾功能不全
心肾综合征
糖尿病肾病
高血压肾病
急性肾损伤

内分泌、代谢病
糖尿病
血脂异常
骨质疏松症

血液系统疾病
贫血
出血倾向
易栓征
抗血小板治疗中
抗凝治疗中
血小板减少症

自身免疫疾病
系统性红斑狼疮
类风湿性关节炎
强直性脊柱炎
免疫抑制状态

肿瘤相关
心脏肿瘤
良性肿瘤
放疗相关心脏疾病
化疗相关心脏疾病

感染性疾病
感染性心内膜炎
风湿性心内膜炎

先天性疾病
先天性心脏病
遗传性主动脉疾病
结缔组织病

肝脏疾病
肝硬化
肝淤血

心肺转流术

心肺转流术（cardiopulmonary bypass，CPB）是心脏手术的特点之一，其对 ERAS 方案制订而言，既是重要目标，又是重大挑战。心肺转流术的应用会激活复杂的炎症、免疫、交感、体液平衡以及凝血抗凝通路（图 51.1）。几乎所有心肺转流术后的患者都会发生全身炎症反应综合征（systemic inflammatory response syndrome，SIRS）[19-22]。交感神经兴奋作为另一个主要的 ERAS 方案靶点，在心肺转流术术后患者中也很常见[23]。此外，心脏术后的患者常常发生低体温，而且在某些手术方式如主动脉弓部手术中，还会用到深低温停循环技术。心肺转流术的使用、降温 - 复温的过程，涉及的抗凝药物、体温管理、凝血监测和输血治疗、目标导向疗法、高级监测和脏器保护等，都是 ERAS 方案制订时需要重点考量的方面。

多学科协作诊疗

心外科患者的术后康复往往始于 ICU 病房，这使得患者在术后出现多器官功能衰竭时能够具备持续高级别监护，多学科评估、管理以及应对多器官功能障碍的支持治疗，并以患者正常功能恢复为重点（如活动、肠内营养、躯体康复等）。一个现代化的术后 ICU 病房的协作机制应由多个灵活机动的部分组成，通常包括一整个跨学科团队，团队成员各司其职的同时又在专业上形成互补，共同致力于促进患者的康复。从 ERAS 的视角出发，这样的模式为有望实现的加速康复策略提供了多元的可行方向和目标，无疑是对患者有益的。尽管如此，制订一个能够尽可能把握所有有利治疗的时机促进患者加速康复的可行方案，仍非常复杂。

心外科术后患者应是任何 ERAS 项目中的重点，除医生外，其他辅助人员，如护士（包括手术室、ICU 和病房）、心肺转流术技术人员、呼吸治疗师、精神疗愈师、营养师、药师等，对心脏术后患者能够及时准确地接受治疗同样起到关键作用。而必要地，医生团队中应包括心脏外科医生、心内科医生（包括各个心内亚专科专家）、心脏专科麻醉医生以及重症、呼吸科、内分泌等多学科医生组成的团队。在尽可能多的相关科室之间达成协作，是既重要又极富挑战性的尝试。任何 ERAS 项目的成功开展，都离不开团队成员的积极参与、密切咨询和努力付出。

已有证据不足

ERAS 方案的成功采纳和实施有赖于可靠的研究证据。最初的结直肠（及后续的亚专科）手术 ERAS 方案就汇集了以充分的现有研究证据为根据的最优干预手段。而在心脏手术人群中，诸如术前能量负荷、多模态镇痛、止吐药、外周神经阻滞技术、术中体温和血糖管理等方面的临床研究证据较缺乏，且尚存争议[24]。心外科患者及其围术期护理的特殊性使得将非心脏手术的 ERAS 方案转化为心脏手术

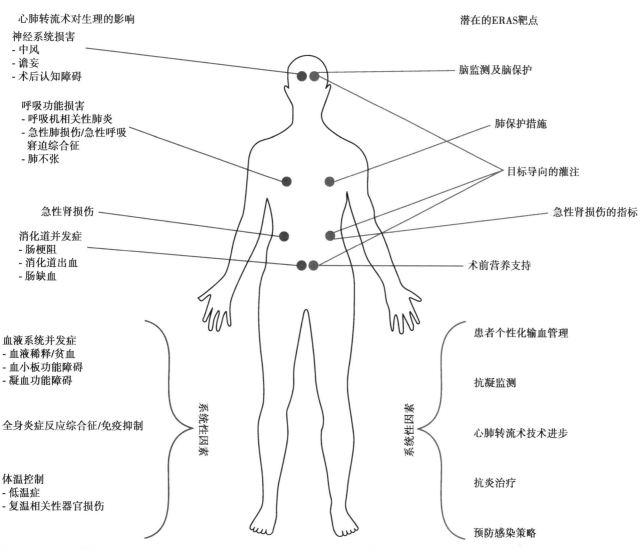

图 51.1　心肺转流术对正常生理的不良影响以及心外 ERAS 方案的潜在靶点

ERAS 变得困难重重。此外,心脏手术 ERAS 涉及的各个领域都存在研究证据的巨大缺口,如心肺转流术的平均动脉压参数、超滤、降温 / 复温等。目前的 ERAS 心脏协会推荐(图 51.2)是一个重要的开端,但进一步的研究应为这些领域编入指南提供基础。

加速康复外科在心脏手术患者中的特殊考量:术前阶段

虚弱和术前锻炼

患者术前锻炼的过程,就是将患者的各器官功能在术前调整到足以承受手术打击的最好状态的过程[25,26],体能训练即是术前锻炼的重要一环[27-29]。

此外,心脏手术患者的术前准备过程还应包括在患者教育和精神支持方面付出大量的时间和精力。生理和心理方面同时进行术前准备理论上可以减少术后并发症、缩短术后住院日,并有利于患者从出院到回归社区生活的平稳过渡[25,30,31]。对心脏手术患者而言,对充分的术前锻炼造成障碍的原因之一,是心脏手术常常按照急诊或限期手术的计划进行,使得留给术前锻炼的时间窗变得非常有限。其他原因还包括:尽管在科学规划和充分监护的前提下,心脏疾病的进展也常常使得患者可安全进行的活动变得非常有限。总之,尽管虚弱患者的术前锻炼被认为是一种较高获益风险比的干预手段,若要在心脏手术患者当中开展成熟的术前锻炼计划,仍需要大量的时间、人力和物力的投入。需要有更多的研究来阐明提高术前功能状态和改善手术预后之间的直接联系[32,33]。

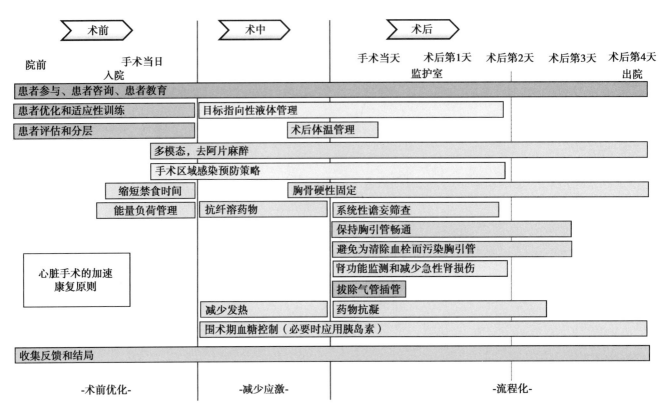

图 51.2　心脏手术的加速康复诊疗原则

血糖管理和胰岛素应用

科学的血糖管理策略对心脏手术患者的术前、术中和术后阶段都非常重要[34-36]。术前将血糖控制在理想水平(即 HbA1c<6.5%)可显著降低胸骨切口深部感染、出血和其他并发症的发生率[37,38]。

心脏手术患者血糖升高的原因可能是多方面的,包括糖耐量异常、氧化应激、高凝状态和炎症反应[39-41]。胰岛素的应用,特别是在将目标血糖严格控制在 4.4~6.1mmol/L 时,反而可能导致术后血糖过低[39,42,43]。因此,尽管围术期推荐用胰岛素进行血糖控制,仍需要更多该领域的高质量研究为胰岛素的合理应用提供证据[44]。

加速康复外科在心脏手术患者中的特殊考量:术中阶段

出血、凝血和输血

围术期血液系统的管理和输血操作是非常复杂的课题,目前已有一篇综合性指南对这些课题做了系统综述[13]。心脏外科患者通常是医院中血液制品用量最大的群体之一[45]。贫血导致的缺氧会在细胞水平上增加患者的生理负担,最终导致器官损伤和功能障碍[46,47],而输血治疗也可能导致感染发生率上升、输血不良反应、脏器损伤、增加花费、提高病死率等[48-50]。心脏手术输血需求的研究(TRICS Ⅲ 研究)表明,以血红蛋白低于 7.5g/dL 为界值实施输血治疗,与 9.5g/dL(术中)和 8.5g/dL(术后)相比,不增加 30 天和 6 个月内的死亡、非致死性心肌梗死、脑血管事件或需要替代治疗的肾功能衰竭的风险[51,52]。

术后凝血功能和血小板功能障碍常为心肺转流术所致,严重时可危及生命,处理上常常需要新鲜冰冻血浆、血浆冷沉淀、血小板等多种成分输血治疗。护理点监测法将有望协助临床医生了解复杂出血及凝血障碍的发生、临床特征并制订恰当的治疗策略。近期开展的一项临床研究利用旋转血栓弹力仪发现治疗特定的凝血功能障碍可以减少红细胞和血小板输血量,降低大出血的风险[53]。其他的护理点监测范例包括使用检测试剂盒、血小板功能测试仪以及进行血液流变测定(使用声波对血栓强度进行定量评估)[54-56]。

氨甲环酸和 ε- 氨基己酸是常用于减少手术出血的抗纤溶药物。二者同属于赖氨酸衍生物,通过可逆地阻断纤溶酶原的赖氨酸结合域,来达到抑制纤维蛋白溶解的作用[57,58]。研究表明应用氨甲环酸可以减少心脏手术的用血量,降低因大出血或心脏压塞而二次开胸的风险[59,60]。大剂量氨甲环酸可能和癫痫发作有关,特别是对于年龄 50 岁以上的患者,极量为 100mg/kg[58,59,61]。

目标导向的容量管理

避免过高的容量负荷是除心脏外科外其他 ERAS 方案的中心思想。心脏手术对心输出功能的复杂影响、心肺转流术对容量的影响以及心脏手术对血管内皮功能的重要影响,都对心脏手术围术期容量管理增加了挑战[62]。目标导向疗法(GDT)有助于处理容量管理和强心、血管活性药物支持的决策。它具体是指将多种监测手段与心血管生理、药理知识相结合,以最高效的手段保证机体细胞氧和能量供应为目的而制订的容量管理策略[63]。目前,心脏手术的 GDT 实践经验还处于早期阶段,但其结果已表现出了相当的积极潜力[64],而 GDT 思想在术中心肺转流术阶段的具体实践,仍是心脏手术 GDT 发展前景中的一个全新领域[65]。心肺转流术中的真空超滤过程会降低容量负荷并使血液浓缩,而过度的血液浓缩可能导致患者容量不足而依赖大量的血管活性药物维持血压,增加术后肾损伤的风险[66]。由此可见,心脏手术整个围术期的 GDT 方案都值得深入探讨,而目前仍需大量研究来探索心脏手术 GDT 方案最合适的生理学"目标"、最有效的监测手段,以及最优化的容量管理策略。

关胸方法

心脏手术多采用胸骨正中切口,关胸时为了减少胸骨切口并发症的风险和降低成本,常选用钢丝捆扎的方法固定胸骨[67]。然而,钢丝关胸法并不符合其他专科在骨骼切口固定时所秉承的骨折复位、加压和稳定的原则[68]。因此,为防止胸骨切口愈合不良,心脏术后的患者常需要术后使用胸带固定,而一定程度上限制了患者术后活动[69]。相比之下,研究表明胸骨切口的钢板固定法更利于胸骨愈合,同时降低了胸骨并发症的风险,也并不会增加术后 6 个月内的医疗花费[68,70]。患者回访结果也表明,钢板固定的患者术后疼痛更少、上肢功能恢复更快,其在多个时点的 SF-36 生活质量评分也优于钢丝固定[71]。更有研究表明,钢板固定降低了纵隔炎和胸骨不愈合的风险[67,72]。

体温管理

在血管外科和腹部外科手术中,研究表明防治术中低体温及其不良影响有助于减少手术区域感染、主要

心脏并发症、输血量和缩短术后住院时间[73-76]。在心脏手术中则不尽然,因为某些特定的手术操作如涉及主动脉弓的手术,就需要深低温停循环来实施脑保护。新的脑灌注技术如选择性顺行脑灌注(sACP)可降低对术中低温的要求,但大多数心外科医生仍然选择至少在浅低温(28.1~34℃)下进行这些手术步骤[77]。

心脏手术即使不需要停循环,心外科医生也习惯在不同程度的低体温下进行操作。关于心脏手术中的体温目标一直没能达成统一,除了传统的工作模式外,主要原因是缺乏临床研究证据,及对现有的数据理解上存在矛盾。两篇涉及体温目标的研究报告了截然不同的结论,一方的数据显示维持术中体温正常和输血量减少相比,低体温并不增加风险[78],而另一方则发现术中维持正常体温导致了病死率的上升[79]。然而,两篇文章均不是专门为比较正常体温和浅低温环境进行不停循环心脏手术的全风险 - 获益比而设计的。若想在未来的 ERAS 方案中加入相关推荐,仍需更多研究结果支持。

不论心肺转流术过程中的体温如何,在恢复自主循环前都需要为患者复温,而事实上,通常患者在心脏术后返回 ICU 后仍然处于低体温的状态[80,81]。低温症的定义是,在患者离开手术间返回 ICU 后,核心体温持续低于 36℃超过 2~5 小时[81,82]。哪怕只是轻度的低温症,也会导致多种生理机能紊乱,如凝血功能障碍、增加伤口感染风险、延长住院时间和增加病死率等[80,83-85]。低温症的治疗包括应用复温毯、热灌注和加温静脉输液[86-88]。

尽管低温症对心脏手术的影响尚存争议,术后高体温却被认为是确实有害的[14]。心肺转流术结束前过快地用动脉加温输液来复温,或复温后鼻咽温度超过 37℃都会对患者造成不良影响,特别是损伤神经系统[89-91]。此外,术后高体温还与纵隔感染风险和术后急性肾损伤发生率增高有关[92,93]。

加速康复外科在心脏手术患者中的特殊考量:术后阶段

用于减少 AKI 的标记物

接近 40% 的心脏术后患者会发生急性肾损伤(AKI),导致医疗花费大幅增加,并影响术后生存[94-98]。更重要的是,即便肾功能得以恢复,术后 AKI 仍是术后远期死亡的独立影响因素[99]。目前,术后 AKI 的

诊断有赖于对血肌酐或尿量的监测,这些指标反映的都是肾脏功能,而可能对肾脏损伤和亚临床的功能不全造成漏诊[100]。心肺转流术、容量复苏、大量应用利尿药物更削弱了用血肌酐和尿量来诊断心脏术后 AKI 的可靠性[101]。

胰岛素样生长因子结合蛋白 7(IGFBP7)和组织金属蛋白酶抑制剂 -2(TIMP-2)是两种新兴的肾功能相关生化标记物,它们参与 G1 细胞周期停滞,在肾脏应激时表达上调,从而有助于识别 AKI 高风险的患者[102]。尽管术前肾功能标记物具有预测 AKI 的能力,通过术后监测肾脏应激相关标志物预防 AKI 并启动针对肾功能改善的系列诊疗手段,才是最优化的 ERAS 策略[103-105]。尿 TIMP-2 和 IGFBP7 水平早在心肺转流术开始后 1 小时就可用于预测急性肾损伤[106]。对于尿生化标记物阳性的术后 AKI 高风险患者,启动针对 AKI 预防的系列治疗手段有利于降低 AKI 的发生率、缩短术后住院时间和减少医疗花费。一些治疗手段包括避免使用肾毒性药物(血管紧张素转换酶抑制剂、血管紧张素 II 受体阻滞剂、非甾体抗炎药、造影剂)、密切监测血肌酐和尿量、控制血糖、以优化容量状态为目标导向的血流动力学监测[107-109]。

胸引管维护

用以引流纵隔出血的胸引管容易被凝血块堵塞而引流不畅[110]。因引流管堵塞而导致纵隔积血在单纯冠脉旁路移植手术后的发生率为 9%,在普通心脏手术术后的发生率为 20%,而在需要植入左室辅助装置的患者中发生率高达 51%[111-113]。而当引流管堵塞与活动性出血同时发生时,将可能导致心脏或肺的机械性压塞,可能造成需二次开胸的心脏压塞或血胸[114,115]。有时尽管积存的血量较少,积血导致的溶血和血栓形成可启动炎症过程,增加术后并发症的发生率,这些并发症包括胸腔和心包积液、术后房颤、出血、急性肾损伤、延迟脱机、延长住院日和增加病死率[111,112,114,116]。

荟萃研究发现,预防胸引管堵塞和血液积存的传统方法,如挤刮引流管等,既耗时、低效,又导致潜在的风险[117-119]。为抽吸血栓而床旁打开胸引管可能增加感染风险或负压损伤纵隔内结构[120]。胸管的主动清除技术(ACT)可用于在不破坏无菌环境的前提下去除胸管内形成的血栓,有助于在保持胸管通畅的同时避免上述问题。应用胸管的主动清除技术,同传统胸管引流相比,能起到预防胸管堵塞、减少血液

积存的作用[113,121-123]。研究表明,通过应用主动清除技术,可减少因出血导致的二次开胸和术后房颤的发生率[113,116,121,123,124]。

谵妄

谵妄一直以来都被认为是心脏手术后的一种神经系统并发症[125,126]。近年来,临床医生正逐渐认识到术后谵妄对医疗花费以及包括远期生存、再入院率、认知和功能恢复在内的术后结局所造成的不良影响[127,128]。尽管其发生的确切机制还未被阐明,人们通常认为谵妄是一种脑损伤或脑损伤倾向的标志[127]。

最近的研究表明,心脏术后谵妄的发生率高达 20%(几乎是其他选择性非心脏手术的两倍),而在术前虚弱的患者中,这一比率更会升高 3~8 倍[129-133]。识别术前虚弱有利于预防风险并可为优化患者管理提供靶点。患者相关的因素主要有三点:(1)老年心脏手术患者的脑功能基础较差,精神、社会、心理储备也较低;(2)脑功能经受急性心源性刺激(如心脏手术);(3)包括医源性因素所导致的术后应激造成的脑损伤[134]。

谵妄的预防整体上是指对增加患者术后谵妄风险的指标进行基线评价。其中,使用蒙特利尔认知量表、迷你认知量表或简易便携式精神状态问卷评估患者的基线认知水平作为关键性的第一步,有助于临床医生了解患者的认知功能储备[135-137]。相似地,患者虚弱、白蛋白异常、焦虑、抑郁和术前疼痛亦可提供重要信息[132,138-141]。

在术中和术后阶段,加强脑血流和脑氧检测有助于优化脑灌注和脑保护。术中和术后的脑血流动力学波动使得脑血流减少(如脑缺氧)可能继发脑功能障碍,从而导致谵妄[142-144]。目前有正在进行的研究关注应用近红外光谱(NIRS)技术以及调整麻醉深度对术后谵妄发生率的影响[145-147]。鉴于导致谵妄的可能机制非常复杂,通过单一手段(如某种药物或治疗方法)降低术后谵妄发生率的可能性不大[148]。ICU 住院过程中维持麻醉、镇静、抗焦虑、抗谵妄几个因素处于恰当的平衡,将有助于减少术后疼痛、术后焦虑和谵妄,改善睡眠质量,并能有助于患者恢复[149]。

早期拔除气管插管

心脏术后机械通气时间延长与更长的住院时间、更多的术后并发症、更高的病死率和更高的医疗花费相关[150],并可导致呼吸机相关性肺炎和拔管后出现

吞咽困难[150,151]。而长期依赖机械通气与麻醉类药物在手术间和 ICU 的过度使用相关[152]。

早期拔除气管插管（一般是指在转入 ICU 后的前 6 个小时拔除气管插管）可通过减少阿片类麻醉药物使用和以拔管时间为导向的术后管理流程来实现。研究证明，在术后约 6 小时内拔除气管插管是安全的，且能够减少术后 ICU 停留时间、减少术后住院时间并减少医疗资源的消耗[153-159]。在中 - 低风险的心脏手术患者中使用早期拔除气管插管的策略亦有助于减少医疗花费[160]。在一项纳入超过 30 项研究的荟萃分析中，早期拔管策略改善了ICU 停留时间和住院日，由于实验设计不足，并未观察到早期拔管策略对术后并发症和病死率造成影响[161]。

多模式镇痛

优化术后镇痛方案有助于加快患者生活质量和社会功能的恢复，而如不加控制，一台择期手术的术后疼痛将可能持续数周之久[162]。气管插管状态的患者无法用言语表达，这时就需要其他的疼痛评估方式如重症疼痛观察工具（CPOT）和行为疼痛量表（BPS）的辅助以及时发现和治疗术后疼痛[163-165]。急性疼痛如干预不足，则可能导致慢性疼痛，慢性疼痛在心脏术后患者中的发生率可达 20%[166]。在其他专科 ERAS 方案中，低阿片类药物的多模态镇痛策略显著改善了麻醉质量并减少了药物副作用，尽管如此，其在心脏手术患者中的应用仍需几点特殊的考量。

非心脏手术惯用的镇痛策略在用于心脏手术患者时可能受限，如：非甾体抗炎药的应用与术后心肌梗死和肾功能不全有关[167,168]。尽管很少有人应用，心脏手术的腰麻和硬膜外镇痛也确有文献描述[169]。然而，对胸部手术硬膜外镇痛可能具有的优势，如可减少阿片类药物用量、改善肺功能和降低病死率等观点，众多研究尚未取得一致结论[170-172]。文献报告的心脏手术硬膜外镇痛和腰麻导致硬膜外血肿的发生率在 1:1 500~1:6 000 之间，因此，许多中心在将硬膜外或脊髓镇痛列入常规镇痛策略一事上仍很谨慎[170,173]。

其他现有的多模态镇痛策略尝试在心脏手术人群中的研究证据尚不确切[24]。对乙酰氨基酚可减少阿片类药物用量，但并不足以完全减免阿片类药物的使用或降低其相关的副作用[174]。曲马多、加巴喷丁和普瑞巴林应用于心脏手术的多模态镇痛，可减少阿片类药物的使用[175-177]。近来许多研究关注右美托咪啶——一种具有镇静、镇痛作用的静脉 α_2 激动剂被认为可促进早期拔管，减少谵妄，降低急性肾损伤风险，并降低 30 天和 1 年的病死率[97,178-180]。然而，支持这些观点的数据很少来源于心脏外科文献，故它们在心脏手术中能否达到理想的镇痛效果，减少阿片类药物应用，并改善预后，以及其应用于心脏手术人群的推荐剂量、副作用和经济效益，仍需进一步研究支持。

加速康复外科在心脏手术患者中的特殊考量：质量控制

对任何 ERAS 项目而言，临床诊疗的质量控制都是非常重要的内容。质控工作允许团队在实施 ERAS 前建立基线指南的依从性、住院时间和并发症指标。研究已充分证明，ERAS 方案的全面落实有助于减少术后并发症并缩短住院日[181]。随着 ERAS 方案的开展，团队就可集中力量攻克指南依从度较低的方面，并向着更好的临床结局努力[182]。应用定制的数据库或使用 ERAS 交互质控系统（EIAS）——一个帮助项目组对 ERAS 方案依从度和结局进行动态监测的线上软件，可有助于 ERAS 方案的不断完善。无论选用何种方式，质控内容都应包括专属于心脏手术人群的监测指标、结局和工作流程。

未来的发展方向

心脏手术加速康复方案的设计和实施面临着诸多不同于其他专科的挑战。心脏 ERAS 方案的具体实施团队应包括来自心胸外科、心脏专科麻醉、重症医学科、药学、理疗、呼吸治疗、护理团队的骨干力量。应从各不同部门（门诊、手术室、ICU 病房及过渡病房）广泛吸纳人才组建团队。有一定进展前景的领域包括出院后监测和管理、从心脏外科再细分亚专业诊疗流程、创新临床监测指标的发现和应用以及数据库和注册随访制度的推广应用。心外科手术团队在减少并发症和医疗花费的同时力求提供最佳的就诊体验，因此承受着越来越大的压力。心脏 ERAS 方案的设计和实施可为实现这一目标提供帮助。而最终，一个优秀 ERAS 方案的设计和实施离不开围术期医疗团队、医院管理人员、卫生经济学家，以及患者自身的通力合作（图 51.3）。

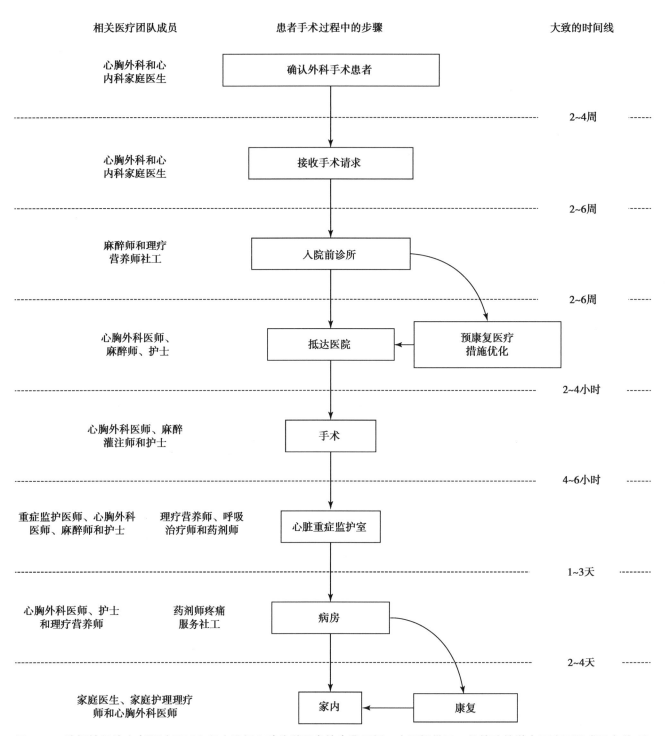

图 51.3 选择性门诊患者通过 ERAS 程序进行心脏外科手术的步骤示例。本图提供了一份简略的潜在医疗团队成员名单,这些成员将参与 ERAS 程序并为患者的手术做出贡献。另外,这些步骤间预估的时间间隔也被列了出来。但是实际步骤、医疗团队参与人员和时间段将因患者、手术类型、机构、医疗系统和 ERAS 范围而异。该流程图的目的是说明在设计和实施心脏手术 ERAS 程序时需要考虑的众多步骤、团队成员和时间框架

（苗 齐 译）

参考文献

1. Engelman RM, Rousou JA, Flack JE 3rd, Deaton DW, Humphrey CB, Ellison LH, et al. Fast-track recovery of the coronary bypass patient. Ann Thorac Surg. 1994;58(6):1742–6.
2. Myles PS, Daly DJ, Djaiani G, Lee A, Cheng DC. A systematic review of the safety and effectiveness of fast-track cardiac anesthesia. Anesthesiology. 2003;99(4):982–7.
3. Wong WT, Lai VK, Chee YE, Lee A. Fast-track cardiac care for adult cardiac surgical patients. Cochrane Database Syst Rev. 2016;9:Cd003587.
4. O'Brien SM, Shahian DM, Filardo G, Ferraris VA, Haan CK, Rich JB, et al. The Society of Thoracic Surgeons 2008 cardiac surgery risk models: part 2--isolated valve surgery. Ann Thorac Surg. 2009;88(1 Suppl):S23–42.
5. Shahian DM, O'Brien SM, Filardo G, Ferraris VA, Haan CK, Rich JB, et al. The Society of Thoracic Surgeons 2008 cardiac surgery risk models: part 1--coronary artery bypass grafting surgery. Ann Thorac Surg. 2009;88(1 Suppl):S2–22.
6. Shahian DM, O'Brien SM, Filardo G, Ferraris VA, Haan CK, Rich JB, et al. The Society of Thoracic Surgeons 2008 cardiac surgery risk models: part 3--valve plus coronary artery bypass grafting surgery. Ann Thorac Surg. 2009;88(1 Suppl):S43–62.
7. Nashef SA, Roques F, Sharples LD, Nilsson J, Smith C, Goldstone AR, et al. EuroSCORE II. Eur J Cardiothorac Surg. 2012;41(4):734–44; discussion 44-5.
8. Hagan PG, Nienaber CA, Isselbacher EM, Bruckman D, Karavite DJ, Russman PL, et al. The International Registry of Acute Aortic Dissection (IRAD): new insights into an old disease. JAMA. 2000;283(7):897–903.
9. Wyse RK, Taylor KM. Using the STS and multinational cardiac surgical databases to establish risk-adjusted benchmarks for clinical outcomes. Heart Surg Forum. 2002;5(3):258–64.
10. Doenst T, Diab M, Sponholz C, Bauer M, Farber G. The opportunities and limitations of minimally invasive cardiac surgery. Dtsch Arztebl Int. 2017;114(46):777–84.
11. Edwards FH, Engelman RM, Houck P, Shahian DM, Bridges CR. The Society of Thoracic Surgeons practice guideline series: antibiotic prophylaxis in cardiac surgery, part I: duration. Ann Thorac Surg. 2006;81(1):397–404.
12. Engelman R, Shahian D, Shemin R, Guy TS, Bratzler D, Edwards F, et al. The Society of Thoracic Surgeons practice guideline series: antibiotic prophylaxis in cardiac surgery, part II: antibiotic choice. Ann Thorac Surg. 2007;83(4):1569–76.
13. Ferraris VA, Brown JR, Despotis GJ, Hammon JW, Reece TB, Saha SP, et al. 2011 update to the Society of Thoracic Surgeons and the Society of Cardiovascular Anesthesiologists blood conservation clinical practice guidelines. Ann Thorac Surg. 2011;91(3):944–82.
14. Engelman R, Baker RA, Likosky DS, Grigore A, Dickinson TA, Shore-Lesserson L, et al. The Society of Thoracic Surgeons, The Society of Cardiovascular Anesthesiologists, and The American Society of ExtraCorporeal Technology: clinical practice guidelines for cardiopulmonary bypass--temperature management during cardiopulmonary bypass. J Cardiothorac Vasc Anesth. 2015;29(4):1104–13.
15. Engelman DT, Ben Ali W, Williams JB, Perrault LP, Reddy VS, Arora RC, et al. Guidelines for perioperative care in cardiac surgery: enhanced recovery after surgery society recommendations. JAMA Surg. 2019.
16. Gustafsson UO, Scott MJ, Schwenk W, Demartines N, Roulin D, Francis N, et al. Guidelines for perioperative care in elective colonic surgery: Enhanced Recovery After Surgery (ERAS®) Society recommendations. Clin Nutr. 2012;31(6):783–800.
17. Lassen K, Coolsen MME, Slim K, Carli F, de Aguilar-Nascimento JE, Schäfer M, et al. Guidelines for perioperative care for pancreaticoduodenectomy: Enhanced Recovery After Surgery (ERAS®) Society recommendations. Clin Nutr. 2012;31(6):817–30.
18. Melloul E, Hubner M, Scott M, Snowden C, Prentis J, Dejong CH, et al. Guidelines for perioperative care for liver surgery: Enhanced Recovery After Surgery (ERAS) Society recommendations. World J Surg. 2016;40(10):2425–40.
19. Day JRS, Taylor KM. The systemic inflammatory response syndrome and cardiopulmonary bypass. Int J Surg. 2005;3(2):129–40.
20. Paparella D, Yau TM, Young E. Cardiopulmonary bypass induced inflammation: pathophysiology and treatment. An update. Eur J Cardiothorac Surg. 2002;21(2):232–44.
21. Hill GE. Cardiopulmonary bypass-induced inflammation: is it important? J Cardiothorac Vasc Anesth. 1998;12(2 Suppl 1):21–5.
22. Wan S, LeClerc JL, Vincent JL. Inflammatory response to cardiopulmonary bypass: mechanisms involved and possible therapeutic strategies. Chest. 1997;112(3):676–92.
23. Reves JG, Karp RB, Buttner EE, Tosone S, Smith LR, Samuelson PN, et al. Neuronal and adrenomedullary catecholamine release in response to cardiopulmonary bypass in man. Circulation. 1982;66(1):49–55.
24. Noss C, Prusinkiewicz C, Nelson G, Patel PA, Augoustides JG, Gregory AJ. Enhanced recovery for cardiac surgery. J Cardiothorac Vasc Anesth. 2018;32:2760.
25. Sawatzky JA, Kehler DS, Ready AE, Lerner N, Boreskie S, Lamont D, et al. Prehabilitation program for elective coronary artery bypass graft surgery patients: a pilot randomized controlled study. Clin Rehabil. 2014;28(7):648–57.
26. Stammers AN, Kehler DS, Afilalo J, Avery LJ, Bagshaw SM, Grocott HP, et al. Protocol for the PREHAB study-pre-operative rehabilitation for reduction of hospitalization after coronary bypass and valvular surgery: a randomised controlled trial. BMJ Open. 2015;5(3):e007250.
27. Snowden CP, Prentis J, Jacques B, Anderson H, Manas D, Jones D, et al. Cardiorespiratory fitness predicts mortality and hospital length of stay after major elective surgery in older people. Ann Surg. 2013;257(6):999–1004.
28. Valkenet K, van de Port IG, Dronkers JJ, de Vries WR, Lindeman E, Backx FJ. The effects of preoperative exercise therapy on postoperative outcome: a systematic review. Clin Rehabil. 2011;25(2):99–111.
29. Waite I, Deshpande R, Baghai M, Massey T, Wendler O, Greenwood S. Home-based preoperative rehabilitation (prehab) to improve physical function and reduce hospital length of stay for frail patients undergoing coronary artery bypass graft and valve surgery. J Cardiothorac Surg. 2017;12(1):91.
30. Arthur HM, Daniels C, McKelvie R, Hirsh J, Rush B. Effect of a preoperative intervention on preoperative and postoperative outcomes in low-risk patients awaiting elective coronary artery bypass graft surgery. A randomized, controlled trial. Ann Intern Med. 2000;133(4):253–62.
31. Auer J, Weber T, Berent R, Ng CK, Lamm G, Eber B. Risk factors of postoperative atrial fibrillation after cardiac surgery. J Card Surg. 2005;20(5):425–31.
32. Carli F, Minnella EM. Preoperative functional assessment and optimization in surgical patient: changing the paradigm. Minerva Anestesiol. 2017;83(2):214–8.
33. Mainini C, Rebelo PF, Bardelli R, Kopliku B, Tenconi S, Costi S, et al. Perioperative physical exercise interventions for patients undergoing lung cancer surgery: what is the evidence? SAGE Open Med. 2016;4:2050312116673855.
34. Williams JB, Peterson ED, Albrecht AS, Li S, Hirji SA, Ferguson T Jr, et al. Glycemic control in patients undergoing coronary artery bypass graft surgery: clinical features, predictors, and outcomes. J Crit Care. 2017;42:328–33.
35. Ng KW, Allen ML, Desai A, Macrae D, Pathan N. Cardioprotective effects of insulin: how intensive insulin therapy may benefit cardiac surgery patients. Circulation. 2012;125(5):721–8.
36. Investigators N-SS, Finfer S, Chittock DR, Su SY, Blair D, Foster D, et al. Intensive versus conventional glucose control in critically ill patients. N Engl J Med. 2009;360(13):1283–97.

37. Narayan P, Kshirsagar SN, Mandal CK, Ghorai PA, Rao YM, Das D, et al. Preoperative glycosylated hemoglobin: a risk factor for patients undergoing coronary artery bypass. Ann Thorac Surg. 2017;104(2):606–12.

38. Whang W, Bigger JT Jr. Diabetes and outcomes of coronary artery bypass graft surgery in patients with severe left ventricular dysfunction: results from the CABG patch trial database. The CABG patch trial investigators and coordinators. J Am Coll Cardiol. 2000;36(4):1166–72.

39. Lazar HL, Chipkin SR, Fitzgerald CA, Bao Y, Cabral H, Apstein CS. Tight glycemic control in diabetic coronary artery bypass graft patients improves perioperative outcomes and decreases recurrent ischemic events. Circulation. 2004;109(12):1497–502.

40. Moghissi ES, Korytkowski MT, DiNardo M, Einhorn D, Hellman R, Hirsch IB, et al. American Association of Clinical Endocrinologists and American Diabetes Association consensus statement on inpatient glycemic control. Diabetes Care. 2009;32(6):1119–31.

41. van den Berghe G, Wouters P, Weekers F, Verwaest C, Bruyninckx F, Schetz M, et al. Intensive insulin therapy in critically ill patients. N Engl J Med. 2001;345(19):1359–67.

42. Gandhi GY, Nuttall GA, Abel MD, Mullany CJ, Schaff HV, O'Brien PC, et al. Intensive intraoperative insulin therapy versus conventional glucose management during cardiac surgery: a randomized trial. Ann Intern Med. 2007;146(4):233–43.

43. Chaney MA, Nikolov MP, Blakeman BP, Bakhos M. Attempting to maintain normoglycemia during cardiopulmonary bypass with insulin may initiate postoperative hypoglycemia. Anesth Analg. 1999;89(5):1091–5.

44. Furnary AP, Wu Y. Eliminating the diabetic disadvantage: the Portland diabetic project. Semin Thorac Cardiovasc Surg. 2006;18(4):302–8.

45. Chiavetta JA, Herst R, Freedman J, Axcell TJ, Wall AJ, van Rooy SC. A survey of red cell use in 45 hospitals in Central Ontario, Canada. Transfusion. 1996;36(8):699–706.

46. Loor G, Li L, Sabik JF 3rd, Rajeswaran J, Blackstone EH, Koch CG. Nadir hematocrit during cardiopulmonary bypass: end-organ dysfunction and mortality. J Thorac Cardiovasc Surg. 2012;144(3):654–62.e4.

47. Hare GM, Freedman J, David MC. Review article: risks of anemia and related management strategies: can perioperative blood management improve patient safety? Canadian J Anaesth = Journal canadien d'anesthesie. 2013;60(2):168–75.

48. Delaney M, Wendel S, Bercovitz RS, Cid J, Cohn C, Dunbar NM, et al. Transfusion reactions: prevention, diagnosis, and treatment. Lancet (London, England). 2016;388(10061):2825–36.

49. Hendrickson JE, Hillyer CD. Noninfectious serious hazards of transfusion. Anesth Analg. 2009;108(3):759–69.

50. Murphy GJ, Reeves BC, Rogers CA, Rizvi SI, Culliford L, Angelini GD. Increased mortality, postoperative morbidity, and cost after red blood cell transfusion in patients having cardiac surgery. Circulation. 2007;116(22):2544–52.

51. Mazer CD, Whitlock RP, Fergusson DA, Hall J, Belley-Cote E, Connolly K, et al. Restrictive or Liberal red-cell transfusion for cardiac surgery. N Engl J Med. 2017;377(22):2133–44.

52. Mazer CD, Whitlock RP, Fergusson DA, Belley-Cote E, Connolly K, Khanykin B, et al. Six-month outcomes after restrictive or Liberal transfusion for cardiac surgery. N Engl J Med. 2018;379(13):1224–33.

53. Karkouti K, Callum J, Wijeysundera DN, Rao V, Crowther M, Grocott HP, et al. Point-of-care hemostatic testing in cardiac surgery: a stepped-wedge clustered randomized controlled trial. Circulation. 2016;134(16):1152–62.

54. Gill M. The TEG(®)6s on shaky ground? A Novel assessment of the TEG(®)6s performance under a challenging condition. J Extra Corpor Technol. 2017 08/11/received12/10/accepted;49(1):26–9.

55. Rinder CS, Bohnert J, Rinder HM, Mitchell J, Ault K, Hillman R. Platelet activation and aggregation during cardiopulmonary bypass. Anesthesiology. 1991;75(3):388–93.

56. Ferrante EA, Blasier KR, Givens TB, Lloyd CA, Fischer TJ, Viola F. A Novel device for the evaluation of hemostatic function in critical care settings. Anesth Analg. 2016;123(6):1372–9.

57. Besser MW, Ortmann E, Klein AA. Haemostatic management of cardiac surgical haemorrhage. Anaesthesia. 2015;70(Suppl 1):87–95, e29–31.

58. Levy JH, Koster A, Quinones QJ, Milling TJ, Key NS. Antifibrinolytic therapy and perioperative considerations. Anesthesiology. 2018;128(3):657–70.

59. Koster A, Faraoni D, Levy JH. Antifibrinolytic therapy for cardiac surgery: an update. Anesthesiology. 2015;123(1):214–21.

60. Myles PS, Smith JA, Forbes A, Silbert B, Jayarajah M, Painter T, et al. Tranexamic acid in patients undergoing coronary-artery surgery. N Engl J Med. 2017;376(2):136–48.

61. Tengborn L, Blomback M, Berntorp E. Tranexamic acid--an old drug still going strong and making a revival. Thromb Res. 2015;135(2):231–42.

62. Shaw A, Raghunathan K. Fluid management in cardiac surgery: colloid or crystalloid? Anesthesiol Clin. 2013;31(2):269–80.

63. McGee WT, Raghunathan K. Physiologic goal-directed therapy in the perioperative period: the volume prescription for high-risk patients. J Cardiothorac Vasc Anesth. 2013;27(6):1079–86.

64. Osawa EA, Rhodes A, Landoni G, Galas FR, Fukushima JT, Park CH, et al. Effect of perioperative goal-directed hemodynamic resuscitation therapy on outcomes following cardiac surgery: a randomized clinical trial and systematic review. Crit Care Med. 2016;44(4):724–33.

65. Dijoy L, Dean JS, Bistrick C, Sistino JJ. The history of goal-directed therapy and relevance to cardiopulmonary bypass. J Extra Corpor Technol. 2015 12/02/received05/17/accepted;47(2):90–4.

66. Brown JR, Kramer RS, MacKenzie TA, Coca SG, Sint K, Parikh CR. Determinants of acute kidney injury duration after cardiac surgery: an externally validated tool. Ann Thorac Surg. 2012;93(2):570–6.

67. Nazerali RS, Hinchcliff K, Wong MS. Rigid fixation for the prevention and treatment of sternal complications. Ann Plast Surg. 2014;72(Suppl 1):S27–30.

68. Allen KB, Thourani VH, Naka Y, Grubb KJ, Grehan J, Patel N, et al. Randomized, multicenter trial comparing sternotomy closure with rigid plate fixation to wire cerclage. J Thorac Cardiovasc Surg. 2017;153(4):888–96 e1.

69. Cahalin LP, Lapier TK, Shaw DK. Sternal precautions: is it time for change? Precautions versus restrictions - a review of literature and recommendations for revision. Cardiopulm Phys Ther J. 2011;22(1):5–15.

70. Park JS, Kuo JH, Young JN, Wong MS. Rigid sternal fixation versus modified wire technique for poststernotomy closures: a retrospective cost analysis. Ann Plast Surg. 2017;78(5):537–42.

71. Allen KB, Thourani VH, Naka Y, Grubb KJ, Grehan J, Patel N, et al. Rigid plate fixation versus wire cerclage: patient-reported and economic outcomes from a randomized trial. Ann Thorac Surg. 2018;105:1344.

72. Raman J. Rigid plate fixation promotes better bone healing after sternotomy. Semin Thorac Cardiovasc Surg. 2012;24(3):147–50.

73. Esnaola NF, Cole DJ. Perioperative normothermia during major surgery: is it important? Adv Surg. 2011;45:249–63.

74. Frank SM, Fleisher LA, Breslow MJ, Higgins MS, Olson KF, Kelly S, et al. Perioperative maintenance of normothermia reduces the incidence of morbid cardiac events. A randomized clinical trial. JAMA. 1997;277(14):1127–34.

75. Kurz A, Sessler DI, Lenhardt R. Perioperative normothermia to reduce the incidence of surgical-wound infection and shorten hospitalization. Study of wound infection and temperature group. N Engl J Med. 1996;334(19):1209–15.

76. Rajagopalan S, Mascha E, Na J, Sessler DI. The effects of mild perioperative hypothermia on blood loss and transfusion requirement. Anesthesiology. 2008;108(1):71–7.

77. Yan TD, Bannon PG, Bavaria J, Coselli JS, Elefteriades JA, Griepp RB, et al. Consensus on hypothermia in aortic arch surgery. Ann Cardiothorac Surg. 2013;2(2):163–8.

78. Greason KL, Kim S, Suri RM, Wallace AS, Englum BR. Hypothermia and operative mortality during on-pump

coronary artery bypass grafting. J Thorac Cardiovasc Surg. 2014;148(6):2712–8.

79. Ho KM, Tan JA. Benefits and risks of maintaining normothermia during cardiopulmonary bypass in adult cardiac surgery: a systematic review. Cardiovasc Ther. 2011;29(4):260–79.

80. Insler SR, O'Connor MS, Leventhal MJ, Nelson DR, Starr NJ. Association between postoperative hypothermia and adverse outcome after coronary artery bypass surgery. Ann Thorac Surg. 2000;70(1):175–81.

81. Sessler DI. Perioperative thermoregulation and heat balance. Lancet (London, England). 2016;387(10038):2655–64.

82. Sessler DI. Perioperative heat balance. Anesthesiology. 2000;92(2):578–96.

83. Hannan EL, Samadashvili Z, Wechsler A, Jordan D, Lahey SJ, Culliford AT, et al. The relationship between perioperative temperature and adverse outcomes after off-pump coronary artery bypass graft surgery. J Thorac Cardiovasc Surg. 2010;139(6):1568–75 e1.

84. Karalapillai D, Story D, Hart GK, Bailey M, Pilcher D, Cooper DJ, et al. Postoperative hypothermia and patient outcomes after elective cardiac surgery. Anaesthesia. 2011;66(9):780–4.

85. Karalapillai D, Story D, Hart GK, Bailey M, Pilcher D, Schneider A, et al. Postoperative hypothermia and patient outcomes after major elective non-cardiac surgery. Anaesthesia. 2013;68(6):605–11.

86. Engelen S, Himpe D, Borms S, Berghmans J, Van Cauwelaert P, Dalton JE, et al. An evaluation of underbody forced-air and resistive heating during hypothermic, on-pump cardiac surgery. Anaesthesia. 2011;66(2):104–10.

87. Campbell G, Alderson P, Smith AF, Warttig S. Warming of intravenous and irrigation fluids for preventing inadvertent perioperative hypothermia. Cochrane Database Syst Rev. 2015;13(4):CD009891.

88. Grocott HP, Mathew JP, Carver EH, Phillips-Bute B, Landolfo KP, Newman MF, et al. A randomized controlled trial of the Arctic Sun Temperature Management System versus conventional methods for preventing hypothermia during off-pump cardiac surgery. Anesth Analg. 2004;98(2):298–302, table of contents.

89. Campos F, Blanco M, Barral D, Agulla J, Ramos-Cabrer P, Castillo J. Influence of temperature on ischemic brain: basic and clinical principles. Neurochem Int. 2012;60(5):495–505.

90. Grigore AM, Grocott HP, Mathew JP, Phillips-Bute B, Stanley TO, Butler A, et al. The rewarming rate and increased peak temperature alter neurocognitive outcome after cardiac surgery. Anesth Analg. 2002;94(1):4–10, table of contents.

91. Busto R, Dietrich WD, Globus MY, Valdes I, Scheinberg P, Ginsberg MD. Small differences in intraischemic brain temperature critically determine the extent of ischemic neuronal injury. J Cereb Blood Flow Metab. 1987;7(6):729–38.

92. Groom RC, Rassias AJ, Cormack JE, DeFoe GR, DioDato C, Krumholz CK, et al. Highest core temperature during cardiopulmonary bypass and rate of mediastinitis. Perfusion. 2004;19(2):119–25.

93. Newland RF, Baker RA, Mazzone AL, Quinn SS, Chew DP. Rewarming temperature during cardiopulmonary bypass and acute kidney injury: a multicenter analysis. Ann Thorac Surg. 2016;101(5):1655–62.

94. Kuitunen A, Vento A, Suojaranta-Ylinen R, Pettila V. Acute renal failure after cardiac surgery: evaluation of the RIFLE classification. Ann Thorac Surg. 2006;81(2):542–6.

95. Hu J, Chen R, Liu S, Yu X, Zou J, Ding X. Global incidence and outcomes of adult patients with acute kidney injury after cardiac surgery: a systematic review and meta-analysis. J Cardiothorac Vasc Anesth. 2016;30(1):82–9.

96. Fuhrman DY, Kellum JA. Epidemiology and pathophysiology of cardiac surgery-associated acute kidney injury. Curr Opin Anaesthesiol. 2017;30(1):60–5.

97. Liu X, Xie G, Zhang K, Song S, Song F, Jin Y, et al. Dexmedetomidine vs propofol sedation reduces delirium in patients after cardiac surgery: a meta-analysis with trial sequential analysis of randomized controlled trials. J Crit Care. 2017;38:190–6.

98. Lassnigg A, Schmid ER, Hiesmayr M, Falk C, Druml W, Bauer P, et al. Impact of minimal increases in serum creatinine on outcome in patients after cardiothoracic surgery: do we have to revise current definitions of acute renal failure? Crit Care Med. 2008;36(4):1129–37.

99. Hobson CE, Yavas S, Segal MS, Schold JD, Tribble CG, Layon AJ, et al. Acute kidney injury is associated with increased long-term mortality after cardiothoracic surgery. Circulation. 2009;119(18):2444–53.

100. Bellomo R, Kellum JA, Ronco C. Defining acute renal failure: physiological principles. Intensive Care Med. 2004;30(1):33–7.

101. Wang Y, Bellomo R. Cardiac surgery-associated acute kidney injury: risk factors, pathophysiology and treatment. Nat Rev Nephrol. 2017;13(11):697–711.

102. Kashani K, Al-Khafaji A, Ardiles T, Artigas A, Bagshaw SM, Bell M, et al. Discovery and validation of cell cycle arrest biomarkers in human acute kidney injury. Crit Care. 2013;17(1):R25.

103. Husain-Syed F, Ferrari F, Sharma A, Danesi TH, Bezerra P, Lopez-Giacoman S, et al. Preoperative renal functional reserve predicts risk of acute kidney injury after cardiac operation. Ann Thorac Surg. 2018;105(4):1094–101.

104. Engelman DT, Kellum JA. The difficulty of predicting postoperative acute kidney injury from preoperative clinical data. J Thorac Cardiovasc Surg. 2018;156:1124.

105. Ronco C, Kellum JA, Haase M. Subclinical AKI is still AKI. Crit Care. 2012;16(3):313.

106. Mayer T, Bolliger D, Scholz M, Reuthebuch O, Gregor M, Meier P, et al. Urine biomarkers of tubular renal cell damage for the prediction of acute kidney injury after cardiac surgery-a pilot study. J Cardiothorac Vasc Anesth. 2017;31(6):2072–9.

107. Meersch M, Schmidt C, Hoffmeier A, Van Aken H, Wempe C, Gerss J, et al. Prevention of cardiac surgery-associated AKI by implementing the KDIGO guidelines in high risk patients identified by biomarkers: the PrevAKI randomized controlled trial. Intensive Care Med. 2017;43(11):1551–61.

108. Khwaja A. KDIGO clinical practice guidelines for acute kidney injury. Nephron Clin Pract. 2012;120(4):c179–84.

109. Gocze I, Jauch D, Gotz M, Kennedy P, Jung B, Zeman F, et al. Biomarker-guided intervention to prevent acute kidney injury after major surgery: the prospective randomized BigpAK study. Ann Surg. 2017;267:1013.

110. Karimov JH, Gillinov AM, Schenck L, Cook M, Kosty Sweeney D, Boyle EM, Fukamachi K. Incidence of chest tube clogging after cardiac surgery: a single-center prospective observational study. Eur J Cardiothorac Surg. 2013;44(6):1029–36.

111. Tauriainen TKE, Morosin MA, Airaksinen J, Biancari F. Outcome after procedures for retained blood syndrome in coronary surgery. Europ J Cardiothorac Surg. 2017;51:1078.

112. Balzer F, von Heymann C, Boyle EM, Wernecke KD, Grubitzsch K, Sander M. Impact of retained blood requiring Reintervention on outcomes after cardiac surgery. J Thorac Cardiovasc Surg. 2016;152(2):595–601.

113. Maltais S, Davis ME, Haglund NA, Perrault L, Kushwaha SS, Stulak JM, et al. Active clearance of chest tubes reduces re-exploration for bleeding after ventricular assist device implantation. ASAIO J. 2016;62(6):704–9.

114. Boyle E, Gillinov A, Cohn W, Ley S, Fischlein T, Perrault L. Retained blood syndrome after cardiac surgery: a new look at an old problem. Innovations. 2015;10(5):296–303.

115. Vistarini N, Gabrysz-Forget F, Beaulieu Y, Perrault LP. Tamponade relief by active clearance of chest tubes. Ann Thorac Surg. 2016;101(3):1159–63.

116. St-Onge S, Perrault LP, Demers P, Boyle EM, Gillinov AM, Cox J, et al. Pericardial blood as a trigger for postoperative atrial fibrillation after cardiac surgery. Ann Thorac Surg. 2018;105(1):321–8.

117. Halm MA. To strip or not to strip? Physiological effects of chest tube manipulation. Am J Crit Care. 2007;16(6):609–12.

118. Day TG, Perring RR, Gofton K. Is manipulation of mediastinal chest drains useful or harmful after cardiac surgery? Interact Cardiovasc Thorac Surg. 2008;7(5):888–90.

119. Cook M, Idzior L, Bena JF, Albert NM. Nurse and patient factors

that influence nursing time in chest tube management early after open heart surgery: a descriptive, correlational study. Intensive Crit Care Nurs. 2017;42:116–21.

120. Boyacioglu K, Kalender M, Ozkaynak B, Mert B, Kayalar N, Erentug V. A new use of fogarty catheter: chest tube clearance. Heart Lung Circ. 2014;23(10):e229–30.

121. Sirch J, Ledwon M, Püski T, Boyle EM, Pfeiffer S, Fischlein T. Active clearance of chest drainage catheters reduces retained blood. J Thorac Cardiovasc Surg. 2016;151(3):832–8.

122. Perrault LP, Pellerin M, Carrier M, Cartier R, Bouchard D, Demers P, et al. The PleuraFlow active chest tube clearance system: initial clinical experience in adult cardiac surgery. Innovations. 2012;7(5):354–8.

123. Grieshaber P, Heim N, Herzberg M, Niemann B, Roth P, Boening A. Active chest tube clearance after cardiac surgery is associated with reduced reexploration rates. Ann Thorac Surg. 2018;105(6):1771–7.

124. St-Onge S, Ben Ali W, Bouhout I, Bouchard D, Lamarche Y, Perrault LP, et al. Examining the impact of active clearance of chest drainage catheters on postoperative atrial fibrillation. J Thorac Cardiovasc Surg. 2017;154(2):501–8.

125. Engel GL, Romano J. Delirium, a syndrome of cerebral insufficiency. J Chronic Dis. 1959;9(3):260–77.

126. Blachy PH, Starr A. Post-cardiotomy delirum. Am J Psychiatry. 1964;121:371–5.

127. Rudolph JL, Jones RN, Grande LJ, Milberg WP, King EG, Lipsitz LA, et al. Impaired executive function is associated with delirium after coronary artery bypass graft surgery. J Am Geriatr Soc. 2006;54(6):937–41.

128. Koster S, Hensens AG, van der Palen J. The long-term cognitive and functional outcomes of postoperative delirium after cardiac surgery. Ann Thorac Surg. 2009;87(5):1469–74.

129. Djaiani G, Silverton N, Fedorko L, Carroll J, Styra R, Rao V, et al. Dexmedetomidine versus propofol sedation reduces delirium after cardiac surgery: a randomized controlled trial. Anesthesiology. 2016;124(2):362–8.

130. Arenson BG, MacDonald LA, Grocott HP, Hiebert BM, Arora RC. Effect of intensive care unit environment on in-hospital delirium after cardiac surgery. J Thorac Cardiovasc Surg. 2013;146(1):172–8.

131. McPherson JA, Wagner CE, Boehm LM, Hall JD, Johnson DC, Miller LR, et al. Delirium in the cardiovascular ICU: exploring modifiable risk factors. Crit Care Med. 2013;41(2):405–13.

132. Rudolph JL, Jones RN, Levkoff SE, Rockett C, Inouye SK, Sellke FW, et al. Derivation and validation of a preoperative prediction rule for delirium after cardiac surgery. Circulation. 2009;119(2):229–36.

133. Brown CHT, Max L, LaFlam A, Kirk L, Gross A, Arora R, et al. The association between preoperative frailty and postoperative delirium after cardiac surgery. Anesth Analg. 2016;123(2):430–5.

134. Arora RC, Djaiani G, Rudolph JL. Detection, prevention, and management of delirium in the critically ill cardiac patient and patients who undergo cardiac procedures. Can J Cardiol. 2017;33(1):80–7.

135. Nasreddine ZS, Phillips NA, Bedirian V, Charbonneau S, Whitehead V, Collin I, et al. The montreal cognitive assessment, MoCA: a brief screening tool for mild cognitive impairment. J Am Geriatr Soc. 2005;53(4):695–9.

136. Borson S, Scanlan J, Brush M, Vitaliano P, Dokmak A. The minicog: a cognitive 'vital signs' measure for dementia screening in multi-lingual elderly. Int J Geriatr Psychiatry. 2000;15(11):1021–7.

137. Pfeiffer E. A short portable mental status questionnaire for the assessment of organic brain deficit in elderly patients. J Am Geriatr Soc. 1975;23(10):433–41.

138. Jung P, Pereira MA, Hiebert B, Song X, Rockwood K, Tangri N, et al. The impact of frailty on postoperative delirium in cardiac surgery patients. J Thorac Cardiovasc Surg. 2015;149(3):869–75. e1-2.

139. O'Sullivan R, Inouye SK, Meagher D. Delirium and depression: inter-relationship and clinical overlap in elderly people. Lancet Psychiatry. 2014;1(4):303–11.

140. Kosar CM, Tabloski PA, Travison TG, Jones RN, Schmitt EM, Puelle MR, et al. Effect of preoperative pain and depressive symptoms on the development of postoperative delirium. Lancet Psychiatry. 2014;1(6):431–6.

141. Williams JB, Alexander KP, Morin JF, Langlois Y, Noiseux N, Perrault LP, et al. Preoperative anxiety as a predictor of mortality and major morbidity in patients aged >70 years undergoing cardiac surgery. Am J Cardiol. 2013;111(1):137–42.

142. Arrowsmith JE, Grocott HP, Reves JG, Newman MF. Central nervous system complications of cardiac surgery. Br J Anaesth. 2000;84(3):378–93.

143. van Dijk D, Keizer AM, Diephuis JC, Durand C, Vos LJ, Hijman R. Neurocognitive dysfunction after coronary artery bypass surgery: a systematic review. J Thorac Cardiovasc Surg. 2000;120(4):632–9.

144. Rudolph JL, Babikian VL, Birjiniuk V, Crittenden MD, Treanor PR, Pochay VE, et al. Atherosclerosis is associated with delirium after coronary artery bypass graft surgery. J Am Geriatr Soc. 2005;53(3):462–6.

145. Deschamps A, Hall R, Grocott H, Mazer CD, Choi PT, Turgeon AF, et al. Cerebral oximetry monitoring to maintain normal cerebral oxygen saturation during high-risk cardiac surgery: a randomized controlled feasibility trial. Anesthesiology. 2016;124(4):826–36.

146. Joshi B, Ono M, Brown C, Brady K, Easley RB, Yenokyan G, et al. Predicting the limits of cerebral autoregulation during cardiopulmonary bypass. Anesth Analg. 2012;114(3):503–10.

147. Short TG, Leslie K, Chan MT, Campbell D, Frampton C, Myles P. Rationale and design of the balanced anesthesia study: a prospective randomized clinical trial of two levels of anesthetic depth on patient outcome after major surgery. Anesth Analg. 2015;121(2):357–65.

148. Maldonado JR. Neuropathogenesis of delirium: review of current etiologic theories and common pathways. Am J Geriatr Psychiatry. 2013;21(12):1190–222.

149. Devlin JW, Skrobik Y, Gelinas C, Needham DM, Slooter AJC, Pandharipande PP, et al. Clinical practice guidelines for the prevention and management of pain, agitation/sedation, delirium, immobility, and sleep disruption in adult patients in the ICU. Crit Care Med. 2018;46(9):e825–e73.

150. Rajakaruna C, Rogers CA, Angelini GD, Ascione R. Risk factors for and economic implications of prolonged ventilation after cardiac surgery. J Thorac Cardiovasc Surg. 2005;130(5):1270–7.

151. Barker J, Martino R, Reichardt B, Hickey EJ, Ralph-Edwards A. Incidence and impact of dysphagia in patients receiving prolonged endotracheal intubation after cardiac surgery. Can J Surg. 2009;52(2):119–24.

152. Yende S, Wunderink R. Causes of prolonged mechanical ventilation after coronary artery bypass surgery. Chest. 2002;122(1):245–52.

153. Camp SL, Stamou SC, Stiegel RM, Reames MK, Skipper ER, Madjarov J, et al. Can timing of tracheal extubation predict improved outcomes after cardiac surgery? HSR Proc Intensive Care Cardiovasc Anesth. 2009;1(2):39–47.

154. Camp SL, Stamou SC, Stiegel RM, Reames MK, Skipper ER, Madjarov J, et al. Quality improvement program increases early tracheal extubation rate and decreases pulmonary complications and resource utilization after cardiac surgery. J Card Surg. 2009;24(4):414–23.

155. Cheng DC, Karski J, Peniston C, Asokumar B, Raveendran G, Carroll J, et al. Morbidity outcome in early versus conventional tracheal extubation after coronary artery bypass grafting: a prospective randomized controlled trial. J Thorac Cardiovasc Surg. 1996;112(3):755–64.

156. Cheng DC, Wall C, Djaiani G, Peragallo RA, Carroll J, Li C, et al. Randomized assessment of resource use in fast-track cardiac surgery 1-year after hospital discharge. Anesthesiology. 2003;98(3):651–7.

157. Guller U, Anstrom KJ, Holman WL, Allman RM, Sansom M, Peterson ED. Outcomes of early extubation after bypass surgery in the elderly. Ann Thorac Surg. 2004;77(3):781–8.

158. Konstantakos AK, Lee JH. Optimizing timing of early extuba-

tion in coronary artery bypass surgery patients. Ann Thorac Surg. 2000;69(6):1842–5.

159. London MJ, Shroyer AL, Coll JR, MaWhinney S, Fullerton DA, Hammermeister KE, et al. Early extubation following cardiac surgery in a veterans population. Anesthesiology. 1998;88(6):1447–58.

160. Badhwar V, Esper S, Brooks M, Mulukutla S, Hardison R, Mallios D, et al. Extubating in the operating room after adult cardiac surgery safely improves outcomes and lowers costs. J Thorac Cardiovasc Surg. 2014;148(6):3101–9 e1.

161. Hawkes CA, Dhileepan S, Foxcroft D. Early extubation for adult cardiac surgical patients. Cochrane Database Syst Rev. 2003;(4):CD003587.

162. Mueller XM, Tinguely F, Tevaearai HT, Revelly JP, Chiolero R, von Segesser LK. Pain location, distribution, and intensity after cardiac surgery. Chest. 2000;118(2):391–6.

163. Gelinas C, Fillion L, Puntillo KA, Viens C, Fortier M. Validation of the critical-care pain observation tool in adult patients. Am J Crit Care. 2006;15(4):420–7.

164. Payen JF, Bru O, Bosson JL, Lagrasta A, Novel E, Deschaux I, et al. Assessing pain in critically ill sedated patients by using a behavioral pain scale. Crit Care Med. 2001;29(12):2258–63.

165. Rijkenberg S, Stilma W, Bosman RJ, van der Meer NJ, van der Voort PHJ. Pain measurement in mechanically ventilated patients after cardiac surgery: comparison of the Behavioral Pain Scale (BPS) and the Critical-Care Pain Observation Tool (CPOT). J Cardiothorac Vasc Anesth. 2017;31(4):1227–34.

166. Taillefer MC, Carrier M, Belisle S, Levesque S, Lanctot H, Boisvert AM, et al. Prevalence, characteristics, and predictors of chronic nonanginal postoperative pain after a cardiac operation: a cross-sectional study. J Thorac Cardiovasc Surg. 2006;131(6):1274–80.

167. Nussmeier NA, Whelton AA, Brown MT, Langford RM, Hoeft A, Parlow JL, et al. Complications of the COX-2 inhibitors parecoxib and valdecoxib after cardiac surgery. N Engl J Med. 2005;352(11):1081–91.

168. Qazi SM, Sindby EJ, Norgaard MA. Ibuprofen - a safe analgesic during cardiac surgery recovery? A randomized controlled trial. J Cardiovasc Thorac Res. 2015;7(4):141–8.

169. Goldstein S, Dean D, Kim SJ, Cocozello K, Grofsik J, Silver P, et al. A survey of spinal and epidural techniques in adult cardiac surgery. J Cardiothorac Vasc Anesth. 2001;15(2):158–68.

170. Landoni G, Isella F, Greco M, Zangrillo A, Royse CF. Benefits and risks of epidural analgesia in cardiac surgery†. Br J Anaesth. 2015;115(1):25–32.

171. Svircevic V, Passier MM, Nierich AP, van Dijk D, Kalkman CJ, van der Heijden GJ. Epidural analgesia for cardiac surgery. Cochrane Database Syst Rev. 2013;6(6):Cd006715.

172. Ziyaeifard M, Azarfarin R, Golzari SEJ. A review of current analgesic techniques in cardiac surgery. Is epidural worth it? J Cardiovasc Thorac Res. 2014 09/3003/19/received06/06/accepted;6(3):133–40.

173. Horlocker TT, Vandermeulen E, Kopp SL, Gogarten W, Leffert LR, Benzon HT. Regional anesthesia in the patient receiving antithrombotic or thrombolytic therapy: American Society of Regional Anesthesia and Pain Medicine evidence-based guidelines (fourth edition). Reg Anesth Pain Med. 2018;43(3):263–309.

174. Jelacic S, Bollag L, Bowdle A, Rivat C, Cain KC, Richebe P. Intravenous acetaminophen as an adjunct analgesic in cardiac surgery reduces opioid consumption but not opioid-related adverse effects: a randomized controlled trial. J Cardiothorac Vasc Anesth. 2016;30(4):997–1004.

175. Borde DP, Futane SS, Asegaonkar B, Apsingekar P, Khade S, Khodve B, et al. Effect of perioperative Pregabalin on postoperative quality of recovery in patients undergoing off-pump coronary artery bypass grafting (OPCABG): a prospective, randomized, double-blind trial. J Cardiothorac Vasc Anesth. 2017;31(4):1241–5.

176. Joshi SS, Jagadeesh AM. Efficacy of perioperative pregabalin in acute and chronic post-operative pain after off-pump coronary artery bypass surgery: a randomized, double-blind placebo controlled trial. Ann Card Anaesth. 2013;16(3):180–5.

177. Menda F, Koner O, Sayin M, Ergenoglu M, Kucukaksu S, Aykac B. Effects of single-dose gabapentin on postoperative pain and morphine consumption after cardiac surgery. J Cardiothorac Vasc Anesth. 2010;24(5):808–13.

178. Cho JS, Shim JK, Soh S, Kim MK, Kwak YL. Perioperative dexmedetomidine reduces the incidence and severity of acute kidney injury following valvular heart surgery. Kidney Int. 2016;89(3):693–700.

179. Ji F, Li Z, Young N, Moore P, Liu H. Perioperative dexmedetomidine improves mortality in patients undergoing coronary artery bypass surgery. J Cardiothorac Vasc Anesth. 2014;28(2):267–73.

180. Khalil MA, Abdel Azeem MS. The impact of dexmedetomidine infusion in sparing morphine consumption in off-pump coronary artery bypass grafting. Semin Cardiothorac Vasc Anesth. 2013;17(1):66–71.

181. Group EC. The impact of enhanced recovery protocol compliance on elective colorectal cancer resection: results from an international registry. Ann Surg. 2015;261(6):1153–9.

182. Nelson G, Dowdy SC, Lasala J, Mena G, Bakkum-Gamez J, Meyer LA, et al. Enhanced recovery after surgery (ERAS(R)) in gynecologic oncology - practical considerations for program development. Gynecol Oncol. 2017;147(3):617–20.

52

第52章
血管外科与加速康复外科

Katharine L.McGinigle，Avital Yohann，Jens Eldrup-Jorgensen

引言

血管外科手术涵盖了开放手术、腔内介入，以及混合手术等不同术式，患者术后恢复期间可能存在多种多样的并发症风险。术式和手术切口部位不同，手术相关术后并发症也各不相同。血管外科与其他手术专科不同的一点在于，后者的手术操作通常局限在躯体的某特定区域，而血管外科医师开展的手术则涉及颈部、上下肢、经腹膜、后腹膜等多种入路。血管外科疾病诊疗的共同主线，主要涉及疾病相关的脑血管和心血管并发症风险的管理。此外，部分患者可能出现术后肠梗阻和其他在肝胆疾病或结直肠疾病管理指南中涉及的并发症，而其他患者还可能存在躯体活动障碍，其诊疗工作需以骨科相关指南作为参考。理想情况下，血管外科诊疗团队包含外科医师、麻醉医师、护士、治疗师等成员，具备上述疾病管理的经验，并能够根据临床路径或诊疗规范等指南灵活制订疾病管理方案，推进患者接受术前营养支持、戒烟、体力锻炼，以降低相关手术风险。然而，血管疾病的患者群通常存在高龄、合并症多发、自主活动能力有限，以及资源可及性受限等问题，若缺少血管外科团队提供的明确诊疗方向与支持，将面临巨大的潜在风险。加速康复外科（enhanced recovery after surgery，ERAS）聚焦于围术期管理策略的协调和优化，ERAS在血管外科的应用，也有望和在其他外科专科中一样，为患者诊疗带来巨大帮助。

2018年，ERAS®学会、美国ERAS®学会，以及美国血管外科学会（Society for Vascular Surgery，SVS）联合成立了由多学科、多学会成员组成的委员会，共同制订血管外科ERAS诊疗规范。该指南遵从ECRI研究所管理标准，出于中立性考虑，由第三方人员进行多项系统综述，并通过多轮讨论，委员会共同对现有文献报道进行分析评价，根据GRADE系统制订临床指南[1]。GRADE系统中的推荐强度取决于研究证据级别以及相应治疗方案风险 - 获益比的高低。当相关研究领域尚缺乏研究证据时，则不进行推荐强度的定义，但仍将根据专家意见提供建议方案，以期为临床工作制订全面的指南。

目前血管外科尚未确立正式、标准化的疾病围术期管理路径，研究者正在汇总分析现有文献，总结血管外科患者术前、术中、术后管理的最优策略。与现有其他专科ERAS诊疗规范类似，血管外科ERAS临床指南将由ERAS学会和SVS的联合委员会制订发表。下文将重点讨论在血管外科患者诊疗中需关注的特殊问题和挑战。

主动脉手术

患有腹股沟上血管粥样硬化的患者常伴有多种高风险合并症，如冠状动脉疾病、心力衰竭、糖尿病、慢性肾脏疾病，及脑血管疾病。若不具备行腔内介入治疗的条件，患者多数还需耐受高风险、高创伤手术操作，并完成术后的恢复。据报道术后主要并发症的发生率可高达20%，术后30天病死率约为3.5%[2]。尽管腹主动脉瘤（abdominal aorta aneurysms，AAA）的病理生理机制与主髂动脉闭塞性疾病不同，AAA亦常见于65岁以上吸烟男性，而后者本身即为手术高风险人群。AAA的手术方案包括开放手术和腔内介入治疗，但两种方案都存在术后并发症和二次入院的风险[3,4]。

虽然目前尚无正式的指南，已有若干文献报道了腹主动脉开放手术的类似ERAS诊疗路径。基于深入全面的文献回顾，共有12篇涉及主动脉手术类ERAS诊疗路径的研究文献将被纳入讨论[5-16]，其研究对象均为肾下AAA或主髂动脉闭塞性疾病患者。上述诊疗路径具有类似的流程规范，包括应用硬膜外阻滞、手术当日或术后第 1 日（postoperative day 1，POD1）经口进食，以及术后第 1 日下床活动（表 52.1，图 52.1）。上述研究的局限性主要涉及研究设计、研究对象异质性、潜在混杂因素及偏移风险。尽管如此，12 篇研究一致表明应用类 ERAS 路径能够显著改善临床结果：患者术后恢复至正常饮食的中位时间为 3 日，术后住院时长可缩减至 3 日，且不增加围术期并发症发病率及病死率风险。

在纳入分析的研究中，最大规模的报道来自意大利 University Hospital of Novara 的研究人员[14]。2000—2014 年期间，1014 名主动脉开放手术患者在围术期接受了"快速路径"流程化管理，在术后当日，97% 的患者能够耐受半固体饮食，同时 97% 的患者于当日可下床活动。中位住院时长仅为 3 日，至术后第 5 天 80% 的患者均已出院。以 University Hospital of Novara 为首的数家医院的经验表明通过协调合理的临床管理路径，能够显著改善临床疗效，但其各自应用的诊疗规范可能无法直接推广用于全体主动脉手术患者，当前仍有待开展更多相关研究和临床质量

改进项目。下文将讨论主动脉开放手术的围术期管理重点。

术前指导，风险评估与路径优化

在术前讨论应用 ERAS 路径的意向可以作为制订相关时间节点和临床目标的契机，相关节点和目标可用于明确术后下床活动、营养支持，以及出院进度的预期；同时对于血管外科患者而言，还可用于制订和优化术后慢性病管理、生活方式改善等具体内容。

心脏风险评估和优化

心脏疾病是血管外科患者最常见的合并症，并且会增加患者围术期并发症发病率及病死率风险[17]。ERAS 路径将遵从美国心脏病学会（American Heart Association，AHA）术前心血管管理优化指南的内容。根据 AHA 指南，临床需根据相关实验室检查、心电图、超声心动图及负荷试验结果协同开展术前心血管风险评估和管理。β 受体阻滞剂、血管紧张素转化酶（angiotensin-converting enzyme，ACE）抑制剂/血

表 52.1　主动脉开放手术路径示例

	术前	手术当日	POD 1	POD 2	POD 3 至出院
术前优化	讨论应用 ERAS 的意向。根据临床症状、病史和体力活动耐受度评估是否需要进一步术前准备	—	—	—	—
烟草管理	评估当前烟草使用情况。若有条件，进行戒烟宣教	提供补充性尼古丁治疗	提供补充性尼古丁治疗	提供补充性尼古丁治疗	提供补充性尼古丁治疗，制订出院后的长期戒烟计划
活动水平	评估当前体力活动水平。与患者讨论体力活动基线水平对术后康复的潜在影响	理疗专科会诊可下床于椅子上坐位休息	下床活动至少一次	下床活动至少三次	下床活动至少三次
疼痛管理	评估当前疼痛来源及用药。讨论区域/局部镇痛计划（如硬膜外置管）	术前硬膜外置管，用于术中及术后镇痛急性疼痛管理小组负责	继续硬膜外及多模式镇痛	继续硬膜外及多模式镇痛	移除硬膜外置管继续多模式镇痛。尽早终止静脉突破性疼痛镇痛药物
营养支持	讨论缩短术前禁食时间以及术后早期应用肠内营养的计划	清流质饮食直至术前 2 小时术后恢复清流质饮食	恢复常规饮食。胃肠动力药	继续常规饮食。胃肠动力药	继续常规饮食。胃肠动力药
动静脉导管及引流管早期移除	—	术后鼻胃管早期拔除	拔除导尿管	每日讨论是否拔除现有动静脉导管及引流管	每日讨论是否拔除现有动静脉导管及引流管

POD x：*postoperative day x*，术后第 *x* 日；ERAS，加速康复外科。

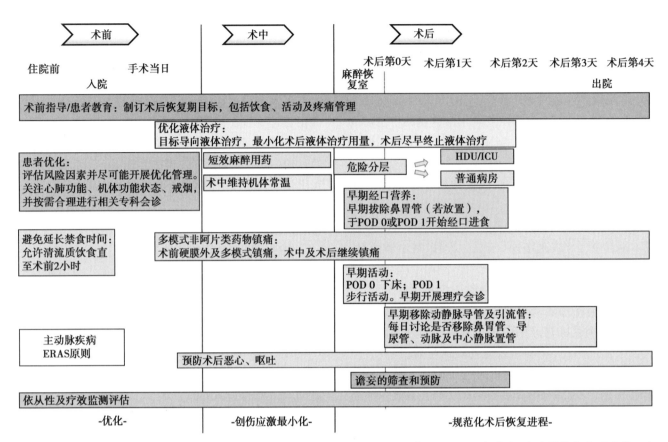

图 52.1　主动脉疾病 ERAS 原则：硬膜外麻醉；POD 0 或 POD 1 恢复经口进食；POD 1 下床活动；清流质饮食直至术前 2 小时；限制术后液体治疗量（如 1L/ 天）。术前指导、明确治疗预期及每日目标，早期移除动静脉导管及引流管，制订出院后计划。内科合并症及并发症筛查与优化。HDU：*high-dependency unit*，高依赖康复病房；ICU：*intensive care unit*，重症监护病房；POD x：*postoperative day x*，术后第 x 日

管紧张素受体抑制剂（angiotensin receptor blocker，ARB）、他汀类药物，以及抗血小板药物均为血管疾病优化管理用药，围术期需继续应用。针对高风险住院患者，若条件允许，可心内科会诊协助进行术前全面优化和术后管理[17]。

抗凝治疗

　　血管外科手术患者常需接受系统性抗凝治疗，后者可能影响手术时机以及区域麻醉技术的选择。此外，抗凝治疗会增加术中和 / 或术后出血风险，因而有必要制订审慎稳妥的抗凝治疗策略。ERAS 路径需建立明确的术前及术后计划，以决定抗凝治疗是否终止或重启。理想情况下，这一计划将涵盖术前凝血评估、抗凝治疗终止时机选择，以及术后抗凝重启的决策[18]。抗凝药物拮抗剂不常规应用，主要用于紧急或突发适应证用药。

戒烟

　　吸烟显著增加血管疾病的发病率，并增加围术期并发症风险，影响术后伤口愈合[19]。血管疾病患者中约有 70% 存在吸烟或烟草成分的接触史，因此在 ERAS 路径中对烟草使用情况进行标准化评估，并协助患者开展戒烟，将对血管疾病患者带来显著获益[20]。患者在住院期间往往更容易接受动员并进行戒烟，这一时期是鼓励患者戒烟的理想时段。对于尚未准备好戒断烟草的患者，ERAS 路径应同样涉及补充性尼古丁治疗（如透皮贴片、口香糖）以及患者所需的咨询和指导。

体力活动

　　Hayashi 等发现术前规律进行体力活动的患者在 AAA 开放手术后恢复期间能够更早下床活动[21]。不难想见，较早下床活动与患者更早的出院时间相关联。在这一研究中，规律体力活动的定义为过去至少 1 年中每周进行不少于 2 次 30 分钟以上的运动，但是达到该研究所报道的临床获益所需的具体运动量尚不能确定。可以告知患者在术前开始或继续体力锻炼计划将有助于缩短住院时长，并加快术后的恢

复。此外,在讨论确定术后预期时间节点时,也可将患者的基础体力活动水平纳入考虑的范畴。

围术期疼痛管理

区域镇痛

现有的关于主动脉开放手术类 ERAS 路径的 12 篇文献报道,均应用了硬膜外镇痛。将硬膜外麻醉纳入 ERAS 路径的临床研究已报道了积极的临床疗效,可降低术后并发症发生率,加快术后脱机拔管,缩短重症监护病房(intensive care unit, ICU)以及总住院时长[6,9,11-13,15,16]。其中的部分研究甚至表明无须应用阿片类药物即可实现充分有效的疼痛管理[6,14,16]。由于硬膜外麻醉仅仅是 ERAS 路径中的一个环节,其在上述临床疗效中所发挥的具体作用尚不能充分明确。不过硬膜外麻醉改善患者预后的具体机制在其他手术患者的研究中已有所报道,预期在血管外科手术患者中也同样适用。例如,在接受冠状动脉搭桥术(coronary artery bypass graft, CABG)的患者中,硬膜外麻醉能够降低肾上腺素的分泌水平,后者可能有助于缓解心肌缺血,从而降低手术并发症和死亡风险。较低的应激反应强度预计至少能够部分解释接受硬膜外麻醉的血管外科手术患者的较低的并发症发生率。在主动脉手术中,硬膜外麻醉联合全身麻醉相较于单纯全身麻醉能够降低术后对机械通气的需求。Muehling 等的研究表明在接受联合硬膜外麻醉的患者中仅 5% 需要进行术后机械通气,而这一比例在接受"传统"全身麻醉的患者中为 33%[11]。这一结果可能是因为硬膜外麻醉能够降低术中吸入麻醉剂的剂量。

另一项研究对比了单纯全身麻醉和全麻联合硬膜外麻醉在主动脉开放手术中的临床结局,发现两种麻醉方式下患者 ICU 和总住院时长、术后恢复经口进食时间、下床活动时间,以及并发症发生率及病死率并无显著差异[22]。但其与 Muehling 等的研究均发现接受硬膜外麻醉的患者术后脱机拔管明显早于单纯全身麻醉[11,22]。该研究在推广性和普适性方面的局限主要在于其患者均在镇静插管状态下离开手术室并转运至重症监护病房,而这一做法目前被认为已经相对过时。此外,所有患者均留置鼻胃管,至肠鸣音恢复后才予拔除。缺少积极的经口进食以及术后活动的流程规范可能会限制硬膜外麻醉的潜在临床获益。ERAS 路径中每个环节的临床疗效可能存在相互协同的关系,只有综合、完整应用才能获得最大化的临床收益。这一观点也有待进一步研究的阐明。

谵妄筛查

谵妄是血管疾病患者的常见合并症[23],同时也是一项发病率被明显低估的术后并发症,可致机体功能状态下降[24]。避免常规转入 ICU、最小化阿片类药物剂量、早期下床活动、促进生理性睡眠、改善机体昼夜循环,以及设置视觉或言语定向提醒均有助于降低谵妄的风险。与心外科手术 ERAS 指南类似,定期的常规谵妄筛查和积极的预防性措施至关重要。

营养管理

缩短术前禁食

许多其他外科专科的 ERAS 路径允许患者进清流质饮食(尤其是高葡萄糖含量的碳水化合物饮料)直至术前 2 小时,但相关研究并未发现这一策略有助于改善主动脉手术术后结局。不过,在人体及动物实验中,缩短术前禁食时间有助于改善患者整体状态,降低手术应激和术后胰岛素抵抗,并缩短住院时间[25]。胰岛素抵抗可见于腹部手术术后,可导致机体对外源性葡萄糖摄入降低,内源性葡萄糖合成增加(分解代谢状态)。有报道术后胰岛素抵抗是住院时长的独立相关因素[25]。

早期拔除鼻胃管并继续术后营养

在传统理念中,术中为暴露主动脉而进行的内脏转位以及十二指肠游离等操作,将导致患者术后肠梗阻的发生。因此传统流程会在患者手术入室后留置鼻胃管,至患者术后肠鸣音恢复或自主排气后再行拔除。现有主动脉开放手术 ERAS 流程规范研究的主体内容,都在致力于推动这一传统观念的转变[5,7,10,13,15]。

在各方的 ERAS 流程规范中,对鼻胃管的管理策略各有不同,部分临床中心在围术期全程均不留置鼻胃管,部分中心则进行选择性留置,另有部分中心常规留置鼻胃管,但在术后即刻或术后第 1 天即予拔除。这些研究表明术后肠梗阻的发生率要低于预期水平,且肠梗阻的风险可能取决于手术入路以及是否行肠段切除。但目前尚缺少直接比较不同手术入路临床结局的研究,经腹入路和腹膜后入路的患者均能够耐受术后早期营养支持。相关研究证实了手术当天即予患者肠内营养的安全性,并且早期营养支持能够改善临床结局。

促胃肠动力剂

一些主动脉手术 ERAS 研究特别提及了术后应用胃肠动力药以促进肠道功能的恢复，其中最常用的方案为定期服用甲氧氯普胺(metoclopramide)，其他促胃肠动力剂还包括米索前列醇、植物纤维、山扁豆叶等。目前尚无明确的证据支持或反对常规应用上述药物，但考虑到手术操作对肠道的刺激以及阿片类药物的常规应用，推荐于必要时应用胃肠动力药亦存在一定的合理性。其中一项研究采用术后咀嚼口香糖促进胃肠动力，并发现每日 3 次口香糖咀嚼能够使肠鸣音恢复、经口进食以及下床活动的时间节点提前，但总住院时间并无明显差异[26]。

营养支持

大多数主动脉开放手术 ERAS 流程规范在术后 2 小时即为患者提供清流质饮食，并在手术当日较晚时间或 POD 1 恢复规律进食，这一进度明显早于传统的围术期饮食恢复进程。外科医师对于主动脉开放术后患者转归进程预期的改变，对 ERAS 的开展和推广十分重要。现有文献表明患者能够耐受术后早期肠内营养，且联合 ERAS 流程规范的术后早期营养支持能够改善临床结局、加速患者出院，且不增加术后并发症。

早期术后活动

12 篇主动脉手术患者的 ERAS 研究均采用了术后早期下床活动的策略。通常来说，早期术后活动定义为在手术当日(POD 0)下床于椅子上坐位休息，POD 1 开始步行活动。早期活动似有助于降低并发症(如深静脉血栓及呼吸系统并发症)发生率，加快肠道功能恢复，并可能缩短患者住院时间。由于这一环节依赖于患者和护理人员的共同努力，ERAS 流程规范的推行同时涉及对患者和护理人员的宣教和指导。流程规范中的其他环节，如硬膜外置管麻醉、早期移除动静脉导管和引流管等，也有助于患者早期活动。正如在术前部分所讨论的，患者的基线体力活动水平可预测其术后活动能力，针对活动能力水平的评估和指导需在术前尽早开始。血管外科手术患者往往年龄较大，一般情况较差，更常见合并肢体活动障碍，因而针对患者术后活动水平的考量尤为重要。

静脉补液管理

在本专科的患者群体中，患者可能合并充血性心力衰竭、慢性肾脏疾病或其他合并症，为静脉补液管理提出了明确的挑战，需进行精准的、目标导向的液体管理。此外，液体管理还需兼顾术中主动脉阻断所造成的心脏前后负荷的改变；肾上主动脉阻断会影响肾脏的灌注，在液体管理中同样需要做相应的考量。

多项研究均表明目标导向的液体疗法能够使包括血管外科在内的多种外科专科手术获益。一项荟萃分析纳入了 41 项随机对照试验(randomized controlled trial, RCT)，涉及不同手术围术期液体管理的评估，发现与传统补液策略相比，目标导向液体疗法能够显著降低并发症发生率和术后乳酸水平。然而，这项荟萃分析未发现二者在住院时间和病死率之间的明显差异[27]。

荟萃分析中的两项 RCT 评估了主动脉开放手术的液体管理策略。第一项 RCT 发现接受目标导向液体疗法的患者具有较低的并发症风险和 C 反应蛋白水平，其他炎症标志物及住院时间未见显著差异[28]；第二项 RCT 未观测到并发症风险、住院时间等指标的显著差异[29]。另一项未被纳入前述荟萃研究中的 RCT 将 22 例接受择期 AAA 开放修复术的患者随机分组，分别接受液体限制或标准液体管理，并发现液体限制组具有较低的并发症发生率和较短的住院时间[30]。由同一作者进行的一项回顾性综述发现 AAA 开放修复术后出现主要并发症(如心肌梗死、肺炎、肺水肿，或急性肾衰竭)的患者与术后未发生并发症的患者相比，更可能曾接受过高负荷的液体治疗，导致术后液体正平衡的发生[31]。

一些血管外科 ERAS 研究同样将术后液体限制纳入了其流程规范中，例如将每日静脉补液量限制在 1L 以内，或在患者耐受清流质饮食后即停止静脉补液[12,14]。与血管外科 ERAS 的其他环节一样，目前尚无法明确液体管理本身对于手术结局所带来的具体影响。

早期移除引流管及动静脉导管

和 ERAS 路径的其他环节一样，目前尚无研究将早期移除动静脉导管和引流管作为一项单独的干预因素进行分析。即便如此，动静脉导管和引流管的早期移除有助于主动脉开放手术 ERAS 路径的临床获益，这一设想也不无道理。早期拔除尿管可以降低泌尿系感染的风险，并提高患者活动能力水平。在相对高龄的患者群体中，拔除尿管后需重点关注尿潴留的早期迹象，并尽早发现、处理。现有文献并未涉及其他临床通路(如中心静脉置管、动脉置管)的相关研究，但也同样应在于术后条件允许时尽早移除。若干

ERAS 路径在术后患者血流动力学稳定后即将其从恢复病房转运至普通病房,避免常规转入 ICU 具有多重潜在的益处,如能够早期移除动静脉导管、潜在降低谵妄风险、早期活动、缩短住院时间,以及降低医疗费用。

下肢血管手术

外周动脉疾病(peripheral arterial disease,PAD)是最常见的下肢血管手术指征[32,33]。PAD 的患者亦常见合并心脏疾病,其心血管相关病死率高于原发冠状动脉疾病患者[34-36];其他慢性疾病,如糖尿病、脑血管疾病、慢性阻塞性肺疾病(chronic obstructive pulmonary disease,COPD)、肾脏疾病等,在 PAD 患者中同样有着较高的患病率[37]。这一患者群体在术后更易出现谵妄[38]。由于多种合并症的存在,腹股沟下血管粥样硬化患者具有较高的围术期并发症发生率、病死率,以及术后二次入院风险[38,39]。

目前尚缺乏在下肢血管手术患者中应用 ERAS

流程的研究,相关临床证据仍有待完善和补充(表 52.2)。不过针对疼痛管理、术后活动两个 ERAS 路径中的常见环节,已有相关的研究报道(图 52.2)。

疼痛管理

在血管疾病患者的慢性疼痛治疗中,阿片类药物有着较高的使用率[40]。许多具有下肢血管手术指征的患者存在慢性疼痛病史,且常应用阿片类药物治疗。规律应用阿片类药物可能会对患者围术期麻醉管理产生显著的影响。

下肢血管重建 ERAS 路径应当兼顾无阿片类药物使用史和接受长期阿片类药物治疗的患者各自的疼痛管理需求。后者的临床管理路径具有相对较高的挑战性,ERAS 路径需结合患者阿片类药物使用的剂量水平,以及使用阿片类药物的临床目的。手术可能缓解或消除患者慢性疼痛的病因,对于血管重建后慢性疼痛显著缓解的患者,术后疼痛管理用药需相应减量。而对于慢性疼痛无法通过手术改善的患者,术后可能需要应用额外的镇痛药物,对术后手术相关的疼痛进行有效管理。

表 52.2　下肢血管手术路径示例

	术前	手术当日	POD 1	POD 2	POD 3 至出院
术前优化	讨论开展 ERAS 的意向。截肢手术患者术前进行职业治疗及物理治疗咨询	—	—	—	—
活动水平	截肢手术患者术前进行职业治疗及物理治疗咨询,制订术后活动以及定制耐用医疗设备相关计划	可下床于椅子上坐位休息。截肢手术患者在转运时注意肢体保护	若条件允许,下床活动、继续职业治疗及物理治疗。进行出院规划	每日下床活动 2 次,继续在护理人员和理疗人员帮助下提高活动水平。若条件允许进行院内康复评估	每日下床活动 2 次,继续提高活动水平。出院并进行安全教育
疼痛管理	评估当前疼痛来源及用药。若慢性疼痛预计会在血管再通或截肢术后缓解,合理计划术后镇痛药物减量	术前多模式镇痛。术前留置 CPNB 导管或于术中手术切口处应用丁哌卡因脂质体(liposomal bupivacaine),予静脉镇痛,按需予口服镇痛	继续 CPNB。继续多模式镇痛。继续按需口服镇痛。终止静脉镇痛	继续 CPNB。继续多模式镇痛。继续按需口服镇痛	移除 CPNB。继续多模式镇痛。完成长期阿片类药物减量计划
护理	—	截肢手术患者需关注其刚性护具位置良好,或柔性敷料及护具贴合到位	拔除导尿管	早 6:00 予前驱用药,准备术后首次换药	每日更换敷料,辅助进行出院教育,包括残肢护理以及感染相关症状和表现

POD x:*postoperative day x*,术后第 *x* 日;ERAS:加速康复外科;CPNB:*continuous peripheral nerve block*,持续外周神经阻滞。

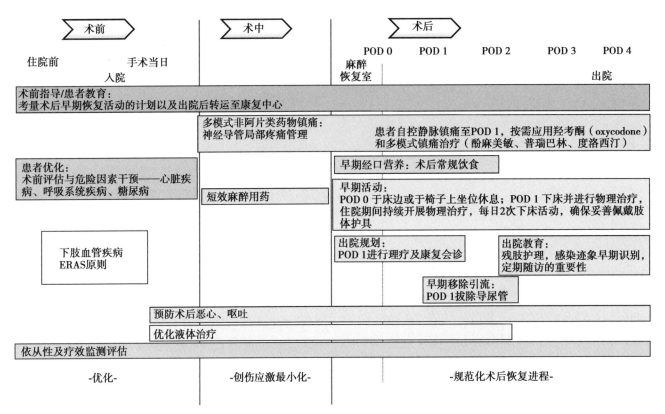

图 52.2　下肢血管疾病 ERAS 原则。POD x：*postoperative day x*，术后第 *x* 日

下肢血管手术患者适用持续外周神经阻滞（continuous peripheral nerve block，CPNB）[41]。在无阿片类药物使用史的患者中，应用包括 CPNB 在内的标准化多模式非阿片类药物镇痛能够加快术后恢复，并降低围术期镇痛药物的使用剂量。而在阿片类药物耐受的患者中，CPNB 能够潜在降低患者围术期额外的阿片类药物需求。虽然 CPNB 的应用在其他下肢手术（如膝关节置换）的 ERAS 路径中有所涉及[42]，但目前尚没有在下肢血管手术中应用 CPNB 的相关研究报道。

现有文献报道表明以局部镇痛为中心的疼痛管理方案在下肢血管手术患者中能够取得充分的镇痛效果和临床获益。Licker 等在 176 名接受大隐静脉高位结扎剥脱术的患者中应用镇静联合局部镇痛，并与前期 200 例接受全身麻醉手术患者进行比较[43]，发现术后恶心、眩晕，以及头痛的发生率明显降低（局部镇痛组 4%，全身麻醉组 41%，P<0.001）；平均日间手术病房出院时间缩短 364 分钟。在院时间的缩短使得手术单位可以在不增加手术并发症发生率的基础上，每日多开展一台手术。另一项研究表明膝上胭动脉搭桥可在镇静联合局部镇痛下完成，并取得理想的手术疗效[44]；文献报道队列中的 10 名患者对手术操作耐受良好，且均可在术后 8 小时内下床活动。

术后活动和义肢管理

术后早期下床活动是 ERAS 路径的重要环节。接受下肢血管手术的患者多在术前即存在活动障碍和较差的机体功能状态，难以开展术前活动水平锻炼。对下肢血管手术患者而言，术后早期活动可能存在着较大挑战，并需要特定专业技术人员（如理疗师）的帮助和指导。这一点与其他手术的 ERAS 路径有所不同，其他手术的患者在术后通常借助护理人员甚或家庭成员的支持帮助即可开展术后早期活动。

对于接受下肢截肢手术的患者，综合考虑伤口愈合、理疗康复、义肢适配，以及出院管理的患者教育和预期疗效管理尤为重要。截肢手术的 ERAS 路径需涵盖术前宣教、理疗会诊，理想情况下还应涉及亲属探视，以及患者及家属直接参与的术后肢体护理相关健康教育[45]。Marzen-Groller 等在其研究中拟定了住院患者截肢术后活动的流程规范[46]，包括对计划行膝上截肢、膝下截肢和经距骨截肢术的患者于术前开展理疗评估并制订理疗计划，于术前开始实施，并延续至术后阶段。医护团队协作完成患者的术后护理，重点工作由护理人员和理疗师共同主导。该研究中的患者术后活动水平均能够恢复到甚至超过术前基线水平，此外术后深静脉血栓的发生率似乎也有降低的倾向,但统计分析未能发现显著性差异。

腔内介入手术

腔内介入属于微创手术,可作为门诊手术开展或仅需较短的住院时间,因此在讨论 ERAS 临床路径时,腔内介入手术常容易被人们所忽视。腔内介入手术通常不涉及腹腔手术常见的术后肠梗阻,或较大手术切口相关的术后疼痛。尽管目前尚缺少相关学会认定的正式临床指南,University of North Carolina 曾报道了其开展经导管主动脉瓣置换术 ERAS 路径的经验[47],并发现相应临床路径有助于降低术后谵妄的发生率[48]。

针对导管相关介入治疗 ERAS 路径的临床资料相对有限,但有理由认为 ERAS 的理念同样能够为相关患者带来临床获益。例如接受动脉瘤腔内修复术的患者多为 65 岁以上的吸烟者,ERAS 临床路径的相关策略,如术前明确预期疗效、患者宣教、戒烟指导、考虑应用局部而非全身麻醉、应用多模式非阿片类药物镇痛、目标导向液体治疗,以及在完成经皮动脉穿刺术后所需的 2~4 小时卧床休息后辅助患者下床活动均有望改善患者的临床照护。

在下肢血管腔内血运重建中,ERAS 路径预期也能够带来类似的临床获益。术前宣教并在医护人员的指导下开展活动锻炼对患者预后有积极影响。此外,在行下肢血管腔内血运重建的患者管理过程中,充分理解抗血小板治疗、戒烟、糖尿病管理以及心血管风险干预的重要性是临床诊疗的关键所在。应用标准化的镇静及术后护理方案,可以提高医疗中心的诊疗吞吐量,提升工作效率,扩充病例诊治体量。瑞士 University of Geneva 的一所门诊手术中心报道了通过开展“快速路径”大隐静脉高位结扎剥脱术,减少患者术后恢复时间,进而实现了医疗中心手术量的提升的经验,这一成功经验也有望在其他医疗单位进行推广[43]。

结论

ERAS 临床路径可应用于多种手术操作,并为患者、医护人员以及医疗单位带来显著裨益。尽管目前有关血管外科手术 ERAS 路径的临床研究资料相对有限,但我们有理由相信 ERAS 能够为本来病情复杂、高龄、一般情况较差的血管疾病患者群体带来相当的临床获益。目前相关研究已为制订翔实可靠的

血管外科手术 ERAS 临床路径投入了大量的关注和努力。现有的研究仍主要聚焦于主动脉开放手术,但 ERAS 在下肢和腔内介入手术中的应用也将在后续得到进一步的推广。与其他手术领域的 ERAS 路径类似,针对术前宣教、疗效预期,以及营养干预、术后活动、镇痛、静脉液体管理等方面的关注,将有助于改善患者就医体验和临床结局,并缩短住院时间。

(郑月宏　译)

参考文献

1. Guyatt G, Oxman AD, Akl EA, Kunz R, Vist G, Brozek J, et al. GRADE guidelines: 1. Introduction-GRADE evidence profiles and summary of findings tables. J Clin Epidemiol. 2011;64(4):383–94.
2. Bredahl K, Jensen LP, Schroeder TV, Sillesen H, Nielsen H, Eiberg JP. Mortality and complications after aortic bifurcated bypass procedures for chronic aortoiliac occlusive disease. J Vasc Surg. 2015;62(1):75–82.
3. Rao A, Bottle A, Bicknell C, Darzi A, Aylin P. Common sequences of emergency readmissions among high-impact users following AAA repair. Surg Res Pract. 2018;2018:5468010.
4. Park BD, Azefor NM, Huang CC, Ricotta JJ. Elective endovascular aneurysm repair in the elderly: trends and outcomes from the Nationwide inpatient sample. Ann Vasc Surg. 2014;28(4):798–807.
5. Podore PC, Throop EB. Infrarenal aortic surgery with a 3-day hospital stay: a report on success with a clinical pathway. J Vasc Surg. 1999;29(5):787–92.
6. Brustia P, Renghi A, Gramaglia L, Porta C, Cassatella R, De Angelis R, et al. Mininvasive abdominal aortic surgery. Early recovery and reduced hospitalization after a multidisciplinary approach. Journal of. Cardiovasc Surg. 2003;44(5):629–35.
7. Mukherjee D. "Fast-track" abdominal aortic aneurysm repair. Vasc Endovasc Surg. 2003;37(5):329–34.
8. Ko PJ, Hsieh HC, Liu YH, Liu HP. Experience with early postoperative feeding after abdominal aortic surgery. Chang Gung Med J. 2004;27(3):210–6.
9. Brustia P, Renghi A, Fassiola A, Gramaglia L, Della Corte F, Cassatella R, et al. Fast-track approach in abdominal aortic surgery: left subcostal incision with blended anesthesia. Interact Cardiovasc Thorac Surg. 2007;6(1):60–4.
10. Murphy MA, Richards T, Atkinson C, Perkins J, Hands LJ. Fast track open aortic surgery: reduced post operative stay with a goal directed pathway. Eur J Vasc Endovasc Surg. 2007;34(3):274–8.
11. Muehling B, Schelzig H, Steffen P, Meierhenrich R, Sunder-Plassmann L, Orend KH. A prospective randomized trial comparing traditional and fast-track patient care in elective open infrarenal aneurysm repair. World J Surg. 2009;33(3):577–85.
12. Muehling BM, Ortlieb L, Oberhuber A, Orend KH. Fast track management reduces the systemic inflammatory response and organ failure following elective infrarenal aortic aneurysm repair. Interact Cardiovasc Thorac Surg. 2011;12(5):784–8.
13. Tatsuishi W, Kohri T, Kodera K, Asano R, Kataoka G, Kubota S, et al. Usefulness of an enhanced recovery after surgery protocol for perioperative management following open repair of an abdominal aortic aneurysm. Surg Today. 2012;42(12):1195–200.
14. Brustia P, Renghi A, Aronici M, Gramaglia L, Porta C, Musiani A, et al. Fast-track in abdominal aortic surgery: experience in over 1,000 patients. Ann Vasc Surg. 2015;29(6):1151–9.
15. Feo CV, Portinari M, Tsolaki E, Romagnoni G, Verri M, Camerani S, et al. The effect of an enhanced recovery program in elective

retroperitoneal abdominal aortic aneurysm repair. J Vasc Surg. 2016;63(4):888–94.

16. Martelli M, Renghi A, Gramaglia L, Casella F, Brustia P. Abdominal aortic aneurysm treatment: minimally invasive fast-track surgery and endovascular technique in octogenarians. J Cardiovasc Surg. 2017;58(4):557–64.

17. Fleisher LA, Fleischmann KE, Auerbach AD, Barnason SA, Beckman JA, Bozkurt B, et al. 2014 ACC/AHA guideline on perioperative cardiovascular evaluation and management of patients undergoing noncardiac surgery: executive summary: a report of the American College of Cardiology/American Heart Association Task Force on Practice Guidelines. Circulation. 2014;130(24):2215–45.

18. Narouze S, Benzon HT, Provenzano DA, Buvanendran A, De Andres J, Deer TR, et al. Interventional spine and pain procedures in patients on antiplatelet and anticoagulant medications: guidelines from the American Society of Regional Anesthesia and Pain Medicine, the European Society of Regional Anaesthesia and Pain Therapy, the American Academy of Pain Medicine, the International Neuromodulation Society, the North American Neuromodulation Society, and the World Institute of Pain. Reg Anesth Pain Med. 2015;40(3):182–212.

19. Warner DO. Perioperative abstinence from cigarettes: physiologic and clinical consequences. Anesthesiology. 2006;104(2):356–67.

20. Kalbaugh CA, Loehr L, Wruck L, Lund JL, Matsushita K, Bengtson LGS, et al. Frequency of care and mortality following an incident diagnosis of peripheral artery disease in the inpatient or outpatient setting: the ARIC (atherosclerosis risk in communities) study. J Am Heart Assoc. 2018;7(8).

21. Hayashi K, Hirashiki A, Kodama A, Kobayashi K, Yasukawa Y, Shimizu M, et al. Impact of preoperative regular physical activity on postoperative course after open abdominal aortic aneurysm surgery. Heart Vessel. 2016;31(4):578–83.

22. Norris EJ, Beattie C, Perler BA, Martinez EA, Meinert CL, Anderson GF, et al. Double-masked randomized trial comparing alternate combinations of intraoperative anesthesia and postoperative analgesia in abdominal aortic surgery. Anesthesiology. 2001;95(5):1054–67.

23. Styra R, Larsen E, Dimas MA, Baston D, Elgie-Watson L, Flockhart L, et al. The effect of preoperative cognitive impairment and type of vascular surgery procedure on postoperative delirium with associated cost implications. J Vasc Surg. 2018;69:201.

24. Balasundaram B, Holmes J. Delirium in vascular surgery. Eur J Vasc Endovasc Surg. 2007;34(2):131–4.

25. Ljungqvist O, Soreide E. Preoperative fasting. Br J Surg. 2003;90(4):400–6.

26. Takagi K, Teshima H, Arinaga K, Yoshikawa K, Hori H, Kashikie H, et al. Gum chewing enhances early recovery of bowel function following transperitoneal abdominal aortic surgery. Surg Today. 2012;42(8):759–64.

27. Som A, Maitra S, Bhattacharjee S, Baidya DK. Goal directed fluid therapy decreases postoperative morbidity but not mortality in major non-cardiac surgery: a meta-analysis and trial sequential analysis of randomized controlled trials. J Anesth. 2017;31(1):66–81.

28. Funk DJ, HayGlass KT, Koulack J, Harding G, Boyd A, Brinkman R. A randomized controlled trial on the effects of goal-directed therapy on the inflammatory response open abdominal aortic aneurysm repair. Crit Care. 2015;19:247.

29. Bisgaard J, Gilsaa T, Ronholm E, Toft P. Optimising stroke volume and oxygen delivery in abdominal aortic surgery: a randomised controlled trial. Acta Anaesthesiol Scand. 2013;57(2):178–88.

30. McArdle GT, McAuley DF, McKinley A, Blair P, Hoper M, Harkin DW. Preliminary results of a prospective randomized trial of restrictive versus standard fluid regime in elective open abdominal aortic aneurysm repair. Ann Surg. 2009;250(1):28–34.

31. McArdle GT, Price G, Lewis A, Hood JM, McKinley A, Blair PH, et al. Positive fluid balance is associated with complications after elective open infrarenal abdominal aortic aneurysm repair. Eur J Vasc Endovasc Surg. 2007;34(5):522–7.

32. Criqui MH, Aboyans V. Epidemiology of peripheral artery disease. Circ Res. 2015;116(9):1509–26.

33. Mozaffarian D, Benjamin EJ, Go AS, Arnett DK, Blaha MJ, Cushman M, et al. Heart disease and stroke statistics--2015 update: a report from the American Heart Association. Circulation. 2015;131(4):e29–322.

34. Aronow WS, Ahn C. Prevalence of coexistence of coronary artery disease, peripheral arterial disease, and atherothrombotic brain infarction in men and women > or = 62 years of age. Am J Cardiol. 1994;74(1):64–5.

35. Bhatt DL, Steg PG, Ohman EM, Hirsch AT, Ikeda Y, Mas JL, et al. International prevalence, recognition, and treatment of cardiovascular risk factors in outpatients with atherothrombosis. JAMA. 2006;295(2):180–9.

36. Steg PG, Bhatt DL, Wilson PW, D'Agostino R Sr, Ohman EM, Rother J, et al. One-year cardiovascular event rates in outpatients with atherothrombosis. JAMA. 2007;297(11):1197–206.

37. Cheng SW, Wu LL, Ting AC, Lau H, Wong J. Screening for asymptomatic carotid stenosis in patients with peripheral vascular disease: a prospective study and risk factor analysis. Cardiovasc Surg. 1999;7(3):303–9.

38. Biancari F, Salenius JP, Heikkinen M, Luther M, Ylonen K, Lepantalo M. Risk-scoring method for prediction of 30-day postoperative outcome after infrainguinal surgical revascularization for critical lower-limb ischemia: a Finnvasc registry study. World J Surg. 2007;31(1):217–25; discussion 26-7.

39. Brooke BS, De Martino RR, Girotti M, Dimick JB, Goodney PP. Developing strategies for predicting and preventing readmissions in vascular surgery. J Vasc Surg. 2012;56(2):556–62.

40. Lindgren H, Gottsater A, Qvarfordt P, Bergman S. All cause chronic widespread pain is common in patients with symptomatic peripheral arterial disease and is associated with reduced health related quality of life. Eur J Vasc Endovasc Surg. 2016;52(2):205–10.

41. Seretny M, Colvin LA. Pain management in patients with vascular disease. Br J Anaesth. 2016;117(Suppl 2):ii95–ii106.

42. Carli F, Kehlet H, Baldini G, Steel A, McRae K, Slinger P, et al. Evidence basis for regional anesthesia in multidisciplinary fast-track surgical care pathways. Reg Anesth Pain Med [Article]. 2011;36(1):63–72.

43. Licker M, Brandao-Farinelli E, Cartier V, Gemayel G, Christenson JT. Implementation of a fast-track-pathway including analgosedation with local anaesthesia for outpatient varicose vein surgery: a cohort study. Phlebology. 2013;28(8):418–25.

44. Lumsden AB, Weiss V, Pitts M, MacDonald MJ, Surowiec SM, Ofenloch JC. Local anesthesia for above knee femoropopliteal bypass: an alternative technique to endoluminal bypass grafting. Cardiovasc Surg [Article]. 1998;6(3):262–7.

45. Scarlet S, Isaak RS, McGinigle KL. Design and implementation of an Enhanced Recovery after Surgery (ERAS) pathway for major limb amputation in vascular surgery. Am Surg. 2018;84(4):e147–9.

46. Marzen-Groller KD, Tremblay SM, Kaszuba J, Girodo V, Swavely D, Moyer B, et al. Testing the effectiveness of the Amputee Mobility Protocol: a pilot study. J Vasc Nurs. 2008 Sep;26(3):74–81.

47. Sola M, Ramm CJ, Kolarczyk LM, Teeter EG, Yeung M, Caranasos TG, et al. Application of a multidisciplinary enhanced recovery after surgery pathway to improve patient outcomes after Transcatheter aortic valve implantation. Am J Cardiol. 2016 Aug 1;118(3):418–23.

48. Goins AE, Smeltz A, Ramm C, Strassle PD, Teeter EG, Vavalle JP, et al. General Anesthesia for Transcatheter aortic valve replacement: total intravenous anesthesia is associated with less delirium as compared to volatile agent technique. J Cardiothorac Vasc Anesth. 2018 Aug;32(4):1570–7.

Tim J.P.Batchelor

肺部手术和加速康复外科

肺癌是世界范围内引起癌症相关死亡的主要原因。手术切除给早期肺癌患者提供了最佳的治愈机会[1,2]。但是,肺癌手术也是创伤性最大的外科手术之一,常会导致神经、肌肉或骨骼损伤,同时还涉及功能性肺组织的切除。肺切除范围是决定术后发病率和病死率的重要因素,也是所有指南在明确手术适应证时需考虑的核心因素。

行肺癌手术患者通常基础情况欠佳,如合并慢性阻塞性肺疾病(chronic obstructive pulmonary disease,COPD)和缺血性心脏病等。来自手术创伤和重要功能组织切除的双重打击使得肺癌手术出现严重并发症的概率可高达 50%,这将导致患者恢复缓慢、远期结局变差、住院费用增加和长期生存率降低[3,4]。长期生存率在出现严重并发症时降低更明显[3]。

快速通道方案(fast-track protocol)已在胸外科中有所应用,有证据证明它能改善患者结局[5-8]。面向肺部手术的加速康复外科(enhanced recovery after surgery,ERAS)路径已于近期发表[9-16]。尽管如此,目前关于多模式围手术期护理路径(multimodal perioperative care pathway)在胸外科中有效性的循证研究仍落后于结直肠外科等领域。

肺部手术加速康复外科指南

肺部手术加速康复外科指南由 ERAS® 协会制订,并得到了欧洲胸外科医师协会(European Society for Thoracic Surgery,ESTS)的认可[17]。他们针对肺切除术患者的最佳围手术期管理提出了共识建议。

该指南由一群拥有实施快速通道围手术期护理路径经验或精通 ERAS 路径某个方面(如胸腔引流管理)的外科医生和麻醉医生编写。该指南参考了 ERAS® 协会的其他出版物,尤其是有关结直肠外科[18](参见第 40 章)和妇科[19](参见第 46 章)的指南。

在一些情况下,由于高质量数据的缺乏,部分建议由其他专科经验外推得来。当数据不充分甚至完全缺乏时,编者无法提出相关建议。个别建议的提出同时考虑了数据质量和风险获益比,因此可能会从低质量或存在冲突的数据中提出强推荐级别的建议,反之亦然。建议分为通用建议、适配胸外科特点的通用建议和胸外科专科建议三类(表 53.1)。

该指南共包括 45 条建议,涉及围手术期的四个阶段:入院前、入院、术中护理和术后护理(表 53.2)。大多数 ERAS 建议的推荐级别很强,因此系统性实施 ERAS 路径(图 53.1)可能改善胸外科手术后的结局。尽管目前尚未检验这些建议的有效性,但近期有关机构的经验表明,特定 ERAS 路径可减少阿片类药物的使用、最小化容量超负荷概率、缩短住院时间、降低住院费用和降低心肺并发症发生率[10-16]。

戒烟

吸烟与术后肺部并发症和术后死亡存在明确关联[20,21]。可通过延长术前戒烟时间来降低这类风险,但戒烟时长尚无明确规定。

目前关于戒烟可有效降低术后并发症发生率的证据强度较弱,但这一结论与人们的一般认知相符。后续仍需进一步的研究。虽然无明确的最佳戒烟时长,但也应建议患者戒烟。理想情况下应至少在手术前 4 周停止吸烟。

预康复

仅一小部分肺癌患者接受了手术治疗。许多患者

表 53.1 肺部手术加速康复外科指南的建议分为通用建议、适配胸外科特点的通用建议及胸外科专科建议三类

	通用建议	适配胸外科特点的通用建议	胸外科专科建议
入院前	患者宣教 围手术期营养管理 酒精依赖管理 贫血管理	戒烟 预康复	
入院	术前禁食 口服碳水化合物 麻醉前用药		
术中	VTE 预防 预防性抗生素应用和皮肤准备 术中低温预防 PONV 控制	标准麻醉方案	区域麻醉 围手术期液体管理 房颤预防 手术方式：开胸手术 vs VATS
术后	尿道引流	早期下床活动	胸腔引流管理

VTE：深静脉血栓栓塞症；PONV：术后恶心呕吐；VATS：电视辅助胸腔镜手术。

表 53.2 肺部手术加速康复外科指南：ERAS® Society 和 ESTS 的建议

建议	证据级别	推荐级别
入院前阶段		
术前宣教及咨询		
患者应常规接受专门的术前咨询	低	强
围手术期营养		
应在术前筛查患者的营养状况和体重变化情况	高	强
对营养不良患者应给予口服营养补充剂	中	强
术前应用免疫增强营养对营养不良患者的术后恢复可能有帮助	低	弱
戒烟		
应至少在术前 4 周停止吸烟	高	强
酒精依赖管理		
(酒精滥用者)应至少在术前 4 周避免饮酒	中	强
贫血管理		
应在术前筛查并纠正贫血	高	强
肺康复和预康复		
肺功能或运动能力处于临界状态的患者应考虑进行康复治疗	低	强
入院阶段		
术前禁食及口服碳水化合物		
麻醉诱导 6 小时前允许进食固体饮食，2 小时前允许进食清流质	高	强
应常规口服含碳水化合物的液体以降低术后胰岛素抵抗	低	强
麻醉前用药		
应避免常规利用镇静剂来减少术前焦虑	中	强
术中阶段		
深静脉血栓栓塞症预防		
接受肺切除术的患者应接受药物性和机械性措施预防 VTE	中	强
VTE 高风险患者可考虑实施长达 4 周的 LMWH 预防性治疗	低	弱
预防性抗生素应用和皮肤准备		
应常规在皮肤切开前后 60 分钟内静脉注射抗生素，但最好在皮肤切开前注射	高	强
如有需要可修剪毛发(不必常规剃毛)	高	强

续表

建议	证据级别	推荐级别
氯己定醇的皮肤消毒效果优于聚维酮碘	高	强
术中低温预防		
围手术期应使用加热装置维持正常体温	高	强
应持续监测患者核心温度	高	强
标准麻醉方案		
单肺通气期间应采用肺保护性通气策略	中	强
应联合使用全身和区域麻醉	低	强
短效吸入性麻醉剂、静脉麻醉药或二者组合的麻醉效果相同	低	强
术后恶心呕吐控制		
所有患者均应采用非药物措施来降低 PONV 的基线风险	高	强
在 PONV 中风险或高风险患者中,应用多模式药物方法预防 PONV	中	强
区域麻醉和疼痛缓解		
建议进行区域麻醉以减少术后阿片类药物的使用。椎旁阻滞和硬膜外麻醉的镇痛效果相同	高	强
除非存在禁忌证,所有患者均应联合使用对乙酰氨基酚和 NSAIDS 药物进行镇痛	高	强
对于既往存在慢性疼痛的患者,可考虑使用氯胺酮	中	强
可使用地塞米松以预防 PONV 和减轻疼痛	低	强
围手术期液体管理		
为保证正常血容量,应避免使用过度严格或宽松的液体管理方案	中	强
静脉输液时可选用平衡晶体液,平衡晶体液优于生理盐水	高	强
恢复经口饮食后应尽快停止静脉输液	中	强
房颤预防		
术前服用 β 受体阻滞剂的患者应在术后继续服用	高	强
镁耗竭患者可考虑补充镁	低	弱
有房颤发生风险的患者可考虑术前给予地尔硫䓬或术后给予胺碘酮	中	弱
手术方式:开胸手术		
如需进行开胸手术,应采用保留肌肉的手术方式	中	强
建议采用保留肋间肌和神经的手术方式	中	强
关闭胸腔时应避免损伤下位肋间神经	中	强
手术方式:微创手术		
建议采用 VATS 进行早期肺癌的切除	高	强
术后阶段		
胸腔引流管理		
应避免常规采用负压抽吸治疗	低	强
应使用数字化引流系统,降低人为因素对决策的影响	低	强
即使每日引流量较高(最高可达 450ml/天),也应拔除胸腔引流管	中	强
解剖性肺切除术后应使用单根胸腔引流管而不是两根胸腔引流管进行引流	中	强
尿道引流		
为便于监测尿量,不应对术前肾功能正常的患者实施导尿	中	强
可对胸段硬膜外麻醉患者实施导尿	低	强
早期下床活动和辅助物理治疗		
应鼓励患者在术后 24h 内开始活动	低	强
某些高风险人群可考虑行预防性微气管造口术(mini-tracheostomy)	低	弱

VTE:深静脉血栓栓塞症;LMWH:低分子肝素;PONV:术后恶心呕吐;NSAIDs:非甾体抗炎药,VATS:电视辅助胸腔镜手术。

Reprinted with permission from Batchelor et al.[17]

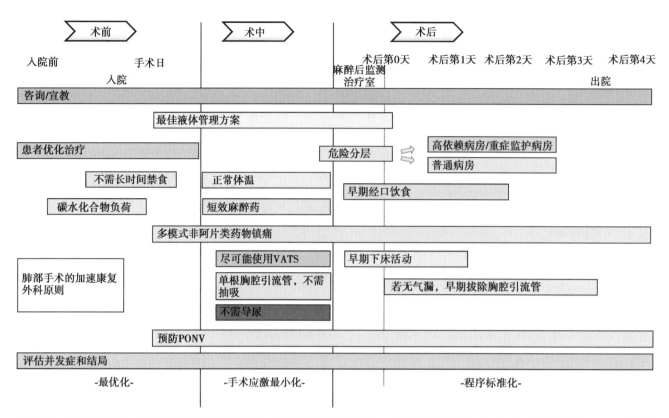

图 53.1　肺部手术的加速康复外科原则。PONV：术后恶心呕吐；VATS：电视胸腔镜外科手术；HDU：高依赖病房；ICU：重症监护病房

因癌症已进展至晚期而失去了手术机会。部分早期癌症患者可能由于一般状况不佳、肺功能差、存在其他合并症或无法获得胸外科服务而无法接受手术治疗。

在诊断时即关注肺癌患者的一般状况可能带来两个潜在的益处：(1) 被认为适合手术的患者可能预后更好；(2) 最初被认为不适合手术的早期癌症患者可通过提高健康状况来获得手术机会。

肺癌患者常缺乏运动，他们的活动水平低于同年龄的健康对照组。其中一种解释是肺癌患者倾向于来自日常活动水平较低的人群。此外，肺癌造成的乏力和体重下降也会影响患者机体的功能状态。较差的术前运动能力与较差的短期和长期临床结局相关[22,23]。也有证据表明，术前运动能力可影响治愈性肺癌手术的长期生存率[24-26]。这不禁让人提出一个问题：能否通过提高术前身体健康状况来改善预后？

肺癌手术前的预康复是有益的[27-30]。但是，由于不同研究之间的巨大异质性，预康复训练达到最大疗效所需的训练时间、训练强度、训练结构和适宜人群等细节尚未确定。预康复主要包括有氧训练(下肢和/或上肢)以及在一些研究中提及的力量训练。大多数预康复训练还包括呼吸训练。

临床实践中通常用最大耗氧量(VO_{2max})评价患者的健康状况。肺癌手术潜在适用患者的健康状况在接受术前预康复后得到显著改善[31-33]。过去无手术机会的患者可经过 4 周训练后重新获得手术机会[32]。此外，肺叶切除术前高强度训练可促使患者术后健康水平恢复至基线值，而那些未经训练患者的术后健康水平则可能受到严重损害[33]。

另一种观点认为改善术后结果比提高生理指标更为重要。两项最近发表的荟萃分析和 Cochrane 综述表明，与接受标准治疗方案的患者相比，接受预康复患者的住院时间和术后发病率均有所降低[27,30]，其中术后肺部并发症发生率显著降低。对术前肺功能较差的患者而言，预康复对肺部并发症发生率的影响尤为重要。

预康复在肺癌患者的 ERAS 路径中所扮演的角色仍待深入研究。而预康复的诸多训练细节仍无明确标准，特别是缺乏针对肺癌患者的标准化训练计划。

标准麻醉方案

单肺通气策略

在胸外科手术中，没有任何一种通气策略优于另一种。临床实践中采用何种通气策略需考虑如何避免低氧血症和通气肺损伤这一问题。近年来术中低氧血症的发生率已逐渐下降,因此临床关注的重点已转移到预防通气肺损伤上[34]。目前已知采用肺保护性通气策略单肺麻醉的预后更好。降低单肺麻醉期间的潮气量(从传统的10mL/kg降低到4~6mL/kg)可更有效地预防肺损伤[35],但单用小潮气量通气时低氧血症的发生率更高[36]。当小潮气量与呼气末正压(positive end-expiratory pressure,PEEP)联合应用时,其氧合效果与大潮气量通气相当[37]。PEEP的最适水平与个体的呼吸力学有关,但通常在5~10cmH$_2$O这一范围内[38]。

此外,还应关注非通气侧肺的损伤情况,可应用持续气道正压通气来避免非通气侧肺完全塌陷,从而减轻术中局部炎症反应[39]。

非插管麻醉

理论上不涉及气管插管和正压通气的麻醉策略更具优势,优势包括更短的麻醉诱导时间、更低的肺损伤发生率、可避免使用肌肉松弛剂以及可从全身麻醉中更快复苏。采用非插管麻醉策略的术侧肺会在胸膜破裂后立即塌陷,但塌陷水平与采用传统单肺麻醉策略时的塌陷水平相当。非插管麻醉策略的潜在风险包括容易出现术中持续咳嗽、膈肌或纵隔过度运动而干扰手术、容易出现术中低氧血症以及容易导致术中严重并发症的发生(如大出血)。

非插管麻醉包括清醒的非插管区域麻醉和保留自主呼吸的非插管全身麻醉。区域麻醉通常与静脉镇静及抑制咳嗽反射措施(如阿片类药物应用和术中迷走神经阻滞[40])联合使用。目前已有应用非插管麻醉行肺叶切除术、肺切除术、肺大疱切除术和肺减容术的文献报道[41]。这些报道大多数是单中心观察性研究[42]。大部分报道显示,与常规麻醉组患者相比,非插管麻醉组患者的住院时间更短、预后相当或更好[43]。一项行VATS手术患者的大型随机对照试验结果显示,与双腔气管插管全身麻醉组相比,非气管插管硬膜外麻醉组的术后并发症更少,术后住院时间更短[44]。然而,这两组的住院时间都长于加速康复外科的标准,因此该研究结果的说服力有所欠缺。尽管非插管麻醉显示出一定的应用前景,但不建议常规使用该麻醉策略。

麻醉技术

麻醉管理方面应重点关注短效麻醉药,尤其是那些允许在全身和区域麻醉后早期拔管的药物。目前对于吸入性麻醉剂亦或是丙泊酚全静脉麻醉(total intravenous anesthesia,TIVA)何者更有利这一点仍存在争议。吸入性麻醉剂(如异氟醚、七氟醚和地氟烷)通常是缺氧性肺血管收缩的低效抑制剂。与使用TIVA相比,使用吸入性麻醉剂后低氧血症的发生率无显著增加[45]。但二者在肺部的局部炎症反应存在显著差异,使用地氟醚可显著降低手术期间通气肺中炎症标志物的增加程度[46]。七氟醚也可以减轻非通气肺中的炎症反应[47]。尽管吸入性麻醉药可以降低心脏手术后的病死率和呼吸系统并发症[48],但该点尚未在胸外科中得到验证[49]。此外,TIVA的使用与长期生存率的提高存在一定关联[50]。

麻醉剂的最终选择取决于各个手术团队的实际情况。短效吸入性麻醉剂和静脉麻醉剂无优劣之分,它们都有各自的优缺点。

区域麻醉

胸外科的ERAS路径必须将多模式肠内、肠外镇痛与区域镇痛或局部麻醉结合起来,同时尽可能避免使用阿片类药物或减少其副作用。术后疼痛通常十分剧烈,这可能是由周围神经损伤、肌肉损伤或肋骨骨折所致。其中肋间神经损伤是最重要的因素[51]。此外,置留的胸腔引流管可能会持续刺激胸膜和肋间血管神经束,从而引起疼痛。

开胸手术和VATS的术后疼痛都十分剧烈。尽管VATS在术后疼痛程度和生活质量方面比开胸手术更好一些,但其改善程度不显著[52]。术后镇痛不足可能会加剧呼吸功能恶化,夹板固定可能会导致呼吸衰竭,而无效咳嗽和呼吸道分泌物清除不畅可能会导致肺炎。疼痛会增加低氧血症、高碳酸血症、心脏负荷过大、心律不齐和局部缺血的发生风险。术后剧烈疼痛也可导致开胸术后疼痛综合征的出现。

超前镇痛

理论上超前镇痛可减轻术后疼痛。即使超前镇痛药物的药效消失,它仍能减轻急性术后疼痛并防止产生慢性术后疼痛。不幸的是,在胸外科领域中几乎没有证据支持此镇痛策略,目前尚无证据表明提前给予全身性阿片类药物、非甾体抗炎药(NSAID)或氯胺酮来镇痛是有益的[53]。提前给予胸膜硬膜外镇痛(thoracic epidural analgesia,TEA)可减轻开胸手术后的急性疼痛,但对开胸手术后慢性疼痛的发生没有影响[54]。

术中区域镇痛

TEA 一度成为胸外科手术后疼痛控制的金标准。其他专科的早期 ERAS 方案将硬膜外镇痛视作疼痛管理的基石，但随着对 TEA 相关风险的认知越来越深入，目前人们认为它的风险可能比预想更高[55]。TEA 的不良反应包括尿潴留、低血压和肌无力。

椎旁阻滞镇痛（paravertebral analgesia）可对走行于椎旁间隙的躯体神经和交感神经实施单侧阻滞，这在单侧胸部操作中尤为有用。一些随机研究比较了 TEA 和椎旁阻滞镇痛的效果，结果表明椎旁阻滞镇痛比 TEA 能更有效地减少呼吸系统并发症，并且在最初的数小时之后仍能提供相同的镇痛效果[56-58]。椎旁阻滞镇痛能降低诸如术后恶心和呕吐（postoperative nausea and vomiting，PONV）、瘙痒、低血压和尿潴留等轻微并发症的发生风险。但二者在急性疼痛、30 天病死率、严重心肺并发症和住院时间方面无显著差异[58,59]。

就控制术后疼痛而言，肋间置管可能与 TEA 一样有效。肋间置管的性价比更高，所需时间更短，且可能减少并发症[60]。它可以在手术结束时由术者放置导管。前锯肌层面神经阻滞是另一种在 VATS[61] 和开胸手术[62] 中都有潜在用途的区域镇痛策略。脂质体丁哌卡因是一种缓释丁哌卡因制剂，当它在多个肋间注射时可提供长达 96 小时肋间神经阻滞[63,64]。这一结果有待随机对照试验证实。

围手术期液体管理

肺部手术的围手术期液体管理目标是尽可能减少静脉输液并维持组织器官正常血液灌注和氧供。围手术期液体情况多变，液体管理可能很复杂。一方面，液体超负荷患者容易出现肺间质和肺泡水肿[65-68]。另一方面，肺损伤影响液体管理策略选择。现存肺部疾病、既往化疗及放疗史、术中单肺通气、术中对肺组织的牵拉或挤压以及局部缺血再灌注等情况都可能导致急性肺损伤[69,70]，而全肺切除术后患者发生肺损伤的风险更高[71]。

一般建议围手术期采用限制性补液方案，即补液量小于 3mL/（kg·h）且 24 小时正平衡小于 1 500mL［或 20mL/（kg·24h）］。但该限制性补液方案有可能导致低血容量、组织灌注受损、器官功能障碍和急性肾损伤（acute kidney injury，AKI）。AKI 相对常见，发病率约为 5%[72]。尽管限制性补液可能导致围手术期少尿，但它与术后 AKI 风险增加无关[73,74]。设定较低的围手术期尿量目标［0.2mL/（kg·h）］或通过补液纠正少尿也不会影响术后肾功能[73-75]。因此，围手术期液体管理的目的是在保证不造成肺水肿的情况下维持术中血容量正常[76-78]。过度限制液体可能最终导致器官功能障碍。而麻醉药和神经阻滞的血管舒张作用可通过使用血管加压药和补充一定量液体来抵消，从而避免低血容量的出现[79]。失血和体液渗出造成的低血容量也可以通过补液来缓解。

与其他 ERAS 方案类似，平衡晶体液是静脉补液的首选[80]。术后应立即开始关注患者出入量和体重变化情况，并尽快恢复经口饮食。

房颤预防

术后房颤和房扑（postoperative atrial fibrillation and flutter，POAF）很常见，肺切除术后其发病率约为 12%[81,82]。危险因素包括高龄、男性、白人、高血压、慢性阻塞性肺病、心力衰竭和心脏瓣膜病[81]。切除范围更大的手术（如全肺切除术）的发病风险也会更高[82]。若出现其他术后并发症，则 POAF 发生率增加一倍，而 POAF 的发生会增加卒中和院内死亡的风险[81]。

2014 年美国胸外科协会指南（American Association for Thoracic Surgery Guidelines）推荐了数种预防 POAF 发生的策略[83]。术前服用 β 受体阻滞剂患者突然停药时会有发生 POAF 的风险。因此这类患者应持续服用 β 受体阻滞剂至手术后。镁缺乏患者可在围手术期静脉补镁。不宜使用地高辛治疗 POAF，因其对 POAF 转复无作用。对于 POAF 高风险患者，可考虑围手术期给予地尔硫䓬（若患者没有服用 β 受体阻滞剂且心功能正常）或术后予胺碘酮治疗。尽管 CHADS2（充血性心力衰竭、高血压、年龄、糖尿病和卒中/短暂性脑缺血发作）评分在识别肺切除术后 POAF 高危患者方面显示出一定的应用潜力[84]，但目前尚无确切的临床预测模型。此外，几乎无证据表明预防 POAF 可改善预后。

手术方式

虽然微创技术越来越普及，但是世界上大部分的肺切除术仍通过开胸手术来完成。急性和慢性术后疼痛在开胸手术和 VATS 手术中都很常见，它们会显著增加术后发病率和总医疗费用。

开胸手术

为了减轻胸壁损伤引起的疼痛，目前已发展出保留肌肉（muscle-sparing）和保留神经（nerve-sparing）

两种手术技术。需要进行开胸手术时,它们均是ERAS方案的一部分。

开胸手术的传统入路为后外侧入路或前入路(经腋窝或前外侧)。而保留肌肉的开胸手术常采用前入路。保留肌肉是指不造成背阔肌或前锯肌的肌纤维明显分离。尽管现有证据结论尚不统一,但应用该技术可改善术后第一个月内的肌肉功能[85]和疼痛情况[86]。

与传统开胸手术相比,保留神经技术会沿着切口将肋间肌和血管神经束与相邻肋骨分离,将手术牵开器放在裸露的骨头上,从而保护肋间血管神经束不受挤压,进而减轻术后疼痛。肋间肌可被分离成皮瓣[87,88]或带蒂皮瓣,这两种方式均可减轻疼痛[89]。

微创手术

微创手术包括多孔 VATS、单孔 VATS 和机器人手术。它们的特征包括使用电视辅助、仅需在胸壁开1~4 个孔和不需扩撑肋骨。

一些观察性研究表明,使用 VATS 行肺癌切除术的效果优于开胸手术。VATS 可减轻疼痛,更好地维持肩功能和肺功能,促进术后更早恢复活动,缩短住院时间和提高生活质量[90]。也有报道称 VATS 患者术后 5 年生存率更高[91]。然而,这些文献存在明显的选择偏倚和发表偏倚,因为它们大多由较好医疗中心和较资深外科医生发表。这不禁让人怀疑 VATS的优势是来自于外科医生的卓越技巧,而不是手术方法本身[92]。

最近一项大型前瞻性研究证实了 VATS 方法[52]的优越性。与经前外侧入路的开胸手术组患者相比,尽管二者的术后并发症发病率相当,但 VATS 组患者术后疼痛明显减轻,住院时间明显缩短。术后一年,VATS 组患者的长期疼痛率更低,生活质量更高。另一项大型倾向性匹配研究也支持 VATS 优于开胸手术的观点[93-95]。此外,一项纳入超过 28 000 名患者的研究发现,VATS 可显著减少术后并发症。VATS的优势在预估术后肺功能较差的高危患者中尤其明显[96]。

单孔 VATS 正在逐渐普及,其潜在好处包括术后疼痛及不适感更少,因人们常认为仅在胸壁开一个孔的疼痛程度要低于开多个孔。但反对意见仍然认为,在一个孔中使用多个器械所带来的疼痛比开多个孔但每个孔仅使用一个器械的疼痛更严重。一项随机试验未能发现单孔 VATS 和传统多孔 VATS 之间的区别[97]。二者在术后疼痛、住院时间和并发症发生率等方面无显著差异。

建议采用微创手术切除早期肺癌,但具体方法的选择仍取决于手术团队的能力水平。

机器人手术

机器人手术比常规 VATS 更具优势,具体体现在机械手臂更灵活(具有 7 个自由度)、提供三维视觉效果及图像缩放功能、可自动滤除震颤和减轻术者疲劳。目前尚不清楚这些优势是否会改善临床结局。但现有研究明确表明机器人手术是可行且安全的,其并发症发病率与 VATS 无显著差别[98-100]。机器人手术的学习周期短于 VATS 手术,因此外科医生可能更愿意学习机器人手术技术。这可能让患者有更多接受微创手术的机会。

胸腔引流管理

肺切除术后通常需要胸腔引流。不论采用何种手术方式,胸腔引流都会引起疼痛并降低肺功能[101]。术后长期卧床及其带来的副作用通常被认为是保守的胸腔引流管理策略所导致的。胸腔引流管理对患者术后病程具有决定性作用,它既影响恢复速度,又影响住院时间。

胸腔引流管数量

以往肺叶切除术后会使用两根胸腔引流管引流积液,一根放置在胸腔顶端排出空气,另一根放置在胸腔底部引流液体。一些随机试验已证明仅使用一根胸腔引流管是安全且有效的。使用单根胸腔引流管可以减轻疼痛,缩短胸腔引流管放置时间,但不会增加积液复发的风险[102-104]。因此,应常规使用单根胸腔引流管进行引流。

抽吸治疗

理论上,负压抽吸可促进脏壁两层胸膜附着,有利于封闭胸膜破口并排出漏出的气体。但床旁抽吸治疗可能会限制患者的活动,并增加肺漏气持续时间。

目前有一系列随机临床试验比较了术后行抽吸治疗与不行抽吸治疗的区别。尽管它们的结论并不统一,但常规应用抽吸无法显著缩短肺部漏气时间、胸腔引流时间或住院时间[105-108]。考虑到负压抽吸会限制患者的活动,应避免常规使用。

数字化引流系统

目前数字化引流系统被广泛利用。它在多个方面优于传统的水封法引流系统,如重量轻、体积小、有内置抽吸泵。因此它不像负压抽吸法一般要求附着在床旁,这有利于患者早期下床活动。它还能客观地计算肺部漏气量。该系统的信息储存和显示肺部漏气趋势的能力可让医生更明智地决定拔除胸腔引流管的时机,从而减少人为因素的影响[109]。

近期一项荟萃分析比较了数字化胸腔引流系统和传统胸腔引流系统的差异[110],前者可明显缩短胸腔引流管放置时间、住院时间和肺部漏气时间,并能减少住院费用。因此推荐在临床实践中使用数字化引流系统。它减少了人为因素对临床决策的影响,利于患者早期下床活动,并且可显著改善患者预后。

胸腔积液引流

每天的胸腔引流量决定了拔除胸腔引流管的时间。传统上,许多外科医生将引流量 200mL/d 作为临界值,低于该值时可安全拔除胸腔引流管。而快速通道方案中更积极的停止胸腔引流策略已被证明是安全的。在以 450mL/d(非乳糜液)为拔管临界值时,开胸手术后患者因复发性胸腔积液再入院的概率仅为 0.55%[111]。以 500mL/d 为临界值时,VATS 肺叶切除术后患者的复发性积液(需要引流或穿刺)发生率仅为 2.8%[112]。因此,当每日引流量较高(最高可达 450mL/d)时,只要没有肺部漏气、乳糜胸、脓胸或活动性出血的迹象,拔除胸腔引流管似乎是安全的。

总结及未来发展

若干胸外科手术后(主要是肺切除手术后)的 ERAS 项目已被证明可改善临床结局。近期出版的 ERAS 协会指南为感兴趣的机构提供了实施 ERAS 路径的相关建议。一些建议是胸外科独有的,另一些是通用的。某些建议的提出缺乏相关证据或证据强度不足,因此围绕它们的争议依然存在,如吸入性麻醉和静脉麻醉哪个更有益,区域麻醉的研究进展如何,非插管麻醉在手术中所扮演的真实角色,VATS 所需的开孔数及机器人手术在肺癌治疗中的作用等。衷心希望该指南的出版会优化围手术期治疗方案,鼓励相关人员进一步解决未知问题,并促进不同单位之间的合作。

（李单青　郭超　黄光华　译）

参考文献

1. Alberg AJ, Brock MV, Ford JG, Samet JM, Spivack SD. Epidemiology of lung cancer: diagnosis and management of lung cancer, 3rd ed: American College of Chest Physicians evidence-based clinical practice guidelines. Chest. 2013;143:e1S–e29S.
2. Howington JA, Blum MG, Chang AC, Balekian AA, Murthy SC. Treatment of stage I and II non-small cell lung cancer: diagnosis and management of lung cancer, 3rd ed: American College of Chest Physicians evidence-based clinical practice guidelines. Chest. 2013;143:e278S–313S.
3. Andalib A, Ramana-Kumar AV, Bartlett G, Franco EL, Ferri LE. Influence of postoperative infectious complications on long-term survival of lung cancer patients: a population-based cohort study. J Thorac Oncol. 2013;8:554–61.
4. Fernandez FG, Kosinski AS, Furnary AP, Onaitis M, Kim S, Habib RH, et al. Differential effects of operative complications on survival after surgery for primary lung cancer. J Thorac Cardiovasc Surg. 2018;155:1254–1264.e1.
5. Cerfolio RJ, Pickens A, Bass C, Katholi C. Fast-tracking pulmonary resections. J Thorac Cardiovasc Surg. 2001;122:318–24.
6. Das-Neves-Pereira JC, Bagan P, Coimbra-Israel AP, Grimaillof-Junior A, Cesar-Lopez G, Milanez-de-Campos JR, et al. Fast-track rehabilitation for lung cancer lobectomy: a five-year experience. Eur J Cardiothorac Surg. 2009;36:383–91; discussion 391.
7. Muehling BM, Halter GL, Schelzig H, Meierhenrich R, Steffen P, Sunder-Plassmann L, et al. Reduction of postoperative pulmonary complications after lung surgery using a fast track clinical pathway. Eur J Cardiothorac Surg. 2008;34:174–80.
8. Salati M, Brunelli A, Xiumè F, Refai M, Pompili C, Sabbatini A. Does fast-tracking increase the readmission rate after pulmonary resection? A case-matched study. Eur J Cardiothorac Surg. 2012;41:1083–7; discussion 1087.
9. Brunelli A, Thomas C, Dinesh P, Lumb A. Enhanced recovery pathway versus standard care in patients undergoing video-assisted thoracoscopic lobectomy. J Thorac Cardiovasc Surg. 2017;154:2084–90.
10. Giménez-Milà M, Klein AA, Martinez G. Design and implementation of an enhanced recovery program in thoracic surgery. J Thorac Dis. 2016;8:S37–45.
11. Khandhar SJ, Schatz CL, Collins DT, Graling PR, Rosner CM, Mahajan AK, et al. Thoracic enhanced recovery with ambulation after surgery: a 6-year experience. Eur J Cardiothorac Surg. 2018;53:1192–8.
12. Madani A, Fiore JF, Wang Y, Bejjani J, Sivakumaran L, Mata J, et al. An enhanced recovery pathway reduces duration of stay and complications after open pulmonary lobectomy. Surgery. 2015;158:899–908.
13. Martin LW, Sarosiek BM, Harrison MA, Hedrick T, Isbell JM, Krupnick AS, et al. Implementing a thoracic enhanced recovery program: lessons learned in the first year. Ann Thorac Surg. 2018;105:1597–604.
14. Rogers LJ, Bleetman D, Messenger DE, Joshi NA, Wood L, Rasburn NJ, et al. The impact of enhanced recovery after surgery (ERAS) protocol compliance on morbidity from resection for primary lung cancer. J Thorac Cardiovasc Surg. 2018;155:1843–52.
15. Scarci M, Solli P, Bedetti B. Enhanced recovery pathway for thoracic surgery in the UK. J Thorac Dis. 2016;8:S78–83.
16. Van Haren RM, Mehran RJ, Mena GE, Correa AM, Antonoff MB, Baker CM, et al. Enhanced recovery decreases pulmonary and cardiac complications after thoracotomy for lung cancer. Ann Thorac Surg. 2018;106:272–9.
17. Batchelor TJP, Rasburn NJ, Abdelnour-Berchtold E, Brunelli A, Cerfolio RJ, Gonzalez M, et al. Guidelines for enhanced recovery after lung surgery: recommendations of the Enhanced

Recovery After Surgery (ERAS®) Society and the European Society of Thoracic Surgeons (ESTS). Eur J Cardiothorac Surg. 2019;55:91–115.

18. Gustafsson UO, Scott MJ, Schwenk W, Demartines N, Roulin D, Francis N, et al. Guidelines for perioperative care in elective colonic surgery: Enhanced Recovery After Surgery (ERAS®) Society recommendations. Clin Nutr. 2012;31:783–800.

19. Nelson G, Altman AD, Nick A, Meyer LA, Ramirez PT, Achtari C, et al. Guidelines for pre- and intra-operative care in gynecologic/oncology surgery: Enhanced Recovery After Surgery (ERAS®) Society recommendations–Part I. Gynecol Oncol. 2016;140:313–22.

20. Barrera R, Shi W, Amar D, Thaler HT, Gabovich N, Bains MS, et al. Smoking and timing of cessation: impact on pulmonary complications after thoracotomy. Chest. 2005;127:1977–83.

21. Mason DP, Subramanian S, Nowicki ER, Grab JD, Murthy SC, Rice TW, et al. Impact of smoking cessation before resection of lung cancer: a Society of Thoracic Surgeons General Thoracic Surgery Database study. Ann Thorac Surg. 2009;88:362–70.

22. Friedel G, Fritz P, Goletz S, Kristen R, Brinkmann F, Dierkesmann R, et al. Postoperative survival of lung cancer patients: are there predictors beyond TNM. Anticancer Res. 2013;33:1609–19.

23. Licker M, Schnyder JM, Frey JG, Diaper J, Cartier V, Inan C, et al. Impact of aerobic exercise capacity and procedure-related factors in lung cancer surgery. Eur Respir J. 2011;37:1189–98.

24. Brunelli A, Pompili C, Salati M, Refai M, Berardi R, Mazzanti P, et al. Preoperative maximum oxygen consumption is associated with prognosis after pulmonary resection in stage I non-small cell lung cancer. Ann Thorac Surg. 2014;98:238–42.

25. Jones LW, Watson D, Herndon JE 2nd, Eves ND, Haithcock BE, Loewen G, et al. Peak oxygen consumption and long-term all-cause mortality in nonsmall cell lung cancer. Cancer. 2010;116:4825–32.

26. Shafiek H, Valera JL, Togores B, Torrecilla JA, Sauleda J, Cosío BG. Risk of postoperative complications in chronic obstructive lung diseases patients considered fit for lung cancer surgery: beyond oxygen consumption. Eur J Cardiothorac Surg. 2016;50:772–9.

27. Cavalheri V, Granger C. Preoperative exercise training for patients with non-small cell lung cancer. Cochrane Database Syst Rev. 2017;6:CD012020.

28. Crandall K, Maguire R, Campbell A, Kearney N. Exercise intervention for patients surgically treated for Non-Small Cell Lung Cancer (NSCLC): a systematic review. Surg Oncol. 2014;23:17–30.

29. Mainini C, Rebelo PF, Bardelli R, Kopliku B, Tenconi S, Costi S, et al. Perioperative physical exercise interventions for patients undergoing lung cancer surgery: what is the evidence. SAGE Open Med. 2016;4:2050312116673855.

30. Sebio Garcia R, Yáñez Brage MI, Giménez Moolhuyzen E, Granger CL, Denehy L. Functional and postoperative outcomes after preoperative exercise training in patients with lung cancer: a systematic review and meta-analysis. Interact Cardiovasc Thorac Surg. 2016;23:486–97.

31. Bobbio A, Chetta A, Internullo E, Ampollini L, Carbognani P, Bettati S, et al. Exercise capacity assessment in patients undergoing lung resection. Eur J Cardiothorac Surg. 2009;35:419–22.

32. Divisi D, Di Francesco C, Di Leonardo G, Crisci R. Preoperative pulmonary rehabilitation in patients with lung cancer and chronic obstructive pulmonary disease. Eur J Cardiothorac Surg. 2013;43:293–6.

33. Stefanelli F, Meoli I, Cobuccio R, Curcio C, Amore D, Casazza D, et al. High-intensity training and cardiopulmonary exercise testing in patients with chronic obstructive pulmonary disease and non-small-cell lung cancer undergoing lobectomy. Eur J Cardiothorac Surg. 2013;44:e260–5.

34. Lohser J, Slinger P. Lung injury after one-lung ventilation: a review of the pathophysiologic mechanisms affecting the ventilated and the collapsed lung. Anesth Analg. 2015;121:302–18.

35. Brassard CL, Lohser J, Donati F, Bussières JS. Step-by-step clinical management of one-lung ventilation: continuing professional development. Can J Anaesth. 2014;61:1103–21.

36. Blank RS, Colquhoun DA, Durieux ME, Kozower BD, McMurry TL, Bender SP, et al. Management of one-lung ventilation: impact of tidal volume on complications after thoracic surgery. Anesthesiology. 2016;124:1286–95.

37. Végh T, Juhász M, Szatmári S, Enyedi A, Sessler DI, Szegedi LL, et al. Effects of different tidal volumes for one-lung ventilation on oxygenation with open chest condition and surgical manipulation: a randomised cross-over trial. Minerva Anestesiol. 2013;79:24–32.

38. Ferrando C, Mugarra A, Gutierrez A, Carbonell JA, García M, Soro M, et al. Setting individualized positive end-expiratory pressure level with a positive end-expiratory pressure decrement trial after a recruitment maneuver improves oxygenation and lung mechanics during one-lung ventilation. Anesth Analg. 2014;118:657–65.

39. Verhage RJ, Boone J, Rijkers GT, Cromheecke GJ, Kroese AC, Weijs TJ, et al. Reduced local immune response with continuous positive airway pressure during one-lung ventilation for oesophagectomy. Br J Anaesth. 2014;112:920–8.

40. Hung MH, Hsu HH, Chan KC, Chen KC, Yie JC, Cheng YJ, et al. Non-intubated thoracoscopic surgery using internal intercostal nerve block, vagal block and targeted sedation. Eur J Cardiothorac Surg. 2014;46:620–5.

41. Kiss G, Castillo M. Nonintubated anesthesia in thoracic surgery: general issues. Ann Transl Med. 2015;3:110.

42. Tacconi F, Pompeo E. Non-intubated video-assisted thoracic surgery: where does evidence stand. J Thorac Dis. 2016;8:S364–75.

43. Liu J, Cui F, Pompeo E, Gonzalez-Rivas D, Chen H, Yin W, et al. The impact of non-intubated versus intubated anaesthesia on early outcomes of video-assisted thoracoscopic anatomical resection in non-small-cell lung cancer: a propensity score matching analysis. Eur J Cardiothorac Surg. 2016;50:920–5.

44. Liu J, Cui F, Li S, Chen H, Shao W, Liang L, et al. Nonintubated video-assisted thoracoscopic surgery under epidural anesthesia compared with conventional anesthetic option: a randomized control study. Surg Innov. 2015;22:123–30.

45. Lumb AB, Slinger P. Hypoxic pulmonary vasoconstriction: physiology and anesthetic implications. Anesthesiology. 2015;122:932–46.

46. Schilling T, Kozian A, Kretzschmar M, Huth C, Welte T, Bühling F, et al. Effects of propofol and desflurane anaesthesia on the alveolar inflammatory response to one-lung ventilation. Br J Anaesth. 2007;99:368–75.

47. De Conno E, Steurer MP, Wittlinger M, Zalunardo MP, Weder W, Schneiter D, et al. Anesthetic-induced improvement of the inflammatory response to one-lung ventilation. Anesthesiology. 2009;110:1316–26.

48. Uhlig C, Bluth T, Schwarz K, Deckert S, Heinrich L, De Hert S, et al. Effects of volatile anesthetics on mortality and postoperative pulmonary and other complications in patients undergoing surgery: a systematic review and meta-analysis. Anesthesiology. 2016;124:1230–45.

49. Beck-Schimmer B, Bonvini JM, Braun J, Seeberger M, Neff TA, Risch TJ, et al. Which anesthesia regimen is best to reduce morbidity and mortality in lung surgery?: a multicenter randomized controlled trial. Anesthesiology. 2016;125:313–21.

50. Wigmore TJ, Mohammed K, Jhanji S. Long-term survival for patients undergoing volatile versus IV anesthesia for cancer surgery: a retrospective analysis. Anesthesiology. 2016;124:69–79.

51. Wildgaard K, Ravn J, Kehlet H. Chronic post-thoracotomy pain: a critical review of pathogenic mechanisms and strategies for prevention. Eur J Cardiothorac Surg. 2009;36:170–80.

52. Bendixen M, Jørgensen OD, Kronborg C, Andersen C, Licht PB. Postoperative pain and quality of life after lobectomy via video-assisted thoracoscopic surgery or anterolateral thoracotomy for early stage lung cancer: a randomised controlled trial. Lancet Oncol. 2016;17:836–44.

53. Møiniche S, Kehlet H, Dahl JB. A qualitative and quantitative systematic review of preemptive analgesia for postopera-

tive pain relief: the role of timing of analgesia. Anesthesiology. 2002;96:725–41.

54. Bong CL, Samuel M, Ng JM, Ip-Yam C. Effects of preemptive epidural analgesia on post-thoracotomy pain. J Cardiothorac Vasc Anesth. 2005;19:786–93.

55. Cook TM, Counsell D, Wildsmith JA. Major complications of central neuraxial block: report on the Third National Audit Project of the Royal College of Anaesthetists. Br J Anaesth. 2009;102:179–90.

56. Davies RG, Myles PS, Graham JM. A comparison of the analgesic efficacy and side-effects of paravertebral vs epidural blockade for thoracotomy–a systematic review and meta-analysis of randomized trials. Br J Anaesth. 2006;96:418–26.

57. Joshi GP, Bonnet F, Shah R, Wilkinson RC, Camu F, Fischer B, et al. A systematic review of randomized trials evaluating regional techniques for postthoracotomy analgesia. Anesth Analg. 2008;107:1026–40.

58. Yeung JH, Gates S, Naidu BV, Wilson MJ, Gao SF. Paravertebral block versus thoracic epidural for patients undergoing thoracotomy. Cochrane Database Syst Rev. 2016;2:CD009121.

59. Scarfe AJ, Schuhmann-Hingel S, Duncan JK, Ma N, Atukorale YN, Cameron AL. Continuous paravertebral block for post-cardiothoracic surgery analgesia: a systematic review and meta-analysis. Eur J Cardiothorac Surg. 2016;50:1010–8.

60. Luketich JD, Land SR, Sullivan EA, Alvelo-Rivera M, Ward J, Buenaventura PO, et al. Thoracic epidural versus intercostal nerve catheter plus patient-controlled analgesia: a randomized study. Ann Thorac Surg. 2005;79:1845–9.

61. Kim DH, Oh YJ, Lee JG, Ha D, Chang YJ, Kwak HJ. Efficacy of ultrasound-guided serratus plane block on postoperative quality of recovery and analgesia after video-assisted thoracic surgery: a randomized, triple-blind, placebo-controlled study. Anesth Analg. 2018;126:1353–61.

62. Khalil AE, Abdallah NM, Bashandy GM, Kaddah TA. Ultrasound-guided serratus anterior plane block versus thoracic epidural analgesia for thoracotomy pain. J Cardiothorac Vasc Anesth. 2017;31:152–8.

63. Khalil KG, Boutrous ML, Irani AD, Miller CC 3rd, Pawelek TR, Estrera AL, et al. Operative intercostal nerve blocks with long-acting bupivacaine liposome for pain control after thoracotomy. Ann Thorac Surg. 2015;100:2013–8.

64. Rice DC, Cata JP, Mena GE, Rodriguez-Restrepo A, Correa AM, Mehran RJ. Posterior intercostal nerve block with liposomal bupivacaine: an alternative to thoracic epidural analgesia. Ann Thorac Surg. 2015;99:1953–60.

65. Alam N, Park BJ, Wilton A, Seshan VE, Bains MS, Downey RJ, et al. Incidence and risk factors for lung injury after lung cancer resection. Ann Thorac Surg. 2007;84:1085–91.

66. Arslantas MK, Kara HV, Tuncer BB, Yildizeli B, Yuksel M, Bostanci K, et al. Effect of the amount of intraoperative fluid administration on postoperative pulmonary complications following anatomic lung resections. J Thorac Cardiovasc Surg. 2015;149:314–20, 321.e1.

67. Brandstrup B, Tønnesen H, Beier-Holgersen R, Hjortsø E, Ørding H, Lindorff-Larsen K, et al. Effects of intravenous fluid restriction on postoperative complications: comparison of two perioperative fluid regimens: a randomized assessor-blinded multicenter trial. Ann Surg. 2003;238:641–8.

68. Licker M, de Perrot M, Spiliopoulos A, Robert J, Diaper J, Chevalley C, et al. Risk factors for acute lung injury after thoracic surgery for lung cancer. Anesth Analg. 2003;97:1558–65.

69. Tarbell JM. Shear stress and the endothelial transport barrier. Cardiovasc Res. 2010;87:320–30.

70. Ware LB, Fremont RD, Bastarache JA, Calfee CS, Matthay MA. Determining the aetiology of pulmonary oedema by the oedema fluid-to-plasma protein ratio. Eur Respir J. 2010;35:331–7.

71. Kutlu CA, Williams EA, Evans TW, Pastorino U, Goldstraw P. Acute lung injury and acute respiratory distress syndrome after pulmonary resection. Ann Thorac Surg. 2000;69:376–80.

72. Ahn HJ, Kim JA, Lee AR, Yang M, Jung HJ, Heo B. The risk of acute kidney injury from fluid restriction and hydroxyethyl starch in thoracic surgery. Anesth Analg. 2016;122:186–93.

73. Egal M, de Geus HR, van Bommel J, Groeneveld AB. Targeting oliguria reversal in perioperative restrictive fluid management does not influence the occurrence of renal dysfunction: a systematic review and meta-analysis. Eur J Anaesthesiol. 2016;33:425–35.

74. Matot I, Dery E, Bulgov Y, Cohen B, Paz J, Nesher N. Fluid management during video-assisted thoracoscopic surgery for lung resection: a randomized, controlled trial of effects on urinary output and postoperative renal function. J Thorac Cardiovasc Surg. 2013;146:461–6.

75. Puckett JR, Pickering JW, Palmer SC, McCall JL, Kluger MT, De Zoysa J, et al. Low versus standard urine output targets in patients undergoing major abdominal surgery: a randomized noninferiority trial. Ann Surg. 2017;265:874–81.

76. Assaad S, Popescu W, Perrino A. Fluid management in thoracic surgery. Curr Opin Anaesthesiol. 2013;26:31–9.

77. Assaad S, Kyriakides T, Tellides G, Kim AW, Perkal M, Perrino A. Extravascular lung water and tissue perfusion biomarkers after lung resection surgery under a normovolemic fluid protocol. J Cardiothorac Vasc Anesth. 2015;29:977–83.

78. Evans RG, Naidu B. Does a conservative fluid management strategy in the perioperative management of lung resection patients reduce the risk of acute lung injury. Interact Cardiovasc Thorac Surg. 2012;15:498–504.

79. Chappell D, Jacob M, Hofmann-Kiefer K, Conzen P, Rehm M. A rational approach to perioperative fluid management. Anesthesiology. 2008;109:723–40.

80. Gupta R, Gan TJ. Peri-operative fluid management to enhance recovery. Anaesthesia. 2016;71 Suppl 1:40–5.

81. Giambrone GP, Wu X, Gaber-Baylis LK, Bhat AU, Zabih R, Altorki NK, et al. Incidence and implications of postoperative supraventricular tachycardia after pulmonary lobectomy. J Thorac Cardiovasc Surg. 2016;151:982–8.

82. Onaitis M, D'Amico T, Zhao Y, O'Brien S, Harpole D. Risk factors for atrial fibrillation after lung cancer surgery: analysis of the Society of Thoracic Surgeons general thoracic surgery database. Ann Thorac Surg. 2010;90:368–74.

83. Frendl G, Sodickson AC, Chung MK, Waldo AL, Gersh BJ, Tisdale JE, et al; American Association for Thoracic Surgery. 2014 AATS guidelines for the prevention and management of perioperative atrial fibrillation and flutter for thoracic surgical procedures. J Thorac Cardiovasc Surg. 2014;148:e153–93.

84. Kotova S, Wang M, Lothrop K, Grunkemeier G, Merry HE, Handy JR. CHADS2 score predicts postoperative atrial fibrillation in patients undergoing elective pulmonary lobectomy. Ann Thorac Surg. 2017;103:1566–72.

85. Elshiekh MA, Lo TT, Shipolini AR, McCormack DJ. Does muscle-sparing thoracotomy as opposed to posterolateral thoracotomy result in better recovery. Interact Cardiovasc Thorac Surg. 2013;16:60–7.

86. Li S, Feng Z, Wu L, Huang Q, Pan S, Tang X, et al. Analysis of 11 trials comparing muscle-sparing with posterolateral thoracotomy. Thorac Cardiovasc Surg. 2014;62:344–52.

87. Allama AM. Intercostal muscle flap for decreasing pain after thoracotomy: a prospective randomized trial. Ann Thorac Surg. 2010;89:195–9.

88. Cerfolio RJ, Bryant AS, Patel B, Bartolucci AA. Intercostal muscle flap reduces the pain of thoracotomy: a prospective randomized trial. J Thorac Cardiovasc Surg. 2005;130:987–93.

89. Cerfolio RJ, Bryant AS, Maniscalco LM. A nondivided intercostal muscle flap further reduces pain of thoracotomy: a prospective randomized trial. Ann Thorac Surg. 2008;85:1901–6.

90. Yan TD, Black D, Bannon PG, McCaughan BC. Systematic review and meta-analysis of randomized and nonrandomized trials on safety and efficacy of video-assisted thoracic surgery lobectomy for early-stage non-small-cell lung cancer. J Clin Oncol. 2009;27:2553–62.

91. Taioli E, Lee DS, Lesser M, Flores R. Long-term survival in video-assisted thoracoscopic lobectomy vs open lobectomy in

lung-cancer patients: a meta-analysis. Eur J Cardiothorac Surg. 2013;44:591–7.

92. Cheng AM, Wood DE. VATS versus open surgery for lung cancer resection: moving beyond the incision. J Natl Compr Cancer Netw. 2015;13:166–70.

93. Cao C, Manganas C, Ang SC, Peeceeyen S, Yan TD. Video-assisted thoracic surgery versus open thoracotomy for non-small cell lung cancer: a meta-analysis of propensity score-matched patients. Interact Cardiovasc Thorac Surg. 2013;16:244–9.

94. Falcoz PE, Puyraveau M, Thomas PA, Decaluwe H, Hürtgen M, Petersen RH, et al; ESTS Database Committee and ESTS Minimally Invasive Interest Group. Video-assisted thoracoscopic surgery versus open lobectomy for primary non-small-cell lung cancer: a propensity-matched analysis of outcome from the European Society of Thoracic Surgeon database. Eur J Cardiothorac Surg. 2016;49:602–9.

95. Paul S, Altorki NK, Sheng S, Lee PC, Harpole DH, Onaitis MW, et al. Thoracoscopic lobectomy is associated with lower morbidity than open lobectomy: a propensity-matched analysis from the STS database. J Thorac Cardiovasc Surg. 2010;139:366–78.

96. Burt BM, Kosinski AS, Shrager JB, Onaitis MW, Weigel T. Thoracoscopic lobectomy is associated with acceptable morbidity and mortality in patients with predicted postoperative forced expiratory volume in 1 second or diffusing capacity for carbon monoxide less than 40% of normal. J Thorac Cardiovasc Surg. 2014;148:19–28.

97. Perna V, Carvajal AF, Torrecilla JA, Gigirey O. Uniportal video-assisted thoracoscopic lobectomy versus other video-assisted thoracoscopic lobectomy techniques: a randomized study. Eur J Cardiothorac Surg. 2016;50:411–5.

98. Cao C, Manganas C, Ang SC, Yan TD. A systematic review and meta-analysis on pulmonary resections by robotic video-assisted thoracic surgery. Ann Cardiothorac Surg. 2012;1:3–10.

99. Cerfolio RJ, Ghanim AF, Dylewski M, Veronesi G, Spaggiari L, Park BJ. The long-term survival of robotic lobectomy for non-small cell lung cancer: a multi-institutional study. J Thorac Cardiovasc Surg. 2018;155:778–86.

100. Wei S, Chen M, Chen N, Liu L. Feasibility and safety of robot-assisted thoracic surgery for lung lobectomy in patients with non-small cell lung cancer: a systematic review and meta-analysis. World J Surg Oncol. 2017;15:98.

101. Refai M, Brunelli A, Salati M, Xiumè F, Pompili C, Sabbatini A. The impact of chest tube removal on pain and pulmonary function after pulmonary resection. Eur J Cardiothorac Surg. 2012;41:820–2; discussion 823.

102. Alex J, Ansari J, Bahalkar P, Agarwala S, Rehman MU, Saleh A, et al. Comparison of the immediate postoperative outcome of using the conventional two drains versus a single drain after lobectomy. Ann Thorac Surg. 2003;76:1046–9.

103. Gómez-Caro A, Roca MJ, Torres J, Cascales P, Terol E, Castañer J, et al. Successful use of a single chest drain postlobectomy instead of two classical drains: a randomized study. Eur J Cardiothorac Surg. 2006;29:562–6.

104. Okur E, Baysungur V, Tezel C, Sevilgen G, Ergene G, Gokce M, et al. Comparison of the single or double chest tube applications after pulmonary lobectomies. Eur J Cardiothorac Surg. 2009;35:32–5.

105. Coughlin SM, Emmerton-Coughlin HM, Malthaner R. Management of chest tubes after pulmonary resection: a systematic review and meta-analysis. Can J Surg. 2012;55:264–70.

106. Deng B, Tan QY, Zhao YP, Wang RW, Jiang YG. Suction or non-suction to the underwater seal drains following pulmonary operation: meta-analysis of randomised controlled trials. Eur J Cardiothorac Surg. 2010;38:210–5.

107. Gao S, Zhang Z, Aragón J, Brunelli A, Cassivi S, Chai Y, et al. The Society for Translational Medicine: clinical practice guidelines for the postoperative management of chest tube for patients undergoing lobectomy. J Thorac Dis. 2017;9:3255–64.

108. Qiu T, Shen Y, Wang MZ, Wang YP, Wang D, Wang ZZ, et al. External suction versus water seal after selective pulmonary resection for lung neoplasm: a systematic review. PLoS One. 2013;8:e68087.

109. Varela G, Jiménez MF, Novoa NM, Aranda JL. Postoperative chest tube management: measuring air leak using an electronic device decreases variability in the clinical practice. Eur J Cardiothorac Surg. 2009;35:28–31.

110. Zhou J, Lyu M, Chen N, Wang Z, Hai Y, Hao J, et al. Digital chest drainage is better than traditional chest drainage following pulmonary surgery: a meta-analysis. Eur J Cardiothorac Surg. 2018;54:635–43.

111. Cerfolio RJ, Bryant AS. Results of a prospective algorithm to remove chest tubes after pulmonary resection with high output. J Thorac Cardiovasc Surg. 2008;135:269–73.

112. Bjerregaard LS, Jensen K, Petersen RH, Hansen HJ. Early chest tube removal after video-assisted thoracic surgery lobectomy with serous fluid production up to 500 ml/day. Eur J Cardiothorac Surg. 2014;45:241–6.

第 54 章
日间手术中的加速康复

Matthew B.Novitch, Elyse M.Cornett, Alan D.Kaye, Richard D.Urman

引言

加速康复外科（enhanced recovery after surgery，ERAS）方案是一种确保患者术前、术中和术后安全的综合方法。许多外科指南都有着详细的 ERAS 组成部分，以确保患者获得最佳疗效[1,2]。这种干预措施包括碳水化合物补充、补足液体、避免使用或者早期移除有创设备、多模式镇痛、早期下床活动以及早期进食。这些措施可以显著减少住院时间，降低住院费用，减少术后并发症，并维持合适的生理机能。许多原则不仅适用于腹部大手术，同样适用于日间手术的患者[3-5]。日间手术的基本原则如表 54.1 所示，包括术前、术中和术后的注意事项。

表 54.1 日间手术的基本原则

术前麻醉评估
患者选择
1. 手术因素（微创方法）
2. 医疗条件
3. 社会因素及患者与家属的宣教
麻醉因素
1. 麻醉史
2. PONV 风险评估
3. 气道评估
特殊事项
1. 高龄患者
2. 阻塞性睡眠呼吸暂停综合征
术中麻醉管理
1. 全身麻醉

续表

2. 区域麻醉
3. 监测麻醉护理
4. 多模式镇痛和 PONV 预防
5. 维持正常体温
6. 抗生素和静脉血栓栓塞预防（必要时）
术后管理
1. 术后疼痛管理和 PONV 的治疗
2. 术后早期活动
3. 出院标准和患者宣教
4. 出院后随访

术前注意事项

患者的选择是日间手术成功的关键。患者、手术和设备因素可能会影响决策的制订。例如，计划中的手术应保证极少的失血量，并且无需进行专门的术后护理，同时应当在家就可以控制术后疼痛。患者应能够尽快恢复正常功能，并应在出院前至少有一定程度的活动能力[6]。

患者应该具备稳定和良好可控的医疗状态，以避免延迟出院和围手术期并发症，并且应该有一个负责任的成年人将他们从医院带回家。合并症的恰当处理对于确保患者安全和避免不必要的延迟出院及并发症至关重要。通常会在麻醉前评估高风险手术的患者，以便于在术前恰当处理来降低围手术期风险。然而，由于通常认为日间手术风险较低，而且患者一般都比较健康，许多患者可能会接受"虚拟"的评估或者根本没有正式的术前评估。在理想情况下，他们的医疗信息在术前就可以提供给医生，这样可以提前做出分诊决定。在手术当天,应当对这些患者进行心肺疾病、阻塞性睡眠呼吸暂停综合征、凝血功能障碍、神经肌肉疾病和内分泌功能疾病(如甲状腺疾病或糖尿病)以及可能会显著增加围手术期风险的疾病进行筛查。如果在手术当天发现患者处于高风险状态或未达到最佳状态,则应考虑患者是否继续进行手术[7]。

建议在术前 4~8 周内戒烟来降低术前风险。甚至在手术前 24 小时内戒烟都可以降低碳氧血红蛋白水平,提高携氧能力,降低肺部或心血管并发症。这样患者气道所受的刺激降低,伤口更快愈合,并且会降低由于分泌物阻塞气道而导致术后缺氧的风险[8]。如果有条件接受术前麻醉门诊的指导,患者将被建议术前注意碳水化合物和液体的摄入。简单的措施如饮用碳水化合物(如果临床允许,患者也没有明显心力衰竭和慢性肾脏病病史)能够减少术后恶心和呕吐(postoperative nausea and vomiting, PONV)的发生率,改善胰岛素抵抗,降低感染率,并且可能会促进伤口愈合[9,10]。

此外,药物的协调使用是 ERAS 中的一个重要组成部分。需要确保患者在术日清晨不服用增加术后并发症和住院时间的药物,例如某些抗高血压药和抗凝药。对于所有接受相应手术或因自身合并症需要使用血液稀释药物的患者,都应当给予抗凝药物的使用指导。PONV 风险可利用多种工具进行评估,最常使用的是 Apfel 简化评分系统[11]。如果患者有较高的风险(非吸烟者、女性、有晕动症、围手术期使用阿片类药物),在术前和术中要给予适当的药物进行预防。对于所有接受全身麻醉的患者,PONV 的预防是促进患者早期康复的必要措施,应常规采用多模式预防呕吐治疗。大多数患者可联合使用地塞米松(4~6mg,静脉注射,诱导麻醉后)和 5- 羟色胺 3 受体拮抗剂昂丹司琼(4mg,静脉注射,手术结束时)。PONV 高风险患者可能需要额外的止吐方案来预防和治疗术后 PONV。

有时在术前根据患者要求或在临床医师判断后给予苯二氮䓬类药物以减轻患者焦虑情绪,提高患者满意度。然而,对于有阻塞性睡眠呼吸暂停、痴呆和呼吸抑制病史的患者以及老年人应谨慎使用苯二氮䓬类药物[12]。

宣教是日间手术的重要组成部分[13,14]。患者应该对手术过程、术后要求及恢复期望程度有很好的理解。手术过程应该是透明的,除了患者应该积极参与到医疗之中外,患者的家属也应该成为受教的对象。特别是在出院后,如果需要深入了解病情,家庭和患者都应与治疗团队有明确的沟通方式。其中一种提高患者依从性的方法就是给患者提供书面和口头的护理指导。

术中注意事项

手术切口和技巧会影响患者的术后恢复。应优先采用微创外科手术,日间手术不应冒着重大并发症的风险。事实上,在术后恢复方面,手术创伤的预期程度比手术持续时间更重要,术者应该有丰富的操作经验和较低的并发症发生率[6]。

当麻醉医生在准备麻醉方案时应考虑术后的情况。这意味着尽可能使用局部或区域麻醉,使用最低剂量的短效药物来进行有效麻醉和镇痛,适当逆转肌肉麻痹,减少使用可能导致术后恶心呕吐的药物,同时尽量使用加速恢复的药物。局部麻醉一直被证明能够增强镇痛效果,且减少阿片类药物的用量。区域麻醉也是如此,术后放置区域麻醉阻滞导管可能会有更持久的效果[15,16]。虽然阿片类药物是许多手术中所必需的术后镇痛药物,但仍然应当谨慎使用,因为与阿片类药物相关的不良事件是延长恢复时间和延迟出院的最常见原因之一。当临床安全时,应考虑应用非阿片类镇痛药物来减少阿片类药物的使用,如非甾体抗炎药、对乙酰氨基酚、静脉注射利多卡因和局部麻醉、α_2 受体激动剂、加巴喷丁和氯胺酮[17]。必要时也可使用区域麻醉。其他的非药物疗法,如针灸、灵气疗法、各种放松疗法、音乐疗法也应考虑在内。除了选择适当的镇痛药外,麻醉药物的精心选择也可以达到减少术后住院时间的目的。尽可能避免过深麻醉可以加快术后苏醒时间,促进早期下床活动和尽早进食,减少肺部并发症,如误吸和呼吸抑制[18-22]。可以通过尽量减少使用一氧化二氮、挥发性麻醉剂、大剂量新斯的明和阿片类药物来降低 PONV 风险。

术后注意事项

在临床和药理方面,应充分考虑术后的疼痛、恶心、呕吐和呼吸抑制的治疗。也应当制订临床路径和方案来处理术后的常见并发症。挽救性镇痛的措施,如静脉注射或(首选)口服非阿片类和阿片类药物(必要时),对患者早期下床活动和尽早进食是有利的。

做好患者术后疼痛的心理疏导是十分重要的,对于每个患者来说,完全的疼痛缓解是不切实际的,应指导患者如何处理疼痛和树立正确的术后预期[11,23]。术后疼痛的危险因素包括焦虑、术前疼痛、年龄、性别、手术类型和各种心理因素。

如果患者有顽固性恶心、呕吐,在恢复室重复使用 5HT₃ 受体拮抗剂(昂丹司琼)可能并没有效果,应考虑使用异丙嗪、苯海拉明、地塞米松或东莨菪碱贴片等替代药物[11]。发生呼吸抑制最常见的原因是残余的麻醉作用,应确保在合适的情况下实施适当的气道保护、逆转神经肌肉阻滞和氧疗。阻塞性睡眠呼吸暂停的患者术后发生呼吸并发症的风险较高,特别是使用了阿片类药物的这些患者,可以从术后持续监测、持续正压气道通气、阿片类药物保留技术(如区域麻醉)中获益[24]。

出院后注意事项

为了提高出入院人数,日间手术的患者应该有一个明确的出院方案[25]。PADSS 系统(麻醉后出院评分系统)和改良的 Aldrete 评分系统是评价患者能否出院的常用工具[26,27]。患者还应该清楚地了解自己的出院指导、药物治疗计划,以及需要护理指导时的联系人。

患者的治疗工作不会在他们出院时结束;相反,患者应在手术后一日或至少一周内接受医疗从业者的检查,以确保良好的愈合、用药依从性和疼痛控制,并恢复正常的日常活动。这可以减少重复住院和急诊就诊次数,从而减少并发症和相关的医疗费用。早出院有很多益处,例如尽早返回工作岗位,减轻患者的经济和社会负担,以及减少心血管系统、凝血功能和呼吸方面并发症。应确保早期进食,同时尽早恢复肠道和膀胱功能。如果这些功能在手术后 24~48 小时内没有恢复正常,应该关注肠梗阻和尿潴留的问题。术后尿潴留是再次入院的主要原因之一,它可导致尿路感染和永久性膀胱损伤,通常需要进行导尿治疗[28]。目前,术后尿潴留的病因和治疗方式差异很大,高危因素包括年龄、术前泌尿系统症状、前列腺肥大、脊髓麻醉和大量使用阿片类药物。

术后乏力可能会阻止患者恢复基本功能,并在术后持续数周[29]。虽然还不清楚这种现象是如何以及为什么发生的,但是可以通过避免深度麻醉和减少阿片类药物的使用来预防乏力。另一个令人担忧的问题是围手术期神经认知障碍(perioperative neurocognitive disorder,PND),表现为患者执行复杂认知任务的能力下降[30]。这种现象的原因是多方面的,在患者恢复正常认知功能之前可能会持续很长一段时间。PND 的一些危险因素包括高龄、基本认知功能障碍、明显的合并症、功能状态不佳、视觉和听觉障碍以及神经退行性病变[31,32]。

患者也可能会出现出血、血肿、感染和手术伤口愈合问题,所有的这些都是术后再入院的其他常见原因[33,34]。医生应指导患者寻找感染的迹象(如局部疼痛、发红、压痛),并应在出院后与患者联系,以保证他们没有出现任何相关症状。

结论

外科手术和麻醉技术的进步使得越来越多的手术可以采用日间手术的方式。对于一个成功的日间手术来说,主要的考虑因素包括选择合适的患者和手术方式、选择一种有利于快速恢复和出院的麻醉方式,以及选择减少术后并发症和副作用(如术后恶心、呕吐、疼痛和尿潴留)的方法。和患者宣教、最优化医疗条件一样,多模式镇痛是围手术期管理的重要组成部分之一,也是帮助患者尽快恢复基本功能的跨学科方法。

(王磊 译)

参考文献

1. Kaye AD, Urman RD, Cornett EM, Hart BM, Chami A, Gayle JA, et al. Enhanced recovery pathways in orthopedic surgery. J Anaesthesiol Clin Pharmacol. 2019;35:S35–S9.
2. Gustafsson UO, Scott MJ, Hubner M, Nygren J, Demartines N, Francis N, et al. Guidelines for perioperative care in elective colorectal surgery: enhanced recovery after surgery (ERAS®) society recommendations: 2018. World J Surg. 2019;43:659–95.
3. Kehlet H. Enhanced recovery after surgery (ERAS): good for now, but what about the future? Can J Anaesth. 2015;62:99–104.
4. Ljungqvist O, Scott M, Fearon KC. Enhanced recovery after surgery: a review. JAMA Surg. 2017;152:292–8.
5. Awad S, Carter S, Purkayastha S, Hakky S, Moorthy K, Cousins J, et al. Enhanced recovery after bariatric surgery (ERABS): clinical outcomes from a tertiary referral bariatric centre. Obes Surg. 2014;24:753–8.
6. Lee JH. Anesthesia for ambulatory surgery. Korean J Anesthesiol. 2017;70:398–406.
7. Smith BB, Smith MM, Hyder JA, Mauermann WJ, Warner ME, Licatino LK, et al. Same-day cancellation in ambulatory surgery: a retrospective review at a large academic tertiary referral center. J Ambul Care Manage. 2018;41:118–27.
8. Wong J, An D, Urman RD, Warner DO, Tonnesen H, Raveendran R, et al. Society for Perioperative Assessment and Quality Improvement (SPAQI) consensus statement on perioperative smok-

ing cessation. Anesth Analg. 2019.

9. Snowden CP, Minto G. Exercise: the new premed. Br J Anaesth. 2015;114:186–9.

10. Nygren J, Thorell A, Ljungqvist O. Are there any benefits from minimizing fasting and optimization of nutrition and fluid management for patients undergoing day surgery? Curr Opin Anaesthesiol. 2007;20:540–4.

11. Gan TJ, Diemunsch P, Habib AS, Kovac A, Kranke P, Meyer TA, et al. Consensus guidelines for the management of postoperative nausea and vomiting. Anesth Analg. 2014;118:85–113.

12. Mijderwijk H, van Beek S, Klimek M, Duivenvoorden HJ, Grune F, Stolker RJ. Lorazepam does not improve the quality of recovery in day-case surgery patients: a randomised placebo-controlled clinical trial. Eur J Anaesthesiol. 2013;30:743–51.

13. Lee A, Gin T. Educating patients about anaesthesia: effect of various modes on patients' knowledge, anxiety and satisfaction. Curr Opin Anaesthesiol. 2005;18:205–8.

14. Yoon RS, Nellans KW, Geller JA, Kim AD, Jacobs MR, Macaulay W. Patient education before hip or knee arthroplasty lowers length of stay. J Arthroplast. 2010;25:547–51.

15. Liu SS, Strodtbeck WM, Richman JM, Wu CL. A comparison of regional versus general anesthesia for ambulatory anesthesia: a meta-analysis of randomized controlled trials. Anesth Analg. 2005;101:1634–42.

16. Brown CH, Azman AS, Gottschalk A, Mears SC, Sieber FE. Sedation depth during spinal anesthesia and survival in elderly patients undergoing hip fracture repair. Anesth Analg. 2014;118:977–80.

17. Kaye AD, Urman RD, Rappaport Y, Siddaiah H, Cornett EM, Belani K, et al. Multimodal analgesia as an essential part of enhanced recovery protocols in the ambulatory settings. J Anaesthesiol Clin Pharmacol. 2019;35:S40–S5.

18. Oderda GM, Gan TJ, Johnson BH, Robinson SB. Effect of opioid-related adverse events on outcomes in selected surgical patients. J Pain Palliat Care Pharmacother. 2013;27:62–70.

19. Hayhurst CJ, Durieux ME. Differential opioid tolerance and opioid-induced hyperalgesia: a clinical reality. Anesthesiology. 2016;124:483–8.

20. Durieux ME. Time to dial down the vaporizer? Br J Anaesth. 2015;114:715–6.

21. Avidan MS, Mashour GA. Prevention of intraoperative awareness with explicit recall: making sense of the evidence. Anesthesiology. 2013;118:449–56.

22. Shanks AM, Avidan MS, Kheterpal S, Tremper KK, Vandervest JC, Cavanaugh JM, et al. Alerting thresholds for the prevention of intraoperative awareness with explicit recall: a secondary analysis of the Michigan Awareness Control Study. Eur J Anaesthesiol. 2015;32:346–53.

23. Joshi GP, Schug SA, Kehlet H. Procedure-specific pain management and outcome strategies. Best Pract Res Clin Anaesthesiol. 2014;28:191–201.

24. Nagappa M, Subramani Y, Chung F. Best perioperative practice in management of ambulatory patients with obstructive sleep apnea. Curr Opin Anaesthesiol. 2018;31:700–6.

25. Rae A. Reasons for delayed patient discharge following day surgery: a literature review. Nurs Stand. 2016;31:42–51.

26. Palumbo P, Tellan G, Perotti B, Pacile MA, Vietri F, Illuminati G. Modified PADSS (Post Anaesthetic Discharge Scoring System) for monitoring outpatients discharge. Ann Ital Chir. 2013;84:661–5.

27. Aldrete JA. The post-anesthesia recovery score revisited. J Clin Anesth. 1995;7:89–91.

28. Mason SE, Scott AJ, Mayer E, Purkayastha S. Patient-related risk factors for urinary retention following ambulatory general surgery: a systematic review and meta-analysis. Am J Surg. 2016;211:1126–34.

29. Nilsson U, Jaensson M, Dahlberg K, Hugelius K. Postoperative recovery after general and regional anesthesia in patients undergoing day surgery: a mixed methods study. J Perianesth Nurs. 2019;34:517–28.

30. Chow WB, Rosenthal RA, Merkow RP, Ko CY, Esnaola NF, American College of Surgeons National Surgical Quality Improvement Program, et al. Optimal preoperative assessment of the geriatric surgical patient: a best practices guideline from the American College of Surgeons National Surgical Quality Improvement Program and the American Geriatrics Society. J Am Coll Surg. 2012;215:453–66.

31. Gaulton TG. The older adult with preexisting neurocognitive disorder. Curr Opin Anaesthesiol. 2019;32:438–42.

32. Viramontes O, Luan Erfe BM, Erfe JM, Brovman EY, Boehme J, Bader AM, et al. Cognitive impairment and postoperative outcomes in patients undergoing primary total hip arthroplasty: a systematic review. J Clin Anesth. 2019;56:65–76.

33. Rosero EB, Joshi GP. Hospital readmission after ambulatory laparoscopic cholecystectomy: incidence and predictors. J Surg Res. 2017;219:108–15.

34. Khorgami Z, Andalib A, Aminian A, Kroh MD, Schauer PR, Brethauer SA. Predictors of readmission after laparoscopic gastric bypass and sleeve gastrectomy: a comparative analysis of ACS-NSQIP database. Surg Endosc. 2016;30:2342–50.

55

第 55 章
急诊剖腹手术中的加速康复

Carol J.Peden

引言

"急诊剖腹手术"一词是指为处理由一些病理因素导致的急腹症而进行的手术探查,在目前国际疾病统计分类和相关健康问题指导的(ICD-10)编码中有详细记录和描述。临床中最常见的潜在病理因素是急性结直肠疾病[1-3]。需急诊剖腹手术的患者和择期行腹部手术的患者之间存在的重要差别,主要在于需急诊剖腹手术的患者常伴有复杂的生理状态紊乱[1,4]。因而急诊的普通外科手术(EGS)所消耗的资源和成本较高。在美国,每年需 EGS 的患者比新诊断为癌症的患者还多,并且自 2001 年以来每年都在增加[5,6]。此外,需要急诊剖腹手术的患者通常是急诊普外科患者中病情最严重的那一部分。

需急诊剖腹手术患者多为老年人,大部分中心所报道的平均年龄在 62~67 岁之间[2,3]。这些患者在入院时就可能伴有合并症,约有 20%~50% 的患者合并系统性炎症反应综合征(SIRS)、脓毒症以及脓毒症休克[1-7]。尽管患者的原发病问题和手术方式在各个国家间略有不同[1,2,8],但急诊剖腹手术最常见的几个原发病因包括肠梗阻、消化道穿孔,以及因需要外伤清创或脓肿引流而进行的开腹探查[2]。来自英国国家急诊剖腹手术统计组织(NELA)的数据显示,施行最多的手术有肠粘连松解(16.8%)、小肠切除术(16.2%)、右半结肠切除术(含回盲部切除)(13.3%)和 Hartmann 手术(11.9%),而消化道溃疡穿孔缝补手术仅占 5%。在急诊的特殊条件下[9],接受开放式手术的急诊患者明显多于接受腹腔镜手术的患者。此外,统计结果还显示,急诊剖腹手术是死亡风险最高的外科手术之一,有数据显示,约有十分之一的患者于急诊剖腹手术术后 30 天内死亡,而对于 80 岁以上的高龄患者[3],病死率甚至可达到 25%。同时,术后并发症发生率较高,因术后并发症所致的病死率的增加可延续至少 1 年的时间[10]。

加速康复外科和急诊剖腹手术

关于急诊剖腹手术的加速康复外科(ERAS)的临床指南目前已在制订出版中,指南中详细指导了病患的术前管理、术中手术和麻醉管理,以及术后治疗的管理。鉴于许多急诊剖腹手术的患者都是老年人,指南也特别就术后衰弱、谵妄和临终关怀等方面进行相关阐述。在本章节中,将介绍该指南的发展背景,并讨论在指南研制和发展中做出重要贡献的一些相关研究。由于结直肠手术 ERAS 指南的成功普及,其中许多部分亦适用于急诊剖腹手术患者,因此关于那一部分内容的细节阐述将不进行深入讨论。详情读者可参阅本书的相关章节和 ERAS 指南[11]。

急诊手术患者有其特殊性,因此传统的基于患者的社区家庭的术前准备、实施手术、并快速康复出院的模块化的加速康复方案可能并不十分适合急诊普通外科的患者[11]。但是,ERAS 的理念仍然可以得到应用,即通过在有限的时间范围内使患者达到最佳手术状态,术中合理管理,并在术后获得最好的康复,ERAS 的方法也可以实现。此外,在有限的时间内,通过多学科诊疗的模式来使手术对患者的应激刺激最小化,可以使高危的急诊手术患者得到更好的获益。

然而直到现在,对如何改善急诊剖腹手术患者的诊治的相关研究依然很少。事实上,这些患者不仅本身病情就比较严重,还伴随着多种病因因素,共同造成了患者的紧急情况,因而,要对这些患者进行研究随机对照试验是极具挑战性的。基于对在急诊手术患者的观察性研究中提示的不良结果的重视[2,8,12],

2012 年,英国和威尔士资助了一项国家级的审计项目,即全国急诊剖腹手术审计[3],旨在获取所有急诊剖腹手术患者的手术相关结果和诊疗过程指标。除此之外,大规模的审计调查、大型队列研究的开展以及以共识为指导的临床标准的发展,对明确诊疗过程中的缺陷和未来需要改进的方向提供了极大的帮助,并可以为未来研究的发展提供基线数据资料。

ERAS 在急诊剖腹手术中的发展背景

在 2012 年和 2013 年之间发表的两项大型队列研究中强调了急诊剖腹手术中存在问题的严重性。在英国、欧洲和美国,急诊剖腹手术 30 天内的病死率为 14%~19%,而超过 80 岁的患者病死率可升至25%[2,7,8,12]。在其他的研究中发现,EGS 开展较少可能会导致患者的病死率的大幅增加[6],同时该研究也强调了急诊和择期普通外科手术患者预后之间存在显著差异[6,7]。但是,这些报告强调了在各个中心之间给予的医疗诊治措施存在较大的异质性,因此对不同资料的分析产生的结论可能存在差异[13]。

由于人们日渐认识到高风险的急诊普通外科患者需要得到更好的护理,英国皇家外科医师协会于2011 年发布了高风险和急诊外科手术患者的护理标准[14]。由于在该领域尚缺乏高质量的研究证据,该文件主要以专家意见为基础,但仍就护理过程中的关键部分提供了重要指导意见,并提倡了护理时间表的使用。该高风险手术患者护理标准的文件(最近的版本更新于 2018 年[15])提供了相应的图表说明,并定义了标准的临床护理路径,实则就类似于目前的 ERAS 的路径。在 2009 年,英国在 ERAS 临床开展指南中表示,对急诊手术的患者,"应调动一切因素,努力来实现 ERAS"[16]。因此,结合 2011 年高风险手术患者文件和 2009 年 ERAS 指南的建议,英国的团队开始将 ERAS 的方法应用于行急诊剖腹手术的患者。同时,世界上其他医疗中心也开始尝试将择期手术的患者 ERAS 的经验应用于急诊患者,并在一定时间内取得了相应成功[9,17-22];例如,一项关于急诊结肠直肠肿瘤切除手术的 ERAS 研究项目显示,ERAS 可显著缩短住院时间,加快术后肠功能恢复,但不增加术后 30 天的病死率和再入院率[17]。但在另外一些研究中,由于研究规模相对较小,且研究中经常将病情较重的患者排除在外,因此所得的结论存在不准确性[9,17,18]。近期一项关于急诊手术的 ERAS 的相关研究探讨了标准结直肠 ERAS 路径在急诊手术患者中的应用价值[23]。可以预料的是,在标准的择期结直肠手术 ERAS 方法中,术中措施的应用是依从性和效果最理想的[9,23]。因此,借鉴择期手术的 ERAS 路径虽然有一定效果,但面对急诊患者理想的 ERAS 的实施,还需要在其他方面进行深入探索。有关这部分的研究,已经在最近的文献和综述中得到了阐述和总结[24,25],下面我们将就其关键部分展开讨论。

生理紊乱的管理

许多患者入院时即伴有明显的生理紊乱,包括明显的应激反应、肠道功能障碍、胰岛素抵抗、体液失衡、SIRS,甚至 40% 以上的患者伴有脓毒症[1,4]。当出现脓毒症继发休克,血压显著降低时,患者的预后结果常常较差。因此,早期诊断和积极纠正生理紊乱至关重要。研究表明,早期风险评估、积极纠正生理紊乱与降低病患病死率之间存在重大关联[3,22]。其中,血清乳酸可以作为患者风险的评估和监测标志[26],根据《脓毒症生存指南》意见[26,27],可以监测血清乳酸水平来评估复苏反应[3,22]。

脓毒症的诊断与治疗

在急诊剖腹手术过程中,ERAS 理念应作为患者诊治的中心支柱。应积极主动地寻找脓毒症证据,努力实现脓毒症生存指南中所建议的 1 小时集束化治疗(表55.1),并在适当情况下使用抗生素和感染源控制的办法进行快速治疗(表 55.1)[3,15,24-27]。治疗延迟和未按照指南中指导的方式治疗会增加患者死亡风险[15,26-28]。多数需剖腹手术患者均伴有脓毒症的表现,但一项对急诊剖腹手术患者的大型统计研究显示,患者的中位病源控制时间长达 19.8 小时[29]。原因可能与早期脓毒症诊断和识别过程中缺少血液病原培养结果有关。

表 55.1　1 小时集束化治疗。所有需急诊手术的患者在就诊时都应考虑脓毒症存在的可能。对于所有有脓毒症临床表现的急诊手术患者,必须采取积极主动的复苏方法,并满足 1 小时脓毒症集束化治疗的要求

1. 检查乳酸水平,初始乳酸>2mmol/L 需再次测定
2. 给予抗生素治疗前行血培养
3. 采用广谱抗生素治疗
4. 低血压或乳酸 ≥4mmol/L 时快速补充晶体液 30mL/kg
5. 液体复苏期间或之后如有持续低血压,使用血管升压药以维持 MAP ≥65mmHg

转载已获 Levy 等人的许可。

"时间零点"或"出现临床表现的时间"是指在急诊科进行分诊的时间。如果是从另一个医疗场所诊断,则是指相关条件满足脓毒症或脓毒症休克诊断标准的时间点。

早期手术和脓毒症的病灶控制

在早期手术和脓毒症控制方面的研究得出了许多各不相同的证据和建议,并在英国皇家外科医师学院发布的 2018 年高风险手术患者文件中得到了很好的总结[15]。这份文件对需要急诊手术治疗的患者提供了综合的诊治建议包和操作流程作为临床参考。该诊疗包可用于指导需要即刻急诊手术和非即刻急诊手术的患者,以及需要关注的非手术治疗的患者。建议所有患者应按照《脓毒症生存指南》进行管理[27],对脓毒症伴有休克的患者,在临床诊断明确后需立刻行手术或用其他方式(如影像引导的介入治疗)对病灶源进行控制,并要求在 3 小时内顺利完成。对于没有脓毒症休克的脓毒症患者,病灶源控制时间需在 6 小时以内。此外,多个研究表明,对需要 EGS 的患者早期进行手术干预可以显著降低病死率和术后并发症发生率,特别是对肠穿孔患者[30,31]。

风险评估的作用

风险评估已成为急诊剖腹手术患者管理的重要工具[15]。由于许多剖腹手术患者没有接受与其风险相适应的护理,如术后需转入重症监护病房(ICU)过渡治疗,因此在第一版的高风险手术患者文件中提出了风险评估评分[14]。临床团队如果缺乏对急诊剖腹手术的知识和管理经验,很可能会低估其将可能会造成的不良结果。风险评分有助于临床团队之间就诊治的优先事项和诊疗路径进行沟通,并有助于直接与患者和家属进行讨论。目前有许多针对手术或疾病的风险预测工具[32-35]。一些如 P-POSSUM (Portsmouth 计数的病死率和并发症发生率的生理学及手术严重性评分)[33]的工具是多年前开发的,当所有变量的值是已知的时,可用于回顾性研究比较观察结果和预期结果,当一些变量必须被估计时,对于个体化的患者的术前预测有过度解释的可能。风险预测分数可根据风险模型给出人群的风险数值。然而,评分可能会高估或低估个别患者的风险。例如,一个消化性溃疡穿孔的患者,伴有严重的生理紊乱和非常高的风险评分,但他可能受益于快速的相对简单的手术。

通过 NELA 数据库和美国外科医师学会国家手术质量改进计划(ACS NSQIP®)数据库中的大数据分析,研究了急诊剖腹手术患者的相关风险,进而也开发了针对急诊手术患者的特定风险评估工具,这些工具能够更准确地预测高危患者急诊剖腹手术的实际风险[34,35]。应用该工具对既往 NELA 数据库中未进行风险评分的术前及术后患者进行回顾性分析时发现,这些患者的预后比进行前瞻性风险评分匹配的患者要差,这也能说明该工具的有效性[3]。

目标导向液体治疗

到撰写本文时,对急诊剖腹手术患者的目标导向液体疗法的研究,是正在开展的随机对照试验 FLO-ELA 中的重要研究内容[36]。一项 Cochrane 系统回顾显示,使用含或不含肌动蛋白或血管活性药物的液体来增加围术期血容量的方法,对术后病死率的降低没有益处[37],但在该研究中只有 2 项针对急诊手术的研究被纳入分析。虽然结论提示病死率没有显著降低,但病患的术后并发症发生率和住院时间明显降低。在另一项研究——OPTIMISE 研究中显示,在行大型胃肠道手术的高危患者中,使用心排血量为指导的血流动力学算法与传统的液体管理方法相比,没有改善预后的作用。但是,在一项将 OPTIMISE 的结果纳入的最新的荟萃分析中显示,心排血量引导的血流动力学干预方法可以使术后并发症发生率显著降低[38]。因此,我们认为对于接受急诊剖腹手术的患者,应根据具体情况考虑如何采用目标导向液体治疗。

术后重症监护病房的处理

在各项研究中,即使是最理想的急诊剖腹手术,术后 30 天病死率也达到 5%[39],仍比接受择期结直肠手术的患者高 5~6 倍。尽管存在这种显著差异,对于接受择期大手术的患者来说,他们将常规接受术后的重症管理治疗,但对于接受急诊剖腹手术的患者来说,情况则并不完全相同[40]。大型数据库分析显示,重症监护病房病床数量和影像学资源的缺乏与患者预后不良相关[1,41]。对急诊剖腹手术后的患者,计划性术后转入重症监护病房过渡治疗的患者比那些术后返回缺乏监护资源地方的患者预后要好,而那些在手术后返回普通病房后又因病情变化再转入重症监护室的患者预后则更为不佳。"手术抢救失败"是与患者死亡相关的重要因素[43],这些患者术后存在较高的并发症发生风险,因此术后应在密切观察区域进行处理,并且需要有经验的医师护士团队,以便对病情恶化立即做出反应。但是,如果没有 ICU 病床,针对这些术后高风险的患者,则应制订一个详细的术后管理计划,包括在术后相应的恢复区域进行长时间的治疗管理。

关注生理紊乱和败血症处理,及可靠循证护理的 ERAS 路径

丹麦的一项研究采用了围手术期护理方案来改善消化性溃疡穿孔的护理。消化性溃疡穿孔具有很高的发病率和病死率,患者经常表现出强烈的不适感,并伴有脓毒症的表现[20]。在该研究中,相关围术期干预措施包括术前评估和风险性分级、明确诊断后快速实施手术,以及术前早期使用广谱抗生素经验性治疗。术后的护理内容是在重症监护病房中给予稳定的呼吸和循环支持治疗,重点是给予营养和液体的支持,以及足量的镇痛和早期活动。结果显示,行干预治疗组的患者 30 天病死率为 17%,较对照组的病死率 27%,降低了近三分之一。另一项来自丹麦的研究,对行急诊腹腔镜和剖腹手术患者实施了围手术期多学科治疗方案[21]。其中包括早期复苏和抗生素的应用、6 小时内手术,以及术后至少 24 小时的密切监护。最终结果显示,患者的 30 天病死率从对照组的 22% 下降到干预组的 15%。

另外,四所在术后加速康复方面有经验的英国医院联合开发了一套护理方案作为临床的护理路径,其中重点强调了对行急诊剖腹手术的患者进行术后快速且及时的治疗管理,其目的也是为了确保护理路径管理的最佳化[22]。共采用了基于循证的六个项目的组成的集束化治疗组,包括血乳酸监测、对脓毒症早期检查和治疗、明确需进行手术后在规定的时间快速将患者转运至手术室、使用目标导向液体疗法、术后转入重症监护室过渡治疗,以及多学科高年资临床医师参与决策的围手术期护理。实施项目和护理包被称为急诊剖腹手术质量改善集束化治疗组合或简称 ELPQuIC。ELPQuIC 应用了 ERAS 的理念作为持续质量改进的方法,同时增加了一些关键护理程序,显著降低了经风险修正后的病死率。在该项目结束后病死率则开始升高,经济成本分析显示,ELPQuIC 的实施看似增加了医疗资源的使用(更多患者使用 ICU 和目标导向液体治疗),但实际经济成本反而没有增加。

因此,急诊剖腹手术协作(ELC)组织进一步[45]研究扩大了关于 ELPQuIC 的研究,并将其覆盖至 28 家医院。但 ELC 与 ELPQuIC 研究的略微不同之处在于,该研究有更充足的资金和质量改进支持,这使得参与的团队能够获得在质量改进、领导能力和变更管理方式等方面的指导。此外,该研究更重视脓毒症的处理(图 55.1)[22,45]。在 ELPQuIC 护理包实施前,

基线 ELC 组患者有 5 562 例,护理包实施后的 ELC 组患者共有 9 247 例。在项目实施的第二年,未修正病死率从基准的 9.8% 下降到了 8.3%。平均住院时间从 20.1 天减少到 18.9 天(在英国住院时间往往很长,因为急诊护理设施使用不熟练)。在护理包要求完成的 6 个项目中,有 5 个项目取得了显著改善。因此,这项研究同样印证了 ELPQuIC 项目和国家剖腹手术急诊统计中看到的变化结果[3,22],即急诊手术临床路径中对关键流程的改善是可行的,并且这与改善患者预后密切相关。

急诊剖腹手术 ERAS 实现过程中的其他重点事项

老年人

所有的大型研究均表明,高龄与急诊剖腹手术患者的不良预后显著相关。事实上,来自 NSQIP 的一项研究显示,90 岁以上的患者在 30 天内的病死率可达 90%[2]。尽管全国急诊剖腹手术审计组织调查的平均病死率在逐年下降,从 2014 年的 11.8% 降至 2017 年的不到 10%,但 80 岁以上患者的病死率仍然很高,30 天病死率为 17%,90 天病死率为 22%。显然,这些患者如进行手术治疗需要承担极高的风险,因此严格遵守循证的临床路径至关重要。许多患者身体较虚弱,受损伤后恢复力不足,如果可能,术前应先进行有效的虚弱程度评估[15,46],要认识到合并急诊情况的特殊性,并同时进行简单的认知功能评估[47]。体弱患者和伴有认知功能障碍患者的术后病死率和并发症率较高,因此常用的手术风险评分方法可能无法捕捉到这些风险[15,48]。建议老年医学专科医师可以共同参与这些患者的监护治疗,并且越早参与,患者的预后越好,但目前的证据表明这种情况在实际中还是较少。此外,应当定期评估患者的谵妄情况,要意识到低活动性谵妄比激动性谵妄更为常见,且预后往往更差。美国外科医师协会和美国老年医学会就如何预防、诊断和护理手术患者的谵妄制订了联合指南[50]。其中,对于那些接受大型腹部手术的患者,指南中的"住院老年人生活项目"中提出了一些简单措施,如进行口腔护理以及定期与患者沟通,结果显示该方法显著降低谵妄的发生[51]。

患者和家人的参与和共同决策

一项关于急诊手术的大型队列性研究表明,有部

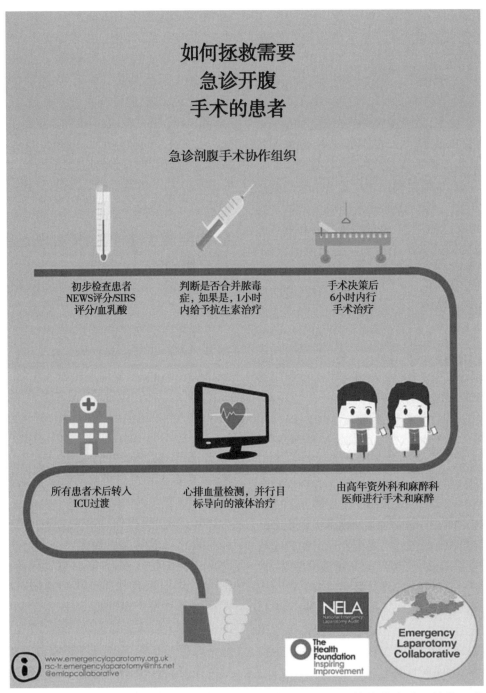

图 55.1　诊疗路径在急诊医疗团队中的使用。基于 ELPQuIC 的扩展方法。转载已获 Aggarwal 许可[45]（见文末彩插）

分患者在接受急诊大手术后,围手术期死亡风险非常高。这类患者包括有严重合并症的老年人、体弱者以及伴有会严重影响生存的疾病的患者[2,10,46,48,52]。晚期转移性癌症患者常常因消化道穿孔或梗阻而行急诊腹部手术并最终死亡。对于那些手术后存活下来的高危患者来说,即使存活下来仍可能伴随多种术后并发症,并需要长时间住院。所以,对于一些患者,手术可能是无效的。但对于另一些患者,例如消化性溃疡的患者,快速的手术可能会带来良好的结果。然而,对于 90 天以及更长时间的术后结果,特别是患者独立报告结果的相关资料仍较缺乏。对一些患者来说,保证生活质量和尽可能长时间保持生活的独立性是最重要的。手术可以给患者提供"快速修复",但对于高风险患者,不应在没有良好护理条件保障的情况下进行手术,即便是在急诊这种极具挑战的情况下[15,52]。目前有相应的指南可以来指导帮助外科团队对这些情况的处理,同时术前就急诊手术事宜和患者详细沟通手术的风险和手术的获益可以使患者对医疗行为更加理解满意[52-54]。

急诊普通外科的普及

EGS 的专业在世界各地都在发展[55],但仍有可能出现由乳腺外科专业的外科医生在危重患者身上进行复杂的结直肠手术的情况。这些手术本身就是在紧急情况下开始的,而且手术经常在正常工作时间以外进行,或者在白天外科团队同时承担着其他多项手术任务之时进行,这些都会增加患者的风险。越来越多的证据表明,急诊外科专科医生的参与可以显著改善需要急诊剖腹手术的患者的预后[41,55]。更多的外科团队参与管理这些复杂病情的患者也促进了急诊外科专业的发展。然而,尽管 EGS 是数量最多的专业之一,在许多中心仍然缺乏高质量的 EGS 服务[15,55]。对急诊剖腹手术的患者,需要高年资医师医疗团队快速反应并尽早手术和启动加速康复计划,这样有助于术后患者恢复[41,55,56]。

急诊剖腹手术患者的强化康复治疗框架

从目前围手术期护理相关的研究和发展资料来看,ERAS 方法在急诊剖腹手术中的使用应遵循以下原则。同时,所有患者应按照标准化的路径进行管理,由资深多学科团队参与指导并定期进行结果的回顾性分析。整体的治疗和护理路径应由急诊科、放射科、医院医生(Hospitalist)、重症监护部门、老年内科医生、外科医生和麻醉师共同投入并进行发展[3,15]。

术前原则

- 通过一种有效的方法,如早期预警评分系统,对病患的生理紊乱情况进行快速评估。对正在等待手术的患者也要定时进行再次评估,如出现异常的评分结果,应根据预先制订的方案快速妥善处理[15,20,24,25]。
- 尽早快速启动复苏计划同时纠正潜在的生理紊乱,可考虑使用血乳酸作为复苏情况的参考指标[15,22,26,27]。
- 使用有效的脓毒症评分立即评估所有患者的脓毒症情况[26,27]。
- 当出现脓毒症的迹象时迅速给予抗生素治疗,并完成 1 小时集束化治疗的内容[26,27]。
- 如有需要,可进行早期 CT 扫描,并立即由高级放射科医师进行复查[3,15]。

- 通过可靠的风险评分工具评估病情来明确后续诊疗路径,并与患者和家属共同决策患者的诊治[3,15,32-35]。
- 65 岁以上的患者应使用简单有效的衰弱评分系统进行衰弱程度评估,同时也要完善对患者认知功能的简单的评估[3,15,46-48]。如果这些结果出现异常,应尽早请老年内科专业医生进行协作评估。所有患者,尤其是那些在认知功能测试中出现异常的患者,应该允许保留助听器和眼镜,并可在手术前安排尽可能长时间的家属陪伴[50]。此外,对于符合 Beers 标准的药物,如苯二氮䓬类药物,在围手术期应避免使用,以减少术后谵妄的发生[57]。
- 早期的复苏和护理计划需要高年资外科医生和麻醉医师共同参与,同时,应尽早与 ICU 团队对接,如果病患死亡风险很高,最好在手术前就完善该内容。
- 根据病患病情紧急情况,在规定的时间内进行手术,应在明确手术决策后至少 6 小时以内进行手术。在患者需要保守治疗时,如肠梗阻,应采用定期复查相关指标明确病情情况[15]。
- 在可能的情况下,应向患者提供适当的信息、教育、咨询,就其风险进行沟通并与他们共同决策临床诊治[52-54]。
- 其他的术前 ERAS 的内容,如碳水化合物负荷的管理和静脉血栓栓塞(VTE)预防应根据具体情况考虑。然而,对于每一个患者,都应该考虑这些内容能否使患者获益[11]。
- 根据患者的病情,决定术前是否置入鼻胃管。

术中处理原则

- 急诊剖腹手术患者术后死亡风险和发病风险较高,建议由高年资医师进行手术和麻醉[3,15]。
- 根据情况适当进行减少有损伤的手术,同时必须充分认识到急诊患者的生理紊乱状态,而手术时间延长可能会加重这些情况并造成不良预后,特别是老年患者[55,56]。
- 根据潜在的病理情况妥当放置和管理鼻胃管。
- 通过患者血流动力学情况来指导的液体复苏,既要符合指南的意见,也需要在逐个病例的基础上进行个体化评估[4,11,15]。
- 积极进行保温措施和血糖水平管理[4,11]。
- 使用短效麻醉药[4,11]。
- 强调使用非阿片类药物镇痛方法,包括适当的予以局部麻醉阻滞。但硬膜外麻醉的使用仍有争议，因为在急腹症的情况下实施硬膜外麻醉可能存在较大的困难，并且术后出现活动性脓毒症的风险较高[4]。

- 对术后恶心和呕吐予以适当的预防。
- 术中应用神经肌肉阻滞药物，便于手术的进行，并易于进行监控。如拟于手术结束时拔除气管插管，建议使用外周神经刺激器进行拮抗并完全逆转神经肌肉阻滞，因为该患者组误吸风险较高[4]。
- 根据患者病情，尽可能减少引流[11]。
- 手术结束时重新评估风险和重复血乳酸测定，以指导术后管理[3,15]。
- 手术前和手术结束时的风险评估不仅应用于重新评估患者的病情，还可用于指导术后标准化的治疗，并可促进医疗小组间关于患者的病情沟通的理解[3,15]。

术后管理

- 由于患者术后有很高的并发症发生风险和死亡风险，因此应在危重症监护病房进行管理。如果危重症监护病床无法使用，可以通过患者的风险评分来指导具体术后诊疗路径，同时要做好需较长时间的术后康复的准备[3,15,22,24,25]。
- 因为该组患者术后并发症发生风险和死亡的风险远远高于择期接受类似手术的患者，因此建议术后进行几天的密切监测[2,7]。
- 由于生理状态的紊乱会造成患者持续的液体和电解质失衡，因此术后液体管理可能较为复杂[4]。因此建议在患者恢复饮水前，应考虑在持续监测环境下进行液体管理。
- 术后饮食和肠道恢复方案管理应遵循 ERAS 原则，并根据患者原发病情况进行个体化评估[11]。
- 早期活动策略对脓毒症患者尤其重要，因此这些患者常合并高肌肉分解代谢的风险[58]。
- 术后可能仍需要鼻胃管，但可结合患者的病情尽早拔除。
- 应用非阿片类药物镇痛。急诊剖腹手术可能会增加术后肾功能不全的风险，所以使用非甾体镇痛药时要谨慎。
- 根据患者情况，从术后第一天开始考虑是否拔除导尿管。

有研究显示，择期和急诊结直肠手术患者术后第一天的胃肠道功能恢复情况是相近的[9,19]。因此，可以根据 ERAS 原则和循证实践，早期拔除引流管和静脉导管，避免过量静脉输液，同时将阿片类镇痛药限制为仅在术后即刻使用。上述方法已被证明可以显著减少急诊手术患者的术后严重并发症的发生[19]，同时在大量研究中显示，应用 ERAS 理念实施的剖腹手术，其术后严重并发症明显减少[17,19]。当发生严重并发症时，术后较长时间的住院与不良预后密切相关[59,60]。因此，对于高龄和体弱的患者来说，他们需要"一次"就把事情做好，而 ERAS 的使用恰恰符合了这种逻辑。

具体实施

ERAS 临床路径的实施是非常具有挑战性的，特别是在急诊手术等复杂的情况下。EPOCH 研究提供了一个由 37 项内容共同构成的循证医学的临床途径，来指导 90 家医院进行急诊剖腹手术患者的诊治。同时由被完全资助的人种学家（一种临床学家）来研究在各家医院之间该临床路径的完成情况[61-63]。研究结果发现，因为在临床中，医生常缺乏专门的时间来进行工作的改进，同时，改变现有的管理策略并说服其多学科团队的成员改变传统的观念也存在困难。因此，对于一个团队而言，如果将路径划分为特定的几个项目组——例如，术前、术中和术后工作小组——并主要处理少量的关键流程是会有帮助的。从 EPOCH 研究中得到的教训表明，如果有充分的数据来支持路径的实施，那它的实际实施应该是可以节约医疗成本的，如果可能的话更应该是自发进行的。充足的改进时间以及对质量和管理策略改进等方面的指导，将有助于支持临床路径的实施和完善，而高级管理人员的支持和帮助对于提供这些资源至关重要。一项关于加速康复路径的培训和实施的德尔菲研究也同样支持了 EPOCH 研究的结果[64]；此外，审计和数据资料的支持也是非常重要的，同样重要的还有管理层的介入和资深临床指导。有专职的 ERAS 护士或路径管理专员、积极对 ERAS 路径的实施进行沟通，以及有效的多学科团队工作都是 ERAS 能够成功实施的重要部分。完成 ELPQuIC 和 ELC 中的六组护理包可能比较复杂的临床路径更容易实现得多[22,45]，至少在初级阶段，医疗团队可以从一些关键部分的实施开始，逐步实现急诊剖腹手术的 ERAS 方法的实施（图 55.2）[62,63]。

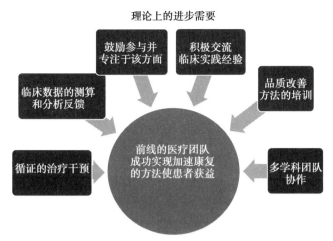

理论上的进步需要

鼓励参与并专注于该方面

积极交流临床实践经验

临床数据的测算和分析反馈

品质改善方法的培训

循证的治疗干预

前线的医疗团队成功实现加速康复的方法使患者获益

多学科团队协作

图 55.2　成功实施急诊剖腹手术循证路径所需的"理论进步"的概念图[62,63]。MDT：多学科医疗团队；QI：品质改善。摘自 Stephens 等[63]

审计及回顾性结果的价值

对急诊剖腹手术患者的管理制订明确的 ERAS 路径，可便于将来审计、分析和随后的改进工作（图 55.3）。传统上，急诊手术的痛点在于，不同的团队偶尔会对患者进行管理，但没有真正的有效干预权。针对这一高危群体的审计建立，有助于改善剖腹手术患者的情况[3]，但这仍然表明，通过多学科反馈而改进的正规路径的发展还并没有普及。由于这些患者中的许多是高风险患者，因而使用结构化的病死率回顾表，询问在哪些方面出现了护理差异，哪些方面的沟通可以做得更好，或者干预可以更及时，并定期回顾这些发现可能比更传统的单纯通过患者发病率和病死率统计分析更加有效[65]。

审计可以侧重于通过"结构、过程、结果"的方法[66]，分析提供医疗服务的体系，例如，员工情况、手术室和重症监护病床的使用情况。医疗过程分析可以包括关键医疗过程及时完成的百分比，如脓毒症诊断后 1 小时内使用抗生素的比例。结果指标不仅应包括病死率、住院时间和再入院率，还应该统计常见并发症情况和患者的个人体验。由于急诊剖腹手术患者常在手术后的几个月内死亡，因此应尽可能每隔一年做一次病死率的统计[10]。经济分析有助于为急诊患者 ERAS 方法的实施提供商业案例。目前，在已经完结的少数研究中表明，这种方法是实际有效的，并可以通过缩短住院时间和减少术后并发症，而减少成本并产生经济效益。但未来需要更多的研究加以深入探索。

但是，如果审计结果无法用于改善临床和护理，那么审计的作用就不大。为此，团队应该有一个详细的流程，对参与患者护理的所有团队中的组员积极共享关键指标，包括外科医生、麻醉师、手术室员工、急诊科团队和老年内科医生。可以通过展示绩效的运行图或时间序列图，展示共同努力的成绩来互相鼓励保持动力，并为大家的进步共同庆祝[67]。

结论

加速康复的方法理念可以很好地帮助并改进对这群高危患者的管理，它提供了一种标准化的循证医学路径，并对生理紊乱进行快速和积极的管理，而不是传统的迟缓的办法，即等待观察患者临床表现和腹腔病理表现有无变化再做决策的临床策略。ERAS 的方法通过专门团队的实施、早期循证的复苏策略（使用脓毒症生存指南）、早期抗生素使用、及时的手术、损伤控制开腹手术和重症监护病房的术后护理，共同造就了对急诊手术患者管理模式的重大转变。

近年来，在急诊剖腹手术患者的管理方面取得了很大的进展，结果也实在地改善了患者的治疗效果。他们的改善部分是由有充分临床数据资料支持的研究实现的，再结合与择期接受类似手术的患者的比较分析，我们对这些患者所面临的高死亡风险和并发症发生风险有了更深入的认识。同时，随着人们对急诊剖腹手术越来越感兴趣，加速康复治疗的研究的发展也帮助并建立了管理这类患者的新方法。鉴于急诊手术患者病情复杂，并常在非工作时间才出现情况，以及可能会由多个不同临床团队参与诊治，因而需要一种更为标准化的方法为所有参与医疗护理的人员提供简单明了的指导。采用 ERAS 的方法实施急诊剖腹手术，不仅需要明确的临床路径，更需要注重科学的临床实施。从成果上看，整体的结果都有所改善，同时，一些医学中心也有了显著提高。但挑战仍然存在，例如需要更深入地了解术后长期结果，包括患者汇报的结果，以及探索对那些手术无效的患者更好的预后指标。

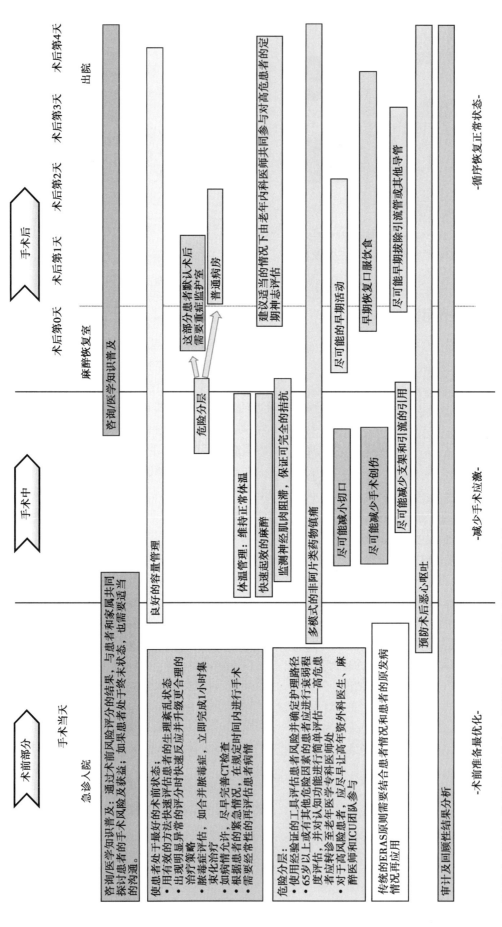

图 55.3　ERAS 的实现需要结合患者情况和患者的原发病情况进行应用

（叶　辰　原春辉　译）

参考文献

1. Symons NR, Moorthy K, Almoudaris AM, Bottle A, Aylin P, Vincent CA, et al. Mortality in high-risk emergency general surgical admissions. Br J Surg. 2013;100:1318–25.
2. Al-Temimi MH, Griffee M, Enniss TM, Preston R, Vargo D, Overton S, et al. When is death inevitable after emergency laparotomy? Analysis of the American College of Surgeons National Surgical Quality Improvement Program database. J Am Coll Surg. 2012;215:503–11.
3. NELA Project Team Reports. Fourth Patient Report of the National Emergency Laparotomy Audit. RCoA: London; 2018. https://www.nela.org.uk/reports. Accessed November 15th 2018.
4. Peden CJ, Scott M. Anaesthesia for emergency abdominal surgery. Anesthesiol Clin. 2015;33(1):209–21.
5. Gale SC, Shafi S, Dombrovskiy VY, Arumugam D, Crystal JS. The public health burden of emergency general surgery in the United States: a 10 year analysis of the Nationwide inpatient sample 2001–2010. J Trauma Acute Care Surg. 2014;77(2):202–8.
6. Scott JW, Olufajo OA, Brat GA, Rose JA, Zogg CK, Haider AH, et al. Use of national burden to define operative emergency general surgery. JAMA Surg. 2016;151(6):e160480.
7. Ingraham AM, Cohen ME, Raval MV, Ko CY, Nathens AB. Comparison of hospital performance in emergency versus elective general surgery operations at 198 hospitals. J Am Coll Surg. 2011;212(6):20–8.
8. Vester-Andersen M, Lundstrøm LH, Møller MH, Waldau T, Rosenberg J, Møller AM, Danish Anaesthesia Database. Mortality and postoperative care pathways after emergency gastrointestinal surgery in 2904 patients: a population-based cohort study. Br J Anaesth. 2014;112:860–70.
9. Roulin D, Blanc C, Muradbegovic M, Hahnloser D, Demartines N, Hubner M. Enhanced recovery pathway for urgent colectomy. World J Surg. 2014;38:2153–9.
10. Cooper Z, Mitchell SL, Gorges RJ, Rosenthal RA, Lipsitz SR, Kelley AS. Predictors of mortality up to one year after emergent major abdominal surgery in older adults. J Am Ger Soc. 2015;63:2572–9.
11. Ljungqvist L, Scott M, Fearon KC. Enhanced recovery after surgery: a review. JAMA Surg. 2017;1(152):292–8.
12. Saunders DI, Murray D, Pichel AC, Varley S, Peden CJ, Emergency Laparotomy Network UK. Variations in mortality after emergency laparotomy: the first report of the UK Emergency Laparotomy Network. Br J Anaesth. 2012;109:368–75.
13. Ingraham AM, Aytruk MD, Kiefe CI, Santry HP. Adherence to 20 emergency general surgery best practices: results of a national survey. Ann Surg. 2018;270(2):270–80. [Epub ahead of print].
14. Royal College of Surgeons of England, Department of Health. The higher risk general surgical patient: towards improved care for a forgotten group. RCSE: London; 2011. Available at https://www.rcseng.ac.uk/library-and-publications/rcs-publications/docs/the-higher-risk-general-surgical-patient/. Accessed on November 13, 2018.
15. Royal College of Surgeons of England. The high-risk general surgical patient: raising the standard. RCSE: London, UK. 2018. https://urldefense.proofpoint.com/v2/url?u=https-3A__www.rcseng.ac.uk_-2D_media_files_rcs_news-2Dand-2Devents_media-2Dcentre_2018-2Dpress-2Dreleases-2Ddocuments_rcs-2Dreport-2Dthe-2Dhighrisk-2Dgeneral-2Dsurgical-2Dpa-tient-2D-2Draising-2Dthe-2Dstandard-2D-2Ddecember-2D2018.pdf&d=DwIF-g&c=iLFkktpbVJiqSz07OUNw8-PWtGGtHBTxbUB7zsE1fFk&r=SwYQgHwX43RmLCsBrE18xravU-VTM7_0AF2mWQDmtF4&m=YSTlsHkLjK2jpBUEQTd0CadWEW1TzrA-CSvSWdfDpqk&s=91VM0INWlSKw2nxy0BhQdcIEOHnvoEpiC0AZFNF1g2c&e=.
16. Association of Surgeons of Great Britain and Ireland. Guidelines for implementation of enhanced recovery protocols. 2009. https://pdfs.semanticscholar.org/7960/2827d47ea07452ec326b4448304dc1bc8714.pdf.
17. Lohirisiwat V. Enhanced recovery after surgery vs conventional care in emergency colorectal surgery. World J Gastroenterol. 2014;20:13950–5.
18. Gonenc M, Dural AC, Celik F, Akarsu C, Kocatas A, Kalayci MU, et al. Enhanced postoperative recovery pathways in emergency general surgery: a randomised controlled trial. Am J Surg. 2014;207:807–14.
19. Wisely JC, Barclay KL. Effects of an enhanced recovery after surgery programme on emergency surgical patients. ANZ J Surg. 2016;86:883–8.
20. Møller MH, Ademsen S, Thomsen RW. Multicentre trial of a perioperative protocol to reduce mortality in patients with peptic ulcer perforation. Br J Surg. 2011;98(6):802–10.
21. Tengberg LT, Bay Nielsen M, Bisgaard T. Multidisciplinary perioperative protocol in patients undergoing acute high-risk abdominal surgery. Br J Surg. 2017;104(4):463–71.
22. Huddart S, Peden CJ, Swart M, McCormick B, Dickinson M, Mohammed MA, Quiney N, ELPQuiC Collaborator Group, ELPQuiC Collaborator Group. Use of a pathway quality improvement care bundle to reduce mortality after emergency laparotomy. Br J Surg. 2015;102(1):57–66.
23. Paduraru M, Ponchietti L, Casas IM, Svenningsen P, Zago M. Enhanced recovery after emergency surgery: a systematic review. Bull Emerg Traum. 2017;5(2):70–8.
24. Quiney N, Aggarwal G, Scott M, Dickinson M. Survival after emergency general surgery: what can we learn from enhanced recovery programmes? World J Surg. 2016;40:1283–7.
25. Aggarwal G, Peden CJ, Quiney NF. Improving outcomes in emergency general surgery patients: what evidence is out there? Anesth Analg. 2017 Oct;125(4):1403–5.
26. Levy MM, Evans LE, Rhodes A. The surviving sepsis campaign bundle: 2018 update. Intensive Care Med. 2018;44:925–6.
27. Rhodes A, Evans LE, Alhazzani W, Levy MM, Antonelli M, Ferrer R, et al. Surviving sepsis campaign: international guidelines for management of sepsis and septic shock: 2016. Intensive Care Med. 2017;43(3):304–77.
28. Bloos F, Thomas-Rüddel D, Rüddel H, Engel C, Schwarzkopf D, Marshall JC, MEDUSA Study Group, et al. Impact of compliance with infection management guidelines on outcome in patients with severe sepsis: a prospective observational multi-center study. Crit Care. 2014;18(2):R42.
29. National Surgical Research Collaborative UK. Multicentre observational study of adherence to Sepsis six guidelines in emergency general surgery. Br J Surg. 2017;104(2):e165–71.
30. Buck DL, Vester-Andersen M, Møller MH, Danish Clinical Register of Emergency Surgery. Surgical delay is a critical determinant of survival in perforated peptic ulcer. Br J Surg. 2013;100(8):1045–9.
31. Azuhata T, Kinoshita K, Kawano D. Time from admission to initiation of surgery for source control is a critical determinant of survival in patients with gastrointestinal perforation with associated septic shock. Crit Care. 2014;18(3):R87.
32. Moonesinghe SR, Mythen MG, Das P, Rowan KM, Grocott MP. Risk stratification tools for predicting morbidity and mortality in adult patients undergoing major surgery: qualitative systematic review. Anesthesiology. 2013;119(4):959–81.
33. Prytherch D, Whiteley M. POSSUM and Portsmouth POSSUM for predicting mortality. Physiological and operative severity score for the enumeration of mortality and morbidity. Br J Surg. 1998;85:1217–20.
34. Haskins IN, Maluso PJ, Schroeder ME, Amdur RL, Vaziri K, Agarwal S, et al. A calculator for mortality following emergency general surgery based on the American College of Surgeons National Surgical Quality Improvement Program database. J Trauma Acute Care Surg. 2017;82:1094–9.
35. Eugene N, Oliver CM, Bassett MG, Poulton TE, Kuryba A, Johnston C, NELA Collaboration, et al. Development and internal validation of a novel risk adjustment model for adult patients undergoing emergency laparotomy. Br J Anaesth. 2018;121(4):739–48.
36. Fluid Optimisation in Emergency Laparotomy trial. http://www.

floela.org. Accessed 11/09/2018.

37. Grocott MP, Dushianthan A, Hamilton MA, Mythen MG, Harrison D, Rowan K, Optimisation Systematic Review Steering Group. Perioperative increase in global blood flow to explicit defined goals and outcomes after surgery: a Cochrane Systematic Review. Br J Anaesth. 2013;111(4):535–48.

38. Pearse RM, Harrison DA, MacDonald N, Gillies MA, Blunt M, Ackland G, OPTIMISE Study Group, et al. Effect of a perioperative, cardiac output–guided hemodynamic therapy algorithm on outcomes following major gastrointestinal surgery. A randomized clinical trial and systematic review. JAMA. 2014;311(21):2181–90.

39. Broughton KJ, Aldridge O, Pradhan S, Aitken RJ. The Perth Emergency Laparotomy audit. ANZ J Surg. 2017;87(11):893–7.

40. Pearse RM, Moreno RP, Bauer P, Pelosi P, Metnitz P, Spies C, et al. Mortality after surgery in Europe: a 7 day cohort study. Lancet. 2012;380:1059–65.

41. Chana P, Joy M, Casey N, Chang D, Burns EM, Arora S, Darzi AW, Faiz OD, Peden CJ. Cohort analysis of outcomes in 69,490 emergency general surgical admissions across an international benchmarking collaborative. BMJ Open. 2017;7(3):e014484.

42. Jhanji S, Thomas B, Ely A, Watson D, Hinds CJ, Pearse RM. Mortality and utilisation of critical care resources amongst high-risk surgical patients in a large NHS trust. Anaesthesia. 2008;63(7):695–700.

43. Ghaferi AA, Birkmeyer JD, Dimick JB. Variation in hospital mortality associated with inpatient surgery. N Engl J Med. 2009;361(14):1368–75.

44. Eveleigh MO, Howes TE, Peden CJ, Cook TM. Estimated costs before, during and after the introduction of the emergency laparotomy pathway quality improvement care (ELPQuIC) bundle. Anaesthesia. 2016;71:1291–5.

45. Aggarwal G, Peden CJ, Mohammed MA, Pullyblank A, Williams B, Stephens T, Kellett S, Kirkby-Bott J, Quiney N; Emergency Laparotomy Collaborative. Evaluation of the Collaborative Use of an Evidence-Based Care Bundle in Emergency Laparotomy. JAMA Surg. 2019 May 1;154(5):e190145. https://doi.org/10.1001/jamasurg.2019.0145.

46. Joseph B, Zangbar B, Pandit V, Fain M, Mohler MJ, Kulvatunyou N, et al. Emergency general surgery in the elderly: too old or too frail? J Am Coll Surg. 2016;222(5):805–13.

47. Culley DJ, Flaherty D, Fahey MC, Rudolph JL, Javedan H, Huang CC, et al. Poor performance on a preoperative cognitive screening test predicts postoperative complications in older orthopedic Surgical patients. Anesthesiology. 2017;127(5):765–74.

48. Desserud KF, Veen T, Soreide K. Emergency general surgery in the elderly. BJS. 2016;103:e52–61.

49. Fourth patient report of the National Emergency Laparotomy Audit (NELA): December 2016 to November 2017. Published November 8, 2018. https://www.nela.org.uk/reports. Last accessed June 12, 2019.

50. ACS NSQIP® AGS Optimal Perioperative Care of the Geriatric Patient. https://www.facs.org/quality-programs/acs-nsqip/geriatric-periop-guideline. Accessed 11/09/2018.

51. Chen CC, Li HC, Liang JT, Lai IR, Purnomo JDT, Yang YT, et al. Effect of a modified hospital elder life program on delirium and length of hospital stay in patients undergoing abdominal surgery: a cluster randomized clinical trial. JAMA Surg. 2017;152(9):827–34.

52. Cooper Z, Courtwright A, Karlage A, Gawande A, Block S. Pitfalls in communication that lead to non-beneficial emergency surgery in elderly patients with serious illness: description of the problem and elements of a solution. Ann Surg. 2014;260:949–57.

53. Cauley CE, Panizales MT, Reznor G, Haynes AB, Havens JM, Kelley E, et al. Outcomes after emergency abdominal surgery in patients with advanced cancer: opportunities to reduce complications and improve palliative care. Trauma Acute Care Surg. 2015;79(3):399–406.

54. Jones CH, O'Neill S, McLean KA, Wigmore SJ, Harrison EM. Patient experience and overall satisfaction after emergency abdominal surgery. BMC Surg. 2017;17:76.

55. Moore LJ, Turner KL, Jones SL, Fahy BN, Moore FA. Availability of acute care surgeons improves outcomes in patients requiring emergent colon surgery. Am J Surg. 2011;202(6):837–42.

56. Girard E, Abba J, Boussat B, Trilling B, Mancini A, Bouzat P, et al. Damage control surgery for non-traumatic abdominal emergencies. World J Surg. 2018;42:965–73.

57. American Geriatric Society 2015 updated Beers criteria for potentially inappropriate medication use in older adults. https://www.guidelinecentral.com/summaries/american-geriatrics-society-2015-updated-beers-criteria-for-potentially-inappropriate-medication-use-in-older-adults/#section-society. Accessed November 13, 2018.

58. Grass F, Pache B, Martin D, Addor V, Hahnloser D, Demartines N, et al. Feasibility of early mobilisation after colorectal surgery: a retrospective cohort study. Int J Surg. 2018;56:161–6.

59. Howes TE, Cook TM, Corrigan LJ, Dalton SJ, Richards SK, Peden CJ. Post-operative morbidity survey, mortality and length of stay following emergency laparotomy. Anaesthesia. 2015;70:1020–7.

60. Khuri SF, Henderson WG, DePalma RG, Mosca C, Healey NA, Kumbhani DJ, Participants in the VA National Surgical Quality Improvement Program. Determinants of long-term survival after major surgery and the adverse effect of postoperative complications. Ann Surg. 2005;242:326–41.

61. Martin GP, Kocman D, Stephens T, Peden CJ, Pearse RM, The EPOCH Trial Group. Pathways to professionalism? Quality improvement, care pathways, and the interplay of standardization and clinical autonomy. Sociol Health Illn. 2017;39:1314–29.

62. Peden CJ, Stephens TJ, Martin G, Kahan BC, Thomson A, Rivett K, Enhanced Peri-operative Care for High-Risk Patients (EPOCH) Trial Group, et al. Effectiveness of a national quality improvement programme to improve survival after emergency abdominal surgery (EPOCH): a stepped-wedge cluster randomised trial. Lancet. 2019;393(10187):2213–21.

63. Stephens TJ, Peden CJ, Pearse RM, Shaw SE, Abbott TEF, Jones EL, EPOCH Trial Group, et al. Improving care at scale: process evaluation of a multi-component quality improvement intervention to reduce mortality after emergency abdominal surgery (EPOCH) trial. Implement Sci. 2018;13(1):142.

64. Nader F, Walker T, Carter F, Hübner M, Balfour A, Jakobsen DH, et al. Consensus on training and implementation of enhanced recovery after surgery: a Delphi study. World J Surg. 2018;42:1919–28.

65. Barbieri JS, Fuchs BD, Fishman N, Cutilli CC, Umscheid CA, Kean C, et al. The mortality review committee: a novel and scalable approach to reducing inpatient mortality. Jt Comm J Qual Pt Saf. 2013;39:387–95.

66. Donabedian A. Evaluating the quality of medical care. Milbank Q. 2005;83(4):691–729.

67. Perla RJ, Provost LP, Murray SK. The run chart: a simple analytical tool for learning from variation in healthcare processes. BMJ Qual Saf. 2011;20:46–51.

第 56 章
肝脏外科中的加速康复

Ismail Labgaa，Emmanuel Melloul

引言

肝脏外科手术是一类较大且具有挑战性的手术,肝脏恶性疾病手术的主要并发症发生率约为 17%~27%,病死率高达 5%[1]。由于肺脏通过膈肌与肝脏相邻,肝脏术后肺部并发症的发生率可达 30%,且增加 5% 的血栓栓塞事件发生率[1-4]。此外,约有 50% 的肝脏手术患者经历过消化系统的不良反应[5]。大范围肝脏手术的患者在围手术期会出现应激增加,而所有可以减少代谢应激反应的措施,可能会减少术后并发症的发生[6]。一些荟萃分析研究结果显示,与传统护理方法相比,采用加速康复计划可以显著减少住院时间、住院费用和术后并发症,这些结果提示我们应更好地遵从术后加速康复方案[7-9]。ERAS® 协会肝脏研究小组最近发布了肝脏手术围手术期护理指南[10]。在 ERAS 的 23 条标准项目中,有 16 条项目针对肝脏手术进行了研究,其中最高证据级别(级别 1 或 2)仅有 5 条(即:围手术期营养、预防性鼻胃插管、术后人工营养、防止胃排空延迟和刺激肠蠕动)。在本章中,我们将重点介绍对肝脏手术至关重要的特定 ERAS 项目,即液体平衡管理、微创手术、预防性腹腔引流、术后血糖控制、使用鼻胃管减压和硬膜外镇痛(图 56.1)。

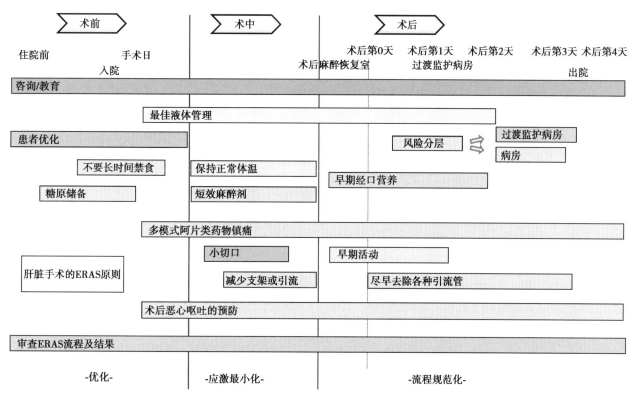

图 56.1　肝脏手术的 ERAS 原则

和早期死亡的预测因子。

液体平衡和电解质管理

由于肝脏手术中需要保持低中心静脉压(central venous pressure,CVP),因此肝脏术后体内液体会发生转移。肝脏手术中通过小心控制 CVP 可以减少肝静脉的充盈,从而减少术中出血[11-13]。维持容量平衡对于保护肾功能和预防腹水至关重要。肝脏术后最初 24~48 小时内的液体管理通常需要大剂量的液体复苏,并通过积极利尿来减少电解质的转移。这对于肝硬化的患者更为明显,因为他们更容易发生液体转移。为了达到合适的液体平衡,在 ERAS 方案内接受手术的患者应有一个个性化的液体管理计划。作为计划中的一部分,所有患者均应避免过多的液体和血液的丢失。术中同时监测 CVP 和心搏出量变异(stroke volume variation,SVV)的方法,应该作为肝脏手术中血流动力学监测的标准形式。在 Hughes 等最近发表的综述文章中指出,维持较低的 CVP 可以降低肝脏术中的失血量和输血率[14]。

目标导向的液体治疗在肝脏手术结束及术后最初的 6 小时,可以更快恢复循环血容量,并减少并发症的发生[15]。相较于 0.9% 的生理盐水,使用平衡晶体液来维持血容量可以避免高氯性酸中毒以及其他相关的术后并发症[10]。胶体液的作用仍存在争议,对于合并有全身炎症反应综合征(systemic inflammatory response syndrome,SIRS)或脓毒症休克的患者,使用羟乙基淀粉会增加肾功能不全的风险,在肝切除中应避免使用[16]。一些学者使用血液尿素氮作为衡量液体复苏的指标,并避免患者体重增加超过术前体重的 5%[17]。因此,术后体重的密切监测至关重要,尤其是术后最初的 48 小时。

低磷血症也是大范围肝脏切除术后一种常见的现象,并且会增加术后并发症发生率和病死率[18]。相比术前水平,患者在术后 2 小时和 48 小时会发生两次血磷的下降[17]。最近的两项研究表明,患者在术后第 2 天血磷水平到达最低值,并且在术后第 3~4 天缓慢上升至正常水平[17,18]。大范围与小范围肝脏切除手术术后 2 天的血磷下降模式相似,但较小肝脏切除手术的血磷水平恢复得更快。在 Squires 等人的最新研究中,作者分析了 719 例经历大范围肝脏切除手术患者的术后血磷水平[18]。在这项大型研究中,作者报道血磷水平>2.4mg/dL 以及血磷最低值在术后第 3 天之后出现,是术后肝功能不全、主要并发症

术后腹腔引流

预防性腹腔引流可能会对患者造成损害和引发不适,因此肝切除术后是否常规应用预防性腹腔引流仍存在争议。已经有许多里程碑式的研究给出了有力证据不支持腹部手术后留置引流管,一篇发表于 2004 年的 meta 分析就是其中之一[19]。这一篇 meta 分析包含了 3 项有关肝切除术的 RCT 研究,不过纳入的样本量均较少[20,21]。最近,又有一篇 meta 分析评价了非复杂性肝切除后预防性引流的应用[22]。该研究纳入了 6 项 RCT 研究共 665 例患者,并进行了定量分析。研究发现引流组发生腹水漏的比例较高。预防性引流组和非引流组在术区感染率、伤口感染率、胸腔感染率、胆瘘、住院时间和病死率方面均无差异。Wong-Lun-Hing 等研究发现在采用加强型康复流程后,切缘相关并发症的发生率、病死率和再次干预率均与标准护理组类似。肝切除术后按 ERAS 流程应用无引流策略是安全的。最初拟定肝切除术后 ERAS 推荐意见的时候,由于缺乏结论性的证据,对肝切除术后预防性引流的使用,没有给出支持或反对的建议。如今,不断有证据表明非肝硬化患者接受肝切除术后无须应用预防性腹腔引流。

微创技术

微创技术是术后快速康复(enhanced recovery after surgery,ERAS)的关键要素之一。2014 年在日本盛冈举行的第二届国际腹腔镜肝切除术国际共识会议强调,腹腔镜小范围肝切除术(laparoscopic liver resection,LLR)已成为标准做法,而大范围 LLR 仍是一种具有创新性的方法,值得进一步研究[24]。2017 年的《南安普顿腹腔镜肝切除共识指南》就旨在提出和确认 LLR 指南[25]。这两次共识会议的结论表明,与开放性手术相比,腹腔镜手术似乎可以减少术后并发症发生率并缩短术后住院时间。腹腔镜肝切除术可降低术后肠梗阻的发生率。此外,患者可以更早恢复经口进食,减少静脉镇痛药用量[26-28]。一项首次对比腹腔镜和开放式手术治疗结直肠癌肝转移的大规模前瞻性随机对照试验(COMET 研究)的初步结果显示,LLR 组的短期预后得到了改善,前期的倾向性评分匹配研究也支持这一结果[29]。在肝细胞癌(HCC)伴肝硬化的患者中,相比开放手术,腹腔镜

手术可以降低术后腹水、肝衰竭等并发症的发生率，并且术后 2 年的总体生存率或无病生存率没有差异[30,31]。目前最大的荟萃分析表明，对于大范围肝切除术，与开放手术相比，腹腔镜手术失血量更少，并发症发生率更低，住院时间更短，而手术时长、输血率和 R0 切除率均相近[32]。腹腔镜左半肝切除术也显示出相似的结果[33,34]。对于较小范围的切除术，主要是左外侧肝切除术和前段（Ⅳb、Ⅴ）病变切除术，腹腔镜手术应成为金标准。与开放手术相比，腹腔镜左外侧肝切除术的住院时间更短[35]。然而，ORANGE Ⅱ试验的结果显示，在 ERAS 项目中腹腔镜左外侧肝切除术并没有显示出比开放手术得到更快的功能性恢复的优势，由于受益不明显试验不得不提前终止[23]。

Yang 等人的荟萃分析将腹腔镜肝切除术中 ERAS 流程与传统护理进行比较（8 项研究，共 580 例患者），作者得出的结论是，腹腔镜肝切除术的 ERAS 流程可加速术后恢复，并且具有较高的费效比[36]。与传统护理相比，ERAS 组术后首次进食及排气时间明显提前，Dindo-Clavien 并发症评级均控制在 Ⅰ~Ⅱ级，并且住院时间缩短，住院费用降低。

迄今为止，还没有研究评估 ERAS 在机器人肝脏手术中的安全性。对于接受过高级培训的肝胆外科医师，可以进行机器人肝切除术，特别是对于位于后上段肝叶的病变[37,38]。然而，最近比较机器人和腹腔镜肝切除术的大型系列研究尚未显示出明显的受益差别[39]。此外，如《南安普敦共识》所述，与腹腔镜手术相比，机器人手术时间更长和成本更高，而失血量、住院时间、切缘阴性率和并发症与腹腔镜手术相似[37,40]。

术后血糖监控

围手术期高血糖在大型外科手术后时常发生[41,42]。这一改变主要由手术应激导致的一过性胰岛素抵抗，以及附带的外周胰岛素依赖性葡萄糖摄取受损共同作用引起[43]。高血糖可能导致肝脏代谢及免疫功能紊乱，进而影响术后恢复。在术中未给予胰岛素的患者，其术后对胰岛素治疗的敏感性明显降低[44]。此外，研究发现，肝切除过程中应用 Pringle 法阻断肝门后，血糖水平会迅速变化，提示与肝细胞缺氧造成肝糖原耗竭有关[45]。目前只有为数不多的研究对围手术期高血糖的影响进行评估，且大多围绕肝损伤

程度开展。Han 等曾对 85 名患者进行研究，探讨肝切除术中高血糖是否与肝损伤程度具有相关性[46]。该项研究预设了术中采集动脉血血糖的时间点（包括每次 Pringle 法阻断肝门前后），结果显示 35% 的患者术中出现了高血糖（血糖>180mg/dL）的危险因素。此外，研究还发现高血糖与肝脏损伤的程度独立相关。

有文献证实术前额外摄入碳水化合物及支链氨基酸营养素能够降低肝切除患者发生胰岛素抵抗的概率[47]。一篇纳入 17 项 RCT 研究 1 445 例接受手术患者的系统性回顾显示，摄入碳水化合物在不增加并发症发生率的基础上，可有效降低胰岛素抵抗的发生，疲乏、饥饿、口渴、恶心以及焦虑等症状也随之减少[48]。

总之，胰岛素抵抗、缺血再灌注损伤以及二者的协同作用可能升高肝切除术后血乳酸水平，而后者与术后并发症的发生高度相关[49]。Vibert 研究证实，糖尿病是肝切除术后高乳酸血症的唯一的术前预测因子[49]。糖尿病引发糖异生，从而导致乳酸代谢异常。另一方面，对于非酒精性脂肪肝患者，合并糖尿病可能会加重肝切除过程中入肝血流阻断后的肝损伤[50]。因此，在肝脏外科术中，推荐尽早给予胰岛素治疗，以维持血糖水平在 80~120mg/dL 的正常范围内。基于闭环模拟内分泌系统控制算法的程序化胰岛素输注方式（例如人工胰腺）优选于根据血糖波动值估测手工注射的方式[51]。

术后营养及早期经口进食

目前普遍认为，与全肠外营养（TPN）相比，早期肠内营养能够预防胃肠道黏膜萎缩，维护免疫功能，并保持正常肠道菌群。需要接受肝脏恶性肿瘤切除手术的患者常合并中、重度营养不良，对代谢紊乱的抵抗能力较差。一项 2006 年发表的包含了 5 项 RCT 研究的系统回顾分析显示，与肠外营养相比，肝切除术后早期肠内营养可以降低术后并发症的发生率[52]。随后，Lassen 等学者进行了一项随机多中心研究，旨在研究上消化道大手术术后早期经口进食是否会增加并发症发生率。患者（66 例接受肝切除术）被随机分为两组，一组常规时间经口进食或通过空肠造瘘管肠内营养，另一组术后第一天即开始经口进食。结果显示两组在术后并发症、二次手术及病死率方面没有统计学差异，而早期进食组胃肠功能恢复

更快[53]。近期,Hendry 等学者认为,对于肝脏手术患者,使用加速康复路径,常规应用导泻剂联合经口进食能够提早术后排便时间,但对于总体恢复率无明显影响[54]。根据欧洲临床营养和代谢学会(ESPEN)和美国肠外肠内营养学会(ASPEN)发布的指南,术后补充营养仅适用于营养不良患者或术后长时间禁食(>5 天)的患者出现严重并发症时[55-57]。值得注意的是,大多数研究都存在患者样本量不足以及患者群体和营养方案的异质性。目前仍需要更多的随机试验来验证这些结果。

术后鼻胃管置入

最近,腹部手术后常规使用鼻胃管(nasogastric tube,NGT)减压的理念受到质疑。两项 Cochrane 系统回顾表明,腹部手术后应当放弃常规性使用预防性鼻胃管,而代之以选择性使用。术后常规使用鼻胃管置入的患者肺部并发症增加,肠功能恢复时间延长[58]。Pessaux 等首次报道了一项大样本量的 RCT 研究(n=200),其结果表明择期肝切除术后常规 NGT 置入对患者没有明显获益[59]。NGT 与肺部并发症(主要是肺炎)的风险增加有关。最近,Ichida 等人进行的另一项 RCT(n=210 例患者)显示,NGT 组和非 NGT 组在总并发症发生率、肺部并发症发生率、术后呕吐频率、首次经口进食时间或术后住院时间方面没有差异[60]。在接受择期肝手术的患者中常规使用 NGT 减压似乎没有优势。此外,由于它在术后期间会引起患者明显的不适,应尽量避免使用。这一观点证据水平较高,为强推荐等级[10]。

镇痛

胸段硬膜外镇痛(TEA)是接受各种大手术患者的标准镇痛技术。该技术的主要益处是控制疼痛、早期活动、改善心肺功能、减轻胃肠道症状和降低血栓发生风险[61-63]。但根据 ERAS 指南,在开腹肝切除手术中不推荐常规使用 TEA。近期一项随机对照试验(RCT)中比较了由患者自控的局部伤口导管输注阿片类镇痛与标准 TEA 的作用,未能显示出 TEA 具备优势。局部伤口输液镇痛的方式减少了患者达到出院标准所需的时间[64]。另一方面,一项包括 4 个RCT 研究(n=705 例患者)的荟萃分析结果显示,与

通过伤口导管进行镇痛相比,硬膜外麻醉术后 1 天的疼痛评分较低,但两种镇痛方式的结果相似[65]。

使用 TEA 的另一个问题就是可能延长肝切除术后患者的凝血酶原时间,这可能会导致延迟移除硬膜外导管并增加纠正性血液制品的使用[66]。此外,10%~16% 的患者在接受肝切除术并使用 TEA 镇痛后发生了急性肾损伤(AKI)[67]。为了减少肝切除术中肝实质的出血,通常是通过围手术期限制来降低中心静脉压(CVP)从而进行肝切除手术。TEA相关的动脉低血压的发生原因通常是由于交感神经麻痹后所导致的外周血管扩张。当低中心静脉压与TEA 相关的低血压相结合可以进一步降低平均动脉压,这可能损害肾血流,导致急性肾损伤的发生。Kambakamba 等人在一项纳入了 1 153 名患者的大型研究中回答了这一问题[68]。研究发现,8% 的患者在开腹肝切除术后出现急性肾损伤,与没有发生急性肾损伤的患者相比,发生急性肾损伤的肝切除患者的并发症发生率和病死率增加。在 TEA 组中,特别是在大范围肝切除术后,急性肾损伤的发生率显著升高,而在多变量分析中 TEA 仍然是肝切除患者发生急性肾损伤的独立危险因素。

结论

现今快速康复路径的价值已经在结直肠外科中得到证实。然而,加速康复外科在肝脏外科中的价值需要有更多高质量的研究来证实。根据加速康复外科肝脏学组的推荐,23 项加速康复外科标准条目中有 16 项进行了肝脏外科领域的研究。然而这些研究结论的证据级别和质量仍然偏低(表 56.1)[10]。具有最高级别的证据(1、2 级证据)的项目仅有 5 项。我们现在有至少两项 meta 分析的结果可以证实在肝脏外科中加速康复外科策略的安全性和有效性。较之标准治疗,加速康复外科体系减少了住院时间,促进了肠道功能恢复。需要指出的是,在各项研究中的出院标准并不统一。术中、术后均衡的液体控制是肝脏外科的一个关键问题,应密切监测以防止液体过量和体重增加,这两个因素与术后并发症和延长住院时间密切相关。在肝脏外科中需要特别注意的一种情况是肝硬化的存在。肝硬化对肝脏手术后的康复过程有着显著的影响。迄今为止,只有一项研究对比了腹腔镜肝切除术中加速康复外科体系与传统照护体系术前肝功能与肝硬化水平的差异[69]。在将来的加速

康复外科肝脏外科方面的临床实验中,需要特别注意肝硬化这一因素的影响。最后,此次新提出的肝脏加速康复外科流程应当成为将来临床研究中需要遵守的标准。

表56.1　加速康复外科建议的摘要(包括条款和证据级别)

加速康复外科条款	摘要	证据级别	推荐级别
1. 术前咨询	肝脏手术患者需要接受常规手术前的咨询和教育	中等级别	强
2. 围手术期营养	高风险患者(6个月内体重下降>10%~15%,BMI <18.5kg/m^2,在肝肾功能正常的情况下血清白蛋白<30g/L)术前需要口服营养补充制剂7天;对严重营养不良患者(体重下降>10%),外科手术需推迟至少两周以改善营养状态和增加体重	高级别	强
3. 围手术期口服免疫营养制剂	关于口服免疫营养制剂的证据有限	低级别	弱
4. 术前禁食和碳水化合物的摄入	术前不需要禁食固体食物超过6小时和禁止摄入液体超过2小时;手术前一天晚上和麻醉诱导前2小时可以摄入碳水化合物	术前禁食不需要超过6小时:中等级别;碳水化合物摄入:低级别	术前禁食不需要超过6小时:强;碳水化合物摄入:弱
5. 口服肠道准备药物	不推荐肝脏术前口服药物清肠	低级别	弱
6. 麻醉前用药	避免使用长效镇静药物。可在麻醉诱导前使用短效镇静药物作为区域镇痛	中等级别	强
7. 预防血栓形成	在术前2~12小时开始使用低分子或普通肝素可降低血栓形成并发症的风险,尤其是对于接受大范围肝脏手术的患者而言;间断充气加压装置可以进一步降低血栓形成风险	肝素的使用:中等级别;使用间断充气加压装置:低级别	肝素的使用:强;使用间断充气加压装置:弱
8. 围手术期激素的使用	肝脏质地正常患者可在手术前使用糖皮质激素,能够减少肝脏创伤和术中应激,且不增加并发症发生的风险;糖尿病患者应避免使用激素	中等级别	弱
9. 抗生素的预防性使用和皮肤准备	在切皮前或肝脏术前1小时内可以单次静脉输注抗生素。术后"预防性"使用抗生素不做推荐;皮肤消毒可使用2%的氯己定,效果优于络合碘	抗生素的预防性使用:中等级别;皮肤准备:中等级别	抗生素的预防性使用:强;皮肤准备:强
10. 切口	切口的选择由术者决定,依据患者腹部外形和肝脏病变所在位置。避免采用"奔驰标志"形切口以减少切口疝的发生风险	中等级别	强
11. 微创手术入路	腹腔镜肝切除应由有腹腔镜手术经验的外科医生实施,特别是在病变位于肝左外叶或肝脏表面等情况下;机器人肝脏切除手术在ERAS中是否能够获益尚无证据,故机器人手术仅应当应用在临床试验中	微创手术:中等级别;机器人手术:低级别	微创手术:强;机器人手术:弱
12. 预防性胃管置入	预防性胃管置入增加了肝脏术后肺部并发症的风险,不应常规置入	高级别	强
13. 预防性腹腔引流	关于肝脏术后是否需要预防性放置腹腔引流管尚无结论,故既不推荐也不反对	低级别	弱
14. 术中低温的预防	肝脏手术期间应当维持体温的正常	中等级别	强

续表

加速康复外科条款	摘要	证据级别	推荐级别
15. 术后营养支持和早期经口摄食	多数患者术后第一天即可进食正常食物。术后肠内或肠外营养支持应当应用于严重营养不良或因并发症而需延长禁食时间的患者(比如:肠梗阻>5天,胃排空延迟等)	早期经口摄食:中等级别;口服补充营养制剂:中等级别;术后不做常规营养支持:高级别	早期经口摄食:强;口服补充营养制剂:弱;术后不做常规营养支持:强
16. 术后血糖控制	推荐使用胰岛素维持血糖正常	中等级别	强
17. 胃排空延迟的预防	对于左肝切除术后患者,大网膜覆盖肝脏术后创面降低了胃排空延迟的风险	高级别	强
18. 刺激性排便	不推荐肝脏术后实施刺激性排便	高级别	强
19. 早期活动	从肝脏术后第一天早上起直至出院,均推荐早期下地活动	低级别	弱
20. 镇痛	开放肝脏手术中,ERAS 患者不推荐常规实施胸部硬膜外镇痛。通过伤口导管或鞘内阿片类药物镇痛可作为多模式镇痛的良好选择	中等级别	强
21. 术后恶心呕吐的预防	应使用多种模式预防术后 PONV。可使用两种止吐药物预防 PONV	中等级别	强
22. 液体管理	建议在肝外科手术中保持低 CVP(低于 5cmH$_2$O)并密切监测。平衡晶体液优于 0.9% 生理盐水或胶体,以保持血管内容量,并分别避免高氯血症性酸中毒或肾功能不全	中等级别	强
23. 审查	系统审计提高了医疗实践中的依从性和临床结果	中等级别	强

经 Melloul 等允许转载[10]。

BMI:体质量指数;WL:体重下降;IN:免疫营养;MBP:机械性肠道准备;LMWH:低分子量肝素;LLR:腹腔镜肝切除;TEA:胸部硬膜外麻醉;CVP:中心静脉压。

(杨志英　译)

参考文献

1. Dokmak S, Fteriche FS, Borscheid R, Cauchy F, Farges O, Belghiti J. 2012 liver resections in the 21st century: we are far from zero mortality. HPB. 2013;15(11):908–15.
2. Dondero F, Taille C, Mal H, Sommacale D, Sauvanet A, Farges O, et al. Respiratory complications: a major concern after right hepatectomy in living liver donors. Transplantation. 2006;81(2):181–6.
3. Melloul E, Dondero F, Vilgrain V, Raptis DA, Paugam-Burtz C, Belghiti J. Pulmonary embolism after elective liver resection: a prospective analysis of risk factors. J Hepatol. 2012;57(6):1268–75.
4. Farges O, Goutte N, Bendersky N, Falissard B, Group AC-FHS. Incidence and risks of liver resection: an all-inclusive French nationwide study. Ann Surg. 2012;256(5):697–704; discussion -5.
5. Verhoef C, Singla N, Moneta G, Muir W, Rijken A, Lockstadt H, et al. Fibrocaps for surgical hemostasis: two randomized, controlled phase II trials. J Surg Res. 2015;194(2):679–87.
6. Greco M, Capretti G, Beretta L, Gemma M, Pecorelli N, Braga M. Enhanced recovery program in colorectal surgery: a meta-

analysis of randomized controlled trials. World J Surg. 2014;38(6):1531–41.
7. Hughes MJ, McNally S, Wigmore SJ. Enhanced recovery following liver surgery: a systematic review and meta-analysis. HPB. 2014;16(8):699–706.
8. Li L, Chen J, Liu Z, Li Q, Shi Y. Enhanced recovery program versus traditional care after hepatectomy: a meta-analysis. Medicine (Baltimore). 2017;96(38):e8052.
9. Zhao Y, Qin H, Wu Y, Xiang B. Enhanced recovery after surgery program reduces length of hospital stay and complications in liver resection: a PRISMA-compliant systematic review and meta-analysis of randomized controlled trials. Medicine (Baltimore). 2017;96(31):e7628.
10. Melloul E, Hubner M, Scott M, Snowden C, Prentis J, Dejong CH, et al. Guidelines for perioperative care for liver surgery: enhanced recovery after surgery (ERAS) society recommendations. World J Surg. 2016;40(10):2425–40.
11. Chen H, Merchant NB, Didolkar MS. Hepatic resection using intermittent vascular inflow occlusion and low central venous pressure anesthesia improves morbidity and mortality. J Gastrointest Surg. 2000;4(2):162–7.
12. Jones RM, Moulton CE, Hardy KJ. Central venous pressure and its effect on blood loss during liver resection. Br J Surg. 1998;85(8):1058–60.
13. Li Z, Sun YM, Wu FX, Yang LQ, Lu ZJ, Yu WF. Controlled

low central venous pressure reduces blood loss and transfusion requirements in hepatectomy. World J Gastroenterol. 2014;20(1): 303–9.

14. Hughes MJ, Ventham NT, Harrison EM, Wigmore SJ. Central venous pressure and liver resection: a systematic review and meta-analysis. HPB. 2015;17(10):863–71.

15. Jones C, Kelliher L, Dickinson M, Riga A, Worthington T, Scott MJ, et al. Randomized clinical trial on enhanced recovery versus standard care following open liver resection. Br J Surg. 2013;100(8):1015–24.

16. Perner A, Haase N, Guttormsen AB, Tenhunen J, Klemenzson G, Aneman A, et al. Hydroxyethyl starch 130/0.42 versus Ringer's acetate in severe sepsis. N Engl J Med. 2012;367(2):124–34.

17. Warner SG, Jutric Z, Nisimova L, Fong Y. Early recovery pathway for hepatectomy: data-driven liver resection care and recovery. Hepatobiliary Surg Nutr. 2017;6(5):297–311.

18. Squires MH 3rd, Dann GC, Lad NL, Fisher SB, Martin BM, Kooby DA, et al. Hypophosphataemia after major hepatectomy and the risk of post-operative hepatic insufficiency and mortality: an analysis of 719 patients. HPB. 2014;16(10):884–91.

19. Petrowsky H, Demartines N, Rousson V, Clavien PA. Evidence-based value of prophylactic drainage in gastrointestinal surgery: a systematic review and meta-analyses. Ann Surg. 2004;240(6):1074–84; discussion 84-5.

20. Belghiti J, Kabbej M, Sauvanet A, Vilgrain V, Panis Y, Fekete F. Drainage after elective hepatic resection. A randomized trial. Ann Surg. 1993;218(6):748–53.

21. Fong Y, Brennan MF, Brown K, Heffernan N, Blumgart LH. Drainage is unnecessary after elective liver resection. Am J Surg. 1996;171(1):158–62.

22. Gavriilidis P, Hidalgo E, de'Angelis N, Lodge P, Azoulay D. Re-appraisal of prophylactic drainage in uncomplicated liver resections: a systematic review and meta-analysis. HPB. 2017;19(1):16–20.

23. Wong-Lun-Hing EM, van Dam RM, van Breukelen GJ, Tanis PJ, Ratti F, van Hillegersberg R, et al. Randomized clinical trial of open versus laparoscopic left lateral hepatic sectionectomy within an enhanced recovery after surgery programme (ORANGE II study). Br J Surg. 2017;104(5):525–35.

24. Wakabayashi G, Cherqui D, Geller DA, Buell JF, Kaneko H, Han HS, et al. Recommendations for laparoscopic liver resection: a report from the second international consensus conference held in Morioka. Ann Surg. 2015;261(4):619–29.

25. Abu Hilal M, Aldrighetti L, Dagher I, Edwin B, Troisi RI, Alikhanov R, et al. The Southampton consensus guidelines for laparoscopic liver surgery: from indication to implementation. Ann Surg. 2018;268(1):11–8.

26. Mirnezami R, Mirnezami AH, Chandrakumaran K, Abu Hilal M, Pearce NW, Primrose JN, et al. Short- and long-term outcomes after laparoscopic and open hepatic resection: systematic review and meta-analysis. HPB. 2011;13(5):295–308.

27. Croome KP, Yamashita MH. Laparoscopic vs open hepatic resection for benign and malignant tumors: an updated meta-analysis. Arch Surg. 2010;145(11):1109–18.

28. Bhojani FD, Fox A, Pitzul K, Gallinger S, Wei A, Moulton CA, et al. Clinical and economic comparison of laparoscopic to open liver resections using a 2-to-1 matched pair analysis: an institutional experience. J Am Coll Surg. 2012;214(2):184–95.

29. Cipriani F, Rawashdeh M, Stanton L, Armstrong T, Takhar A, Pearce NW, et al. Propensity score-based analysis of outcomes of laparoscopic versus open liver resection for colorectal metastases. Br J Surg. 2016;103(11):1504–12.

30. Zhang Y, Huang J, Chen XM, Sun DL. A comparison of laparoscopic versus open left hemihepatectomy for hepatocellular carcinoma. Surg Laparosc Endosc Percutan Tech. 2016;26(2): 146–9.

31. Morise Z, Ciria R, Cherqui D, Chen KH, Belli G, Wakabayashi G. Can we expand the indications for laparoscopic liver resection? A systematic review and meta-analysis of laparoscopic liver resection for patients with hepatocellular carcinoma and chronic liver disease. J Hepatobiliary Pancreat Sci. 2015;22(5): 342–52.

32. Ciria R, Cherqui D, Geller DA, Briceno J, Wakabayashi G. Comparative short-term benefits of laparoscopic liver resection: 9000 cases and climbing. Ann Surg. 2016;263(4):761–77.

33. Ye X, Ni K, Zhou X, Xie K, Hong X. Laparoscopic versus open left hemihepatectomy for hepatolithiasis. J Surg Res. 2015;199(2):402–6.

34. Namgoong JM, Kim KH, Park GC, Jung DH, Song GW, Ha TY, et al. Comparison of laparoscopic versus open left hemi-hepatectomy for left-sided hepatolithiasis. Int J Med Sci. 2014; 11(2):127–33.

35. Ding G, Cai W, Qin M. Pure laparoscopic versus open liver resection in treatment of hepatolithiasis within the left lobes: a randomized trial study. Surg Laparosc Endosc Percutan Tech. 2015;25(5):392–4.

36. Yang R, Tao W, Chen YY, Zhang BH, Tang JM, Zhong S, et al. Enhanced recovery after surgery programs versus traditional peri-operative care in laparoscopic hepatectomy: a meta-analysis. Int J Surg. 2016;36(Pt A):274–82.

37. Troisi RI, Patriti A, Montalti R, Casciola L. Robot assistance in liver surgery: a real advantage over a fully laparoscopic approach? Results of a comparative bi-institutional analysis. Int J Med Robot + Comput Assist Surg. 2013;9(2):160–6.

38. Ho CM, Wakabayashi G, Nitta H, Ito N, Hasegawa Y, Takahara T. Systematic review of robotic liver resection. Surg Endosc. 2013;27(3):732–9.

39. Tsung A, Geller DA, Sukato DC, Sabbaghian S, Tohme S, Steel J, et al. Robotic versus laparoscopic hepatectomy: a matched comparison. Ann Surg. 2014;259(3):549–55.

40. Qiu J, Chen S, Chengyou D. A systematic review of robotic-assisted liver resection and meta-analysis of robotic versus laparoscopic hepatectomy for hepatic neoplasms. Surg Endosc. 2016;30(3):862–75.

41. Frisch A, Chandra P, Smiley D, Peng L, Rizzo M, Gatcliffe C, et al. Prevalence and clinical outcome of hyperglycemia in the perioperative period in noncardiac surgery. Diabetes Care. 2010;33(8):1783–8.

42. King JT Jr, Goulet JL, Perkal MF, Rosenthal RA. Glycemic control and infections in patients with diabetes undergoing noncardiac surgery. Ann Surg. 2011;253(1):158–65.

43. Lipshutz AK, Gropper MA. Perioperative glycemic control: an evidence-based review. Anesthesiology. 2009;110(2):408–21.

44. Blixt C, Ahlstedt C, Ljungqvist O, Isaksson B, Kalman S, Rooyackers O. The effect of perioperative glucose control on post-operative insulin resistance. Clin Nutr. 2012;31(5):676–81.

45. Maeda H, Okabayashi T, Nishimori I, Yamashita K, Sugimoto T, Hanazaki K. Hyperglycemia during hepatic resection: continuous monitoring of blood glucose concentration. Am J Surg. 2010;199(1):8–13.

46. Han S, Ko JS, Jin SM, Park HW, Kim JM, Joh JW, et al. Intraoperative hyperglycemia during liver resection: predictors and association with the extent of hepatocytes injury. PLoS One. 2014;9(10):e109120.

47. Okabayashi T, Nishimori I, Yamashita K, Sugimoto T, Namikawa T, Maeda H, et al. Preoperative oral supplementation with carbohydrate and branched-chain amino acid-enriched nutrient improves insulin resistance in patients undergoing a hepatectomy: a randomized clinical trial using an artificial pancreas. Amino Acids. 2010;38(3):901–7.

48. Bilku DK, Dennison AR, Hall TC, Metcalfe MS, Garcea G. Role of preoperative carbohydrate loading: a systematic review. Ann R Coll Surg Engl. 2014;96(1):15–22.

49. Vibert E, Boleslawski E, Cosse C, Adam R, Castaing D, Cherqui D, et al. Arterial lactate concentration at the end of an elective hepatectomy is an early predictor of the postoperative course and a potential surrogate of intraoperative events. Ann Surg. 2015;262(5):787–92; discussion 92-3.

50. Cauchy F, Zalinski S, Dokmak S, Fuks D, Farges O, Castera L, et al. Surgical treatment of hepatocellular carcinoma associated with the metabolic syndrome. Br J Surg. 2013;100(1):113–21.

51. Okabayashi T, Nishimori I, Maeda H, Yamashita K, Yatabe T, Hanazaki K. Effect of intensive insulin therapy using a closed-loop glycemic control system in hepatic resection

patients: a prospective randomized clinical trial. Diabetes Care. 2009;32(8):1425–7.

52. Richter B, Schmandra TC, Golling M, Bechstein WO. Nutritional support after open liver resection: a systematic review. Dig Surg. 2006;23(3):139–45.

53. Lassen K, Kjaeve J, Fetveit T, Trano G, Sigurdsson HK, Horn A, et al. Allowing normal food at will after major upper gastrointestinal surgery does not increase morbidity: a randomized multicenter trial. Ann Surg. 2008;247(5):721–9.

54. Hendry PO, van Dam RM, Bukkems SF, McKeown DW, Parks RW, Preston T, et al. Randomized clinical trial of laxatives and oral nutritional supplements within an enhanced recovery after surgery protocol following liver resection. Br J Surg. 2010;97(8): 1198–206.

55. Weimann A, Braga M, Harsanyi L, Laviano A, Ljungqvist O, Soeters P, et al. ESPEN guidelines on enteral nutrition: surgery including organ transplantation. Clin Nutr. 2006;25(2):224–44.

56. Guenter P, Robinson L, DiMaria-Ghalili RA, Lyman B, Steiger E, Winkler MF. Development of Sustain: A.S.P.E.N.'s national patient registry for nutrition care. J Parenter Enter Nutr. 2012;36(4):399–406.

57. Weimann A, Breitenstein S, Breuer JP, Gabor SE, Holland-Cunz S, Kemen M, et al. Clinical nutrition in surgery. Guidelines of the German Society for Nutritional Medicine. Der Chirurg; Zeitschrift fur alle Gebiete der operativen Medizen. 2014;85(4):320–6.

58. Nelson R, Edwards S, Tse B. Prophylactic nasogastric decompression after abdominal surgery. Cochrane Database Syst Rev. 2007;(3):CD004929. https://www.ncbi.nlm.nih.gov/pubmed/17636780

59. Pessaux P, Regimbeau JM, Dondero F, Plasse M, Mantz J, Belghiti J. Randomized clinical trial evaluating the need for routine nasogastric decompression after elective hepatic resection. Br J Surg. 2007;94(3):297–303.

60. Ichida H, Imamura H, Yoshimoto J, Sugo H, Ishizaki Y, Kawasaki S. Randomized controlled trial for evaluation of the routine use of nasogastric tube decompression after elective liver surgery. J Gastrointest Surg. 2016;20(7):1324–30.

61. Rigg JR, Jamrozik K, Myles PS, Silbert BS, Peyton PJ, Parsons RW, et al. Epidural anaesthesia and analgesia and outcome of major surgery: a randomised trial. Lancet. 2002; 359(9314):1276–82.

62. Rodgers A, Walker N, Schug S, McKee A, Kehlet H, van Zundert A, et al. Reduction of postoperative mortality and morbidity with epidural or spinal anaesthesia: results from overview of randomised trials. BMJ. 2000;321(7275):1493.

63. Popping DM, Elia N, Van Aken HK, Marret E, Schug SA, Kranke P, et al. Impact of epidural analgesia on mortality and morbidity after surgery: systematic review and meta-analysis of randomized controlled trials. Ann Surg. 2014;259(6):1056–67.

64. Revie EJ, McKeown DW, Wilson JA, Garden OJ, Wigmore SJ. Randomized clinical trial of local infiltration plus patient-controlled opiate analgesia vs. epidural analgesia following liver resection surgery. HPB. 2012;14(9):611–8.

65. Bell R, Pandanaboyana S, Prasad KR. Epidural versus local anaesthetic infiltration via wound catheters in open liver resection: a meta-analysis. ANZ J Surg. 2015;85(1–2):16–21.

66. Sakowska M, Docherty E, Linscott D, Connor S. A change in practice from epidural to intrathecal morphine analgesia for hepato-pancreato-biliary surgery. World J Surg. 2009;33(9):1802–8.

67. Smyrniotis V, Kostopanagiotou G, Lolis E, Theodoraki K, Farantos C, Andreadou I, et al. Effects of hepatovenous back flow on ischemic- reperfusion injuries in liver resections with the pringle maneuver. J Am Coll Surg. 2003;197(6):949–54.

68. Kambakamba P, Slankamenac K, Tschuor C, Kron P, Wirsching A, Maurer K, et al. Epidural analgesia and perioperative kidney function after major liver resection. Br J Surg. 2015;102(7):805–12.

69. Liang X, Ying H, Wang H, Xu H, Yu H, Cai L, et al. Enhanced recovery program versus traditional care in laparoscopic hepatectomy. Medicine (Baltimore). 2016;95(8):e2835.

第57章
胰 腺 手 术

Linn S.Nymo，Kristoffer Lassen

57

引言

ERAS 时代的胰腺手术

选择性胰腺手术可以分为两种类型：胰十二指肠切除术（pancreatocoduodenectomy，PD）和胰体尾切除术（distal pancreatic resection，DP）（左侧，次全切除或尾部切除）。二者除了是胰腺切除术之外，没有太多的共同点。PD 是一种复杂的手术，至少包含三个吻合和十二指肠切除。DP 则是仅切除胰腺左侧部分的末端腺体，不涉及吻合和肠切除。

从加速康复外科（enhanced recovery after surgery，ERAS）诞生之际，这一现代理念应用所面临的主要挑战是不愿意停止鼻胃减压管的使用和允许患者随意进食。这就阻碍了 ERAS 理念在胰腺外科中的应用。近二十年来，PD 一直是妨碍 ERAS 理念应用的一个障碍。即使到了近十年，PD 的并发症发生率和围手术期的病死率仍然很高[1]，这也使 ERAS 的管理处于显著保守状态。

然而现在的情况与之前不同，最新的研究结果显示大的胰腺中心 PD 病死率已降至 3% 以下[2]，二次手术率低于 15%。腹腔镜胰体尾切除术逐渐增多，显著降低了患者的术后住院时间[3]。现代的放射介入技术能以影像为引导进行经皮穿刺腹腔引流，降低了术后并发症、避免了二次手术的风险和伤口的预防性引流的使用。2012 年，第一版关于胰十二指肠切除术的 ERAS 综合指南共识在两个不同的期刊同时发表[4,5]。指南主要内容摘要见表 57.1。许多建议对大多数的腹部手术来说都是通用的，将不在本章节介绍。相反，特定的和可能与大多数其他指南不同的观点将在此展开论述。2012 版指南的更新版将有望在

2020 年出版。

表 57.1 ERAS 胰腺手术推荐流程

观点	推荐	等级	级别
围手术期营养	术前应筛查患者的体重减轻情况	中	强
	在没有严重的营养不良的情况下，不建议进行人工营养干预	中	中
	不推荐使用免疫营养制剂	强	强
梗阻性黄疸和胆道引流	非复杂性黄疸患者应避免常规引流或者直接进行手术	强	强
	当需要引流时，首选覆膜金属支架	中	中
微创技术	在 DP 手术中推荐使用	中/强	强
	只有在临床实验或者注册的研究中的 PD 才可以采用 MIT	中	强
预防性腹腔内引流	推荐放置引流设备，建议采用风险分层的方法	中/强	强
鼻胃管引流（NGD）	常规鼻胃管引流不是必要的，建议按需使用	中	强
围术期饮食	建议从手术后第一日开始随意饮水和进食，应根据需要补充静脉注射营养素，小口进食可以增加热量和蛋白质的摄入量	强	强

DP：胰体尾切除术；PD：胰十二指肠切除术。

Meta（荟萃）分析的结果表明 ERAS 流程可以缩短术后住院时间[6]，非随机对照试验的结果表明并发症发生率也会下降[7-9]。但是，应该指出的是，ERAS 流程很难以无偏倚的方式进行评估。ERAS 流程中的干预措施是非常复杂的，没有明显的对照研究，且受到交叉影响的困扰，不适合进行随机试验[10]。作为更新版的 ERAS 流程，将始终代表最佳、最有效的

证据,不宜(或伦德上不合理)与其他流程进行直接的比较。判断到底是流程的关键干预措施还是具体哪一种措施起到了作用是非常困难的[11]。结直肠手术好的临床结局与 ERAS 流程的较高依从性之间有明确的联系[12,13],但是因果关系仍然值得怀疑。

即使没有任何专门的围手术期治疗措施,许多患者也会安然无恙,顺利恢复。有些患者从一开始就有良好的身体状况,接受的手术规模也较小。这意味着他们的治疗和恢复过程相对安全,即使在住院期间有额外的负担堆积在他们身上,他们也能够很好地应付。而胰十二指肠切除术对于年老、体弱多病的患者有相当大的挑战,必须注重每个细节来优化围手术期的治疗措施。

测量结果的评判和方法的挑战

功能恢复被患者和医生看得很重要[14],但是不容易监测。再次手术和病死率作为很重要的结局指标仅适用于少数患者。住院时间(LoS)作为反映功能恢复的指标被质疑为非必要,但它易于监测,一定程度上反映了医疗服务体系的作用。当 LoS 低于预期时,包括转院和再入院,反映了患者临床和功能恢复良好。如果转院和再入院被添加到住院时间中,这可被称为"累计停留时间"或 a-LoS[3]。在挪威的大队列胰腺手术患者中,PD 的中位 a-LoS 为 14 日,开腹胰体尾切除术为 13 日,腹腔镜胰体尾切除术为 7 日[15,16]。

如果使用 R0/R1 切除率作为肿瘤学结局的终点替代指标[17],那么胰腺标本病理的重新定义流程将面临挑战,而大多数切除的标本为 R1 切除[18-20]。由于技术依赖性的特点,并需要较长的学习曲线,腹腔镜和开腹手术方式的比较更加复杂,并且这些特点会影响到试验结果的内外部有效性[10]。

术前营养

自 20 世纪 30 年代以来,重大手术之前患者体重下降对预后的显著影响已经得到了认可[21]。在胰腺癌患者中,体质量指数(BMI)本身即为判断胰腺癌患者营养不良的重要指标,正如肥胖的患者和瘦弱的患者相比体重下降更多,营养不良更明显一样[22]。已有的研究证实,术前通过体重等相关评分标准进行自我评估,如果患者体重下降达到发病前的 5%,术后并发症的发生率会显著增加[23]。毫无疑问,这项研究

促使人们通过人工营养的方法,在高风险手术前改善患者的营养状况。营养干预(肠外、肠内)已被广泛提倡用于重大手术前体重下降明显的患者[24,25],以使其增加体重。这种增加体重的方法是否对并发症的发生风险有改善尚有待讨论。重要的是,A 级证据(盲法及随机对照研究)证实有意义的临床结果很少,而且很多都已经过时。只有非常适合双盲随机对照试验(randomized controlled trail,RCT)(干预是稳定的,不依赖技能;且不需要学习曲线[10])检查的干预措施得到的结果的证据级别才是我们能接受的。这个问题特别适用于胰腺手术,因为大多数胰腺恶性肿瘤患者在手术前体重明显减轻[26]。迄今为止,尚无证据证实术前营养支持可降低并发症发生率以及提高胰腺切除术或加速胃肠切除术患者的术后康复。重要的是,近期对已经建立的营养不良筛查工具的评估结果显示,他们都没有预测胰腺手术患者预后的功能[27],因此提示术前患者自我评估的体重减轻方法需要进行进一步筛查。

为严重营养不良的患者提供营养支持是明智的,即体重减轻超过 15% 或因疾病 BMI 指数下降到低于 18.5kg/m^2[28]。这可能会改善他们的身体状况,但极端情况下的患者不包括在现有试验的数据中。对于体重中度减轻的患者,2006 年和 2017 年的欧洲临床营养与代谢学会指南(ESPEN)推荐给予术前营养支持,但这主要是从非随机对照试验得出的推断[24,25]。最新的 ESPEN 指南是基于 35 项对照实验的结果[25],但是这些实验结果都是在 2004 年之前发表的。这些 ESPEN 指南还建议使用免疫营养制剂(谷氨酰胺和精氨酸)来预防感染性并发症的发生[24,25]。在关于免疫营养制剂的大量研究中,只有少数为双盲且具有临床等氮对照组,可为相关的临床结局提供证据支持。最近十年来,关于高危患者的高质量试验没有证明免疫营养制剂有任何益处[29-31],最近的一篇meta 分析也证实了这一点[32]。在胰腺切除的患者中仍然缺乏双盲的随机对照试验,根据目前的证据来看还不应该被推广,还需要我们的进一步评估。ERAS胰腺手术指南不建议对没有严重营养不良的患者进行人工营养干预,也不推荐免疫营养制剂的使用[4,5]。

梗阻性黄疸和术前胆道引流

黄疸患者生理学方面的不良影响包括凝血障碍、心肾功能受损以及低血压[33]。从 ERAS 的角度来

看,这些都是需要解决的实际问题。通常来讲,黄疸患者在术前进行胆道引流,可以预防急性梗阻性胆管炎的发生,减轻瘙痒和减少术后并发症的发生。然而,非重度黄疸的负面生理影响并没有被完整地记录,而且也不足以证明常规引流的合理性[34]。经皮肝穿刺引流术(PTC)和内镜逆行胰胆管造影(ERCP)支架置入术都有潜在的严重并发症发生风险,如出血、穿孔、胆管炎和胰腺炎,这些都会延误下一步的外科手术或肿瘤治疗。此外,术前胆道引流会污染胆道,改变胆汁的微生态,导致术后感染性并发症的发生率升高[35-37]。对于梗阻性黄疸拟行胰十二指肠切除术的患者来讲,现有充分的证据表明,与早期的治疗理念相反,常规行术前胆道引流会增加并发症发生风险。这不仅是指引流术相关的并发症,也包括胰腺手术的并发症[38-41]。这些证据主要来自荷兰的一项随机对照试验[38],而且最近的几项荟萃分析也支持这一结论。我们可以得出这样的结论:对于那些可以直接接受胰腺切除术的患者,即使他们患有严重的黄疸,也应该避免常规的术前胆道引流。如果不能在一两周内对黄疸患者进行直接手术,则需要解决引流的问题。

因某种原因必须延迟手术的患者出现胆管炎或黄疸症状严重时,则需要进行术前引流。随着胰腺癌患者新辅助化疗比例的增加,需行术前胆道引流的患者逐渐增加,这进一步加大了对胆道引流的技术需求。在符合条件的患者中,内镜逆行胆道支架术是优于经皮经肝胆管引流的首选方法,因为其成功率高,无外部引流,并且并发症较低[42]。然而,随着PTC技术的提高,ERCP的优越性正受到挑战[43],并且二者现在被认为具有同样的效果。这意味着可以调整治疗策略以适应实际情况。自膨胀式覆膜金属支架并发症的风险较低且通畅性好,优于塑料支架[44-47]。

胰腺手术中的微创技术

微创(MI)技术,无论是传统腹腔镜、机器人辅助腹腔镜,还是混合技术,在胰十二指肠切除术(PD)和胰体尾切除术(DP)中都在不断普及。过去的十年间,微创技术逐步发展,并逐渐壮大。但是在评估这些手术方法的时候,需要考虑到短期(手术)和长期(肿瘤)的疗效。

微创技术(完全腹腔镜)已经广泛应用于DP中[48],包括胰体尾的恶性肿瘤[49]。虽然到目前为止

还没有已经发表的RCT研究结果,但是有两项RCT正在进行中(荷兰LEOPARD-1[50]、瑞典LAPOP)。大量临床注册研究、队列研究和系统综述显示微创DP具有相同或者更好的短期结局[17,49,51-54]。在快速康复方面,DP与所有其他微创手术一样,均具有同样的优势,不需要硬膜外麻醉,且住院时间短。对于手术经验丰富的医生来说,微创DP是行之有效且值得推广的。

对于PD来说,微创技术是否具有优势尚无定论。从技术上讲,开腹PD被认为是一个非常复杂的手术,而微创胰十二指肠切除术(MIPD)则更是如此。富有手术经验的中心发表的关于MIPD的报道,包括治疗胰腺恶性肿瘤或者涉及血管重建的手术,证明了MIPD有一定的好处[55,56]。然而,微创技术对PD的优势除了恢复快之外,其他的优势还有待进一步证明。一项单中心的RCT[57]和几项大型临床注册的队列研究表明,与开腹PD相比,在低手术量的中心MIPD术后胰瘘(POPF)的发生率和术后病死率都远高于开腹PD[57-66]。近期的一项比较腹腔镜和开腹PD的多中心RCT(LEOPARD-2)研究由于MIPD的病死率过高而提前终止,并且不能证明MIPD在术后功能恢复方面的优势[67]。到目前为止,在大型胰腺中心特定人群中的较好的研究结果还没有得到更大范围的验证。现有数据尚无法证明微创技术对PD的益处,进一步的研究应当在有临床登记注册且包含综合培训项目的大型中心进行。

预防性腹腔引流

手术区域的预防性引流有史以来就被认为是所有胰腺切除术的标准流程。它主要的作用是引流胰液、胆汁、血液和乳糜液等,防止腹腔感染。此外,引流有助于胰瘘或胆瘘的早期鉴别,是预防性管理的基础,有助于及时进行干预。对于胰体尾切除术,胰瘘是最主要的并发症,也是延长住院时间和再次入院的常见原因。引流富含大量淀粉酶的胰液是治疗的有效措施。如果引流量很少,说明患者恢复良好或者引流不通畅,二者有时难以鉴别。在过去的几十年里,常规使用预防性引流受到了挑战。反对者指出腹腔引流会导致逆行感染的风险,对于PD来说,引流管会对吻合口构成机械应力,这本身可能导致吻合口瘘和胰瘘的形成。除此之外,引流会导致患者活动不便,这有悖于ERAS理念的核心——提供术后最佳

的治疗。随着放射介入治疗技术的进步,在胰腺中心现在可以通过经皮穿刺引流术来治疗影像学上显示的积液,进一步质疑了胰腺术后腹腔引流管放置的必要性。

关于这一问题,文献得出的结论不尽相同。一项随机对照试验(PANDRA 试验)将接受 PD 手术的患者随机分配成术中放置引流和不放置引流管两组,并没有进行风险分层,得出放置引流组的术后结局更差的结论[68]。然而,这项试验被批评具有很高的违规率(在不放置引流管组,引流管是否放置由外科医生自行决定),而且只有 13% 的患者符合入组条件。这些问题使人们对结果的可推广性产生了质疑。另外还有一项使用类似方法的 RCT 研究,但其出组率较低,因未放置引流管组的病死率过高而被终止,该研究得出的结果显示常规放置引流管会增加患者的发病率和病死率[69]。然而这两项试验都没有使用危险因素分层的方法。McMillan 等人进行了一项多中心前瞻性队列研究,根据胰瘘风险评分(胰管直径、腺体质地、病理和术中出血[70]),对放置或不放置引流管的患者队列进行比较,结果表明在四分之一的 PD 患者中不放置引流管是安全的[2]。这种选择性的方法在其他回顾性队列研究中得到了支持[71,72],并在包括 PD 和 DP 的多个荟萃分析和系统综述中得到了进一步证实[73-78]。

当放置腹腔引流管时,拔管时间成为值得关注的问题。关于最佳拔管时间的 RCT 研究表明在低风险的患者中术后第三天拔管是安全的[79]。在引流液淀粉酶低的低风险患者中早期拔除引流管也得到了许多荟萃分析的证实[73,75,80]。

总之,在低风险的胰腺切除患者中不预防性置入引流管是安全的,但是短期置入引流管是否有害尚不清楚。相反,在高风险的胰腺切除患者中常规置入引流管是值得推荐的。选择性的风险分层方法适用于该研究。在低风险患者中早期拔除引流管也是被推荐的。

鼻胃管引流

一个多世纪以来,禁食和放置鼻胃管一直是腹部外科中传统治疗的标准。虽然目前大多数情况下该措施已不作为常规,但在一些涉及消化道吻合重建的高风险手术中仍然会被用到,比如胰头切除术。PD 患者在术后的几天或几周内,需要通过禁食的方法进

行治疗[81]。在 PD 中,胃排空延迟(DGE)[82]比较常见(10%~30%),因此许多外科医师倾向于预防性放置鼻胃管减压。在过去十年中,人们越来越认识到鼻胃管不是必须要留置的,DGE 的问题也被夸大了[5]。虽然没有证据等级较高的试验支持,但是现在的荟萃分析和系统评价并不常规推荐在 PD 术后的患者中使用鼻胃管,而是建议按需使用[5,83,84]。在挪威的一个单中心队列研究中,201 名 PD 患者在没有鼻胃管的情况下出院,182 名患者术后无须再进行手术治疗,其中 26 名(14%)患者根据需要重新置入了鼻胃管[85]。

术后饮食与人工营养

需要承认的是,在早期试验中混淆的一些术语之间存在着重要的区别[86]。肠内营养是指将导管置入胃或近端小肠进行人工鼻饲的方式。这种方式绕过了消化道的生理反射作用,肠外营养也是如此。在复杂病例中两种营养方式都有重要的作用,但是在现代的治疗流程中不应该被常规使用。正常饮食不是肠内营养的一种模式,而是更重要的事情。进食和饮水不仅是提供食物和营养的最佳方式,也是一个凭借意识的生理过程,它整合了所有增强消化道的生理反射来提高消化功能,维持机体良好状态。不常规使用鼻胃管使患者可以从手术后第一天开始适量进食。荟萃分析数据和队列研究证实了这一策略的安全性和优势[83,84],并得到了现代指南的推荐[5]。但是,值得注意的是,在 PD 术后的最初几天时间内,肠道功能通常会降低。一种现代的循证策略是从术后第一天开始为 PD 患者提供适量饮食,同时告知他们进食时应当小心谨慎,根据进食的耐受程度而逐步增加[5,83,87]。在最初的 3~4 天内,能量或蛋白质的摄入是必须的但不是大量的,这可以避免人工鼻饲所带来的预知风险[84]。提供口服营养补充剂会增加能量和蛋白质的摄入,但是并没有明确的研究显示结果得到了改善。肠内或肠外导管人工营养应仅选择性地用于有严重并发症且不能正常进食的患者,以及(少数)长期胃潴留患者。对于这些少数人来说,肠内营养是被推荐使用的,但大多数数据均来自已经过时的研究[88]。

结论

现代的快速康复路径应该被当作所有大手术的

标准治疗流程,包括胰十二指肠切除术(图 57.1)。避免术前常规胆道引流、早期适量进食、根据需要放置

术后鼻胃管是快速康复路径的关键步骤。

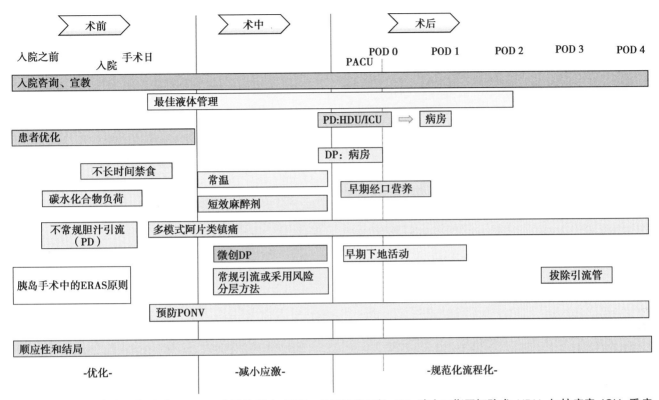

图 57.1　ERAS 胰腺手术原则。PACU:麻醉恢复室;POD:术后住院天数;PD:胰十二指肠切除术;HDU:加护病房;ICU:重症监护病房;DP:胰体尾切除术;PONV:术后恶心呕吐

（王顺达　译　戴梦华　校）

参考文献

1. Fernandez-del Castillo C, Morales-Oyarvide V, McGrath D, Wargo JA, Ferrone CR, Thayer SP, et al. Evolution of the Whipple procedure at the Massachusetts General Hospital. Surgery. 2012;152(3 Suppl 1):S56–63.
2. McMillan MT, Malleo G, Bassi C, Allegrini V, Casetti L, Drebin JA, et al. Multicenter, prospective trial of selective drain management for pancreatoduodenectomy using risk stratification. Ann Surg. 2017;265(6):1209–18.
3. Lassen K, Nymo LS, Olsen F, Soereide K. Benchmarking of an aggregated length-of-stay after open and laparoscopic surgery for cancer of the digestive system. BJS Open. 2018;2(4):246–53.
4. Lassen K, Coolsen MM, Slim K, Carli F, de Aguilar-Nascimento JE, Schafer M, et al. Guidelines for perioperative care for pancreaticoduodenectomy: Enhanced Recovery After Surgery (ERAS(R)) Society recommendations. Clin Nutr. 2012;31(6):817–30.
5. Lassen K, Coolsen MM, Slim K, Carli F, de Aguilar-Nascimento JE, Schafer M, et al. Guidelines for perioperative care for pancreaticoduodenectomy: Enhanced Recovery After Surgery (ERAS(R)) Society recommendations. World J Surg. 2013;37(2):240–58.
6. Bond-Smith G, Belgaumkar AP, Davidson BR, Gurusamy KS. Enhanced recovery protocols for major upper gastrointestinal, liver and pancreatic surgery. Cochrane Database Syst Rev. 2016;2:Cd011382.
7. Braga M, Pecorelli N, Ariotti R, Capretti G, Greco M, Balzano G, et al. Enhanced recovery after surgery pathway in patients undergoing pancreaticoduodenectomy. World J Surg. 2014;38(11):2960–6.
8. Coolsen MM, van Dam RM, Chigharoe A, Olde Damink SW, Dejong CH. Improving outcome after pancreaticoduodenectomy: experiences with implementing an enhanced recovery after surgery (ERAS) program. Dig Surg. 2014;31(3):177–84.
9. Coolsen MM, van Dam RM, van der Wilt AA, Slim K, Lassen K, Dejong CH. Systematic review and meta-analysis of enhanced recovery after pancreatic surgery with particular emphasis on pancreaticoduodenectomies. World J Surg. 2013;37(8):1909–18.
10. Lassen K, Høye A, Myrmel T. Randomised trials in surgery: the burden of evidence. Rev Recent Clin Trials. 2012;7:244–8.
11. Nicholson A, Lowe MC, Parker J, Lewis SR, Alderson P, Smith AF. Systematic review and meta-analysis of enhanced recovery programmes in surgical patients. Br J Surg. 2014;101(3):172–88.
12. Gillis C, Carli F. Promoting perioperative metabolic and nutritional care. Anesthesiology. 2015;123(6):1455–72.
13. Gustafsson UO, Hausel J, Thorell A, Ljungqvist O, Soop M, Nygren J. Adherence to the enhanced recovery after surgery protocol and outcomes after colorectal cancer surgery. Arch Surg. 2011;146(5):571–7.

14. Aahlin EK, von Meyenfeldt M, Dejong CH, Ljungqvist O, Fearon KC, Lobo DN, et al. Functional recovery is considered the most important target: a survey of dedicated professionals. Perioper Med (Lond). 2014;3:5.

15. Nymo LS, Søreide K, Kleive D, Olsen F, Lassen K. The effect of centralization on short term outcomes of pancreatoduodenectomy in a universal health care system. HPB (Oxford). 2019;21(3):319–27.

16. Søreide K, Olsen F, Nymo LS, Kleive D, Lassen K. A nationwide cohort study of resection rates and short-term outcomes in open and laparoscopic distal pancreatectomy. HPB (Oxford). 2019;21(6):669–78.

17. van Hilst J, de Rooij T, Klompmaker S, Rawashdeh M, Aleotti F, Al-Sarireh B, Alseidi A, Ateeb Z, Balzano G, Berrevoet F, Björnsson B. Minimally invasive versus open distal pancreatectomy for ductal adenocarcinoma (DIPLOMA): a pPan-European propensity score matched study. (1528–1140 (Electronic)). LID – https://doi.org/10.1097/SLA.0000000000002561.

18. Esposito I, Kleeff J, Bergmann F, Reiser C, Herpel E, Friess H, et al. Most pancreatic cancer resections are R1 resections. Ann Surg Oncol. 2008;15(6):1651–60.

19. Verbeke CS. Resection margins in pancreatic cancer. Der Pathologe. 2013;34(Suppl 2):241–7.

20. Ethun CG, Kooby DA. The importance of surgical margins in pancreatic cancer. J Surg Oncol. 2016;113(3):283–8.

21. Studley H. Percentage of weight loss: a basic indicator of surgical risk in patients with chronic peptic ulcer. JAMA. 1936;106:458–60.

22. Gilliland TM, Villafane-Ferriol N, Shah KP, Shah RM, Tran Cao HS, Massarweh NN, et al. Nutritional and metabolic derangements in pancreatic cancer and pancreatic resection. Nutrients. 2017;9(3):243.

23. Aahlin EK, Trano G, Johns N, Horn A, Soreide JA, Fearon KC, et al. Risk factors, complications and survival after upper abdominal surgery: a prospective cohort study. BMC Surg. 2015;15:83.

24. Weimann A, Braga M, Harsanyi L, Laviano A, Ljungqvist O, Soeters P, et al. ESPEN guidelines on enteral nutrition: surgery including organ transplantation. Clin Nutr. 2006;25(2):224–44.

25. Weimann A, Braga M, Carli F, Higashiguchi T, Hubner M, Klek S, et al. ESPEN guideline: clinical nutrition in surgery. Clin Nutr. 2017;36(3):623–50.

26. Olson SH, Xu Y, Herzog K, Saldia A, DeFilippis EM, Li P, et al. Weight loss, diabetes, fatigue, and depression preceding pancreatic cancer. Pancreas. 2016;45(7):986–91.

27. Probst P, Haller S, Bruckner T, Ulrich A, Strobel O, Hackert T, et al. Prospective trial to evaluate the prognostic value of different nutritional assessment scores in pancreatic surgery (NURIMAS pancreas). Br J Surg. 2017;104(8):1053–62.

28. Gianotti L, Besselink MG, Sandini M, Hackert T, Conlon K, Gerritsen A, et al. Nutritional support and therapy in pancreatic surgery: a position paper of the International Study Group on Pancreatic Surgery (ISGPS). Surgery. 2018;164(5):1035–48.

29. Sultan J, Griffin SM, Di FF, Kirby JA, Shenton BK, Seal CJ, et al. Randomized clinical trial of omega-3 fatty acid-supplemented enteral nutrition versus standard enteral nutrition in patients undergoing oesophagogastric cancer surgery. Br J Surg. 2012;99(3):346–55.

30. Hubner M, Cerantola Y, Grass F, Bertrand PC, Schafer M, Demartines N. Preoperative immunonutrition in patients at nutritional risk: results of a double-blinded randomized clinical trial. Eur J Clin Nutr. 2012;66(7):850–5.

31. Hegazi RA, Hustead DS, Evans DC. Preoperative standard oral nutrition supplements vs immunonutrition: results of a systematic review and meta-analysis. J Am Coll Surg. 2014;219(5):1078–87.

32. Probst P, Ohmann S, Klaiber U, Huttner FJ, Billeter AT, Ulrich A, et al. Meta-analysis of immunonutrition in major abdominal surgery. Br J Surg. 2017;104(12):1594–608.

33. Pavlidis ET, Pavlidis TE. Pathophysiological consequences of obstructive jaundice and perioperative management. Hepatobiliary Pancreat Dis Int. 2018;17(1):17–21.

34. Johnson RC, Ahrendt SA. The case against preoperative biliary drainage with pancreatic resection. HPB (Oxford). 2006;8(6):426–31.

35. Scheufele F, Aichinger L, Jager C, Demir IE, Schorn S, Sargut M, et al. Effect of preoperative biliary drainage on bacterial flora in bile of patients with periampullary cancer. Br J Surg. 2017;104(2):e182–e8.

36. Ng ZQ, Suthananthan AE, Rao S. Effect of preoperative biliary stenting on post-operative infectious complications in pancreaticoduodenectomy. Ann Hepatobiliary Pancreat Surg. 2017;21(4):212–6.

37. Chen Y, Ou G, Lian G, Luo H, Huang K, Huang Y. Effect of preoperative biliary drainage on complications following pancreatoduodenectomy: a meta-analysis. Medicine (Baltimore). 2015;94(29):e1199.

38. van der Gaag NA. Preoperative biliary drainage for cancer of the head of the pancreas. N Engl J Med. 2010;362(2):129–37.

39. Cazauran JB, Perinel J, Kepenekian V, El Bechwaty M, Nappo G, Pioche M, et al. Unnecessary preoperative biliary drainage: impact on perioperative outcomes of resectable periampullary tumors. Langenbecks Arch Surg. 2017;402(8):1187–96.

40. Lee PJ, Podugu A, Wu D, Lee AC, Stevens T, Windsor JA. Preoperative biliary drainage in resectable pancreatic cancer: a systematic review and network meta-analysis. HPB. 2018;20(6):477–86.. (1477–2574 (Electronic)).

41. Shaib Y, Rahal MA, Rammal MO, Mailhac A, Tamim H. Preoperative biliary drainage for malignant biliary obstruction: results from a national database. J Hepatobiliary Pancreat Sci. 2017;24(11):637–42.. (1868–6982 (Electronic)).

42. Saxena P, Kumbhari V, Zein ME, Khashab MA. Preoperative biliary drainage. Dig Endosc. 2015;27(2):265–77.

43. Dorcaratto D, Hogan NM, Munoz E, Garces M, Limongelli P, Sabater L, et al. Is percutaneous transhepatic biliary drainage better than endoscopic drainage in the management of jaundiced patients awaiting pancreaticoduodenectomy? A systematic review and meta-analysis. J Vasc Interv Radiol. 2018;29(5):676–87. (1535–7732 (Electronic)).

44. Crippa S, Cirocchi R, Partelli S, Petrone MC, Muffatti F, Renzi C, et al. Systematic review and meta-analysis of metal versus plastic stents for preoperative biliary drainage in resectable periampullary or pancreatic head tumors. Eur J Surg Oncol. 2016;42(9):1278–85.

45. Tol JA, van Hooft JE, Timmer R, Kubben FJ, van der Harst E, de Hingh IH, et al. Metal or plastic stents for preoperative biliary drainage in resectable pancreatic cancer. Gut. 2016;65(12):1981–7.

46. Olsson G, Frozanpor F, Lundell L, Enochsson L, Ansorge C, Del Chiaro M, et al. Preoperative biliary drainage by plastic or self-expandable metal stents in patients with periampullary tumors: results of a randomized clinical study. Endosc Int Open. 2017;5(9):E798–808.

47. Ballard DD, Rahman S, Ginnebaugh B, Khan A, Dua KS. Safety and efficacy of self-expanding metal stents for biliary drainage in patients receiving neoadjuvant therapy for pancreatic cancer. Endosc Int Open. 2018;6(6):E714–E21.

48. van Hilst J, de Rooij T, Abu Hilal M, Asbun HJ, Barkun J, Boggi U, et al. Worldwide survey on opinions and use of minimally invasive pancreatic resection. HPB (Oxford). 2017;19(3):190–204.

49. Klompmaker S, van Zoggel DM, Watkins AA, Eskander MF, Tseng JF, Besselink MG, et al. Nationwide evaluation of patient selection for minimally invasive distal pancreatectomy using American College of Surgeons' National Quality Improvement Program. Ann Surg. 2017;266(6):1055–61.

50. de Rooij T, van Hilst J, Vogel JA, van Santvoort HC, de Boer MT, Boerma D, et al. Minimally invasive versus open distal pancreatectomy (LEOPARD): study protocol for a randomized controlled trial. Trials. 2017;18(1):166. (1745–6215 (Electronic)).

51. Plotkin A, Ceppa EP, Zarzaur BL, Kilbane EM, Riall TS, Pitt HA. Reduced morbidity with minimally invasive distal pancreatectomy for pancreatic adenocarcinoma. HPB (Oxford). 2017;19(3):279–85.

52. Riviere D, Gurusamy KS, Kooby DA, Vollmer CM, Besselink MG, Davidson BR, et al. Laparoscopic versus open distal pancreatectomy for pancreatic cancer. Cochrane Database Syst Rev. 2016;4:CD011391.

53. Rosok BI, de Rooij T, van Hilst J, Diener MK, Allen PJ, Vollmer

CM, et al. Minimally invasive distal pancreatectomy. HPB (Oxford). 2017;19(3):205–14.

54. de Rooij T, Jilesen AP, Boerma D, Bonsing BA, Bosscha K, van Dam RM, et al. A nationwide comparison of laparoscopic and open distal pancreatectomy for benign and malignant disease. J Am Coll Surg. 2015;220(3):263–70.. e1

55. Kendrick ML, Cusati D. Total laparoscopic pancreaticoduodenectomy: feasibility and outcome in an early experience. Arch Surg. 2010;145(1):19–23. (1538–3644 (Electronic)).

56. Palanivelu C, Rajan PS, Rangarajan M, Vaithiswaran V, Senthilnathan P, Parthasarathi R, Raj PP. Evolution in techniques of laparoscopic pancreaticoduodenectomy: a decade long experience from a tertiary center. J Hepatobiliary Pancreatic Surg. 2009;16(6):731. (1436–0691 (Electronic)).

57. Palanivelu C, Senthilnathan P, Sabnis SC, Babu NS, Srivatsan Gurumurthy S, Anand Vijai N, et al. Randomized clinical trial of laparoscopic versus open pancreatoduodenectomy for periampullary tumours. Br J Surg. 2017;104(11):1443–50.

58. Adam MA, Choudhury K, Dinan MA. Minimally invasive versus open pancreaticoduodenectomy for cancer. Ann Surg. 2015;262(2):372–7.

59. Adam MA, Thomas S, Youngwirth L, Pappas T, Roman SA, Sosa JA. Defining a hospital volume threshold for minimally invasive pancreaticoduodenectomy in the United States. JAMA Surg. 2017;152(4):336–42.

60. Klompmaker S, van Hilst J, Wellner UF, Busch OR, Coratti A, D'Hondt M, et al. Outcomes after minimally-invasive versus open pancreatoduodenectomy: a pan-European propensity score matched study. Ann Surg 2018. https://doi.org/10.1097/SLA.0000000000002850.

61. Chapman BC, Gajdos C, Hosokawa P, Henderson W, Paniccia A, Overbey DM, et al. Comparison of laparoscopic to open pancreaticoduodenectomy in elderly patients with pancreatic adenocarcinoma. Surg Endosc. 2018;32(5):2239–48.

62. Conrad C, Basso V, Passot G, Zorzi D, Li L, Chen HC, et al. Comparable long-term oncologic outcomes of laparoscopic versus open pancreaticoduodenectomy for adenocarcinoma: a propensity score weighting analysis. Surg Endosc. 2017;31(10):3970–8.

63. de Rooij T, Lu MZ, Steen MW, Gerhards MF, Dijkgraaf MG, Busch OR, et al. Minimally invasive versus open pancreatoduodenectomy: systematic review and meta-analysis of comparative cohort and registry studies. Ann Surg. 2016;264(2):257–67.

64. Kantor O, Talamonti MS, Sharpe S, Lutfi W, Winchester DJ, Roggin KK, et al. Laparoscopic pancreaticoduodenectomy for adenocarcinoma provides short-term oncologic outcomes and long-term overall survival rates similar to those for open pancreaticoduodenectomy. Am J Surg. 2017;213(3):512–5.

65. Kendrick ML, van Hilst J, Boggi U, de Rooij T, Walsh RM, Zeh HJ, et al. Minimally invasive pancreatoduodenectomy. HPB (Oxford). 2017;19(3):215–24.

66. Torphy RJ, Friedman C, Halpern A, Chapman BC, Ahrendt SS, McCarter MM, et al. Comparing short-term and oncologic outcomes of minimally invasive versus open pancreaticoduodenectomy across low and high volume centers. Ann Surg. 2018. https://doi.org/10.1097/SLA.0000000000002810.

67. van Hilst J, de Rooij T, Basscha K. Laparoscopic versus open pancreatoduodenectomy (LEOPARD-2): a multicenter patient-blinded, randomized controlled trial. Pancreatology. 2018;(4, supplement (free papers)):2.

68. Witzigmann H, Diener MK, Kienkotter S, Rossion I, Bruckner T, Barbel W, et al. No need for routine drainage after pancreatic head resection: the dual-Center, randomized, controlled PANDRA trial (ISRCTN04937707). Ann Surg. 2016;264(3):528–37.

69. Van Buren G 2nd, Bloomston M, Hughes SJ, Winter J, Behrman SW, Zyromski NJ, et al. A randomized prospective multicenter trial of pancreaticoduodenectomy with and without routine intraperitoneal drainage. Ann Surg. 2014;259(4):605–12.

70. Callery MP, Pratt WB, Kent TS, Chaikof EL, Vollmer CM Jr. A prospectively validated clinical risk score accurately predicts pancreatic fistula after pancreatoduodenectomy. J Am Coll Surg. 2013;216(1):1–4. (1879–1190 (Electronic)).

71. Correa-Gallego C, Brennan MF, D'Angelica M, Fong Y, Dematteo RP, Kingham TP, et al. Operative drainage following pancreatic resection: analysis of 1122 patients resected over 5 years at a single institution. Ann Surg. 2013;258(6):1051–8.

72. Adham M, Chopin-Laly X, Lepilliez V, Gincul R, Valette PJ, Ponchon T. Pancreatic resection: drain or no drain? Surgery. 2013;154(5):1069–77.

73. Cecka F, Lovecek M, Jon B, Skalicky P, Subrt Z, Neoral C, et al. Intra-abdominal drainage following pancreatic resection: a systematic review. World J Gastroenterol. 2015;21(40):11458–68.

74. Huttner FJ, Probst P, Knebel P, Strobel O, Hackert T, Ulrich A, et al. Meta-analysis of prophylactic abdominal drainage in pancreatic surgery. Br J Surg. 2017;104(6):660–8.

75. Kaminsky PM, Mezhir JJ. Intraperitoneal drainage after pancreatic resection: a review of the evidence. J Surg Res. 2013;184(2):925–30.

76. Schorn S, Nitsche U, Demir IE, Scheufele F, Tieftrunk E, Schirren R, et al. The impact of surgically placed, intraperitoneal drainage on morbidity and mortality after pancreas resection- A systematic review & meta-analysis. Pancreatolog. 2018;18(3):334–45.

77. Wang Q, Jiang YJ, Li J, Yang F, Di Y, Yao L, et al. Is routine drainage necessary after pancreaticoduodenectomy? World J Gastroenterol. 2014;20(25):8110–8.

78. Yamashita S, Ishizawa T, Ichida A, Kaneko J, Aoki T, Sakamoto Y, et al. Advantages and disadvantages of prophylactic abdominal drainage in distal pancreatectomy. World J Surg. 2016;40(5):1226–35.

79. Bassi C, Molinari E, Malleo G, Crippa S, Butturini G, Salvia R, et al. Early versus late drain removal after standard pancreatic resections: results of a prospective randomized trial. Ann Surg. 2010;252(2):207–14.

80. McMillan MT, Malleo G, Bassi C, Butturini G, Salvia R, Roses RE, et al. Drain management after pancreatoduodenectomy: reappraisal of a prospective randomized trial using risk stratification. J Am Coll Surg. 2015;221(4):798–809.

81. Akizuki E, Kimura Y, Nobuoka T, Imamura M, Nagayama M, Sonoda T, et al. Reconsideration of postoperative oral intake tolerance after pancreaticoduodenectomy: prospective consecutive analysis of delayed gastric emptying according to the ISGPS definition and the amount of dietary intake. Ann Surg. 2009;249(6):986–94.

82. Wente MN, Bassi C, Dervenis C, Fingerhut A, Gouma DJ, Izbicki JR, et al. Delayed gastric emptying (DGE) after pancreatic surgery: a suggested definition by the International Study Group of Pancreatic Surgery (ISGPS). Surgery. 2007;142(5):761–8.

83. Gerritsen A, Besselink MG, Gouma DJ, Steenhagen E, Borel Rinkes IH, Molenaar IQ. Systematic review of five feeding routes after pancreatoduodenectomy. Br J Surg. 2013;100(5):589–98.

84. Gerritsen A, Wennink RA, Besselink MG, van Santvoort HC, Tseng DS, Steenhagen E, et al. Early oral feeding after pancreatoduodenectomy enhances recovery without increasing morbidity. HPB (Oxford). 2014;16(7):656–64.

85. Kleive D, Sahakyan MA, Labori KJ, Lassen K. Nasogastric tube on demand is rarely necessary after pancreatoduodenectomy within an enhanced recovery pathway. World J Surg. 2019;43(10):2616–22.

86. Lewis SJ, Egger M, Sylvester PA, Thomas S. Early enteral feeding versus "nil by mouth" after gastrointestinal surgery: systematic review and meta-analysis of controlled trials. BMJ. 2001;323(7316):773–6.

87. Lassen K. Systematic review of five feeding routes after pancreatoduodenectomy. (Br J Surg 2013; 100: 589–598). Br J Surg. 2013;100(5):599.

88. Tanaka M, Heckler M, Mihaljevic AL, Probst P, Klaiber U, Heger U, et al. Meta-analysis of effect of routine enteral nutrition on postoperative outcomes after pancreatoduodenectomy. Br J Surg. 2019;106(9):1138–46.

58

第58章
小儿加速康复外科

Andrew D.Franklin,Mehul V.Raval,Mary E.Brindle,Wallis T.Muhly,
Kyle O.Rove,Kurt F.Heiss,C.D.Anthony Herndon,Michael J.Scott,
Martin A.Koyle

引言

在过去的20年,加速康复外科(enhanced recovery after surgery,ERAS)治疗模式在改善外科治疗和加速患者康复方面发挥了重要作用。20世纪90年代,Henrik Kehlet博士首先提出了围手术期加速康复的概念,随着体系的发展和完善,ERAS对发达国家手术患者管理产生了积极影响,同时在中低收入国家的影响也越来越大[1]。正如本书其他章节所述,ERAS是一种以患者为中心的、通过持续提供高质量、安全、有效的围手术期管理手段,以达到最佳手术体验的治疗模式。目标的实现需要多学科参与,聚焦并优化术前、术中和术后管理策略。ERAS®协会制订的各项指南及多项涉及成年患者的临床试验均表明:ERAS可让结直肠外科、普通外科、心脏外科、妇科、骨科和耳鼻喉科患者获益。可以改善多项围手术期指标,如住院时间(length of stay,LOS)、阿片类药物使用及相关不良事件、术后禁食时间和早期活动能力等。

ERAS在小儿外科的应用尚处于起步阶段。Ure等在2009年报道了首个小儿ERAS方案,结果表明ERAS在小儿普通外科和泌尿外科治疗中的安全性和有效性超过70%[2-4]。患儿父母对ERAS满意度高,因其术后恢复期能较早达到出院目标,从而缩短术后住院时间[5]。Mattei等随后报道了克罗恩病患者接受回盲肠切除术的"快速康复"经验[6]。从2010年到2019年,小儿ERAS得以广泛应用,有必要组织同行建立针对儿童的ERAS方案。2018年在弗吉尼亚州里士满举办了第一届世界小儿ERAS®大会,旨在组建一个国际专家协作组,以改善小儿外科围手术期管理策略。在ERAS®协会(www.erassociety.org)支持下,成立了小儿ERAS®分会,选举并产生了委员会,并成立工作组以制订小儿ERAS专家共识。

儿科的特殊之处

尽管,儿童很可能同成年患者一样从ERAS中获益,但根据以往规律,成人外科治疗的重大进展通常需数年时间才能应用到儿科中。小儿外科实施ERAS的特殊性在于患者年龄跨度大、发育阶段不同。小儿外科医生可在同一天既为先天性心脏病的极低体重早产儿手术,也为健康的青少年运动员进行手术。尽管,各发育阶段儿童均可从小儿ERAS中受益(图58.1),但由于不同发育阶段儿童在生理、能量需求、药效学和心理成熟度方面存在巨大差异,ERAS的具体执行方案也存在个体化差异。与成人ERAS相似,高效的多学科小儿ERAS团队由经验丰富的外科医生、麻醉医生、疼痛管理医生、重症监护病房(ICU)医生、护士和高级实践提供者构成,通过团队协作以促使ERAS方案成功实施并实现常态化。其他医疗保健成员,如儿科医生、新生儿专家、儿科重症监护医生、儿科物理治疗师、哺乳咨询师、儿童心理学家、儿童生活治疗师和音乐治疗师,是围手术期儿科团队的独特成员,可能在小儿ERAS中发挥重要作用。ERAS途径的一个主要方面是术前教育,设定目标,变被动为主动,鼓励患者积极参与个体化的术后康复路径。同时,有些孩子可能在围手术期感受到困

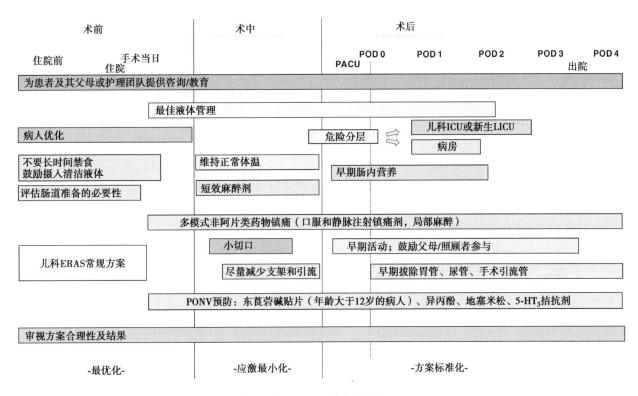

图 58.1　小儿外科通用 ERAS 方案。PACU: 麻醉后监护室;ICU: 重症监护室

惑、压力和焦虑,鼓励父母和 / 或看护人参与子女的康复过程,有助于提升患儿结构感。

　　成人 ERAS 途径中常见观察指标也可以拓展至小儿 ERAS,但应考虑儿科的特殊性。成人和小儿 ERAS 途径均关注并发症的减少、LOS、阿片类药物使用、围手术期恶心、手术部位感染和再入院率。这些指标在小儿围手术期管理中的重要性不亚于成人。由于儿科患者在年龄和发育阶段存在巨大差异,某些在成人中相对容易理解的指标在小儿中难以量化。这类独特的指标包括术前肠道准备、外科营养、围手术期液体管理、非阿片类药物镇痛以及患者 / 家庭满意度评分。此外,需要设计更好的指标以评估手术应激对患儿及其看护人的心理影响,进而全面评估患儿及家属的体验。

围手术期镇痛

　　优化围手术期镇痛策略是大多数 ERAS 途径的重要方面。小儿围手术期镇痛与成人一样,基本目标是快速恢复基本功能状态。次要目标包括减少阿片类镇痛药使用量、降低发展为术后慢性疼痛的风险。阿片类药物是非常有效的镇痛剂,但存在诸多副作用,其引起的呼吸抑制、瘙痒、恶心、肠蠕动障碍和嗜睡都可能延缓术后康复。阿片类药物副作用在小儿中更为明显,特别是新生儿和有严重合并症儿童中。成年人阿片类药物滥用普遍存在于世界范围内,尤以美国明显,得到了广泛关注和报道,小儿受此影响也在所难免。受新生儿意外接触、幼儿误食、青少年滥用等多种因素影响,小儿成了阿片类药物危机的间接受害者。事实上,术后阿片类药物过度使用是大龄儿童发生阿片类药物滥用的重要危险因素之一[7]。仅小儿泌尿科,术后超过 10 倍剂量阿片类药物的处方就占到无效阿片类处方的 62%[8]。这些过量的阿片类药物增加了社区药物负荷,从而导致药物流动和 / 或滥用。持有阿片类药物超过 2 周的青少年比持有此类药物少于 5 天的青少年发生药物相关副作用(经常被滥用)的风险高 50%[9]。术中及术后辅助镇痛药的使用,如抗惊厥药(加巴喷丁、普瑞巴林)、氯胺酮、右美托咪定、可乐定、对乙酰氨基酚、静脉注射利多卡因和非甾体抗炎药(NSAID),可降低小儿与成人围手术期对阿片类药物的总体需求。目前,小儿慢性疼痛的临床关注度尚不足,有研究表明,术后持续 3 个月或更长时间疼痛的儿童占全部患儿的 10%~50%,具体比例与手术方式相关。小儿出现术后慢性疼痛的最主要危险因素是术后急性疼痛处理不当。小儿 ERAS 策略的执行过程中,通过多种途径尽可能减少阿片类药物用量,能够有效地降低上述风险,进而有助于快速恢复身体机能。局部麻醉是成人 ERAS 途径中常见策略,也适用于小儿 ERAS。

通过局部麻醉技术可以减少阿片类药物需求和相关不良事件,甚至减少镇静药物使用。几项来自儿科局麻网络(Pediatric Regional Anesthesia Network, PRAN)的研究很好地证实了儿童周围神经阻滞、神经轴阻滞和神经干阻滞的安全性。PRAN 是一个由 20 余家儿童医院提交数据的关于小儿局部麻醉技术的协作网络。一项超过 100 000 例儿童局部麻醉技术的研究表明,局部麻醉发生并发症的风险非常低,而且没有永久性神经损伤的报告[10]。对于清醒状态下,无法耐受手术的幼儿,全身麻醉联合局部麻醉是常用的麻醉手段,研究也证实了这一麻醉手段的安全性[11]。局部麻醉技术纳入小儿 ERAS 方案时应该被视为多模式综合镇痛方案的一个组成部分,而不是单独的镇痛技术。事实上,许多关于局部麻醉的文献也采用其他多模式的非阿片类镇痛药,包括加巴喷丁、对乙酰氨基酚、非甾体抗炎药(NSAID)和氯胺酮[12]。硬膜外导管和椎旁导管辅助其他静脉和/或口服非阿片类药物,能有效加快儿童漏斗胸术后恢复[13]。躯体阻滞,例如腹横肌平面阻滞(TAP)和腹直肌鞘阻滞,是小儿 ERAS 方案的重要组成部分,可用于泌尿外科和其他腹腔内手术[14]。也可在手术操作之后,放置持续躯体阻滞导管以进行局部阻滞。尚未见文献报道小儿 ERAS 实施外周神经阻滞或持续外周神经导管,但是,支持外周神经导管项目的强有力的小儿疼痛服务,可以使患儿到门诊治疗,而无须为了控制疼痛住院过夜[15,16]。尽管,局部麻醉具有上述诸多好处,但医生必须意识到,这些操作会增加围手术期风险和治疗费用。就像 ERAS 方案中的其他的组成部分一样,是否在小儿 ERAS 中实施局部麻醉取决于其风险和获益。

小儿普外科 ERAS

已有多项研究评估小儿 ERAS 疗效。发表于 2016 年的一项研究对接受胃肠道(gastrointestinal, GI)、泌尿系和胸部儿科手术的文献进行了系统回顾,共纳入了一项回顾性研究和四项前瞻性队列研究[17]。与大多数成人快速康复方案推荐的 20 个或更多的要素相比,这几项研究每项仅包括不多于 6 个要素。尽管结论不尽一致,且试验设计没有严格对照,但研究表明,采用合理的 ERAS 方案可以让

小儿外科患者获益,可减少 LOS 和阿片类药物使用,且不增加并发症。美国小儿外科协会(American Pediatric Surgical Association, APSA)对全国小儿外科医师进行了一次调查,以评价 21 种被广泛接受的 ERAS 要素在小儿外科中的适用性[18]。在 1 052 位成员中,有 257 位完成了调查(24%),其中大多数受访者(n=175,68%)报告称“中等”“非常”或“极其”熟悉 ERAS 方案,但只有 19%(n=49)的受访者实施过 ERAS 方案。大多数受访者(67%)“已经在做”或“绝对愿意”执行 21 个 ERAS 要素中的 14 个。10% 受访者表示“有些愿意”“不确定”或“不愿意”实施剩余的七个要素,包括:避免机械性肠道准备;避免长期围手术期禁食;使用静脉血栓栓塞(venous thromboembolism, VTE)预防措施;使用标准化麻醉方案;避免常规使用鼻胃管(nasogastric tube, NGT);避免使用目标导向输液治疗(goal-directed fluid therapy, GDFT);使用胰岛素控制高血糖[18]。

根据调查结果,成立了一个多学科专家协作组。成员来自美国各地的 11 家儿童医院,包括 8 名儿外科医生,3 名儿科麻醉医生,2 名儿科胃肠病学家,2 名患者代表和 1 名护士。协作组采用了国际通用的改良 Delphi(Rand/UCLA)共识制订法,进行了文献回顾及讨论,就是否纳入七个争议性 ERAS 要素达成了共识[19]。其中 5 个被纳入改良的小儿胃肠手术 ERAS 方案。排除的两个要素是:(1)术前避免机械性肠准备;(2)围手术期使用胰岛素维持正常血糖。小儿外科消化道手术 ERAS 方案的最终要素见表 58.1。

表 58.1   小儿胃肠道手术的加快恢复要素

术前	术中	术后
患者/家庭教育/参与度	预防静脉血栓栓塞	不放置腹腔/肛周引流管
家庭供养者教育	预防性使用抗生素	目标导向/近零液体疗法
优化合并症	标准化麻醉方案	不放置或尽早拔除尿管
避免长期禁食	微创手术技术	通过肠道刺激预防肠梗阻
使用非阿片类药物镇痛	预防恶心/呕吐	非阿片类药物镇痛方案
	不放置鼻胃管	早期口服营养物质
	标准化低体温预防	早期活动
		审视方案合理性/结果

为了评估小儿胃肠外科手术 ERAS 方案实施可行性及效果,某中心多学科团队开展了一项初步研究[20]。纳入数据包括 43 例 pre-ERAS 时期(2012—2014 年)病例和 36 例 post-ERAS 时期(2015—2016 年)病例,观察指标包括 ERAS 要素的数量、中位 LOS、并发症和 30 天再入院率。炎症性肠病是主要诊断(pre-ERAS 时期:91%,n=39;post-ERAS 时期:80%,n=31),常见术式为回盲肠切除和鞘膜切除术治疗。ERAS 疼痛管理的关键手段包括术前使用非阿片类镇痛药,采用神经阻滞剂以及对患者进行心理意象、正念和呼吸训练指导。结果表明,ERAS 纳入的元素逐年稳步增加,同时 LOS 从 5 天降低至 3 天(P=0.01)。对 post-ERAS 队列进行分析发现,术后恢复正常饮食的时间(2 天缩短至 1 天,P<0.001)、术中阿片类药物用量(0.452 吗啡当量 mg/kg 减少至 0.07 吗啡当量 mg/kg,P<0.001)、术后阿片类药物用量(从 0.73 降至 0.07mg/kg,P=0.001)和术中输液量[从 9 降至 5.4mL/(kg·h),P≤0.001]均减少。并发症发生率(分别为 21% 和 17%)和 30 天再入院率(分别为 23% 和 11%)呈现下降的趋势,但无统计学差异。对该人群的后续研究表明,这些患者出院时使用阿片类药物处方减少,先前报道的结果也得到了持续改善[21]。

这些初步结果表明,在儿科腹部手术中实施儿科特有的 ERAS 方案是安全、有效的,可以缩短 LOS,减少阿片类药物使用,改善临床结局。ERAS 方案是可行的,并得到了小儿外科医生、胃肠病专家、麻醉专家、疼痛管理专家、护士和患儿家庭的大力支持、参与和广泛认可。展望未来,有必要针对炎症性肠病开展前瞻性、多中心的临床研究,以评估小儿胃肠手术 ERAS 方案的有效性。

小儿泌尿外科 ERAS

Reismann 报道的首个小儿 ERAS 研究包括尿道下裂修复、肾盂成形术和肾切除术等泌尿外科手术[2,3],结果表明,ERAS 可缩短 LOS,且不增加并发症或再入院率。但作者指出,该研究开展期间,德国出台政策规定只有达到最低 LOS 的患者才能享受全额报销,因此研究结论不具有普遍性。尽管存在争议,标准化的围手术期管理手段仍在小儿泌尿外科展现出了价值,为其进一步探索和实施奠定了基础[22]。

2014 年某儿童医院针对小儿泌尿系重建手术 ERAS 方案开展了前瞻性 pilot 研究[14]。该方案包含 16 项成人 ERAS 方案中的条目,如术前饮用糖水、避免肠道准备、维持等量体液、术中和术后较少阿片类药物使用、早期饮食(手术当晚禁饮食、次日正常饮食)。纳入患者年龄在 4~18 岁之间,其中一例患者接受了肠吻合术(膀胱扩大术,例如回肠代膀胱)。该研究未设定排除标准。共纳入 13 例患者,其倾向性与 26 个近期的非 ERAS 历史对照病例(2009—2014 年)相匹配,基线变量无统计学差异。

ERAS 队列的 LOS 的中位数从以往的 6 天(四分位范围[IQR]为 5~7 天)降至 5 天(IQR 为 3~6 天)。这类手术的全国平均 LOS 为 7~10 天[23,24]。由于该研究为小样本 pilot 研究,尚不能说明 LOS 的显著性差异。ERAS 方案采用的条目中位数从以往的 8/16 项(IQR 为 4~9 天)增加到 12/16 项(IQR 为 11~12 天)。最大差异体现在早期停止静脉输液、实现无阿片类药物的术中和术后镇痛以及早期进食方面,侧面反映了此类条目的重要性。ERAS 未增加急诊就诊、再入院和再次手术等补救措施发生率。值得一提的是,ERAS 可显著减少 90 天并发症,从既往每个患者 2.1 减少到 1.3(P=0.035),这一现象说明了标准化的患儿围手术期管理手段可减少患者之间的差异并改善预后。

包括泌尿系在内的小儿外科专业在研究 ERAS 时存在的共同难题是,如何减少阿片类药物使用,而这恰是 ERAS 方案的重要内容。上述研究将满足术中和术后 ERAS 方案的阈值设定为零,并不意味着这是一个合理的阈值,而是由于多学科多模式镇痛限制阿片类药物使用,并有利于收集那些反映减少阿片类药物使用的数据。仅有 2 例患者(15%)在术中和术后均未使用阿片类药物。作者认为,当阈值设定为:术中静脉注射吗啡当量 0.30mg/kg 和术后静脉注射吗啡当量 0.15mg/(kg·d),可覆盖 75% 的病例。随着对镇痛必要性的认识,这些局限性已被纳入新的治疗方案中,医生可给提供患者标准剂量和频次的阿片类药物作为三线治疗药物。

新生儿 ERAS

新生儿 ERAS 与成人和大多数儿童 ERAS 指南存在巨大差异。改良的成人 ERAS 指南可有效应用于大龄儿童围手术期管理,而新生儿手术则截然不同,面临的是生理极限情况。新生儿 ERAS 指南需要解决其独特生理需求,包括营养需求(满足生长和康复的能量需求)、对液体过度复苏和复苏不足的敏感性、体温的不稳定性以及手术应激产生的完全不同于成人的免疫反应。基于人群的研究发现,新生儿外科手术部位感染(surgical site infections, SSI)是成年人的两倍以上,达 13.5%[25]。SSI 可导致患儿发育延缓、延长 LOS、增加再手术率及病死率。新生儿手术涉及的社会问题和沟通问题也具有特殊性,整个围手术期间,新生儿医学团队和父母共同参与,均发挥重要作用。

尽管存在巨大差异,新生儿仍特别适合 ERAS 途径,随着 ERAS 指南不断完善,新生儿将有更多机会接受更好的治疗。新生儿手术具有高度灵活性,在许多领域均无最佳的处理方案;同时,治疗决策受到患儿父母及医生团队影响,更换治疗团队(新生儿科医生、外科医生、麻醉师和护理人员)也会影响到治疗决策[26]。优化循证治疗方案、最大限度减少差异,可改善这一群体预后[27,28]。

第一个新生儿外科 ERAS 方案正在制订中,方案将着眼于 ERAS 的一些重要主题,同时关注这一群体的独特需求[29]。部分建议与营养相关,包括早期母乳喂养的重要性。早期母乳喂养可提高肠道免疫力并缩短禁食时间和 LOS[30,31]。此外,多模式疼痛管理的建议反映了新生儿镇痛的独特性:使用骶管麻醉药(在适当的情况下有效缓解疼痛,并发症发生率低)和口服蔗糖(减轻小手术的术中疼痛)[32,33]。父母的参与是新生儿 ERAS 成功的关键。父母认为新生儿手术患者出院过程十分匆忙、混乱且沟通不畅[34,35]。允许父母照料患儿,并在住院期间对其进行教育,可以增加父母的知识、信心和满意度。这种方法可改善婴儿发育结果,增加婴儿检查的依从性并减少急诊就诊次数[36-38]。

尽管新生儿独特的需求需要新的方法,其外科治疗仍然非常适合 ERAS。随着新生儿 ERAS 指南的发展,需要不断的评估以提高这些手段的有效性。

小儿骨科 ERAS

虽然经历骨科手术的患儿在围手术期并未接受正规的 ERAS 方案,但某些手术已经实施了“类ERAS”或加速康复方案。小儿骨科手术分为三大类:急诊手术、紧急手术和择期手术。由于小儿骨骼肌肉创伤发生率相对较高,因此小儿骨科急诊手术很常见。但是,对于择期手术,如青少年特发性脊柱侧凸(adolescent idiopathic scoliosis, AIS)接受选择性后入路脊柱融合术,已开始探索 ERAS 方案。

在美国,AIS 是儿童最常见的骨骼畸形,每年大约完成 5 000 例后入路脊柱融合术[39],LOS 为 5~7 天。近年来,诸多机构已经报道了系列措施,如减少饮食限制、提倡早期下床活动、实施多模式镇痛策略、较少关注术前或术中管理,以提高术后康复质量。一项回顾性研究对“标准路径”或“加速路径”治疗的病例进行了比较分析,其中“加速路径”包括术前教育,以为患者康复过程做准备[40]。“加速路径”术后策略包括:术后第一天(postoperative day 1, POD 1)尽快过渡到固体饮食;早期拔除导尿管(POD 1)和外科引流管(POD 1~2);开展物理治疗(physical therapy, PT);尽早过渡到口服阿片类药物治疗;撤除自控静脉镇痛泵(PCA);开始使用酮咯酸。“加速路径”可将平均 LOS 从 4.2 天减少到 2.2 天,且不增加并发症。有研究人员采用质量改进方法,报道了一种“快速康复路径”,具体措施包括上述相似的术后操作以及术前使用加巴喷丁和对乙酰氨基酚,术中使用美沙酮,术后采用多模式镇痛策略[41]。采用此康复路径,可将 LOS 从 5.7 天减少到 4 天;即使早期开展物理治疗(PT),POD 0 和 POD 1 的疼痛评分并不差,甚至可能更好。最后,两名研究者报道了美国麻醉学会(American Society of Anesthesiology, ASA)外科手术的围术期医疗模式(PSH)在后入路脊柱融合术中的应用[42,43]。与前文所述的治疗模式(主要关注术后治疗路径)所不同的是,PSH 模式旨在对术前、术中和术后三个阶段进行规范化,以简化治疗、减少差异和降低成本。PSH 模式与 ERAS 模式非常相似,但是PSH 模式具有机构特异性,即使循证证据是 PSH 的基础,也并不意味着可产生循证医学指南。Thomson及其同事报道了青少年后入路脊柱融合术 PSH 模式,可降低晶体液给药率,减少围手术期输血和缩短LOS[43]。

接下来需要开展更多工作以建立循证医学指南,并将其整合到小儿脊柱外科 ERAS 模块中,包括术前准备和治疗、术中管理(包括体液和血液管理)及术后治疗的建议[44,45]。一旦成功整合并建立脊柱手术ERAS 指南,就可将其作为其他小儿骨科手术指南的制作模板,包括脊柱融合术或复杂的下肢神经肌肉重建术、复杂的髋关节重建或保留手术(包括髋臼周围截骨术)、复杂的膝关节手术(包括前交叉韧带重建)。ERAS 促进了人们对协调式医疗的热情,而且幸运的是,针对特殊术式的综合指南的许多基础性工作已基本完成。

结论

小儿 ERAS 尚处于发展初级阶段,但对普通外科和泌尿外科患者已展现出优势,并已在新生儿和骨科方面取得了可喜的进展。围手术期并发症、阿片类药物的使用和 LOS 的减少是衡量小儿 ERAS 途径有效性的重要指标。但是,尚需大量工作来了解诸如肠道准备、围手术期营养、镇痛和液体管理等 ERAS 条目的作用。小儿 ERAS 具有巨大潜力,不仅可以改善可量化的围手术期指标,还能显著改善全球儿童的手术体验。

（徐建威 译）

参考文献

1. Kehlet H. Multimodal approach to control postoperative pathophysiology and rehabilitation. Br J Anaesth. 1997;78(5):606–17.
2. Reismann M, Dingemann J, Wolters M, Laupichler B, Suempelmann R, Ure BM. Fast-track concepts in routine pediatric surgery: a prospective study in 436 infants and children. Langenbeck's Arch Surg. 2009;394:529–33.
3. Reismann M, von Kampen M, Laupichler B, Suempelmann R, Schmidt AI, Ure BM. Fast-track surgery in infants and children. J Pediatr Surg. 2007;42:234–8.
4. Mattioli G, Palomba L, Avanzini S, Rapuzzi G, Guida E, Costanzo S, et al. Fast-track surgery of the colon in children. J Laparoendosc Adv Surg Tech A. 2009;19(Suppl 1):S7–9.
5. Schukfeh N, Reismann M, Ludwikowski B, Hofmann AD, Kaemmerer A, Metzelder ML, et al. Implementation of fast-track pediatric surgery in a German nonacademic institution without previous fast-track experience. Eur J Pediatr Surg. 2014;24:419–25.
6. Vrecenak JD, Mattei P. Fast-track management is safe and effective after bowel resection in children with Crohn's disease. J Pediatr Surg. 2014;49:99–102.
7. Miech R, Johnston L, O'Malley PM, Keyes KM, Heard K. Prescription opioids in adolescence and future opioid misuse. Pediatrics. 2015;136(5):e1169–77.
8. Garren BR, Lawrence MB, McNaull PP, Sutherland R, Bukowski TP, Nielsen ME, Woody N, Clark McCall MHA, Ricketts K, Chidgey BA, Ross SS. Opioid-prescribing patterns, storage, handling, and disposal in postoperative pediatric urology patients. J Pediatr Urol. 2019;15(3):260.e1–7.
9. Chung CP, Callahan ST, Cooper WO, Dupont WD, Murray KT, Franklin AD, Hall K, Dudley JA, Stein CM, Ray WA. Outpatient opioid prescriptions for children and opioid-related adverse events. Pediatrics. 2018;142(2):e20172156.
10. Walker BJ, Long JB, Sathyamoorthy M, Birstler J, Wolf C, Bosenberg AT, Flack SH, Krane EJ, Sethna NF, Suresh S, Taenzer AH, Polaner DM, Pediatric Regional Anesthesia Network Investigators. Complications in pediatric regional anesthesia: an analysis of more than 100,000 blocks from the pediatric regional anesthesia network. Anesthesiology. 2018;129(4):721–32.
11. Taenzer AH, Walker BJ, Bosenberg AT, Martin L, Suresh S, Polaner DM, Wolf C, Krane EJ. Asleep versus awake: does it matter?: Pediatric regional block complications by patient state: a report from the Pediatric Regional Anesthesia Network. Reg Anesth Pain Med. 2014;39(4):279–83.
12. Edney JC, Lam H, Raval MV, Heiss KF, Austin TM. Implementation of an enhanced recovery program in pediatric laparoscopic colorectal patients does not worsen analgesia despite reduced perioperative opioids: a retrospective, matched, non-inferiority study. Reg Anesth Pain Med. 2019;44(1):123–9.
13. Holmes DM, Polites SF, Roskos PL, Moir CR. Opioid use and length of stay following minimally invasive pectus excavatum repair in 436 patients – benefits of an enhanced recovery pathway. J Pediatr Surg. 2019;S0022–3468(19):30118–6.
14. Rove KO, Brockel MA, Saltzman AF, Dönmez MI, Brodie KE, Chalmers DJ, Caldwell BT, Vemulakonda VM, Wilcox DT. Prospective study of enhanced recovery after surgery protocol in children undergoing reconstructive operations. J Pediatr Urol. 2018;14(3):252.e1.
15. Gable A, Burrier C, Stevens J, Wrona S, Klingele K, Bhalla T, Martin DP, Veneziano G, Tobias JD. Home peripheral nerve catheters: the first 24 months of experience at a children's hospital. J Pain Res. 2016;9:1067–72.
16. Antony S, Gurnaney H, Ganesh A. Pediatric ambulatory continuous peripheral nerve blocks. Anesthesiol Clin. 2018;36(3):455–65.
17. Shinnick JK, Short HL, Heiss KF, Santore MT, Blakely ML, Raval MV. Enhancing recovery in pediatric surgery: a review of the literature. J Surg Res. 2016;202:165–76.
18. Short HL, Taylor N, Thakore M, Piper K, Baxter K, Heiss KF, et al. A survey of pediatric surgeons' practices with enhanced recovery after children's surgery. J Pediatr Surg. 2018;53(3):418–30.
19. Short HL, Taylor N, Piper K, Raval MV. Appropriateness of a pediatric-specific enhanced recovery protocol using a modified Delphi process and multidisciplinary expert panel. J Pediatr Surg. 2018;53(4):592–8.
20. Short HL, Heiss KF, Burch K, Travers C, Edney J, Venable C, et al. Implementation of an enhanced recovery protocol in pediatric colorectal surgery. J Pediatr Surg. 2018;53:688–92.
21. Baxter KJ, Short HL, Wetzel M, Steinberg RS, Heiss KF, Raval MV. Decreased opioid prescribing in children using an enhanced recovery protocol. J Pediatr Surg. 2019;54(6):1104–7.
22. Rove KO, Brockel MA, Brindle ME, Scott MJ, Herndon CDA, Ljungqvist O, et al. Embracing change-the time for pediatric enhanced recovery after surgery is now. J Pediatr Urol. 2019;S1477–5131(19):30080–4. (Epub ahead of print).
23. Bowlin P, Siparsky G, Wilcox D. Nationwide review of bladder augmentation in pediatric hospitals. J Urol. 2011;185:e477.
24. McNamara ER, Kurtz MP, Schaeffer AJ, Logvinenko T, Nelson CP. 30-day morbidity after augmentation enterocystoplasty and appendicovesicostomy: a NSQIP pediatric analysis. J Pediatr Urol. 2015;11:209.e1–6.
25. Segal I, Kang C, Albersheim SG, Skarsgard ED, Lavoie PM. Surgical site infections in infants admitted to the neonatal intensive care unit. J Pediatr Surg. 2014;49:381–4.
26. Lee SK, McMillan DD, Ohlsson A, Pendray M, Synnes A, Whyte R, et al. Variations in practice and outcomes in the Canadian NICU network: 1996–1997. Pediatrics. 2000 Nov;106(5):1070–9.
27. Street JL, Montgomery D, Alder SC, Lambert DK, Gerstmann DR, Christensen RD. Implementing feeding guidelines for NICU patients <2000 g results in less variability in nutrition outcomes. JPEN J Parenter Enteral Nutr. 2006;30(6):515–8.
28. Tracy ET, Mears SE, Smith PB, Danko ME, Diesen DL, Fisher KA, et al. Protocolized approach to the management of congenital diaphragmatic hernia: benefits of reducing variability in care. J Pediatr Surg. 2010;45(6):1343–8.
29. Gibb ACN, Crosby MA, McDiarmid C, Urban D, Lam JYK, Wales PW, et al. Creation of an Enhanced Recovery After Surgery (ERAS) guideline for neonatal intestinal surgery patients: a knowledge synthesis and consensus generation approach and protocol study. BMJ Open. 2018;8(12):e023651.
30. Okada Y, Klein N, van Saene HK, Pierro A. Small volumes of enteral feedings normalise immune function in infants receiving parenteral nutrition. J Pediat Surg. 1998;33:16–9.
31. Prasad GR, Rao JVS, Aziz A, Rashmi TM. Early enteral nutrition in

neonates following abdominal surgery. J Neonatal Surg. 2018;7:21.

32. Suresh S, Long J, Birmingham PK, De Oliveira GS Jr. Are caudal blocks for pain control safe in children? An analysis of 18,650 caudal blocks from the Pediatric Regional Anesthesia Network (PRAN) database. Anesth Analg. 2015;120(1):151–6.

33. Stevens B, Yamada J, Ohlsson A, Haliburton S, Shorkey A. Sucrose for analgesia in newborn infants undergoing painful procedures. Cochrane Database Syst Rev. 2016;7:CD001069.

34. Larsson C, Wågström U, Normann E, Thernström Blomqvist Y. Parents experiences of discharge readiness from a Swedish neonatal intensive care unit. Nurs Open. 2016;4(2):90–5.

35. Franck LS, McNulty A, Alderdice F. The perinatal-neonatal care journey for parents of preterm infants. J Perinat Neonatal Nurs. 2017;31(3):244–55.

36. Franck LS, Oulton K, Nderitu S, Lim M, Fang S, Kaiser A. Parent involvement in pain management for NICU infants: a randomized controlled trial. Pediatrics. 2011;128(3):510–8.

37. Ingram JC, Powell JE, Blair PS, Pontin D, Redshaw M, Manns S, et al. Does family-centred neonatal discharge planning reduce healthcare usage? A before and after study in South West England. BMJ Open. 2016;6(3):e010752.

38. Pfander S, Bradley-Johnson S. Effects of an intervention program and its components on NICU infants. Child Health Care. 1990;19(3):140–6.

39. Martin CT, Pugely AJ, Gao Y, Mendoza-Lattes SA, Ilgenfritz RM, Callaghan JJ, et al. Increasing hospital charges for adolescent idiopathic scoliosis in the United States. Spine (Phila Pa 1976). 2014;39(20):1676–82.

40. Fletcher ND, Andras LM, Lazarus DE, Owen RJ, Geddes BJ, Cao J, et al. Use of a novel pathway for early discharge was associated with a 48% shorter length of stay after posterior spinal fusion for adolescent idiopathic scoliosis. J Pediatr Orthop. 2017;37(2):92–7.

41. Muhly WT, Sankar WN, Ryan K, Norton A, Maxwell LG, DiMaggio T, et al. Rapid recovery pathway after spinal fusion for idiopathic scoliosis. Pediatrics. 2016;137(4):e20151568.

42. Kim E, Lee B, Cucchiaro G. Perioperative surgical home: evaluation of a new protocol focused on a multidisciplinary approach to manage children undergoing posterior spinal fusion operation. Anesth Analg. 2017;125(3):812–9.

43. Thomson K, Pestieau SR, Patel JJ, Gordish-Dressman H, Mirzada A, Kain ZN, et al. Perioperative surgical home in pediatric settings: preliminary results. Anesth Analg. 2016;123(5):1193–200.

44. Fletcher ND, Marks MC, Asghar JK, Hwang SW, Sponseller PD, Harms Study Group, Newton PO. Development of consensus based best practice guidelines for perioperative management of blood loss in patients undergoing posterior spinal fusion for adolescent idiopathic scoliosis. Spine Deform. 2018;6(4):424–9.

45. Fletcher ND, Glotzbecker MP, Marks M, Newton PO, Harms Study Group. Development of consensus-based best practice guidelines for postoperative care following posterior spinal fusion for adolescent idiopathic scoliosis. Spine (Phila Pa 1976). 2017;42(9): E547–54.

第九部分

相关管理

59

第 59 章
加速康复外科临床路径在部门内实施的阻碍及推进因素

Deborah J.Watson，Claudiane Poisson

引言

加速康复外科（enhanced recovery after surgery，ERAS）通过施行多种模式策略以帮助患者更快地从外科手术中恢复。ERAS 是对传统医疗模式的挑战，但同时也可以促使外科医疗模式以现代循证医学为基准。在结直肠外科手术中初步探索获得成功后，ERAS 理念已在许多其他专科中显示出优势，包括胸外科[1,2]、泌尿外科[3]、妇科[4]、胰腺外科[5]、口腔和颌面外科[6]、骨科[7]、肝胆外科[8]和减重外科[9]。医疗路径在临床实践中的价值十分重要，既有利于指导医护人员与患者知晓在住院期间和出院的各项事宜，也有助于减少差异、避免临床差错并缩短住院时间[10-12]。Vanhaecht[13] 将术语"医疗路径（care pathway）"定义为：在一段明确的时期内，对一组明确患者的医疗过程进行相互决策和组织的复杂干预。施行加速康复路径（enhanced recovery pathway，ERP）患者发生术后并发症和再次入院的可能性较小。同时，这些患者的住院时间更短、术后恢复更快。临床实践证明，结直肠相关 ERP 的实施不仅为医疗中心降低成本，而且对医疗系统和整个社会都具有重要意义[14]。然而，临床实践的转变仍很缓慢，可能需要长达 17 年的时间才能将循证证据应用于临床[15]。摆脱传统的做法会面临诸多挑战和困难，需要我们对术前、术中和术后阶段包含的多种因素统筹兼顾。在医院内部或科室内发展 ERAS 文化所需要的不仅仅是书面方案或指南，更需要耐心、领导才能、激情、远见、决心和实时应变能力。

不同的医疗机构对 ERP 实施的困境持有不同的看法[16]。缺乏组织支持、资源缺乏、领导能力差以及对变革的抵触都可能阻碍 ERAS 的实施[16-18]。相反，

一些因素有利于推动 ERAS 的实施，如拥有定期商议的领导团队、医院行政管理部门鼎力支持，以及致力于 ERAS 施行倡导者的不断推进[19]。已有不少学者分享了他们在实施 ERP 方面的经验，提出了突破瓶颈的解决方案，同时也高度肯定了 ERAS 的促进因素[16,20]。然而并没有"放之四海而皆准"的方法，不同机构应该根据自身的实际情况适时调整具体策略，这一点非常重要。尽管拥有有价值的管理策略和关键促进因素可有助于将变革成功带入机构内部，但最理想的 ERP 实施范式尚未明确，需要进一步研究[18,21]。

本章明确了在启动 ERP 时应考虑的最佳做法，并提供了一些在部门内实施 ERP 的见解。涵盖了从创建、实施、评估到最后的长期维持阶段的分步计划。详细阐述了改变管理模式的关键方法，列举了有助于在医疗实践中带来积极变化的策略，并明确了一些可能妨碍科室内 ERP 实施过程的常见问题，以及成功启动 ERAS 项目的一些基础要素。最后强调了效果评价的重要性，这有助于避免精力和资源的浪费，并保证已实施的进程不致退回到以前的状态。

创建加速康复路径

取得科室认同和支持

获得员工的认同和支持将有助于这一变革的启动。在手术科室和麻醉科引入 ERP 时，有一些因素必须要考虑。自上而下或自下而上启动变革的方式均有效。尽管两者各有利弊，但后者在医院中更为常见，支持这种方式的代表人群是一些希望为患者实施 ERAS 的主诊医师[22]。不过，如果变革得到上级行政主管部门的支持，ERP 的实施将会更加顺利[18]。中高层管理人员应鼓励和批准这一有利于医疗质量改

善的新举措,以便多学科团队至少有固定的时间召开会议讨论护理路径并制订相应的计划。如果一个机构和组织不愿意做出改变,不支持这样的新举措,就可能造成项目中断甚至终止[18]。

诸如激励、沟通和建立团队的能力等行为与成功实施组织变革的预测因素有关[23]。如果变革的新举措在适当的时机进行传达,那么面临阻力的可能性就会降低[24]。领导团队和临床医生之间的良好沟通有助于新变革措施的实施[18]。一线护士是与住院患者直接接触并且相处时间最长的医护人员,因此他们应该从一开始就参与到项目创建和执行过程中。介绍 ERAS 的循证概念、发现那些支持并愿意为变革举措工作的团队成员、解释在日常任务和职责中可能进行的调整、阐明科室内这些变化的原因以及项目的启动时间表等,都是一开始就应该与一线员工分享的话题。明确愿景、提供信息、倾听一线员工的意见并为员工提供大量表达意见的机会等也应成为优先考虑的事项。抵制变革的人可能会罗列出一些障碍,但这是有益的,因为在项目实施前就应该找出并解决这些障碍。启动科室的 ERP 不是一个自始至终的线性过程;在实施流程微调妥当且所有问题得到实地解决之前,可能需要不断调整和修改。召集热心员工成立工作小组是项目起始阶段工作的一部分。

组建领导团队

组建一个有凝聚力的多学科团队来领导 ERP,应该是项目实施前的第一步[18,19,25]。团队合作和加强沟通的理念,对于消除零散、不成体系的护理措施并打破围术期各阶段的学科壁垒至关重要。医护人员之间在术前、术中、术后阶段的交流讨论必不可少,这样各学科都能认识到自己的干预措施对下一阶段的影响,包括最终对患者的整体治疗效果的影响。让一线员工中的意见领袖参与进来,特别是那些在科室内被认为值得信赖和有影响力的人,也有利于促成这些变化[26]。每个团队成员都应拥护这一新方案并担任变革的倡导者。

从一开始,核心团队的成员应定期会面,以确立声势、制造紧迫感,并表明现状已经不能再被接受[19,27]。领导团队的组成至少应包括:一名护士、一名麻醉师和一名外科医生等三个学科专业的人员[19]。邀请一名高级管理人员加入领导团队,也会有助于获得机构管理层的支持[21]。在我们医院,ERP 领导团队初始核心成员包括一名外科医生、一名麻醉师、一名高级护士长、一名 ERAS 护士协调员、一名物理治疗师和一名营养师。我们一开始邀请了一名临床流行病学

专家加入团队,帮助进行循证评价。现在,得益于图书馆人员的帮助,我们可以先对现有指南的大量文献进行筛选,然后为我们正在努力达成共识的某一特定治疗或药物寻找最佳的支持证据。其他健康专业人员,如药剂师、社会工作者、职业治疗师和造口治疗护士等,在与项目密切相关情况下也可加入其中。在各医疗学科中委任一名倡导者应该有助于变革进程的实施[26]。

详细制订所有护理流程并确定所有参与围术期患者护理的人员,有助于确定在启动日期前哪些人员应该收到有关变化的解释,以保证患者从所有医院工作人员那里获得一致的信息。我们机构的做法是组建一个核心指导委员会团队,负责全部外科科室的各种路径实施。这个核心团队会同外科医生、麻醉医生和护理专家一起制订新的路径。这样我们可以从既往的经验中推断、总结有用信息以促进每个新路径的建立,而无须考虑专业或可能存在重叠的进程。接下来,临床专家可以将这些变化传达给他们的团队,赋予他们对于路径的主人翁意识,同时也为各手术科室提供研究和学术交流的机会。

指定医疗路径协调员

应当考虑任命一名全职的专职护士或健康专业人员来负责 ERAS 路径的创建、实施、评估和维持,尤其是当团队正在创建跨多个学科的多个路径时[19,21,25]。协调员将为项目提供经验并确保一致性,以加速项目进展和实施。优秀的沟通技巧、足智多谋和创造力是协调员应具备的关键特质,这可以让每个人都参与到组织变革中来。协调员还负责项目的管理,包括日程安排和组织会议,撰写 ERAS 路径草案,在核心团队和一线员工之间进行沟通,并确保最终的路径指令集由所有利益相关者核准[25]。为员工提供继续教育课程、制作患者宣教材料、应用变革管理策略、发送通知提醒、审核结果并报告给科室等内容也可以添加到协调员的任务清单中[18,25]。Ljungqvist 等人[19]明确指出,协调员发挥着基础性和根本性的作用,“是 ERAS 团队的引擎”。

寻求患者和家属的参与

患者的参与是医疗质量改进计划的重要组成部分,这一点越来越受到认可。我们要求患者在项目进展的重要节点上提供具体的意见和见解。这包括在项目执行前的会议中审查路径指令集的最终草案,以及在项目执行后的会议中分享他们住院期间的经

历。获得执行 ERAS 过程中有关患者手术经历的正面和负面信息,对于患者和领导团队而言都是非常丰富而且能够充实自身的经验。分享就医经历可以让患者觉得自己被赋予了权力。同时,领导团队也可以从患者反馈的正面信息中获得鼓舞,但他们目标应该是在需要之处继续改进实际流程。对于什么是优秀的医疗服务,患者和家属可能有不同的看法和期望。例如,更短的住院天数也许并不总能被患者理解和接受[28]。不同的文化背景和既往的经历可能会影响他们对变革进程的接受程度[26]。提高患者的参与度,寻求患者和家属的合作,让他们在患者的康复过程中发挥更加积极的作用,这些都是值得追求的目标。

制订内容

收集有关最常见手术、住院时间、并发症和再入院情况的基线数据,将有助于领导团队确定哪些手术可能会特别受益于 ERAS 的实施。接下来,团队必须决定是否应该利用现有的文献从头开始建立护理路径,或者现有的路径是否可以适用于他们实际所处的环境。ERAS® 协会和其他组织——美国结直肠外科医师协会(the American Society of Colon and Rectal Surgeons,ASCRS) 和美国胃肠内镜外科医师协会(the Society of American Gastrointestinal Endoscopic Surgeons,SAGES),提供了各种外科手术的指南[29],这些指南可通过规定的内容对团队进行指导,也可在调整后适用于所在的机构。如果变革有证据支持,那么在组织中引入变革就会变得更容易,面临的阻力也会减少[26]。

ERAS® 学会列出了 24 个围术期要素,这些要素一起实施可产生协同效应并对手术效果产生影响[19]。尽管一些要素是某个外科手术所特有的,但不同的手术过程之间存在许多相似之处,并且唯一的指导委员会和协调员可以促进这些路径要素的运作。在护理路径中对这些要素进行整合是在实践中引入变革的重要举措。不同机构可能会根据其已有的资源和经验,以不同方式处理每个要素。回顾来自不同机构的各种路径指令集案例,有助于指导团队规划自己的临床路径[30]。

撰写内容草稿,并整合到医院的模板和电子病历程序中,有助于便捷地使用路径指令集。应避免创建包含可选复选框列表的路径指令集,以减少执行过程中的变异。必要时可提供额外的空间用于添加特定的指令,以保证路径的灵活性。

所有利益相关者核准了路径的内容后可以开始

编写患者宣教材料,这样在 ERAS 启动的同时就可对其进行发布。术前阶段包含的第一个 ERAS 要素是入院前咨询。如果我们希望患者参与到他们的护理中来,则必须首先确保患者及其家属了解他们应该如何在康复中发挥更积极的作用。术前信息的告知从外科医生的办公室开始,并在术前由护士进行强化。术前信息告知需要对手术进行解释,说明如何为手术做准备以及手术后会发生什么。为了对所告知的信息进行强化,口头解释应与书面的内容相结合,可以推荐患者浏览一些有详细的手术相关信息的网站和/或向患者提供印刷材料以获得这些信息。患者宣教材料应当以患者能够理解的形式撰写护理路径。宣教材料的内容应以通俗易懂的语言撰写,避免使用缩略语或医学术语。通过简化信息,使用健康知识普及预防措施(health literacy universal precaution),可以确保无论文化程度如何,所有患者都能理解所要传达的信息[31]。添加有意义的图片可以帮助患者更好地理解内容[32]。留出足够的空白,并以要点的形式撰写简短的句子,有助于促进患者阅读宣教材料[33,34]。一旦所有的内容(包括路径指令集和患者宣教材料)最终确定下来,接下来的工作就是制订实施行动计划,此计划中应包括对可能遇到阻碍的识别与确认。

明确潜在的阻碍

ERAS 及其在日常实践中带来的所有变化都可能会遇到不同的阻碍,尤其是在项目实施之初[35]。变革举措所面临的阻碍是多因素的,可重新归纳为三个不同的类别:(1)患者及其家属;(2)临床医生;(3)医疗机构[26]。

患者的一些特征可能成为 ERP 实施的阻碍,如社会经济地位低下、合并症、年龄和对治疗的依从性差等[17,18]。Lyon 等[28]在一项定性研究中指出,患者对治疗的期望是 ERP 实施的阻碍。当患者对术后护理抱有不切实际的期望时,他们就很难遵守路径中的某些内容,如术后活动和营养相关的内容。此外,患者在围术期了解的信息不充分,不知道手术中和手术后会发生什么,也被认为是 ERP 实施的阻碍[17]。这些患者在术后居家康复过程中遇到了意想不到的困难,而这些困难本可以通过恰当的患者宣教得到解决。医护人员需要持续向患者传达并强化一致的信息。更重要的是,医护人员应熟悉各种教学方法,以增加患者对知识的了解和理解,并在患者宣教过程中使用通俗易懂的语言[33,34]。对于住院患者来说,了解他们自己的日常目标和当天的治疗安排很重要[36]。我们的患者宣教材料中描述了患者每日的重要事件,诸如营养、术后活动、疼痛、引流等,以及目标出院日期。每个房间的白板都用来向团队成员强调这些目标,并增加患者及其家属与医疗团队之间的沟通。

医护人员的态度、行为和知识也可能成为ERAS项目有效运作的阻碍[17,18,20,28]。研究发现,高年资医生对ERP指南的抵触情绪要多于低年资医生[28]。但年轻医生对护理路径概念不太熟悉,也不太可能遵循术后指南[37,38]。人们可能会认为ERP路径是过于僵化、过于规范的"模式医学",没有批判性思维的空间并威胁到人们的自主性[10,17]。Alawadi等[17]也提到,医护人员的抵触情绪是由于ERP改变了他们的生活习惯和工作规律。提供教育培训以增加员工的知识,可以减少他们对实践如此变化的抵制[18]。不同的利益相关者、临床医生和工作人员之间的孤岛式沟通,可能是最主要的难题并影响路径的执行过程[17,18,20]。

轮转住院医师在开始新的轮转时如果没有被告知科室的ERP,也可能会给ERP路径的实施带来阻碍[16,17]。住院医生应当接受必要的培训,熟悉ERP流程以及如何开具ERP相关的处方或安排相关治疗,以确保流程顺利。吸引住院医师参与ERP是一项有价值的投资,因为他们是未来的外科医生和麻醉师,他们将会把ERAS的理念传给下一代。我们每年都会为第一年和第二年的住院医师举办一次内容丰富的会议,包括ERAS的循证原则、本院已建立的ERP流程、项目成果和健康素养概念。此外,也可以在住院医师中选定一名ERAS倡导者在他的同龄人中宣传和推广ERAS[39]。

最后,组织因素可能成为实施ERP的阻碍。物资和财政资源的缺乏、经常性的人员更替流动以及人力资源的短缺,都会影响到ERP实践和执行的一致性[17,19,20,28]。例如,周末的时候造口治疗护士人手不足,可能会给出院前需要帮助和指导的患者带来困难。Stone等[18]将组织文化定义为可能阻碍ERAS项目成功实施的那些价值观和规范。一旦认识到并减少或消除了所有阻碍,接下来的工作就是部署ERAS项目的实施。

实施快速康复路径

开始行动

由于参与围术期干预措施的医护人员众多,想要

成功实施ERAS会面临很多挑战和困难[18]。尽管每个ERAS要素都有强有力证据支持,但在日常实践中做到严格遵守和坚持仍存在一定的困难[35]。"从知识到行动"的框架和实施方案可以作为指导这一变革举措的参考,从而易化路径的实施。经过所有利益相关者核准路径指令集和患者宣教手册后,还可能会有一个制度化的过程来对这些文件进行修改,使其符合医院的标准。在获得医院的批准后,便可以确定项目启动日期。表59.1概述了我们目前的执行过程。在项目实施落实到具体行动之前,还需要对一些活动进行协调。应该制订详细计划并描述实现目标所采取的行动,包括:何时、与谁、如何传达ERAS以及需要哪些资源。在我们的机构中,行动计划提供了一个时间表,明确具体任务和责任分工,同时描述了ERAS项目在围术期涉及的科室间如何传递以及各科室的具体负责人。协调员负责将即将实施的内容传达给广大受众,包括护士、外科医生、住院医师、麻醉师、办事人员以及其他将受到护理路径影响的医护人员。

表59.1 在部门内实施加速康复路径(ERP)时应采取的步骤和行动小结

步骤	行动
创建ERP	获得科室的认同和支持
	组建ERP多学科团队
	任命一名ERP协调员
	收集初步的手术数据
	检索最佳证据
	与外科团队的专家一起制订ERP的内容
	寻求患者的参与
	与核心团队一起核准ERP的内容
	明确实施过程中潜在的阻碍
	机构委员会审查和批准ERP的内容
实施ERP	规划ERP实施的启动日期
	向主要利益相关者传达启动日期
	培训护士、住院医生、外科医生和麻醉医生
	确定团队的倡导者
	提醒利益相关者注意启动日期
	启动ERP
评价ERP	审查ERP要素的依从性
	收集手术结果数据,评估患者宣教材料
长期维持ERP	组织手术团队专家和ERP核心团队召开项目启动后会议,介绍审查结果
	根据审查结果倡导者的反馈意见,修订和修改ERP的内容
	为临床医生提供持续的ERP教育培训

围术期团队的沟通和培训

为了提高科室新实践变革的成功率,协调员需要选择不同的实施策略。在项目实施的前几周,应向所有利益相关者发出通知提醒,宣布启动日期,以及新流程的分步计划。通知提醒可以书面或电子的形式发出,如在患者的病历或在科室的交流板上粘贴传单或海报,或是通过电脑发出提醒[26]。已有一些刊物中的报告表明,对临床医生的持续教育是实施 ERAS 最常见的推进因素[17-19,21,28,35]。在 ERAS 项目启动日期之前,应举办面向护士、住院医师、外科医生和麻醉师的专题培训会,解释路径指令集并概述患者宣教材料。这些教学课程可以通过面授或网络课程平台进行。教育课程设立的目标是增加临床医生的知识,转变他们的观念,继而改善患者的治疗效果[26]。这些教学活动可以在新入职医生培训、科室周会、科室业务学习或 ERAS 研讨会期间进行。

围术期各科室间清晰有效的沟通是确保有效实施的关键。Arroyo 等[40]报道,大医院的实践变革比小医院更复杂、更缓慢。Alawadi 等[17]支持这一结论并指出,在小医院的构架中实施 ERAS 会更加容易,因为临床医生之间互相认识,沟通交流更容易。不过,目前已有不同类型和规模的医院成功实施 ERAS 路径的案例[41]。首次实施 ERAS 指南的医疗机构可能会发现,在作为医院护理标准大规模应用推广之前,先在小范围内作为试点项目实施是有好处的。向临床医生和管理部门展示有效的初步结果可能有助于提高他们对于 ERAS 项目的认同[42]。我们收集了有关最早期的护理路径对包括住院时间在内的治疗效果影响的数据,并提交给了外科事务领导小组,促成了他们对维持和扩大该项目所需资源的投入。目前我们已经在科室的所有的分支部门实施了 20 多个 ERAS 方案。

团队中的倡导者需要在执行过程中发挥积极作用,并在相应的工作场景下成为其他员工的动力源泉[26]。他们是项目的推动者,应通过不同的活动让一线临床医生参与进来,如认识到变革的重要性、寻找解决问题的方法、为员工提供支持等[26]。其他相关的健康专业人员,如对一线护士进行循证实践教育的临床护理课程的教师,可以促进新实践方法的采纳以及护士对护理路径的认同。护理人员在外科病房中起着关键作用,ERAS 能否成功实施取决于他们对新的护理路径的接受程度以及他们与麻醉师和外科医生的配合[43]。在项目实施当天和随后的几周内,

协调员应对实践变化有关的科室进行访视,以确保路径实施的依从性,解答 ERAS 路径使用者的疑问,以助其顺利完成过渡,并在围术期相关科室之间进行协调。

快速康复路径的评价

对医疗过程和结果的评价是 ERAS 的关键组成部分。这项工作应在制订 ERAS 内容之前开始,以便有基线参照数据进行比较。通过评估对医疗路径过程的依从性以监测实践的变化,可以检查临床医生和患者是否执行路径指令集中明确的内容,而不是仅仅追踪那些可以反映结局或最终结果的成果事件。在"从知识到行动"的框架中,Graham 等人[44]强调了监测一项新干预措施如何被采用者群体使用的重要性。如果新的干预措施没有按照预期的那样被采纳,了解其中的原因有助于改进和修订执行过程。进行审查以评估对 ERAS 要素的依从性。当对 ERAS 要素的依从性更好时,患者的手术效果将会得到改善[45,46]。研究结果表明,术后并发症较少的患者,因术后症状延迟出院的风险降低,并且更有可能达到目标住院天数[45]。住院期间至少应审查以下要素:再入院率、住院天数、术后活动、并发症、恢复正常饮食的时间、对 ERAS 方案持续的依从性、出院的意愿和患者反馈的结果[21]。尽管列举所有应该报告的结果超出了本章的范围,但或许还应该对出院后患者报告的结果进行审查,以便更好地了解患者何时康复,并确定参加 ERAS 项目患者的长期获益情况[47]。

与普遍的看法相反,Hubner 等[43]发现实施结直肠 ERAS 项目时,护理工作量反而减少了。他们的结果显示,当 ERAS 方案的依从性提高时,护理工作量就会减少。他们建议在术后活动和营养方面进行严格的患者准备,因为这些都会影响护理工作量。从患者住院经历中获取的反馈信息可以突出显示 ERAS 执行过程的影响因素[17]。患者可以对术前宣教的效果进行反馈。我们的医院在推出护理路径后,采用问卷调查的方式对患者宣教材料进行评估,以监测患者对宣教材料的依从性和对其中内容的理解程度。然后根据患者的反馈,对患者宣教材料进行修改以符合他们的需求。

除了审查之外,还可以计划其他的评价策略。可以通过焦点小组讨论、实施后访谈或问卷调查等方式收集临床医生的反馈意见,了解临床医生的看法、团

队动态以及实施后出现的其他问题[26,48]。当被问及时,大多数临床医生赞成审查,因为它提高了对待改进之处的关注、提供机会表达对新干预措施的看法,并对可能需要的任何改变提出建议[49]。例如,我们审查时发现,患者对蛋白饮料的依从性非常低。在访谈一线护士后我们发现了一个组织上的阻碍。他们解释道,当患者很晚才转到病房时,饮食医嘱要到第二天才能执行。因此我们将蛋白饮料放在病房的冰箱里,解决了这个问题。

从患者的病历中收集数据需要耗费大量的资源,而且由于记录缺失、信息不全,甚至难以识别和理解的手写内容也会给数据收集带来非常大的困难。此外,当数据可能有多个不同的来源且合并数据的能力不足时,软件的整合将会非常费力。很少有组织能够将不同的软件整合在一起并给出一份清晰的报告[50]。尽管在项目实施的早期阶段依从度相对较高,但如果不能定期提供关于 ERAS 项目有效性结果的反馈,依从度将会迅速下降[19,35]。进行定期审查以评估结果是否达到预期、评估书面方案与实际执行之间的出入、制订新的改进目标等措施将为护理路径的升级和改进带来契机[49]。经过 10 年 ERAS 项目的执行,我们已经积累了各种各样的数据管理和报告的解决方案。我们最早采用一个简单的 Excel 电子表格来收集患者是否达到目标出院日期以及没有达到目标日期的原因。为了获得更全面的评价,我们在多年前已经开始使用 ERAS® 交互式审查系统(ERAS® Interactive Audit System),但在我们患者数量庞大的高通量中心,这项工作还需要一个全职审查师。国家手术质量改进计划(the National Surgical Quality Improvement Program)有多种加速康复流程和结果指标,可供参与中心使用[41]。

维持已建立的加速康复路径

与评价密切相关的最后一个阶段是项目的可持续性。建立持续的审查和反馈机制将有助于 ERAS 项目的维持[19]。如果项目运作过程中不采取任何可持续性行动,大多数的新项目终将宣告失败并且不会获得任何有意义的结果[51]。Parsons 等人[52]指出,"一个进程或结果维持一年以上,没有恢复到以前的状态,才是可持续的"。有一些因素可以促进项目的可持续性,例如通过强有力的组织领导制订策略以确保变更进程的延续[52]。拥有诸如 ERAS 协调员这样的倡导者,将向人们表明变革仍然是组织和领导团队的重要优先事项。一般来说,ERAS 倡导者的作

用更多是非正式的,他们为自己科室的同事所熟知,并且与方案使用者们一同解决实践上的差距[53]。当临床医生遵循结直肠 ERAS 方案,而且 ERAS 要素被整合至临床实践中时,这些倡导者称他们可获得满足感[53]。

提供数据报告可以让临床医生能够理解其努力收获的准确结果,并且可以增强项目的可持续性[53]。数据报告应当简洁易懂、有意义并与 ERAS 目标相一致。倡导者们发现,共享数据报告有助于克服质疑和阻力[53]。向员工进行反馈可在午餐、学习、报告、快速会议、内部培训和会议期间进行。经常提供清晰的信息以及透明的数据,有助于支持变革的进行[51]。庆祝快速的成功,对于保持路径使用者的积极性、推进变革持续进行至关重要[54]。那些看得见的、积极的、与愿景一致的短期成功是最好的[55]。实现每日活动的目标、在目标日出院、患者满意度提高等都是值得庆祝的结果。对使得这些成功有主要贡献的临床医生或团队予以认可甚至奖励,也有助于提高变革举措的可持续性、接受度和忠实度[52]。

建议在项目实施几个月后,所有利益相关方召开会议讨论初步审查结果。患者的观点和数据集有助于指导团队决定护理路径中需要修改的内容。可在每年年初将 ERAS 要实现的年度目标传达给核心团队。在这次会议上还应展示对前一年目标进行的修订、潜在的成就、即将取得的成果和正在进行的改进。基于机构政策和新的证据,多学科团队应确定修订的频率以确保最佳实践效果。与 ERAS 多学科团队保持定期会议可以确保项目参与度和积极性[18,19]。通过审查持续反馈信息、发送通知提醒、以小组形式提供教育课程、保留固定的协调员等都是维持 ERAS 项目可持续性和有效性的策略[19]。当 ERAS 成为护理标准并被视为日常实践中的规范时,便实现了可持续性[53,56]。

结论

在一个科室内实施 ERAS 需要有详尽的计划、优秀的沟通能力、强大的领导力和决心以及充足的资源。一些推进因素和阻碍因素贯穿于 ERAS 项目创建、实施和长期维持的整个过程。外科护理的差异普遍存在,其原因也是多因素的。本章对不同步骤和变革管理策略的概述有助于 ERAS 在手术科室的应用。也可以指导首次开展 ERAS 路径的参与者,帮助希望

扩大 ERAS 项目的医疗机构实现其目标。

（邵成浩 译）

参考文献

1. Madani A, Fiore JF Jr, Wang Y, Bejjani J, Sivakumaran L, Mata J, et al. An enhanced recovery pathway reduces duration of stay and complications after open pulmonary lobectomy. Surgery. 2015;158(4):899–908; discussion −10. PubMed PMID: 26189953. Epub 2015/07/21.

2. Li C, Ferri LE, Mulder DS, Ncuti A, Neville A, Lee L, et al. An enhanced recovery pathway decreases duration of stay after esophagectomy. Surgery. 2012;152(4):606–14; discussion 14–6. PubMed PMID: 22943844. Epub 2012/09/05.

3. Abou-Haidar H, Abourbih S, Braganza D, Qaoud TA, Lee L, Carli F, et al. Enhanced recovery pathway for radical prostatectomy: Implementation and evaluation in a universal healthcare system. Can Urol Assoc J. 2014;8(11–12):418–23. PubMed PMID: 25553155. Epub 2015/01/02.

4. Myriokefalitaki E, Smith M, Ahmed AS. Implementation of enhanced recovery after surgery (ERAS) in gynaecological oncology. Arch Gynecol Obstet. 2016;294(1):137–43. PubMed PMID: 26525694. Epub 2015/11/04.

5. Ji HB, Zhu WT, Wei Q, Wang XX, Wang HB, Chen QP. Impact of enhanced recovery after surgery programs on pancreatic surgery: a meta-analysis. World J Gastroenterol. 2018;24(15):1666–78. PubMed PMID: 29686474. Pubmed Central PMCID: PMC5910550. Epub 2018/04/25.

6. Bater M, King W, Teare J, D'Souza J. Enhanced recovery in patients having free tissue transfer for head and neck cancer: does it make a difference? Br J Oral Maxillofac Surg. 2017;55(10):1024–9. PubMed PMID: 29169671. Epub 2017/11/25.

7. Zhu S, Qian W, Jiang C, Ye C, Chen X. Enhanced recovery after surgery for hip and knee arthroplasty: a systematic review and meta-analysis. Postgrad Med J. 2017;93(1106):736–42. PubMed PMID: 28751437. Pubmed Central PMCID: PMC5740550. Epub 2017/07/29.

8. Song W, Wang K, Zhang RJ, Dai QX, Zou SB. The enhanced recovery after surgery (ERAS) program in liver surgery: a meta-analysis of randomized controlled trials. Springerplus. 2016;5(1):207. PubMed PMID: 27026903. Pubmed Central PMCID: PMC4770001. Epub 2016/03/31.

9. Malczak P, Pisarska M, Piotr M, Wysocki M, Budzynski A, Pedziwiatr M. Enhanced recovery after bariatric surgery: systematic review and meta-analysis. Obes Surg. 2017;27(1):226–35. PubMed PMID: 27817086. Pubmed Central PMCID: PMC5187372. Epub 2016/11/07.

10. Evans-Lacko S, Jarrett M, McCrone P, Thornicroft G. Facilitators and barriers to implementing clinical care pathways. BMC Health Serv Res. 2010;10(1):182. PubMed PMID: 20584273. Pubmed Central PMCID: PMC2912894. Epub 2010/06/30.

11. Hipp R, Abel E, Weber RJA. Primer on clinical pathways. Hosp Pharm. 2016;51(5):416–21. PubMed PMID: 27303097. Pubmed Central PMCID: PMC4896352. Epub 2016/06/16.

12. De Bleser L, Depreitere R, De Waele K, Vanhaecht K, Vlayen J, Sermeus W. Defining pathways. J Nurs Manag. 2006;14(7):553–63. PubMed PMID: 17004966. Epub 2006/09/29.

13. Vanhaecht K. The impact of clinical pathways on the organisation of care processes [PhD dissertation]. Leuven: Katholieke Universiteit Leuven; 2007.

14. Lee L, Mata J, Ghitulescu GA, Boutros M, Charlebois P, Stein B, et al. Cost-effectiveness of enhanced recovery versus conventional perioperative management for colorectal surgery. Ann Surg. 2015;262(6):1026–33. PubMed PMID: 25371130. Epub

15. Morris ZS, Wooding S, Grant J. The answer is 17 years, what is the question: understanding time lags in translational research. J R Soc Med. 2011;104(12):510–20. PubMed PMID: 22179294. Pubmed Central PMCID: PMC3241518. Epub 2011/12/20.

16. Pearsall E, Okrainec A. Overcoming barriers to the implementation of an enhanced recovery after surgery program. In: The SAGES/ ERAS® society manual of enhanced recovery programs for gastrointestinal surgery. Cham: Springer; 2015. p. 205–14.

17. Alawadi ZM, Leal I, Phatak UR, Flores-Gonzalez JR, Holihan JL, Karanjawala BE, et al. Facilitators and barriers of implementing enhanced recovery in colorectal surgery at a safety net hospital: a provider and patient perspective. Surgery. 2016;159(3):700–12. PubMed PMID: 26435444. Epub 2015/10/06.

18. Stone AB, Yuan CT, Rosen MA, Grant MC, Benishek LE, Hanahan E, et al. Barriers to and facilitators of implementing enhanced recovery pathways using an implementation framework: a systematic review. JAMA Surg. 2018;153(3):270–9. PubMed PMID: 29344622. Epub 2018/01/19.

19. Ljungqvist O, Scott M, Fearon KC. Enhanced recovery after surgery: a review. JAMA Surg. 2017;152(3):292–8. PubMed PMID: 28097305. Epub 2017/01/18.

20. Joris J, Leonard D, Slim K. How to implement an enhanced recovery programme after colorectal surgery? Acta Chir Belg. 2018;118(2):73–7. PubMed PMID: 29334849. Epub 2018/01/18.

21. Francis NK, Walker T, Carter F, Hubner M, Balfour A, Jakobsen DH, et al. Consensus on training and implementation of enhanced recovery after surgery: a Delphi study. World J Surg. 2018;42(7):1919–28. PubMed PMID: 29302724. Epub 2018/01/06.

22. Lee L. Overcoming barriers to the implementation of an enhanced recovery after surgery program. In: Feldman LS, Delaney CP, Ljungqvist O, Carli F, editors. The SAGES/ERAS® society manual of enhanced recovery programs for gastrointestinal surgery. Cham: Springer; 2015.

23. Gilley A, McMillan HS, Gilley JW. Organizational change and characteristics of leadership effectiveness. J Leadersh Organ Stud. 2009;16(1):38–47.

24. Senior B, Swailes S. Organizational change. 4th ed. Harlow, Essex: Pearson Education; 2010.

25. Watson DJ. Nurse coordinators and ERAS programs. Nurs Manag. 2018;49(1):42–9. PubMed PMID: 29287049. Epub 2017/12/30.

26. Castiglione S, Ritchie J. Moving into action: we know what practices we want to change, now what? An implementation guide for health care practitioners [Internet]. Ottawa: Canadian Institute of Health Research; 2012. Available from: http://www.cihr-irsc.gc.ca/e/45669.html.

27. Kotter JP. Leading change. Boston: Harvard Business School Press; 1996.

28. Lyon A, Solomon MJ, Harrison JD. A qualitative study assessing the barriers to implementation of enhanced recovery after surgery. World J Surg. 2014;38(6):1374–80. PubMed PMID: 24385194. Epub 2014/01/05.

29. Carmichael JC, Keller DS, Baldini G, Bordeianou L, Weiss E, Lee L, et al. Clinical practice guidelines for enhanced recovery after colon and rectal surgery from the American society of colon and rectal surgeons and society of American gastrointestinal and endoscopic surgeons. Dis Colon Rectum. 2017;60(8):761–84. PubMed PMID: 28682962. Epub 2017/07/07.

30. SAGES SMART Enhanced Recovery Program [Internet]. Los Angeles, CA: society of American Gastrointestinal and Endoscopic Surgeons; c2018 [August 1]. Available from: https://www.sages.org/smart-enhanced-recovery-program/.

31. Brega AG, Freedman MA, LeBlanc WG, Barnard J, Mabachi NM, Cifuentes M, et al. Using the health literacy universal precautions toolkit to improve the quality of patient materials. J Health Commun. 2015;20(sup2):69–76. PubMed PMID: 26513033. Pubmed Central PMCID: PMC5085259. Epub 2015/10/30.

32. Houts PS, Doak CC, Doak LG, Loscalzo MJ. The role of pictures in improving health communication: a review of research on attention, comprehension, recall, and adherence. Patient Educ Couns.

2006;61(2):173–90. PubMed PMID: 16122896. Epub 2005/08/27.

33. Wizowski L, Harper T, Hutchings T, Hamilton Health Sciences C. Writing health information for patients and families: a guide to creating patient education materials that are easy to read, understand and use. 4th ed. Hamilton: Hamilton Health Sciences; 2014.

34. Watson D, Davis E. Preoperative education. In: Feldman LS, Delaney CP, Ljungqvist O, Carli F, editors. The SAGES / ERAS® society manual of enhanced recovery programs for gastrointestinal surgery. Cham: Springer; 2015.

35. Pedziwiatr M, Kisialeuski M, Wierdak M, Stanek M, Natkaniec M, Matlok M, et al. Early implementation of Enhanced Recovery After Surgery (ERAS(R)) protocol – compliance improves outcomes: a prospective cohort study. Int J Surg. 2015;21:75–81. PubMed PMID: 26231994. Epub 2015/08/02.

36. Caligtan CA, Carroll DL, Hurley AC, Gersh-Zaremski R, Dykes PC. Bedside information technology to support patient-centered care. Int J Med Inform. 2012;81(7):442–51. PubMed PMID: 22285034. Epub 2012/01/31.

37. Nadler A, Pearsall EA, Victor JC, Aarts MA, Okrainec A, McLeod RS. Understanding surgical residents' postoperative practices and barriers and enablers to the implementation of an Enhanced Recovery After Surgery (ERAS) guideline. J Surg Educ. 2014;71(4):632–8. PubMed PMID: 24810857. Epub 2014/05/09.

38. Jeff A, Taylor C. Ward nurses' experience of enhanced recovery after surgery: a grounded theory approach. Gastrointest Nurs. 2014;12(4):23–31.

39. Stone AB, Leeds IL, Efron J, Wick EC. Enhanced recovery after surgery pathways and resident physicians: barrier or opportunity? Dis Colon Rectum. 2016;59(10):1000–1. PubMed PMID: 27602932. Pubmed Central PMCID: PMC5367633. Epub 2016/09/08.

40. Arroyo A, Ramirez JM, Callejo D, Vinas X, Maeso S, Cabezali R, et al. Influence of size and complexity of the hospitals in an enhanced recovery programme for colorectal resection. Int J Colorectal Dis. 2012;27(12):1637–44. PubMed PMID: 22645075. Epub 2012/05/31.

41. Berian JR, Ban KA, Liu JB, Sullivan CL, Ko CY, Thacker JKM, et al. Association of an enhanced recovery pilot with length of stay in the National Surgical Quality Improvement Program. JAMA Surg. 2018;153(4):358–65. PubMed PMID: 29261838. Pubmed Central PMCID: PMC5933392. Epub 2017/12/21.

42. Bona S, Molteni M, Rosati R, Elmore U, Bagnoli P, Monzani R, et al. Introducing an enhanced recovery after surgery program in colorectal surgery: a single center experience. World J Gastroenterol. 2014;20(46):17578–87. PubMed PMID: 25516673. Pubmed Central PMCID: PMC4265620. Epub 2014/12/18.

43. Hubner M, Addor V, Slieker J, Griesser AC, Lecureux E, Blanc C, et al. The impact of an enhanced recovery pathway on nursing workload: A retrospective cohort study. Int J Surg. 2015;24(Pt

A):45–50. PubMed PMID: 26523495. Epub 2015/11/03.

44. Graham ID, Logan J, Harrison MB, Straus SE, Tetroe J, Caswell W, et al. Lost in knowledge translation: time for a map? J Contin Educ Health Prof. 2006;26(1):13–24. PubMed PMID: 16557505. Epub 2006/03/25.

45. Gustafsson UO, Hausel J, Thorell A, Ljungqvist O, Soop M, Nygren J, et al. Adherence to the enhanced recovery after surgery protocol and outcomes after colorectal cancer surgery. Arch Surg. 2011;146(5):571–7. PubMed PMID: 21242424. Epub 2011/01/19. English.

46. Pecorelli N, Hershorn O, Baldini G, Fiore JF Jr, Stein BL, Liberman AS, et al. Impact of adherence to care pathway interventions on recovery following bowel resection within an established enhanced recovery program. Surg Endosc. 2017;31(4):1760–71. PubMed PMID: 27538934. Epub 2016/08/20.

47. Feldman LS, Lee L, Fiore J Jr. What outcomes are important in the assessment of Enhanced Recovery After Surgery (ERAS) pathways? Can J Anaesth. 2015;62(2):120–30. PubMed PMID: 25391733. Epub 2014/11/14.

48. Jabbour M, Curran J, Scott SD, Guttman A, Rotter T, Ducharme FM, et al. Best strategies to implement clinical pathways in an emergency department setting: study protocol for a cluster randomized controlled trial. Implement Sci. 2013;8(1):55. PubMed PMID: 23692634. Pubmed Central PMCID: PMC3674906. Epub 2013/05/23.

49. Hogan C, Barry M, Burke M, Joyce P. Healthcare professionals' experiences of the implementation of integrated care pathways. Int J Health Care Qual Assur. 2011;24(5):334–47. PubMed PMID: 21916088. Epub 2011/09/16.

50. Thayer C, Bruno J, Remorenko MB. Using data analytics to identify revenue at risk. Healthc Financ Manage. 2013;67(9):72–8, 80. PubMed PMID: 24050056. Epub 2013/09/21.

51. Maurer R. Sustaining commitment to change. J Qual Particip. 2005;28(1):30.

52. Parsons ML, Cornett PA. Leading change for sustainability. Nurse Lead. 2011;9(4):36–40.

53. Gotlib Conn L, McKenzie M, Pearsall EA, McLeod RS. Successful implementation of an enhanced recovery after surgery programme for elective colorectal surgery: a process evaluation of champions' experiences. Implement Sci. 2015;10(1):99. PubMed PMID: 26183086. Pubmed Central PMCID: PMC4504167. Epub 2015/07/18.

54. Romeyke T, Nöhammer E, Stummer H. Lessons from change management theory for the implementation of clinical pathways. J Clin Pathw. 2016;2(9):43–7.

55. Kotter JP. Accelerate! Harv Bus Rev. 2012;90(11):44–52. English.

56. Lee L, Feldman LS. Improving surgical value and culture through enhanced recovery programs. JAMA Surg. 2017;152(3):299–300. PubMed PMID: 28114598. Epub 2017/01/24.

60

第60章

将加速康复方案应用于实践：从 ERAS® 协会实施方案中得到的体会

Valérie Addor，Angie Balfour，Olle Ljungqvist

引言

术后加速康复（enhanced recovery after surgery，ERAS®）计划是一个由 ERAS® 协会提出，以循证依据为基础，应用于大手术患者的围手术期处理方案。该计划和与之类似的加速康复方案已在众多外科领域中实施，并取得了不同程度的成功。作为一种新的治疗方案，ERAS® 是基于循证医学的多模式治疗计划。已有众多的实践证明 ERAS 能够缩短择期手术患者的住院时间、减少术后并发症，这对于医疗工作者和患者来讲显然都是一个有吸引力的理念（有关不同专业，请参见第 40~58 章）。然而，尽管 ERAS 有着广泛有力的证据基础，但其实施依然存在若干潜在的障碍。

围手术期处理的复杂性

已有文献清楚地表明，在患者的整个就医过程中有许多选择可能会改变最终的结局，因此需要对这些因素综合考量。有些因素涉及患者医疗、营养和其他过程的准备；有些因素涉及麻醉和手术技术的选择；有些因素涉及术后处理，其中护理具有关键性作用。鉴于处理因素的复杂性、医疗决策人员的多元性、所涉及医疗专业的多样性，以及提供这些处理因素的场景差异，显然，实施完善的围手术期 ERAS 方案并非易事。

文献已经分析了 ERAS 各元素实施的依从性[1]，ERAS® 指南各个部分的实施仍然存在挑战，其中尤

以术后阶段为常见。早期活动就是此类因素之一。尽管早期活动是术后护理的关键点，但由于各种原因（例如病房布局、患者高龄、急诊手术、传统护理等），实现积极的活动（如行走）仍有具有挑战性。有趣的是，已有证据表明早期活动可能是 ERAS 实施过程中提示术后成功快速康复的最重要指标之一[2]。

自 20 世纪 90 年代以来，Henrik Kehlet 和 ERAS® 协会已经发表了许多关于 ERAS 及其前身快通道外科（fast-track surgery）的研究。Kehlet 在 2008 年发表的一篇文章中提到，他认为以下这些因素是限制快速康复外科实施的关键因素，并得到了世界各地诸多团队的认同[3]。

- 外科医生、麻醉医生和外科护士之间缺乏多学科合作；
- 缺乏对循证医学证据的认识；
- 未能接受已发表的数据；
- 需要更多证据；
- 对医疗机构缺乏信任或接纳；
- 外部因素，包括时间所限、无可用的结局资料；
- 环境因素，包括人员支持及专业知识不足。

Kehlet 教授于 2018 年再次发表相关文章[4]，他依然对为何 ERAS 难以得到实施和坚持感到"困惑"，他认为主要原因如下：

- 缺乏知识；
- 缺乏接纳程度；
- 缺乏能力；
- 缺乏改进的愿望；
- 缺乏临床领导力。

Tanious 等[5]认为，实施 ERAS 的障碍可以归结为五个关键部分，其中包括一些潜在的问题，这再次凸显了围手术期处理过程的复杂性（表 60.1）。

在过去的二十年中，许多临床团队和科室已尝试实施 ERAS，其中一些团队已经获得成功，但也有许多团队未能继续实施 ERAS[6]。可以看出，必须建立一个稳固而严格的团队，并寻求医院管理层的支持，才能确保团队成功实施 ERAS。

表 60.1　实施 ERAS 的障碍

机构因素	障碍情况
患者	个人对处理因素的看法（如是否可以出院） 每次访视大量的信息内容 缺乏术前信息 医学素养有限
医疗专业人员：	
主治医生	抵触临床实践的改进 对实施 ERAS 的理解、培训或支持不够 认为缺乏证据支持 ERAS 效果、依从性 不同医生对 ERAS 各要素的使用存在差异
住院医生	住院医生轮转速度过快 零星接触 ERAS 讲座和住院部工作
护士	对其在 ERAS 中角色的定位不充分 对临床实践的改进存在抵触 患者数量 / 护士数量的比例过高 护士轮转速度过快 缺乏 ERAS 的相关知识 大学 / 学院内的 ERAS 宣教不足
医院	缺乏实施 ERAS 的资金 缺乏明确的 ERAS 领导者，缺乏当地的领导者 电子病历系统欠佳，缺乏简化的医嘱套餐 缺乏正式的实施流程 缺乏数据收集以及具有持续反馈的审核系统

注：获得 Tanious 等人许可改编[5]。

在英国，卫生部发起加速康复合作计划（Enhanced Recovery Partnership Programme，ERPP）来支持国家卫生服务部门（National Health Service，NHS）引入 ERAS 小组提出的各项原则[7]。挑选几个加速康复计划实施良好的单位通过讲座和培训，在全国范围内对其他团队进行指导。这些团队分发 ERAS 处理方案，并采用审核系统来追踪临床实践和效果的变化。该计划雄心勃勃，不仅应用于结直肠外科（这是 ERAS 发展的起源学科），还推广至泌尿科、妇科和骨科。在这项计划的巨大努力下，他们收获了良好的效果，在大多数方案下住院时间缩短了大约 1 天。然而，该政府计划几年后被终止了，因此很难评估该计划的可持续性。

荷兰则采取另一种计划，ERAS 研究小组的成员与中央支援组织（Central Accompagnement Organization，CBO），即荷兰卫生保健改善研究所（Dutch Institute for Health Care Improvement），联手推动了一系列实施计划[8]。这些计划在结肠手术中被证明更加奏效，住院时间平均缩短了 3 天。这两个计划的主要区别在于是否对每个培训单位的 ERAS 团队引入专业指导。将他们培训至可以根据结构化的原则制订相应的临床实践改进。然而，与前述计划相似，该计划也缺乏后续的跟进措施。几年后，大多数单位都未能继续遵从该协议，住院时间变得更长。尽管在此期间微创外科技术逐步推广，住院时间本应被进一步缩短，但实际住院时间仍未获得改善。从这些经验和其他北美国家的经验中可以看出[9-11]，一旦能确定 ERAS 实施过程中的障碍并予以妥善处理，它们是可以被克服的。

ERAS® 实施计划（ERAS® Implementation Program，EIP）

ERAS 方案的先行实施团队经验已经证明，在长期工作中坚持实施 ERAS 方案并保持其效果是困难的[12]。诸如 ERAS 之类的计划成功与否及其可持续性取决于它在外科部门中的实施方式[2]。ERAS® 实施计划（EIP）的目的是为参与者提供有关如何运用 ERAS 原则实施和维持工作的理论和实践知识。

为了便于描述，我们将 EIP 分为以下几个关键内容。

ERAS® 协会实施计划的框架和内容

ERAS® 协会实施计划（EIP）是通过举办一系列的四期研讨会开展的，会上有多家医院派遣多学科和多专业的团队来参加培训。不同研讨会中实施 ERAS 的构架和进度，以及整个培训过程中指导教师的经验是能否成功开展 EIP 的关键之一。ERAS® 协会计划包括四期培训研讨会（其中三个是所有团队面对面的交流研讨会，一个是所有团队在线报告的研讨会）和每个研讨会之间的共计三个行动期（图 60.1）。EIP 的持续时间大约为 8~10 个月。EIP 期间，ERAS® 协会任命临床专家对 ERAS 新手团队进行培训。团队的总体目标是学习如何进行临床实践改进，以及与审核小组一起对其实践改进，并对其治疗过程及结局进行掌控。

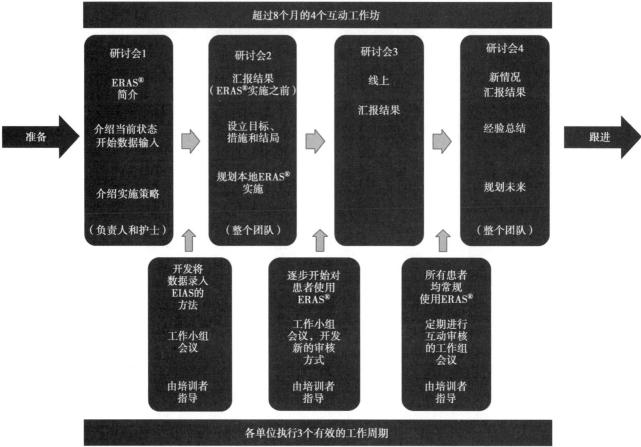

图 60.1　ERAS 团队的培训涵盖不同的部分（该图获得 Encare.net 许可使用。https://www.encare.net/healthcare-professionals/products-and-services/eras-implementation-program-eip）

ERAS 的理念和背景

　　ERAS 团队需知晓开展以患者为中心的团队合作的重要性以及构建 ERAS 体系的各种治疗及其相互之间的作用。我们最起码要了解的是，每个专业和每个要素都应发挥什么作用，扮演什么角色，以及它如何影响和适应整个治疗过程。这就是 ERAS 如何帮助每位专业人员提高其治疗质量的途径。通过将这些知识传授给 ERAS 团队，使他们可以利用这些知识来实施循证临床实践并指导患者和医疗人员。ERAS 团队还可以使用 ERAS® 交互式审核系统分析所有治疗数据并监控治疗过程和结果。在培训期间，ERAS 团队将体会到了解治疗细节并利用其来确保最佳治疗过程的价值。

ERAS 多学科团队

　　组建一支具有强大领导力的多学科 ERAS 团队对于实施 ERAS 至关重要[13]。吸引并纳入在当地具有领导和/或影响力的人员参与和领导 ERAS 的实施十分关键。ERAS 团队的基本核心是由一至两名外科医生、一至两名麻醉医生、一名 ERAS 协调员（通常是一名护士）、一名医院管理者以及若干名来自各个临床领域的高级护士［门诊、重症护理病房（high-dependency unit，HDU）/术后护理以及普通病房］组成。有一定影响力并且得到部门领导全力支持的外科医生应该作为 EIP 的领导。类似地，麻醉专科医生也应纳入该团队中。ERAS 协调员负责有效和高效地实施方案，其中涉及几个关键部分，包括创建档案（临床路径、患者教育材料）、数据收集、对患者和护理人员的教育、领导 ERAS 团队会议以及宣教结果。他们应直接与负责 ERAS 实施的首席外科医生和管理者保持联系，以确保对任何新出现的问题做出迅速反应。

数据收集和使用 ERAS® 交互式审核系统（ERAS® Interactive Audit System，EIAS）的重要性

　　Martin 等人证明，在没有实时追踪结果的情况下，实施加速康复计划通常会导致失败[14]。在

ERAS® 计划实施期间，团队需开始使用 ERAS® 交互式审核系统分析工具。在大多数情况下，这将使他们第一次能够追踪自己的临床实践结果及其背后的护理实践。在实施 ERAS 期间，使用 EIAS 是非常必要的。这可以使每个人都能看到治疗过程中实际发生的情况。只有具备这种洞察力，才能对临床实践做出相应的正确改进。

因此，收集准确而可靠的数据至关重要，以便对其进行分析并进行必要的改进，以提高患者护理质量并维持理想的效果，这是 ERAS 实施计划的关键。

改进临床实践

ERAS 团队通过了解在本单位中实施 ERAS 的差距和需要改进的地方，可以向临床专家学习如何优化临床实践。ERAS 团队需接受培训，学会使用 Deming 轮[15] 或所谓的 PDCA ［plan（计划）-do（执行）-check（检查）-act（行动）］ 或 PDSA ［plan（计划）-do（执行）-study（研究）-act（行动）］ 周期概念，从而通过四个阶段监控 ERAS 实施的进展（图 60.2）。

在整个 EIP 过程中，我们始终要强调跨学科团队工作、实施组织以及定期持续评估的重要性。另外，我们还应关注 ERAS 团队对进行日常护理的所有同事不断地提供支持的价值。为期 8~10 个月的 EIP 结束后，我们的目标是使 ERAS 团队的参与者能够在长期工作中保持新的临床实践，并在出现新的变化时随时做好准备。他们还将制订一套例行程序，与其他同事和管理团队就治疗的当前状态和已取得的结果进行沟通。

组织实施 ERAS 要求明确定义每个团队成员的角色和目标。其目的是使用一种通用语言来保证能够在跨越传统护理和医学界限的情况下成功实施 ERAS。会议应定期召开，最初每周一次，然后每月至少一次，要求所有 ERAS 团队成员都必须参加会议，尤其是在实施过程中。

与 ERAS 方案相关的临床经验的反馈

ERAS 方案是根据 ERAS® 协会指南小组审查和更新，以循证为依据的临床实践而建立的。在 EIP 期间，ERAS 培训团队的临床专家会在研讨会上和研讨会之间与新近团队分享他们的日常经验。诸如术前信息组织、液体管理或数据收集之类的临床项目需要多方合作，并且对团队的功能进行必要审查。当引入新项目（例如每天测量患者体重或帮助他们实现所需的活动目标）时，实施 ERAS 通常需要对科室的护理服务进行重组。

结果的可持续性

EIP 完成后，ERAS 团队可能会因成功而放松对 ERAS 措施实施及监控结果所必需的数据记录的密切关注。长期来看，护理和医疗团队的轮换可能会带来失败的风险，除非对新加入的人员进行培训并使他们了解如何应用 ERAS 原则[15]。Francis 等人证

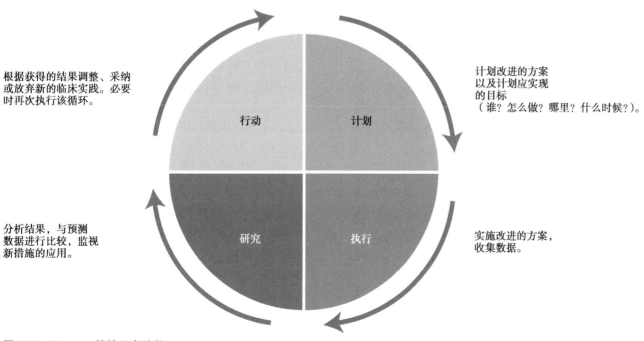

根据获得的结果调整、采纳或放弃新的临床实践。必要时再次执行该循环。

计划改进的方案以及计划应实现的目标（谁？怎么做？哪里？什么时候？）。

行动

计划

研究

执行

分析结果，与预测数据进行比较，监视新措施的应用。

实施改进的方案，收集数据。

图 60.2　Deming 轮的四个阶段

明[13]，要维持在 EIP 结束时所取得的成绩，应该在小组中保持持续的培训、持续的数据收集和批判性分析，定期向团队及所有同事提供反馈，并准备在必要时对临床实践进行改进。

内部沟通促进 ERAS 的成功

沟通是实施 ERAS 过程中的关键因素。团队需要确保内部公开透明的沟通，并确保相同的信息能够在团队中所有成员间进行传递。团队还需要定期将审核结果与参与患者诊疗过程的所有协作者进行沟通。这是确保医疗、护理团队以及所有参与的医疗人员能够遵从 ERAS 方案的唯一方法。在实施 ERAS 期间，信息沟通非常重要，它包括需要改进什么内容，为什么要改进以及如何完成改进。此时，团队应该建立沟通计划并将其付诸实践。告知团队人员既定的目标和预期获益（对患者、外科医生、麻醉医生和护理人员的意义），赋予新临床实践以意义。在此之后，我们应分享实施 ERAS 结束时所获得的结果，以展示其有效性和 / 或未能遵从各种 ERAS 要素的情况。这样才有助于我们规划好在持续改进模式中下一步应该采取的措施。向医院管理人员汇报也同样重要，因为这样有助于重申 ERAS 带来的财务获益，并确保获得维持 ERAS 计划所需的持续性人力和资源支持。以下现象同样普遍，某一个专业实施 ERAS 会促使管理部门要求其他专业也采用相同的方法。

ERAS 成功的关键因素

在 EIP 期间遇到的困难可能是多种多样的：财务、领导支持、临床人力资源、设备、后勤等。有时，它与医院本身及其人员的状况、团队缺乏领导力、人员变动、人员短缺和缺乏奉献精神有关。要加入由 ERAS® 协会管理的 EIP，必须坚持与预算持有人达成协议，以确保在培训期间为团队提供资金。没有医院管理层的财政支持，就无法保证 ERAS 协调员或护士的存在以及 ERAS 团队的专用时间。为了确保成功及有价值的 ERAS 实施过程，这两个基本问题需要得到支持。ERAS 团队需要后勤支持来组织 ERAS 专用的护理与患者互动会，并协助建立患者档案。科室、护理负责人以及各级领导和医院管理人员的持续支持是成功实施 ERAS 的关键因素之一。在整个实施过程中，ERAS 专家对新手团队的支持是他们成功的另一个关键因素。对相关临床或组织关注点进行

解答或给出实用解决方案也是 ERAS 计划的重要组成部分。ERAS 团队内部的沟通、理解和相互尊重是成功实施 ERAS 的其他关键因素。这样的团队支持能使其更容易克服所遇到的困难，并找到整个团队所认可的联合解决方案。

维持已建立的 ERAS 计划的可持续性是一个持续的挑战，需要 ERAS 团队的付出和承诺，这反过来又对财政和教育资源提出了要求[7]。我们必须支持新人的反复培训，保证 ERAS 护士协调员的存在和可用性，并将其安排至围手术期护理的各个不同阶段。定期举办 ERAS 团队会议，也可以定期举办所有相关人员的会议，是保持 ERAS 实施中依从性的关键因素。在定期举行的计划会议上，依据审计系统和本地数据做出的定期反馈应与每个工作组（包括护士、专职医疗人员和医生）共享。

实施 ERAS 的结果和结局

文献报道表明，采用 ERAS 指南中推荐的实践要素越多，其结果越好[16,17]。从文献中还可以清楚地看到，按方法学结合 ERAS 方案制订者的临床知识以及医疗卫生改进管理专业知识而制订的标准化培训已被证明能够带来非常多的临床获益[18,19]。这一点已被荷兰的试点经验证明，此后也被其他国家进一步证明[8]。总的来讲，EIP 培训计划将帮助各单位了解自身临床实践的情况，进而帮助他们了解发生某些特殊问题的原因。许多单位发现，在 EIP 期间，他们设法显著提高对 ERAS 方案的依从性；根据文献，当做得更多时可获得相应的临床结果。将住院时间缩短 30% 或以上并不罕见。这些改善的背后，通常是并发症相似幅度地减少。

结论

ERAS 的实施对患者的预后和医疗费用产生巨大的积极影响。这是一个真正的"三赢"局面（患者 - 照顾者 - 医疗服务提供者）[20]。坚实而严谨的组织架构能够促进 ERAS 计划的实施。在医院管理体系的支持下，成立专业化的本地 ERAS 团队可使 ERAS 计划顺利实施，并且能够维持和进一步在本地发展 ERAS。通过数据收集并分析使得我们明确需要改进的地方，进一步提高患者护理质量。这些要素的应用

能够保证 ERAS 计划的成功实施。

　　EIP 团队在整个实施过程中需开展定期的教育课程，并分配指定的 ERAS 教练团队与临床团队进行合作。持续支持是成功实施 ERAS 的重要组成部分，其中必须包括管理人员和财务团队，因为他们需要全面了解 ERAS 计划可以为医疗机构以及患者带来的获益。

（殷晓煜　黄锡泰　译）

参考文献

1. Hoffmann H, Kettelhack C. Fast-track surgery – conditions and challenges in postsurgical treatment: a review of elements of translational research in enhanced recovery after surgery. Eur Surg Res. 2012;49(1):24–34.
2. Grass F, Pache B, Martin D, Addor V, Hahnloser D, Demartines N, Hübner M. Feasibility of early postoperative mobilisation after colorectal surgery: A retrospective cohort study. International Journal of Surgery. 2018;56:161–6.
3. Kehlet H. Fast-track colorectal surgery. The Lancet. 2008; 371(9615):791.
4. Kehlet H. ERAS implementation – time to move forward. Ann Surg. 2018;267(6):998–9.
5. Tanious MK, Ljungqvist O, Urman RD. Enhanced recovery after surgery: history, evolution, guidelines, and future directions. Int Anesthesiol Clin. 2017;55(4):1–11.
6. Gillissen F, Ament SM, Maessen JM, Dejong CH, Dirksen CD, van der Weijden T, et al. Sustainability of an Enhanced Recovery After Surgery Program (ERAS) in colonic surgery. World J Surg. 2015;39(2):526–33.
7. Simpson JC, Moonesinghe SR, Grocott MP, Kuper M, McMeeking A, Oliver CM, Galsworthy MJ, Mythen MG. National Enhanced Recovery Partnership Advisory Board. Enhanced recovery from surgery in the UK: an audit of the enhanced recovery partnership programme 2009-2012. Br J Anaesth. 2015;115(4):560–8.
8. Gillissen F, Hoff C, Maessen JM, Winkens B, Teeuwen JH, von Meyenfeldt MF, Dejong CH. Structured synchronous implementation of an enhanced recovery program in elective colonic surgery in 33 hospitals in The Netherlands. World J Surg. 2013;37(5):1082–93.
9. Gotlib Conn L, McKenzie M, Pearsall EA, McLeod RS. Successful implementation of an enhanced recovery after surgery programme for elective colorectal surgery: a process evaluation of champions' experiences. Implement Sci. 2015;10:99.
10. Pearsall EA, Meghji Z, Pitzul KB, Aarts MA, McKenzie M, McLeod RS, et al. A qualitative study to understand the barriers and enablers in implementing an enhanced recovery after surgery program. Ann Surg. 2015;261(1):92–6.
11. Ament SM, Gillissen F, Moser A, Maessen JM, Dirksen CD, von Meyenfeldt MF, et al. Identification of promising strategies to sustain improvements in hospital practice: a qualitative case study. BMC Health Serv Res. 2014;14(1):641.
12. Maessen J, Dejong CH, Hausel J, Nygren J, Lassen K, Andersen J, et al. A protocol is not enough to implement an enhanced recovery programme for colorectal resection. Br J Surg. 2007; 94(2):224–31.
13. Francis NK, Walker T, Carter F, Hübner M, Balfour A, Jakobsen DH, Burch J, Wasylak T, Demartines N, Lobo DN, Addor V, Ljungqvist O. Consensus on training and implementation of enhanced recovery after surgery: A Delphi study. World J Surg. 2018;42:1919–28.
14. Martin D, Roulin D, Addor V, Blanc C, Demartines N, Hübner M. Enhanced recovery implementation in colorectal surgery – temporary or persistent improvement? Langenbecks Arch Surg. 2016;401(8):1163–9.
15. W Edwards Deming Institute. http://www.deming.org (accessed 1 October 2018).
16. Gustafsson UO, Hausel J, Thorell A, Ljungqvist O, Soop M, Nygren J. Enhanced Recovery After Surgery Study Group. Adherence to the enhanced recovery after surgery protocol and outcomes after colorectal cancer surgery. Arch Surg. 2011;146(5):571–7.
17. ERAS Compliance Group. The impact of enhanced recovery protocol compliance on elective colorectal cancer resection: results from an international registry. Ann Surg. 2015;261(6):1153–9.
18. Thanh NX, Chuck AW, Wasylak T, Lawrence J, Faris P, Ljungqvist O, Nelson G, Gramlich LM. An economic evaluation of the Enhanced Recovery After Surgery (ERAS) multisite implementation program for colorectal surgery in Alberta. Can J Surg. 2016;59(6):415–21.
19. Nelson G, Kiyang LN, Crumley ET, Chuck A, Nguyen T, Faris P, Wasylak T, Basualdo-Hammond C, McKay S, Ljungqvist O, Gramlich LM. Implementation of enhanced recovery after surgery (ERAS) across a provincial healthcare system: the ERAS Alberta colorectal surgery experience. World J Surg. 2016;40(5):1092–103.
20. Joliat GR, Ljungqvist O, Wasylak T, Peters O, Demartines N. Beyond surgery: clinical and economic impact of enhanced recovery after surgery programs. BMC Health Serv Res. 2018;18(1):1008.

第 61 章

从经济学的角度为加速康复外科进行项目论证——来自 Alberta 省的经验

Tracy Wasylak, Kevin Osiowy, Anderson Chuck

引言

决策者们一直在努力降低卫生保健的成本，并提高卫生保健的服务水平，使花费在卫生保健中的每一分钱都能发挥其最大价值。文献有大量证据表明，仅通过实施单一的指南来调整围手术期的决策（术前、术中和术后），就可以使卫生系统在临床和经济上取得重大的收益。这些指南有着改善所有手术患者围手术期管理的潜力，然而仅有少量文献记录了加速康复外科（enhanced recovery after surgery，ERAS）方案在临床单位和卫生系统的应用范围和规模。同样，关于在多个医疗机构实施多套指南对外科手术方案和卫生系统潜在影响的信息也仍然很少。最近，已发表的文献从经济学的角度展示了这些 ERAS 指南的价值，并研究了 ERAS 方案的获益；在住院期间和出院后，还可以做更多的工作来评估和扩大 ERAS 的经济价值。为了建立广泛实施 ERAS 指南的案例，并支持卫生系统内部的改革，需要有一个目标明确的方案、一个清晰的实施和评估框架，以及一个能传达潜在影响的稳健项目价值分析。这些要素对于促成转型投资的循证决策至关重要。

支持 ERAS 的证据

提高卫生保健服务的质量和绩效是全球卫生系统和政府面临的主要挑战之一。ERAS 国际指南已经存在了 15 年，有充分证据证明个体患者和特定手术人群都能从该指南获益[1-4]。ERAS 指南概述了一系列

的循证实践（包括术前、术中和术后），旨在使用基于团队的方法减轻手术的不良影响。这些方法与加速术后恢复是相关的，可以有效减少并发症和缩短住院时间（hospital length of stay，LOS），减少再入院率，改善患者体验，同时没有额外增加与之相关的卫生保健服务[3,5-8]。

有充分证据表明，ERAS 方案提高了护理水平并改善了患者体验，为卫生系统贡献了经济价值。在全球范围内，卫生系统正在采用"四重目标（Quadruple Aim）"的方法来提高其绩效（包括患者和卫生保健服务提供者的满意度、临床结果的改善以及卫生系统的经济收益）。然而，更多的卫生系统会因为在其下属医院内采用 ERAS 方案而获益[9]。事实表明，采纳 ERAS 方案可显著改善临床上和财务上的系统性能，这适用于全球许多医疗中心的几乎所有主要手术方式[10]。

尽管取得了这一成功，但 ERAS 推广速度仍然很慢，我们知道世界范围内还有数百万的外科患者将可以从 ERAS 方案中受益。虽然注意到 ERAS 指南的推广存在障碍，但我们尚不清楚这种障碍到底是什么，因此，这是一个需要进一步调查和研究的潜在领域。有证据表明，通过采用 ERAS 指南，决策者可以对个体和手术人群的结果产生正面影响，同时减少并发症和单位成本，并通过缩短住院时间、减少再入院率和整体卫生保健服务的使用来缓解患者容量的压力。若想扩大上述 ERAS 的益处，有证据表明，卫生系统需要系统地实施现有的研究结果，探讨向所有外科患者推广和扩展 ERAS 方案的方法。

大规模实施多个 ERAS 指南

很少有卫生系统尝试实施多个 ERAS 指南。英

国的快速康复合作计划(Enhanced Recovery Partne-rship Programme,ERPP)采纳了多个对手术患者和卫生系统本身有益处的 ERAS 指南,并在多个医疗机构中使用[11]。他们尝试在全系统内推行多个针对不同外科亚专科的 ERAS 指南,其中包括骨科、泌尿外科、结直肠外科和妇科。虽然他们确实观察到了积极的影响,但作者总结道,一个严格的实施计划应该落实到位,以确保在计划实施后仍能遵守指南的指导[11]。荷兰利用已发展成为 ERAS® 协会实施计划(ERAS® Society Implementation Program)的方案,在 33 个医疗机构实施了 ERAS 国际® 协会结直肠指南(ERAS International© Society Colorectal Guideline),得到了与文献报道相似的结果[11,12]。ERAS® 协会的实施方法效仿了美国健康促进研究所(Institute for Healthcare Improvement,IHI)的学习协作方法,为实施团队辅以教育、数据和流程改进的帮助,指导 ERAS 指南在医疗机构中的现场实施[11,13]。

在加拿大 Alberta 省,Alberta 省卫生厅已在 9 个主要的医疗机构、9 个计划地区实施了多个 ERAS® 协会指南。Alberta 省卫生厅通过采用循证指南和利用基于 IHI 方法论的实施计划,施行了 ERAS® 协会的方法,并且采用了 ERAS 国际协会的交互式审核系统(ERAS International© Society's Interactive Audit System,EIAS)进行数据的收集、审核和反馈。来自 Alberta 省的结果非常令人鼓舞,体现出了"四重目标"中所有目标的价值,即让患者和卫生保健服务提供者满意、临床结果得到改善以及卫生系统在经济上获益[3,5,14,15]。

从不同的层面(患者、卫生保健服务提供者和卫生系统)整理出 ERAS 实施的障碍和促进因素,可以获得一些对促进依从性的改革策略的深入认识[3]。McLeod 等人指出了成功采用指南的四个关键要素:(1)临床学科带头人;(2)良好的沟通和协作;(3)良好的组织管理;(4)使用审核和反馈程序以及流程的标准化[23]。这项研究与 Pearsall 等人得到的结论是一样的,他们研究了四个医院实施 ERAS 的促进和阻碍因素[17]。他们确定了 ERAS 在执行方面的障碍,包括保障审核和反馈的财政和人力资源有限,缺乏变更管理策略和缺乏对流程标准化的支持(例如标准化指令集),沟通和协作不畅,以及缺乏临床学科带头人的组织。这些因素被认为是影响变革的关键。标准化的患者宣教和家庭参与也被认为是 ERAS 实施的重要的组成部分。因为 ERAS 实施工作很复杂,通常需要多种策略来实现目标,所以这些信息对于成功推广和扩展 ERAS 指南的应用至关重要。遗憾的是,并没有"一刀切"的方法可以有效地推广 ERAS 项目,重要的是要认识到在卫生保健服务提供者层面、医疗卫生机构层面和卫生系统层面所需要的不同条件。例如,根据遵守 ERAS 操作与流程的情况,制订针对卫生保健服务提供者个人服务表现的审核和反馈机制,可能会在卫生保健服务提供者层面推广实施 ERAS 有所帮助。而在医疗机构层面,所采取的方法(例如,将实施标准化禁食指南作为手术的准入制度的一部分)就可能不同于卫生系统层面的要求(例如,为下属所有医疗机构准备标准化患者教育材料和对卫生系统内所有工作人员进行标准化教育)。

ERAS 实施过程中的促进和阻碍因素

Gramlich 等人研究了六个医疗机构的结直肠外科 ERAS 方案的实施情况,以便更好地了解 ERAS 实施的障碍和促进因素,和最大限度地提高医疗机构对指南的依从性[3]。高依从性被认为是取得成果的重要条件,特别是考虑到多个指南在多个外科中心内部和跨中心同时使用的情形[16,17]。文章中他们使用了两个指导理论框架:(1)理论域框架(Theoretical Domains Framework,TDF);(2)质量改进研究倡议(Quality Enhancement Research Initiative,QUERI)框架[18,19]。实施团队采用严格的方法施行 ERAS,不仅促成并有助于维持行为的改变,还支持了 ERAS 指南在 Alberta 省内的推广和扩展[3,20-22]。

监控依从性和结果

审核和反馈机制是实施 ERAS 方案的一个重要组成部分,因为它们提供了定期评估结果(如 LOS、手术并发症和患者报告的观测指标)和遵守 ERAS 指南的手段[3]。虽然一些项目采用了 EIAS,其他几种评价 ERAS 影响的方法也在全球范围内得到了应用,但几乎没有证据表明哪种方法更好。成功实施 ERAS 的关键要素是评估和反馈,以提供有意义的数据来评价实践的改进和关键成果。此外,有必要在项目论证分析中明确概述那些向决策者提出的计划改进的内容。评估和反馈是管理个体患者进度和团队进度非常重要的工具;EIAS 系统旨在为临床医生和实施团队提供近乎实时的反馈。在建立 EIAS 时,实施团队可以用反馈来管理个体患者的进度,从而更好地了解实施团队在哪些方面实现了对 ERAS 指南的依从。众多研究表明,高度遵守 ERAS 指南可产生更好的结果[16],并有助于维持已取得的临床和经济成果。令人出乎意料的是,一些相对简单的围手术期措施的综合应用,如早期活动和经口营养,在很大程度上影响了患者的预后。然而,这些结果也凸显了让卫生保健服务提供者参与完善和实施 ERAS 标准和程序的重要性,使这些标准和程序能够随着时间的推移获得质量的提高和更高的价值[24,26]。

开发推广和扩展的模型

在评估 ERAS 实施的障碍和促进因素时,Gramlich 等人开发了一个用于推广和扩展使用 ERAS 方案的模型[3]。该模型表明,实现 ERAS 指南依从性的策略可以应用于许多外科领域,以支持其在多个学科领域

的广泛实施。该模型包括四个元素(图 61.1):
- 营养
- 活动
- 液体管理,包括现代禁食指南和糖原填充法
- 疼痛和症状控制

该模型强调以患者为中心的信息和教育是成功推广和扩大 ERAS 规模的重要促进因素。与该模型一致的是,一些研究报告称实施 ERAS 需要患者和其家庭接受更好的宣教以及更多的参与,特别是术前和术后阶段。然而,几乎没有证据表明这些变化已经进入临床系统,很少有直接来自患者的研究证据,这被视为 ERAS 评估的一个短板。以患者为中心的护理是卫生保健服务提供者的一个重要理念,大多数卫生系统都会监测来自患者报告的结果并将此作为其质量管理系统的一部分。目前,缺乏来自患者的研究是 ERAS 文献和评估工具的一个空白,这是未来研究的一个领域,特别是术后的恢复[17,27]。

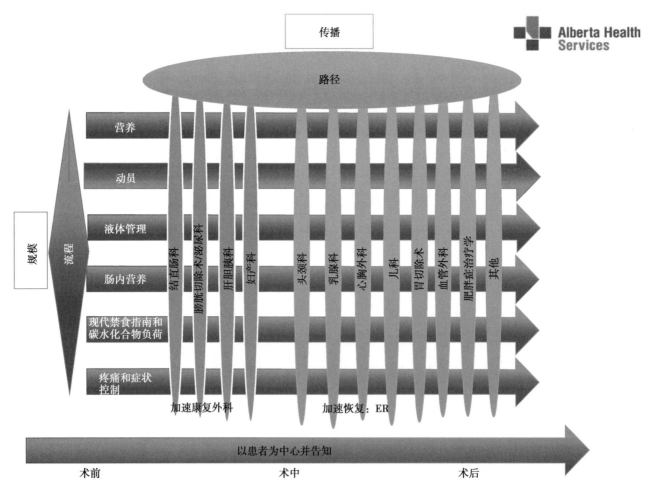

图 61.1　ERAS 流程传播和规模扩大的模型

酝酿和准备 ERAS 实施的项目价值分析

　　成功实施 ERAS 方案需要初始投入（即制订循证指南、实施方法和建立确保审核和反馈的评估系统），为管理者和决策者提供一个稳健的项目价值分析非常重要。对于患者和医生，该分析必须明确指出 ERAS 在临床上的优势和改进，对于医疗机构则应强调其评价标准和价值主张。困难常在于，同一衡量指标的重要性对于决策者和对于临床医生是不一致的。能否构建一个能向双方明确传达价值主张的项目论证，对 ERAS 的实施至关重要。

　　为了展示影响，同时介绍其对机构的价值，ERAS 的项目论证必须兼顾患者、卫生保健服务提供者、对象机构和整个卫生系统[3]。然而，即使用经济术语来展示证据，卫生保健的管理者也很难将这些收益与卫生系统实际的节约联系起来。这些收益大部分被描述为释放更多的诊治能力（减少住院天数）、诊治效率的提高（减少再入院）、手术安全性的提高（减少并发症）和成本效益（卫生系统节省资金和提高投资的每一分钱的价值）。

　　鉴于大多数医疗机构面临的容量限制和经济压力，来自增加容量的收益通常是短暂的，因为被释放出的手术病床很快就被需求日益增长的其他计划和服务所占据。这掩盖了 ERAS 的影响，使得其好处似乎仅存在于理论层面。如果没有能力关闭手术床位，临床收益不一定能转化为医疗系统实际节省的开支。因此，对于许多决策者（特别是那些总预算相对固定的决策者）来说，尽管临床收益是正面的，但可能更难从财政的角度来公正评价那些支持开展 ERAS 的论据。

　　尽管寻找支持开展 ERAS 证据的工作具有挑战性，但是这有助于更加广泛和长远的考虑。随着更多复杂患者在医院接受手术治疗，而提升医院床位数所需要增加的成本又难以承受，管理者必须寻求创新的解决方案，在医院现有的空间内提高工作效率和增加医院容纳。然而不能指望创新的解决方案（如 ERAS）能减少卫生保健的绝对总支出，但它们确实能够提高周转率，使医疗系统能够显著提高手术量，这样做的结果是为其他患者群体提供更及时的医院服务。通过大规模部署创新解决方案，提高医院的诊治潜力是可以实现的，即在现有容量一定的情况下显著增加患者的诊治量。例如，通过将 ERAS 的关键内容应用于特定医院的所有外科患者，就有可能为决策者提供一个可信的定量预测，即在医院现有的容量下，为使得更多的患者能够得到治疗，采用 ERAS 方案增加周转率的花费将远低于次选方案（增加医院的床位数）。支持 ERAS 的项目分析已经证明，临床适宜性（使用循证指南）和提高护理效率（减少不必要的变更和降低成本）是转型改革和成为高绩效卫生系统的根本动力。

建立 Alberta 省的 ERAS 项目价值分析

　　Alberta 省卫生厅（Alberta Health Services，AHS）是加拿大第一个覆盖全省范围的完全一体化的卫生系统。AHS 成立于 2008 年，负责为超过 400 万人提供卫生保健服务。2012 年 6 月，AHS 引进战略临床网络（Strategic Clinical Networks ™，SCNs），这是一个由临床医生、研究人员和利益相关者组成的合作团队，以推动全省卫生系统的创新。具体地说，它们的任务和目标是取得最佳成果；寻求投入资金的最大使用价值；让临床医生、患者和医疗服务提供者参与到工作的各个方面。SCNs 由临床医生领导，以临床需求为导向，基于数据分析和最佳证据，并在专业研究、基础设施、质量改进和分析资源等方面获得支持[28]。

　　量化质量和患者安全举措的价值或投资回报率（return on investment，ROI）是 SCN 任务的一部分，也是使卫生系统变得更高效的方法。在 Alberta 省，每年有超过 27.5 万例外科手术在 58 个外科医疗机构中进行，其中 16 个机构进行的手术总量占全省主要外科手术的 85%[5,15,29]。鉴于 SCNs 的任务，糖尿病、肥胖、营养和外科 SCNs 进行了项目价值分析并开展了示范项目，以实施 ERAS® 协会的国际指南[24]。自 2013 年以来，AHS 已在 9 个医疗机构和 9 个计划地区实施了多项 ERAS 指南。临床和经济评估表明，加速康复在多方面获益，包括减少并发症、缩短住院时间、改善患者体验和减少卫生保健服务的使用[5,14,15]。Alberta 省的结果显示，卫生系统节省的费用估计为 229 万加元（范围为 119.1 万 ~339.1 万加元）；在扣除实施 ERAS 的项目成本后，ERAS 为每位患者节省的净成本为 1 768 加元（范围为 920~2 619 加元）。在与这项投资相关的价值主张方面，分析表明，在 ERAS 项目上每投入 1 加元，将为系统带来约

4 加元的收益[5]。

对于 AHS 来说,卫生系统创造高绩效的一个基本的原则是价值的最大化。具体而言,AHS 将组织价值描述为以下方面的综合:

– 质量、安全和成果

– 流程改进

– 预期效益的时间

– 预算 / 财政的影响

– 系统的准备

– 高性价比

因此,为了建立 ERAS 的项目论证,必须描述上述这六个方面,并在可能的情况下进行量化,以最好地理解特定创新为卫生系统贡献的总价值。由于 ERAS 使每位患者花费的成本更低(从质量、安全和结果的角度),因此可以合理地认为,从推广和扩展的角度来看,纳入的患者越多,创造的价值就越多。ERAS 取得长期成功的重要因素是对卫生医疗程序管理的改革,以及投入时间组建多学科和跨专业的 ERAS 实施团队,采用持续审核和反馈的制度。

为建立 ERAS 项目价值分析,首先要制订一项

改革提案,提案的重点是“做正确的事”,即确定并提出着重强调卫生系统绩效中那些可量化差距的方案。由此,SCNs 制订了一个高质量的执行和财政计划,使解决方案在实践中确实有效。为了实现这一目标,该团队制订了一个理论框架(在 AHS 创新和研究管理及财务团队的支持下),提供了一个同时支持临床实施和决策者要求的综合计划。

该理论框架(图 61.2)由五个组成部分组成。

第 1 步: 甄别问题——确定要关注的特定问题,定义为当前表现和理应达到的业绩之间的差距。应使用与组织目标和优先事项相关的可量化的衡量标准(例如“四重目标”准则)。

第 2 步: 选项分析——从一系列备选项中审查并选择一个解决方案。应根据临床投入和研究结果对备选方案进行评估。分析应包括按照可量化的衡量标准(已在步骤 1 中确定)对潜在影响的程度进行充分评估,并应以文献中的证据为基础(如 ERAS 国际指南)。

第 3 步: 初步预测——利用现有数据完成对预计绩效改善的初步预测,说明如何缩小当前业绩和理

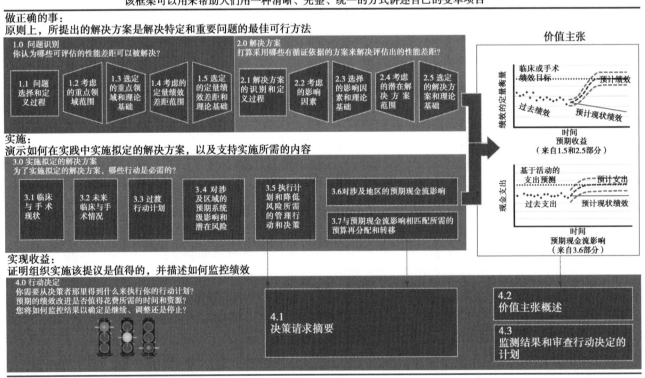

图 61.2　效益实现和资源再分配框架

应达到的业绩之间的差距(来自步骤1)。在 Alberta 省,英国的研究结果提供了备选解决方案(步骤2)和数据,据此估计全系统实施后可实现的数量级。根据 Alberta 省的手术量,上述数据被用来估计 Alberta 省卫生厅可能获得的收益。

第4步:运营和财政影响评估(operational and financial impact assessment,OFIA)——通过进行详细的运营和财政影响评估,评估实施解决方案对卫生保健系统的预期影响。运营和财政影响评估应通过与实施 ERAS 相关的医疗机构、服务行业和相关单位的专家代表进行磋商来了解情况。运营和财政影响评估还应该提出相关计划的框架,用以减轻对该卫生系统下属的其他领域的不利影响。

第5步:建立项目价值分析——描述实施 ERAS 的潜在收益和成本(即价值主张),包括一项明确的建议,并要求对此做出决定。该分析还应该总结支持实施所需的所有管理措施(例如,财政转账、政策变化、通信支持),并包括一个计划,即在规定的时间内,根据项目预测可以达到的绩效(依据业务案例中规定的量化指标),来审查实施计划的决定是否合理。

转型投资的项目价值分析必须为决策者提供关于项目的清晰和完整的信息,其详细程度应使他们能够准确地理解:(1)在实现其目标方面,该项目能提供什么;(2)为了达成期望的效果,在系统资源方面需要提供什么。

Alberta 省迄今实施的 ERAS

如前所述,AHS 已在9个医院、9个计划地区实施了 ERAS 指南。Alberta 省的三家主要教学医院在几个外科领域采用了多项指南,包括骨科、妇科、肝脏外科、头颈部肿瘤外科、结直肠外科、胰腺外科、膀胱切除术和乳房重建术等领域。Alberta 省的几位外科医生已经领导或参与了 ERAS 国际指南的制订和测试[15,30-33],并且正在计划对指南进一步修订。

AHS 对 ERAS 投资的直接原因是因为有一套明确的令人信服的改革理由和一项综合的实施计划。该实施计划得以制订,是因为在 Alberta 省进行了调研,认识到推行指南所存在的阻碍和促进因素。这项研究得到了卫生系统研究与创新合作组织(Partnership for Research and Innovation in the Health System,PRIHS)的资助。有助于成功实施 ERAS 的重要因素包括外科医生、麻醉医师和地方行政长官;教育和实施的标准化方法;稳健的审核和反馈能力。从系统化宏观的角度以及使用结构化的方法在多个

医疗机构间进行交流沟通,也被认为是该项目成功的关键[3,15]。

在制订支持 ERAS 开展的项目价值分析过程中,已经有令人信服的证据发表,肯定了实施单一 ERAS 指南的价值。然而,如果不能利用释放的容量/资源作为维持持续变革的动力,那么随着时间的推移,人们对指南的遵从度会严重下降。在医保预算越发稀缺且其审查越发严格的环境下,如果在规划总体预算的过程中,将提高的效率完全用于其他优先事项,那么就会出现不遵守指南的情况。这最终会导致压力增加、职工工作量变大、变革疲劳加剧和运营风险上升,而且这还可能影响到服务质量的改善。通过采用利益共享的方法,可能有助于平衡转型改革的持续推进和机构上的其他优先事项。

通过利益共享促进改革和改善服务质量

在 Alberta 省,卫生经济研究所(the Institute for Health Economics,IHE)进行了一次快速审查,以了解卫生系统如何建立激励机制和政策来辨别和奖励改善服务质量的努力[34]。该次审查揭示了两种主要的激励方式,分别被描述为"收益分享(gain sharing)"和"节余共享(shared savings)"。收益分享被定义为一种与职工的约定,即单位从这些职工努力节约出的资金(成本的降低)中取出一部分作为奖励,根据服务质量改善的情况分配回相应的团队或个人。收益分享包括诸如按绩效支付、按辖区的被服务人口数支付、按医疗服务场景支付和按协调工作支付等概念,旨在促进卫生保健服务提供者的责任感[34]。欧洲几个国家的卫生系统已经引入了许多这样的激励机制,但很少有文献报道这些努力的结果或产出。

随着美国新近施行的《平价医疗法案》(Affordable Care Act),责任医疗组织(accountable care organizations,ACOs)和奖励结果更好的支付方案大量涌现。与收益分享方法相关的主要风险,包括支付方案过于复杂、难以界定贡献的归属,以及向卫生保健服务提供者发放金钱回报存在潜在冲突。收益分享计划需要有可衡量的、表述清晰的目标,利益相关者之间透明的数据共享,以及防止不适当的转诊或降低医疗服务质量的保障措施[34]。

另外,节余共享(也称为利益共享)被描述为一种将单位的规划和预算编制过程与职工创造的以工作为导向的业绩提升联系起来的方法。有以下两种类型。

● 单向(上行)风险模式。卫生保健服务提供者(通

常是医院或医生诊所)可以向决策者提供具体的计划/建议,如果这些计划的收益确实实现的话,那么允许他们从这些运营或财务业绩的收益中,保留一部分预先约定好的份额(具体数额或特定比例)到他们的临床业务部门中去。该计划应简要说明保留这些收益如何能够直接促进临床业务部门进一步提高其业务表现(即创造更多价值)。虽然允许临床业务部门提议保留一些能确切实现的计划收益,但如果它们不能实现计划的业绩收益,它们也不会受到任何制裁或惩罚。

- 双向(上行和下行)风险模型。根据这类安排,卫生保健服务提供者将能够向决策者提供具体的计划/建议,让他们为其临床业务部门保留一部分预先约定的计划收益,以促进其业务表现的进一步改善。与上文讨论的单向(上行)风险模式类似,卫生保健服务提供者可提议保留部分切实实现的计划收益。然而,与单边(上行)风险模式不同的是,双向风险模式会使卫生保健服务提供者更加负责地实现计划的目标,因为在该机制下,如果出现实际的可衡量的绩效改进严重低于计划的情况,决策者将会撤回部分收益[34]。

在 IHE 审查中,将节余共享模式描述为"鼓励卫生保健服务提供者之间的合作,以减少卫生保健服务的使用,并随着时间的推移整体提高卫生保健服务提供者群体的服务质量。这种补偿策略非常符合 ACOs 的精神,因为它激励卫生保健服务提供者开发出有效的初级预防和人群健康管理策略,目的在于通过避免入院、减少再入院和改善医疗服务协调来降低医疗资源的使用率"[34]。由于注重临床改进,节余共享模式(尤其是上述平衡的双向风险模式)鼓励卫生保健服务提供者"做正确的事",然后提供相应的财政机制,使其"发挥作用"。

关于利用激励措施推动卫生系统的服务质量改进的文献很少。其中绝大多数研究来自美国,因为他们的卫生系统受《平价医疗法案》的影响而改变了一些政策。"在加拿大,没有与 ACO 相对等的组织,因此很少让一线医疗工作者承担发起变革的责任,也很少让他们因这种努力而直接获得补偿[35]。加拿大的省级卫生系统受到严格监管,这可能是收益分享和节余共享方案的潜在障碍,但 Ontario 省和 Alberta 省的卫生厅都有在试行这些方案"[34]。

Alberta 省卫生厅最近采取了一项收益分享策略,将其作为该省年度资源分配和预算编制的一部分。根据新的方案,那些希望采用创新的解决办法,

来推动服务质量显著提高的临床团队,可以申请加入收益分享计划。在收益分享计划下,收益不会自动收回到组织的预算中并用于组织的其他的目的,而是作为医院容量或医疗资源(即动力或"燃料")的来源,使整个 AHS 的临床医疗活动(包括领导创新的项目)能够将这些计算到的收益进行部分或全部再投资,使它们能够优先处理临床压力并提高服务质量或患者预后,以帮助它们提高组织价值(即管理其业务)。AHS 指出,效率收益是指那些主要是非货币性的收益(例如,被规避的成本、释放的容量、生产率的提高),特别是在短期内,由于被动地重新分配的问题,即某一临床项目领域释放出容量/资源,其他项目在没有具体批准或计划的情况下消耗了收益。为了确保卫生保健服务提供者同时承担上行和下行风险,AHS 的方法是要求项目根据项目价值分析中预期的改善程度来跟踪实际的业务表现,这是一种反馈机制,将有助于为后续的预算周期提供参考信息。在一个较长的时间范围内,实际的预算调整可能会在这一步骤发生,这将把诊治量的提高转化为实际货币盈余,使资源能够重新分配,以实现组织内的其他优先事项(临床和非临床)。

就 ERAS 而言,改革的项目论证是由 AHS 资助完成的,该组织对其在 ERAS 上的投资所取得的回报(即计算到的收益)做出了积极的回应。此外,一些临床医生通过他们在临床工作的影响和对国际指南制订的贡献,已经加快推动了改革。随着指南实施的进展,现在是时候应用节约共享原则,即 ERAS 最新的全民理念,确保全省所有的手术患者都能获得遵循指南基本原则的医疗服务。利用 Gramlich 等人关于障碍和促进因素的工作,改革的项目价值分析将解决个人、医院和卫生系统层面的问题。利用 AHS 变革提案的框架(前文已概述),我们现在可以更好地阐明可以预期的收益,更好地认识到需要哪些临床和运营的改革才能使团队维持较好的运营和财务绩效,并能更好地将这些结果与最初在业务案例中列出的局限于特定医院的指南实施计划进行比较。

结论

总之,推广和扩展 ERAS 国际指南的应用是很有希望的,卫生系统应该考虑如何推广和扩展这种创新,以确保 ERAS 能够覆盖全民。在这样做的过程中,展示手术转型的能力和与投资相关的价值主张将

可能会变得重要起来。然而，制订项目价值分析时，建议采用一种稳健的方法，帮助决策者更好地理解，通过有计划地实施这一创新解决方案，可以为卫生系统创造价值。通过明确阐述和量化预期的运营和财务结果，卫生保健服务提供者和决策者将更容易确认并达成统一的策略，以长期维持提升的业务表现。

关于在多个医疗机构施行多个指南以及利用什么方法来维持或改善结果的研究很少。为了更好地施行指南的价值，实现全卫生系统采用 ERAS 指南的变革，有必要对多个指南的实施和投资回报率进行研究。此外，虽然一些研究概述了采用单一指南的价值，但对医院以外的影响研究却很少。不过，有希望的是，实施 ERAS 不仅能产生即时的医疗护理价值，还对整个卫生系统的利用率有影响。

最后，若能将患者纳入为 ERAS 实施团队的一部分，就能够更好地评估和了解患者报告的结果和体验，这也可以为推动改革的业务案例添砖加瓦。例如，决策者需要对所有的预期收益有一个全面的认识，以决定是否应该在财政上支持覆盖 Alberta 全省手术患者的 ERAS 指南实施计划继续进行。这一全面图景的实现，需要制订一份稳健的、针对未来业务表现的运营和财政收益的预测报告，展示支持改革的论据以及阐述卫生系统将如何激励业务表现以达到和维持预期的收益。

（李升平　译）

参考文献

1. Greco M, Capretti G, Beretta L, Gemma M, Pecorelli N, Braga M. Enhanced recovery program in colorectal surgery: a meta-analysis of randomized controlled trials. World J Surg. 2014;38(6):1531–41.
2. Ljungqvist O, Scott M, Fearon KC. Enhanced recovery after surgery: a review. JAMA Surg. 2017;152(3):292–8.
3. Gramlich LM, Sheppard CE, Wasylak T, Gilmour LE, Ljungqvist O, Basualdo-Hammond C, et al. Implementation of enhanced recovery after surgery; a strategy to transform surgical care across a health system. Implement Sci. 2017;12(1):67.
4. Adamina M, Kehlet H, Tomlinson GA, Senagore AJ, Delaney CP. Enhanced recovery pathways optimize health outcomes and resource utilization: A meta-analysis of randomized controlled trials in colorectal surgery. Surgery. 2011;149(6):830–40.
5. Thanh NX, Chuck AW, Wasylak T, Lawrence J, Faris P, Ljungqvist O, et al. An economic evaluation of the Enhanced Recovery After Surgery (ERAS) multisite implementation program for colorectal surgery in Alberta. Can J Surg. 2016;59(6):415–21.
6. Roulin D, Donadini A, Gander S, Griesser AC, Blanc C, Hübner M, et al. Cost-effectiveness of the implementation of an enhanced recovery protocol for colorectal surgery. Br J Surg. 2013;100(8):1108–14.
7. Fearon KC, Ljungqvist O, Von Meyenfeldt M, Revhaug A, Dejong CH, Lassen K, et al. Enhanced reovery after surgery: a consensus review of clinical care for patients undergoing colonic resection. Clin Nutr. 2005;24(3):466–77.
8. Dautremont JF, Rudmik LR, Yeung J, Asante T, Nakoneshny SC, Hoy M, et al. Cost-effectiveness analysis of a postoperative clinical care pathway in head and neck surgery with microvascular recirculation. J Otolaryngol Head Neck Surg. 2013;42:59.
9. Sikka R, Morath JM, Leape L. The Quadruple Aim: care, health, cost and meaning in work. BMJ Qual Saf. 2015;24(10):608–10.
10. Stowers MD, Lemanu DP, Hill AG. Health economics in enhanced recovery after surgery programs. Can J Anaesth. 2015;62(2):219–30.
11. Simpson JC, Moonesinghe SR, Grocott MP, Kuper M, McMeeking A, Oliver CM, et al. National Enhanced Recovery Partnership Advisory Board. Enhanced recovery from surgery in the UK: an audit of the enhanced recovery partnership program 2009–2012. Br J Anaesth. 2015;115(4):560–8.
12. Gillissen F, Hoff C, Maessen JM, Winkens B, Teeuwen JH, von Meyenfeldt MF, et al. Structured Syncronyous Implementation of an enhanced recovery program in elective colonic surgery in 33 hospitals in the Netherlands. World J Surg. 2013;37(5):1082–93.
13. Institute for Healthcare Improvement. The Breakthrough Series: IHI's collaborative model for achieving breakthrough improvement. IHI Innovation Series White Paper. Boston: Institute for Healthcare Improvement. 2003.
14. Nelson G, Kiyang LN, Crumley ET, Chuck A, Nguyen T, Faris P, et al. Implementation of enhanced recovery after surgery (ERAS) across a provincial healthcare system: the ERAS Alberta Colorectal Surgery Experience. World J Surg. 2016;40(5):1092–103.
15. Bisch SP, Wells T, Gramlich L, Faris P, Wang X, Tran DT, et al. Enhanced recovery in gynecologic oncology: system-wide implementation and audit leads to improved value and patient outcomes. Gynecol Oncol. 2018;151(1):117–23.
16. Gustafsson UO, Hausel J, Thorell A, Ljungqvist O, Soop M, Nygren J, Enhanced Recovery After Surgery Study Group. Adherence to the enhanced recovery after surgery protocol and outcomes after colorectal cancer surgery. Arch Surg. 2011;146(5):571–7.
17. Pearsall EA, Meghji Z, Pitzul KB, Aarts MA, McKenzie M, McLeod RS, et al. A qualitative study to understand the barriers and facilitators in implementing an enhanced recovery after surgery program. Ann Surg. 2015;261(1):92–6.
18. Stetler CB, McQueen L, Demakis J, Mittman BS. An organizational framework and strategic implmentation for system-level change to enhance research-based practice: QUERI Series. Implement Sci. 2008;3:30.
19. Birken SA, Powell BJ, Presseau J, Kirk MA, Lorencatto F, Gould NJ, et al. Combined use of the Consolidated Framework for Implementation Research (CFIR) and the Theoretical Domains Framework (TDF): a systematic review. Implement Sci. 2017;12(1):2.
20. Brehaut JC, Colquhoun HL, Eva KW, Carroll K, Sales A, Michie S, et al. Practice feedback interventions; 15 suggestions for optimizing effectiveness. Ann Intern Med. 2016;164(6):435–41.
21. Grimshaw JM, Eccles MP, Lavis JN, Hill SJ, Squires JE. Knowledge translation of research findings. Implement Sci. 2012;7:50.
22. Greenhalgh T, Robert G, Macfarlane F, Bate P, Kyriakidou O. Diffusion of innovation within service organizations: systematic review and recommendations. Milbank Q. 2004;82(4):581–629.
23. McLeod RS, Aarts MA, Chung F, Eskicioglu C, Forbes SS, Conn LG, et al. Development of an enhanced recovery after surgery guideline and implementation strategy based on the knowledge-to-action cycle. Ann Surg. 2015;262(6):1016–25.
24. Noseworthy T, Wasylak T, O'Neill BJ. Strategic clinical networks: Alberta's response to the triple aim. Healthc Pap. 2016;15(3):49–54.
25. Verma A, Bhatia SA. Policy framework for health systems to promote triple aim innovation. Healthc Pap. 2016;15(3):9–23.
26. Bernstein JA, Friedman C, Jacobson P, Rubin JC. Ensuring public health's future in a national-scale learning health system. Am J Prev Med. 2015;48(4):480–7.

27. Gillis C, Gill M, Marlett N, MacKean G, GermAnn K, Gilmour L, et al. Patients as partners in enhanced recovery after surgery: a qualitative patient-led study. BMJ Open. 2017;7(6):e017002.

28. Noseworthy T, Wasylak T, O'Neill B. Strategic clinical networks in Alberta: structures, processes and early outcomes. Healthc Manage Forum. 2015;28(6):262–4.

29. Nelson G, Kiyang LN, Chuck A, Thanh NX, Gramlich LM. Cost impact analysis of Enhanced Recovery After Surgery program implementation in Alberta colon cancer patients. Curr Oncol. 2016;23(3):e221–7.

30. Nelson G, Altman AD, Nick A, Meyer LA, Ramirez PT, Achtari C, et al. Guidelines for pre-and intra-operative care in gynecologic/oncology surgery: Enhanced Recovery After Surgery (ERAS®) Society recommendations – Part 1. Gynecol Oncol. 2016;140(2):313–22.

31. Nelson G, Altman AD, Nick A, Meyer LA, Ramirez PT, Achtari C, et al. Guidelines for postoperative care in gynecologic/oncology surgery: Enhanced Recovery After Surgery (ERAS®) Society Recommendations – Part II. Gynecol Oncol. 2016;140(2):323–32.

32. Dort JC, Farwell DG, Findlay M, Huber GF, Kerr P, Shea-Budgell MA, et al. Optimal perioperative care in major head and neck cancer surgery with free flap reconstruction. JAMA Otolaryngol Head Neck Surg. 2017;143(3):292–303.

33. Temple-Oberle C, Shea-Budgell MA, Tan M, Semple JL, Schrag C, Barreto M, Blondeel P, Hamming J, Dayan J, Ljungqvist O, ERAS Society. Consensus review of optimal perioperative care in breast reconstruction: Enhanced Recovery after Surgery (ERAS) Society Recommendations. Plast Reconstr Surg. 2017;139(5):1056e–71e.

34. Scott A, Tjosvold L, Chojecki D. Gainsharing and shared savings strategies in the healthcare setting: evidence for effectiveness. Edmonton, Alberta, Canada: Institute of Health Economics, November 18, 2016. Available from: https://www.ihe.ca/advanced-search/gainsharing-and-shared-savings-strategies-in-the-healthcare-setting-evidence-for-effectiveness.

35. Bear R. Heads up: there are lessons for Canada in U.S. health care reform. Healthy Debate. December 5, 2012. Available from: https://healthydebate.ca/opinions/heads-up-there-may-be-lessons-for-canada-in-u-s-health-care-reform.

第 62 章
ERAS® 协会与拉丁美洲

Adrian Alvarez，Santiago Mc Loughlin

引言

全球问题

Weiser 团队估测 2012 年全球约有 3 亿 1 200 万人接受手术[1]。对比该团队既往报告数据，研究结果表明手术量 8 年间增长了 33.6%[2]。其中，住院手术的主要并发症发生率为 3%~22%，病死率为 0.4%~0.8%。

在这些研究中发现，近一半的并发症都是可预防的。但每天仍有数百万人遭受这样的并发症，并在医疗保健系统中产生数十亿美元的成本[3]。与预期一致，外科疾病处理不当所造成的负担在中低收入国家中是最高的[3]。

拉丁美洲现状

人们平均寿命的增加改变了中低收入国家以往的疾病趋势。随着这种流行病学转变，影响人口数量的疾病逐渐从瘟疫与感染性疾病（通常视为前工业化社会疾病）转变为与工业化和经济水平提高相关的疾病。另一方面，随着麻醉学、外科学与重症医学的飞速发展，外科手术的种类与复杂程度也在稳步增长[4-10]。而由于年龄与并发症情况的多样性，临床中患者的复杂性也在不断提高。因此，手术的质（符合国际水平的）与量（进行必要的手术量）均不能很好得被满足，围手术期发病率和病死率也在上升。然而，准确反映拉丁美洲手术情况的数据又极为稀缺。

一方面，由新兴国家的政府组织或大型机构开展的中心化数据的采集往往效率低下或数据采集不全，进而导致了情境诊断的不充分和结果评估能力的丧失。

此外，手术患者的管理涵盖了不同时间不同地点的医疗处理与不同专科的干预。而手术过程中医护人员间的沟通效能却鲜有提升或以标准水平执行，由此导致了医护人员沟通与协作的混乱与低效。与此同时，经济因素（医疗专家需要在一至多个医院或部门中执业）和分散的医院管理结构也导致了沟通的缺失。所有这些因素共同作用，导致各种努力收效甚微，患者管理工作变得更加琐碎复杂。

我们认为这一趋势依旧会持续，拉丁美洲的患者围手术期管理需要模式上的转变。这也是我们所需要面对的挑战。本章节将会系统性地讨论相关建议与解决办法。

基于 ERAS 策略的解决方案

就如同本书前面部分详细介绍的，ERAS® 协会的目标是发展围手术期管理，并通过研究、宣教、审计和开展循证医学实践等手段以提高康复。通过这些方法，加速康复外科（enhanced recovery after surgery，ERAS）项目对降低住院天数和减少术后并发症的发生产生了巨大影响[11-13]。

尽管不同 ERAS 方案的内容可能差别很大，但 ERAS 方案都遵循一条共同的逻辑链：计划（plan）、实施（do）、检查（check）及再修正（act）。这一理念来源于商业模式，并使围手术期管理的全球化推广成为可能。

从假设到事实

连续审计（continuous auditing）是商业管理中的一项基本原理，但它很少在临床实践中开展。该理念强调对于全程的把控，这使得管理者能识别事件发生的时间和地点，为进行巩固有效干预或及时纠正错误创造机会。

相关信息不应只是简单的保存,而应该是存储在一个兼具用户交互功能和支持多指标的分析与预测的数据库管理系统中。输入的数据应进行标准化,以便(与不同时期或机构之间的数据)进行比较,这有助于查明不足之处,并根据实际需要和解决办法的可行性来规划干预措施。而当规划医疗保健政策时,也通常必须对结果和流程管理进行审计。

可靠的信息和审计能力现已触手可及,例如,ERAS 交互式审计系统(ERAS interactive auditing system,EIAS)在线平台。EIAS 是一个易于存取和低成本的互联网数据管理系统,就像现代手机联网已取代了传统的电话线联网一样,通过该平台的手术数据传输不再依赖于效率低下的中央机构。平台输入的数据经过国际标准化,使研究者能够用一种共同的语言将研究结果与世界其他地区进行比较。基于这一特点,很容易创建拉丁美洲第一个手术预后综合注册管理系统。

需要强调的是,即使仅通过专业人士的努力,我们也可以获得关于管理质量的数据,并可使用 EIAS与世界其他地区进行比较。

从"道听途说"到有效沟通

虽然利用 EIAS 可以充分地获取数据,但改变手术管理过程需要解决沟通不足和碎片化管理的问题。医护人员的个人技术无疑是必要的,但如果不能以真正的多学科、系统和协调的方法加以整合就会导致手术管理的失败。我们的医疗人员发现,本地区许多 ERAS 计划流产,很多是因为围手术期相关专业人员之间没有进行有效的沟通。

有效的沟通是围手术期一体化管理所需的关键因素之一。与传统管理不同,ERAS 项目从一开始就创建了多学科团队以便在需要的时间地点进行合理的管理调整[6]。在制订管理工作计划后,每周例会由 ERAS® 协会团队领导主持,在会上提供理想的交流场景以促进有效的沟通。有效的沟通过程将会敦促团队合作基于事实进行计划、审计和行动,而不是像 ERAS 开展前那样依靠假想开展工作。

从标准化到实施

标准化的目标是基于科学证据为患者提供可能的最佳治疗,并保证质量和安全性在最小差异范围内。尽管标准化是一个学术热点话题,而且在其他行业也取得了成功,但在医疗领域却很难被采用。Janet Woodcock(美国 FDA 药物评估与研究中心主任)最

近表示,经研究证明的良好实践依据与实际临床实践之间的差距是现今所面临的最严峻的问题之一[14]。不仅如此,Woodcock 认为,目前各自独立的临床研究系统和日常医疗实践系统必须通过发展一种具有自我评估与改进的学习型医疗系统来相互融合[14]。

日常医疗实践可以由 ERAS® 协会开发的循证方案为指导,具体内容取决于程序类型。ERAS 研究指南一个有趣的方面是,证据可能来自日常实践中连续的数据审计,而并非全部来自临床研究。这些指南可以通过协会的网站自由访问,并且可以为任何寻求标准化手术治疗的团队提供方案路线。

由 ERAS 认证的培训师领导的 ERAS 实施方案(ERAS implementation programs,EIP),使得从指南到标准化日常管理实现过程中的挑战得以解决。培训的结构基于四次研讨会,研讨会期间的三个间隔时间作为"行动阶段"。在行动阶段,训练团队要执行上一次研讨会所制订的任务。培训主要关注的是为达到最佳实践目标而对当前日常实践活动引入针对性的改变,并使用工具来检测和分析这些调整带来的影响。

EIP 的目标是培训该单位将管理模式由传统管理转变为以循证医学为基础的管理。这种新模式将具有以下特点:多学科团队成员高效沟通(每周或每两周召开一次团队会议)、达成共识的管理策略(根据 ERAS® 团体指南)和贯穿患者管理全程的结果和过程审计(通过 EIAS)[15-18]。

ERAS® LatAm 项目实践成果

在 ERAS® LatAm 启动之前,Aguilar-Nascimento 教授,一位来自巴西 Cuiaba 的外科医生,在其外科医院(Hospital Universitário Júlio Muller)的病房创建了拉丁美洲第一个基于 ERAS 指南的多模式诊疗方案。该方案致力于腹部外科手术患者的加速康复。这个项目名叫 ACERTO(www.projetoacerto.com.br),10 年间在巴西组织了许多规模盛大的年会,致力于普及加速康复外科理念。在这期间,Aguilar-Nascimento 医生和他的团队已经发表了重要论文,强调了在 ERAS 实践(特别是对巴西患者群体在外科营养领域)所需要做出的调整。

拉丁美洲 ERAS® 协会实施项目的起源是由 Robin Kennedy、Olle Ljungqvist 和 Jennifer Burch 为阿根廷的"Hospital Italiano de Buenos Aires"领导实施的项目[12]。这一项目促成了该地区的第一个在 2014 年接受 ERAS 培训的卓越中心。除了改善

手术管理外,中心的成员还接受了相关培训,致力于通过全国性的研讨会、大会和其他学术会议在该地区宣传 ERAS。通过这些努力,该地区的 ERAS 项目规模继续稳步扩大,来自其他地区的团队也紧随其后开展项目。在 2015 年,一个来自哥伦比亚的团队(Clinica Reina Sofia Org Sanitas)和一个来自墨西哥的团队(Hospital Civil de Guadalajara)开始实施 ERAS 方案。在接下来的一年里,巴西的两家医院(São Paulo Hospital Israelita Albert Einstein 和 Santa Casa de Misericordia de Porto Alegre)也成功实现了 ERAS 项目的开展。同时 Aguilar 医生在其所在外科医院(Hospital Universitário Júlio Muller)的病房创建的基于 ERAS 指南的多模式诊疗方案,也致力于腹部外科手术患者的加速康复,并通过开办年会来推广 ERAS 的理念。2016 年,来自乌拉圭的两家机构(Hospital de Carmelo 和 Médica Uruguaya Corporación de Asistencia Médica de Montevideo)也相继加入,共同为加强该地区的围手术期管理努力。最后,在去年,来自智利的一个中心(Clinica Alemana de Santiago)和来自阿根廷的 "Sanatorio Guemes" 也为 ERAS 项目开展了相关的培训(图 62.1)

与欧洲和北美报告的结果相似,这项强有力的工作目前已经显示出有益的结果。到目前为止,在 EIAS 平台上 ERAS® LatAm 项目已登记了 1 672 名患者。拉丁美洲遵循 ERAS 指南的平均水平从 2014 年的 35% 增长到 2018 年的 66%(图 62.2a)。平均住院时间从 8 天缩短到 6 天(图 62.2b)。多元回归分析(变量包含手术日期、手术方式、年龄、ASA 评分、糖尿病和 P-POSSUM 评分)结果显示,与 ERAS 开展前相比,项目的开展与住院时间减少 2.06 天[95% 置信区间(-3.27,-0,86);P=0.000 7]。严重并发症患者和 ICU 住院患者中也观察到类似的结果。预计可能减少了超过 3 000 天的住院时间。若将这一结果推广到整个拉丁美洲,可帮助每年约 2 500 万接受重大手术的人节省共 5 000 万天的住院时间。

然而,为了使该项目惠及尽可能多的拉丁美洲患者,还需要一个强大的网络。在拉丁美洲地区,参与这一围手术期管理模式变革的所有电子医疗服务单位和所有医疗专业人员应共同努力。基于这一理念,在 2016 年 ERAS 世界大会上,来自拉丁美洲参会者同意在南美洲和加勒比地区建立一个 ERAS® 协会分会。一年后,在乌拉圭举办的第 34 届拉丁美洲麻醉学会联合会(CLASA)上,ERAS® LatAm 正式成立。此后,拉丁美洲多次举办交流论坛,使 ERAS 的推广力度不断加大。ERAS® LatAm 构成了一个协作网络,为寻求改善手术管理模式的机构提供指导和支持。

结论

未来与展望

在不久的将来,ERAS® LatAm 的合作将以三个目标为指导[19]。

首先,通过全国性学术会议或其他学术会议等方式交流,使 ERAS 推广到更多的中心。

其次,借助 ERAS 建立带来的机遇,以多中心研究为主要手段,加强 ERAS 各单位的网络平台联系。所有 ERAS 认证的中心都遵循相似的 ERAS 方案。此外,所有的数据都收集在同一个数据库中,所有的 ERAS 研究团队都应以该平台为准来查看结果并全程审核(EIAS)。

再次,与达成相关协议的国家或地区领导人一起规划和发展可持续的 ERAS 项目。在参与中心建立强制性的定期检查和临床实践预后评估的机制,以及时纠正错误或者推广有效的举措。同时开展该项目时应不断加强利益相关方的参与度,并保障患者和医护人员的正当权利。

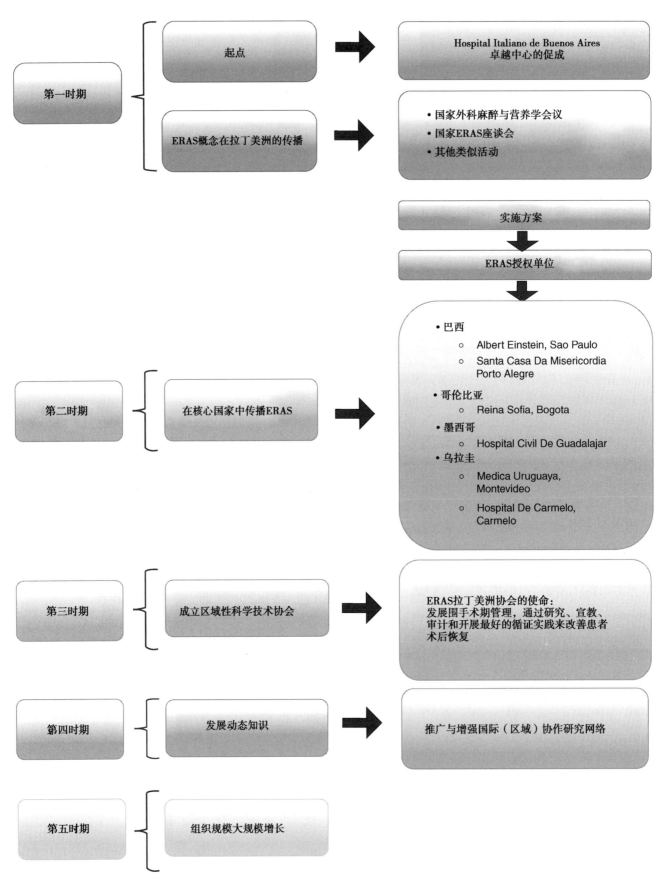

图 62.1 拉丁美洲 ERAS 发展的不同时期

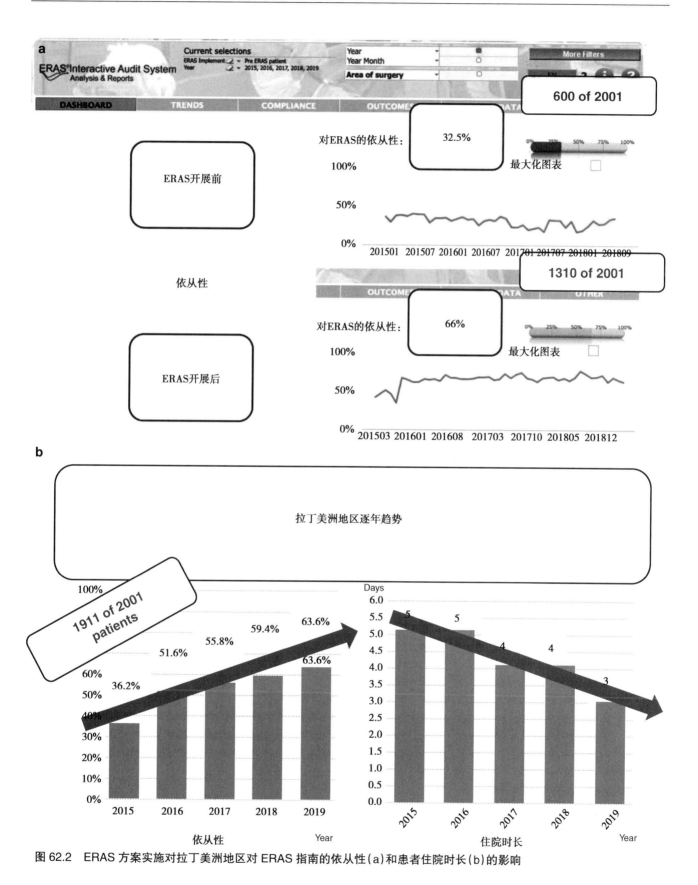

图 62.2　ERAS 方案实施对拉丁美洲地区对 ERAS 指南的依从性（a）和患者住院时长（b）的影响

（胡振华　译）

参考文献

1. Weiser TG, Haynes AB, Molina G, Lipsitz SR, Esquivel MM, Uribe-Leitz T, et al. Size and distribution of the global volume of surgery in 2012. Bull World Health Organ. 2016;94(3):201–209F.
2. Weiser TG, Haynes AB, Molina G, Lipsitz SR, Esquivel MM, Uribe-Leitz T, Fu R, Azad T, Chao TE, Berry WR, Gawande AA. Estimate of the global volume of surgery in 2012: an assessment supporting improved health outcomes. Lancet. 2015;385(Suppl 2):S11. https://doi.org/10.1016/S0140-6736(15)60806-6. Epub 2015 Apr 26.
3. WHO guidelines for safe surgery: Safe surgery saves lives. Geneva, Switzerland: World Health Organization. 2009. https://apps.who.int/iris/bitstream/handle/10665/44185/9789241598552_eng.pdf;jsessionid=576B2367D603288DDF9C1655F0309CA8?sequence=1. Accessed May 1, 2019.
4. Cannesson M, Ani F, Mythen MM, Kain Z. Anaesthesiology and perioperative medicine around the world: different names, same goals. Br J Anaesth (BJA). 2015;114:8–9. https://doi.org/10.1093/bja/aeu265.
5. Grocott MPW, Pearse RM. Perioperative medicine: the future of anaesthesia? Br J Anaesth. 2012;108(5):723–6.
6. Kehlet H. Accelerated recovery after surgery: a continuous multi-disciplinary challenge. Anesthesiology. 2015;123(6):1219–20.
7. Khuri SF, Henderson WG, DePalma RG, Mosca C, Healey NA, Kumbhani DJ. Determinants of long-term survival after major surgery and the adverse effect of postoperative complications. Participants in the VA National Surgical Quality Improvement Program. Ann Surg. 2005;242:326–41.
8. Lohsiriwat V. Enhanced recovery after surgery vs conventional care in emergency colorectal surgery. World J Gastroenterol. 2014;20(38):13950–5.
9. Transforming Clinical Research in the United States. Challenges and Opportunities: Workshop Summary. Institute of Medicine (US) Forum on Drug Discovery, Development, and Translation. Washington, DC: National Academies Press (US); 2010.ISBN-13: 978-0-309-15332-4ISBN-10: 0-309-15332-8.
10. Varadhan KK, Neal KR, Dejong CH, Fearon KC, Ljungqvist O, Lobo DN. The enhanced recovery after surgery (ERAS) pathway for patients undergoing major elective open colorectal surgery: a meta-analysis of randomized controlled trials. Clin Nutr. 2010;29(4):434–40.
11. Al-Shammari L, Douglas D, Gunaratnam G, Jones C. Perioperative medicine: a new model of care? Br J Hosp Med. 2017;78(11):628–32.
12. Ljungqvist O, Young-Fadok T, Demartines N. The history of enhanced recovery after surgery and the ERAS society. J Laparoendosc Adv Surg Tech A. 2017;27(9):860–2.
13. Nicholson A, Lowe MC, Parker J, Lewis SR, Alder-son P, Smith AF. Systematic review and meta-analysis of enhanced recovery programmes in surgical patients. Br J Surg. 2014;101(3):172–88.
14. Fassbender M. Clinical research a "sickly link" in health care enterprise: CDER director. Bridging clinical 2018. April 11, 2018. https://www.outsourcing-pharma.com/Article/2018/04/11/Clinical-research-a-sickly-link-in-health-care-enterprise-CDER-director.
15. Nelson G, Kiyang LN, Chuck A, Thanh NX, Gram-lich LM. Cost impact analysis of enhanced recovery after surgery program implementation in Alberta colon cancer patients. Curr Oncol. 2016;23(3):e221–7.
16. Pedziwiatr M, Wierdak M, Nowakowski M, Pisarska M, Stanek M, Kisielewski M, et al. Cost minimization analysis of laparoscopic surgery for colorectal cancer within the enhanced recovery after surgery (ERAS) protocol: a single-centre, case-matched study. Wideo-chir Inne Tech Maloinwazyjne. 2016;11(1):14–21.
17. Straatman J, Cuesta MA, de Lange-de Klerk ES, van der Peet DL. Hospital cost-analysis of complications after major abdominal surgery. Dig Surg. 2015;32(2):150–6.
18. Thanh NX, Chuck AW, Wasylak T, Lawrence J, Faris P, Ljungqvist O, et al. An economic evaluation of the Enhanced Recovery After Surgery (ERAS) multisite implementation program for colorectal surgery in Alberta. Can J Surg. 2016;59(6):415–21.
19. Kehlet H. Enhanced Recovery After Surgery (ERAS): good for now, but what about the future? Can J Anaesth. 2015;62(2):99–104.

第 63 章
ERAS® 协会与亚洲

Kwang Yeong How，Jonathan Jit Ern Tan，Manuel Francisco T.Roxas

63

ERAS 在亚洲

亚洲是世界上人口数量最多的大洲，并且正在迅速发展。这种快速增长不仅带来了经济方面的收益，同时也给有限的资源带来了巨大的压力。亚洲的大多数国家都是低收入和中等收入国家。根据《柳叶刀》全球外科委员会的里程碑式报告《2030 年全球外科》显示，在低收入和中等收入国家中，患者获得安全和可承受的外科和麻醉医疗护理机会被严重忽视，南亚、东南亚和东亚占未得到满足外科手术医疗需求的一半以上。委员会为解决这一问题提出的建议之一是扩大外科和麻醉医疗护理的规模，以满足当前人口的需求，同时保持对质量、安全和公平的关注[1]。

ERAS 的出现是亚洲应对这一挑战的最佳时机，其旨在改善预后，并已被证明可以降低医疗费用[2]。虽然亚洲地区采用 ERAS 的做法起初比较迟缓，但在过去的几年里，随着包括中华人民共和国、日本等不同国家的一些举措的实施，亚洲地区的势头已经有所回升。不足为奇的是，这与亚洲在 2016 年首批成立的两个 ERAS 卓越中心［菲律宾的 The Medical City（TMC）和新加坡的 Tan Tock Seng Hospital（TTSH）］的初衷不谋而合[4]。本章的目的是介绍 ERAS® 协会在亚洲的开展情况。

ERAS 在菲律宾的发展

菲律宾是东南亚的一个群岛国家，由 7 641 个岛屿组成。其拥有 1.1 亿人口，是东南亚人口第二多的国家。菲律宾作为一个中等收入的经济体，在东南亚

排名第三[3]。然而，菲律宾的医疗卫生支出占国内生产总值（GDP）的比例仅为 4.5%，处于中等偏低水平，医疗自费支出占医疗卫生总支出的 54.2%。医疗服务的普及性和人力资源不足是该国面临的两个最大问题。菲律宾需要采取基于质量和预后为基础的外科措施来应对这些挑战。

ERAS 在菲律宾的发展始于 2014 年，但当时只是小规模、不协调的发展。首先，菲律宾结直肠外科医生协会（Philippine Society of Colon and Rectal Surgeons，PSCRS）的两位前主席，即 Manuel Francisco T.Roxas 博士和 Hermogenes Monroy 博士，参加了在西班牙瓦伦西亚举行的第二届世界 ERAS 大会。随后，他们开始尝试将 ERAS 计划纳入两家大型政府医院的结直肠项目，即 Philippine General 医院和 the Jose R.Reyes Memorial 医院，但收效甚微。幸运的是，ERAS® 协会主席 Olle Ljungqvist 教授应邀在当年 10 月菲律宾肠外和肠内营养协会（Philippine Society of Parenteral and Enteral Nutrition，PhilSPEN）的年度大会上发表演讲。在此期间，在 PhilSPEN 主席 Marianna Sioson 的努力下，Ljungqvist 教授也得以于 2014 年 10 月 9 日在菲律宾最大的三级私立医院之一 TMC 发表关于 ERAS 的演讲。这是一个重要的事件，因为它促使时任 TMC 结直肠外科项目的主任 Roxas 博士说服了高层管理人员，让他相信正式加入 ERAS 实施计划（ERAS Implementation Program，EIP）具有重要价值。

因此，2015 年成为菲律宾 ERAS 发展的里程碑式的一年。同年 5 月，在华盛顿特区举行的 ERAS 和围手术期医学世界大会之前，TMC 的一支医疗队伍报名参加了 ERAS 实施计划。随后进行了在线培训和 ERAS 审核系统的启动。从 2015 年 12 月到 2016 年 4 月，在新加坡担任东道主的多国团队（来自菲律宾、新加坡、新西兰和南非）之间举行了一系列研讨

会。到 EIP 结束时,已经开发并实施了 ERAS 路径、患者指南和患者沟通工具。

自从 TMC 开始实施结直肠 ERAS 项目后,患者依从性保持在 70% 左右,住院平均天数为 4 天,且并发症显著减少。该项目在 2016 年 TMC 质量改进奖和 2017 年亚洲医院管理优秀奖的评比中均斩获一等奖。2018 年在斯德哥尔摩第六届 ERAS 世界大会上,发表了一篇有关糖尿病和 ERAS 的论文。当前,TMC 的 ERAS 项目已扩展到胰腺、肝脏、妇科、头颈、骨科等领域。

菲律宾 ERAS 分会和 TMC 所做的这些早期努力,是朝着实现在菲律宾全国范围内发展 ERAS 理念这一共同目标做出的首次伟大的历史性迈进。菲律宾总医院不久后将成为菲律宾第二个 ERAS® 卓越中心,与此同时,在菲律宾其他医院推广 ERAS 理念的行动也在如火如荼地展开。

ERAS 理念在新加坡的发展

有着 560 万人口的新加坡是全世界人口密度第三大的国家[5]。尽管新加坡被公认是世界上生活成本最高的城市之一,但它的医疗保健支出每年仅占总 GDP 的 2.2%[6],并维持多年。如此低比重的医疗保健支出却孕育出了出色的医疗效果,它在《彭博医疗效率指数 2018》中位列第二[7]。并且,同世界其他各国一样,新加坡的医疗保健支出占比也在一直增长,国家卫生部也正致力于此。

在 2016 年前,和世界其他各国一样,ERAS 理念在新加坡的推进也是低迷消沉的。对 ERAS 理念的推广大多数基于个别临床医师所做出的努力,并没有系统性的实施。此后,除了 TTSH,还有另外两家公立医院,National University Hospital 和 Khoo Teck Puat Hospital 医院的患者在结直肠护理过程中引入了 ERAS 提倡的部分内容。然而,过程中理念的实施并未实现正式且持续的监察。

2016 年 5 月,TTSH 成为新加坡第一家运用 ERAS® 交互式审核系统(EIAS)将基于 ERAS® 协会指南的协议和监察制度完全实施和整合到医院围手术期工作流程当中的医院。2013 年,肝胆外科手术团队启动了一项临床实践改进计划项目,该项目将 ERAS 的术前理念引入接受胰十二指肠切除术患者的临床治疗过程中。该项目的引入使患者的住院日缩短了 3 天,并引起了高级管理层的注意。此后,在

2015 年,结直肠外科团队对结直肠临床路径中已存在的 ERAS 的实施进行了内部回顾性审查。结果发现,在 ERAS 针对结肠手术的 20 项建议中,只实施了 16 项,而且患者对这 16 项建议的符合率仅有 39%。

2014 年 9 月,Ljungqvist 教授接受时任新加坡肠外和肠内营养学会(SingSPEN)主席 Doris Ng 博士的邀请参加了 TTSH,分享他在 ERAS 方面的专业知识和经验,这些知识都是 Ljungqvist 教授在新加坡参加欧洲营养与代谢协会(ESPEN)终身学习研讨班时所积累的。这次会议恰逢 TTSH 在全球范围内评估数值量化的健康评估系统,ERAS 提供了另一种基于事实证据的模型,这种模型可以减少临床实践中多余的变更并确保得到连续的最佳效果。这种基于 ERAS 模式的探讨使后来 TTSH 加入 ERAS® 理念社区并成为亚洲试验单位成为可能。这促使结直肠外科医生 Kwang Yeong How 博士和麻醉师 Jonathan Tan 博士组成了一个涵盖多学科受益相关者的 ERAS 工作组,负责在 TTSH 中将 ERAS 系统地运用到结直肠手术中。

为了提高不同专业群体对 ERAS 的认识,并促使不同专业群体对 ERAS 理念的认可和接受,工作组成员们在所有相关部门和护理领域进行了无数次理念运用演习。在全面运用 ERAS 理念之前,解决外界对于 ERAS 理念的疑问至关重要。为了使 EIP 继续运行,成员们向医院医学委员会进行了多次讲演,以获取资金支持。尽管医院的高级管理层支持 ERAS 倡议并认识到其在未来的发展前景,但他们却没有订购 EIP 或 EIAS 的打算。此时,只有获得 Ng Teng Fong 医疗创新计划的拨款,TTSH 的团队才能与菲律宾、新西兰和南非的团队在 2015 年 12 月一起加入 EIP。

2016 年 5 月,ERAS 理念计划在 TTSH 正式启动。随后 TTSH 与菲律宾的 TMC 一起成为亚洲的前两个卓越中心之一。在结直肠手术中全面实施 ERAS 提议的一年后,结直肠手术的住院天数从 7 天减少到了 5 天,住院率从 11% 下降到 4.6%。相比 ERAS 实施前,患者每日住院费用平均减少了 1 070 美元[8]。

到 2017 年底,在 TTSH,ERAS 方案已逐渐渗透并应用于肝脏和胰腺手术、减重手术、胃切除术和根治性膀胱切除术之中。随着越来越多的外科亚专科的加入,围手术期团队成员在围手术期各个阶段的工作态度和工作方式都发生了明显的转变。ERAS 成为了围手术期团队成员的共同语言。先前持怀疑态度的外科医生也开始将 ERAS 方案纳入他们的临床实践中。原本运用于最初 ERAS 模式手术患者中的麻醉方法,现在也越来越多地运用在"非 ERAS 模式"的患者中,因

为这种麻醉方法被视作是新的护理标准。鼓励患者早期活动并注重围术期营养的分拆项目是独立于 ERAS 工作组启动的。由 ERAS 理念主导的护理工作流程和新的护理规划作为新的病房工作标准。这就是典型的行动转变，微妙而不可否认，ERAS 的这一发展历程被一些人称作是 "ERAS 传播"。

医院领导还认识到这个系统不仅能够巩固基于循证的围手术期实践，还在实践中融入了一种综合方法来监视疾病发展结局和患者用药依从性，从而采取措施来决定这些结局的发展方向。TTSH 和当地医疗高级领导被确信 ERAS 理念方法和原则能作为一个良好的围术期纲领体系，基于该体系，更多的高质量改进措施能够被利用。这个时间节点至关重要，因为新加坡的医疗保健系统正经历着政策的重大转变，即越来越注重基于数值评估的疾病预后。

团队付出的努力和取得的丰硕成果得到世界的认可。2016 年，该团队在新加坡健康与生物医学大会上同时获得了金奖和铜奖。2017 年，ERAS 团队在国家医疗保健团队认可奖颁奖典礼上获得银奖。

TTSH 还立志为国际医疗水平做出贡献并发挥积极作用。2017 年，在里昂举行的第五届 ERAS 世界大会上，TTSH 展示了四张海报。在 2018 年于斯德哥尔摩举行的第六届 ERAS 世界大会上，TTSH 展示的海报增加到了 10 张，并作了两场公开演讲。

从 ERAS 在新加坡发展历程中得到的启发

重新设计并 "建立" 工作流程

通过 EIP，我们的团队意识到了旧的围手术期实践中的弱点和缺陷，并修订了一套经过改进的工作流程。将 ERAS 理念方案和患者的依从点融合，我们制订了新的微措施，从而使患者在住院期间以最高的依从性接受 ERAS 治疗。在 EIP 期间得到的经验之一是，许多以前被认为有着最佳的功能并被理所当然接受的方案，离理想状态差距还很远。例如，对术前评估诊室的使用时间进行分配，以便在一次就诊过程中容纳单独的麻醉师、营养师、理疗师对患者进行评估工作，再或者是一些后勤工作，使住院患者更便捷地获得口服营养供给品，所有这些安排都涉及大量的策划、问题的解决、发散的思维以及工作的重新规划。

ERAS® 协会和 Encare 提供的资源，包括 ERAS 患者教育材料和患者日记，已根据新加坡的情况进行了调整，并付诸实践。这在新加坡的语言环境中最为明显。尽管英语是交流的主要语言，但许多新加坡老

人们仍然只会说也只能听懂他们的母语，比如中文、马来语、泰米尔语和其他语言。这意味着我们必须在拥有英文的 ERAS 患者指南的同时，还必须翻译成中文、马来文和泰米尔文。

ERAS 护士的 "解构"

我们面临的另一个主要挑战是需要专职的 ERAS 护士，这一角色似乎对于 ERAS 计划的成功与否至关重要。我们医院的护理领导层不再去培训更多的专科护士，因此对于专职护士申请的请求也被断然拒绝，更没有资金来再雇用其他护士。为了解决这个问题，ERAS 护士的职责被分解为术前、术中和术后，从而诞生了 "解构" 的 ERAS 护士模型。为了使该模型正常运行，护士们除了要很好地了解和履行自己在本阶段的职责外，每个围手术期阶段的护理负责人还需要全面了解其同伴在其他围术期阶段对 ERAS 患者所处理的工作事务。为了确保工作顺利，护理负责人之间的信息交流也至关重要。在这里，ERAS 合规管理表用于促进护士之间的交接班工作。还成立了院级的 ERAS 护理委员会，以促进在所有护理领域、病房和护理服务中 ERAS 的实施。

在所有已经发表的文献中，这种护理模式是 ERAS 实施方式的一个重大改变。该模式带来的一个意想不到的好处是，在整个围手术期工作流程中，有更多的护士得到了培训去理解并运用 ERAS 护理行为。从长远来看，较少的个体化的依赖程度使 ERAS 护理模式可持续发展，因为护理人员的医院轮转率通常很高。这种具有多种联系的 "解构" 护理模式在一些资源紧张型单位，尤其是在亚洲可以取得成功。

ERAS 在 TTSH 的可持续发展

在 ERAS 的成功实施之后，ERAS 部门面临的常见问题之一是保持该计划的可持续性。在 TTSH，我们发现，即使 ERAS 计划逐渐成熟，并且 ERAS 流程已成为标准日常工作流程的一部分，它在其他子专业的扩展也意味着需要更多的从业人员参与其中，过程也变得更加复杂。一致性和依从性的问题开始显露出来。

为了解决这些问题，我们的团队保持每两周开一次会，以回顾结果、做出改进并为该计划设定方向。其他专业团队的利益相关者也积极参与其中，并为其进行了更新的 EIP。利用技术，ERAS 依从性和审核措施已被纳入 TTSH 电子医学病历中，从而使数据审核变得更加可靠和一致。我们还开发了一个以 ERAS 为核心的围手术期移动应用程序，其结合了弹出式提醒、使

用步数追踪器的游戏化方式鼓励患者进行早期运动，以及记录卡路里摄入量的饮食日记等方式，来帮助团队为患者制订个性化围手术期治疗方案。

Tan Tock Seng Hospital 拓展中的加速康复外科

虽然其他的外科亚专科已经开始采纳 ERAS 方案，但面临的挑战是要复制同样的热情、同样的担当、同样的激情，来坚守和审核真正的加速康复外科原则。展望未来，将 ERAS 拓展到 Tan Tock Seng Hospital 的其他亚专科需要的是采取一个与结直肠外科 ERAS 开拓团队最初建立的基础模式不同的方法。医院的领导层已经将 ERAS 的实施和推广设为首要目标，院方以提供保护性质的时间、资金、人力的方式去为实现这一目标提供帮助和资源支持，以便为在亚专科中实施 ERAS 的团队减轻障碍和阻力。ERAS 的核心工作组则需要通过提供反复的培训辅导和为其他亚专科构建学科基础；促进医院管理层与其他小组进行讨论对话；运用 EIAS 数据去激励依从性的提高；协同所有团队对成果进行定期审核等途径持续不断地帮助其他亚专科工作组。

通过 Tan Tock Seng Hospital 和 the Medical City 在区域内推广加速康复外科

在菲律宾，加速康复外科的原则和实践并没有渗透到外科的临床的主流实践之中。因此，菲律宾的患者并没有因此获益。在新加坡，大多数公立医院正在将 ERAS 操作纳入围术期处理方式之中。然而，现在还不能肯定这个计划的成果以及依从水平到底如何，因为每家医院都分开独立地对结果进行监测并且以不同的方法实施。同时每家医院对 ERAS 的执行程度也是难以估摸的。这也意味着医院很难将这些数据和结果整合起来，从而在国家层面做出有意义的解释。

在 2016 年 9 月，TTSH、TMC、ERAS® 协会组织了首届新加坡和菲律宾的全国加速康复外科研讨会。继续采取这种合作和资源共享模式的第二届、第三届全国加速康复外科研讨会在 2017 年、2018 年如期举行（图 63.1）。Ljungqvist 教授作为 ERAS® 协会的主席，一直是两个国家三次研讨会的固定嘉宾。其他演讲者包括 Anders Thorell 教授、Dileep Lobo 教授、Michael Scott 教授和 Bernhard Riedel 教授。

自从 2016 年第一届全国加速康复外科研讨会召开以来，国家对加速康复外科的关注程度显著提升，TTSH 和 TMC 作为国家 ERAS 卓越中心，积极地帮助不同地方医院的 ERAS 团队，并促进其他医院 ERAS 团队与 ERAS® 协会进行讨论与沟通。菲律宾 ERAS 分会于 2015 年 8 月 28 日正式成立，新加坡 ERAS 分会于 2018 年 9 月 22 日在第三届新加坡全国加速康复外科研讨会上成立，分会的成立充分增加了医院之间和机构之间的合作。其目的在于让更多的新加坡以及菲律宾医院加入 ERAS® 协会的网络平台，并且在同一个平台上进行实践和审核。

在区域层面上，两个 ERAS® 卓越中心一直在整个地区积极地推广加速康复外科的理念以及实践。小组成员已应邀前往马来西亚、印度尼西亚、泰国、越南和中国等亚洲各国分享实施 ERAS 方面的经验。TTSH 还在 2016 年至 2018 年期间接待了来自印度尼西亚、泰国、越南、中国的医生团队参加 ERAS 患病历程的体验式研讨班。其内容包括：介绍性讲座；术前、术中、术后与真实患者的接触；小组讨论。其中一个小组来自 Vinmec Times City 医院，该小组随后于 2018 年 3 月接受了 TTSH 小组的 EIP 培训，这是其首次被亚洲卓越中心指导。

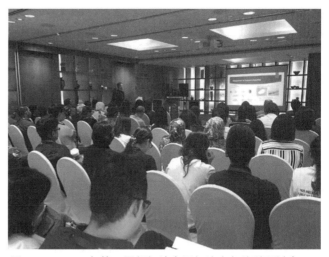

图 63.1   2017 年第二届新加坡全国加速康复外科研讨会

ERAS 在亚洲的未来

亚洲 ERAS 实施中的现状和挑战

亚洲地区对加速康复外科的认知和实践存在很大的差异，亚洲加速康复外科的发展还有很长的路要走。一些发达城市的医院已经很好地将 ERAS 理念付诸实践,然而存在另一种极端,一些地方的认知水平仍然处于一个严重匮乏的阶段,结果审计的缺乏和各种合规性数据的缺失是十分常见的。

很多中低等收入国家甚至都不具备被发达医疗体系视为稀松平常的基础医疗条件。在这些国家中围术期的良好营养支持被视为一种奢侈,社区当中营养不良的病例十分常见,科学的口服营养供给品也很难得到保障。最基本的生命体征监护仪、麻醉器械、手术器械的落后极大限制了主流医疗标准的医疗行为在当地的实施。因此正是在这些条件匮乏的地区,患者才会从这种系统的、循证的、基于方案引领的围术期强化恢复方案中获益。

首先,ERAS® 协会的指南可以作为实施临床改良项目的基础,可以从一些最容易实施、预期成果最好的项目开始,将加速康复外科的实践融入这些项目当中。这些 "ERAS" 项目的成果必须通过修正后的 ERAS 审核系统的审核,其中积极的成果可以被用来推动更多 ERAS 理念在医疗系统中的实施,其最终目的就是与世界上其他所有 ERAS 中心一样,在相同尺度上实施和审核 ERAS 原理。收集标准化的成果和进程指标能够使各国监测一段时间内项目进展情况,同时也可以将其成果与其发展程度相近的国家进行比较。EIAS可能是真正具有成本效益的解决方案,它可以通过追踪过程指标的方式来帮助发展中国家促进外科的发展,同时能够使用世界通用的标准进行标杆管理。

ERAS® 协会和亚洲卓越中心的作用

新加坡的 TTSH 和马尼拉 TMC 是亚洲目前仅有的两个卓越中心。Vinmec Times City 医院是越南私人医院集团的一部分,它是亚洲第三家接受 EIP 的 ERAS 医疗单位,这个项目原定于 2019 年初建成。

各个国家面临的挑战和限制不尽相同,这在亚洲可能是独一无二的。ERAS® 协会可以通过引入 ERAS 实践和标准化 ERAS 实践的方式,在提高世界这一地区围术期护理标准的方面发挥举足轻重的作用。

TTSH 和 TMC 作为亚洲的卓越中心,最有能力去帮助邻国克服类似的障碍。建立亚洲 ERAS 医院网络,并且与 ERAS 国际社区建立联系,将有助于亚洲的医疗中心和中低收入国家设立成功的 ERAS 项目,以改善患者的治疗效果。

作为我们在亚洲推广 ERAS 所做的持续努力当中的一部分,ERAS® 协会、TTSH 和 TMC 互相协作于 2019 年举办了第一届亚洲 ERAS 大会。建立亚洲

ERAS 大会的目的在于吸取 ERAS 世界大会的精华,并将重点聚焦于与亚洲最为息息相关的方面,使大会更好地融入我们的地区。这是朝着在亚洲建立一个更广阔的 ERAS 培训单位网络迈出的很小但具有深刻意义的一步。我们的期望是,亚洲 ERAS 大会将是每年一次或者两年一次的活动,它由亚洲 ERAS 分会主办,亚洲 ERAS 分会由亚洲各地领先的 ERAS 中心组成,并且获得 ERAS® 协会的支持。

在撰写本文时,令人备受鼓舞的是,ERAS® 协会、两个亚洲卓越中心与新加坡、菲律宾、马来西亚、中国、泰国和韩国的几家医院正在就如何成为当地的带头医院而进行讨论。

结论

除了 ERAS® 协会为亚洲 ERAS 的发展所做的持续努力外,变革的动力也必须来自当地的临床医生以及管理人员和政策制订者。当资源短缺成为计划实施的阻碍时,国际医疗机构、慈善组织和行业合作伙伴也可以在支持医院发展 EIP 方面发挥更大作用。这样多管齐下的方式将为各方创建一种互利共赢的合作氛围。

(王　刚　译)

参考文献

1. Global Surgery 2030, The Lancet Commission on Global Surgery, Report Overview. Available from: http://www.lancetglobalsurgery.org.
2. Thanh NX, Chuck AW, Wasylak T, Lawrence J, Faris P, Ljungqvist O, Nelson G, Gramlich LM. An economic evaluation of the Enhanced Recovery After Surgery (ERAS) multisite implementation program for colorectal surgery in Alberta. Can J Surg. 2016;59(6):415–21.
3. In Charts: How the Philippines fares in Southeast Asia. Available from https://www.philstar.com/headlines/2017/11/11/1757872/charts-how-Philippines-fares-in-Southeast-asia.
4. World Health Organization. (n.d.). Global Health Expenditure database 2016. Available from: http://apps.who.int/nha/database.
5. United Nations Department of Economic and Social Affairs 2018. Available from: https://population.un.org/wpp/Download/Standard/Population.
6. Singapore in Figures 2018, Department of Statistics Singapore. Available from: https://www.singstat.gov.sg.
7. Bloomberg Healthcare Efficiency Index 2018. Available from: https://www.bloomberg.com/news/articles/2018-09-19/u-s-near-bottom-of-health-index-hong-kong-and-singapore-at-top.
8. Chan WY, Liu H, Wong KY, Tay GS, Fong SS, How KY. Clinical and financial impact of an enhanced recovery programme for colorectal surgery in a public tertiary hospital in Singapore. Clin Nutr ESPEN. 2018;25:197–8.

64

第 64 章
中低等收入国家的 ERAS 实践

Ravi Oodit, Kelly McQueen

引言

自 20 世纪 90 年代初以来, 中低等收入国家的疾病负荷发生了重大转变[1]。在过去的几十年中, 传染性疾病是引起中低等收入国家的患者发生过早的残疾或者死亡的主要原因。如今, 由于艾滋病患者可以获得基本的治疗保障, 并且其他传染病预防和治疗的改善明显提高, 人们寿命得到延长, 并使疾病的负荷向非传染性疾病转变。从那以后, 非传染性疾病(如心血管疾病、癌症和创伤)在中低等收入国家已是人们过早残疾和死亡的主要因素(图 64.1)[2]。由于许多非传染性疾病需要外科等手段进行诊断、治疗或缓解, 从而增加了中低等收入国家对外科和麻醉安全的需求。不幸的是, 中低等收入国家数十年来一直忽视了外科和麻醉的发展与建设[3]。

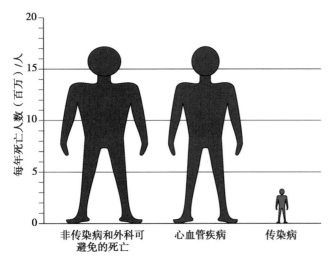

图 64.1　传染病、心血管疾病和外科疾病病死率

在 1991 年之前, 传染病在中低等收入国家流行, 这使得中低等收入国家的大多数医疗基础设施和资源都集中于预防和治疗传染病。在此段时间内, 全球许多中低收入国家的卫生专家——如医生、医疗保健系统和卫生系统的人员认为只有急诊手术需要投资发展, 而基本外科服务是相对高端的服务[4], 从而使多数中低等收入国家缺乏训练有素的外科医生和麻醉医生, 且手术室空间和设备也很有限。这些现实意味着在中低等收入国家仅有很少的患者可以得到基本的外科治疗服务[5], 因此, 对于那些幸免于传染病的人, 外科疾病的患病率以及由此导致的过早残疾和死亡都大大增加。直到 2015 年发生三个关键事件, 全球卫生界才开始注意到不断增长的外科疾病负荷。第三版《发展中国家疾病控制重点领域——基本必要外科》[6]、《柳叶刀》发表关于全球外科手术文章[7]和世界卫生大会关于安全手术和麻醉的决议作为全民健康覆盖的一部分[8], 这三项内容在 2015 年中期陆续发布, 从而将外科和麻醉给人的感觉从"高端"转变为"基本"。自 2015 年 5 月以来, 各国在改善和扩大中低收入国家的外科手术和安全麻醉方面做出了许多努力。

许多中低等收入国家需要评估其外科手术系统, 不仅要在外科和麻醉基础设施上进行投入, 而且还要对外科医生、麻醉师和其他麻醉提供者进行培训。对于许多国家来说, 这些过程才刚刚开始, 将需要数十年的时间扩大规模, 以便为有需要的人提供必要的外科手术服务。《柳叶刀》全球外科委员会估计, 全球有 50 亿人需要基本外科和安全麻醉服务, 每年将需要超过 1.43 亿例手术来满足和解决全球外科疾病的负荷[7]。大多数中低等收入国家面临的这个过程是艰巨的, 而国家外科、产科和麻醉计划(NSOAP)正在促进这一进程[9]。赞比亚、埃塞俄比亚、坦桑尼亚和卢旺达正在推进这一进程, 并在区域和全球范围内为其他中低等收入国家提供了范例。

随着基本外科服务的普及和发展(表 64.1), 中低等收入国家的多数外科系统继续提供急诊和常规的一些基础外科服务。然而,目前提供的外科服务通常执行不到位,麻醉护理有限,导致较高的手术并发症和病死率[10,11]。

表 64.1　为中低等收入国家的所有医院推荐的 44 种基本外科服务

牙科
拔牙
脓肿引流
龋齿治疗
妇产科和计划生育
正常分娩
剖宫产
真空抽吸和产钳助产
异位妊娠
人工负压抽吸和刮宫术
输卵管结扎
输精管结扎
用于子宫破裂或难治性产后出血的子宫切除
宫颈癌前病变筛查
产科相关瘘的修复
普通外科
浅表脓肿切开引流
男性包皮环切术
胃肠穿孔修复(消化性溃疡穿孔、伤寒回肠穿孔等)
阑尾切除术
肠梗阻手术
结肠造口术
胆囊切除术(包括急性胆囊炎的急诊手术)
疝气手术(包括嵌顿)
睾丸鞘膜积液切除术
缓解尿路梗阻;导尿术或耻骨上经皮膀胱穿刺造瘘术
创伤
通过基本生命支持措施进行心肺复苏
清创缝合
非移位骨折的处理
通过高级生命支持措施进行复苏,包括气管插管
胸腔闭式引流
开放性腹部创伤探查

续表

骨折复位
开放性骨折冲洗和清创术
放置外固定装置进行牵引
骨或筋膜切开减压(切除坏死或挛缩组织以减轻肿胀压力)
创伤相关的截肢
植皮
颅脑钻孔引流减压
先天性的疾病
唇裂和腭裂修复
马蹄内翻足修复
脑积水分流
修复肛门直肠畸形或 Hirschsprung 病
视力障碍
白内障摘除和人工晶状体植入术
治疗沙眼的眼睑手术
非创伤性骨科
化脓性关节炎引流术
化脓性骨髓炎清创术

在中低收入国家同时扩大手术规模和安全麻醉将为标准化和程序化的治疗提供独特的机会[5,12],这样可以节省医疗费用并降低手术并发症和围手术期的病死率。加速康复外科计划提供了一个专注于标准化治疗的系统,并采用基于循证医学证据的术前、术中和术后的诊疗规范,包括疼痛管理。

实施循证指南、规范化的围手术期治疗、建立运作良好的团队、监测和评估患者预后以及恢复,并衡量对指南遵循情况,可能会减少手术并发症、缩短住院时间和花费。同时,获得高质量的数据将有助于进行基准测试、监控和持续的改进。ERAS 诊疗规范路径将为实现这些目标提供理想的平台。

中低等收入国家 ERAS:障碍、挑战和机遇

要在中低等收入国家推行标准化并施行 ERAS,将需要对高收入国家使用的流程进行大量修改,并需要认真考虑中低等收入国家用于外科手术和麻醉的资源非常有限的情况。为中低等收入国家设计 ERAS 流程并推行相关指南时,需要考虑有限的医疗

保健能力,寻求、获得和接受护理的延迟,资源受限的卫生系统,人口的营养状况,艾滋病的高流行,疾病负荷和国家的经济实力等因素。此外,指南还需要考虑成本效益,且药物和耗材要易于获得。

医疗保健的获得

《2030 全球外科日程》[7]和《基本外科:疾病优先控制重点,第三版》[1]为获得基本外科和麻醉服务打开了大门。世界卫生大会第 68.15 号决议[8]和 NSOAPS 计划[9]已经扩大分类规模去解决中低等收入国家大量未被满足的外科需求。

可持续的改变只能通过卫生部门支持的卫生系统来实现,这些卫生系统应包括外科治疗和安全麻醉方面的资源。所需的服务包括 DCP3 推荐的 44 项基本外科[1]和其他急诊外科及支持对手术患者全面护理的资源,包括在高级别医院重症监护的服务。为了不仅能获得医疗服务而且取得良好的效果,健康保健系统扩大的外科治疗应包括标准化、价优、循证基础的治疗。对于许多中低等收入国家,这还应该包括关注术前治疗和患者术前的准备。

术前评估与优化

当前,中低等收入国家的术前治疗的医疗单位非常稀少,且管理团队只能在手术前一天见到大多数患者。同时,这些国家的外科服务相关配置也缺乏,如实验室检查和医学评估能力很有限,这包括缺乏超声心动图和 CT、MRI 等先进的成像手段。因此,当前术前准备能力有限,优化评估患者能力也有限。在当前的中低等收入国家的外科诊疗环境中,不太可能将患者手术推迟以进行进一步的检查,同时也无法获得进一步检查。此外,尽管在高收入国家中已经证实术前优化可使患者获益并降低医疗成本,但中低等收入国家的许多外科医生仍不会将重点放在患者的术前优化。因此,在 NSOAP 计划的医生进行培训和中低等收入国家扩大外科诊疗服务时,应该考虑术前检查和评估。

出院计划

在中低等收入国家,患者术后早期出院可能不会像高收入国家那样容易。由于交通不便且医疗保健设施比较有限,中低等收入国家的患者在家中发生术后并发症后返回医院可能会延迟。因此,外科医生可能不愿让患者过早出院,而患者和医疗系统人员可能也没有意识到早期出院的益处。但如果早期出院

时没有适当的支持措施,可能会损害患者的治疗和护理。

在对围手术期管理提供解决方案之前,包括术前评估、优化和出院计划,需要依据中低等收入国家的基础设施对 ERAS 的目标和过程进行修改。中低等收入国家的 ERAS 实践过程中需要着重及优先考虑的领域包括标准化围手术期优化目标、围手术期出院计划以及针对离医院较远的患者的切实可行的后续计划。由于中低等收入国家的患者等候手术的时间较长,这可能为患者的术前优化提供了窗口期,但需要对当前的相关规范进行重新调整。同样,在术后阶段,应考虑创造性的随访措施,可能的解决方案包括偏远地区的随访诊所、电话随访(当患者家庭拥有电话时)、术后注意症状清单和医院下班后的电话联系方式。同时,术前明确的出院计划对于识别和解决任何出院障碍至关重要。如果患者拥有家庭电话,那么电话联系将为帮助患者及其家人建立与管理团队及时联系,且出院后的每天随访也很重要。此外,移动医疗平台以及社区医护人员的家访可能有助于出院和随访成功。但是,由于多数中低等收入国家可能不存在此处建议的内容,因此需要考虑当地的情况再制订相关解决措施。

成本影响

对于中低等收入国家而言,采用标准化诊疗路径并缩短住院时间是降低成本最重要的方法,这有可能帮助卫生系统和患者实现潜在的成本节约。实施和维持 ERAS 计划需要大量的资源,成本费用包括 ERAS 护士协调员、数据采集员、管理员的工资,以及实施计划、数据库维护、教育、研究和培训、定期团队会议、营养支持和电脑软件硬件等费用。此外,中低等收入国家还面临基础设施不足的其他挑战,这些基础设施包括:设备、药物、病理、放射学、管理支持、运输、救护车服务、安全用水、电力和稳定的互联网。

面对这些困难,需要我们提供创新的解决方案,所有的利益相关者都应该参与制订解决方案中。种子基金(seed funding)可能是实施这项计划的选项,与政府和私人公司的合作伙伴可能会提供种子基金。

来自高收入国家的数据表明,一旦实施 ERAS 后,可以实现节约 10%~20% 的成本。中低等收入国家需要进行当地的成本效益分析以指导 ERAS 的实施。如果可以实现类似的节约,则可以用来抵消启动成本,并扩大该计划。

营养

营养不良和肥胖是中低等收入国家的重要公共卫生问题。世界肥胖人口中有 62% 位于中低等收入国家,这与许多中低等收入国家的高营养不良人口负荷并存。

肥胖增加了手术和围手术期护理的复杂性,它还与合并症增加、更高的并发症发生率和更长的住院时间相关。营养不良的患者的发病率和病死率更高,住院时间更长且住院费用也更高[13-15]。因此,术前改善患者的营养状况与显著改善的预后密切相关。

如果在术前没有对患者进行营养评估和优化,则 ERAS 计划的益处可能无法完全实现。在资源有限、营养优化不被优先考虑、补充资金难以筹集的中低等收入国家,ERAS 计划的益处可能难以实现。

常规的营养评估和支持是 ERAS 计划的关键部分,但这不是中低等收入国家的传统做法。为了解决这个问题,营养师将在评估、监测和支持患者方面发挥更大的作用。而中低等收入国家的营养师短缺需要得到解决[16]。此外,所有的 ERAS 团队成员都需要接受有关术前营养评估和优化重要性的培训和教育。同时,适当的营养支持、监测和评估也需要资金支持。

人类免疫缺陷病毒（HIV）

由于在中低等收入国家艾滋病广泛流行,在围手术期必须考虑艾滋病的影响。由于在高收入和中低等收入国家术前不进行常规的 HIV 检测,在中低等收入国家存在下列症状的患者需要考虑 HIV 感染:体重减轻、微量营养素缺乏、吸收不良以及免疫力和代谢改变。关于 HIV 病毒感染状况对患者术后结局的影响存在矛盾且少量的证据,但必须要考虑扩大外科治疗的计划[17,18]。

中低等收入国家 ERAS 实践初步建议

尽管在中低等收入国家使用 ERAS 面临许多挑战和障碍,但实施高度改良的 ERAS 计划还是有益处的,这可能会使资源有限的国家的医疗系统和手术患者受益[19]。早期实施 ERAS 原则可以节省包括患者标准化护理、更少的并发症和减少的住院时间的有关成本。同样重要的是,早期实施 ERAS 原则可以减少威胁生命的并发症,包括深静脉血栓形成,并可能降低患者术中和围手术期的病死率。

在中低等收入国家关于实施 ERAS 计划的讨论

必须从最基本层面开始,包括所有利益相关方,如卫生部门、医院系统、医生和护士。这个实施的范围很重要,因为成功的 ERAS 计划可能在大多数资源受限的医院无法实现。ERAS 计划如果要实施,首先,关键的利益相关者必须承认标准化操作将有益于扩大手术和安全麻醉的规模,并且所有人都必须就基本的外科治疗要素(在 ERAS 实践中已被证实的要素)达成共识。我们建议 ERAS 流程适用于中低等收入国家所有基本和急诊手术,而不是局限在高收入国家为 ERAS 设计的专科手术。我们还提议在术前、术中和术后都要考虑实施 ERAS。同样,我们希望中低等收入国家的读者能够理解我们,这些最初的提议是现代外科治疗的基本组成部分,并在理想条件下,随着资源的允许和外科手术量的增加,为了能让患者获得最大收益,ERAS 实施将演变成更像高收入国家的 ERAS 系统。

术前注意事项

如前所述,在许多中低等收入国家中,术前评估受到限制或无法进行。然而,评估、患者选择和患者优化对扩大手术规模和全球外科计划实施至关重要。如果在手术之前几乎没有术前评估,那么必须分配医疗资源进行术前筛查,并且必须就患者的优化和安排达成共识。为了实现这一目标,必须有人力资源、实验室检查和其他检查。尽管专门的地方或术前诊所是最佳的选择,但创造性的解决方案(如咨询术前护士或手机问诊)可能会有用。术前基本的护理治疗参见图 64.2。实验室检查和包括心电图评估在内的基础检查可能不能普遍获得,但这些是术前评估的重要一步。

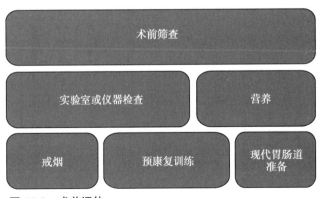

图 64.2　术前评估

术中管理

随着中低等收入国家的许多医院正在扩大提供

基本外科服务的规模,外科诊疗和麻醉的标准化和现代化变得很重要。由于 ERAS 的基本原则侧重于恢复人体的生理正常性,因此,ERAS 管理将使这些国家的每个手术获益。这种管理包括现代的术前胃肠道管理(NPO,nil per os)方法:术前 2 小时饮用可以排空的液体,或在某些情况下术前喝碳水化合物饮料。对于任何外科手术而言,采用最小侵入性方法进行术中治疗是最佳的方案,且已经证明在可能的情况下直接关闭切口而不放置引流管可降低术后并发症。从麻醉角度看,提供具有多模式疼痛管理的标准麻醉,并保持患者的正常血容量是较好的选择。在避免长时间低血压的同时,预防体温过低和控制血压也是所有外科手术中的重要环节(图 64.3)。

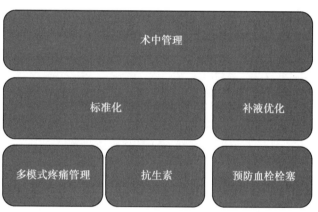

图 64.3　术中管理

术后管理

与先前描述的术前和术中管理类似,术后管理方法侧重于一种标准化、循证依据的方法,并可以改善患者预后和降低中低等收入国家医疗成本。所有外科手术术后基本管理包括多模式镇痛管理、早期活动和经口进食、血糖控制和早期出院计划(图 64.4)。

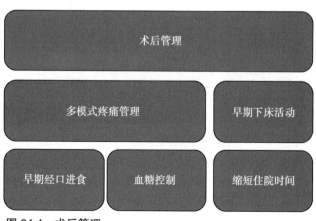

图 64.4　术后管理

资料收集与管理

资料收集是 ERAS 实践中必要的组成部分,但在许多中低等收入国家,数据收集和随访管理是个巨大挑战。首先,由于没有电子病历,医院内通常无电脑使用;其次,工作人员方面的原因也同样重要。在许多中低等收入国家,外科工作人员数量显著不足。这在《柳叶刀委员会》[7]中有充分文献讨论,且对于所有医院,要扩大基本外科服务是个重要问题。而现有的工作人员(护士、医生、医疗助手和医疗行政人员)都在忙于照顾患者。考虑到这点,ERAS 数据收集的流程需要修改,在许多情况下还需要简化。

外科指标:如感染发生率[20,21]和围手术期病死率[22,23],可能为评估 ERAS 提供初始和易于收集的基准。

监测与评估

当前,在扩大基本外科服务和安全麻醉的多数中低等收入国家出现了监测与评估预后比较困难的局面。在中低等收入国家,电脑、网络和人员的投入比较有限,获取和记录数据将是个巨大挑战。在实施 ERAS 之前寻找到这些问题的解决方案将有助于 ERAS 后续计划的实施。

用于监测和评估的 ERAS(R)交互式审核系统是 ERAS 计划实施的组成部分,它将使团队能够持续监测对 ERAS 规范的遵守情况、衡量其结局和疗效变化。

中低等收入国家的 ERAS 指南

在中低等收入国家采用通用的 ERAS 流程都要求其对患者准备、术中管理和出院计划等传统模式进行转变。因此,要想在扩大外科服务和安全麻醉的过程中使用 ERAS,我们高度推荐在中低等收入国家制订 ERAS 指南去协助这一过程。而 ERAS 指南制订需要来自中低等收入国家的外科和麻醉医生以及当地医院系统和卫生部门的意见。一旦起草了 ERAS 指南,就需要对指南进行测试,并最终将其包括在 NSOAP 规划中。

ERAS 计划的初步评估和 ERAS 计划开始需要的资源,应与 NSOAP 评估结合起来考虑。图 64.5 演示了在中低等收入国家进行此类评估的流程步骤。

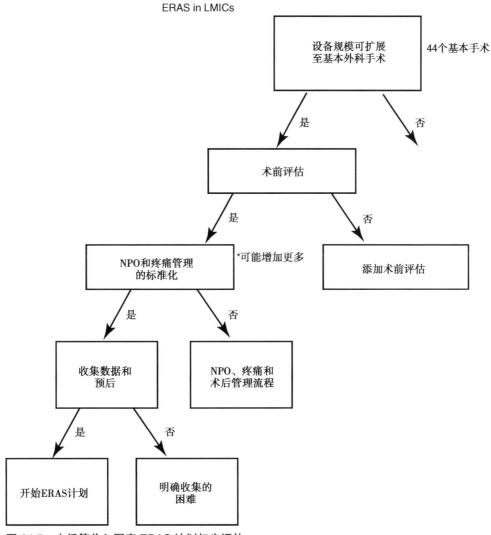

ERAS in LMICs

图 64.5　中低等收入国家 ERAS 计划初步评估

结论

　　ERAS 在高收入国家已经改善了外科治疗和预后,并降低了医疗成本。随着在中低等收入国家外科服务和安全麻醉的普及,迫切需要通过 ERAS 实践获得这些益处。现有的 ERAS 指南为扩大基础外科服务提供了系统性的标准化的框架,但必须再结合中低等收入国家的国情进行适当的修改。在中低等收入国家实施 ERAS 将促进实现《2030 全球外科手术》目标,改善患者的预后,提高服务效率并减少医院住院时间。

（屈士斌　译　刘正才　校）

参考文献

1. Mock CN, Donkor P, Gawande A, Jamison DT, Kruk ME, Debas HT. Essential surgery: key messages of this volume. In: Debas HT, Donkor P, Gawande A, Jamison DT, Kruk ME, Mock CN, editors. Disease Control Priorities in Developing Countries, vol. 1. 3rd ed. Washington, DC: The World Bank; 2015.
2. Johnson WDG. Prportionate needs, Disease Ratios WHO Fijii Oct. 2018. 2018.
3. Farmer PE, Kim JY. Surgery and global health: a view from beyond the OR. World J Surg. 2008;32(4):533–6.
4. Farmer PE. Forward to essential surgery: essential surgery. In: Debas HT, Donkor P, Gawande A, Jamison DT, Kruk ME, Mock CN, editors. Disease control priorities, vol. 1. 3rd ed. Washington, DC: The World Bank; 2015.
5. Weiser TG, Regenbogen SE, Thompson KD, Haynes AB, Lipsitz SR, Berry WR, et al. An estimation of the global volume of surgery: a modelling strategy based on available data. Lancet. 2008;372(9633):139–44.
6. Jamieson DT, Nugent R, Gelband H, et al., editors. Disease control priorites. 3rd ed. Washington, DC: World Bank. 2015. ISBN (e)

978-1-4648-0376-3. URL: https://www.ncbi.nlm.nih.gov/books/NBK333510/.

7. Meara JG, Leather AJ, Hagander L, Alkire BC, Alonso N, Ameh EA, et al. Global Surgery 2030: evidence and solutions for achieving health, welfare, and economic development. Lancet. 2015;386(9993):569–624.

8. 68.15 WHA. Strengthening emergency and essential surgical care and anaesthesia as a component of universal health coverage 2015; Available from: http://apps.who.int/gb/ebwha/pdf_files/WHA68/A68_R15-en.pdf?ua=1.

9. Peck GL, Hanna JS. The National Surgical, Obstetric, and Anesthesia Plan (NSOAP): recognition and definition of an empirically evolving global Surgery systems science comment on "global surgery – informing national strategies for scaling up surgery in Sub-Saharan Africa". Int J Health Policy Manag. 2018;7(12):1151–4.

10. Hansen D, Gausi SC, Merikebu M. Anaesthesia in Malawi: complications and deaths. Trop Dr. 2000;30(3):146–9.

11. Citron I, Sonderman K, Subi L, Meara JG. Making a case for national surgery, obstetric, and anesthesia plans. Can J Anaesth. 2019;66(3):263–71.

12. Weiser TG, Uribe-Leitz T, Fu R, Jaramillo J, Maurer L, Esquivel MM, et al. Variability in mortality after caesarean delivery, appendectomy, and groin hernia repair in low-income and middle-income countries: implications for expanding surgical services. Lancet. 2015;385(Suppl 2):S34.

13. Correia MI, Waitzberg DL. The impact of malnutrition on morbidity, mortality, length of hospital stay and costs evaluated through a multivariate model analysis. Clin Nutr. 2003;22(3):235–9.

14. Naber TH, Schermer T, de Bree A, Nusteling K, Eggink L, Kruimel JW, et al. Prevalence of malnutrition in nonsurgical hospitalized patients and its association with disease complications. Am J Clin Nutr. 1997;66(5):1232–9.

15. Norman K, Pichard C, Lochs H, Pirlich M. Prognostic impact of disease-related malnutrition. Clin Nutr. 2008;27(1):5–15.

16. Steyn NP, Mbhenyane XG. Workforce development in South Africa with a focus on public health nutrition. Public Health Nutr. 2008;11(8):792–800.

17. Cacala SR, Mafana E, Thomson SR, Smith A. Prevalence of HIV status and CD4 counts in a surgical cohort: their relationship to clinical outcome. Ann R Coll Surg Engl. 2006;88(1):46–51.

18. Chen TLY, Liao C. Postoperative adverse outcomes after major surgery in HIV-infected patients: a nationwide matched cohort study: 1AP2. Eur J Anaesthesiol. 2014;31:7.

19. McQueen K, Oodit R, Derbew M, Banguti P, Ljungqvist O. Enhanced recovery after surgery for low- and middle-income countries. World J Surg. 2018;42(4):950–2.

20. Viet Hung N, Anh Thu T, Rosenthal VD, Tat Thanh D, Quoc Anh N, Le Bao Tien N, et al. Surgical site infection rates in seven cities in Vietnam: findings of the international nosocomial infection control consortium. Surg Infect. 2016;17(2):243–9.

21. Ramirez-Wong FM, Atencio-Espinoza T, Rosenthal VD, Ramirez E, Torres-Zegarra SL, Diaz Tavera ZR, et al. Surgical site infections rates in more than 13,000 surgical procedures in three cities in Peru: findings of the international nosocomial infection control consortium. Surg Infect. 2015;16(5):572–6.

22. Watters DA, Hollands MJ, Gruen RL, Maoate K, Perndt H, McDougall RJ, et al. Perioperative mortality rate (POMR): a global indicator of access to safe surgery and anaesthesia. World J Surg. 2015;39(4):856–64.

23. Ng-Kamstra JS, Greenberg SL, Kotagal M, Palmqvist CL, Lai FY, Bollam R, et al. Use and definitions of perioperative mortality rates in low-income and middle-income countries: a systematic review. Lancet. 2015;385(Suppl 2):S29.

第 65 章

ERAS 在全球外科界中的地位

65

Weisi Xia, Ahmed W.H.Barazanchi, Andrew G.Hill

引言

加速康复外科（ERAS）的概念自 20 世纪 90 年代以来便被提出。本章对从北欧外科医师学术团体提出 ERAS 这一概念的初始阶段，到逐渐形成 ERAS® 学会，再到现如今 ERAS 在欧洲大陆的发展状况进行讨论。本章涵盖了 ERAS 全国性实施在英国取得的成功，以及加拿大和澳大拉西亚地区为此所做的努力。同时，还对作为美国热门话题的成本动态和阿片类药物使用的影响进行了简要讨论。本章概述了卫生部门为在欧洲和北美以外地区建立 ERAS 所做的不懈努力。在世界卫生组织（World Health Organization，WHO）全球外科 2030 愿景中，着重强调了全球外科界当前的努力以及 ERAS 未来在使患者受益和提高医疗保健系统效率和效力中的应用。

ERAS：在全球外科界中的地位

如本书前述，ERAS 是 enhanced recovery after surgery 的首字母缩写，它描述了一种以循证方法优化手术患者围手术期治疗的多模式治疗手段。最初的 ERAS 模型是由 Henrik Kehlet 教授于 20 世纪 90 年代在丹麦提出的，曾被称为"快通道手术"[1]。快通道手术方案在一系列具有里程碑意义的结肠切除术中得到了应用，证明了其可以将术后常规 9~10 天的住院时间（length of hospital stay，LOS）缩短至 2~3 天，并能够改善患者的功能预后[2]。"加速康复程序（enhanced recovery programs，ERP）"和"快通道手术（fast-track surgery）"是经常被用来描述这些围手术期方案的术语。这些已被证明对患者健康有益，并且能够提高卫生保健成本效益的方案已经在全球外科界得到越来越普遍的应用。此后，"快通道手术"一词因包含快速术后出院的隐喻而被取代[3]。相比之下，ERAS 则着重强调促进患者的康复全流程，以及使治疗方案适应患者的康复目标，而不仅仅是更快地出院。

2001 年，一群学术领导者在伦敦举行的会议上首次使用循证医学，确立了 ERAS 这一多学科、多模式围手术期方法的概念。然而，尽管有关患者最佳围手术期治疗的研究成果不断增加，但人们仍对此表示担忧，因为这些方案要么是分散式进行的，要么尚未被纳入标准实践中。因此，为了建立一套围手术期实践方案和一项用以持续衡量结果的审核程序，最终非营利性 ERAS® 学会在 2010 年成立。

ERAS® 学会是 ERAS 研究小组的最终成果。该研究小组由临床医生组成，更多地关注最佳临床实践以改善患者结局。他们有意建立一个国际网络来讨论最新研究，并且指导由此产生的实施方案。由于 ERAS 的国际性，研究小组最初是由创始人 Ken Fearon 教授（英国）和 Olle Ljungqvist 教授（瑞典）在伦敦举行的一次营养研讨会上成立的。以"改善全球围手术期治疗"为口号，ERAS® 学会在手术规程和循证治疗方法的全球性传播上发挥了重要作用。

自 2005 年以来，一系列 ERAS® 学会共识指南已经发布在了不同的外科领域。各个成员国的 ERAS® 学会分会均确保采用统一的方法来推广循证围手术期治疗。从北欧的经验开始，ERAS 的实施已扩展至欧洲其他地区，包括法国、英国、西班牙、瑞士、德国、意大利以及北美洲和澳大拉西亚地区。同时，ERAS 也已在亚洲和拉丁美洲的发展中国家开展实施。多中心对改善围手术期的治疗方案所做的贡献已经使得 ERAS 的全球性得到广泛认可。

如今，ERAS 方案已在许多主要的普通外科手术中得到了应用，并且最近在其他外科领域（例如整形外科、心胸外科和妇科）中也有了相应的发展和实施。

ERAS 最初在北欧的发展

ERAS 最初是由来自多个北欧国家的一组学术外科医生建立的,并于 2001 年成立了 ERAS 研究小组。该研究小组最初由多个国家的前沿外科小组组成,其中包括英国(Ken Fearon,University of Edinburgh)、瑞典(Olle Ljungqvist,Karolinska Institutet and Ersta Hospital,Stockholm)、丹麦(Henrik Kehlet,University of Copenhagen and Hvidovre Hospital)、挪威(Arthur Revhaug,University of Northern Norway and Tromsø Hospital)以及荷兰(Martin von Meyenfeldt and Cornelius DeJong,University of Maastricht)[4]。研究小组致力于缩短传统与围手术期最佳实践之间的差距。从最初对改善择期结肠手术结局的治疗方案开始,逐渐成为我们认识的 ERAS 围手术期治疗的教育和研究的国际性合作[5]。

北欧国家属于最早建立加速康复方案的地区。Kehlet 教授关于择期结肠切除术的研究,最初在缩短患者住院时间方面取得了令人惊讶的成果。丹麦尝试对少数接受择期乙状结肠切除术的患者实施快通道手术[6]。随后的一项国际多中心合作证实了 ERAS 对择期结肠患者的优势[7]。因此,丹麦各研究中心是最早对 ERAS 进行测试的医疗机构之一。

Kehlet 教授与五个学术机构的工作基础为 ERAS 研究小组的建立提供了前提。自 21 世纪初发表关于结直肠手术的首个共识方案以来,研究小组便意识到常规实践与最佳实践之间存在明显差异[8]。各机构之间,方案中某些部分的实践也存在很大的异质性。研究小组通过合作开发出了一个纳入所有患者信息的数据库,它不仅可以预测患者的预后,还可以监测围手术期方案特定部分的依从性。这有助于鉴别出每个中心之间的差异,以找出需要改进的地方。如今,这已成为监测每个参与中心 ERAS 审核程序的基础,结果显示持续的审核和反馈能够带来更好的结果。

在此特别赞扬 Maastricht 工作组为将 ERAS 纳入荷兰医疗保健体系所做的努力[9]。尽管以前 ERAS 的实施通常是在单个机构中进行的,但荷兰人率先将 ERAS 的应用提升至国家层面。2005—2009 年的 5 年中,在荷兰卫生保健促进研究机构(Dutch Institute for Health Care Improvement)的合作下,共有 33 家医院参加了此项研究[10,11]。这项涉及了三分之一荷兰医院的大规模研究证明择期结肠手术后的治疗标准可以进行改善,并且具有在国家层面实施的可能性。

ERAS 在英国的发展

英国(the United Kingdom,UK)在 ERAS 的初期和持续实践中发挥了重要作用。自成立以来,苏格兰一直是 ERAS 研究小组和 ERAS® 学会的创始成员。已故的 Ken Fearon 教授(University of Edinburgh)是 21 世纪 00 年代初期 ERAS 的最初推动者之一。由 ERAS® 学会发布的由 Fearon 教授领导制订的第一个 ERAS 方案是针对择期结肠手术的[12]。一些最初由 ERAS® 学会制订的方案也有英国机构的参与。2011 年成立的 ERAS® 学会英国分会于 2016 年正式成为国际 ERAS® 学会英国分会。该分会的成立旨在通过定期更新和年度会议来促进知识交流与研究传播。

同荷兰政府的努力类似,英国政府也对 ERAS 在英国国家医疗服务体系(National Health Service,NHS)中的实施发挥了重要作用。由于 ERAS 在紧缩时代具有节省成本和提高生产率的可观收益,NHS 热切地实施了 ERAS 方案。然而,尽管当时在结直肠、肌肉骨骼、妇科以及泌尿外科手术方面取得了部分成果,但仍缺乏在全国范围内实施 ERAS 的统一措施。由于从一些随机对照试验和系统评价的研究成果中发现了令人鼓舞的成果,英国成立了英国卫生和社会治疗加强康复合伙项目(Enhanced Recovery Partnership Program,ERPP),并于 2009 年至 2011 年间运行了 2 年[13]。同荷兰初期的努力一样,这项由政府主导的倡议是第一个在全国范围内实施 ERAS 的系统方法。它将 ERPP 委派给各个 NHS 信托,并计划更改每个参与中心的实施流程。在 ERPP 在英国取得显著成功和该领域专家达成共识之后[14],ERAS 方案随后在整个英国范围内开始实施。

国家紧随 ERAS 方案实施后,审核收集了 24 513 名手术患者的数据,这些患者是 NHS 医院结直肠外科、骨科、泌尿外科以及妇科的 ERAS 患者[15]。这项研究的结果进一步支持了 ERAS 的成功源自治疗方案的全流程,而不仅仅是某个方面。住院时间的缩短在结直肠外科和骨科手术中体现得最为明显,而妇科手术则证据较弱。这项审核与现有文献报道的结果一致,即在标准化医疗程序后的治疗质量是可以进一步提高的[16]。鉴于英国在全国范围内相对较早地实施了 ERAS,需要谨慎地评估这些项目成本效益数据的稳健性[17]。

英国在全国实施 ERAS 为其他国家未来在全国范围内实施 ERAS 提供了范例。的确,它显示了政府高层支持的重要性。尽管各个 NHS 信托在 ERAS 实施中发挥了重要作用,但国家在资金、研究和协调方面的支持对于确保制订目标和进行审核显然也是必不可少的。

ERAS 在欧洲大陆的发展

尽管最初 ERAS 的研究、实施和出版物集中在北欧和英国,但欧洲大陆的研究和实施也在不断增加。自 21 世纪 10 年代以来,一些出版物着重提到了欧洲大陆国家(例如西班牙、法国和瑞士)所做的努力。尽管不甚详尽,但我们在本节中将举例说明这些国家的 ERAS 组织所做的一些努力。

同其他已经实施 ERAS 的国家相似,西班牙也是从最初的个人利益,逐渐发展为集体利益,进而推移演变为一场运动。2008 年 04 月,西班牙多模式联运集团(Grupo Español De Rehabilitación Multimodal 或称为 Spanish Multimodal Rehabilitation Group,GERM)成立,旨在西班牙全境实施 ERAS。该组织随后发展为西班牙 ERAS® 学会,并于 2015 年成为官方 ERAS® 学会分会。他们的工作主要集中在西班牙,同时也有意向关注所有西班牙语国家。GERM 建立了参与成员可以对其项目实施进行审核的国家数据库。

西班牙已发表的 ERAS 实施研究始于择期结肠手术。关于结肠手术的观察性研究结果表明,由各个医院实施的快通道方案的依从性存在差异[18]。西班牙 ERAS® 学会制订了一项国家择期肥胖外科手术方案,并在一项探索性试验中成功实施[19]。该试验结果表明,该方案与非快通道方案相比,具有相似的手术疗效和并发症,但同时可减轻术后疼痛并缩短住院时间[20]。2016 年发布的一项针对西班牙外科医生和麻醉医生的国家调查报告表明,虽然医生们熟悉 ERAS 方案,但缺乏总体共识以及对现有指南的遵循[21]。

法国 ERAS 的实施受到法语区多学科加速康复外科组织(Groupe francophone de Réhabilitation Améliorée après Chirurgie,GRACE,或称为 Francophone Group for Enhanced Recovery After Surgery)的支持,该组织还在比利时法语区和瑞士开展工作。GRACE 于 2014 年成立,同其他独立的国家组织类似,其目标是促进加速康复的大规模实施。GRACE 通过网站为有意实施 ERAS 的团体提供资源库。各个研究中心随后注册成为"GRACE 中心",有权利访问所有资源以帮助实施和参与数据库 GRACE-AUDIT[22]。GRACE-AUDIT 的运行方式与 ERAS® 学会交互式审核系统(ERAS® Society Interactive Audit System)类似,因为它既是数据库,同时又是支持连续控制的审核平台。

法国大规模实施 ERAS 的初步研究表明它是安全可行的[23]。鉴于 GRACE 中心的大量现有证据和病例数量,研究最初是在结直肠、肥胖症以及髋膝骨科手术中开展。尽管该研究同所有国家级项目一样规模巨大,但法语地区的研究结果仍与已报道文献的结论一致[11,15],即在全国范围内改善患者的预后是可行的。经济层面上,大量采用 ERAS 方案的择期手术证明了 ERAS 可为法国医疗单位节省大量成本[24]。

ERAS 在美国的发展

过去十年来,随着欧洲成功地开展 ERAS 临床实践,医疗保健医生对其的了解不断增加。自 21 世纪 10 年代以来,ERAS 在美国医疗保健系统中的应用逐渐增多,一些中心也启动了加速康复方案。然而,尽管有最佳的临床证据,美国 ERAS 的实施仍然较为缓慢[25]。美国加速康复学会(American Society for Enhanced Recovery,ASER)和 ERAS® 学会美国分会分别成立于 2014 年和 2016 年。类似成立相对较晚的非政府组织如同它们的海外同行一样,成为了研究、促进和实施 ERAS 的推动者。

与许多其他在全国范围内支持实施 ERAS 的国家相反,美国缺乏联邦对 ERAS 实施的支持。缺乏联邦的支持可能与美国医疗服务的地缘政治和社会经济复杂性有关。各个州和不同医院系统之间医疗保健的差别,都成了对国家应急响应体系的挑战。在美国,尚缺乏表明能够大规模实施 ERAS 方案的公开研究结果。全系统方法的一个例子是在加利福尼亚州北部的结直肠和骨科专业[26],该项目在不同工作组间的合作成果令人印象深刻。

提高效益和降低成本是 ERAS 具有吸引力的非患者因素之一。美国通常是经济合作与发展组织(Organisation for Economic Co-operation and Development,OECD)中卫生支出最高的国家。由于其不可持续的费用增长,美国有很强的内在动力来制订降低成本的方案。然而,美国实施 ERAS 的费用引起了人们的关注,阻碍了 ERAS 在美国的实施[27]。最近有一些国际出版物描述了 ERAS 的实施在加拿大[28]、瑞士[29]和新西兰[30]所获得的经济利益。一家实施 ERAS 的美国医疗机构的结直肠外科得出了与这些国际研究一致的结论,证明了住院时间的缩短和外科手术周转率的增加可以有效节约成本[31,32]。尽管这些研究多为队列研究,而不是随机对照试验,但文献表明 ERAS 的实施可以在诸如美国等复杂系统内节省医疗费用。

随着对最近困扰美国的处方类阿片类药物危机的关注,一些出版物调查了 ERAS 方案在减少阿片类药物使用中的作用。目前,美国阿片类药物的使用量占世界供应量的 80%[33],这给患者的病情和医疗保健部门的支出都带来了沉重的负担。处方类阿片类药物的问题并不只存在于美国,它们给美国卫生当局和其他国家都带来了巨大挑战[34]。强调采用多模式镇痛和 ERAS 方案减少全身阿片类药物的应用,可能在术后一段时间内不再使用阿片类药物,但可用的证据尚无定论[35,36]。

ERAS 在其他发达国家中的发展

ERAS 被作为治疗标准的采纳和实施主要是在欧洲范围内。在本节中,我们将讨论 ERAS 在欧洲和美国以外的其他发达国家中做出的贡献及取得的成功和经验教训。

最近的文献对加拿大阿尔伯塔省从 2013 年开始,在全省所有相关外科手术中实施 ERAS 进行了详细描述(请见第 61 章)。阿尔伯塔省的医疗服务是加拿大最大的完全整合医疗系统,其为 420 万人提供了医疗保险服务。与先前的经济研究相似,ERAS 方案与常规围手术期治疗相比可以节约成本[37,38]。ERAS 在结直肠患者中取得的初步成果显著地改善预后[39],但长期结果尚需密切监测[40]。对整个 ERAS 方案的初始依从性也被认为是一个问题。阿尔伯塔省的例子为全球外科界在全系统内实施 ERAS 可能存在的挑战和陷阱,提供了一些参考指南[41]。

在欧洲和北美以外,大洋洲在 ERAS 实施方面也做出了巨大努力。新西兰的 ERAS 中心最早发表了关于快通道方案在结肠手术中的应用[42]。新西兰的国家骨科加速康复外科质量促进合作项目(National Orthopaedic Enhanced Recovery after Surgery Quality Improvement Collaborative)是一项全国性项目,该项目于 2013 年 11 月至 2015 年 3 月开展,旨在于髋关节和膝关节置换术以及股骨颈骨折的患者中实施 ERAS。已发表的结果表明,ERAS 的实施有效地改善了患者的临床疗效[43,44]。同时,最近的官方文件也显示了积极的结果[45]。澳大拉西亚也越来越多地

开始实施 ERAS,主要是在整形外科和结直肠外科中开展了大量相关研究[46-48]。

日本拥有全民医疗保健系统。它在普通外科手术疗效方面比肩甚至超过许多西方国家。自 2010 年以来,日本的医疗中心已在结直肠外科手术中尝试实施了 ERAS 方案。最近日本对其进行了修改,以更适应日本传统的普通外科手术[49,50]。尚需要进一步的研究评估这些修改带来的疗效。日本的经验将为 ERAS 在非西方国家中实施的可行性提供例证,同时还需要考虑不同人群的文化差异。

ERAS 在亚非拉发展中国家中的发展

尽管 ERAS 的概念已经存在了近二十年,但大多数已发表的 ERAS 研究成果都集中在欧洲、美国或其他英语国家(例如加拿大、澳大利亚和新西兰)。本书的前几章中已经对 ERAS 方案在亚洲、非洲和拉丁美洲的收益和局限性进行了详细介绍和深入探讨(请见第 62 章、63 章和 64 章)。本节将重点介绍这些国家在认识到这一领域可能缺乏英文文献的情况下所做的一些现有努力。

中国和印度即将成为该地区的全球性经济和人口大国。两国的医疗保健系统不尽相同。尽管有关 ERAS 的研究成果越来越多,但是对其综合反应除了少数领先的研究中心之外仍较为缺乏[51-53]。同日本类似,这些亚洲国家的患者也更倾向于术后较长的住院时间,这反而阻碍了加速出院[50,54]。这两个国家均没有开展国家层面的 ERAS 项目,并且通常只在单个医疗机构中实施。但值得肯定的是,过去十年来,各个国家均有一些组织在发展和促进 ERAS 方案的实施。

南非是非洲主要的发展中国家之一。南非对围手术期所做的努力仍然是碎片化的,并且各个专业之间尚未合作以优化这一点。ERAS 已被南非确定为国家外科的研究重点[55,56]。在南非,减重手术似乎是 ERAS 成功实施的范例[57],而其他非洲国家的已发表研究成果仍相对较少。鉴于大多数 ERAS 方案的实施都较为简单,无需昂贵的设备,并且具有巨大的潜在成本节约优势,因此它为非洲大陆的研究提供了理想的机会。

葡萄牙语区全术后加速康复项目(Portuguese for Total Postoperative Recovery Acceleration,ACEleração da REcuperação TOtal pós-operatória,Projeto ACERTO)是巴西为促进循证围手术期原则以及评估 ERAS 方案,以适应拉丁美洲医疗环境而做出的努

力之一。它是一种基于 ERAS 方案的多模式教育工具,旨在实现 ERAS® 学会在欧洲取得的成果[58]。自2005 年开始实施 ERAS 的十年间,普通外科[59]以及最近在整形外科[60]均显示出与国际文献相一致的疗效改善。2017 年成立了拉丁美洲 ERAS 分会,ERAS 拉丁美洲学会是在 Adrain Alvarez(阿根廷)的领导下成立的,其成员来自巴西、智利、哥伦比亚、墨西哥和乌拉圭。

致力于全球合作

通过广泛开展各种 ERAS 项目和学会,其间的合作努力得以蓬勃发展。例如,ERAS® 学会与欧洲临床营养和代谢学会(European Society for Clinical Nutrition and Metabolism,ESPEN)和国际外科学会(International Society of Surgery,ISS)的成员之一,国际外科代谢和营养学会(International Association for Surgical Metabolism and Nutrition,IASMEN),合作制订了直肠 / 盆腔手术的围手术期治疗指南[61]。这些指南强调了协作在促进 ERAS 发展中的必要性。

ERAS 方案已经在全球范围内取得成功。ERAS 的实施促进了医疗中心与国家之间的合作。ERAS® 学会拥有一个交互式的审核和研究工具,不同国家的医疗中心可以对其进行前瞻性更新。这种方法使得在不同背景下开展评估 ERAS 方案有效性的合作和集体研究成为可能。ERAS 依从性小组利用这些数据,通过检查 ERAS 方案中哪些因素对结果的影响最大,进一步了解 ERAS[7]。在 ERAS® 学会和 ERAS® 美国学会联合发表的声明中可以看出,在许多 ERAS 项目中也出现了相互合作[62]。

ERAS 在 WHO 全球外科 2030 规划中的角色

据 WHO 统计,有 50 亿人在其需要时无法获得安全和负担得起的外科治疗。中低收入国家(low-to middle-income countries,LMICs)的额外手术缺口近1.43 亿。通过大量投资以及降低手术治疗成本可以弥补这一缺口。在中低收入国家中实施 ERAS 方案,可以通过降低发病率、病死率和缩短住院时间来帮助改善疗效以及降低成本[37]。

ERAS 原则为 LMICs 提供了大规模标准化和审核治疗的机会,有可能节省医疗保健的费用以及更好为患者治疗。WHO 2030 规划对全球外科的关注为以 ERAS 为原则建立有效的麻醉和手术治疗方案提供了难得的机会。ERAS 方案的内容将确保重要专业知识和基本药物的可行性,例如局部麻醉。该方案还将确保尽量减少不必要的治疗,例如引流或过度使用静脉(intravenous,IV)输液。

ERAS 原则与 WHO 全球卫生 2030 愿景相吻合。这些方案具有可通过专注于术前优化、成本有效药物的应用(例如抗生素)、区域性封锁、多模式镇痛以及早期动员,降低成本的同时改善治疗的潜力[63]。

结论

在 ERAS 平台上推广的促进循证围手术期治疗,广泛地吸引了全球外科界的目光。在过去的二十年间,对 ERAS 方案的兴趣和实施已从以欧洲为中心的研究机构扩展到了发达和发展中国家的医疗中心。随着患者结局的改善和医疗成本效率的提高,ERAS 方案在各种背景下都极具吸引力。在许多国家,ERAS 的实施仍处于逐渐成为围手术期外科治疗标准的初期阶段,但也提供了令人兴奋的未来机遇。

未来的研究及发展方向

尽管 ERAS 自 20 世纪 90 年代后期就已经存在,但许多国家对其的认知仍起步较晚。围手术期治疗这一新兴领域未来的研究范围将会很广泛。

当前,尚缺乏非英语国家的相关文献,尤其是那些尚未实施或刚刚实施了 ERAS 方案的发展中国家的文献。这为在欧洲和北美以外的国家进行 ERAS 实施和疗效研究提供了理想的机会。除了英国、荷兰和加拿大的一些例子外,关于在全系统中实施 ERAS 的影响的研究成果仍然相对较少。未来的研究方向应对系统性实施 ERAS 对患者和医疗行业的经济影响进行评估,这可能会产生 ERAS 相关利弊的新信息。

此外,鉴于 ERAS 相对的新兴性,可以在已经实施 ERAS 的国家中对其长期疗效进行研究。这可以为有意获得长期健康获益的国家提供进一步的信息和激励。

(郭俊超 译)

参考文献

1. Ljungqvist O, Young-Fadok T, Demartines N. The History of Enhanced Recovery After Surgery and the ERAS Society. J Laparoendosc Adv Surg Techn. 2017;27(9):860–2.

2. Kehlet H, Mogensen T. Hospital stay of 2 days after open sigmoidectomy with a multimodal rehabilitation programme. Br J Surg. 1999;86(2):227–30.

3. Ljungqvist O. ERAS—Enhanced Recovery After Surgery. J Parenter Enter Nutr. 2014;38(5):559–66.

4. Ljungqvist O, Scott M, Fearon KC. Enhanced recovery after surgery a review. JAMA Surg. [Review]. 2017;152(3):292–8.

5. Ljungqvist O. ERAS–enhanced recovery after surgery: moving evidence-based perioperative care to practice. JPEN J Parenter Enteral Nutr. 2014;38(5):559–66.

6. Bardram L, Funch-Jensen P, Jensen P, Kehlet H, Crawford M. Recovery after laparoscopic colonic surgery with epidural analgesia, and early oral nutrition and mobilisation. Lancet. 1995;345(8952):763–4.

7. ERAS Compliance Group. The impact of enhanced recovery protocol compliance on elective colorectal cancer resection: results from an international registry. Ann Surg. 2015;261(6):1153–9.

8. Lassen K, Hannemann P, Ljungqvist O, Fearon K, Dejong CHC, von Meyenfeldt MF, et al. Patterns in current perioperative practice: survey of colorectal surgeons in five northern European countries. BMJ. 2005;330(7505):1420–1.

9. Gillissen F, Hoff C, Maessen JM, Winkens B, Teeuwen JH, von Meyenfeldt MF, et al. Structured synchronous implementation of an enhanced recovery program in elective colonic surgery in 33 hospitals in The Netherlands. World J Surg. 2013;37(5):1082–93.

10. Gillissen F, Ament SMC, Maessen JMC, Dejong CHC, Dirksen CD, Van Der Weijden T, et al. Sustainability of an Enhanced Recovery After Surgery program (ERAS) in colonic surgery. World J Surg. [Article]. 2015;39(2):526–33.

11. Gillissen F, Hoff C, Maessen JMC, Winkens B, Teeuwen JHFA, Von Meyenfeldt MF, et al. Structured synchronous implementation of an enhanced recovery program in elective colonic surgery in 33 hospitals in the Netherlands. World J Surg. [Article]. 2013;37(5):1082–93.

12. Fearon KCH, Ljungqvist O, Von Meyenfeldt M, Revhaug A, Dejong CHC, Lassen K, et al. Enhanced recovery after surgery: a consensus review of clinical care for patients undergoing colonic resection. Clin Nutr. 2005;24(3):466–77.

13. DH NI, NCAT, NHS Institute. Enhanced Recovery Partnership Project Report – March 2011. In: Care DoHaS, editor; 2011.

14. Knott A, Pathak S, McGrath JS, Kennedy R, Horgan A, Mythen M, et al. Consensus views on implementation and measurement of enhanced recovery after surgery in England: Delphi study. BMJ Open. [Article]. 2012;2(6).

15. Simpson JC, Moonesinghe SR, Grocott MPW, Kuper M, McMeeking A, Oliver CM, et al. Enhanced recovery from surgery in the UK: an audit of the enhanced recovery partnership programme 2009–2012†. Br J Anaesth. 2015;115(4):560–8.

16. Adamina M, Kehlet H, Tomlinson GA, Senagore AJ, Delaney CP. Enhanced recovery pathways optimize health outcomes and resource utilization: a meta-analysis of randomized controlled trials in colorectal surgery. Surgery. 2011;149(6):830–40.

17. Paton F, Chambers D, Wilson P, Eastwood A, Craig D, Fox D, et al. Effectiveness and implementation of enhanced recovery after surgery programmes: a rapid evidence synthesis. BMJ Open. 2014. 07/22. 02/07/received. 07/01/revised. 07/04/accepted;;4(7):e005015.

18. Alcántara-Moral M, Serra-Aracil X, Gil-Egea MJ, Frasson M, Flor-Lorente B, Garcia-Granero E. Observational cross-sectional study of compliance with the fast track protocol in elective surgery for colon cancer in Spain. Int J Colorectal Dis. [Article]. 2014;29(4):477–83.

19. Ruiz-Tovar J, Royo P, Muñoz JL, Duran M, Redondo E, Ramirez JM. Implementation of the Spanish National Enhanced Recovery Program (ERAS) in bariatric surgery: a pilot study. Surg Laparosc Endosc Percutan Techn. [Article]. 2016;26(6):439–43.

20. Ruiz-Tovar J, Muñoz JL, Royo P, Duran M, Redondo E, Ramirez JM, et al. Implementation of the Spanish ERAS program in bariatric surgery. Minim Invasive Ther Allied Technol. [Article]. 2018;27(6):365–72.

21. Ripollés-Melchor J, Casans-Francés R, Abad-Gurumeta A, Suárez-de-la-Rica A, Ramírez-Rodríguez JM, López-Timoneda F, et al. Spanish survey on enhanced recovery after surgery. Rev Esp Anestesiol Reanim. [Article]. 2016;63(7):376–83.

22. Slim K, Delaunay L, Joris J, Léonard D, Raspado O, Chambrier C, et al. How to implement an enhanced recovery program? Proposals from the Francophone Group for enhanced recovery after surgery (GRACE). J Visc Surg. [Article]. 2016;153:S45–S9.

23. Veziant J, Slim K, Veziant J, Raspado O, Entremont A, Joris J, et al. Large-scale implementation of enhanced recovery programs after surgery. A francophone experience. J Visc Surg. [Article]. 2017;154(3):159–66.

24. Faujour V, Slim K, Corond P. The future, in France, of enhanced recovery after surgery seen from the economical perspective. Presse Med. [Article]. 2015;44(1):e23–31.

25. Kehlet H, Buchler MW, Beart RW Jr, Billingham RP, Williamson R. Care after colonic operation–is it evidence-based? Results from a multinational survey in Europe and the United States. J Am Coll Surg. 2006;202(1):45–54.

26. Liu VX, Rosas E, Hwang J, Cain E, Foss-Durant A, Clopp M, et al. Enhanced Recovery After Surgery program implementation in 2 surgical populations in an integrated health care delivery system. JAMA Surg. 2017;152(7):e171032.

27. Stone AB, Grant MC, Pio Roda C, Hobson D, Pawlik T, Wu CL, et al. Implementation costs of an Enhanced Recovery After Surgery program in the United States: a financial model and sensitivity analysis based on experiences at a quaternary academic medical center. J Am Coll Surg. 2016;222(3):219–25.

28. Lee L, Mata J, Ghitulescu GA, Boutros M, Charlebois P, Stein B, et al. Cost-effectiveness of enhanced recovery versus conventional perioperative management for colorectal surgery. Ann Surg. 2015;262(6):1026–33.

29. Roulin D, Donadini A, Gander S, Griesser AC, Blanc C, Hübner M, et al. Cost-effectiveness of the implementation of an enhanced recovery protocol for colorectal surgery. Br J Surg. 2013;100(8):1108–14.

30. Sammour T, Zargar-Shoshtari K, Bhat A, Kahokehr A, Hill AG. A programme of Enhanced Recovery After Surgery (ERAS) is a cost-effective intervention in elective colonic surgery. N Z Med J. [Online]. 2010;123(1319):61–70.

31. Thiele RH, Rea KM, Turrentine FE, Friel CM, Hassinger TE, Goudreau BJ, et al. Standardization of care: impact of an enhanced recovery protocol on length of stay, complications, and direct costs after colorectal surgery. J Am Coll Surg. 2015;220(4):430–43.

32. Miller TE, Thacker JK, White WD, Mantyh C, Migaly J, Jin J, et al. Reduced length of hospital stay in colorectal surgery after implementation of an enhanced recovery protocol. Anesth Analg. 2014;118(5):1052–61.

33. Compton WM, Jones CM, Baldwin GT. Relationship between nonmedical prescription-opioid use and heroin use. N Engl J Med. 2016;374(2):154–63.

34. Stone AB, Wick EC, Wu CL, Grant MC. The US opioid crisis: a role for Enhanced Recovery After Surgery. Anesth Analg. [Short Survey]. 2017;125(5):1803–5.

35. Brandal D, Keller MS, Lee C, Grogan T, Fujimoto Y, Gricourt Y, et al. Impact of enhanced recovery after surgery and opioid-free anesthesia on opioid prescriptions at discharge from the hospital: a historical-prospective study. Anesth Anal. [Review]. 2017;125(5):1784–92.

36. Kim MP, Chan EY, Meisenbach LM, Dumitru R, Brown JK, Masud FN. Enhanced recovery after thoracic surgery reduces discharge on

highly dependent narcotics. J Thorac Dis. 2018;10(2):984.

37. Thanh NX, Chuck AW, Wasylak T, Lawrence J, Faris P, Ljungqvist O, et al. An economic evaluation of the Enhanced Recovery After Surgery (ERAS) multisite implementation program for colorectal surgery in Alberta. Can J Surg. 2016;59(6):415.

38. Nelson G, Kiyang L, Chuck A, Thanh N, Gramlich L. Cost impact analysis of Enhanced Recovery After Surgery program implementation in Alberta colon cancer patients. Curr Oncol. 2016;23(3):e221.

39. Nelson G, Kiyang LN, Crumley ET, Chuck A, Nguyen T, Faris P, et al. Implementation of enhanced recovery after surgery (ERAS) across a provincial healthcare system: the ERAS Alberta colorectal surgery experience. World J Surg. 2016;40(5):1092–103.

40. AlBalawi Z, Gramlich L, Nelson G, Senior P, Youngson E, McAlister FA. The impact of the implementation of the Enhanced Recovery After Surgery (ERAS®) program in an entire health system: a natural experiment in Alberta, Canada. World J Surg. [Article]. 2018;42(9):2691–700.

41. Gramlich LM, Sheppard CE, Wasylak T, Gilmour LE, Ljungqvist O, Basualdo-Hammond C, et al. Implementation of Enhanced Recovery After Surgery: a strategy to transform surgical care across a health system. Implement Sci. 2017;12(1):67.

42. Zargar-Shoshtari K, Connolly AB, Israel LH, Hill AG. Fast-track surgery may reduce complications following major colonic surgery. Dis Colon Rectum. 2008;51(11):1633–40.

43. Stowers MDJ, Manuopangai L, Hill AG, Gray JR, Coleman B, Munro JT. Enhanced Recovery After Surgery in elective hip and knee arthroplasty reduces length of hospital stay. ANZ J Surg. 2016;86(6):475–9.

44. Proudfoot S, Bennett B, Duff S, Palmer J. Implementation and effects of Enhanced Recovery After Surgery for hip and knee replacements and fractured neck of femur in New Zealand orthopaedic services. N Z Med J. 2017;130(1455):77–90.

45. Health Mo. A review of the national orthopaedic Enhanced Recovery after Surgery (ERAS) quality improvement collaborative: November 2013–March 2015. In: Health Mo, editor. Wellington; 2017.

46. Christelis N, Wallace S, Sage CE, Babitu U, Liew S, Dugal J, et al. An enhanced recovery after surgery program for hip and knee arthroplasty. Med J Aust. [Article]. 2015;202(7):363–9.

47. Tan NLT, Hunt JL, Gwini SM. Does implementation of an enhanced recovery after surgery program for hip replacement improve quality of recovery in an Australian private hospital: a quality improvement study. BMC Anesthesiol. [Article]. 2018;18(1):64.

48. Thompson EGE, Gower ST, Beilby DS, Wallace S, Tomlinson S, Guest GD, et al. Enhanced Recovery After Surgery program for elective abdominal surgery at three Victorian hospitals. Anaesth Intensive Care. [Article]. 2012;40(3):450–9.

49. Shida D, Tagawa K, Inada K, Nasu K, Seyama Y, Maeshiro T, et al. Enhanced recovery after surgery (ERAS) protocols for colorectal cancer in Japan. BMC Surg. [Journal Article]. 2015;15(1):90.

50. Shida D, Tagawa K, Inada K, Nasu K, Seyama Y, Maeshiro T, et al. Modified enhanced recovery after surgery (ERAS) protocols for patients with obstructive colorectal cancer. BMC Surg. [Journal Article]. 2017;17(1):18.

51. Nanavati AJ, Nagral S. Why have we embraced minimally invasive surgery and ignored enhanced recovery after surgery? J Minim Access Surg. 2016;12(3):299.

52. Abdikarim I, Cao XY, Li SZ, Zhao YQ, Taupyk Y, Wang Q. Enhanced recovery after surgery with laparoscopic radical gastrectomy for stomach carcinomas. World J Gastroenterol. [Article]. 2015;21(47):13339–44.

53. Ren L, Zhu D, Wei Y, Pan X, Liang L, Xu J, et al. Enhanced Recovery After Surgery (ERAS) program attenuates stress and accelerates recovery in patients after radical resection for colorectal cancer: a prospective randomized controlled trial. World J Surg. [Review]. 2012;36(2):407–14.

54. Nanavati AJ, Nagral S, Prabhakar S. Fast-track surgery in India. Natl Med J India. 2014;27(2):79–83.

55. Biccard BM, Alphonsus CS, Bishop DG, Cronje L, Kluyts HL, Kusel B, et al. National priorities for perioperative research in South Africa. S Afr Med J. [Article]. 2016;106(5):485–8.

56. Oodit RL, Ljungqvist O, Moodley J. Can an enhanced recovery after surgery (ERAS) programme improve colorectal cancer outcomes in South Africa? S Afr J Surg. [Note]. 2018;56(1):8–11.

57. Loots E, Sartorius B, Paruk IM, Clarke DL. The successful implementation of a modified Enhanced Recovery After Surgery (ERAS) program for bariatric surgery in a South African teaching hospital. Surg Laparosc Endosc Percutan Tech. 2018;28(1):26–9.

58. de Aguilar-Nascimento JE, Bicudo-Salomão A, Caporossi C, Silva RM, Cardoso EA, Santos TP. Enhancing surgical recovery in Central-West Brazil: The ACERTO protocol results. E SPEN Eur E J Clin Nutr Metab. 2008;3(2):e78–83.

59. Bicudo-Salomao A, Meireles MB, Caporossi C, Crotti PL, de Aguilar-Nascimento JE. Impact of the ACERTO project in the postoperative morbi-mortality in a university hospital. Revista do Colegio Brasileiro de Cirurgioes. 2011;38(1):3–10.

60. Alito MA, de Aguilar-Nascimento JE. Multimodal perioperative care plus immunonutrition versus traditional care in total hip arthroplasty: a randomized pilot study. Nutr J. 2016;15:34.

61. Nygren J, Thacker J, Carli F, Fearon KCH, Norderval S, Lobo DN, et al. Guidelines for perioperative care in elective rectal/pelvic surgery: Enhanced Recovery After Surgery (ERAS®) society recommendations. World J Surg. 2013;37(2):285–305.

62. Elias KM, Stone AB, McGinigle K, Tankou JAI, Scott MJ, Fawcett WJ, et al. The Reporting on ERAS Compliance, Outcomes, and Elements Research (RECOvER) Checklist: A Joint Statement by the ERAS® and ERAS® USA Societies. World J Surg. [Journal Article]. 2019;43(1):1–8.

63. McQueen K, Oodit R, Derbew M, Banguti P, Ljungqvist O. Enhanced Recovery After Surgery for Low- and Middle-Income Countries. World J Surg. [Journal Article]. 2018;42(4):950–2.

手术是一种应激源

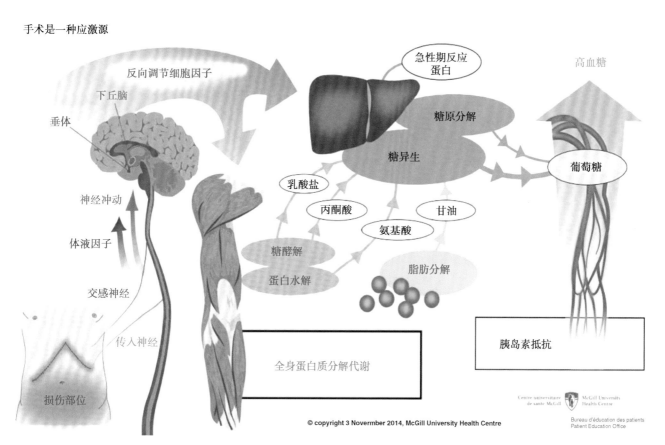

彩图 2.1　下丘脑 - 垂体 - 肾上腺轴和交感神经系统的激活会使循环中的糖皮质激素、儿茶酚胺和胰高血糖素（即逆调节激素）升高。该过程由神经传导以及损伤部位产生的细胞因子等体液因子共同介导，以动员能量储备，升高血糖。高血糖是胰岛素抵抗和肝脏异常生成葡萄糖的结果。蛋白质和脂肪的加速分解为糖异生提供原料，部分氨基酸参与急性期反应蛋白的合成

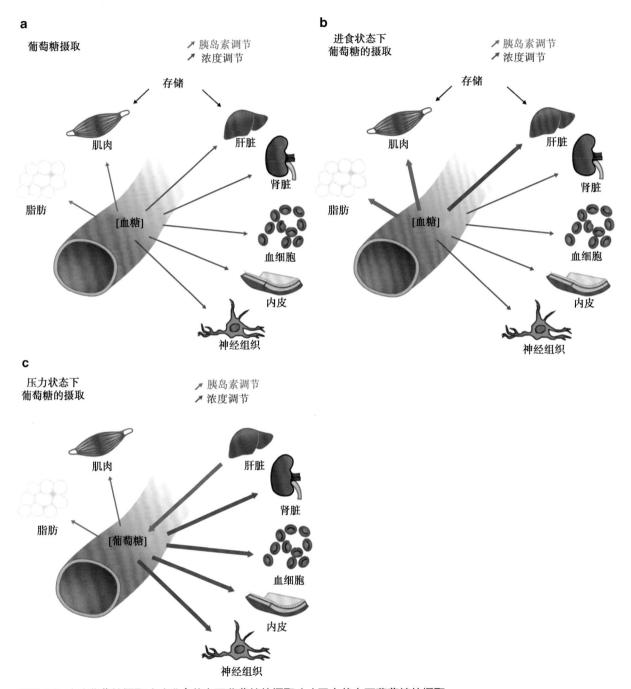

彩图 2.2 (a)葡萄糖摄取;(b)进食状态下葡萄糖的摄取;(c)压力状态下葡萄糖的摄取

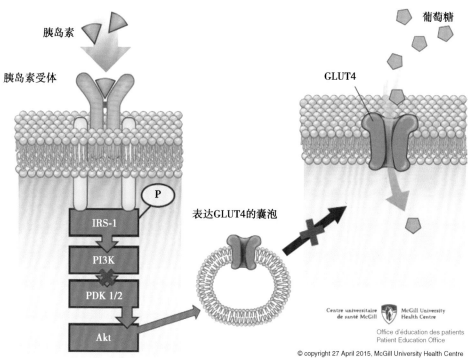

胰岛素在葡萄糖摄取过程中的作用

彩图 2.3　健康人在进餐后血液中的葡萄糖浓度升高,随后循环中胰岛素浓度升高,进而激活细胞内信号传导级联反应,最终导致葡萄糖转运蛋白(GLUT4)由囊泡转运至细胞膜。在择期手术后,由手术应激反应所致产生的激素和炎症介质造成了机体的胰岛素抵抗状态。此时胰岛素介导的葡萄糖减少,其原因主要有:(1)胰岛素信号传导途径的缺陷,特别是磷脂酰肌醇 3- 激酶(PI3K)的异常;(2)细胞膜 GLUT4 易位过程的缺失 Akt 丝氨酸 / 苏氨酸蛋白激酶 IRS-1 胰岛素受体底物 1P 磷酸化 PDK1/2 3- 磷酸肌醇依赖性蛋白激酶(经 Gillis 和 Carli 许可转载[1])

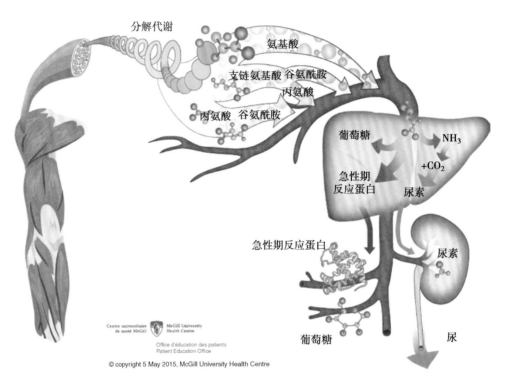

彩图 2.4　手术应激状态时蛋白质代谢的特征在于蛋白质更新（即蛋白质合成和降解）活跃，氨基酸释放进入血液循环，尿素氮流失和骨骼肌组织中氨基酸吸收障碍。在缺乏脂肪的组织中蛋白被分解，将氨基酸释放到循环系统中（包括谷氨酰胺、丙氨酸和支链氨基酸），而肝脏对氨基酸的吸收增强。这促使机体有限合成急性期反应所需的蛋白，并进行糖异生。此时外周循环的氨基酸中丙氨酸和谷氨酰胺的比例很高，易于获取这两种氨基酸。而多余的氮元素在肝脏转化为尿素，继而经肾脏随尿液排出。支链氨基酸在骨骼肌组织中被不可逆地降解，部分被用于谷氨酰胺和丙氨酸的合成，这一过程减少了这些必需氨基酸在蛋白质合成中的再利用。这些代谢变化共同促进了全身蛋白质的分解代谢（经 Gillis 和 Carli 许可转载[1]）

a

为您的手术做好准备

术前

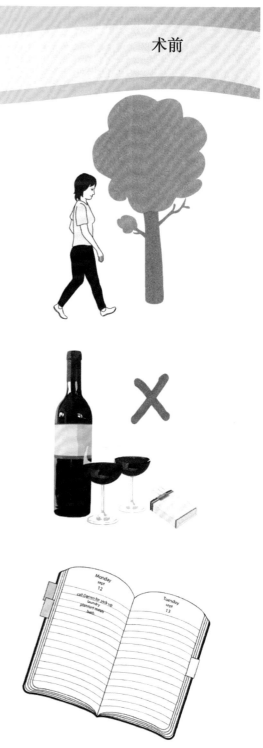

☐ 锻炼将有助确保您的身体尽早适应手术。如果您已经开始锻炼了，请继续；如果您还没有，请开始每天逐渐加强锻炼。

- 锻炼不需要特别费力就能够有助于术后恢复，步行15分钟就远胜于不锻炼。
- 请参阅练习部分指导内容（本手册的第17至第18页），了解手术之后您需要做哪些锻炼，并可以在家中开始这些练习。

☐ 我们强烈建议您在术前彻底戒烟，这样可以降低出现术后肺部并发症的风险。如果您感到困难，可以咨询医生开一些药物来帮助您戒烟。

☐ 请您手术前24小时不要喝酒。

☐ 请您提前做好后续计划，确保出院回家时一切准备就绪。出院后您可能立即需要家人或朋友的帮助，如做饭、洗衣、洗澡、打扫卫生等。

☐ 您的出院日预计在2～3天之后。如果您对出院回家有任何疑虑，请告知护士，并请预先安排好回家的交通方式。

b

术前

指导建议：术前一天

请您在睡觉前洗澡，并换上干净的衣物。

请您不要在2:00之后进食固体食物、抽烟或咀嚼口香糖，您可以在距手术2小时前饮用清流质液体。

我能在术前吃饭或饮水吗？

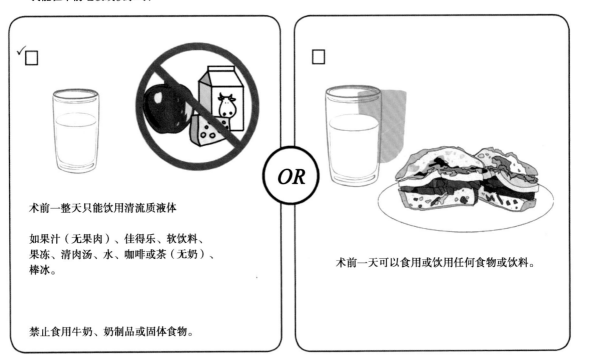

术前一整天只能饮用清流质液体

如果汁（无果肉）、佳得乐、软饮料、果冻、清肉汤、水、咖啡或茶（无奶）、棒冰。

术前一天可以食用或饮用任何食物或饮料。

禁止食用牛奶、奶制品或固体食物。

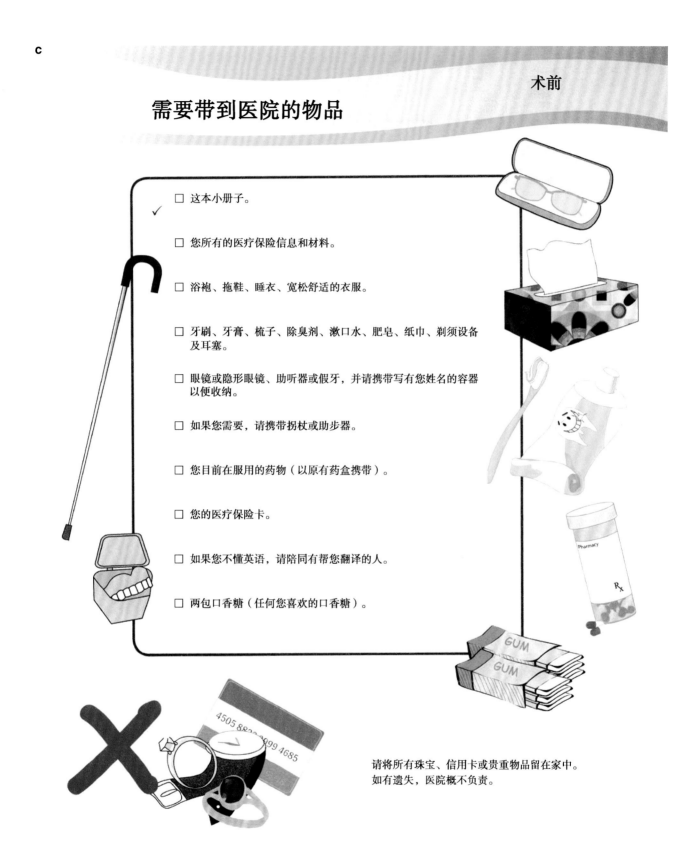

c

术前

需要带到医院的物品

☑ □ 这本小册子。

□ 您所有的医疗保险信息和材料。

□ 浴袍、拖鞋、睡衣、宽松舒适的衣服。

□ 牙刷、牙膏、梳子、除臭剂、漱口水、肥皂、纸巾、剃须设备及耳塞。

□ 眼镜或隐形眼镜、助听器或假牙，并请携带写有您姓名的容器以便收纳。

□ 如果您需要，请携带拐杖或助步器。

□ 您目前在服用的药物（以原有药盒携带）。

□ 您的医疗保险卡。

□ 如果您不懂英语，请陪同有帮您翻译的人。

□ 两包口香糖（任何您喜欢的口香糖）。

请将所有珠宝、信用卡或贵重物品留在家中。
如有遗失，医院概不负责。

彩图 5.1 （a-c）患者宣教手册示例
该手册将文字说明与插图结合，以帮助患者做好手术准备（http://erassociety.org/patient-information/）（经麦吉尔大学健康中心病人教育办公室许可，摘自《肠道手术指南》，该办公室设计了插图、设计和布局）。

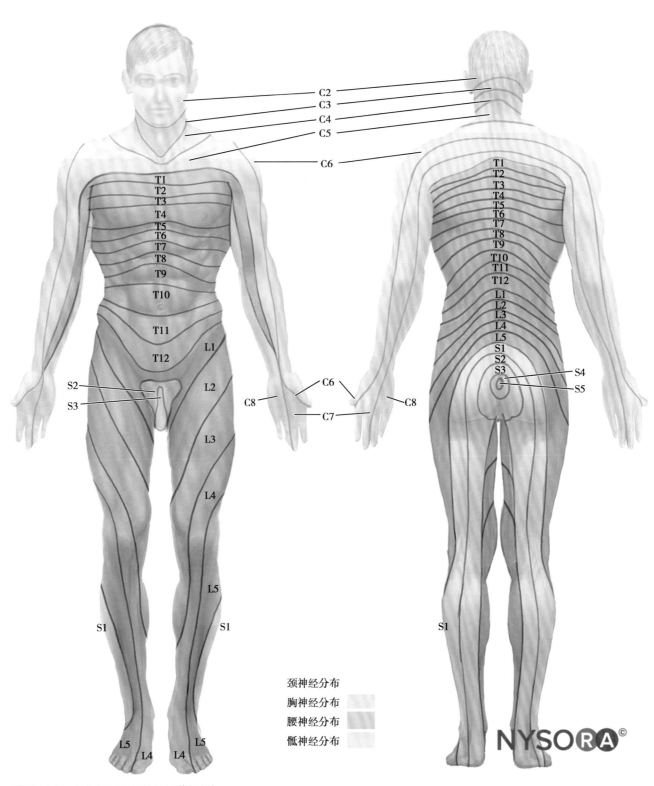

彩图 16.1 皮节（©NYSORA，已获授权）

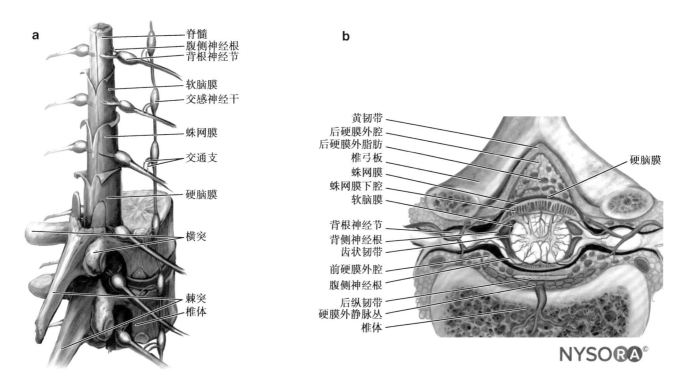

a

脊髓
腹侧神经根
背根神经节

软脑膜
交感神经干

蛛网膜

交通支

硬脑膜

横突

棘突
椎体

b

黄韧带
后硬膜外腔
后硬膜外脂肪
椎弓板
蛛网膜
蛛网膜下腔
软脑膜

背根神经节
背侧神经根
齿状韧带
前硬膜外腔
腹侧神经根
后纵韧带
硬膜外静脉丛
椎体

硬脑膜

彩图 16.2　脊髓和硬膜外解剖学结构（©NYSORA，已获授权）

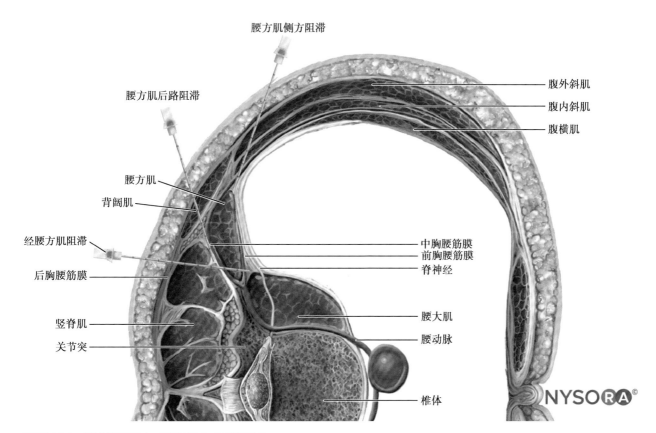

腰方肌侧方阻滞

腰方肌后路阻滞

腰方肌
背阔肌

经腰方肌阻滞

后胸腰筋膜

竖脊肌

关节突

腹外斜肌

腹内斜肌

腹横肌

中胸腰筋膜
前胸腰筋膜
脊神经

腰大肌

腰动脉

椎体

彩图 16.3　腰方肌阻滞（©NYSORA，已获授权）

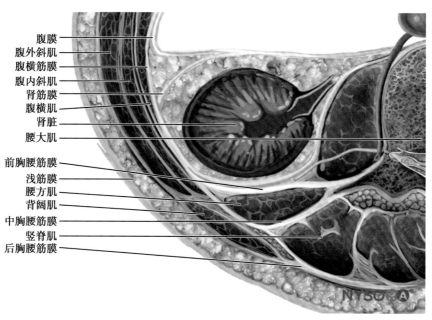

腹膜
腹外斜肌
腹横筋膜
腹内斜肌
肾筋膜
腹横肌
肾脏
腰大肌

前胸腰筋膜
浅筋膜
腰方肌
背阔肌
中胸腰筋膜
竖脊肌
后胸腰筋膜

彩图 16.8　腹横筋膜解剖（©NYSORA,已获授权）

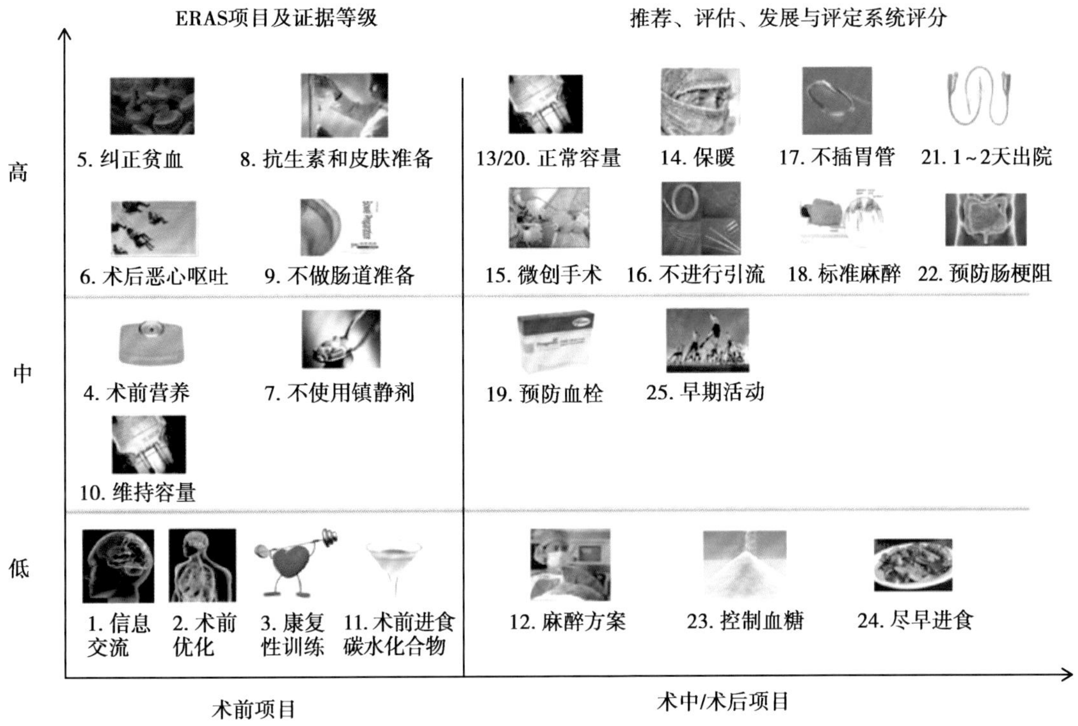

ERAS项目及证据等级　　　　　　　推荐、评估、发展与评定系统评分

高

5. 纠正贫血　8. 抗生素和皮肤准备　13/20. 正常容量　14. 保暖　17. 不插胃管　21. 1～2天出院

6. 术后恶心呕吐　9. 不做肠道准备　15. 微创手术　16. 不进行引流　18. 标准麻醉　22. 预防肠梗阻

中

4. 术前营养　7. 不使用镇静剂　19. 预防血栓　25. 早期活动

10. 维持容量

低

1. 信息交流　2. 术前优化　3. 康复性训练　11. 术前进食碳水化合物　12. 麻醉方案　23. 控制血糖　24. 尽早进食

术前项目　　　　　　　　术中/术后项目

彩图 40.1　ERAS 项目

入院前项目：

1. 入院前信息和咨询
证据等级：中
推荐等级：强

2. 术前优化
证据等级：低
推荐等级：强

3. 康复性训练
证据等级：低
推荐等级：弱

4. 术前营养
证据等级：中
推荐等级：强

5. 纠正贫血
证据等级：高
推荐等级：强

术前项目：

6. 预防术后恶心和呕吐（PONV）
证据等级：高
推荐等级：强

7. 术前非镇静类麻醉
证据等级：中
推荐等级：强

8. 静脉注射抗生素和皮肤准备
证据等级：高
推荐等级：强

9. 避免结肠手术肠道准备
证据等级：高
推荐等级：强

10. 术前水和电解质平衡
证据等级：中
推荐等级：强

11. 术前进食碳水化合物
证据等级：低
推荐等级：强

术中项目：

12. 标准麻醉方案
证据等级：低
推荐等级：强

13. 水电解质平衡
证据等级：高
推荐等级：强

14. 预防术中低体温
证据等级：高
推荐等级：强

15. 微创手术
证据等级：高
推荐等级：强

16. 不放置腹盆腔引流
证据等级：高
推荐等级：强

术后项目：

17. 避免插胃管
证据等级：高
推荐等级：强

18. 术后标准镇痛
证据等级：高
推荐等级：强

19. 预防血栓形成
证据等级：低／高
推荐等级：强

20. 水电解质平衡
证据等级：高
推荐等级：强

21. 缩短导尿时间
证据等级：高
推荐等级：强

22. 预防术后肠梗阻
证据等级：高
推荐等级：强

23. 术后控制血糖
证据等级：低
推荐等级：强

24. 术后营养
证据等级：低
推荐等级：强

25. 尽早活动
证据等级：中
推荐等级：强

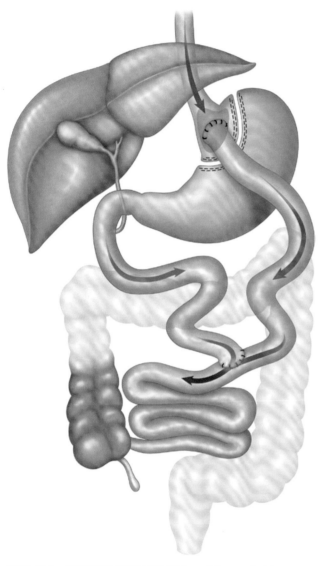

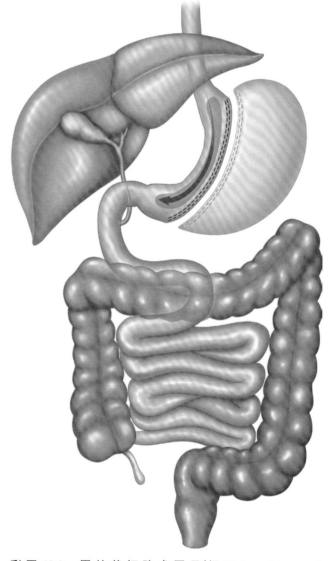

彩图 43.2　胃旁路手术图示（经 Ethicon-Johnson & Johnson 许可发表）

彩图 43.3　胃袖状切除术图示（经 Ethicon-Johnson & Johnson 许可发表）

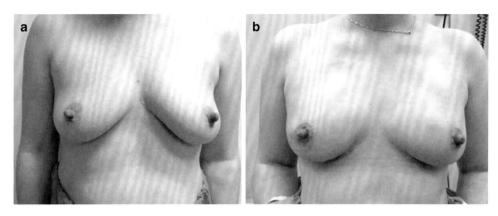

彩图 45.1 该患者具有乳腺癌遗传易感性。(a)双侧保留乳头全乳切除术＋一期脱细胞真皮假体植入术的术前照片;(b)术后效果

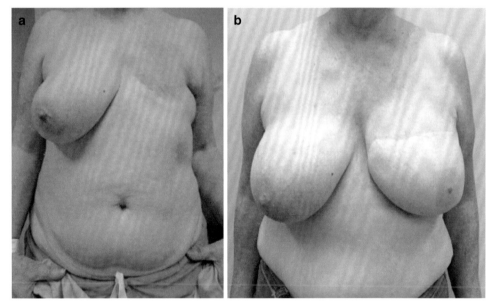

彩图 45.2 该患者既往曾行左侧改良乳腺癌根治术。(a)延迟腹壁下动脉穿支(DIEP)皮瓣重建的术前照片;(b)术后结果

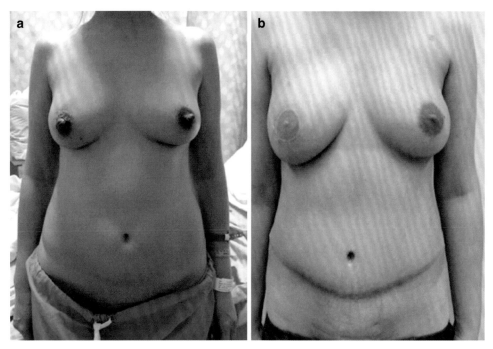

彩图 45.3 （a）该患者计划进行右侧保留皮肤的全乳切除术和即刻腹壁下动脉穿支（DIEP）皮瓣乳房重建术；（b）右乳头重建和乳晕文身后的效果

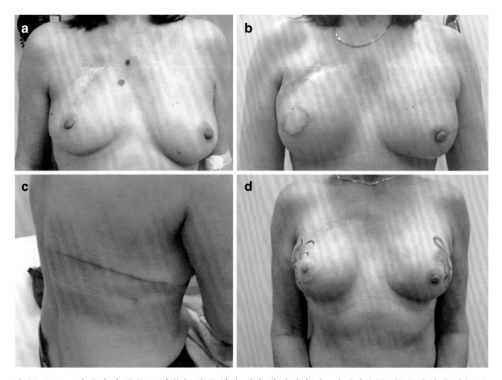

彩图 45.4 该患者在进行了肿物切除和放疗后右乳腺癌复发。（a）右侧保留皮肤的全乳切除术＋左侧保留乳头预防性全乳切除术的术前照片；（b）右侧一期背阔肌（LD）皮瓣＋假体植入重建、左侧一期脱细胞真皮基质＋假体植入后的早期效果；（c）右背部供体部位的瘢痕；（d）从左至右乳头共享移植、右乳晕文身和瘢痕修饰文身后的最终效果

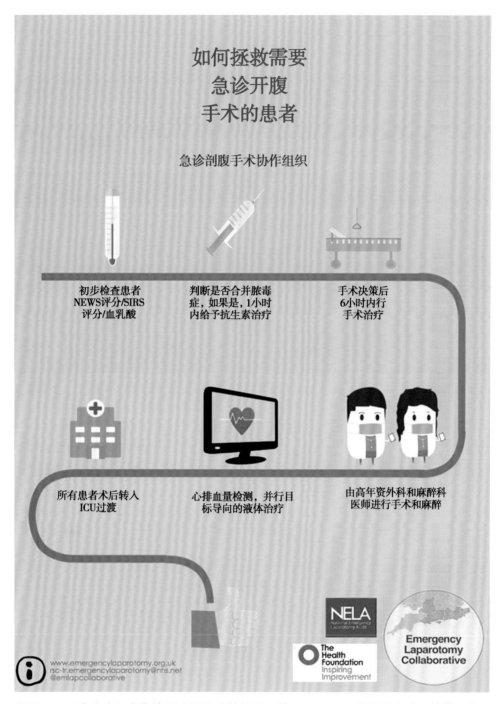

彩图 55.1　诊疗路径在急诊医疗团队中的使用。基于 ELPQuIC 的扩展方法。转载已获 Aggarwal 许可[45]